中医师承学堂

金谷子讲
黄帝内经灵枢

讲述　高继平

记录　徐　莉

中国中医药出版社
·北京·

图书在版编目（CIP）数据

金谷子讲黄帝内经灵枢 / 高继平讲述；徐莉记录 .
-- 北京：中国中医药出版社，2017.8

ISBN 978-7-5132-4024-6

Ⅰ . ①金… Ⅱ . ①高… ②徐… Ⅲ . ①《灵枢经》-
研究 Ⅳ . ① R221.2

中国版本图书馆 CIP 数据核字（2017）第 032269 号

中国中医药出版社出版

北京市朝阳区北三环东路 28 号易亨大厦 16 层
邮政编码　100013
传真　010 64405750
山东百润本色印刷有限公司印刷
各地新华书店经销

开本 880×1230　1/32　印张 31.25　字数 702 千字
2017 年 8 月第 1 版　2017 年 8 月第 1 次印刷
书号　ISBN 978 - 7 - 5132 - 4024 - 6

定价 99.00 元
网址　www.cptcm.com

社 长 热 线　010-64405720
购 书 热 线　010-89535836
侵 权 打 假　010-64405753

微信服务号　zgzyycbs
微商城网址　https://kdt.im/LIdUGr
官 方 微 博　http://e.weibo.com/cptcm
天猫旗舰店网址　https://zgzyycbs.tmall.com

如有印装质量问题请与本社出版部联系（010 64405510）

内容提要

　　《灵枢》作为一部古老的针灸学著作，一直被看成中医理论和针灸学的重要经典之一。从解剖、生理、病理、发病学，到预防、诊断、治疗、预后的全过程，经文全有涉及。由于时代久远，加上历代注家阐释的文义趋繁，多有难明之处。作者在临床带教学生时，以《灵枢》作为教材，一字一句地讲解，后根据记录加工，遂成本书。作者以临床实用为目的，以经典原文为依据，将具体的、可操作的技术和现实疾病的认识相结合，对原文进行了结合实际的解读，并针对一些临床中的现实问题，从经文的文本出发，细致地分析了《灵枢》中的医道观点。从器械标准、生理度量的标准、比之天道的人体生理常数，到基于临床认识的经络、腧穴、脉法、刺法，以至于具体的疾病示例，作者讲解了《灵枢》所提供的一系列完整而可操作的标准、规范。

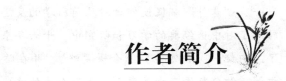

作者简介

　　金谷子，本名高继平。男，1965年生。1987年毕业于北京中医药大学①（六年制本科），毕业后入中国医学科学院中国协和医科大学从事中西医结合临床工作，对血液病、血管血栓病、结缔组织病、各种微循环障碍相关疾病进行中医和中西医结合治疗，参与相关的国家科研课题。其间随协和医科大学客座教授、日本汉方名家做临床研究生三年，专业方向是针灸学。工作十年后，回山东潍坊乡村做个体中医大夫，进行中医全科的基础诊疗。先后到镇区、县城开办中医诊所，综合应用中医各项技术，独立诊疗各科杂病。

　　作者从2006年以来，以网名"金谷子"在网络上发表一些中医见解和对临床病例的讨论，2008、2009年，先后应邀在潍坊、苏州举办过两届中医经方学习班，讲述自己临床应用经方的经验。2011年后到广州注册行医。2012年始受聘为广东省揭阳市中医院经典临床兼职导师，拟定了两年的课程，讲解用中医经典治病的临床经验。

　　作者独立行医以来，在基层从事基础的全科诊疗，接触了大量的各科杂症。十几年来不断学习，向民间老中医、医学经典探求中医的真实技术。曾几次遇到自以为是目前医学很难解

_____

① "北京中医药大学"，当时名为"北京中医学院"。

决的问题，用民间方法治疗却出现了不可思议效果的事情。也遇到过在困难无法解决的时候，用经典方法出现奇效的事情。每一次"意外"都促使作者对从前所学的反思，最后作者全心转到了对中医经典的学习和研究中。十六年来，作者潜心研究了《内经》《伤寒论》《金匮要略》，并在临床带教中向学生讲解，结合行医二十多年来数十万人次的诊疗经验，引导学生学习经典，并熟练应用经方和经典的针灸方法治疗疾病。

自　序

　　《灵枢》是《黄帝内经》①的一个重要部分，是中医学的经典。医学的目的就是要解决疾病的治疗、预防问题。针灸作为中医临床中一个特有的学科和手段，一直把《灵枢》作为学术源头。从针灸临床的角度看，如果不把这部经典弄明白，总有些找不到学术根源的感觉，医者会在后世诸家的纷纭说法中不知所从。

　　这部讲稿，是根据我在 2010 年临床带教学生时的讲述整理成的。我用了将近一年的时间，一日一讲。其间曾以网名"金谷子"陆续在网上发表过一些讲座片段。讲述时着重于从临床实用的角度来看这部经典。一切遵循"善言理者，必验于实"的原则，从自己的临床实际出发，不做琐细的训诂考据。讲述时还参考了一些前人的说法，将这些与临床的实际相验证，与《内经》本身的其他篇章相对照。

　　我从离开中国医学科学院中国协和医科大学独立执业以来，减少了对专题科研和外文文献方面的关注，在专心于对临床中医技术研究的同时，一直放不下我心头的一个结——经典。对《灵枢》这部书，历代医家从版本校订、文字训诂、释义到白话翻译的著作不少。这些方面的工作都需要专门的知识结构和耐心、踏实的做学问态度。我作为一名临床医生，自忖没有那么多的时间和精力，也没有这个能力在这些方面做进一

---

①后文简称《内经》。

步的工作，这也不是临床医生的长处所在。所以在专心学习《伤寒论》《金匮要略》之后，甚至在专门用了五年时间细读了《素问》后，我对《灵枢》一直略有畏难，迟迟没有决定细致地研读。读《素问》后，我写出了第一部读书笔记式的手稿，也曾以网名"金谷子"在各论坛和QQ群中发过一些片断，但自觉还是非常粗糙，还有好多不了了之的认识。曾有一些朋友鼓励我联系出版事宜，思考再三，自觉还太浅薄，就放在了书柜中。

在读书、临证、处方、针灸的同时，《灵枢》也一直是我手边不离的书本之一。后来有几个学针灸的同学，让我讲针灸学经典，我就以《灵枢》作为课本，边临床，边讲解讨论，留下了录音资料。曾有葡萄牙的黄俊同学、北京的鞠玉洁同学先后以学习作业的形式，结合自己的学习体会，进行了录音整理。我给他们批改作业的同时，也就一些问题进行了讨论。苏州的徐莉同学，在网上与中国中医药出版社的刘观涛老师联系了出版事宜，对录音进行了最详细的记录，我又对一些口语做了简单的理顺，遂整理成这部讲稿。在此对诸位师友同学，一并感谢。

这部讲稿是个人读书临床的心得，力求严格用以经证经、以实验经的方法，尽量不夹杂个人无据的阐释和发挥，期望透过临床实践，和带教学习的同学一起直趋《内经》的本源，认识医道的本来面目。同时，我也期望我个人有关学习经典的讲述，能对临床针灸医生学习、运用经典的理论和技术、切实提高临床疗效，起到参考作用。

2015.9.15
于广州

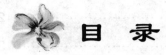

目 录

序 ·· 1

九针十二原第一 ······························· 3

本输第二 ·· 19

小针解第三 ··· 33

邪气脏腑病形第四 ····························· 46

根结第五 ·· 75

寿夭刚柔第六 ······································· 89

官针第七 ·· 103

本神第八 ·· 117

终始第九 ·· 127

经脉第十 ·· 149

经别第十一 ··· 187

经水第十二 ··· 195

经筋第十三 ··· 205

骨度第十四 ··· 221

五十营第十五 ······································ 229

营气第十六 ··· 235

脉度第十七 ··· 241

营卫生会第十八 ······ 249

四时气第十九 ······ 259

五邪第二十 ······ 273

寒热病第二十一 ······ 281

癫狂病第二十二 ······ 297

热病第二十三 ······ 315

厥病第二十四 ······ 333

病本第二十五 ······ 345

杂病第二十六 ······ 351

周痹第二十七 ······ 367

口问第二十八 ······ 375

师传第二十九 ······ 391

决气第三十 ······ 401

肠胃第三十一 ······ 409

平人绝谷第三十二 ······ 415

海论第三十三 ······ 421

五乱第三十四 ······ 429

胀论第三十五 ······ 439

五癃津液别第三十六 ······ 453

五阅五使第三十七 ······ 461

逆顺肥瘦第三十八 ······ 469

血络论第三十九 ······ 479

阴阳清浊第四十 ‥‥‥‥‥‥‥‥‥‥‥ 487

阴阳系日月第四十一 ‥‥‥‥‥‥‥‥‥ 495

病传第四十二 ‥‥‥‥‥‥‥‥‥‥‥‥ 503

淫邪发梦第四十三 ‥‥‥‥‥‥‥‥‥‥ 515

顺气一日分为四时第四十四 ‥‥‥‥‥ 523

外揣第四十五 ‥‥‥‥‥‥‥‥‥‥‥‥ 533

五变第四十六 ‥‥‥‥‥‥‥‥‥‥‥‥ 541

本脏第四十七 ‥‥‥‥‥‥‥‥‥‥‥‥ 561

禁服第四十八 ‥‥‥‥‥‥‥‥‥‥‥‥ 587

五色第四十九 ‥‥‥‥‥‥‥‥‥‥‥‥ 597

论勇第五十 ‥‥‥‥‥‥‥‥‥‥‥‥‥ 619

背腧第五十一 ‥‥‥‥‥‥‥‥‥‥‥‥ 629

卫气第五十二 ‥‥‥‥‥‥‥‥‥‥‥‥ 633

论痛第五十三 ‥‥‥‥‥‥‥‥‥‥‥‥ 645

天年第五十四 ‥‥‥‥‥‥‥‥‥‥‥‥ 653

逆顺第五十五 ‥‥‥‥‥‥‥‥‥‥‥‥ 663

五味第五十六 ‥‥‥‥‥‥‥‥‥‥‥‥ 669

水胀第五十七 ‥‥‥‥‥‥‥‥‥‥‥‥ 677

贼风第五十八 ‥‥‥‥‥‥‥‥‥‥‥‥ 685

卫气失常第五十九 ‥‥‥‥‥‥‥‥‥‥ 693

玉版第六十 ‥‥‥‥‥‥‥‥‥‥‥‥‥ 705

五禁第六十一 ‥‥‥‥‥‥‥‥‥‥‥‥ 717

动输第六十二 ・・・・・・・・・・・・・・・・・・・・・ 725

五味论第六十三 ・・・・・・・・・・・・・・・・・・ 733

阴阳二十五人第六十四 ・・・・・・・・・・・ 741

五音五味第六十五 ・・・・・・・・・・・・・・・ 765

百病始生第六十六 ・・・・・・・・・・・・・・・ 777

行针第六十七 ・・・・・・・・・・・・・・・・・・・・ 793

上膈第六十八 ・・・・・・・・・・・・・・・・・・・・ 799

忧恚无言第六十九 ・・・・・・・・・・・・・・・ 805

寒热第七十 ・・・・・・・・・・・・・・・・・・・・・・・ 811

邪客第七十一 ・・・・・・・・・・・・・・・・・・・・ 817

通天第七十二 ・・・・・・・・・・・・・・・・・・・・ 833

官能第七十三 ・・・・・・・・・・・・・・・・・・・・ 845

论疾诊尺第七十四 ・・・・・・・・・・・・・・・ 863

刺节真邪第七十五 ・・・・・・・・・・・・・・・ 875

卫气行第七十六 ・・・・・・・・・・・・・・・・・・ 905

九宫八风第七十七 ・・・・・・・・・・・・・・・ 921

九针论第七十八 ・・・・・・・・・・・・・・・・・・ 933

岁露论第七十九 ・・・・・・・・・・・・・・・・・・ 949

大惑论第八十 ・・・・・・・・・・・・・・・・・・・・ 967

痈疽第八十一 ・・・・・・・・・・・・・・・・・・・・ 977

序

　　昔黄帝作《内经》十八卷，《灵枢》九卷，《素问》九卷，乃其数焉。世所奉行唯《素问》耳。越人得其一二而述《难经》，皇甫谧次而为《甲乙》，诸家之说，悉自此始。其间或有得失，未可为后世法。则谓如《南阳活人书》称：咳逆者，哕也。谨按《灵枢经》曰：新谷气入于胃，与故寒气相争，故曰哕。举而并之，则理可断矣。又如《难经》第六十五篇，是越人标指《灵枢·本输》之大略，世或以为流注。谨按《灵枢经》曰：所言节者，神气之所游行出入也，非皮肉筋骨也。又曰：神气者，正气也。神气之所游行出入者，流注也；井荥输经合者，本输也。举而并之，则知相去不啻天壤之异。但恨《灵枢》不传久矣，世莫能究。夫为医者，在读医书耳，读而不能为医者有矣，未有不读而能为医者也。不读医书，又非世业，杀人尤毒于梃刃。是故古人有言曰：为人子而不读医书，犹为不孝也。

　　仆本庸昧，自髫迄壮，潜心斯道，颇涉其理。辄不自揣，参对诸书，再行校正家藏旧本《灵枢》九卷，共八十一篇，增修音释，附于卷末，勒为二十四卷。庶使好生之人，开卷易明，了无差别。除已具状经所属申明外，准使府指挥依条申转运司选官详定，具书送秘书省国子监。今崧专访请名医，更乞参详，免误将来。利益无穷，功实有自。

时宋绍兴乙亥仲夏望日锦官史崧题

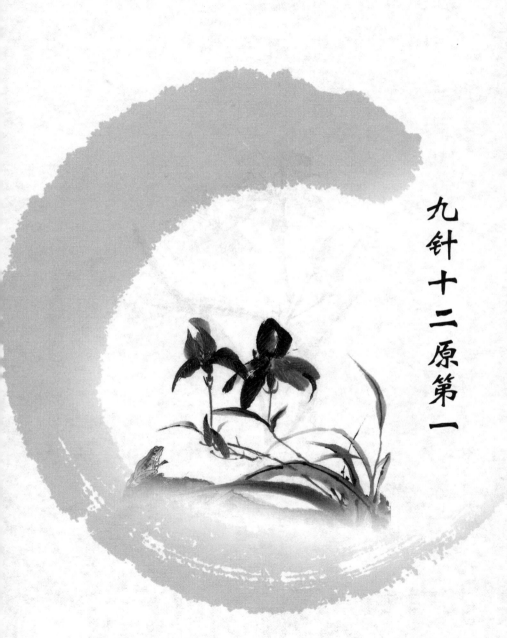

九针十二原第一

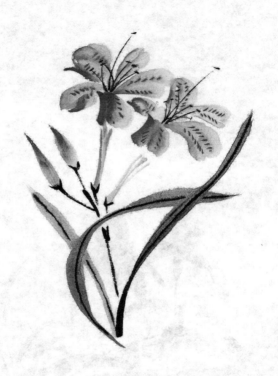

第一篇涉及的内容比较多，分十七个小段，每一个小段都讲了一个意思。《灵枢》分九卷，每一卷分九篇，篇章的排列也都有意义。前面讲一些概括的、纲领性的内容，到最后有一个总结，中间对具体的一个个问题进行论述。

黄帝问于岐伯曰：余子万民，养百姓而收其租税；余哀其不给而属有疾病。余欲勿使被毒药，无用砭石，欲以微针通其经脉，调其血气，荣其逆顺出入之会。令可传于后世，必明为之法，令终而不灭，久而不绝，易用难忘，为之经纪，异其章，别其表里，为之终始。令各有形，先立针经。愿闻其情。

这是讲行政的主体收取老百姓的租税，就应该为纳税人的健康负责。当时提出的这个原则，对现在国家重视卫生工作，仍有意义。还要考虑到人民接受的情况，最好不要吃有毒的药物，用安全的方法，通过微针来治疗。这个方法比较普及，和现在提倡、普及一些简、便、廉、安全、无毒副作用的方法是一个道理的。这个方法应该是可以流传的，人人可以用的，明白的，可以操作的。这相当于制定一个基本的医疗操作规范，可以作为法度和纲纪。"易用难忘。"这个方法应该是好用难忘的，没那么复杂。要把这个操作的内容一部分一部分地分列清楚，对医疗器械也要制定一个标准。《灵枢》开篇就提到器械的标准，操作的规范。

岐伯答曰：臣请推而次之，令有纲纪，始于一，终于九焉。请言其道。小针之要，易陈而难入。粗守形，上守神。神乎神，客在门。未睹其疾，恶知其原？刺之微在速迟。粗守关，上守机，机之动，不离其空。空中之机，清静而微。其来不可逢，其往不可追。知机之道者，不可挂以发。不知机道，扣之不发。知其往来，要与之期。粗之暗乎，妙哉工独有之。往者

为逆，来者为顺，明知逆顺，正行无问。迎而夺之，恶得无虚？追而济之，恶得无实？迎之随之，以意和之，针道毕矣。

这是讲纲纪分为九个部分，每个部分又分九篇。这样就把问题列清楚了。这是一个论述的格式。小针是当时被岐伯作为典型针具来论述的。像现在制定一个标准，也是依据前人的文献、历史的总结、临床的验证的，成熟的东西才能够作为纲领。现在教科书上列的标准一般是要晚于临床实践五年左右。科研报道是比较先进的，但各家说法不一定成熟。而当时岐伯所言的小针之要，就是一篇成熟的文献，第三篇《小针解》的对此就有专门的解释。小针之要，说是好说，但真操作起来得有一个过程。"粗守形，上守神。"这就是小针的关键。针灸取什么？取形。针灸穴位怎么定？现在国家有针灸穴位的标准，但这都是些粗式，是大概的方面，不是主要方面。"上守神。"神是什么呢？"神乎神，客在门。"这个"神乎神"在《素问》和《太素》中都有，而在后面的《小针解》中说的是"神乎，神客在门"，后世在解释中多用这个断句方式。从这里可以看出《小针解》也是众"解"之一，不过是比较早的解释，但仍是"解"，不是"经"本身。我认为"神乎神，客在门"的断句方式更合适一些，三字一句，从韵上来说是比较通的。后面的句类也是这样，三字句、四字句比较通顺一些，并且也比较押韵，不影响意思的理解。还有的人说应该是"神乎，神乎"，后面多了一个"乎"字，也通。粗工是守形的，上工是守神的。神呀神的，到底是说什么呢？"客在门。"非常简洁，按《小针解》的解释是邪气侵入到人体，疾病应该能被看到，看到疾病才能知道它所从来。针刺的精微、细致的地方就在于速和迟。速迟就是快慢。"粗守关，上守机，机之动，不离其空。空中之机，清静而微。"这一句在一些后世虚幻的针灸解释中，被解释得神乎其神。如什么"手下的感觉"，什么"神机"，什么"意识"，越说越玄了。从《小针解》来看，这个是很直白的，不玄的。粗的还是和守形一样，守在一些可见的地方。这个"机"是什么呢？这里说的是气机。关和机可以是一个部件。比如枪的核心结构是关，结构的功能就是机，里面是有个巧妙的设计思想的。"其来不可逢，其往不可追。"这是说盛和虚。对一种功能的描述，尽量地将它比附在形象上说，没有过多理论化的、思辨的说法。"知机之道者，不可挂以发。不知机道，扣之不发。"这还是一个比喻的说法。对弓弩也好、枪也好、开关也好，知道机在哪里，一动它就发了；不知道，怎么弄它都不发。又像解密码锁一样，知道方法，一拨就开了。不知道，怎么也弄不开。在针刺的时候，对于气机的调整，知道时，一刺就发生变化了，不知道，无论怎么刺，哪怕刺到几十针，照常不见动静，没有效果。"知其往来，要与之期。"知道气血的往来，就能够像实现约定一样，达到预期的效果。低水平的医生对这些是不明白的，是看不见的。高明的医生能调整到这一步。后来的迎随补泻法以为：足三阳从上走下，足三阴从足走腹，手三阴从胸走手，手三阳从手走头，顺这个走向进针叫随，逆着这个走向进针叫迎。而在《内经》中看不出迎随是指这个说法。《内经》中是说脉气消了、没有了，叫"往"，来复了是"来"。我们要知道这个逆顺还是要从虚实来看的，从后面对脉的诊断上来看都是这个意思。逆而夺之，就是泻法，泻其实而导致虚。追而济之就是补法。后来的说"顺""逆"是斜着进针，顺着或逆着经络走向。从《内经》本身来看不是这样进针的，而是正刺，即直着刺。"迎之随之，以意和之，针道毕矣。"有些人把这当成医生个人的精神意志的调整——成虚玄的说法了。"以意和之"这是看脉的虚实,虚到什么程度,实到什么程度,仔细地、专心致志地来调整,调整到脉气和平。"针道毕矣。"针道就说全了。这一段,结合、对比后面全篇的解释,是实用、可操作的内容。

凡用针者,虚则实之,满则泄之,宛陈则除之,邪胜则虚之。《大要》曰:徐而疾则实,疾而徐则虚。言实与虚,若有若无。察后与先,若存若亡。为虚与实,若得若失。

这在第一篇中提出的大原则:补虚泻实。对结聚的要除掉它,对邪盛的要驱邪。这个《大要》也是一篇古文献,在后面几篇中也被引用到过。针慢慢进去,快速出来:这是补法。快速刺进去,慢慢往回退:这是泻法。"言实与虚,若有若无。察后与先,若存若亡。为虚与实,若得若失。"这一句,有的人解释成"虚无缥缈,不可琢磨"。"不可琢磨"的话怎么传于后世,明为之法呢?这是一个实际的内容,说实和虚,就相当于说有和无。这是先虚后实和先实后虚的方法。补虚就让其"若得",泻实就让其"若失"。用先后的操作来进行补泻。补虚导致实就是若存,泻实致虚就是若亡。察的就是后与先,是徐而疾、疾而徐的先后。

虚实之要,九针最妙,补泻之时,以针为之。泻曰必持内之,放而出之,排阳得针,邪气得泄。按而引针,是谓内温,血不得散,气不得出也。补曰随之,随之意若妄之。若行若按,如蚊虻止,如留如还,去如弦绝,令左属右,其气故止,外门已闭,中气乃实,必无留血,急取诛之。

反复重复一句:"虚实之要,九针最妙。"用九针调的就是虚实。所谓的补泻并不是意识的想象,而是用针操作出来的。讲泻法的时候，要慢慢地出针，摇大针孔，让邪气得泻。假如说按针孔出针的话，这叫内温，就是补法，血就散不了，气就不得出。这是从正反两方面的论述，如同前面讲到的若存若亡。"补曰随之，随之意若妄之。若行若按，如蚊虻止，如留如还，去如弦绝。"明确提出了什么是随。进针的时候不要有感觉，"若妄之"，轻轻地、慢慢地刺，慢慢地进，好像是往下进的，又好像是按在那儿不动的。像蚊子咬人一样，感觉不出来。又像针留在那儿不动一样，又像针去了一样。去的时候"如弦绝"，就是说快速地去针。《素问》有《针解篇》，其中的解释和这个略微不同，说明也是不同人的不同解释。左右手同时操作，要把针孔赶快闭住。行补法的时候是看不到瘀血的，而有瘀血应该用泻法。"急取诛之。"这是刺络放血的方法。一开篇就提到手法，说得详尽、具体。

持针之道，坚者为宝。正指直刺，无针左右。神在秋毫，属意病者。审视血脉者，刺之无殆。方刺之时，必在悬阳，及与两卫。神属勿去，知病存亡。血脉者，在腧横居，视之独澄，切之独坚。

这里明确说了直着进针。坚是指把针拿结实了，也有人说是要用坚利的针，都有道理。这和后来说的迎随刺法（斜着进针，逆着经脉的走向或顺着经脉的走向来刺）显然是不同的。"神在秋毫，属意病者。"神是什么？就是血气。"在秋毫"，非常细微。要专心致志地观察病人。"审视血脉者，刺之无殆。"看神还是要从血脉上来看，从微小血管的血液循环上看。一个微小的出血点，一个微小的络脉扩张，都是病象。"方刺之时，必在悬阳，及与两卫。"有的版本说"及于营卫"。杨上善说"悬阳"就是鼻子，"两卫"就是两目。卫气从睛明出发。"悬阳"及"两卫"指的就是眉间。这个说法有道理。后面会讲到察其目，观其色。针刺的时候要仔细观察病人的精神情况。"神属勿去，知病存亡。"病好了还是没好，是可以通过望诊看得到的。"血脉者，在腧横居，视之独澄，切之独坚。"血脉在背腧的地方横着走，在其他的腧穴上是否也横着走？这也能看出来。而纵着走、深部的看不见。（血脉在腧）看的时候能看得见，摸的时候能摸到异常的坚硬。要仔细地观察。

九针之名，各不同形。一曰镵针，长一寸六分；二曰员针，长一寸六分；三曰鍉针，长三寸半；四曰锋针，长一寸六分；五曰铍针，长四寸，广二分半；六曰员利针，长一寸六分；七曰毫针，长三寸六分；八曰长针，长七寸；九曰大针，长四寸。镵针者，头大末锐，去泻阳气；员针者，针如卵形，揩摩分间，不得伤肌肉者，以泻分气；鍉针者，锋如黍粟之锐，主按脉勿陷，以致其气；锋针者，刃三隅以发痼疾；铍针者，末如剑锋，以取大脓；员利针者，大如厘，且员且锐，中身微大，以取暴气；毫针者，尖如蚊虻喙，静以徐往，微以久留之而养，以取痛痹；长针者，锋利身薄，可以取远痹；大针者，尖如梃，其锋微员，以泻机关之水也。九针毕矣。

这一篇写的是九针之用。前面讲了要"令各有形，先立针经"。这一篇和后面的《九针论》是一样的，说了各种针的不同制式。"镵针者，头大末锐，去泻阳气。"这是在头上刺血用的。"员针者，针如卵形，揩摩分间，不得伤肌肉者，以泻分气。"这像一个按摩的器具。"鍉针者，锋如黍粟之锐，主按脉勿陷，以致其气。"鍉针之锋就像不去壳的黄大米。鍉针是按脉用的。"锋针者，刃三隅以发痼疾。"三棱针，是治一些顽固的疾病用的。"铍针者，末如剑锋，以取大脓。"现在做外科手术时用手术刀替代了铍针。"员利针者，大如氂，且员且锐，中身微大，以取暴气。"大针是治急病用的。"毫针者，尖如蚊虻喙，静以徐往，微以久留之而养，以取痛痹。"毫针是治痛、治痹证用的，针尖就像牛虻的嘴一样。刺的时候要仔细，不能像三棱针那样快刺，猛刺或一挑就行了。这尖特别细，慢慢地进去，并且要留针，"久留之而养"。留多长时间还是要根据病。"长针者，锋利身薄，可以取远痹。"远痹是指病程久远或者是部位深在，离得远，不好刺。像治坐骨神经痛刺环跳的时候用的四寸针，就算比较长的针了。"大针者，尖如梃，其锋微员，以泻机关之水也。"这是一个用于泻水的针，现在用注射针头就可以了。当时的技术条件下做不出像注射针头这样空心的东西来，只好用大针。

夫气之在脉也，邪气在上，浊气在中，清气在下。故针陷脉则邪气出，针中脉则浊气出，针太深则邪气反沉、病益。故曰：皮肉筋脉，各有所处，病各有所宜，各不同形，各以任其所宜，无实无虚。损不足而益有余，是谓甚病，病益甚。取五脉者死，取三脉者恇；夺阴者死，夺阳者狂，针害毕矣。

"夫气之在脉也，邪气在上，浊气在中，清气在下。"对这一句，后面的《小针解》上也有解释，说是指深浅层次的上中下部。一般的理解从小针解的说法，认为是深浅的部位。而是否指的是在脉管的上中下？这里明确写着"气之在脉"，那么这个"上""下"就可以当脉的深浅来理解。"故针陷脉则邪气出，针中脉则浊气出，针太深则邪气反沉、病益。"陷脉、中脉、太深，这个深浅就包括以脉相对而言所说的"深浅"，也可以叫"上""中""下"。"故曰：皮肉筋脉，各有所处，病各有所宜。"这是说疾病发生的不同部位——深浅层次。

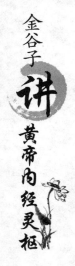

"各不同形，各以任其所宜。"根据不同的病形，用不同的针具。"无实无虚。损不足而益有余，是谓甚病，病益甚。"无实无虚，就是无实实，无虚虚。补泻不要弄反了。从正反两个方面强调，一定要补不足，泻有余，而不要损不足而补有余，否则会加重病情。"取五脉者死，取三脉者恇；夺阴者死，夺阳者狂，针害毕矣。"这个在后面提到了。取五脉：取五脏之脉；取三脉：取三阳之脉。一般是这么认为的。"三""五"指的是阴阳，所以后面有"夺阴者死，夺阳者狂"。取五脉夺阴，取三脉夺阳。要知道针灸的禁忌，不要把补泻弄反了。

刺之而气不至，无问其数。刺之而气至，乃去之，勿复针。针各有所宜，各不同形，各任其所为。刺之要，气至而有效。效之信，若风之吹云，明乎若见苍天，刺之道毕矣。

"刺之而气不至，无问其数。"针刺取穴位的多少，用针的多少，留针时间的长短，这些都是数。针刺的目的是气至，只要气不至，就不要局限于那些数。不一定疏穴简针才对，也不要一定以为五十九刺（多针多刺）才能有效。"刺之而气至，乃去之，勿复针。"得气就可以，不要再继续针刺了。这个数还包括一疗程多少天。不一定非得是十五天一个疗程，五天一个疗程，或三次、五次一个疗程的人为规定。"针各有所宜，各不同形，各任其所为。"这和前面一样，是讲根据相应的病选适当的针。"刺之要，气至而有效。"这篇反复提到了气至，那么气至是什么？是后来说的针下沉紧、如鱼吞钩吗？在《灵枢》中见不到这个说法，《灵枢》中气至的"气"是指脉气。"效之信，若风之吹云，明乎若见苍天，刺之道毕矣。"疗效是应该能看见的，像风吹云一样。看哪里呢？就是前面说的"必在悬阳，及与两卫"。察其目，观其色，这样才能"明乎若见苍天"，阴云能够散开了。

黄帝曰：愿闻五脏六腑所出之处。岐伯曰：五脏五输，五五二十五输，六腑六输，六六三十六输，经脉十二，络脉十五，凡二十七气，以上下。所出为井，所溜为荥，所注为俞，所行为经，所入为合，二十七气所行，皆在五输也。

这里讲针刺的具体要点，即刺什么地方。五脏六腑在里面，从外面怎么能调呢？先讲到穴位的要点，就是五输穴，六腑要加上原，是六穴，这就是"五五二十五输""六六三十六输"。再加上十五络穴，把这些掌握了，再结合上后面讲的病证，就能大概把握针灸的关键了。

节之交，三百六十五会，知其要者，一言而终，不知其要，流散无穷。所言节者，神气之所游行出入也。非皮肉筋骨也。

节之交有三百六十五穴。知道要点，一句话就明白了。不知道要点，三百六十五穴，一个穴一个穴地去找，很麻烦。如果简略一些就如上面说到的二十五穴、三十六穴；十五络，十二经脉、共为二十七之数。这些东西很简单，查查图谱就知道了。这是一个大概的论述，但还不够简要，简要的，用一句话就行了。就是后面这一句："所言节者，神气之所游行出入也。非皮肉筋骨也。"所谓的节，就是血液循环经过的一个具体地方，而不是量出来的、具体的那个地方。比如说髌骨下缘三寸那个地方的皮、肉、筋、骨，哪部分是穴？这就涉及经络的实质问题。经络是什么？气血出入之处，出入的是神气。神气是什么？就是血气。血气是什么？就是红色的血液中所带的气。穴并不是指解剖上的皮肉筋骨，而是指血液循环的特定的灌注部位。这也是很实在的一个论点。

睹其色，察其目，知其散复。一其形，听其动静，知其邪正，右主推之，左持而御之，气至而去之。

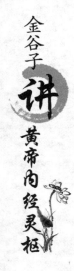
实的是否散去了？虚的是否恢复了？看哪里？观色查目，就是前面讲的"必在悬阳，及与两卫"。看面色的改变，看眼神的改变。要仔细地看，整体地观察其身形，以便知道邪气去了没有，正气复了没有。具体操作的时候，用右手进针，左手把持着针。一看气复了，马上就去针。

凡将用针，必先诊脉，视气之剧易，乃可以治也。五脏之气，已绝于内，而用针者反实其外，是谓重竭。重竭必死，其死也静。治之者辄反其气，取腋与膺。五脏之气，已绝于外，而用针者，反实其内，是谓逆厥。逆厥则必死，其死也躁。治之者反取四末。

这里又提到用针的具体方法。用针的时候是怎样视气的？是通过诊脉来看气的，而不是通过针下的感觉。看五脏之气在内部绝了，就不要从经脉上再给病人补了，补是不管用的。如果用补法，把气补到外面来，里面就更虚，这叫重竭，病人会安安静静地死。治疗的时候不要从四肢的五输穴上来取了。要让气返回去，取腋与膺（从躯体上取）。如果对看着四肢冰凉的人，再从躯体上来补其五脏，反实其内，这叫逆厥，会使病情加重，就会烦躁。这是说病在内和外，取穴时从四肢取还是从躯体取的问题。这个要注意。有人说五输穴对内脏的病能全治了，其实是对主要的内脏病能治。如果是病得严重的时候，还要注意从局部取穴，就近取穴，而不要把气血的虚实扰乱了。内外的虚实对比不要被扰乱，这个很重要，尤其是对危重病人抢救的时候，要注意这个问题。

刺之害中而不去，则精泄；害中而去，则致气。精泄则病益甚而恇，致气则生为痈疡。

刺中邪气了，如果还不出针，就会导致伤正，精泄。刺中了病，赶快出针，正气就恢复了。这个"害中而去"是什么意思？《寒热病》中是"刺之不中而去"。刺害中不去而精泄，不中而去则致气。所以这里的"害中"有的人改成"不中"。害中而去正好是正气恢复，所以这里说"不中而去"是通的。这句的意思是根本没刺中病，结果导致局部感染，气血壅滞而成痈疡，人正气虚了。下面一段谈到的是内脏病的治疗。

五脏有六腑，六腑有十二原，十二原出于四关，四关主治五脏。五脏有疾，当取之十二原。十二原者，五脏之所以禀三百六十五节气味也。五脏有疾也，应出十二原。而原各有所出。明知其原，睹其应，而知五脏之害矣。阳中之少阴，肺也，其原出于太渊，太渊二。阳中之太阳，心也，其原出于大陵，大陵二。阴中之少阳，肝也，其原出于太冲，太冲二。阴中之至阴，脾也，其原出于太白，太白二。阴中之太阴，肾也，其原出于太溪，太溪二。膏之原，出于鸠尾，鸠尾一。肓之原，出于脖胦，脖胦一。凡此十二原者，主治五脏六腑之有疾者也。

四关是指腕踝关节。内脏有病从十二原治就可以了。通过这十二原穴就可以调整与五脏对应的三百六十五气穴的病。"五脏有疾，当取之十二原。"到这里是另一小段，即第十二小段。十二原各有不同的部位，要明确十二原的具体部位，然后从这里看异常表现，就可以诊断五脏的病。"而知五脏之害矣""睹其应"，一个是对穴位可以望诊，另一个是能进行相应的治疗。"阳中之少阴，肺也，其原出于太渊，太渊二。"这是说两侧的太渊。阳中之少阴为什么是肺？肺不是太阴吗？这说的是胸膈以上属阳。阳中之阳是心，叫太阳；阳中之阴是肺，叫少阴。阴中的阴是太阴。阴阳太少，只有相对的意义，并无质的规定性。"阳中之太阳，心也，其原出于大陵，大陵

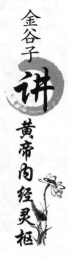

二。"这里的原穴是大陵而不是神门。这里说的经是后来的平厥阴心包经，在《灵枢》中叫心主。心在正中间，所以取大陵。"阴中之少阳，肝也，其原出于太冲，太冲二。"肝为什么叫阴中之少阳？肝肾在下属阴，阴中之阴叫太阴，阴中之阳叫少阳。"阴中之至阴，脾也，其原出于太白，太白二。"脾为至阴。"阴中之太阴，肾也，其原出于太溪，太溪二。"这里的阴阳太少是按照部位划分的，而不是规定的。阴阳不是什么东西，只是一个方便的方法，如果以为它是什么，那就错了。按照不同的方便方法而对事物进行阴阳的分类，用以言其理。有其理而无其质，这才是阴阳。若要拘执于阴阳是什么，到底是哪个化学结构，比如有搞阴阳虚实研究的人，将阴阳归到一种化学物质，归到阴虚、阳虚的模型上，这从根本上说就是一个糊涂观念，把一个理说成实质的物。所以这样的研究并无意义，只能把一个真实的道理弄得不切实际了。"膏之原，出于鸠尾，鸠尾一。"膏肓俞的病，有时候从鸠尾可以治。"肓之原，出于脖胦，脖胦一。"脖胦，后世的解释是气海穴。"凡此十二原者，主治五脏六腑之有疾者也。"这十二原主治五脏六腑的病。脏腑有病，确立一个简单、扼要的方法就可以治了。下面列举几个具体的病和穴位来说治疗。

胀取三阳，飧泄取三阴。

胀是往外发散的病，治疗取三阳；飧泄是往里走的病，治疗取三阴。这是讲用足三阳经，足三阴经治疗，用一句话就点出了治病取穴的原则问题。阳病治阳，阴病治阴。下面一段为对理论的论述。

今夫五脏之有疾也，譬犹刺也，犹污也，犹结也，犹闭也。刺虽久犹可拔也，污虽久犹可雪也，结虽久犹可解也，闭

虽久犹可决也。或言久疾之不可取者，非其说也。夫善用针者，取其疾也，犹拔刺也，犹雪污也，犹解结也，犹决闭也。疾虽久，犹可毕也。言不可治者，未得其术也。

"譬犹刺也，犹污也。"五脏有疾，像扎进了刺，像被污染了。这里是指前面的"睹其原，明知其害"。五脏有病，有时候能在原穴上看到像污、像刺。如一个点状的、深入的、瘀血点或色素痣等。又如浅色的斑块，像脏了一样，像洗不干净一样。"犹结也，犹闭也。""结"好诊断，能摸出来，能看出来。"闭"就是局部的萎缩，所以要仔细地看。不要说就一个理论而已，一马虎忽略过去了。诊断的准确与否，比的就是对一个象的观察。有的人说这病太久了，治不了了，这个说法是不对的。后面提到久疾的治疗，有具体的方法。在后面的篇章中专门论述了解结的方法。对一个疾病千万不要轻易断定"这个病无法治了、是死证、绝证""目前为止世界上没有更好的办法治疗"等。只能说就我目前所掌握的有限的技术还治不了，可以劝病人另请高明，或请专家会诊，或转上级医院，或者是进一步搜寻资料。不要认为自己治不了，就是世界上所有人都治不了。常常听到有些专家在自己有限的专业范围之内会下这个片面的结论《内经》的时代就从理论上提出来，不要这么轻易下论断。比如再生障碍性贫血（简称"再障"），很难治，但有能治的人。我们前几天遇到的那个"再障"病人，就被治好了。我们都知道那些药是治那个病用的，可是用多大量，是用单方还是用复方，是否按照理论用，如果没有方案就治疗不了。一味草药的用量要用麻袋装，用大锅熬。而一般药典上记载的都是论克使的，30克、50克、100克就不少了。药量大些就一定有毒吗？没有毒性的药用量大些是没关系的。所

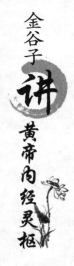

以现在有些人联合呼吁要修改药典，给中医临床医生放开手脚是有道理的。给无毒的药都限定一个用量，而医生用药量超过了规定量，万一这个病人由其他因素导致了死亡，别人会反过来说你不按规矩来用药，这就是一个问题。所以这一篇开篇提到，收了租的人要关注纳税人的健康，即政府要关注民众的健康。对治疗的探索、对药典的规定，这一篇中包含着对这些方面的思考。对不能治的病的探索就是科研的方向。对一般的医生临床操作要有纲纪（要有操作常规）。下面是示范具体病的治疗。

刺诸热者，如以手探汤；刺寒清者，如人不欲行。阴有阳疾者，取之下陵三里，正往无殆，气下乃止，不下复始也。疾高而内者，取之阴之陵泉；疾高而外者，取之阳之陵泉也。

泻热要快刺，补虚、补寒的时候要慢刺。"阴"是肚子里面的，"阳疾"就是呕吐、腹胀。取下陵三里，就是足三里，用直刺法。气往上吐的，胀的，都是阳疾。气下去了，出针就行了。一刺后没有立即好，就再刺。不好就多刺几次。两胁的病在内的，取阴陵泉治疗。两胁的病在外面的，像肋骨炎、肋间神经痛，可以取阳陵泉治疗。这说明一个什么道理？即内脏的病取合穴，后面会详细地提到。这里简单举出三个穴的例子，把治疗的大原则（内外、上下、阴阳）都给说清了。所以开头的这篇像概论的形式，把所有病的总的治疗原则都讲全了。具体的技术会在后面一点一点地论述。

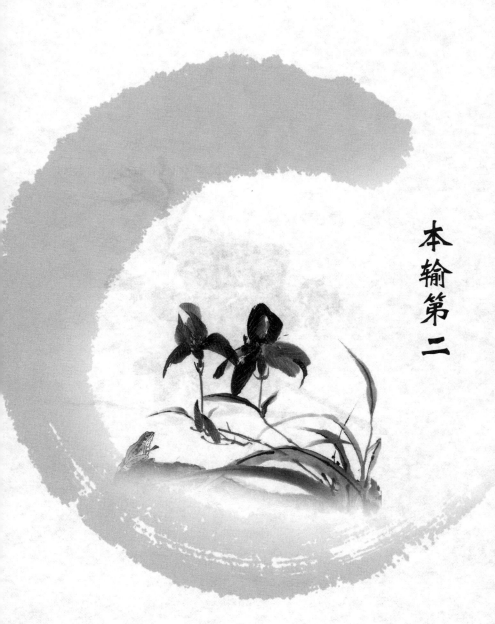

本输第二

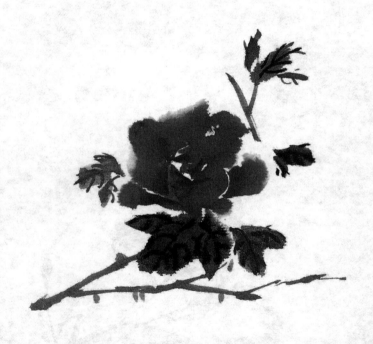

这篇具体讲前面提到的五五二十五穴，六六三十六穴。

黄帝问于岐伯曰：凡刺之道，必通十二经络之所终始，络脉之所别处，五输之所留，六腑之所与合，四时之所出入，五脏之所溜处，阔数之度，浅深之状，高下所至。愿闻其解。

先得明知经络起始和终结的地方，知道经脉和穴位。经脉的循行有范围，如横的范围，宽的范围，深浅的范围以及具体循行到什么部位。

岐伯曰：请言其次也。肺出于少商，少商者，手大指端内侧也，为井木；溜于鱼际，鱼际者，手鱼也，为荥；注于太渊，太渊鱼后一寸陷者中也，为俞；行于经渠，经渠寸口中也，动而不居为经；入于尺泽，尺泽肘中之动脉也，为合。手太阴经也。

从这里开始就是诸经穴位的详细论述。这仅仅是选了十二经脉中有代表性的几个穴位来论述的，这些穴位也是最常用的穴位。把这些掌握了，对常见病基本就可以治疗了。其他的躯体部位没有详细的论述，有的人说就是按其部位治，比如后面说的"刺其胸膺"，就说大概部位，"刺其背腧"，是说有具体穴位。但还要具体地看。

"肺出于少商，少商者，手大指端内侧也，为井木。"这个"内侧"不是现代标准解剖学部位的内侧，而是指大拇指朝里时候的内侧，与标准的解剖学姿势的内侧正好是反的。"溜于鱼际，鱼际者，手鱼也，为荥。"鱼际，现在说的是在骨头正中的那一个点，而这里就说是手鱼，是很大一块。如果在这一块中找一个代表的话，当然就是正中的那个点了。那这个鱼际穴是否就在一个点上？这就值得考虑了。前面说了个"阔数之度"，具体治疗时应该以鱼际这一块肌肉上看得见的一个点为准，不一定是标准的正中的位置。但如果不会看，摸不出来，只能选正中。"注于太渊，太渊鱼后一寸陷者中也，为俞。"太渊现在说的是在腕横纹上桡动脉搏动的地方。"行于经渠，经渠寸口中也，动而不居为经；入于尺泽，尺泽肘中之动脉也，为合。手太阴经也。"现在有穴位标准定位图，参考着看看就行了。一个穴位具体定位，历代的论述多少有所出入。现代的标准应该是综合了历代比较可靠的文献资料。实际操作的时候依照这个标准的穴位图，结合上具体的视见才算是。就是"循之上下"，在这个标准位置的周围找。

> 心出于中冲，中冲，手中指之端也，为井木；溜于劳宫，劳宫，掌中中指本节之内间也，为荥；注于大陵，大陵，掌后两骨之间方下者也，为俞；行于间使，间使之道，两筋之间，三寸之中也，有过则至，无过则止，为经；入于曲泽，曲泽，肘内廉下陷者之中也，屈而得之，为合。手少阴也。

"心出于中冲，中冲，手中指之端也，为井木。"这里明确说是心，后面有的篇章说是心主。从《难经》以后说的是心包经。"溜于劳宫，劳宫，掌中中指本节之内间也，为荥。"劳宫穴，在手掌心，当第二、三掌骨之间，偏于第三掌骨，握拳屈指时中指尖所指处。这个"内间"应该就是指中间和食指之间。靠拇指的一侧为内。"注于大陵，大陵，掌后两骨之间方下者也，为俞；行于间使，间使之道，两筋之间，三寸之中也，有过则至，无过则止，为经。"这是大陵、间使的定位。"则至""则止"，是说有病的话能够看到脉，没病的时候看不到。"入于曲泽，曲泽，肘内廉下陷者之中也，屈而得之，为合。手少阴也。"这里明确提出是手少阴，而不是说手厥阴。后面的篇章中提到一个手少阴，就是小指之后的神门，是治外经病的。从这里就能看出这两篇不是同一个时代、同一个人的手笔，因为观点有区别。所以用心包经代替心治疗是可以的。

肝出于大敦，大敦者，足大趾之端，及三毛之中也，为井木；溜于行间，行间，足大趾间也，为荥；注于太冲，太冲，行间上二寸陷者之中也，为俞；行于中封，中封，内踝之前一寸半，陷者之中，使逆则宛，使和则通，摇足而得之，为经；入于曲泉，曲泉，辅骨之下，大筋之上也，屈膝而得之，为合。足厥阴也。

"肝出于大敦，大敦者，足大趾之端，及三毛之中也，为井木。"足大趾之端，是内侧还是外侧？这里没提。光说了是大指之端，很模糊的一块地方。而现在的定位是大指的外侧，平甲根旁开一分处。太冲，在一个凹陷之中。中封，即屈脚的时候能看到的一个凹陷，取的时候脚动一动，摇一摇就能看得见。从这里，我们看到了取穴的方法：一个是摇足取，另一个是屈膝取。要动态地取穴——注意这个问题。

脾出于隐白，隐白者，足大趾之端内侧也，为井木；溜于大都，大都，本节之后下陷者之中也，为荥；注于太白，太白，核骨之下也，为俞；行于商丘，商丘，内踝之下陷者之中也，为经；入于阴之陵泉，阴之陵泉，辅骨之下陷者之中也，伸而得之，为合。足太阴也。

"脾出于隐白，隐白者，足大趾之端内侧也，为井木。"这里明确地说了是趾端内侧。手大指的"内侧"，也相当于这个"内侧"，不是手心朝前的现代解剖学标准姿势。"溜于大都，大都，本节之后下陷者之中也，为荥；注于太白，太白，核骨之下也，为俞；行于商丘，商丘，内踝之下陷者之中也，为经。"这些定位的表述和现在一样，比较清楚。"入于阴之陵泉，阴之陵泉，

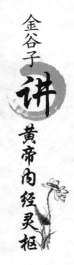

辅骨之下陷者之中也，伸而得之，为合。足太阴也。"足太阴脾经的合穴阴陵泉应伸着取，而曲泉是屈着取。

肾出于涌泉，涌泉者足心也，为井木；溜于然谷，然谷，然骨之下者也，为荥；注于太溪，太溪内踝之后、跟骨之上，陷中者也，为俞；行于复溜，复溜，上内踝二寸，动而不休，为经；入于阴谷，阴谷，辅骨之后，大筋之下，小筋之上也，按之应手，屈膝而得之，为合。足少阴经也。

这是肾经的腧穴定位。在复溜外也能摸到动脉。肾经的穴位按照现代标准定位就行了，没什么可疑问的。以上是五脏的经，下面说的是六腑的经。

膀胱出于至阴，至阴者，足小趾之端也，为井金；溜于通谷，通谷，本节之前外侧也，为荥；注于束骨，束骨，本节之后陷者中也，为俞；过于京骨，京骨，足外侧大骨之下，为原；行于昆仑，昆仑，在外踝之后，跟骨之上，为经；入于委中，委中，腘中央，为合，委而取之。足太阳也。

"小趾之端"这个描述方式和肝经的描述方式一样，只是说了"端"，没讲内外侧。阳经都有一个原穴。"委而取之"，马莳的解释是趴着（俯卧着）取。实际上这个穴就是俯取取比较方便。但也有特别的情况，如治腰痛的时候，面冲着墙站着取很好。要是不冲着墙刺，病人能趴倒。让病人冲着墙，站立着取，能同时活动腰部。

胆出于窍阴，窍阴者，足小趾次趾之端也，为井金；溜于侠溪，侠溪，足小趾次趾之间也，为荥；注于临泣，临泣，上行一寸半，陷者中也，为俞；过于丘墟，丘墟，外踝之前下陷者中也，为原。行于阳辅，阳辅，外踝之上、辅骨之前及绝骨之端也，为经；入于阳之陵泉，阳之陵泉，在膝外陷者中也，

为合，伸而得之。足少阳也。

"小趾次趾之端。"这指的是小趾一侧的次趾之端。这段是足少阳胆经的井、荥、俞、原、经、合穴的定位，表述明确，不用多讲。个别穴位在历史文献记载中有出入，有在骨头前的，有在骨头后的，有上一寸的，有下一寸的，还有一个穴名称不同的，如果将这些作为对错来论述，是没有必要的。现在有一套标准的定位，但还要知道这并不是唯一的。推之上下，循之前后，反复在周围找最恰当的、和疾病相应的反应点，才是正确的定位，即以视之为真。所以我们对穴位定位的学习，具体参照标准就行了。

胃出于厉兑，厉兑者，足大趾内次趾之端也，为井金；溜于内庭，内庭，次趾外间也，为荥；注于陷谷，陷谷者，上中指内间上行二寸陷者中也，为俞；过于冲阳，冲阳，足跗上五寸陷者中也，为原，摇足而得之；行于解溪，解溪，上冲阳一寸半陷者中也，为经；入于下陵，下陵，膝下三寸胻骨外三里也，为合；复下三里三寸，为巨虚上廉，复下上廉三寸，为巨虚下廉也；大肠属上，小肠属下，足阳明胃脉也。大肠小肠，皆属于胃，是足阳明也。

"大趾内次趾之端也，为井金。"大趾那一边的次趾的端头上是厉兑。内庭、陷谷定位明确，前面肝经的中封穴是摇足而得之，冲阳，胃之原，也是摇足而得之。摇足时，那个筋一晃就出来了。"行于解溪，解溪，上冲阳一寸半陷者中也，为经。"后来对解溪的定位就是脚踝前面系鞋带的地方。过去的鞋在后跟有个带子，往前面一系正好系在解溪那个地方。下陵穴就是足三里穴。"复下三里三寸，为巨虚上廉。"巨虚上廉就是上巨虚穴。"复下上廉三寸，为巨虚下廉也。"巨虚下廉就是下巨虚穴。"大肠属上，小肠属下。"大肠的下合穴是上巨虚，小肠的下合穴是下巨虚。"足阳明胃脉也。大肠小肠，皆属于胃，是足阳明也。"这里讲到大肠小肠皆属于胃（和胃连着），理解为连属于胃也行。所以看了这一句，再看《伤寒论》"阳明病"中说的"阳明之为病，胃家实也"，就明白了"胃家"是指和胃连属的这一系列。所以"胃中必有燥屎五六枚"的燥屎不是在胃里，而是在"胃家"里，即在大肠里。《内经》的这句话，在经穴上、合穴上是连着论述的，里面实际的解剖也是连着的，"胃家实"也是胃与大小肠连着说的。有人说胃中有燥屎五六枚是个形象的比喻，但这是实说，胃和大小肠统为"胃家"。

三焦者，上合手少阳，出于关冲，关冲者，手小指次指之端也，为井金；溜于液门，液门，小指次指之间也，为荥；注于中渚，中渚，本节之后陷者中也，为俞；过于阳池，阳池，在腕上陷者之中也，为原；行于支沟，支沟，上腕三寸两骨之间陷者中也，为经；入于天井，天井，在肘外大骨之上陷者中也，为合，屈肘乃得之；三焦下腧在于足大趾之前，少阳之后，出于腘中外廉，名曰委阳，是太阳络也，手少阳经也。三焦者，足少阳太阴之所将，太阳之别也，上踝五寸，别入贯腨肠，出于委阳，并太阳之正，入络膀胱，约下焦，实则闭癃，虚则遗溺，遗溺则补之，闭癃则泻之。

关冲，在次指之端，小指那一侧。液门、中渚分别在骨节的前后为荥、为俞。这里讲了原、经、合的定位。注意天井是屈肘而取的。三焦的下腧（下合穴）是足太阳膀胱经的一个络，委阳穴。手少阳经和足太阳经的委阳是合在一起的。"三焦者，足少阳太阴之所将，太阳之别也，上踝五寸，别入贯腨肠，出于委阳，并太阳之正，入络膀胱，约下焦，实则闭癃，虚则遗溺，遗溺则补之，闭癃则泻之。"三焦经从哪儿行走?其下焦是和太阳经络到一起的，不仅仅是手少阳在上面外侧的那一部分。这里对三焦经的论述直接讲到了对病的治疗，因为三焦经约下焦、膀胱的病，如果三焦经病了，具体可引起闭癃、遗尿，这是可以通过补泻三焦来调的。如小便的利与不利可以通过这补泻委阳来调。讲穴位的时候讲到的治疗，简单明确，一个病与一个穴，是有明确对应关系的。这些零珠碎玉的东西直接拿来用就行了。

手太阳小肠者，上合手太阳，出于少泽，少泽，小指之端也，为井金；溜于前谷，前谷，在手外廉本节前陷者中也，为荥；注于后溪，后溪者，在手外侧本节之后也，为俞；过于腕骨，腕骨，在手外侧腕骨之前，为原；行于阳谷，阳谷，在锐骨之下陷者中也，为经；入于小海，小海，在肘内大骨之外，去端半寸，陷者中也，伸臂而得之，为合。手太阳经也。

这是少泽、前谷、后溪（井、荥、俞）的定位。后溪，握拳的时候掌纹端的就是。腕骨、阳谷、小海（原、经、合）的定位和现在无区别。注意取法：小海伸臂取。对五输穴和原穴，平时要常常翻一翻，时时复习着。用的时候，因为见的病种有限，可能并不是每个穴都能用得到，有时候长时间不用可能就生疏了。所以过一段时间，一天看一两经，复习复习，勤学才能不忘。

大肠上合手阳明，出于商阳，商阳，大指次指之端也，为井金；溜于本节之前二间，为荥；注于本节之后三间，为俞；过于合谷，合谷，在大指歧骨之间，为原；行于阳溪，阳溪，在两筋间陷者中也，为经；入于曲池，在肘外辅骨陷者中，屈臂而得之，为合。手阳明也。

"大指次指之端也。"这是指大指那一侧次指的端。"溜于本节之前二间，为荥；注于本节之后三间，为俞；过于合谷，合谷，在大指歧骨之间，为原。"只说在这两个骨头之间，和鱼际一样，在一个区域之中取哪儿算穴？一般就是取中间作为骨头的"之间"。"行于阳溪，阳溪，在两筋间陷者中也，为经；入于曲池，在肘外辅骨陷者中，屈臂而得之，为合。手阳明也。"在讲到合谷在大指之间为原的时候，我想到了流行在台湾的，现在大陆也在传着的"董氏针灸"认为在这个地方有两个穴，叫"灵骨""大白"，就是在大指歧骨之间。我看到有个以一个日本人名字命名的（穴位）叫"泽田合谷"，也是说在合谷周围发现了一个穴，可以治好多病。实际上究竟哪儿是合谷呢？是否有另外的奇穴或命名呢？在这里，并没有明确说"中间那一点"就是合谷，只是说大指歧骨之间这一片是。我们刺的时候是遵循着某一派的奇穴或者某一个人命名的那个穴，还是以标准穴位的中间为准呢？实际操作不应该局限于任何一派，任何一个说法，按照经典本来所说的，找具体气血输注处才是穴位。山东大学生物系有位张颖清教授，搞生物全息治疗法，把第二歧骨作为全息的一段，这也可以说是在合谷上找。所以我们对穴位的定位不要受局限，但是也要不离不弃。知道标准的穴位在哪里，还要根据实际情况来使用。

是谓五脏六腑之腧，五五二十五腧，六六三十六腧也。六腑皆出足之三阳，上合于手者也。

"六腑皆出足之三阳，上合于手。"这句要注意。大肠、小肠、三焦也是出足的三阳，上合到手上去了。现在说有手三阳的下合穴，要看出经典本来是怎么说的。

缺盆之中，任脉也，名曰天突。一次，任脉侧之动脉足阳

明也，名曰人迎；二次脉，手阳明也，名曰扶突；三次脉，手太阳也，名曰天窗；四次脉，足少阳也，名曰天容；五次脉，手少阳也，名曰天牖；六次脉，足太阳也，名曰天柱；七次脉，颈中央之脉，督脉也，名曰风府。腋内动脉手太阴也，名曰天府。腋下三寸手心主也，名曰天池。

这一段是讲诸脉在颈部的次序。"缺盆之中，任脉也，名曰天突。"先取在正中间的。缺盆之中是任脉。这个缺盆不是现在解剖学上说的那个缺盆（锁骨上窝），而是指的胸骨上窝。任脉在正中，是天突穴所在的位置。"一次，任脉侧之动脉足阳明也，名曰人迎。"一次，即向旁的第二个，是喉结旁开动脉搏动的地方。人迎，是足阳明的脉。"二次脉，手阳明也，名曰扶突。"再往后是扶突穴。"三次脉，手太阳也，名曰天窗。"再往后是手太阳天窗穴。"四次脉，足少阳也，名曰天容；五次脉，手少阳也，名曰天牖；六次脉，足太阳也，名曰天柱；七次脉，颈中央之脉，督脉也，名曰风府。"这是从前面到后面逐次排列的。"腋内动脉手太阴也，名曰天府。腋下三寸手心主也，名曰天池。"这些部位都是动脉搏动的地方。但是在任脉和督脉的地方摸不到脉动。人迎脉是最典型的搏动的地方。这里是说颈部各经脉的排列次序。下面说到针灸治疗取穴的体位问题。

刺上关者，呿不能欠。刺下关者，欠不能呿。刺犊鼻者，屈不能伸。刺两关者，伸不能屈。

"刺上关者，呿不能欠。刺下关者，欠不能呿。"这两句话结合临床实际，意思是明白的。至于字义解说，诸家各有不同，考证无据，以现代临床为准。刺上关的时候张开口，不能合着，因为一张口能露出一个骨缝来。刺下关的时候，牙一咬，下面的肌肉就鼓起来了。"刺犊鼻者，屈不能伸。"刺犊鼻的时候要弯起腿来。"刺两关者，伸不能屈。""两关"，从杨上善到张介宾都说是内关和外关。这说是刺后的危害，即刺两关伤了骨以后，能伸不能屈。这跟犊鼻没啥关系。在《素问》第六十篇《骨空论》中，讲到腘上为关，膝解为骸关。应着犊鼻来说，上关和下关是邻近的两个穴位。说了取犊鼻，再说取手的外关、内关就远了去了。所以这两关更像是指膝关节的内外侧的腘上的关：阴陵泉和阳陵泉。因为在这一篇的前半部分明确提到这个取法："阴之陵泉，辅骨之下陷者之中也，伸而得之。"两关可能是阴陵泉、阳陵泉，也可能是膝关节两侧的其他穴位。这和刺犊鼻是有关系的。《素问》的《骨空论》对膝关节的病进行了详细论说，有多种刺法，包括从后背上来治膝关节痛。"膝痛不可屈伸，治其背内。"我看到"董氏针灸"从背上治膝痛（金斗、金吉、金林），这和《内经》上的说法是一致的。但不是一个方法能治所有的骨痛，如刺犊鼻、刺阴陵泉、阳陵泉，刺腘中，放血，刺太阳经和少阴经的井、荥穴，有多种方法。对这一个膝关节的痛证，《素问》论述得非常仔细，这不是某一家的单独一个方法。至于对这个"关"的解释，我们看注解的时候不要局限于一家之说。

足阳明，夹喉之动脉也，其腧在膺中。手阳明，次在其腧外，不至曲颊一寸。手太阳当曲颊。足少阳在耳下曲颊之后。手少阳出耳后上，加完骨之上。足太阳夹项大筋之中，发际。

"足阳明，夹喉之动脉也，其腧在膺中。"夹喉之动脉就是颈动脉。足阳明下来是在胸部的，往下走。"手阳明，次在其腧外，不至曲颊一寸。"手阳明大肠经的脉是扶突脉。"手太阳当曲颊。"这是手太阳小肠经的部位。"足少阳在耳下曲颊之后。"颊车的后面是足少阳胆经的脉。"在手少阳出耳后上，加完骨之上。"这是手少阳三焦经的脉。"足太阳夹项大筋之中，发际。"在发际上面，这说的是天柱穴。本段就部位反复论述，讲头面部几个经的分布。

阴尺动脉，在五里，五腧之禁也。

反复论述五里穴，说刺之死。这是五脏禁刺的地方，是动脉的搏动处。这个说法在《灵枢·玉版》和《素问·气穴论》中都提到过。"夺阴者死"就是指这个地方。不要刺五脏的动脉。下面说的是脏腑的相合。

肺合大肠，大肠者，传道之腑。心合小肠，小肠者，受盛之腑。肝合胆，胆者，中精之腑。脾合胃，胃者，五谷之腑。肾合膀胱，膀胱者，津液之腑也。少阴属肾，肾上连肺，故将两脏。三焦者，中渎之腑也，水道出焉，属膀胱，是孤之腑也，是六腑之所与合者。

后世将三焦配给心包络时弄出一个厥阴来，而这里是说三焦是孤之腑，不和哪个相合，没有心包说法，心包就是指心，心在正中，属五脏。《难经》以后出现了心包络的说法，少阴属心编列了出来。所以由此可见，这些脉都是人为划分的方便之法。在马王堆汉墓出土文献中有十一经的说法。这里讲到十二经，后面讲到有手少阴经，而少阴属肾也有道理，是脾为太阴，肝为厥阴，肾为少阴的分类法。手少阳三焦，下面连到肾，上面属到肺，三焦贯通着，这样理解就行了。这里讲的就是脏腑相合，下面最后的一小段讲的是针刺大法。

春取络脉诸荥大经分肉之间，甚者深取之，间者浅取之。夏取诸俞孙络肌肉皮肤之上。秋取诸合，余如春法。冬取诸井诸俞之分，欲深而留之。此四时之序，气之所处，病之所舍，脏之所宜。转筋者，立而取之，可令遂已。痿厥者，张而刺

之，可令立快也。

"春取络脉诸荥大经分肉之间。"春天取络、荥穴、分肉之间。"甚者深取之，间者浅取之。"这就提到了一个深浅的问题。深浅根据病取，病重的深取，病轻的浅取。所以取几分深，留多长时间也是可以变化的。这里列出来的说法也只是一个标准的比照，是相对而言的。"夏取诸俞孙络肌肉皮肤之上。"夏天阳气浅，取的是浅表的地方。"秋取诸合，余如春法。"其他方面，仿照在讲春天时提到的病重深刺，病轻浅刺。"冬取诸井诸俞之分，欲深而留之。"针在井和俞能留多深呢？在井穴上一刺，刺到骨头，这就叫深。"此四时之序，气之所处，病之所舍，脏之所宜。"按照四时的深浅、气之所在的部位，又根据病之所舍，还得有这个病，才能这么取。所以单从一方面来说是不全面的，要综合起来看。有的人说按照不同的季节，不同的干支来取穴，如子午流注的针法。但一定要知道还应依据病之所舍。不能说这一天无论有没有这个病都加上这个穴，并认为这样加上后效果更好（有这样的研究报道）。这是不对的。不能只是依据一个道理，还得合于这个病，才能有疗效，所以要在适合的脏上、经上取穴。"转筋者，立而取之，可令遂已。"治转筋的病，可以站着取。我治腰痛的时候，让病人面朝着墙，立着取，这是跟老师学的一个方法。"痿厥者，张而刺之，可令立快也。"什么叫张？是皮肤开张，还是提起皮肤来取？都是有可能的。后面提到的取穴方法是按各个经脉来取的，而这里是按部位来取的。除了知道按照一条经纵着来取外，还要知道按照部位横向地、逐个层次地来取穴。条分缕析地取。对头面部穴、手部穴、背部穴有这个取法。左右、前后各个层次上找所用的穴位比较方便些。

这一篇讲起来很简单，学习起来时要具体地、一点点地记住。

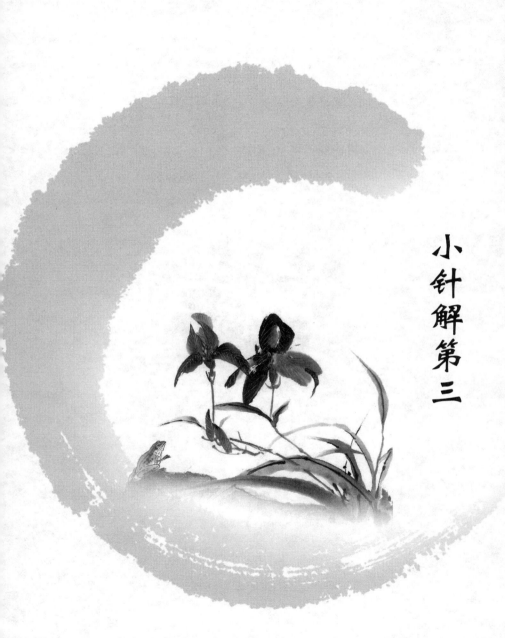

小针解第三

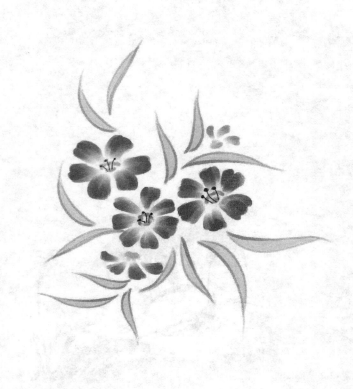

这篇是对《九针十二原》中"小针之要"那一部分的解释。我们从这里可以看出在《内经》时代就有人对当时比较成熟的文献进行解释了。《素问》中有个《针解篇》，是和这个解释不同的另一个注释版本。可见对一篇针灸文献有多家注解。所以我们通过这一篇就能看出来，《灵枢》是文献的汇总，不是一人一时之作。

所谓易陈者，易言也。难入者，难着于人也。粗守形者，守刺法也。上守神者，守人之血气有余不足可补泻也。神客者，正邪共会也。神者，正气也，客者邪气也。在门者，邪循正气之所出入也。未睹其疾者，先知邪正何经之疾也。恶知其原者，先知何经之病所取之处也。

"所谓易陈者，易言也。"针道说起来是很容易的。"难入者，难着于人也。"要在人身上操作出来，就不是那么简单的事情了。"粗守形者，守刺法也。"光说怎么刺是在守刺法。如快刺、慢刺、快进慢出、慢进快出，又如后来的左转、右转、拇指向前、向后、青龙摆尾、白虎摇头、烧山火、透天凉、提插呼吸、顺着经脉、逆着经脉等都是刺法。现在有刺法灸法学。要知道这是初级的、守形的内容，不是针灸取效的关键。"上守神者，守人之血气有余不足可补泻也。"上工守神就是守血气的有余不足，以此来定补泻。看了这个就不至于把守神当成神乎其神的精神意志、意识作用、感知、感觉、思虑等。因为这里明确地说了，神就是血气的有余、不足，不是后来有些人理解的特别虚玄的精神意识作用。血气的有余、不足怎么看？就是看脉。"神客者，正邪共会也。神者，正气也，客者邪气也。"这里说的正气就是血气。"在门者，邪循正气之所出入也。"邪气的出入是随着正气的。邪气入血以后，随

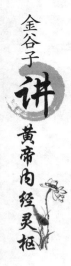

着血来扩散。病邪进入到人体是有一定的组织部位和顺着气血流行、顺着神经传导的。这说明了一个简单事实：邪气不是存在于正气之外的。"未睹其疾者，先知邪正何经之疾也。"应该知道邪气顺着哪一经，即病在哪一经上。"恶知其原者，先知何经之病所取之处也。"这是从针刺上来阐释的一个看法。比如说阴部的瘙痒，用肝经的络穴蠡沟来治，而肝经的络穴上并没有看到病，不痒。通常是顺着这个经来看病，取该取的地方。即便这个地方不病，经循相关，有其根源，就可以从这里治。"知何经之病所取之处。"如知道是肝经的病，治疗取它的络穴，即蠡沟。

刺之微在数迟者，徐疾之意也。粗守关者，守四肢而不知血气正邪之往来也。上守机者，知守气也。机之动不离其空中者，知气之虚实，用针之徐疾也。空中之机，清静以微者，针以得气，密意守气勿失也。其来不可逢者，气盛不可补也。其往不可追者，气虚不可泻也。不可挂以发者，言气易失也。扣之不发者，言不知补泻之意也。血气已尽而气不下也。

"刺之微在数迟者，徐疾之意也。"这里明确说了数迟就是徐疾、快慢的意思。"粗守关者，守四肢而不知血气正邪之往来也。"只问一个病是扎哪里扎好的（好多人都这么问）。但还应该知道这个病怎么治疗，如何辨证取穴？要知道正邪之往来，而不仅仅是守关。所以仅知道哪个穴是不够的。"上守机者，知守气也。"要知道守气。守气是怎么回事？是否是守针下的感觉？前面说了守神也好，守气也好，都是守气血的有余不足。"机之动不离其空中者，知气之虚实，用针之徐疾也。"还是要通过气的虚实来定补泻。"空中之机，清静以微者，针以得气，密意守气勿失也。"针刺得气以后要守，有的人说这就是要留针，即守着针，不要失了针下的感觉。从前面的解释看，守气也好，守神也好，更像是指的守血气，是看脉。后面也会讲到。"其来不可逢者，气盛不可补也。"怎么知道气盛？通过实证。"其往不可追者，气虚不可泻也。不可挂以发者，言气易失也。"你会了以后能看到气来了，出了针，气又恢复到以前那个样了。后面会讲到怎样让气不失。补虚的时候要使之实才是，泻的时候要使之不实才是。号脉除了看紧张度、波幅以外，还有一个力度问题。"扣之不发者，言不知补泻之意也。血气已尽而气不下也。"反复用针刺的时候不知道到什么程度，就是扣之不发，所以病人也不会与针相应。

知其往来者，知气之逆顺盛虚也。要与之期者，知气之可取之时也。粗之暗者，冥冥不知气之微密也。妙哉！工独有之者，尽知针意也。往者为逆者，言气之虚而小，小者逆也。来者为顺者，言形气之平，平者顺也。明知逆顺正行无问者，言知所取之处也。迎而夺之者，泻也；追而济之者，补也。

"知其往来者，知气之逆顺盛虚也。"什么叫逆？什么叫顺？就是病证和脉的相应程度。"要与之期者，知气之可取之时也。"要知道什么时候针刺最好。这是说要选择时间治疗。"粗之暗者，冥冥不知气之微密也。妙哉！工独有之者，尽知针意也。"粗工不知道针灸的标准和候气的标准。"独有"就是把针意仔细地搞透了。"往者为逆者，言气之虚而小，小者逆也。"上面提到知其往来逆顺。什么是逆？脉虚小就是逆。"来者为顺者，言形气之平，平者顺也。"顺并不是盛大，是以平为期。对小的，让它大起来，对大的，让它小下去。小到、大到什么程度？和平人一样。"明知逆顺正行无问者，言知所取之处也。"明确地知道这个病就是刺这里，即"正行无问"。

不要问是否可以再加个穴，是否取另外的穴也可能有效呢？"明知"就可以"正行"了，就不要有这个疑问了。这是说操作要有一个标准。"迎而夺之者，泻也；追而济之者，补也。"这里明确提出了迎和追就是指补泻。

所谓虚则实之者，气口虚而当补之也。满则泄之者，气口盛而当泻之也。宛陈则除之者，去血脉也。邪胜则虚之者，言诸经有盛者，皆泻其邪也。徐而疾则实者，言徐内而疾出也。疾而徐则虚者，言疾内而徐出也。言实与虚若有若无者，言实者有气，虚者无气也。察后与先若亡若存者，言气之虚实，补泻之先后也，察其气之以下与常存也。为虚为实，若得若失者，言补者佖然若有得也，泻则怳然若有失也。

"所谓虚则实之者，气口虚而当补之也。满则泄之者，气口盛而当泻之也。"这个气口就是指太渊脉，就是寸口脉。实际上从后面讲的来看，人迎脉的虚实也是可以补泻的。问题是补哪里、泻哪里？这时说的补泻，当然指的是内脏。寸口是候内脏的，而人迎是候阳经的，分别候在内的和在外的。"宛陈则除之者，去血脉也。"对血瘀在一个地方的，治疗就用泻血的方法。"邪胜则虚之者，言诸经有盛者，皆泻其邪也。"对虚的提到了气口虚，而这个"盛"则是诸经有盛皆可泻，对看得见的盛脉都可以用泻血的方法治疗。之前有些人说泻阳经，有些人说泻阴经，有些是非之争论，但看了这一句就不用做是非之评了。这很明确，诸经（包括阴经和阳经）邪盛皆可泻。"徐而疾则实者，言徐内而疾出也。"所谓的徐而疾是指慢慢的如蚊虻止（像牛虻要咬人一样），让人觉不着痛就刺进去了。"进已徐往"，慢慢地进去，快速地出来。"疾而徐则虚者，言疾内而徐出也。"快速刺进去，慢慢地出来。现在的针法一般是讲快速地进针，无论是补还是泻，按着、快速刺透真皮这最痛的一层，进去以后再慢慢地行进。这个方法是否和经典符合？从这里讲的来看，不是的。现在说人的疼痛感就在真皮层，表皮下面就是真皮，下面是皮下组织。所以这层要快速通过，避免疼痛。我以前也是这么用的，后来发现不一定这样。照这里所说的慢慢进针，刺透真皮层刺的时候，这么锋利的针是不会引起紧张和滞针来的。按住了进针，也能不痛。所以按照这个标准操作可能比现在的操作更好一些。有人说旋转进针法，飞针法，像把针甩进去一样，这些都是手法的不同，即所谓的守关，这只是一种方法，临床治疗上意义不大。还有人用弹针的方法，把针弹进去，说可以避免疼痛。这也失去了经典刺法的意义。即便是守关，守刺法，也得有一个标准。我们可以按《灵枢》所讲的来用，如果用得好，别的刺法可以不看。对有来源的刺法，可守。如刚才看的这例呕吐五年的小孩，在别处刺后晕针（刺了十七针），不知怎么刺的。如果仔细地问问她，她痛就会说痛，甚至会骂你，不痛就说不痛，不会说谎。而用这个方法刺就可以不痛。说到得气而止，什么是得气？两手同时操作的时候，有时会感觉到手底下在搏动（跳一下），是什么在动？当时是血管跳了一下，还是肌肉收缩跳了一下？都有可能。这就是真正的得气。我在用刺法治疗的过程中逐渐体会到古人说的得气并不是右手的感觉，而是左手按着的时候，像按脉一样的感觉。所以《难经》说"知为针者信其左，不知为针者信其右"，右手在针刺的时候，左手摸气到不到，而不是右手针下的感觉。针下的体会和摸脉相比，脉更容易被真实地摸到。所以通过对经典的反复研读，即便当时没有临床经验，只要通过了学习，脑子里有个印象，以后在操作的时候也会想起来，会觉得原来就是这样，一下子就明白了。"言实与虚若有若无者，言实者有气，虚者无气也。"实者就是有气，虚者就是无气。这是非常明确的解释。有的人把这个"若有若无"当成一个意思来讲，说虚实的东西不好把握，像有，又像没有。这样的说法是没有根据的，也没有临床的意义。"察后与先若亡若存者，言气之虚实，补泻之先后也，察其气之以下与常存也。"这个"后与先"就是说在治疗以前，气是有还是没有，治疗之后，气有还是没有。如果治疗的过程中一下子有气了，治完了以后是不是还能保持实的状态。学明白这句经典原文，再操作的时候就候气了。我对刚才那例操作时，他说有感觉。你手下有感觉是左手的感觉，病人也有感觉，也知道。有时候他一惊，你看脸色，看眼睛，看整体的动态能知道。所以通过看色和手下触知脉气动，综合而知得气，得气后出针就行了。如果得气后气还实，脉跳得有劲，还紧张着，这时候出针，原本手无力的就有力量了。"为虚为实，若得若失者，言补者佖然若有得也，泻则怳然若有失也。"说"虚实得失"在补的时候是"佖然"，佖是满的意思。补的时候一下子充满了，像是来了什么东西一样。怳然就是指不知不觉。怳然若有失，就是不知不觉中没有了，或者本来觉得这个地方很难受、很重滞，一下子没什么感觉了。

　　夫气之在脉也，邪气在上者，言邪气之中人也高，故邪气在上也。浊气在中者，言水谷皆入于胃，其精气上注于肺，浊溜于肠胃，言寒温不适，饮食不节，而病生于肠胃，故命曰浊气在中也。清气在下者，言清湿地气之中人也，必从足始，故曰清气在下也。针陷脉，则邪气出者取之上，针中脉则浊气出者，取之阳明合也。针太深则邪气反沉者，言浅浮之病，不欲深刺也。深则邪气从之入，故曰反沉也。皮肉筋脉各有所处者，言经络各有所主也。取五脉者死，言病在中气不足，但用针尽大泻其诸阴之脉也。取三阳之脉者，唯言尽泻三阳之气，令病人惓然不复也。夺阴者死，言取尺之五里五往者也。夺阳者狂，正言也。

"夫气之在脉也，邪气在上者，言邪气之中人也高，故邪气在上也。"这里说的脉是指周身上中下的脉。是否还可以指这一脉的深入层次或浅表层次？也可以考虑。从《小针解》这一篇本身来讲，这是指全身部位的脉。"浊气在中者，言水谷皆入于胃，其精气上注于肺，浊溜于肠胃，言寒温不适，饮食不节，而病生于肠胃，故命曰浊气在中也。"浊气在中是指腹部的糟粕，即肠内的浊气。精气都跑到上面去营养全身了，在大肠里面的都是糟粕。那么是否还指肠胃的经脉里是浊气呢？如果是的话，就该说上中下部的脉，而这里只说"在中"，但前提又有"气之在脉"的说法，所以脉里与脉外的含义都包括在内。"清气在下者，言清湿地气之中人也，必从足始，故曰清气在下也。"后面讲发病规律也是这么讲的。清湿之气伤的是下面；喜怒伤的是五脏；饮食伤的是六腑。"针陷脉，则邪气出者取之上，针中脉则浊气出者，取之阳明合也。"这就讲到具体的部位上了。既然说浊气在中，那么针中脉，浊气出，就是取足阳明的合穴，足三里。手阳明合穴算不算呢？前面那篇提到了六腑之脉皆出于足，上合于手，即手阳明经脉的下合穴。《灵枢》本身说的是从足上发出的，合到手上。"针太深则邪气反沉者，言浅浮之病，不欲深刺也。深则邪气从之入，故曰反沉也。"这说的是针刺深浅。那么从这一句来看邪气在上，浊气在中，清气在下，就有意义了。在深浅部位上这么说，也是可以的。如果邪气中人是比较表浅的，而刺得过深，刺到骨了，可能导致邪气深入。而上和中，显然不是说从头上刺到肚子里去。"皮肉筋脉各有所处者，言经络各有所主也。"经络循行有个路线，该往哪里合是有部位所主的。"取五脉者死，言病在中气不足，但用针尽大泻其诸阴之脉也。"这里的尽泻其诸阴之脉是说取其五脏之脉而泻。本来就是内脏气不足的病，如果还从阴泻血，"尽大泻其诸阴之脉"，这就不行了。比如说有的人治肝硬化腹水，治冠心病，治心肌梗死，治心衰，在内侧的阴脉、静脉上用注射针头刺，放出血来，用一次性纸杯接着，说是放出血来，病马上就轻了。这很危险！不合于经典，不合于理论。不管当时泻了轻不轻，这都是一个泻虚的方法。所以有的人说这样泻是要命的方法。这里的经文就是反对阴经刺血的经典根据。阴经真有实象的时候，用泻法是可以的。有时候虚于中，看外面像是实的，这是因为里面太虚，循环不开了，看似外面实，如果再泻外面，里面更虚，就是所谓的重竭，是不行的。"取三阳之脉者，唯言尽泻三阳之气，令病人恇然不复也。"对三阳泻过了也不行。无论是泻阴还是泻阳，都不能泻得太过。"夺阴者死，言取尺之五里五往者也。"五里多泻是禁忌的。"夺阳者狂，正言也。"这和前面那个取三阳之脉一样，不宜泻得太过。

睹其色，察其目，知其散复，一其形，听其动静者，言上工知相五色于目。有知调尺寸小大缓急滑涩以言所病也。知其邪正者，知论虚邪与正邪之风也。右主推之，左持而御之者，言持针而出入也。气至而去之者，言补泻气调而去之也。调气在于终始一者，持心也。节之交三百六十五会者，络脉之渗灌诸节者也。

"睹其色，察其目，知其散复，一其形，听其动静者，言上工知相五色于目。"看眼睛，从脸上看五色。"有知调尺寸小大缓急滑涩，以言所病也。""言所病"，说的是诊脉。治疗过程中要号脉。调尺指的是看尺肤，调寸指的是看寸口脉。"小大"，脉有小大，尺也有小大。缓急：看小臂这块的尺肤是松弛的还是饱满的。滑涩：看皮肤是光滑的还是干涩甚至甲错的。脉也是这样，但以寸口脉感知的话很显然没有看尺肤感知到的多。尺肤的范围大，直接的感觉也明显些。单纯切脉，仔细体会大小、缓急、滑涩这六脉，相对其他的方面还是好区分的。大小看部位：长的、短的。缓急看紧张度：松弛的，或是像绳子绷紧的，也好体会。滑涩：是往来流利，像一个波形一个波形那样分明的，还是分不太清楚、涩滞不足的。另外还有微大，大甚，微小，小甚的区别，故分成十二脉，再合五脏，共六十脉，病情就好判断了。"知其邪正者，知论虚邪与正邪之风也。"知其邪正是说风，就是《九宫八风》篇提到的正风或虚风，即邪之所从来的方向和季节的相应与不相应。"右主推之，左持而御之者，言持针而出入也。"这是讲刺法的。两手持针，左手"持而御之"（夹持着）往里进，不是手按着皮肤往里进，两手同时用。后来说左手为押手，右手为刺手。左手按着皮肤，或者压着皮肤，或者撑开皮肤，或者捏起皮肤进针，或者舒张着进针，各种刺法。"气至而去之者，言补泻气调而去之也。"这里又是反复地说气至是什么，就是补泻的气调了，而不是气到针尖下，医生一下感觉沉紧。反复言明气至就是气调。"调气在于终始一者，持心也。"在调气过程中，要始终如一，仔细地来调，专心致志。"节之交三百六十五会者，络脉之渗灌诸节者也。"三百六十五会的穴就是指末梢的

小针解第三

43

小血管灌注的地方。全身任何一个地方都有血液循环、微循环、毛细血管的渗灌，这些地方肯定通着大的经脉，都有穴位。所以说每个穴位都与血管相关，或者说穴位无处不在。血管都是从大到小逐层分级，越来越细地到外表。没有血管的地方就没有脉气了。

所谓五脏之气，已绝于内者，脉口气内绝不至，反取其外之病处，与阳经之合，有留针以致阳气，阳气至则内重竭，重竭则死矣。其死也无气以动，故静。

这是解释重竭的。本来寸口摸不到脉了，治疗时再取阳经的合穴，或者在外面有病的地方用针，致其阳气（导致外面有气了，脉搏动了），但是里面会更虚，就会导致死亡。死亡者的脉安静，因为里面没气了，气都到外面来了。

所谓五脏之气，已绝于外者，脉口气外绝不至，反取其四末之俞，有留针以致其阴气，阴气至则阳气反入，入则逆，逆则死矣。其死也，阴气有余，故躁。

"所谓五脏之气，已绝于外者，脉口气外绝不至。"这也是讲寸口气外绝不至。"反取其四末之俞，有留针以致其阴气，阴气至则阳气反入，入则逆，逆则死矣。其死也，阴气有余，故躁。"这里说的是"阴气有余，故躁"。五脏气绝有绝于内、绝于外的问题。重竭是因为取所病的阳经的合穴。这段说逆，是因为取阴经的腧穴：四末之俞，留针致阳气逆入于阴。阴气有余故躁和现代说的阳气有余而躁是不一样的说法，我们要注意这个问题。

所以察其目者，五脏使五色循明。循明则声章。声章者，则言声与平生异也。

《素问》说："五气入鼻，藏于心肺，上使五色修明，音声能彰。"察其目，后面说的是听其声。声音和目是都得诊察的。这里说明了对于寸口脉不至，在针刺时哪些地方能取，哪些地方不能取，一定要注意。照其他篇的解法，脉不至的时候怎么办？不能用针来致气，可以温灸使之出。我们还要看到，针灸调气调的是哪里的气？只不过是把这个地方的气调到另外的地方去了。可以调阴气，阴气来了，阳气就进去了。也可以调阳气，阳气来了，里面就空虚了，阴气就进去了。所以针灸的调气不可能像吃饭补气一样，使人更有气。那么针灸的泻气呢？泻的是邪气，是不正常的气。那是否能把人的正气给泻没了呢？是的。有时候不当的针刺会伤正气，这是不可以的。所以这里就联系到晕针来讨论。一刺阳经，病人不省人事了，这是什么情况？因为刺其外，气都到四肢上，引起脑和心暂时的气虚，表现为脸白，手冷。对晕针也好，对针灸的一些反应也好，若想知道针灸以后病情的加重还是减轻，要观察实际，结合这里的理论来考虑。我们通过内外阴阳气血的盛衰，就可以知道针灸是怎么治病的。

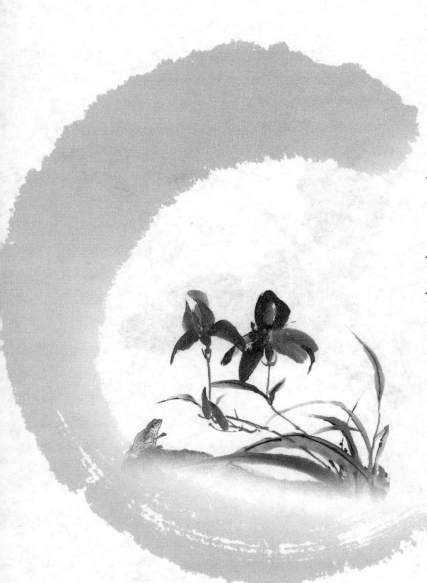

邪气脏腑病形第四

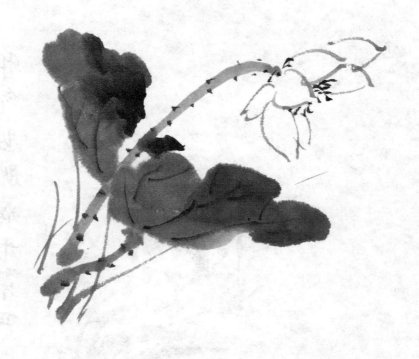

这篇论述了邪气是怎么中脏腑的，论述了病形（各种病的表现），论述了诊法（诊脉、诊尺肤），内容比较多一些，论述得比较全面。第一部分，先看邪气入脏腑。

黄帝问于岐伯曰：邪气之中人也奈何？岐伯答曰：邪气之中人高也。

黄帝问病是怎么发生的？邪气是怎么侵入的？岐伯说邪气中人是中在高位上的。

黄帝曰：高下有度乎？岐伯曰：身半以上者，邪中之也。身半以下者，湿中之也。故曰：邪之中人也。无有常，中于阴则溜于腑，中于阳则溜于经。

"黄帝曰：高下有度乎？"那多么高算高呢？"岐伯曰：身半以上者，邪中之也。身半以下者，湿中之也。"肚脐以上是身半以上。邪侵犯脐以上称为中邪。那湿就不算邪了吗？在这里邪是特指的，不包括湿。"故曰：邪之中人也。无有常。"邪气中人没有固定的部位。"中于阴则溜于腑，中于阳则溜于经。"邪气中人或是入到内腑，或是入到经。既然"无有常"，那是否身半以上、身半以下都中呢？在这里"无有常"并不是上下的意思，而是说中经络和脏腑无有常。这是省文的格式。

黄帝曰：阴之与阳也，异名同类，上下相会，经络之相贯，如环无端。邪之中人，或中于阴，或中于阳，上下左右，无有恒常，其故何也？

"黄帝曰：阴之与阳也，异名同类，上下相会，经络之相贯，如环无端。"阴和阳有不同的名称，但它们是同类。只有在一类中相对而言才有阴阳。经络上下循环，是贯通着的，像一个环一样无端。在这里简略地讲了阴阳，把这个阴阳分类的方法说明白了。"邪之中人，或中于阴，或中于阳，上

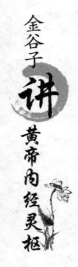

下左右，无有恒常，其故何也？"先说阴阳是异名同类的，只有在不同的部位上才相对存在。然后向邪中人没有一个固定的方式和途径，这是什么原因？

岐伯曰：诸阳之会，皆在于面。中人也，方乘虚时及新用力，若饮食汗出，腠理开而中于邪。中于面，则下阳明。中于项，则下太阳。中于颊，则下少阳。其中于膺背两胁，亦中其经。

"岐伯曰：诸阳之会，皆在于面。中人也，方乘虚时及新用力，若饮食汗出，腠理开而中于邪。"这里先说阳是在于面的，然后向邪什么时候中人？先是人本身虚（方乘虚时，就是刚刚虚的时候）。第二个就是新用力：刚刚劳累以后。第三个是吃饱了饭，血都到内腑去消化食物了，汗出，腠理开而中于邪。邪气中人总是有途径的：总的来说，一方面是内在的虚，再一方面是外面的腠理开。"中于面，则下阳明。中于项，则下太阳。中于颊，则下少阳。"前面属于阳明，后面属于太阳，两颊属于少阳。"其中于膺背两胁，亦中其经。"膺就属于阳明，背就属于太阳，两胁就属于少阳。前、后、侧面，不同的部位，各随其经而中。这是从面往下论述的。从胸到背到两胁都是腰以上，这说的是邪气中人也高。

黄帝曰：其中于阴，奈何？岐伯答曰：中于阴者，常从臂胻始。夫臂与胻，其阴皮薄，其肉淖泽，故俱受于风，独伤其阴。

"黄帝曰：其中于阴，奈何？岐伯答曰：中于阴者，常从臂胻始。"这个"阴"就不是指"从腰以下"的那个"阴"了，而是指阴侧，即臂的内侧面。所以说阴阳异名同类，并没有恒常的一个说法。"夫臂与胻，其阴皮薄，其肉淖泽，故俱受于风，独伤其阴。"这还是在说风，并不是说湿。所以说风也好，湿也好，都可以伤及阴。湿伤阴、伤下，是指在脐以下，下半身为阴。风也可以伤阴，但不是上下阴阳之阴，而是内外阴阳之阴。风可以伤及臂的内侧，也可以伤及胻的内侧，这都是皮肤薄的地方。淖泽就是湿润、汗出多的地方，就是四肢的内侧，皮薄的地方。各个部位同时受风的话，皮肉薄的地方就容易被风侵入。所以说叫"独伤其阴"。

黄帝曰：此故伤其脏乎？岐伯答曰：身之中于风也，不必动脏。故邪入于阴经，则其脏气实，邪气入而不能客，故还之于腑。故中阳则溜于经，中阴则溜于腑。

"黄帝曰：此故伤其脏乎？岐伯答曰：身之中于风也，不必动脏。故邪入于阴经，则其脏气实，邪气入而不能客，故还之于腑。"风能直接中到脏吗？岐伯说受风以后，风邪不一定会动到内脏。如果邪中于阴的话，脏气会实，因为邪气一下子中于阴，阴气就跑到里面去了，内脏先坚固起来。这相当于边疆敌人来犯，中心城市先筑起城墙来，等敌人来了以后，不能进入。邪气顺着阴经入里，但内脏坚实，邪进不去，于是就回来了，"还之于腑"。如同中心城市攻不进去，敌人就到周边城市去了，这叫"还之于腑"。"故中阳则溜于经，中阴则溜于腑。"所以说邪气中于阳的话，就顺着经往下走，只在浅表。邪气犯边就是犯边，若想往中心侵犯，犯不到。邪气中到阴就顺着入腑了。这是说邪中于阴，不必动脏。下面黄帝又问。

黄帝曰：邪之中人脏奈何？岐伯曰：愁忧恐惧则伤心。形寒寒饮则伤肺，以其两寒相感，中外皆伤，故气逆而上行。有所堕坠，恶血留内；若有所大怒，气上而不下，积于胁下，则伤肝。有所击仆，若醉入房，汗出当风，则伤脾。有所用力举

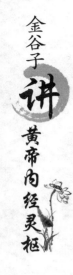

重，若入房过度，汗出浴水，则伤肾。

"黄帝曰：邪之中人脏奈何？"邪有的时候会中到脏，这是怎么中的脏？"岐伯曰：愁忧恐惧则伤心。形寒寒饮则伤肺，以其两寒相感，中外皆伤，故气逆而上行。"这是说邪中心和肺。愁忧恐惧是先有的、内在的情绪变化，内伤于心。形寒寒饮：外面受了寒，本身体质就虚寒，再加上喝凉水，内在清冷的水液比较多，伤肺了。两寒相感，气逆上行，内外夹击，中外皆伤。所以气就逆乱，到上面去了。这相当于中心城市被攻陷，中央政权被动摇，首先是因为首要领导人的意志不坚定，自己先乱套了，有投降的欲望，没有信心；再就是对宰相不满意，平时和宰相不和，内在管理环节比较薄弱，任人不当，德行不够。先有的内奸，再有外敌来犯，内外相合。"有所堕坠，恶血留内；若有所大怒，气上而不下，积于胁下，则伤肝。"本来有瘀血在里面，是陈旧性的损伤，再加上情绪突然变化，如暴怒，就伤及了肝。暴怒是内在的情绪变化，恶血算是外因，两方面夹击才伤了内脏。这相当于部队中士兵平时对将军怀恨（可能因为将军处罚过他），再碰到突然的事件，士兵的情绪不稳定，一下子军队就乱套了。肝为将军之官，相当于国家的防卫。将军不给士兵粮食吃，士兵有后顾之忧，将军对士兵的家里人照顾得不好，将军平时又动不动就对士兵实行责罚，让士兵戴罪立功，那士兵就借机会反了。"有所击仆，若醉入房，汗出当风，则伤脾。"跌倒过或挨过打，伤了肌肉；酒醉了再入房——性生活无度；出汗以后又吹了风，伤了肌肉，风从肌肉就入到脾脏了。有所击仆是肌肉损伤，外面不能防卫邪气。若醉入房是内在严重的空虚。这些就伤及脾脏了。脾为土，相当于民众。民众在什么情况下能出逃？在被伤的情况下。如平时税赋太重，整天收公粮，收"提留"，再加上国门一有缝隙，民众就跑了。像有些人偷渡一样，外面宣传得那么好，内在收税收得太重了，他就到别的地方讨生活去了。"有所用力举重，若入房过度，汗出浴水，则伤肾。"用力举重能伤到骨，入房过度是典型的伤肾。水邪相感，直接就伤到肾脏了。

这是邪中脏的五种情况，描述了不同的生活事件。人内脏的损伤在先，外邪导致的损伤在后。

黄帝曰：五脏之中风，奈何？岐伯曰：阴阳俱感，邪乃得往。黄帝曰：善哉。

黄帝问的是中风。岐伯一句话做了总结："阴阳俱感，邪乃得往"。阴是指内脏本身，阳是指有外邪。所以只有两方面的相感才能够产生内脏的病。所以说在对五脏的病治疗的时候，对情绪和生活事件的控制非常重要。单纯靠药物来祛风，祛邪，靠药物来补，只是一时的。若要弥补长久的损伤，必须把生活细节调整过来。这一篇和《百病始生》有些重复的地方，后面会讲的。下面黄帝问了一个具体的例子，来说明邪气中人的不同情况。

黄帝问于岐伯曰：首面与身形也，属骨连筋，同血合于气耳。天寒则裂地凌冰，其卒寒，或手足懈惰，然而其面不衣，何也？岐伯答曰：十二经脉，三百六十五络，其血气皆上于面而走空窍。其精阳气上走于目而为睛。其别气走于耳而为听。其宗气上出于鼻而为臭。其浊气出于胃，走唇舌而为味。其气之津液，皆上熏于面，而皮又厚，其肉坚，故天气甚寒，不能胜之也。

"黄帝问于岐伯曰：首面与身形也，属骨连筋，同血合于气耳。"头上、脸面和全身是由筋骨连属在一起的，都是一样的血和气在里面循环着的。"天寒则裂地凌冰。"天寒时是地都冻裂了，水都结冰了的时候，"其卒寒，或手足懈惰，然而其面不衣，何也"。突然感受寒邪时，人冻得伸不出手来，伸不出脚来，手脚不会动了，而脸上不用戴面罩，这是什么原因？通过列举一个具体的事件来分析这个道理。"岐伯答曰：十二经脉，三百六十五络，其血气皆上于面而走空窍。"全身的血脉，还有一些小的络，其中所有的血和气都上升到面而走空窍（走五官九窍）。"其精阳气上走于目而为睛。"阳气全归到眼。所以从八卦的角度看五官，眼在脸上属离位，属火。"其别气走于耳而为听。"其余的阳气走到耳。"其宗气上出于鼻而为臭。"宗气在正中间，走鼻，从而有了嗅觉。"其浊气出于胃，走唇舌而为味。"粗浊的气从唇舌出来，从而有了味觉。从鼻走的就叫宗气，从胃里上来的就叫浊气。精阳之气在里面，分为消化道的、呼吸道的、神经系统的、血液系统的这几个层次。"其气之津液，皆上熏于面。"所以呼吸、循环、消化的津液都上升到面，五官都和内脏通着。"而皮又厚。"脸上的皮肤又比较厚（比肚皮是厚一点）。"其肉坚，故天气甚寒，不能胜之也。"脸上的肉结实，所以不怕天气冷。这是通过说面上不怕冷，论述气血津液在面上是如何和内脏相通的。下面一段讲病形。

黄帝曰：邪之中人，其病形何如？岐伯曰：虚邪之中身也，洒淅动形。正邪之中人也微，先见于色，不知于身，若有若无，若亡若存，有形无形，莫知其情。黄帝曰：善哉。

"黄帝曰：邪之中人，其病形何如？岐伯曰：虚邪之中身也，洒淅动形。"这个虚邪在后面的《九宫八风》中提到，

"从其冲后来者"叫"虚邪"。"正邪之中人也微。"正邪，即应时之邪，像冬天的冷，夏天的热，春天的风，秋天的燥。"先见于色，不知于身。"正邪的中人可以引起面上的改变，但身上没什么感觉。"若有若无，若亡若存，有形无形，莫知其情。黄帝曰：善哉。"若有若无，前面讲了，是指无论实的人还是虚的人。若亡若存，这个邪存在于这里也好，不能停留也好，引起形体改变也好，没引起形体改变也好。这句意为：不论邪气留着不留着，不论是有病的人还是正常的人，对正邪中人的感觉并不是很明显。像春天的东风伤人，可以看到人的脸色开始红润了（温阳之气），可能多少有点儿懈怠感：春乏，不会引起大的病，"中人也微"。但是春天突然刮西风，"倒春寒"，那中人就深了。所以叫"洒淅动形"，冻得人汗毛都竖起来，甚至浑身哆嗦都有可能。

黄帝问于岐伯曰：余闻之，见其色，知其病，命曰明。按其脉，知其病，命曰神。问其病，知其处，命曰工。余愿闻见而知之，按而得之，问而极之，为之奈何？

下面讲诊断。"黄帝问于岐伯曰：余闻之，见其色，知其病，命曰明。"明：高明。明医，"明白"的"明"，明医精通的是望诊。后来的《难经》上说"望而知之谓之神"，在《内经》的时候最高明的医生是精于望诊的。看到面色就知道病，这叫明。"按其脉，知其病，命曰神。"通过按脉知道病的就是神医。神是什么？神就是血气，按脉就能知血气。望见其色为什么叫明？因为用眼光看到的就是明，光明。"问其病，知其处，命曰工。"通过仔细问诊，通过病人的回答，把这个病的来龙去脉搞清楚了，知道了邪气所在，这叫工。工也是非常讲技巧的。通过语言的交流来诊断病情也是一种技巧，所以这

邪气脏腑病形第四

55

叫工。这和后来说的望、闻、问、切分别对应神、圣、工、巧，不是一个分法。"余愿闻见而知之，按而得之，问而极之，为之奈何？"黄帝问想通过耳朵听和眼睛看能够知道，通过摸脉能够知道，并且仔细询问到极致，具体要怎么做？问诊是不可忽略的。这里讲到三诊合参？

岐伯答曰：夫色脉与尺之相应也，如桴鼓影响之相应也，不得相失也，此亦本末根叶之出候也，故根死则叶枯矣。色脉形肉，不得相失也。故知一则为工，知二则为神，知三则神且明矣。

"岐伯答曰：夫色脉与尺之相应也，如桴鼓影响之相应也，不得相失也。"面色加上脉诊，再加上尺肤诊，相互对应。尺就是尺肤，是小臂（前臂）内侧这一段。相互对应就像锤子，一敲鼓就响，不敲就不响。色、脉、尺肤有个相应关系，不可能是相失的。后来有人说舍脉从色，舍色从脉，舍症从脉，舍脉从症，讲脉、色、症不一致，这要看在什么层面上说，而并不真正应该出现的问题。比如说真热假寒，真寒假热这一说。有在专著中论述附子的某中医药大学的一位老师也说：最难辨的就是真热假寒，真寒假热。曾经在某网络论坛讨论时，我回复说：没有什么真假，就是分辨的层次上不一样。哪个是真，哪个是假呢？表现的都是真的，而所谓的真假是理论认识的问题。像刚才那个小姑娘，满嘴长口疮，化脓，打了激素以后，小腹寒凉，经前又出现头疼，身上肿，脸上疙瘩，一派火热现象，是火热吗？是真寒假热吗？这根本不是寒和热的问题，而是虚和实的问题。虚于内而实于外，寒于内而热于外，寒是根本，热是表象。从根本、从内外、从虚实来论断，就不存在哪个是真、哪个是假的问题了，它们都是真实的。寒邪聚在中，热气进不，就显于外面了。色、脉、尺肤不得相失，也不会相失，如果相失就是没辨准。"此亦本末根叶之出候也，故根死则叶枯矣。"就像锤子敲鼓，就像有什么根就发什么芽一样。地下是个萝卜根就长不出白菜来，地下是个白菜根也长不出萝卜来。根叶是完全相应的。根死了，叶就枯了。即便一时不枯，很快也会枯。"色脉形肉，不得相失也。"色就是面色，脉就是寸口脉、人迎脉。形肉就是指尺肤，包括形体上的肉的情况。"故知一则为工。"知道一方面是问诊专家，很巧。"知二则为神。"知道两方面，算是神医，知神气的医生。"知三则神且明矣。"既能望，又能号脉，还能问，这才叫神且明的医生，比较高明。

黄帝曰：愿卒闻之。岐伯答曰：色青者，其脉弦也，赤者，其脉钩也，黄者，其脉代也，白者，其脉毛，黑者，其脉石。见其色而不得其脉，反得其相胜之脉，则死矣；得其相生之脉，则病已矣。

"黄帝曰：愿卒闻之。"卒闻之的意思就是尽闻之。黄帝说想详尽地听听怎么看色，怎么看脉，请岐伯全部讲讲。"岐伯答曰：色青者，其脉弦也，赤者，其脉钩也，黄者，其脉代也，白者，其脉毛，黑者，其脉石。"这里讲色和脉的对应关系，即五色和五脉相应。五脉是根据五季、五行来分的，而这里说的是五脉和五色相应，那么就可以看出这五脉说的是春脉、夏脉、长夏脉、秋脉、冬脉。实际上并不是天下所有人在那五个特定的季节都会出现这五脉，而是有类似于这五季五行之象的面色，脉就这么相应着。当然五季也可以参考，毕竟也是一个因素。但一个人的具体实际情况更重要。将人一生中的五个年龄段对应五行、五季算不算这个分法？也应该算。一天

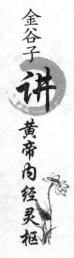

之中有没有这个阶段性的变化？也有。一月之中呢？也有。那么十干、十二支，如果按五行归类的话，都能对应于五行。具体以所见的为准，看到五色和脉相应才是真实的征象。所以我们通过色脉的相应，也能更进一步地理解天人相应，就是比天以说人。"见其色而不得其脉，反得其相胜之脉，则死矣；得其相生之脉，则病已矣。"春天见到秋象，是死相。那么对人的色和脉呢？面色青而见到毛脉是反得其相胜之脉，就是死相。假如说一个青壮年，活蹦乱跳的，脉几乎摸不到，这不是好现象。假如说一个老年人，见水象（脸黑）。色黑者，其脉不石（不是像石头那样硬），就是不相应。老人动脉硬化才是相对正常的，如见到代脉（属土），是见其相胜之脉，土克水。老年人出现心律不齐当然不是一个好现象。其他的也是这个类比方法。见到相生的脉，这病就快好了。一个老年人，脸黑黑的，脉不是代脉，而是毛脉。这是病好了，心律已经齐了。虽然面色黑说明还有血液循环的瘀滞现象，心搏还弱一些，但起码心律失常是纠正了。其他的相生也是这个意思。色和脉相生就是五行相生的关系，这里用一句话把问题说明白了。

黄帝问于岐伯曰：五脏之所生，变化之病形何如？

五脏所生出来的和变化的病形的具体情况，到底是怎么回事呢？

岐伯答曰：先定其五色五脉之应，其病乃可别也。

前面讲到五色与五脉相应，青、赤、黄、白、黑，分别对应弦、钩、代、毛、石，分别相应着肝、心、脾、肺、肾。病就可以分出来，可以类归。这就很简单了。

黄帝曰：色脉已定，别之奈何？

分出色和脉之后，怎么具体地分别是什么病呢？

岐伯说：调其脉之缓、急、小、大、滑、涩，而病变定矣。

知道病在这一脏。这一脏到底是什么具体的病？比如知道是肺病了，那么是肺实还是肺虚？是咳嗽还是吐血？是肺结核还是肺气肿？这像现代说的鉴别诊断。怎么样能够定这个病变？将具体病变分别开，这就更胜一筹了。还是一句话，"调其脉"，仔细地用手去摸脉的缓急、小大、滑涩三个方面。缓急对应，小大对应，滑涩对应，这个病的性质就能确定了。缓急是指迟数还是指紧和缓？一般的数脉就是偏紧的，迟脉是来得缓慢的。缓就是慢，慢就迟，所以平时缓慢连说，缓有迟的意思。急、紧、数也有相同的意思。后来的脉学说迟主寒，数主热，而这里是用缓急辨寒热，急是寒，缓是热。而通常缓急更多地是说松弛和紧急。小大是辨气的有余、不足的滑涩是辨血的有余不足的。这三个方面，一个是辨寒热的，一个是辨气的，一个是辨血的，寒热气血全有。后来的八纲辨证是辨阴阳、寒热、表里、虚实，而这里是辨气血虚实，辨寒热缓急，也是一种方法，是三分法。将三个方面再具体分，用两分法，分微和甚，微、甚对举着来讲。这比二十八脉要简单、好学，要容易得多。具体怎么看？

黄帝曰：调之奈何？岐伯答曰：脉急者，尺之皮肤亦急；脉缓者，尺之肤亦缓；脉小者，尺之皮肤亦减而少气；脉大者，尺之皮肤亦贲而起；脉滑者，尺之皮肤亦滑；脉涩者，尺之皮肤亦涩。凡此变者，有微有甚。故善调尺者，不待于寸，善调脉者，不待于色。能参合而行之者，可以为上工，上工十全九。行二者，为中工，中工十全七。行一者，为下工，下工十全六。

"黄帝曰：调之奈何？"怎么看脉、调脉呢？"岐伯答曰：脉急者，尺之皮肤亦急；脉缓者，尺之肤亦缓。"前面讲过调脉的缓急大小、滑涩就能定病变，那怎么调脉呢？看岐伯所答并不是调脉，并不是说什么脉如弦，如转索等，并没有形象地描述脉的感觉的比象，而是用尺来说的，调尺之皮肤。脉急，尺部皮肤也急。皮肤什么样叫急呢？就是紧张。急和紧相应。皮缓就是松弛。那么前面说的脉之缓急，从这里看，就只是紧张度的问题，而不是至数的迟数了。"脉小者，尺之皮肤亦减而少气。"什么叫脉小？摸脉管的搏动幅度小，看上去肉也少，瘦瘦巴巴的。"脉大者，尺之皮肤亦贲而起。"脉搏动的力量、幅度很大，很急。如果小臂上有，一个一个的腱子肉，就是干体力劳动的，皮肤就是贲而起。贲是发的意思。我见过一个服装厂的抱着机器裁布的工人的小臂皮肤，那是真正的贲而起。他前臂累起两个大疙瘩来，但是个病态，像两个球一样，一摸很硬，两个胳臂胀痛，前来治疗。"脉滑者，尺之皮肤亦滑。"滑好分辨，就是一摸很光滑，像小孩子的皮肤。"脉涩者，尺之皮肤亦涩。"这个也好理解。比如找一个八九十岁的老人看看，皮肤的甲错、脱屑、干裂、皱纹，一摸全有，像摸老树皮一样。而小孩的尺肤和脉像嫩枝条一样。所以一老一少就比出来了。既然尺之与脉相应，那么一开始摸脉摸不好的话，用眼看应该能看出来。如粗细、大小、滑涩应该都能看得出来。如果说有的尺肤模模糊糊的什么都不像，脉也是这样模模糊糊的什么都不像，怎么办？那是平人，或者近于平人，即便有病，病也不大。比如到底是滑还是不滑？那相对于不滑都叫涩，相对于不涩都叫滑，只是相对而言。两极中间的大部分是有所偏向的，偏向不明的就是中和。如果一方面不好划分，那就不是这方面的问题。一般人的脉不大不小，臂上的肉说壮实也不壮实，说粗也不粗。比较时可以将本人一生中的前后进行比较，也可以将病前、病后进行比较，可以和同年龄、同性别、干同等强度的体力劳动的人相比较，这就有意义了。如果一个人的小臂看着粗大，而他是干体力活的，当然就大一些。如果看着瘦小，而他就是脑力劳动者，平时也不好锻炼，也许就不是病态。所以只有相对而言才有意义。假如说不会摸脉而看尺肤，通过尺肤和脉的相应关系就能认识到脉了。通过学习脉和尺肤的相应，就应该可以找到脉的标准。"凡此变者，有微有甚。"有轻微的滑，有滑甚，有轻微的涩，有涩之甚。微的不好分，甚的很明确。最后得了一个结论。"故善调尺者，不待于寸。"一眼能通过尺肤看出病，因为看得多了，把握性就大，看惯了尺肤的，不看脉都能做出准确的判断。"善调脉者，不待于色。"看脉看好了，不用看面色，一摸就能知道病情。因为色与脉都是相应的。看了这个，就知道那个了。"不待于色"，就是不诊就能知道这个人是什么脸色。"能参合而行之者，可以为上工。"知道可能是这个病情，再看一看，摸一摸，"参合而行之"，也叫"三合而行之"，更好。将三方面合起来看的，可以为上工。"上工十全九。"三方面合起来才能达到90%的准确度。为什么？有的病比较深，与在外面的表现不那么完全相应，还有诊断不够的。"行二者，为中工，中工十全七。"缺了一方面，只能达到70%的准确度。"行一者，为下工，下工十全六。"缺了两方面准确度能过半。现在在中医临床中能够过半的、达到下工水平的医生多吗？大家自己知道。为什么？没有遵寻一套经典的、严格的规范，而只说是综述了历代各家的成就，这就是缺失。

邪气脏腑病形第四

黄帝曰：请问脉之缓、急，小、大，滑、涩之病形何如？

下面讲具体的脉诊的病形。前面提到了一个按照五行、五季、五色对应五脉的方法，这一套是另外的方法，就是单纯看脉，不和看色相应。就是看三个方面，六个脉象，六个脉象中有微有甚，就是十二个方面。十二个方面结合五脏就是六十脉，六十脉就主六十个对应的病证。其中有些重复的，比如说所有的微小都为消瘅。理论上是一个一个地讲，实际上就一个脉独异的情况少，所以这还是一个理论的说法。谈脉谈的是脉理，明理才能诊脉。病人来了，啥也不说，伸手，意思是"看看我什么病"？大夫一摸脉看出病形来了。李时珍《濒湖脉学》序中说，现在医患两家皆以脉诊为高，实际上脉诊只是末技，不能独断。那时候李时珍办不到独取脉诊。实际上病家这样要求，还是有经典依据的。

岐伯曰：臣请言五脏之病变也。心脉急甚者为瘛疭；微急，为心痛引背，食不下。缓甚，为狂笑；微缓，为伏梁，在心下，上下行，时唾血。大甚，为喉吤；微大，为心痹引背，善泪出。小甚为善哕；微小为消瘅。滑甚为善渴；微滑为心疝，引脐，小腹鸣。涩为为喑；微涩为血溢，维厥耳鸣，颠疾。

"岐伯曰：臣请言五脏之病变也。心脉急甚者为瘛疭；微急，为心痛引背，食不下。"瘛疭是抽搐的病。心脉要是急得严重的话，会出现抽搐。微急是吃饭吃不下去，心痛引着后背。"缓甚，为狂笑；微缓，为伏梁，在心下，上下行，时唾血。"缓甚是狂。一个瘛疭，一个狂，分别是一寒一热。后面说了急表示寒，缓表示热的。另外还有程度的不同，微缓或微急是心本身局部的病。"大甚，为喉吤。"心脉特别大的，表现为喉部的梗塞感。"微大，为心痹引背，善泪出。"凡是微的，无论是急、缓还是大，都是心本身的病，甚的就是超过这个范围的病。"小甚为善哕；微小为消瘅。"五脏之微小都是消瘅。消瘅就是消瘦和发热，至于机理，后面有解释。有这一象就可以确诊了。"滑甚为善渴；微滑为心疝，引脐，小腹鸣。"滑为阳气盛。"涩甚为喑；微涩为血溢，维厥耳鸣，颠疾。"维厥，《中藏经》中转引这句时是"手足厥"。手足厥好理解。马莳的解释是阴微、阳微之脉必厥，血损而溢以后导致阴微阳微脉，也可以作为参考。厥就是手足冷的病。颠疾是什么？病在头顶叫颠。颠还指癫痫。癫狂的"癫"也是"颠"。

肺脉急甚，为癫疾；微急，为肺寒热，怠惰，咳唾血，引腰背胸，若鼻息肉不通。缓甚，为多汗；微缓为痿瘘，偏风，头以下汗出不可止。大甚，为胫肿；微大，为肺痹，引胸背，起恶见日光。小甚，为泄；微小，为消瘅。滑甚，为息贲上气；微滑，为上下出血。涩甚，为呕血；微涩，为鼠瘘，在颈支腋之间，下不胜其上，其应善酸矣。

"肺脉急甚，为癫疾。"这个"癫"虽然加了个病字旁，解释同上。"微急，为肺寒热，怠惰，咳唾血，引腰背胸，若鼻息肉不通。"肺脉微急能见到腰背疼痛，如咳嗽痛引腰背。脉甚则病的范围大，能引起全身的病变。脉微的时候病的表现和讲心脉时的表现一样，是在局部的。"缓甚，为多汗。"肺主皮毛，全身多汗。"微缓为痿瘘，偏风，头以下汗出不可止。"偏风的程度轻一些，是一半汗出。头以下汗出和全身多汗不一样。"大甚，为胫肿；微大，为肺痹，引胸背，起恶见日光。"有的人怕见日光，一见日光不舒服，那就要看看有没有肺脉微大的现象。这是肺的闭阻不通的病。"小甚，为泄。"肺脉小

邪气脏腑病形第四

63

可能有泄泻。"微小，为消瘅。"消瘅之脉都是一样的。通过肺脉看出泄泻来，照现代脉理不太好解释。是肺和大肠相表里？肺病严重了影响到大肠？也可能是这么解释。对经典脉学，要先知"如是"，不强求知"所以如是"。"滑甚，为急贲上气；微滑，为上下出血。"阳气盛的时候气盛，微滑的时候只是出血。"涩甚，为呕血；微涩，为鼠瘘，在颈支腋之间，下不胜其上，其应善酸矣。"鼠瘘就是淋巴结肿大或淋巴结核病。善酸，血不足，腿无力，下肢酸软，或是较呕血要轻的吞酸。和呕血相比，善酸更可能是指常有泛酸。

肝脉急甚者为恶言；微急为肥气在胁下，若覆杯。缓甚为善呕，微缓为水瘕痹也。大甚为内痈，善呕衄；微大为肝痹，阴缩，咳引小腹。小甚为多饮；微小为消瘅。滑甚为癞疝；微滑为遗溺。涩甚为溢饮；微涩为瘛挛筋。

"肝脉急甚者为恶言；微急为肥气在胁下，若覆杯。"恶言就是詈骂不避亲疏，狂怒。肥气在胁下，若覆杯，就像胆囊炎、脂肪肝这类病。胁下有个硬块叫肥气。肝之积叫肥气。"缓甚为善呕，微缓为水畕痹也。"缓得不厉害，是内有水气，是积聚的病。"大甚为内痈，善呕衄；微大为肝痹，阴缩，咳引小腹。"大甚可以出现呕血。微大为肝痹，这是个病名。阴缩、咳引小腹是具体表现。肝痹是什么症状呢？五脏之痹的症状，各有论述，这里就是以这两个症状为代表性症状。"小甚为多饮；微小为消瘅。滑甚为癞疝；微滑为遗溺。涩甚为溢饮；微涩为瘛挛筋痹。"癞疝指的是睾丸肿大的病。微滑为遗溺，这个病轻一些。肝脉见涩甚的叫溢饮病。涩的不是很厉害的时候见瘛挛，就是抽筋的病，是筋痹。

脾脉急甚为瘛疭；微急为膈中，食饮入而还出，后沃沫。

缓甚为痿厥；微缓为风痿，四肢不用，心慧然若无病。大甚为击仆；微大为疝气，腹里大脓血在肠胃之外。小甚为寒热；微小为消瘅。滑甚为癀癃；微滑为虫毒蛕蝎，腹热。涩甚为肠痨；微涩为内痨，多下脓血。

"脾脉急甚为瘛疭。"心脉的急甚为瘛疭，脾脉的急甚也是瘛疭。"微急为膈中。"在上篇中讲到了这个"膈中"。"食饮入而还出。"食入而还是上膈，就是中间隔住了，指脾气不通的病。"后沃沫。"吃进饭去还吐出来，吐白沫。同样的句式，前面的肝痨，阴缩，咳引小腹，就是指肝痨的表现。膈中就是指食入而还出，后沃沫。"缓甚为痿厥；微缓为风痿，四肢不用，心慧然若无病。"出现脾的缓脉的时候说明是痿的病，有的轻，有的重。四肢不用是功能缺失，不能活动，但是没有多少痛苦的感觉。"大甚为击仆。"大的时候有突然仆倒的情况。"微大为疝气，腹里大脓血在肠胃之外。"这是说疝气就是腹里的大脓血在肠胃之外。比如说脐疝、腹股沟疝、狐疝，都有个东西，突在外面。当然实际上不全是化脓性的，甚至多数不是化脓性的。单说疝时是指腹痛的病。"小甚为寒热。"寒热就是发热恶寒的病。"微小为消瘅。滑甚为癀癃。"脾脉滑甚也会出现阴囊的肿大。癃是指小便不利。"微滑为虫毒蛕蝎，腹热。"这是内在的寄生虫病，腹中发热的病。"涩甚为肠痨，微涩为内痨，多下脓血。"脾脉涩会见到这些病。肠痨或内痨，多下脓血。肠的突出类似脱肛的病。

肾脉急甚为骨癫疾；微急为沉厥奔豚，足不收，不得前后。缓甚为折脊；微缓为洞，洞者，食不化，下嗌逐出。大甚为阴痿；微大为石水，起脐以下至小腹睡睡然，上至胃脘，死不治。小甚为洞泄；微小为消瘅。滑甚为癃癃；微滑为骨痿，

邪气脏腑病形第四

坐不能起，起则目无所见。涩甚为大痈；微涩为不月，沉痔。

"肾脉急甚为骨癫疾。"肾主骨。同心、肺脉急甚一样，肾脉急甚也会有癫疾。"微急为沉厥奔豚，足不收，不得前后。"不得前后是指大小便不利。足不收，指脚下无力。沉厥是四肢沉重或四肢不温的病。"缓甚为折脊。"折脊，指脊痛如折，是后背的疼痛。"微缓为洞，洞者，食不化，下嗌还出。""洞"是什么？因为消化功能不好，吃的东西有时候还能出来。"大甚为阴痿。"肾脉大，可以出现阴痿，就是现在说的阳痿。阴器不用叫阴痿。后来以寸关尺对照来看脉，说男子尺大为劳。男子见尺脉虚大常常有阳痿。"微大为石水，起脐以下至小腹腄腄然，上至胃脘，死不治。"肾脉微大的时候下面有积水，如果是积水很多，到小腹，甚至上到胃脘的话，就是一个死证。"小甚为洞泄。"肾脉小得严重的时候洞泄。洞泄是指"鸭溏清彻痛雷鸣"，也叫寒湿泻。像后来说的五更泻就算是洞泄。"微小为消瘅。滑甚为癃㿉。"前面有个癀癃，这里有个㿉癃，就是指睾丸肿大，小便不利。"微滑为骨痿，坐不能起，起则目无所见。"这里指出骨痿的表现就是坐不能起，因为下面骨头的乏力。起则目无所见：起来眼前一片黑，看不见。"涩甚为大痈。"大的痈会出现肾脉涩甚。"微涩为不月，沉痔。"女子不月，就是闭经，即月经不正常。沉痔就是内有痔疮。这是讲病脉所对应的病形。有这个脉形，或者见到尺肤的状态，就能知道病形。下面讲脉的机理，进一步阐述脉理。

黄帝曰：病之六变者，刺之奈何？岐伯曰：诸急者多寒；缓者多热；大者多气少血；小者血气皆少；滑者阳气盛，微有热；涩者多血、少气，微有寒。是故刺急者，深内而久留之；刺缓者，浅内而疾发针，以去其热；刺大者，微泻其气，无出

其血；刺滑者，疾发针而浅内之，以泻其阳气而去其热；刺涩者，必中其脉，随其逆顺而久留之，必先按而循之，已发针，疾按其痏，无令其血出，以和其脉；诸小者，阴阳形气俱不足，勿取以针，而调以甘药也。

　　"黄帝曰：病之六变者，刺之奈何？"黄帝问如何针刺治疗，岐伯回答的是治疗的机理。"岐伯曰：诸急者多寒；缓者多热。"微急或急甚，都是寒多，微缓或缓甚，都是热象。"多热""多寒"就是辨寒热。"大者多气少血；小者血气皆少。"大脉是气多血少，就像肾脉大，阴痿一样，虽然气多，但是血少，也会引起痿来。脉小不是血多气少，而是血气皆少。这是辨气血多少。"滑者阳气盛，微有热。"凡有诸滑脉，身上应该也偏热。"涩者多血、少气，微有寒。"涩脉和大脉，气血的多少正相反。血多了气少，就像血黏滞了，摸上去就涩了。又像熬粥一样，米多水少，再加上天冷（相当于少气），那就涩滞，黏糊不通了。米少水多，再加上热水，就如脉大一般。涩脉是微有寒的。老人尺肤涩的，常常是偏寒；尺肤特别光滑的，常常是偏热。这是相同的道理。尺和脉相应。"是故刺急者，深内而久留之。"有寒的时候，邪气收缩在里。针刺略深一些，留针时间长一些。"刺缓者，浅内而疾发针，以去其热。"刺热的针刺得比较浅表，快速刺一下就行了。这是去热的方法。"刺大者，微泻其气，无出其血。"脉大本来就是多气少血。治疗时不能泻多了，而要稍微泻气，不要出血。"刺滑者，疾发针而浅内之，以泻其阳气而去其热。"微有热，阳气盛，得快速、轻浅地针刺，泻其阳气而出其血。像锋针刺血就是针对这个情况的。"刺涩者，必中其脉，随其逆顺而久留之，必先按而循之。"涩脉表示多血少气的，刺的时候一定要找到脉，随着脉的逆顺而久留针。根据具体的病确定该留针多长时间，一定不能少了。只要是血来得不痛快，有点微寒，就多留针。"按而循之"就是要仔细地摸出来。"已发针，疾按其痏。"出了针以后，快速地按下针孔。"无令其血出，以和其脉。"刺涩脉不要出血，以调和为度。"诸小者，阴阳形气俱不足，勿取以针，而调以甘药也。"对诸小（俱不足）的，不要用针刺治疗，用补法也不要用针来补，也不必用灸，而要调以甘药。如果将脉分三个情况的话，那么有三分之一的情况是需要用药来调整的。如人瘦瘦小小的，脉摸着也不明显，还是用汤药治疗好。甘药，典型的如小建中汤，里面加饴糖，是甜的。对有些慢性消耗性的疾病，比如说癌症到了晚期的，用汤药来调比较合适。所以有些专门搞针灸的人，执于针灸的观点，忽视汤药，这是不对的。《针经》明确指出有些情况是适合用汤药调整的。

昨天讲了五脏之脉候哪里的问题。《素问·脉要精微论》中的一个看脉的方法，讲究尺之内侧，尺之外侧，跗上，寸上，还提到寸口独为五脏主。也有注家认为"尺"就是寸口脉以高骨为关，前后分别为寸尺的那个"尺"。昨天有同学问这个是不是像前面一样，是参合色脉来看的？也有这个说法。在相当于中国清朝时期时，日本丹波元珍的《灵枢志》中，引用明朝楼英《医学纲目》对心、肝、脾、肺、肾脉的认识，就和昨天一位同学提到的一样。他认为是色青加上弦脉，就是肝脉，色赤加上勾脉，就是心脉。这么说就不是单独地看脉了，而是色脉合参的方法。对《素问》第十七篇《脉要精微论》中提到的诊法，丹波元珍认为那个尺是指尺肤：尺泽到手腕是一尺长，而明确提出来在寸口分心、肝、肾，肺、脾、命门的，最早是《难经》，《内经》中一直没见到这个说法。最接近的就是《脉要精微论》那一篇。有注家认为那就是后来诊法的源头，但是并不明确。还有一个问题，寸口脉是候五脏之气的，而在辨证中，有的地方还提到太阴、少阴脉都能够候五脏之气。

说到脉诊，刚才来诊病的那一例患者潘某，她少阴心经的脉就比太阴肺经的脉明显，一摸就能摸得到。《内经》所言的脏腑脉，是否指的是经过各个脏腑的经脉？这个暂时存疑不论，大家先思考，结合临床来考虑怎么判断。历史上诊法对脉的解释有三个。第一个是指诊寸口脉，就是《难经》上解释的方法。第二个是同学问的那个方法，即楼英在《医学纲目》上提的方法：将脉象结合面色的诊法。第三个方法就是辨经法，这个"经"指各个经络所过的地方的动脉。从文献资料的推论来看，楼英《医学纲目》的方法更加有证据。所以对一个习惯的方法，深入地探讨其历史演变过程，会有助于我们认清史实。所以要多参合面色和尺肤，然后再号寸口脉，那么诊断水平就会有提高。

黄帝曰：余闻五脏六腑之气，荥、俞所入为合，令何道从入，入安连过，愿闻其故。岐伯答曰：此阳脉之别入于内，属于腑者也。

这里问的是脏腑之气在井、荥、俞、经、合是怎么样连属在一起的。答的是阳脉分支入于内，连属于腑。

黄帝曰：荥俞与合，各有名乎？岐伯曰：荥俞治外经，合治内腑。黄帝曰：治内腑奈何？岐伯曰：取之于合。

荥、俞穴治疗外经的病，合穴治内腑的病。如足三里治胃就是合治内腑。反复论述，前后两句话是同一个意思：合治内腑。

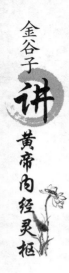

黄帝曰：合各有名乎？岐伯答曰：胃合于三里，大肠合入于巨虚上廉，小肠合入于巨虚下廉，三焦合入于委阳，膀胱合入于委中央，胆合入于阳陵泉。

巨虚上廉就是上巨虚穴，巨虚下廉就是下巨虚穴，委中央就是委中穴。这是讲足三阳经的合穴及手三阳经的下合穴。

黄帝曰：取之奈何？岐伯答曰：取之三里者，低跗取之；巨虚者，举足取之；委阳者，屈伸而索之；委中者，屈而取之；阳陵泉者，正竖膝予之，齐下至委阳之阳取之；取诸外经者，揄申而从之。

"黄帝曰：取之奈何？"黄帝问取穴的方法。"岐伯答曰：取之三里者，低跗取之。"脚往下垂着取足三里。"巨虚者，举足取之；委阳者，屈伸而索之；委中者，屈而取之；阳陵泉者，正竖膝予之。"巨虚是在足背伸的状态下取，委阳、委中也是屈伸一定的体位而取。取阳陵泉时"正竖膝"，人端坐着，小腿与地面呈90°垂直而取。"齐下至委阳之阳取之。"阳陵泉在委阳的外侧，和委阳水平。"取诸外经者，揄申而从之。"治外经的时候，为了方便，让病人把手脚伸开来取。这是讲具体的取穴的方法的。

合治内腑之于手三阳，"合"是指下合穴，而不是取的手上的合穴，这个要注意。前面论述到手的三阳经是发于下面，合到上面的，下面是根本。

黄帝曰：愿闻六腑之病。岐伯答曰：面热者足阳明病，鱼络血者手阳明病，两跗之上脉竖陷者，足阳明病，此胃脉也。

"黄帝曰：愿闻六腑之病。"想知道六腑的病。"岐伯答曰：面热者足阳明病。"阳明过面，看到面上热的病，就属于阳明。如酒足饭饱，满面红光就是典型的足阳明有问题。"鱼络血者手阳明病。"大鱼际充血的，说明是手阳明大肠经的病。"两跗之上脉竖陷者，足阳明病，此胃脉也。"足阳明胃经的病还可以通过趺阳脉来看。

大肠病者，肠中切痛，而鸣濯濯。冬日重感于寒即泄，当脐而痛，不能久立，与胃同候，取巨虚上廉。

"大肠病者，肠中切痛，而鸣濯濯。"肠痛就是腹痛，伴有肠鸣。腹痛、肠鸣的病叫大肠病。现在的辨证论治脏在腑辨证之中一般都把这个病叫脾虚腹痛，脾虚腹泻，因为脾脉络胃。大肠的病，下面讲了，"与胃同候"，于是大肠的病有些时候就叫成脾病了。肠鸣就是肠有病而鸣，这里说得更明白一些，而后来非得归到五行大类上，将整个腹部的病笼统称为脾病，讲得糊涂。所以后世说脾包括消化系统的功能是失之粗略的。"冬日重感于寒即泄，当脐而痛，不能久立，与胃同候，取巨虚上廉。"受凉后肚子痛是大肠的病。脐周的疼痛和胃病是同一个治法，因为和胃痛的表现差不多。对因吃凉了或外面受寒导致的脐痛和泄泻，取大肠的合穴上巨虚来治疗。

胃病者，腹䐜胀，胃脘当心而痛，上肢两胁，膈咽不通，食饮不下，取之三里也。

痛在脐的属大肠，而当心而痛（在胃脘），一直到上面咽部堵塞不通的，"取之三里"。这就明确了手足阳明的分别。

小肠病者，小腹痛，腰脊控睾而痛，时窘之后，当耳前热，若寒甚，若独肩上热甚，及手小指次指之间热，若脉陷者，此其候也。手太阳病也，取之巨虚下廉。

"小肠病者，小腹痛，腰脊控睾而痛，时窘之后。"小肠病症状为小腹腰脊牵掣到睾丸而痛。"时窘之后"是后重窘迫，即里急后重，老想着解大便，但是不一定有。"当耳前热，若寒甚，若独肩上热甚，及手小指次指之间热，若脉陷者，此其候也。"耳前、肩上、小指次指之间都是手太阳小肠经所过的部位。发热或脉陷是病候。"手太阳病也，取之巨虚下廉。"肩上的见病证，因为肩是小肠经所过的部位，治疗可以取小肠经的下合穴。小肠病表现为小腹痛，而当脐痛是大肠病。小肠经的病候在大肠经病位的下面，大肠经合上巨虚，病位在上。小肠经合下巨虚，病位在下。

三焦病者，腹气满，小腹尤坚，不得小便，窘急，溢则水留，即为胀。候在足太阳之外大络，大络在太阳、少阳之间，亦见于脉，取委阳。

"三焦病者，腹气满，小腹尤坚，不得小便，窘急，溢则水留，即为胀。"三焦的病表现在小腹，不是痛，而是满、坚、小便不得。三焦主水道，所以三焦病的症状和小肠病有区别。小肠病是控睾而痛，而三焦病主要是不得小便。"候在足太阳之外大络，大络在太阳、少阳之间，亦见于脉，取委阳。"大络在足太阳经的委中和足少阳经的阳陵泉之间。前面说到阳陵泉当委阳，和委阳在同一个水平上。可以视见脉络，治疗时取委阳。

膀胱病者，小腹偏肿而痛，以手按之，即欲小便而不得，肩上热，若脉陷，及足小趾外廉及胫踝后皆热，若脉陷，取委中央。

"膀胱病者，小腹偏肿而痛，以手按之，即欲小便而不得。"这个和三焦的病（小腹坚，不得小便）不一样。有小腹偏肿叫膀胱病。膀胱是一个具体的器官，膀胱病可以看到小腹肿。而水溢到外面，水留为胀，就是三焦的病，外面的病。这有助于理解什么是三焦。"肩上热。"这是膀胱经所过的位置。

"若脉陷，及足小趾外廉及胫踝后皆热，若脉陷，取委中央。"或者是见到肩上热，或者是看到这个地方的脉陷，治疗的时候取委中穴。这说的是合治内腑，包括治经络所过之部的病。

胆病者，善太息，口苦，呕宿汁，心下澹澹，恐人将捕之，嗌中吤吤然，数唾。在足少阳之本末，亦视其脉之陷下者灸之；其寒热者，取阳陵泉。

"胆病者，善太息，口苦，呕宿汁。"呕宿汁就是第一天吃下的饭，到第二天还能反上味来。即胆汁反流，口有苦味。"心下澹澹，恐人将捕之。"人小胆，怕事，恐惧，这样的病就叫胆小病。一些俗语中的说法就是基于中国的医学的。"嗌中吤吤，然数唾。"喉里有声，老是吭吭咳咳，喉咙黏滞不通。如小儿抽动秽语综合征，老像装着咳嗽，又不大出声就是。还有的孩子别的话不会说，光会说骂人的话，什么难听说什么，要不就学狗叫，只出一个声音。我在临床都见过。"在足少阳之本末，亦视其脉之陷下者灸之。"前面说了取穴，没说用针还是用灸。这里说陷下是要用灸的。这一个病里提到陷下者用灸，而对其他病"陷下者灸之"也是一个通用的治疗方式。"其寒热者，取阳陵泉。"寒热者取阳陵泉，没说是用针还是用灸，就说明不见陷下不用灸。盛者泻之，虚者补之，陷下者灸之，不盛不虚者调之，这是通用的格式。

黄帝曰：刺之有道乎？岐伯答曰：刺此者，必中气穴，无中肉节。中气穴，则针游于巷；中肉节，即皮肤痛；补泻反，则病益笃。中筋则筋缓，邪气不出，与其真相搏乱而不去，反还内着。用针不审，以顺为逆也。

"黄帝曰：刺之有道乎？岐伯答曰：刺此者，必中气穴。"针刺的时候一定要刺到穴上去。"无中肉节。"不要刺到肌肉和韧带集结的地方。"中气穴，则针游于巷。"刺中气穴的时候，里面是空的。"中肉节，即皮肤痛。"刺到肉节的时候皮肤痛。有的时候刺不进去，针尖在皮肤上，引起皮肤紧张。手法不对也能导致痛。"补泻反，则病益笃。"一定要弄明白补泻。进出针的快慢要特别仔细地来调整，弄反了，病就加重了。临床常见这样的。有人用电针刺一次取了二十几个穴，刺得病人浑身怕冷，怕风，明显就是刺坏了。这些方法不但不能和经典相提并论，而且连下工都算不上，不能叫会针灸。"中筋则筋缓，邪气不出，与其真相搏乱而不去，反还内着。"这是说因不当治疗引起损伤和邪气结聚而成病。"用针不审，以顺为逆也。"用针不仔细，可以把好的给调整坏了，可以把正常的肌肉纤维缠绕成损伤，刺出病。我对于把中医治疗当成保健，随便用按摩的，见过，随便用拔罐的，见过，随便用推拿的，也见过。用针刺，如果不依正确的方法，同样会出现这样的问题。不深求经典，不经明师，只是想当然地针刺，就会产生针害。

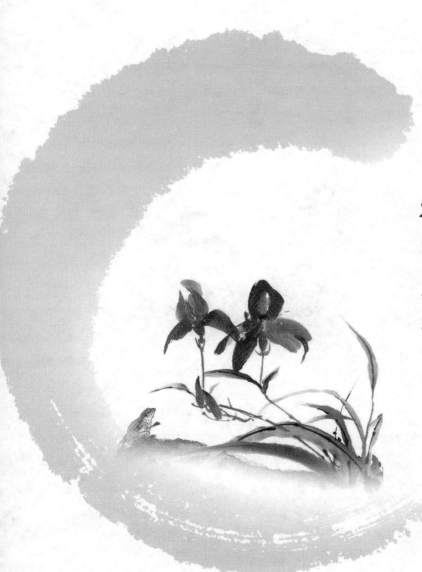

根结第五

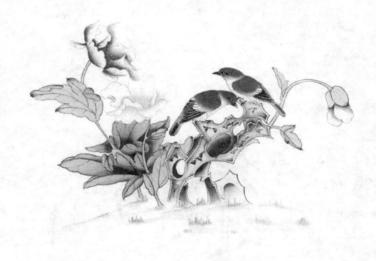

这一篇一开始讲的是根结，所以以"根结"作为篇名后面讲到了五十营，讲到了逆顺五体和形气的逆顺。

岐伯曰：天地相感，寒暖相移，阴阳之道，孰少孰多，阴道偶，阳道奇。发于春夏，阴气少，阳气多，阴阳不调，何补何泻。发于秋冬，阳气少，阴气多；阴气盛而阳气衰，故茎叶枯槁，湿雨下归，阴阳相移，何泻何补。奇邪离经，不可胜数，不知根结，五脏六腑，折关败枢，开阖而走，阴阳大失，不可复取。九针之玄，要在《终始》；故能知《终始》，一言而毕，不知《终始》，针道咸绝。

"岐伯曰：天地相感，寒暖相移，阴阳之道，孰少孰多。""天地相感，寒暖相移"，说的是天地自然之道。"阴阳之道，孰少孰多"，由天言及道，由道最终言及人。"阴道偶，阳道奇。"奇数、偶数说的是阴阳。"发于春夏，阴气少，阳气多，阴阳不调，何补何泻。"说了阴阳之道以后，又说了一个"发于春夏"。前面说了天地相感，寒暖相移。在春夏的时候，寒少暖多，就是阴少阳多。"发于秋冬，阳气少，阴气多。"这和前面是对应着讲的。"阴气盛而阳气衰，故茎叶枯槁，湿雨下归，阴阳相移，何泻何补。"这说的是天道的阴阳多少，实际上人道也是一样的。就病的具体情况来看阴阳的多少。"奇邪离经，不可胜数，不知根结，五脏六腑，折关败枢，开阖而走，阴阳大失，不可复取。"奇邪是不正常的邪。非正常的邪气影响到人体，各种各样，不可胜数。如果不知道这个根和结起于哪里，结于哪里，不知道五脏六腑之所属络，就相当于把门的关给折了，把门枢败坏了。把关掰断了，门就不能正常开合，就无用了。所以经络是按条来分布的，相当于门，有部件结构，有功能。"九针之玄，要在《终始》；故能知《终始》，一言而毕，

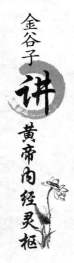

不知《终始》，针道咸绝。"这是讲《终始》篇，该篇讲了经脉走向问题。对这句的理解也可以说是指知道起止，相当于上面说的根结。下面具体论述各经的根和结。先讲足三阳的根结。

　　太阳根于至阴，结于命门。命门者，目也。阳明根于厉兑，结于颡大。颡大者，钳耳也。少阳根于窍阴，结于窗笼。窗笼者，耳中也。太阳为开，阳明为阖，少阳为枢，故开折，则肉节渎而暴病起矣。故暴病者，取之太阳，视有余不足。渎者，皮肉宛膲而弱也。阖折，则气无所止息而痿疾起矣。故痿疾者，取之阳明，视有余不足。无所止息者，真气稽留，邪气居之也。枢折，即骨繇而不安于地。故骨繇者，取之少阳，视有余不足。骨繇者，节缓而不收也。所谓骨繇者，摇故也。当穷其本也。

　　"太阳根于至阴，结于命门。"这就是足太阳膀胱经的两头。"命门者，目也。"目的睛明穴。"阳明根于厉兑，结于颡大。颡大者，钳耳也。"这个颡大到底是指哪里？按马莳的注解是头维穴，同楼英《医学纲目》上的说法。根据后面的行文"钳耳"来看，有人说就是人迎脉。还有人说是人迎再往上，在耳朵两侧，所以叫"钳耳"也。阳明之结到底在哪里？有的人说人迎，有的人说大迎，有的人说头维。若将颡大理解为嗓子，那么指颈部的动脉似乎合适一些。"少阳根于窍阴，结于窗笼。窗笼者，耳中也。"这个明确说了，"窗笼者，耳中也"。耳前面有耳门、听宫、听会三穴，正中间是听宫穴。"太阳为开，阳明为阖，少阳为枢。"这个"开"字，有的版本是"关"。"开"和"关"在繁体字中字形是相似的。一般多认为是"开合枢"。太阳是主表的，阳明是主里的，所以叫一开一合。少阳相当于门的转轴，是在中间的。后背是属于太阳的，是开。腹部为合。少阳是身体的侧面，为枢。这样的话，

"开合枢"还是好理解的。"故开折，则肉节渎而暴病起矣。"太阳出了问题了，起病急骤。"故暴病者，取之太阳，视有余不足。"所以暴病的时候从太阳治。像突然感冒，恶寒发烧，这些都是暴病。"渎者，皮肉宛膲而弱也。"肉节渎就是肉节的柔弱。"阖折，则气无所止息而痿疾起矣。故痿疾者，取之阳明，视有余不足。"下肢无力的病取阳明。"无所止息者，真气稽留，邪气居之也。"真气不走了，邪气过去了。"枢折，即骨繇而不安于地。故骨繇者，取之少阳，视有余不足。骨繇者，节缓而不收也。"骨节之间没有力量，走起来摇摇晃晃。"所谓骨繇者，摇故也。当穷其本也。"骨摇就是看着身摇晃，"穷其本"，往里找根源，是骨头立不住了。骨头为什么立不住了呢？是关节不紧了。这是对足三阳开合枢出现折损以后不同病证的描述。这就是辨根结，辨开合枢的病，或者说是足三阳病的分辨，是经络辨证的一个方面。下面说的是足三阴。

太阴根于隐白，结于太仓。少阴根于涌泉，结于廉泉。厥阴根于大敦，结于玉英，络于膻中。太阴为开，厥阴为阖，少阴为枢。故开折，则仓廪无所输，膈洞。膈洞者，取之太阴，视有余不足，故开折者，气不足而生病也。阖折，即气绝而喜悲。悲者取之厥阴，视有余不足。枢折，则脉有所结而不通。不通者，取之少阴，视有余不足，有结者，皆取之不足。

"太阴根于隐白，结于太仓。"太仓就是中脘穴。根都是从最梢上的第一个穴开始的。"少阴根于涌泉，结于廉泉。"廉泉的位置是没有什么争议的，和现在的标准定位一样。"厥阴根于大敦，结于玉英，络于膻中。"厥阴除了结以外，还有个络；玉英，多数注家说是玉堂穴，在膻中穴上1.6寸。"太阴为开，厥阴为阖，少阴为枢。"这个"开"同样也有版本说是个"关"字。"故开折，则仓廪无所输，膈洞。膈洞者，取之太阴，视有余不足。"这个"膈洞"是什么意思？太阴就是一个仓，仓毁坏了，东西就盛不住了，粮食就往下漏，像个洞一样，上面一吃，下面就泻了，即所谓的洞泄，完谷不化。"故开折者，气不足而生病也。"气不足，不能存住，都漏下去了。"阖折，即气绝而喜悲。悲者取之厥阴，视有余不足。"好悲，考虑是厥阴合的病。所以一般的情绪变化从肝治的多，从肺治的少，虽然肺主悲，肝主怒。厥阴的经脉折后，喜悲，可以从厥阴来治。看有余或不足来定补泻。"枢折，则脉有所结而不通。不通者，取之少阴，视有余不足，有结者，皆取之不足。""有所结"是什么意思？"有结者，皆取之不足。"前面说了脉有所结而不通，脉怎么样叫结？本来脉很滑顺，跳着跳着"咯噔"绊一下，是心律不齐。治脉结代在《伤寒论》里有方：炙甘草汤，其中重用的是生地黄。生地黄是大补的，补少阴。所以看到心律不齐的时候（出现结脉的时候），一定要注重补泻不能弄错了，不能弄混了。昨天一例房颤服"地高辛"的病人电话来问，是否把那个西药全停了？我说要看吃得怎么样，逐渐停。她吃了这几付药，全身症状改善得很好，好了以后才可以考虑给她减量，直至停西药都可以的。如果只给她强心，不从根本上把血脉不通改善过来，那就不行。所以从经典上的一句话要联系到所学的经方，联系到张仲景的《伤寒论》和《金匮要略》就可以看到经方所根据的理论并不完全是《内经》之外的。有的人说经方是本于《汤液经》的，而《内经》基本上是《针经》，甚至有的人说张仲景根据的理论用《内经》解释不通，《内经》对于解释经方是不管用的。如果从这句来看的话，这些说法就不对。这是从少阴为枢的脉结，说到了经方治脉结的理论与《内经》一致。下面谈到阳经的所入之处。

足太阳根于至阴，溜于京骨，注于昆仑，入于天柱、飞扬也。足少阳根于窍阴，溜于丘墟，注于阳辅，入于天容、光明也。足阳明根于厉兑，溜于冲阳，注于下陵，入于人迎、丰隆也。手太阳根于少泽，溜于阳谷，注于小海，入于天窗，支正也。少阳根于关冲，溜于阳池，注于支沟，入于天牖、外关也。手阳明根于商阳，溜于合谷，注于阳溪，入于扶突、偏历也。此所谓十二经者，盛络皆当取之。

"足太阳根于至阴，溜于京骨，注于昆仑，入于天柱、飞扬也。"溜于京骨，京骨是原穴。昆仑是经穴，飞扬是络穴。所入有二穴，一是络，二是在上的穴。以下的格式相同，就不逐一说明了。"足少阳根于窍阴，溜于丘墟，注于阳辅，入于天容、光明也。"这个和前面是同一个格式，说的是络穴，络在光明。所入之处，常常就是所络的地方。"足阳明根于厉兑，溜于冲阳，注于下陵，入于人迎、丰隆也。"向上入到头，即人迎穴。络是丰隆。"手太阳根于少泽，溜于阳谷，注于小海，入于天窗，支正也。"这个也是入到上面去的。"少阳根于关冲，溜于阳池，注于支沟，入于天牖、外关也。"阳经在头部所入的那几个穴位，都是标志性的经脉所在之处。"手阳明根于商阳，溜于合谷，注于阳溪，入于扶突、偏历也。此所谓十二经者，盛络皆当取之。"对十二经的络，看到盛的时候，都可以取。络所出入的地方，除了其络穴以外，还有头部的那几个穴位。这讲的是十二经的根结和络穴。

一日一夜五十营，以营五脏之精，不应数者，名曰狂生。所谓五十营者，五脏皆受气，持其脉口，数其至也。五十动而不一代者，五脏皆受气。四十动一代者，一脏无气。三十动一代者，二脏无气。二十动一代者，三脏无气。十动一代者，四脏无气。不满十动一代者，五脏无气。予之短期，要在终始。所谓五十动而不一代者，以为常也。以知五脏之期，予之短期者，乍数乍疏也。

　　"一日一夜五十营，以营五脏之精，不应数者，名曰狂生。"一日一夜，营气运行五十周而复大会，然后五脏之内的气血都灌输过来了。"不应数者"是说不是这五十周的。运行不到五十周的叫"狂生"。对"狂生"，马莳的解释是"侥幸而生"。"侥幸而生"和"狂生"意思上差别很大。这个"狂"有"妄"的意思，妄就是不真实。那不真实的"生"是什么？就是说这种生命的状态并不是健康的，也许是看着很健康，而里面已经存在着暗疾。再一个可能是这人虽然活着，但其数不是自然之数，那是什么情况？现在有典型的例子，如心脏安了起搏器，心跳的至数是很标准的，但是那个数并不是本来人体的数，而是设定的数。看真实的脉都没法看，脉的表象始终是比较好的。所以"狂生"只能说是一些不真实的血脉循环情况。"而所谓五十营者，五脏皆受气，持其脉口，数其至也。""五十营"是什么意思？什么是"五脏受气"呢？这里说五十营是寸口脉搏动的次数。"五十动而不一代者，五脏皆受气。"任何时候摸脉搏五十次，没有出现心律不齐的情况，这就叫"五脏皆受气"。"四十动一代者，一脏无气。三十动一代者，二脏无气。二十动一代者，三脏无气。十动一代者，四脏无气。不满十动一代者，五脏无气。"据代脉出现的多少，看内脏气的多少，代脉的发生越频繁，病就越严重。五脏无气不可能是五脏完全无气。如果五脏完全没气的话，人就不能活了。这里提出一个标准来：通过数心律不齐发生的频率而断定脏腑受气虚损的情况，并提出了数值标准。这个标准是否完全真实？

这不是重要的。重要的是，作为临床诊断手段必须有标准。像现在的中风预报，血液流变学的一些检查，要计算心脏每搏输出量，血流的速度，截面积血流量等。这也是完全按照外周的表现，通过一个计算公式计算出来的。作为一个标准来推测，古今医学在方法上是一样的，虽然表现形式上看上去有些差别。"予之短期，要在终始。所谓五十动而不一代者，以为常也。"任何时候连续摸五十下而不出现代脉的，这是正常现象。"以知五脏之期。"要知道五脏有几脏坏了。"予之短期者，乍数乍疏也。"忽快忽慢，虽然不是代，但心律不均匀，这就可以推测五脏之期了。五脏之期怎么算？后面会讲到根据五行来推算，也是一个理论上的方法。

黄帝曰：逆顺五体者，言人骨节之大小，肉之坚脆，皮之厚薄，血之清浊，气之滑涩，脉之长短，血之多少，经络之数，余已知之矣，此皆布衣匹夫之士也。夫王公大人，血食之君，身体柔脆，肌肉软弱，血气剽悍滑利，其刺之徐疾浅深多少，可得同之乎？岐伯答曰：膏粱菽藿之味，何可同也？气滑即出疾，其气涩则出迟，气悍则针小而入浅，气涩则针大而入深，深则欲留，浅则欲疾。以此观之，刺布衣者，深以留之，刺大人者，微以徐之，此皆因气剽悍滑利也。

"黄帝曰：逆顺五体者，言人骨节之大小，肉之坚脆，皮之厚薄，血之清浊，气之滑涩，脉之长短，血之多少，经络之数，余已知之矣，此皆布衣匹夫之士也。"查形体的时候看哪些方面？看骨节大小，看肉的坚脆（这个"脆"就是弱，即看肉是硬的还是软的），看皮肤的厚薄。骨、肉、皮、血、气、脉、经、络，八个方面都要仔细观察。这是说普通人，布衣，劳动人民。"夫王公大人，血食之君，身体柔脆，肌肉软弱。"

柔脆和软弱对举，是同一个意思。"血气剽悍滑利，其刺之徐疾浅深多少，可得同之乎。"这里特别提出来少数生活条件优越的人和普通人不一样，在治疗的时候是否按照常规标准来治疗？"岐伯答曰：膏粱菽藿之味，何可同也？"吃精米白面、山珍海味和吃粗茶淡饭、野菜，味道哪能一样呢？吃的饭不一样，人的血气也不一样。"气滑即出疾，其气涩则出迟，气悍则针小而入浅，气涩则针大而入深。"根据气的滑涩来决定留针时间的长短。根据气的悍疾或涩滞程度来决定用针的大小和深浅、出针的快慢。要以实际为根据，不能够把这个标准看死板了。标准是取大多数人的平均数，即所谓"中人之度"。而具体操作的时候，若有变化，以实际为准，实际操作又不离这个大数。这是讲普遍和个体的问题。"深则欲留，浅则欲疾。"看着肥肥的，部位很深的，不容易得气的，就深深地扎进去，多留一会儿。如果是小孩子，瘦瘦弱弱的，一把能掐到骨头的，就浅刺，赶快出针就行了。"以此观之，刺布衣者，深以留之，刺大人者，微以徐之。"布衣之人皮糙肉厚的，肌肉发达的，得气不容易的，就"深以留之"。王公大人，白白胖胖、柔柔弱弱的，特别怕痛，里面血液循环比较好，轻轻一刺就行了。"此皆因气剽悍滑利也。"那时候的大人，即便是养尊处优，出门坐马车，如秦朝，即便有官道，一定比现在在柏油马路上坐汽车要颠簸得多，而吃的东西估计不比现在差。一个诸侯有多少户供着呢，足够吃得很好。古礼请贤士的时候用蒲轮，是为了减震，在车轮子上包上蒲，说明平时的车还是颠簸的。坐在车里，车马颠簸劳累，人在上面晃着身体，也算有劳动。现在车身比较重的汽车在柏油路上跑，基本觉不出颠来，人往车里一躺就像是一摊泥一样。人舒服了，但是气血、骨节得不到锻炼。所以比较起来的话，那时候的人养得再好，体格也不比现代的人更弱。现在一般的人重体力劳动少了，像在办公室工作的一些白领，光是伏案工作，也许比那时候的王公大人肉还要脆，皮还要弱。那时候住宿条件再好也没有玻璃，密封条件没现在好，即便是宫殿也没现在好。所以现在重体力劳动者在减少。在针灸治疗上，留针如果还按照计算出来的数留28分48秒，就是无据的猜测了。这个留针的时间，是近代有搞针灸实验的人根据五十营推算出来的，说在28分48秒内人的气血正好运行一周。要知道在黄帝的时候就不是这么治的。这个数是想象的，既缺乏实验根据，也缺乏经典依据，是对经典的一种片面曲解，是不可信的。实际上我们这里都见过在别处误治的病例，因电针留半小时左右，出现浑身怕风，这就是留针过度了。过度就泻气。

黄帝曰：形气之逆顺奈何？岐伯曰：形气不足，病气有余，是邪胜也，急泻之；形气有余，病气不足，急补之；形气不足，病气不足，此阴阳气俱不足也，不可刺之，刺之则重不足。重不足则阴阳俱竭，血气皆尽，五脏空虚，筋骨髓枯，老者绝灭，壮者不复矣。形气有余，病气有余，此谓阴阳俱有余也。急泻其邪，调其虚实。故曰：有余者泻之，不足者补之，此之谓也。

这一段谈形气之逆顺。"黄帝曰：形气之逆顺奈何？岐伯曰：形气不足，病气有余，是邪胜也，急泻之；形气有余，病气不足，急补之。"形气和病气是相对而说的，然后论有余和不足，补泻随之。形气有余是什么？表面上看很壮实，但有病以后身体虚弱。不能认为是形上是很壮，病情轻浅。病气不足不是病轻浅，而是病了以后，见气虚。"形气不足，病气不足，此阴阳气俱不足也，不可刺之，刺之则重不足。重不足则阴阳俱竭，血气皆尽，五脏空虚，筋骨髓枯，老者绝灭，壮者不复矣。"阴阳气俱不足。见不足的不能用泻法。后面提到了"阴阳俱竭，血气皆尽"，所以这个阴阳是指血和气。血气尽了后，从五脏到

根结第五

85

筋骨，再到髓，都是枯的，老年人可能从此就亡了（威胁到生命了）。壮年人可能从此虚下去以后就难以恢复了。用针致成这么严重的情况的，我没见过，但见过用药后壮者不复的。也不是永远不复，用甘药给调过来了。一个不是医生但搞"保健"的人，用刺血拔罐，可能听说别人有用刺血拔罐治好的，在家里给别人连着刺了二十天，弄得病人浑身怕风、怕冷。这可以说是壮者不复。我后来用中药给调得恢复了。假如说不用药治的话，那就不复了。还有一个银屑病患者，是银行职员，用西药治疗，抑制免疫，吃了以后病好了。好了以后，也是阴阳俱不足，面色萎黄，食欲不振，消瘦怕冷，说话都没力气，这人个子不矮，但体重不到100斤，手上干枯。银屑病是再也没犯。找我看的时候已经是病后七八年了，也是用甘药调之。调好了以后能吃饭了，身上觉得发热乎，但也没胖起来。一直到四五年后，她带着她母亲来看病，我看她形象变了，中气恢复了，吃饭好了，脸也胖了，说话也有力气了，面色好看了。这就是以甘药调之的结果。"形气有余，病气有余，此谓阴阳俱有余也。急泻其邪，调其虚实。"有余的就用泻法。所以是后面总结。"故曰：有余者泻之，不足者补之，此之谓也。"反复强调补泻的重要性，要看形、看气，根据病气的有余、不足来进行补泻。一方面是看病邪，另一方面是看人体本来的素质、平时的虚实情况，来决定是补还是泻。

故曰：刺不知逆顺，真邪相搏。满而补之，则阴阳四溢，肠胃充郭，肝肺内䐜，阴阳相错。虚而泻之，则经脉空虚，血气竭枯，肠胃㑊辟，皮肤薄着，毛腠夭膲，予之死期。

"故曰：刺不知逆顺，真邪相搏。"针刺不知道该补还是该泻的时候，可能留邪，也可能耗真气。"满而补之，则阴阳四溢，肠胃充郭，肝肺内䐜，阴阳相错。"对实证误用补的方法时，只能补得阴阳四溢，肚子也胀了，里面更实了。阴阳相错：外面的气进到里面去了，里面的气到外面来了，外面瘀血，内里发热发胀。这都属于误补的情况。"虚而泻之，则经脉空虚。"本来是虚证，还用泻法，导致经脉的空虚。比如说泻血的方法，我就见过其他的人误用的实例。"血气竭枯，肠胃偃辟，皮肤薄着，毛腠夭膲，予之死期。"偃辟，有的人说就是起了皱折。辟就是辟叠。血气竭枯以后，肠胃不充盈，出现皱叠的情况是可以理解的。皮肤也看着薄了，没肉了，毛发也是干枯的样子。我说的那个银屑病患者，当然她不是被针误治的，是用药治了以后出现的这个情况。皮肤很薄，很柔弱，皮包着骨头，特别瘦，胃肠的消化功能也不好，这就可以叫肠胃偃辟了。最典型的胃镜下看到的胃黏膜脱落，皱在一起，叠在一起，那是真正的偃辟了。还有反复用泻药的，导致直肠脱垂以后套叠在一起，这不是通常说的肠梗阻，而是直肠套叠综合征。因为反复的泻使直肠的黏膜松弛了，松弛后脱落下来，就像衣服皱巴了一样，堵在肛门那里，老想解大便，但解不出来，越用泻药越厉害。这就是很典型的肠胃偃辟了。

故曰：用针之要，在于知调阴与阳。调阴与阳，精气乃光，合形与气，使神内藏。故曰：上工平气，中工乱脉，下工绝气危生。故曰：下工不可不慎也，必审五脏变化之病，五脉之应，经络之实虚，皮之柔粗，而后取之也。

"故曰：用针之要，在于知调阴与阳。调阴与阳，精气乃光，合形与气，使神内藏。"看看人的形之有余不足，气之有余不足，该补则补，该泻则泻。这样能保存人的神。神者，血气也，保存神就是保存血气。后面是一个结论性的论述。"故曰：上工平气。"把有余的泻了，把不足的补了。"中工乱脉。"中工把脉调乱了，使阴阳内外相乱。如手脚发凉、发热，

肚子发胀、发空，这叫乱脉。"下工绝气危生。"下工给人泻虚了还不知道，若再继续泻，就会威胁到生命。"故曰：下工不可不慎也。"要是不知道虚实的诊断，就要慎重地治疗。所以："必审五脏变化之病。"要看五脏是怎么变的，怎么化的。变在外，在五体或者五官，化在对五色的观察、五行的认识。"五脉之应。"判断应在哪个经络上。"经络之实虚，皮之柔粗，而后取之也。"看看经络之虚实，看皮肤是柔软的还是粗糙的，以此来判断是虚的还是实的。这是说在下针之前，必须要做仔细的诊断。通过观察外在的五官、五色、形体等的变化，知道血气的有余或不足，进而断定是在哪一脏，哪一经，哪一络，然后再取之才能行。所以讲形气之逆顺，讲五体之逆顺，实际上是在反复讲不同层次上的仔细诊断。像今天患腰痛的那个23岁的胖小伙子，他说是痛，你看着是左侧的腰高起来了，要摸摸右侧。他说是右侧的病，你要细摸，摸了就知是在皮还是在肉。我摸了后知道是在皮下的一个硬的结节，从外面看不出来。不像瘦人，虽然夏天时能看见血络扩张，但在刺的时候，连着刺五针，那一针出血了。里面就是一个小的络脉结聚，成了疙瘩，刺后变软了，但另外一个地方有变化了，就追着经脉的气来刺。所以一个地方受了伤以后引起小的血络的扩张、瘀积、不通，挤压着周围的经，或挤压内在的经，甚至可以引起从腰一直到颈的痛。怎么引起来的？错动了一点以后，脊柱就偏歪，两侧的椎间的结构就不一样，吃力不平衡。时间一长，见骨质增生、肌肉紧张、钙化，最终导致椎间盘的结构不稳。骨质增生压着神经以后，整个太阳经上上下下都有会病变。这就是《内经》说的"邪客于络，然后压其经"。经不通，顺着经的地方都病了。这有实实在在的解剖学基础，从这个实例就可以看得出来。一刺，使那一处的结聚得通，这就是解决问题。

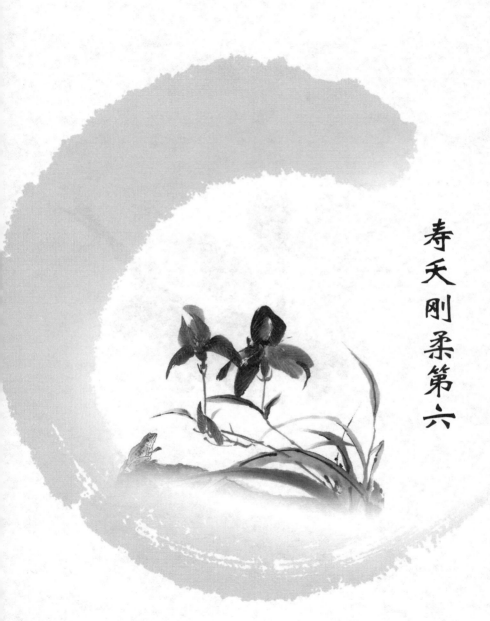

寿夭刚柔第六

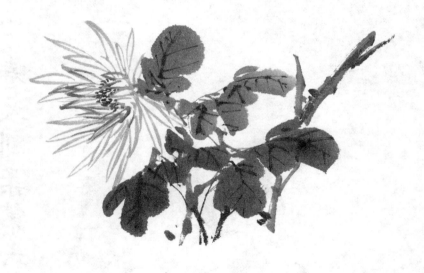

这一篇讲到了发病，讲到了刺法，讲到了病程和预期疗程的依据。后面还讲到了外熨的方法及刺之三变。内容比较多。提到了寿夭，所以篇名叫《寿夭刚柔》。

黄帝问于少师曰：余闻人之生也，有刚有柔，有弱有强，有短有长，有阴有阳，愿闻其方。

"黄帝问于少师曰。"岐伯以外与黄帝对答的，多是管单一一个方面的人，问一些比较专业的问题。"余闻人之生也，有刚有柔，有弱有强，有短有长，有阴有阳，愿闻其方。"人生下来就不同，刚柔、弱强基本上是一个意思。短长可以解释为个子的高矮。阴阳是天生的各方面的阴阳，如性格、心理、行动、语言等。这些区别怎么来界定呢？

少师答曰：阴中有阴，阳中有阳，审知阴阳，刺之有方。得病所始，刺之有理。谨度病端，与时相应。内合于五脏六腑，外合于筋骨皮肤。是故内有阴阳，外亦有阴阳。在内者，五脏为阴，六腑为阳，在外者，筋骨为阴，皮肤为阳。故曰，病在阴之阴者，刺阴之荥俞，病在阳之阳者，刺阳之合，病在阳之阴者，刺阴之经，病在阴之阳者，刺络脉。故曰，病在阳者名曰风，病在阴者名曰痹，阴阳俱病名曰风痹。病有形而不痛者，阳之类也；无形而痛者，阴之类也。无形而痛者，其阳完而阴伤之也。急治其阴，无攻其阳。有形而不痛者，其阴完而阳伤之也。急治其阳，无攻其阴。阴阳俱动，乍有形，乍无形，加以烦心，命曰阴胜其阳。此谓不表不里，其形不久。

"少师答曰：阴中有阴，阳中有阳，审知阴阳，刺之有方。"说明阴阳是可以细分的。仔细地来分辨阴阳，在刺法上各有不同。"得病所始，刺之有理。谨度病端，与时相应。"知道病是怎么开始的，刺的时候顺从其道理来刺。谨度病端：

仔细揣度、琢磨病起始的原因。时，是说天时。"内合于五脏六腑，外合于筋骨皮肤。是故内有阴阳，外亦有阴阳。在内者，五脏为阴，六腑为阳，在外者，筋骨为阴，皮肤为阳。"五脏六腑和外面的筋骨皮肤是相合着的，都有阴阳的分类。内在的阴和阳是脏和腑；外在的阴是筋骨，外在的阳是皮肤。相对来说，内在的脏腑都属于阴，外在的筋骨、皮肤都属于阳。这就是前面说的"阴中有阴，阳中有阳"。这是用一个人身的具体的实例来说明阴阳的道理。"故曰，病在阴之阴者，刺阴之荥俞。"这一段非常重要，是刺法的依据。脏腑属阴，阴之阴是指五脏。五脏有病，刺的是阴经的荥穴和俞穴。"病在阳之阳者，刺阳之合。"阳之阳是指皮肤。皮肤有病刺阳经的合穴。"病在阳之阴者，刺阴之经。"阳之阴指的就是筋骨。刺阴经的经穴。"病在阴之阳者，刺络脉。"阴之阳是指腑，或者是身体内侧浅表的地方。这里对发病、对刺法提出了一个标准来。对阴之阳，马莳的解释是："五脏有病而在于皮肤。"这也是一种解释。他说阴之阴就是"五脏有病在于筋骨"。具体是怎么回事？后面还会详细论到。如果仅仅从阴阳上来讲刺哪个穴的话，这里讲得比较明白。"故曰，病在阳者名曰风，病在阴者名曰痹。"对这个的解释也各有不同。一般在阴经的、在内侧的，或者在深部的、在筋骨的叫痹。在外侧的，在浅表的，或者在阳经的叫风。有时候这个阴阳是阳经、阴经。李东垣说："风袭之上，寒湿袭之下"。他认为腰以上的叫阳、叫风，腰以下的叫阴、叫痹。这个好像不太合适。"阴阳俱病名曰风痹。"结合前面一篇来看，这更像是前面说的筋骨。在皮肤、在肌肉怕风的叫风，在骨头、在深的地方痛的应该叫痹。又怕风，又骨头痛的，叫风痹。李东垣说的上半身、下半身是阴和阳也不错，也有道理，上面的风多，下面的痹多。但是结合《内经》本身和结合临床实际来说，这不完全真实，而发于外侧、发于内侧，阴经、阳经的说法相对更真实些。比如股外皮神经炎是典型的大腿外侧麻痹，这就是风证。这类病发于内侧的就少。肩膀外侧怕风的多，腋窝怕风的就少。所以仅仅从阴阳的观点上直接来看，这里更像是对皮肤和筋骨的对比。
"病有形而不痛者，阳之类也；无形而痛者，阴之类也。"有形而不痛：在皮肤上能看得见的症状，如皮肤的皱缩，毛发的缺失，变红、变肿，但是不痛，只是痒，这是阳之类。看不见症状，但骨头痛，如骨质增生那一类的，是阴之类。又有形又痛，应该算是风痹了。"无形而痛者，其阳完而阴伤之也。急治其阴，无攻其阳。"外面看不出什么表现来，而里面痛了，皮肤上完好，里面受到伤，赶快从里面治，不要从皮肤上治。
"有形而不痛者，其阴完而阳伤之也。急治其阳，无攻其阴。"仅仅是在外表的变化，里面并没有疼痛，这个从外表治就行了，"无攻其阴"。根据病的所在而采取不同的治疗。本篇第一段提出的每一句，每一段，都是针灸上比较重要的治疗法则。"阴阳俱动，乍有形，乍无形，加以烦心，命曰阴胜其阳。此谓不表不里，其形不久。"这个病内外症状都有了，并且出现了烦心，不叫阴阳俱病，而叫阴胜其阳，阳虚。不叫半表半里，而叫不表不里。"其形不久"，很严重，可能有危险，要死人。所以对这个阴阳俱动的病要小心。外面看到有形，里面又出现疼痛，反反复复，像恶性肿瘤出现外面的转移，到处流窜，这个是不好的病。

　　这一段看上去很简单，里面讲了很多治疗上要仔细分辨的内容。从简单的阴阳辨表里就能进行分辨。像刚才那个病例，

寿天刚柔第六

膝盖痛，是发于阴还是发于阳？疼痛无形，是发于阴，算是筋骨痹，应治其阴，用燔针治法。下面讲病的形气相应。

黄帝问于伯高曰：余闻形气病之先后，外内之应奈何？伯高答曰：风寒伤形，忧恐忿怒伤气；气伤脏，乃病脏，寒伤形，乃应形；风伤筋脉，筋脉乃应。此形气外内之相应也。

"黄帝问于伯高曰：余闻形气病之先后，外内之应奈何？"有形病、有气病，它们先后出现，怎么与内外相应？"伯高答曰：风寒伤形，忧恐忿怒伤气。"外在的形的改变是风寒外邪所致的。这里用风寒代表阴阳外感的邪气。风是阳的代表，寒是阴的代表。那么暑、湿、燥算不算？应该也包括。说"忧恐忿怒"，其实悲喜惊都包括在内。这是一个指代的方法。借一部分来指代这一类。"气伤脏，乃病脏，寒伤形，乃应形。"气从里面乱了，伤及脏，脏就产生病。如突然生气，气得心肌梗死。突然生气，情绪排解不开，出现哮喘了，就是伤脏。如长了冻疮，就是看到形了。受风，见半身不遂、面神经麻痹、红眼病，都是形上的表现。"风伤筋脉，筋脉乃应。"风伤到里面，伤到筋脉上了。洗澡吹风，晚上抽筋是伤到筋脉了。"此形气外内之相应也。"这是说形气内外的相应。伤了形或者伤了气，分别在内在外有不同的表现，就叫相应。这说明了在临床上看问题的方法。这里是说生理，而在病成后见到的是病理表现。通过病理表现，反过来推求致病的原因，这就是中医辨证论治式的"审证求因"。并不是说一看到这个病，就先用一套理论，然后病因就归到这套理论中去了。不是那样。这里说的是正常的、一般情况下的论述，而看病是反过来推求。看到有形伤，应该想到这可能先是外邪伤的。审证求因，一切不离于证。进一步联系到方证相应。为什么叫方证相应？忽略中间过程，见到这个证，见有了这个改变，就知道是这个原因引起来的，当然就用对应这个原因的方子，直接对应上就能治病了。而不是说先归到一个风寒的病因上去。如果风寒所伤引起的不是这个形、不是这个证，那么笼统地治，显然是不行的。所以现在所谓的辨证论治，是把具体的现象，归纳到一个病机理论上去，这样的方法就归纳来说是对的。但反过来治疗的时候，这种广泛的法则反而没有了针对性，对应不到一个具体的方子上。简单地说，治膝痛和肩痛，都是风寒，是否可以用同一个方子？如果不能用，那么归纳的意义就不是很大。但是可以知道用祛风的药来治。不能说什么病都是异病同治，都归到一个方子上去。特异性的治疗是根据特异性的症状用特异的方子，这和审证求因、归到因上来不是一回事。

黄帝曰：刺之奈何？伯高答曰：病九日者，三刺而已；病一月者，十刺而已；多少远近，以此衰之。久痹不去身者，视其血络，尽出其血。

"黄帝曰：刺之奈何？"这就是谈如何针刺治疗的。"伯高答曰：病九日者，三刺而已。"病程九天的，治疗三天就可以好了。即用病程三分之一的时间就治好了。"病一月者，十刺而已。"病程一个月，大概治十天就好了。"多少远近，以此衰之。"对病程的远和近、治疗所用时日的多少，比照这个法则来推算就行了。假如说六年的病，说二年可以治好，还是有一定的根据的。就是根据这个来推算的。"久痹不去身者，视其血络，尽出其血。"用刺络放血法治痹证，一句话，叫"尽出其血"。看到盛络的尽泻之，即所谓"血尽乃止"。我之前在讲到这里的时候，有位美籍华人老中医曾告诉我应为"血清乃

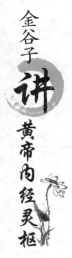

止，血变乃止"。不错，那都是经典本身的观点。而对于痹证，这句就可以作为一个纲领，"视其血络，尽出其血"。看到有血络的就刺，不要考虑在阴经或阳经，不要考虑刺络是否会伤及内脏（甚至有人提高到什么影响到人的寿命等）。那些说法也许是各人从不同的方面，用不同的理论，进行的一种推测和解释。但根据经典来说，阴络堵塞的要尽出其血，这样治就会有效。一切没有根据的推论，只能作为参考。还是以经为据，才会踏实。

黄帝曰：外内之病，难易之治奈何？伯高答曰：形先病而未入脏者，刺之半其日。脏先病而形乃应者，刺之倍其日。此外内难易之应也。

"黄帝曰：外内之病，难易之治奈何？"病有阴有阳，有在内的，有在外的。哪个好治？哪个不好治？"伯高答曰：形先病而未入脏者，刺之半其日。"这是外在形体的病，运动系统的病，没有入到内脏去。"半其日"的"其"是指九日之病刺之四天半呢？还是指依据"病九日，三刺而已"，这个病未入脏就应该是一天半而已？继续往下看。"脏先病而形乃应者，刺之倍其日。此外内难易之应也。""外内"，马莳是照"月内"来解释的。这说的是一个月之内的病好治不好治的情况。我认为"外内"比较合适，但这两个都可以参考。这个"半其日"我考虑应该是三日的一半，或者是十刺的一半。"倍其日"也许是得六天，也许是得二十天。上面说的是一个通常的标准。假如说病情在外，那它的疗程就是上述标准的一半。而病情在内呢，那就是这个标准的两倍。平均起来就是三刺、十刺。对一般病这么估计的。

黄帝问于伯高曰：余闻形有缓急，气有盛衰，骨有大小，

肉有坚脆，皮有厚薄，其以立寿夭奈何？伯高答曰：形与气相任则寿，不相任则夭。皮与肉相果则寿，不相果则夭，血气经络胜形则寿，不胜形则夭。

"黄帝问于伯高曰：余闻形有缓急。"缓急是指松弛和紧张。"气有盛衰。"盛衰就是大小、虚实。"骨有大小。"骨架子天生有大的，有小的。"肉有坚脆，皮有厚薄。"有肌肉强健的，有浑身松软的。皮有厚的，像牛皮一样，刺的时候一针刺不透，把针弄弯了。做静脉穿刺的时候，一刺一个坑，其皮就像牛项上皮。一个人身上不同部位的厚薄也是不同，后项部皮就厚，肚皮就比较薄一些。"其以立寿夭奈何？"通过外形看这个人的寿命情况如何，是寿星相还是短命相。"伯高答曰：形与气相任则寿，不相任则夭。"看人外在的形和内在气，只要是相任的，则活得好，能长寿。不相任的就有早夭的可能。"皮与肉相果则寿，不相果则夭。"皮肉裹在一起是很好的。不相裹是怎么回事？不可能是皮包不住肉，把肉露在外面了，那样的当然是快夭了。有没有皮包不住肉的？不知道古时候有没有，现在有。有人吃激素以后见柯兴氏综合征。无论男的、女的，都能出现皮肤银纹，像"妊娠纹"。有的人一星期之内胖了十斤，把大腿撑裂了，就像橡皮筋乏了一样裂开纹。那就类似皮肉不相裹了。有个病例曾在其他地方误被当成出血性病来看，见竖着一道一道的纹，好了以后出现银纹。要长期这样下去的话，不是好现象。"血气经络胜形则寿，不胜形则夭。"胜其形是什么意思？就是将血气和经络对比形体，和形体相当，甚至强于形，则是寿相。如果一个人个子很大，说话没力气，面色也不好，没那么多血，就是夭相，活不长。

黄帝曰：何谓形之缓急？伯高答曰：形充而皮肤缓者则

寿，形充而皮肤急者则夭，形充而脉坚大者顺也，形充而脉小以弱者气衰，衰则危矣。若形充而颧不起者骨小，骨小则夭矣。形充而大肉䐃坚而有分者肉坚，肉坚则寿矣；形充而大肉无分理不坚者肉脆，肉脆则夭矣。此天之生命，所以立形定气而视寿夭者，必明乎此立形定气，而后以临病人，决生死。

"黄帝曰：何谓形之缓急？"形的缓急怎么看呢？"伯高答曰：形充而皮肤缓者则寿，形充而皮肤急者则夭。"这个人身形很饱满，但是皮肤比较松弛，那是肌肉发达，是一个寿相。皮肤撑的急的，像鼓皮一样，是短命现象。什么情况可见此现象？肥胖的可见，当然还有一种特别急的：进行性系统性硬皮病，那就真是皮急得捏不起来，像包在上面一样，就是夭相了。"形充而脉坚大者顺也。"脉坚大就相当于说血气盛行。"形充而脉小以弱者气衰。"形脉不相应，如一个大胖子，但脉特别细，和这个形不相符，这是典型的病象。气衰，气少。如果是个子大，干很多活，吃得多，应该脉大才是顺。"衰则危矣。"脉衰，不是好现象，病态危重。"若形充而颧不起者骨小，骨小则夭矣。"怎么知道骨头大小呢？看颧骨。一个大高个子，壮壮实实的，面上像个软面瓜一样塌下去一块，这是颧骨不充，不好。骨头小，不像长命现象。像我们看到的那例呕吐的小孩，因为痛苦，自己把牙都抠掉了，显的颌特别长，颌一长颧骨这里就高不起来了。这当然就是不健康的相貌了。"形充而大肉坚而有分者肉坚，肉坚则寿矣。"能看到肌肉坚硬。这个"肉"有人说就是肌肉，有的人说"肉坚"是"脂肉之坚"。看到肌群突起、比较坚硬的，说明肉坚，这是寿相。"形充而大肉无分理不坚者肉脆，肉脆则夭矣。"形体很大，好像有很多肉。可是分不出一个一个的肌腱，看不出来，一摸这个肉发松，肉脆。那这个脆肉可能就是肥肉，根本就不是肉，只是一些脂肪。肥胖而肌肉不发达的，这是夭相，不好。"此天之生命，所以立形定气而视寿夭者。"从形气来看人的寿夭。老天爷把人生下来以后，在自然的情况下彰显人的寿夭。"必明乎此立形定气。"这是对形体的望诊。"而后以临病人，决生死。"看了形体以后，对病人的死生情况才好决断。

黄帝曰：余闻寿夭，无以度之。伯高答曰：墙基卑，高不及其地者，不满三十而死。其有因加疾者，不及二十而死也。

"黄帝曰：余闻寿夭，无以度之。"黄帝问寿夭的情况如何来把握。"伯高答曰：墙基卑，高不及其地者，不满三十而死。"墙基指四周，面部周围叫四周。鼻子是明堂。笼统地说面部叫明堂，具体地说鼻子叫明堂。明堂在中间，四周列有城墙，墙外面还有水、有泮。一个国家能够建明堂的时候是政治比较昌明的时候。明堂就像现在建的综合性的、国家级的大学一样，是学术研究机构，而当时是为当政者提供政策咨询的，从周朝就有。中国的教育制度在那时候就有了。在这里说明堂，说人的脸部，那么墙基就是四周围的骨，包括颌的和耳朵周围的。周围比面部整体还要低的人，活不到三十岁。"其有因加疾者，不及二十而死也。"再加上生病，不到二十岁就死。

黄帝曰：形气之相胜，以立寿夭奈何？伯高答曰：平人而气胜形者寿；病而形肉脱，气胜形者死，形胜气者危矣。

"黄帝曰：形气之相胜，以立寿夭奈何？"形和气相比的话，怎么来看寿夭？"伯高答曰：平人而气胜形者寿。"就正常人来说，看着形上不那么充足的，弱弱的，但只要里面的气是很盛的，就能够长寿。气盛是什么样？一个是面色正常，再一个要看脉。前面提到了"脉坚大者，顺也"。脉不大，就是

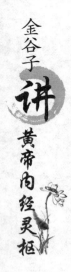

气不足。"病而形肉脱，气胜形者死。"但是假如说病得形都脱了，瘦瘦巴巴的，但是脉还很大，这是死相。正常情况下气胜形是好的，但是假如说肉脱而气胜形，形太弱了，这是死相。"形胜气者危矣。"形胜气只是气虚，个子很大，没力气，是危相，但还不至于死。

下面谈刺之三变。

黄帝曰：余闻刺有三变，何谓三变？伯高答曰：有刺营者，有刺卫者，有刺寒痹之留经者。

这在《灵枢》上只是刺法的一种。《灵枢》中有多种多样的刺法，这里的叫三变。可以刺营，可以刺卫，还有刺寒痹之留经。

黄帝曰：刺三变者奈何？伯高答曰：刺营者出血，刺卫者出气，刺寒痹者内热。

黄帝问三变具体是怎么个刺法？伯高的回答非常简单明白：所谓的刺营就是刺血法。所谓的刺卫就是刺至出气，出气就是不出血。刺寒痹就是刺了以后里面热。

黄帝曰：营卫寒痹之为病奈何？伯高答曰：营之生病也，寒热少气，血上下行。卫之生病也，气痛时来时去，怫忾贲响，风寒客于肠胃之中。寒痹之为病也，留而不去，时痛而皮不仁。

"黄帝曰：营卫寒痹之为病奈何？"三变对应的病是什么样的呢？什么时候用这个刺法呢？"伯高答曰：营之生病也，寒热少气，血上下行。"在营血的病可以见发热，恶寒，气少，脉弱，血到处走窜，病顺着血分走。"卫之生病也，气痛时来时去，怫忾贲响，风寒客于肠胃之中。"卫气生病，有时候痛，有时候不痛。怫忾贲响指的就是后面解释的那一句，"风寒客

于肠胃之中"，指肠鸣或者腹胀之类的。这叫卫之生病。这不
是后来归纳成的中医的系统理论那样，卫病就是在表的病，营
病就是在里的病，卫气营血由浅入深。这里说的卫之生病是肠
胃受了风寒以后见的腹胀，肠鸣那一套症状的病。"寒痹之为
病也，留而不去，时痛而皮不仁。"寒痹是指有固定的一个部
位。像我刚才看过的这个病人，在那个部位刺算是刺寒痹，但
也算是刺营。虽然不是上下走，但是是左右走的。所以给他放
一点血，刺后不痛了就行了。皮肤麻木不仁的病，虽然不是经
常痛，而是时痛，间歇地痛的，但只要是部位固定，就算是寒
痹。这就把营病、卫病、寒痹、怎么刺法及其临床表现明确分
清了，列了三个方法。这一篇每一小段都列出了一些明确的、
可以掌握的法则来。

最后一段提了一个特别的治法。

**黄帝曰：刺寒痹内热奈何？伯高答曰：刺布衣者，以火焠
之；刺大人者，以药熨之。**

刺老百姓用火针就行了。对那些生活条件优越的人，就要
用特别的方法。比如有些人，肥肥胖胖，一活动就气喘，肌肤
柔弱，可比之于过去的"大人"，如果条件允许，那就用这个
办法，药熨。

**黄帝曰：药熨奈何？伯高答曰：用醇酒二十斤，蜀椒一
斤，干姜一斤，桂心一斤，凡四种，皆㕮咀，渍酒中，用棉絮
一斤，细白布四丈，并内酒中，置酒马矢煴中，封涂封，勿使
泄。五日五夜，出棉絮曝干之，干复渍，以尽其汁。每渍必晬
其日，乃出干。干，并用滓与棉絮，复布为复巾，长六七尺，
为六七巾，则用之生桑炭炙巾，以熨寒痹所刺之处，令热入至
于病所，寒复炙巾以熨之，三十遍而止。汗出以巾拭身，亦三**

十遍而止。起步内中，无见风。每刺必熨，如此病已矣。此所谓内热也。

"黄帝曰：药熨奈何？伯高答曰：用醇酒二十斤，蜀椒一斤，干姜一斤，桂心一斤，凡四种，皆㕮咀，渍酒中。"把这四种药弄碎了，渍在好酒中。"用棉絮一斤，细白布四丈，并内酒中。"把棉絮和折布浸到酒中。"置酒马矢煴中，封涂封，勿使泄。"这个现在也办不到了，除非在大草原上。把马粪点着火，把酒封好，放在里面热着。"五日五夜，出棉絮曝干之，干复渍，以尽其汁。"连续这样五天五夜，干了再渍，相当费人工。"每渍必晬其日。"每次渍的时候都要渍够那些日子。"乃出干。干，并用滓与棉絮，复布为复巾。"等药和酒全吃进去，干了，用布把棉絮和药渣包起来。"长六七尺，为六七巾。"照这个尺寸做成六七个。"则用之生桑炭炙巾。"找老的桑木，烧得走了烟，制成桑炭，烤那个复巾。"以熨寒痹所刺之处。"把应该刺的地方给包起来，用桑炭熨。"令热入至于病所，寒复炙巾以熨之，三十遍而止。"连续熨三十遍。这个疗程就相当长。"汗出以巾拭身，亦三十遍而止。起步内中，无见风。每刺必熨，如此病已矣。此所谓内热也。"起来的时候赶快到密封的房间中去，不要见到风。这个"每刺必熨"就是说如果老百姓有条件的话，刺了以后再熨，也是好的。如果"大人"想快点好，可以刺了以后再熨。如果不想这样，就单纯刺，单纯熨。这里说了一个外治法，操作相当复杂。这是在《灵枢》中第一次提到外治法。用的是很简单的药，基本上在厨房里就有，但使用方法很复杂。这只是提供一个方法而已，现在由于条件所限，不好实施了，临床可以用另外的类似的方法，像红外线灯等取代。

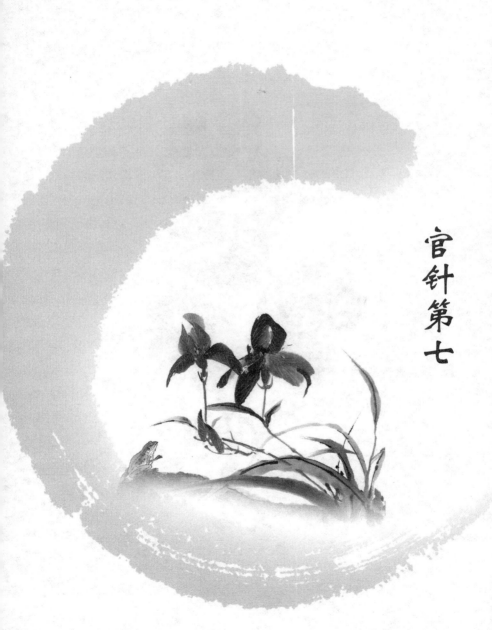

官针第七

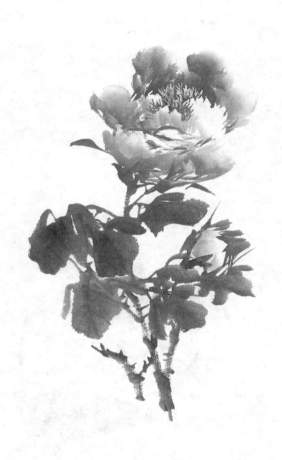

"官"，按《礼记》的注解，就是"事"。有的人说就是"法"。法针，即用针的方法。针的所任，就是针所能干的事。官针就是讲针的法定功能。

　　凡刺之要，官针最妙。九针之宜，各有所为，长、短、大、小，各有所施也。不得其用，病弗能移。疾浅针深，内伤良肉，皮肤为痈；病深针浅，病气不泻，支为大脓。病小针大，气泻太甚，疾必为害；病大针小，气不泄泻，亦复为败。失针之宜。大者泻，小者不移。已言其过，请言其所施。

　　"凡刺之要，官针最妙。"进行针刺治疗的时候，法定的用针的方式方法和各种针的功能，是必须要掌握的。这相当于说用针、治病是要有规范的，各种针相当于各个官职各有功能，各管其事。"九针之宜，各有所为，长、短、大、小，各有所施也。"这就是对前一句的解释，所谓的官针就是指各种针的官能不同，像当官一样，各干各的事。长、短、大、小各种针的职能是不一样的。"不得其用，病弗能移。"如果用得不得当，这个病就治不好。就像一个部队中什么人当参谋呢？心思缜密，深谋远虑，但不能决断的人。如果一个人决断能力很强，适合于当将军。能把一些复杂的问题简单化，迅速地做出处置，这叫决断能力。过去的官分为六部（六个职能），也是适合不同的人任职。人用得不对能成坏人，用好了是好人。针也一样，用对了能治病，用不对能害人。"疾浅针深，内伤良肉，皮肤为痈。"病很小，给病人刺得深了，伤了好肉。皮肤上会生痈。"病深针浅，病气不泻，支为大脓。"病情很深，针刺得层次不够，结聚的邪气也散不开，能成大脓。"支"字在有的版本中为"反"，"反"字更通。"病小针大，气泻太甚，疾必为害。"伤了正以后也会产生危害。"病大针小，气不泄泻，亦复为败。"这是说针的大小、刺的深浅要和病相应。所以要有规矩，还要有个尺度。尺度在这里是两分法，一大一小，一浅一深。在这个原则下决定利用针的具体情况。"失针之宜。大者泻，小者不移。"用得不恰当的时候，用大了导致泻，用小了至少是病不移。"已言其过，请言其所施。"知道了过失，具体正确的方法怎么用？

病在皮肤无常处者，取以镵针于病所，肤白勿取。病在分肉间，取以员针于病所。病在经络痼痹者，取以锋针。病在脉，气少，当补之者，取以锃针于井荥分输。病为大脓者，取以铍针。病痹气暴发者，取以员利针。病痹气痛而不去者，取以毫针。病在中者，取以长针。病水肿不能通关节者，取以大针。病在五脏固居者，取以锋针，泻于井荥分输，取以四时。

"病在皮肤无常处者，取以镵针于病所，肤白勿取。"在皮肤上没有固定处所的病用镵针。镵针在前面讲的时候提到过："镵针者，头大末锐，去泻阳气。"是在皮肤上浅刺的一种针法。皮肤白的一般是阳气不足，是虚和寒，所以不要用镵针。"病在分肉间，取以员针于病所。"前面提到了员针："员针者，针如卵形，揩摩分间，不得伤肌肉者，以泻分气。"是一种在分肉间按压的方法。"病在经络痼痹者，取以锋针。"用三棱针放血。"病在脉，气少，当补之者，取以锃针于井荥分输。"这个井荥分输是否仅指的是井荥和腧穴？有的人解释说就是取外周的腧穴。"锃针者，锋如黍粟之锐，主按脉勿陷，以致其气。"锃针是用于按压的，按脉勿陷。现在有种针叫磁锃针，带磁性的，相当于按摩针来用的。还有电锃针，是通上电来用的，都是新方法。"病为大脓者，取以铍针。"这个好理解，是用铍针来铍脓的，现在的用手术刀了。现在的手术刀，各种形制也是不同的。"病痹气暴发者，取以员利针。"前面讲到："员利针者，大如厘，且员且锐，中身微大，以取暴气。"突然发生急性疼痛的病，要用这种针。"病痹气痛而不去者，取以毫针。"长期疼痛的用毫针治疗。"病在中者，取以长针。"病比较深，叫"在中"，用长针取远痹。"病水肿不能通关节者，取以大针。"关节上有肿的用大针治疗。大针是："尖如梃，其锋微员，以泻机关之水。"现在泻水的时候，直接用注射针头就行了，用注射器将水抽出来。所以这个针现在也不用了。"病在五脏固居者，取以锋针，泻于井荥分输，取以四时。"这个非常重要。前面也提到了，病在五脏的时候是用锋针，即三棱针，而现在临床上是毫针用得多。我们要知道在临床上治五脏固痹，泻井荥分输。到底是泻井还是泻荥？"取以四时。"后面会讲到按照四时来取五输穴。四时是什么？不仅是指春夏秋冬四季。前面这一段讲的是九针和用不同的针治不同的病。下面讲刺的方式，即刺法。

凡刺有九，以应九变。一曰输刺，输刺者，刺诸经荥输脏俞也；二曰远道刺，远道刺者，病在上，取之下，刺腑腧也；三曰经刺，经刺者，刺大经之结络经分也；四曰络刺，络刺者，刺小络之血脉也；五曰分刺，分刺者，刺分肉之间也；六曰大泻刺，大泻刺者，刺大脓以铍针也；七曰毛刺，毛刺者，刺浮痹皮肤也；八曰巨刺，巨刺者，左取右，右取左；九曰焠刺，焠刺者，刺燔针则取痹也。

"凡刺有九，以应九变。"这说的是九变刺。"一曰输刺，输刺者，刺诸经荥输脏俞也。"对这一句有的人说输刺就是指脏俞，五输穴和背部的五脏之俞，而不只是指荥和俞。这里特别地提出输刺。除输刺以外，还有不按照腧穴来刺的方法，输刺只是九刺之一。"二曰远道刺，远道刺者，病在上，取之下，刺腑俞也。"腑腧，六腑的腧，是在下的。病在上，取之下，不仅仅是指头上有病脚上取，而且是指六腑有病取之下合腧，在三焦经取委阳，在大肠经取上巨虚，在小肠经取下巨虚，在胆经取阳陵泉，在膀胱经取委中，在胃经取三里。这是说病在上，取之下。"三曰经刺，经刺者，刺大经之结络经分也。"大经上有结络的可刺，而这里讲"大经之结络经分"，就不要问是哪个穴了。前面说了输刺才是刺穴位的。所以看见的结络就可以刺。"四曰络刺，络刺者，刺小络之血脉也。"这些都不是腧穴上的。"五曰分刺，分刺者，刺分肉之间也。"哪里有病刺哪里。只是说刺那个部位，并没有说刺哪个穴。"六曰大泻刺，大泻刺者，刺大脓以铍针也。"这是用铍针泻脓的方法。看到哪儿有脓就刺哪儿。不能说刺穴位周围或刺某个穴位。"七曰毛刺，毛刺者，刺浮痹皮肤也。"哪里痹刺哪里。我见某中医学院的教授讲中医疗法的时候，说治皮肤病刺肺俞，为什么有些人刺了没有用？因为穴位定得不准。要仔细地量，找那个标准的点。这显然是和经典不相符合的说法。"八曰巨刺，巨刺者，左取右，右取左。"这里就和《素问》的缪刺相区别了。巨刺是刺经，缪刺是刺络。所以说大的病用巨刺。左侧有病，而右侧的脉上异常的时候，马莳注解时引了《调经论》上的一句："痛在于左，而右脉病者，巨刺之。"虽然病痛在左，而脉的异常是在右侧的，就是左右交经。这个情况我常常见到。现在有个八字针法，就是左取右，就是对称，把刺法简单化了。就操作层面来说，用个简单方法是为了快速掌握起来，作为一个卫生员的培训来说是可以的。作为医生的学习的话，还要看根本上是怎么回事。这句经文就是这个刺法的根本。所以说后来的好多针法，常常是取了《内经》中的一句话、一个部分，发展起来，细致起来，形成一个规范，自成一派。"九曰焠刺，焠刺者，刺燔针则取痹也。"这是火针，是现在治疗痹证的一个很好的办法。

凡刺有十二节，以应十二经。一曰偶刺，偶刺者，以手直心若背，直痛所，一刺前，一刺后，以治心痹。刺此者，傍针之也。二曰报刺，报刺者，刺痛无常处也。上下行者，直内无拔针，以左手随病所按之，乃出针，复刺之也。三曰恢刺，恢刺者，直刺傍之，举之前后，恢筋急，以治筋痹也。四曰齐刺，齐刺者，直入一，傍入二，以治寒气小深者；或曰三刺，三刺者，治痹气小深者也。五曰扬刺，扬刺者，正内一，傍内四，而浮之，以治寒气之搏大者也。六曰直针刺，直针刺者，引皮乃刺之，以治寒气之浅者也。七曰输刺，输刺者，直入直出，稀发针而深之，以治气盛而热者也。八曰短刺，短刺者，刺骨痹，稍摇而深之，致针骨所，以上下摩骨也。九曰浮刺，浮刺者，傍入而浮之，以治肌急而寒者也。十曰阴刺，阴刺者，左右率刺之，以治寒厥；中寒厥，足踝后少阴也。十一曰傍针刺，傍针刺者，直刺傍刺各一，以治留痹久居者也。十二曰赞刺，赞刺者，直入直出，数发针而浅之，出血是谓治痈肿也。

"凡刺有十二节，以应十二经。"这是另一个用十二种分类的方法来对针灸具体刺法进行的分类，和后来单纯讲手法的"粗守关"是不一样的，而是具体用针的法式。"一曰偶刺，偶刺者，以手直心若背，直痛所，一刺前，一刺后，以治心痹。"这是在说对心痹的一种特别治法。心痹常常是心痛彻背，所以常常从前面刺了再从后面对应着刺。"刺此者，傍针之也。"特别注明要用傍针刺法。一般讲的是直刺法，这是要用傍针刺法，即平着刺。现在也是这样，不要直着刺。因为胸壁很薄，刺透了会成气胸，有危险。"二曰报刺，报刺者，刺痛无常处也。"疼痛没有固定地方的时候用报刺。"上下行者，直内无拔针，以左手随病所按之，乃出针，复刺之也。"直接插进去，针就留在那里了。然后用左手找，再按住另外一个痛的地方，拔出针来再刺。疼痛没有固定的地方，以病所报的痛处为准。是哪个穴呢？此非输刺，不讲穴。所以最应记住五输穴，在嫌全身那么多穴记起来复杂的时候，可以不记。要知道取穴方法，部位的描述是可以用的，真正治疗的时候以视所见为准。"三曰恢刺，恢刺者，直刺傍之，举之前后，恢筋急，以治筋痹也。"这就是说在筋痉挛的时候，直刺进去，然后在旁边再刺。现在我在临床上用小针刀治的时候，在中间切开，疏通剥离，然后在两侧各割一刀，筋急就恢复了，马上就能伸开了。看似是随便割了一下，但里面是有程式的。中间和两侧，就是前后或者左右。通开中间不算完，还要"举之前后"，把侧面通开。"四曰齐刺，齐刺者，直入一，傍入二，以治寒气小深者；或曰三刺，三刺者，治痹气小深者也。"在疼痛、寒凉的时候，对一个地方刺三针，中间直着刺一个，两边各刺一个，这叫三刺，也叫齐刺。"五曰扬刺，扬刺者，正内一，傍内四，而浮之，以治寒气之搏大者也。"这个"搏大"是什么？可以说刺入一个，两边各刺一个，即在一条线上刺上三根，也可以刺入一个，傍内四，呈梅花型。"搏大"就是范围宽一些的。治腱鞘囊肿的时候用这个刺法。在里面刺入几个眼通一下、拨一下后，一按开就行了。有时候硬了，不好按。刺的时候导致痉挛缓解开，疼痛散开就好了。还有对桡骨茎突缩窄性腱鞘炎，刺入三个针，或者用排针多刺几个以后，拘挛立即能伸开了。以前我治这个病用封闭疗法，后来打穴位注射，用很少的麻药和激素，比打封闭用得要少得多，也能办到。后来用枝川注射疗法，用的量更小。100毫升生理盐水加上3毫克的地塞米松，取一两毫升注射，只有零点零几克的激素，构不成任何副作用，也能治好。再后来严重的用小针刀治。这都是些有效的办法，但也有无效的，各有各的毛病。最后就用这个齐刺法或者扬刺法，三针五针也有效。也有这样治无效的，无效的话，那些方法也都可以选取，目的就是把病治好，还不要留下副作用。前天我刚看的那例患者在别处用封闭治疗，局部色素脱失，就是用过量了，我就不敢再用同样的方法了，再用的话能导致肌肉萎缩等严重的副作用。只能是用针刺方法治疗，针刺没有这个副作用，但也要注意前面说的，小病不要用大针。别针深了，那样泻气。"六日直针刺，直针刺者，引皮乃刺之，以治寒气之浅者也。"寒气浅，在皮的，用直针刺皮就行了。"七日输针，输刺者，直入直出，稀发针而深之，以治气盛而热者也。"稀发针：针离得很远，直接扎进去，但扎得很深。这个输刺和前面"九变"中的输刺不是一个意思。因为不同分类中的输刺，明显是不同的意思。"八日短刺，短刺者，刺骨痹，稍摇而深之，致针骨所，以上下摩骨也。"痹在骨，治疗骨痹，针刺进去后轻轻磨一磨。现在小针刀可以用来磨骨。定点、定位、定向，按住，进去，对骨质增生、骨刺引起的疼痛，针刺到了骨尖上后，轻轻刮一下，听到嘎吱嘎吱响，有时候能立即缓解。这个方法现在我用得少了。老年人这样的病居多，我用温补的中药治疗，恢复得好。对严重疼痛的有时还用刮的方法。还有用温灸、天灸的方法来代替刮法。治痹，能温散开也就行了。一个病有多种治法，像前面提到的，对畏针的可以用布沾上酒，用药酒、马粪煨的方法。对骨质增生的那个尖，照了片子后可以给病人磨。现在的诊断比过去的要肯定得多，因为有透视拍片手段，而过去只能用手摸。"九日浮刺，浮刺者，傍入而浮之，以治肌急而寒者也。"对肌肉痉挛加上寒的，可以用浮刺法治疗。《灵枢》上直刺是常法，但常法不是一成不变的，也有斜刺。"十日阴刺，阴刺者，左右率刺之，以治寒厥；中寒厥，足踝后少阴也。"这个阴刺的含义很明确，就是刺足踝后少阴经的太溪穴。这里有个"左右率刺之"，《素问·长刺节论》中不是"率"字，是"卒"字，形似而讹，都是左右皆刺之（两侧都刺）的意思。"十一日傍针刺，傍针刺者，直刺傍刺各一，以治留痹久居者也。"第十一、第四、第五是类似的：一个是直刺傍刺各一；一个是直入一，傍入二；一个是直入一，傍入四。本篇是分成三种刺法来说的。看似是随意的变化，其实是有规矩的。不同的几个针，都是有讲究的。以前讲直入直出得气，这里还讲傍刺。我们要看到这规矩和变化，虽然是变化，变化有变化的规矩。所以这一篇所论及的是这个规则及其变化的规范。"十二日赞刺，赞刺者，直入直出，数发针而浅之，出血是谓治痈肿也。"这是后来的梅花针扣刺。像治皮肤湿疹，就是用赞刺。多少刺点血，用三棱针点也行，用普通针点也行。皮肤上的红肿虽然不是痈，也可以照这个方法来治疗。所以看似随意的针法如果是合于经典的治法，就能够有效。

　　脉之所居，深不见者，刺之微内针而久留之，以致其空脉气也。脉浅者，勿刺，按绝其脉乃刺之，无令精出，独出其邪气耳。

"脉之所居，深不见者，刺之微内针而久留之。"在脉比较深、看不见的情况下，把针慢慢地刺进去以后，多留一会儿。"以致其空脉气也。"让脉气能过来。"脉浅者，勿刺，按绝其脉乃刺之，无令精出，独出其邪气耳。"看到表面上的大血管的时候，不要刺，按住它，避开它，不要出了精气，不要出血过多，不要造成皮下的血肿。现在的针灸中也是要避免这种情况的。

所谓三刺，则谷气出者。先浅刺绝皮，以出阳邪，再刺则阴邪出者，少益深绝皮，致肌肉，未入分肉间也；已入分肉之间，则谷气出。故刺法曰：始刺浅之，以逐邪气，而来血气，后刺深之，以致阴气之邪，最后刺极深之，以下谷气。此之谓也。

"所谓三刺，则谷气出者。先浅刺绝皮，以出阳邪，再刺则阴邪出者，少益深绝皮，致肌肉，未入分肉间也；已入分肉之间，则谷气出。"在针刺的时候，由浅入深，慢慢地一层一层刺进去，分别对不同的部位，达到不同的效果。这是对具体操作时针入深浅的论述。手拿着针，往皮肤上一刺，刺多么深，要知道刺入的是哪一部分，要刺几针，要达到什么效果，这些在心里要非常明确。现代的针灸教材对这一部分不够重视，后来的针灸书中提到这个内容的也少。这一篇中引用的是上古的针法。"故刺法曰：始刺浅之。"刚开始刺得很浅。"以逐邪气，而来血气。"刺得浅使邪气散开了，血气就过来了。"后刺深之，以致阴气之邪。"一开始把浅表的邪气散开了，逐渐地往深刺，把阴气散开了。"最后刺极深之，以下谷气。此之谓也。"谷气指的是营血之气，正气。就是这一深一浅，先把浅表的邪散开了，最终再深入，把正气引过来了。这

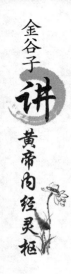

相当于打仗，先把岗哨给"摸"了，再把里面的指挥部给"端"了，最后深入进攻，派大部队过去占据。

故用针者，不知年之所加，气之盛衰，虚实之所起，不可以为工也。

这一句在这里出现了，其实这是引用了《素问·六节藏象论》上的一句。那篇讲五运六气，讲气太过和不及，讲主客加临，说的是天。在这里说人的时候，看虚实盛衰就行了。看天可知道这一年的情况，有主气，有客气。看人看病的时候用针也是这样。看这个人是老的还是少的，这个皮是软的还是硬的，喘气是大的还是小的，是高的还是低的，这病来得厉害不厉害。在治疗前做一个整体的诊断，给这个人的体质、虚实、强弱做一个判断。这是借五运六气说天的情况来说人，而不是像有些人认为的那样，得看看今年的干支，是南政年还是北政年，得看看是什么司天，什么在泉，什么是左右间气,现在是哪个节气上，天气怎么样，刺的时候就本着这些来刺。我认为这个方法从根本上来说是一个严重的偏差和错误，根本脱离了临床事实，也脱离了《内经》的本意。我们而要一切以人为准，就像这里讲到的，要落实在"气之盛衰，虚实之所起"上。后面讲了应五脏的五刺。

凡刺有五，以应五脏，一曰半刺，半刺者，浅内而疾发针，无针伤肉，如拔毛状，以取皮气，此肺之应也。

就像刺湿疹的浅刺，如拔毛一样。快速而轻浅地发针，这就叫半刺。前面在十二节刺中说的赞刺，都是类似这个的刺法。"取皮气"，对皮肤病的治疗可以用这个半刺法：连皮都只刺到一半，不深刺进去。

二曰豹文刺，豹文刺者，左右前后针之，中脉为故，以取

114

经络之血者，此心之应也。

前面讲的扬刺、齐刺、傍刺是左右前后都刺了。但这个不同，这是应心，应血脉。"中脉为故"，中其脉是取经络之血。看到小的血管就刺一下，如果刺不着，就再多刺几下。有的血络非常细小，像线头一样，能看清楚。有的略深一些，似隐似现，暗乎乎的一个区域，那就是在深部的小静脉。如果刺一下不行，就再刺一下，出来黑色的血就可以了。刺腰痛的时候，一刺着血马上出来，一下就轻松了。"中脉为故"。这就是心之应。

三曰关刺，关刺者，直刺左右尽筋上，以取筋痹，慎无出血，此肝之应也；或曰渊刺；一曰岂刺。

这个关刺就相当于十二节中的恢刺："直刺傍之，举之前后恢筋结。"像腱鞘炎伸不直的，就用这个方法治疗，尽量不要出血。有时候看那个刺开的口，白白的，不出血。如治疗扳机指这种最典型的常见病，不要出血，出血就不对了。

四曰合谷刺，合谷刺者，左右鸡足，针于分肉之间，以取肌痹，此脾之应也。

这个合谷刺和上面的齐刺、三刺也类似：直着刺一个，旁边再刺两个，像鸡足形那样刺进去。所以我们看这些刺法多样灵活，每一种看似灵活的变化都是在规矩之内的。

五曰输刺，输刺者，直入直出，深内之至骨，以取骨痹，此肾之应也。

这是讲分别应五脏的输刺。这个输刺和十二节中的"第七曰输刺，直入直出"不一样，这是至骨的，也叫输刺。那前面提到了"一曰输刺，输刺者，刺诸经荥输、脏俞也。"这三个输刺有区别：后面这两个输刺说的是针法，刺骨是这样刺，刺

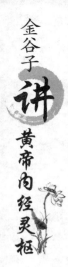
热是这样刺，而前面那个说的是部位。这些是从不同方面讲的，都是指从腧穴角度的治疗。

分十二节刺也好，分五脏刺也好，前面那些都是讲方法的，后面这里提到是穴位，是腧穴治疗。那么结合起来看，腧穴治疗取五输穴，五五二十五穴，六六三十六穴，只是取穴法的一种。它在五脏刺中占其一，在十二节刺中也占其一，在九刺中也占其一。我们要知道有腧穴，还要知道无腧穴：好多情况下是不用腧穴的，而各种刺法又不离于腧穴。比如治腰痛的，治皮肤的，治红眼病在后背放血的，治筋结的，治胃痛的，针刺拔罐的，用的是哪个穴？我都不知道。这些只是一个刺法。一说治哪个病治好了，就有人问刺哪个穴？好多人都这么问。如果只知道穴，那还差得很远。综合起来看《内经》，学取穴的精神，可使临床思维开阔起来，而不是局限于哪个穴位。

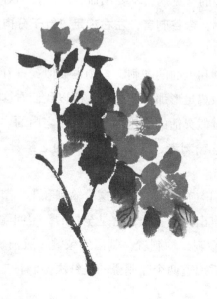

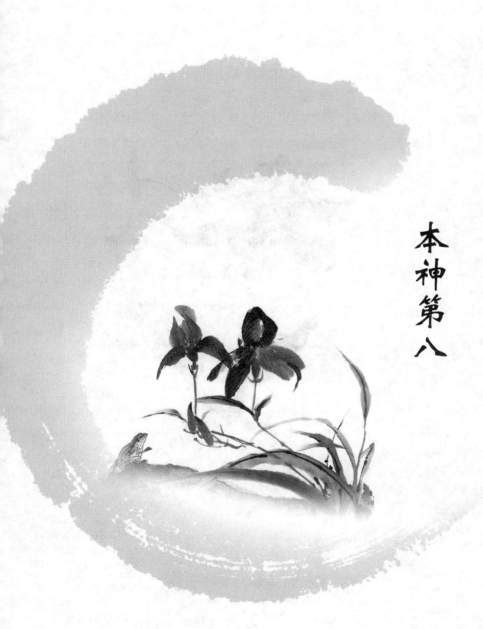

本神第八

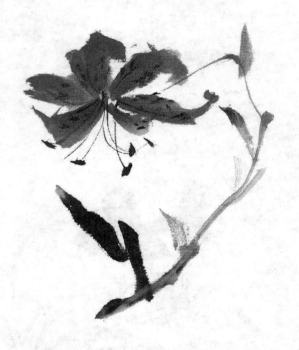

这一篇讨论精神意志方面的内容，五脏的神。所以篇名叫《本神》。

黄帝问于岐伯曰：凡刺之法，先必本于神。血、脉、营、气、精、神，此五脏之所藏也。至其淫泆离脏则精失、魂魄飞扬、志意恍乱、智虑去身者，何因而然乎？天之罪与？人之过乎？何谓德、气、生、精、神、魂、魄、心、意、志、思、智、虑？请问其故。

"黄帝问于岐伯曰：凡刺之法，先必本于神。"首先提出来刺法本于神。做针刺治疗的时候首先要注意的是神。"血、脉、营、气、精、神，此五脏之所藏也。"这些对应五脏血脉的应该算一个大类。分开讲是六个。五脏所藏的精微都是比较具体的。心主血脉，营从脾中运化出来，肺主气，肾主精，心主神，也有人提到肝主神，后面会一个一个地看到。"至其淫泆离脏则精失、魂魄飞扬、志意恍乱、智虑去身者，何因而然乎？"淫泆就是过度。离脏，不统属于五脏所主。志和意也是指精神状态。去身就是离开了身，智力和思虑都没有了。这是指精神状态衰退。黄帝问这个情况的原因。"天之罪与？人之过乎？"是自然的衰老状态还是人为造成的过失？"何谓德、气、生、精、神、魂、魄、心、意、志、思、智、虑？请问其故。"对这些名词、过程提出了疑问。

岐伯答曰：天之在我者德也，地之在我者气也。德流气薄而生者也。故生之来谓之精；两精相搏谓之神；随神往来者谓之魂；并精而出入者谓之魄；所以任物者谓之心；心有所忆谓之意；意之所存谓之志；因志而存变谓之思；因思而远慕谓之虑；因虑而处物谓之智。

"岐伯答曰：天之在我者德也。"德是人本身所秉具的自然

本神第八

秉性。"地之在我者气也。"人的气是来自地的。人吃地上生出的五谷杂粮而有生命活动的能量。而"天之在我"可以说是人类所秉承的天赋，如人的基因，与生俱来的自然的序列，这叫天。"德流气薄而生者也。"薄和搏是一个意思。有先天的这种基因的流传，再加上大地所生的水和五谷的滋养，才能有生命的存在。这里探讨到了生命的起源问题，生命的产生问题：德、气、生。"故生之来谓之精；两精相搏谓之神；随神往来者谓之魂；并精而出入者谓之魄。"这是说个体生命的诞生过程。前面的德、气、生是指人类的起源或人种的起源，而后面的精、神、魂、魄是指生命个体的生成过程。"故生之来谓之精"，就是指父精母血，男女的生殖细胞。"两精相搏谓之神"指精子和卵子的结合。"随神往来者谓之魂"，细胞结合以后会分裂，会重新组合。"并精而出入者谓之魄"，而随男女生殖之精一起被携带着的遗传物质或信息就叫魄。这是一个比较切合实际的解释，可以用现代的胚胎发生学来解释，只是用不同的名词，但同样是对这些步骤思考得极深。"所以任物者谓之心。"能够有思想了，这好像是诞生以后的阶段。会哭，知道要吃奶了，知道冷热了，能够认物的，能够对外界的东西产生反应的就叫心。"心有所忆谓之意。"这个心还有储存功能、回忆功能，回忆以前的事情，把记忆储存起来，这叫意。"意之所存谓之志。"对以前的东西，不是一想过就忘了，而是能深刻地记在里面，叫志。"因志而存变谓之思。"把储存着的这些东西进行考虑、决定、综合，这就叫思。比如一个县里有县志，县志上记载了这个县多少年有一次旱灾，多少年有一次涝灾，多少年发生一次地震，这个地方的天文、地理、人事变动、历史人物，对这些东西做了总结思考，这就叫思。

"因思而远慕谓之虑。"经过思考以后，决定要在这个地方建房屋的时候，得考虑它能够百年牢固，能抗百年不遇的洪水、地震等。远慕即为长远的考虑。"因虑而处物谓之智。"有了这些考虑以后的行动叫智，智慧的选择。比如说这里的人口增长率为20%，现在人还没那么多，而要把马路建那么宽，为什么呢？因为要考虑二十年以后的人口数量来建马路。这是对思想、意识的活动，从不同的级别上、不同的深度上来进行的分类，分为心、意、志、思、虑、智这六个层次。

故智者之养生也，必顺四时而适寒暑，和喜怒而安居处，节阴阳而调刚柔。如是，则僻邪不至，长生久视。

"故智者之养生也。"智者就是根据以前的经验进行了思考然后做出决定的人。"必顺四时而适寒暑。"智者的养生是顺四时而适寒暑。这都是前人的经验，不光是个人的经难，还包括群体的经验。"和喜怒而安居处。"要注意情绪的调节和居住环境的改善，顺应天气的变化。"节阴阳而调刚柔。""阴阳"，在谈养生时多数情况是指房事的含义。节制房事而调刚柔。这个刚柔就说得比较笼统一些了，可以指筋骨的刚柔，也可以指志意的刚柔。"如是，则僻邪不至，长生久视。"这样就不会产生一些奇怪的病。儒家也说"君子无奇疾"。奇疾一是指大的病，二是指少见的病。因为君子是顺天、中和、讲究中庸之道的，所以就不会产生一些奇怪的病。

是故怵惕思虑者则伤神，神伤则恐惧流淫而不止。因悲哀动中者，竭绝而失生。喜乐者，神惮散而不藏。愁忧者，气闭塞而不行。盛怒者，迷惑而不治。恐惧者，神荡惮而不收。

"是故怵惕思虑者则伤神。"害怕或者考虑得太多了就伤神。神是什么？"两精相搏谓之神"，伤神指影响到生殖功能。

好多不孕不育症的患者，都是脑力劳动过度，上头（头脑）发达，下头（生殖功能）就不发达了。其表现一是性功能障碍，二是生殖之精不佳，三是精子质量和数目或卵子的成熟度都不佳。这就是怵惕思虑过度则伤神。"神伤则恐惧流淫而不止。"有时候容易害怕，胆小，有时候一有声音惊吓就一哆嗦。流淫而不止是指女子白带，男子遗精。另外阴囊潮湿，阴部的汗出也都可以叫流淫不止。还有的人身上疲劳而汗出，也是这个问题。"因悲哀动中者，竭绝而失生。"假如说遇到这个情况，再加上过度悲哀，伤及内脏，流淫过度，甚至会导致死亡。我见过一个年轻男性患者，十七岁的时候在野外交合，被人撞见，当时就吓得哆嗦，不敢说话。找我看病的时候已经过了十年了，二十七岁，已经瘫了，话都说不出来了，真是伤神了。差一点就"竭绝而失生"了。肾正在作强的时候，再加上恐惧，绝对伤中。这个人一辈子就留残疾了。只要见过这样一个病例就印象很深。人在兴奋的时候，突然、剧烈的精神刺激导致肾上腺、甲状腺及垂体的过度分泌，直接影响到大脑，导致靶器官的抑制和损坏，内分泌系统功能也受损了，若是老年人，有一下子死亡的。如果是突然一下子的血气冲头，导致大脑弥漫性的梗死，也能导致死亡。"喜乐者，神惮散而不藏。"过度的喜乐，神都散出来了。"愁忧者，气闭塞而不行。"忧愁得不说话，里面的气也憋着。唉声叹气后出一口气。"盛怒者，迷惑而不治。"大怒，一下子气得不知东西南北，晕了头了。这种情况也能够见到。"恐惧者，神荡惮而不收。"怵惕思虑能伤神，神伤了以后就恐惧，恐惧了以后，"神惮散而不收"，吓得不知说什么好了。经剧烈恐惧，有人是会吓成这样的。

心，怵惕思虑则伤神，神伤则恐惧自失。破䐃脱肉，毛悴

色夭，死于冬。

上面说的这一例惊吓伤精的患者，就见破䐃脱肉。那人身上瘦，他不活动就更瘦。"毛悴色夭"，脸色也不好看，头发也炸着。说"死于冬"，并不一定是当时死，有人这样病了十年了也没死。这里说的冬是指万物闭藏，包括人到了老年的状态。这样的病人衰老得早，可能就影响到寿命。

脾，愁忧而不解则伤意，意伤则悗乱，四肢不举，毛悴色夭，死于春。

这里讲的春夏秋冬是指五行的生克。脾是土，春木克脾土。"意伤则悗乱"，表现是四肢不举。"毛悴色夭"是在后面都能见到的。

肝，悲哀动中则伤魂，魂伤则狂忘不精，不精则不正，当人阴缩而挛筋，两胁骨不举，毛悴色夭，死于秋。

这是讲肝在悲以后的损伤情况。"狂忘不精"，肝伤后的表现就是善狂。不精就是不那么精明，后面说了"不精则不正"，指没什么决断、思虑，净是乱七八糟的想法。表现是阴缩、挛筋、两胁骨不举，看两胁塌陷着，就可以猜到伤肝了。这是形体和精神结合的一种看法。死于秋是因金克木。

肺，喜乐无极则伤魄，魄伤则狂，狂者意不存人，皮革焦，毛悴色夭，死于夏。

按照五行的归属，有的说法是悲伤肺，这篇说的是悲伤肝。这里所说的伤都是相冲的伤。悲是金气，就伤肝。喜乐是心气，是火，火就伤金，伤肺，这和死于哪季是一样的。"死于夏。"因为火克金。

肾，盛怒而不止则伤志，志伤则喜忘其前言，腰脊不可以俯仰屈伸，毛悴色夭，死于季夏。

"肾，盛怒而不止则伤志。"盛怒是伤志的，是对应土的。而一般说的盛怒是肝气，这篇的忧愁是伤肝气的。悗乱在本篇对应木，木来克土，而盛怒是应土气的。"志伤则喜忘其前言。"说了的话一会儿我就忘了。"腰脊不可以俯仰屈伸，毛悴色夭死于季夏。"这都是照五行的格式来说的。盛怒在这里是土气郁盛的一个表现。五行对应五情志的表现，在《内经》中不同，在《灵枢》中也是不同的。五脏是五神脏，主五种情绪是肯定的。

恐惧而不解则伤精，精伤则骨酸痿厥，精时自下。是故五脏主藏精者也，不可伤，伤则失守而阴虚；阴虚则无气，无气则死矣。

"恐惧而不解则伤精，精伤则骨酸痿厥，精时自下。"遗精和腰膝酸软的病现在归为肾虚的原因，实际上更精确地说这叫精伤。"是故五脏主藏精者也，不可伤，伤则失守而阴虚；阴虚则无气，无气则死矣。"现在说阴虚则内热，这是将阴阳、寒热相对来说的。"阴虚则无气"，这个阴虚就是指的五脏之气虚。内脏之气耗竭完了就死了。

是故用针者，察观病人之态，以知精、神、魂、魄之存亡，得失之意，五者以伤，针不可以治之也。

看到这五者都伤了，就再别用针去治了。像我之前看过的这个小孩，即便形体上肉脱（是个败相），还呕吐，但是说话很明白，还能上学，所以还可以考虑用针。但是病人手又特别凉，那就不如用汤药调。所以宁用汤药，少用针。要是迷糊了，那连针都不要用。我在南方看过一个小孩，淋巴瘤转移。有人考虑用针，我没表态。我不主张这种无据的治法。那种情况是不适合用针的。恶性病到了最后，精神萎靡，脸白，眼睛发呆。小孩是春，但见一脸白象，就如春见秋象，他还能有多长时间？这个病人看着精神还很好，尽力挽救就是了。因为已经是露出败象来了，而是不是一般的败。五色特别明显的都是不好的现象。

肝藏血，血舍魂，肝气虚则恐，实则怒。

在《辅行诀》里按五脏的虚实用补泻。这个非常关键。到底五脏是虚还是实？见到不同情绪变化，要能明确地断定出来。

脾藏营，营舍意，脾气虚则四肢不用，五脏不安，实则腹胀经溲不利。

后面讲太阴脉时提到了虚证和实证的表现。四肢的乏力是脾虚的典型代表。脾主四维，肌肉在四肢上。腹胀和经溲不利这些都是脾的实证，大腹的实证，肚子里的实，包括经、溲，即月经和小便。

心藏脉，脉舍神，心气虚则悲，实则笑不休。

这里讲心气虚则悲，实则笑不休。一悲一笑，一虚一实。

肺藏气，气舍魄，肺气虚，则鼻塞不利少气，实则喘喝胸盈仰息。

如过敏性鼻炎，鼻塞。过敏性哮喘，气虚，喘不动气，都是肺气虚。胸满闷，挺着胸，抬着头喘气的，叫肺气实。

肾藏精，精舍志，肾气虚则厥，实则胀。五脏不安。必审五脏之病形，以知其气之虚实，谨而调之也。

"肾藏精，精舍志，肾气虚则厥。"厥就是四肢冷，原因是肾气虚。"实则胀。五脏不安。"有人说脾实就是腹胀，而这个肾实应该是经溲不利，这也是一种说法。后面讲少阴终的时候提到，肾实是可以见胀的。后面一句是总结。"必审五脏之病形，以知其气之虚实，谨而调之也。"

这一段就是判断五脏气虚实的一个标准。四肢痿废的，四肢不用的，肯定是脾气虚。比如前面提到的这个小孩，手那么瘦小，就是脾气虚。有过敏性鼻炎的就是肺气虚。特别胆小的那叫肝气虚。四肢冷的那叫肾气虚。不用，是指无力。所以说审五脏之病形。五脏的虚实怎么断？现在的辨证论治证型标准中的五脏虚实是很重要的标准，包括了舌、脉，几个主症，几个次症。但这个是很简单的，应该再结合上五脏所藏的神，结合上情志的变化等可把握的症状，这样就有所分辨。然后在调五脏虚实、取哪一经的时候，就有把握多了，取五输穴输刺的时候就知道从哪一经取了。所以这一篇除了提到精神意志的生成以外，最终还是落实在五脏气虚实的病形辨证上的。掌握了这个，《本神》篇的关键点和针灸治疗的实用价值就全掌握了。

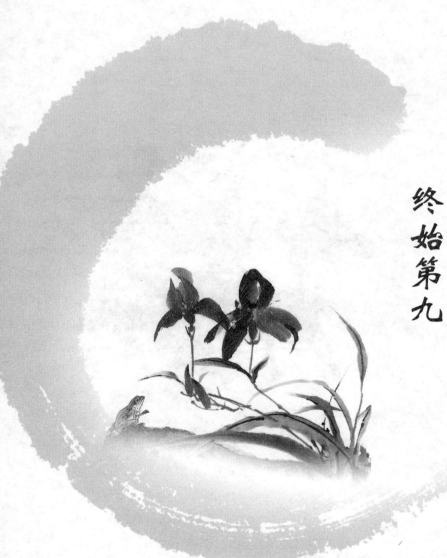

终始第九

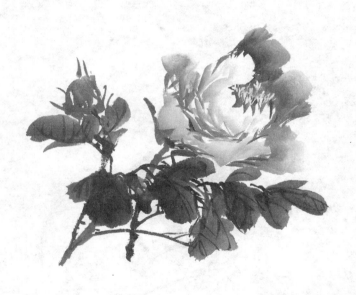

《终始》在《内经》时代就是一篇古老的针经，我们从这里可以看出针灸的传统。这一篇对《终始》进行了阐述，也可能有些引用。现在已分不清楚哪些是引用，哪些是阐述了。这说明学术文献在传承过程中被引用。现在的科技文献的引用度，说明了该文献受重视的程度。引用古典文献的做法自古至今，一直到现在我们还引用着《内经》，连《中医基础理论》都是从《内经》里来的。《内经》的时代已经有比较成熟的中医理论在传承着。所以《终始》这一篇的看脉和用针方法，都是那时候就成熟了的规矩。现在看仍然有重要的实际临床意义。

　　凡刺之道，毕于《终始》，明知《终始》，五脏为纪，阴阳定矣。阴者主脏，阳者主腑，阳受气于四末，阴受气于五脏，故泻者迎之，补者随之，知迎知随，气可令和，和气之方，必通阴阳。五脏为阴，六腑为阳，传之后世，以血为盟。敬之者昌，慢之者亡。无道行私，必得夭殃。

　　"凡刺之道，毕于《终始》，明知《终始》，五脏为纪，阴阳定矣。"刺道在《终始》篇中全讲述了。明知《终始》就是要把《终始》看明白了。五脏为纪：以五脏作为纲领，阴阳就可以把握了。《终始》这一篇是以五脏为经的，是通过五脏这五个系统来划分的。"阴者主脏，阳者主腑。"说了"五脏为纪，阴阳定矣"，五脏为阴，加上阳，脏腑就全有了。所以"阴者主脏，阳者主腑"。"阳受气于四末，阴受气于五脏。"这是对《终始》篇理论性的概括，是读了以后的体会，或是做了一个概要。阳经从四末受气，阴经在五脏受气。比照现代对血液循环的认识，动脉血是离心流的，静脉血是向心流的。动脉供血的位置常常很深，浅表的是静脉。那么从阴从阳，从内从外，从浅从深来说，完全可以比照血液循环来理解。经络实质就是血管，虽然不完全等同于具体哪条血管，但包括了一种理论的方法和分类方法。在这里说的经脉是很明白的，包括阳受气于四末，阴受气于五脏，这与动脉、静脉分阴分阳可以说是一致的。"故泻者迎之，补者随之，知迎知随，气可令和。"这个迎随是什么？有的人说阳气受于四末，手之三阳，从手走头，有个走向。在泻的时候就可以迎随补泻，就是顺着经脉走向，逆着经脉走向以行补泻。后世说的迎随补泻是这样的。而前面说到是指疾徐。但足的经脉就不是，足三阳是从头走足，足三阴是从足走腹，是从五脏受气的。所以后来的理论上的循环图和这里说的就不一样。所以不要根据经脉受气于哪里，就来进行顺逆的操作。而现在讲迎随补泻时，是据经脉循行方向来行顺逆补泻，可是在经典这里并没有说明有这个方法。"和气之方，必通阴阳。五脏为阴，六腑为阳。"讲怎么样和气，就是讲阴阳。阴阳在这里就是指脏腑。"传之后世，以血为盟。敬之者昌，慢之者亡。无道行私，必得夭殃。"要非常郑重地传承下去。不合乎天道自然的，传或者不传，必得夭殃。夭殃是什么？后来有人说，将这个东西保守为己有，或者传给坏人，会受到天谴，报应到自己。这个也不一定。"无道行私"，要传承的时候，选人不当，夭殃的不是其他，而是学术本身。传给一个手比较笨的人，让他学针道，那他就没法传承下去了。假如传给一个记忆力不好，语言表达能力不行的人，让他传经，他记不住，经文也会失传了。后面有一篇会提到，根据人的不同才智传承不同的内容，不能行私，不能想传什么就传什么，想怎么教就怎么教，那是误人，也误己，更是对医学事业的不负责任。

谨奉天道，请言终始。终始者，经脉为纪。持其脉口人

迎，以知阴阳有余不足，平与不平，天道毕矣。所谓平人者不病，不病者，脉口人迎应四时也，上下相应而俱往来也，六经之脉不结动也，本末之寒温之相守司也，形肉血气必相称也，是谓平人。少气者，脉口人迎俱少，而不称尺寸也。如是者，则阴阳俱不足，补阳则阴竭，泻阴则阳脱。如是者，可将以甘药，不可饮以至剂，如此者弗灸。不已者因而泻之，则五脏气坏矣。

"谨奉天道，请言终始。终始者，经脉为纪。"前面提到："明知终始，五脏为纪"。这里提到："终始者，经脉为纪。"知五脏，知阴阳，知脏腑，都是从经脉上来看的。"持其脉口人迎，以知阴阳有余不足，平与不平，天道毕矣。"这一句话高度地概括了在《内经》中的"诊察阴阳，有余不足"。表明了反复强调的补泻的根据是什么？就是人迎和寸口脉这个诊法。"所谓平人者不病。"平人就是没病的人。"不病者，脉口人迎应四时也。"脉口与人迎是怎么应四时的？一般是春夏人迎偏大，秋冬寸口偏大，这叫应四时。"上下相应而俱往来也。"这里说的上下相应，就是上下和四时的相应，都有搏动。"六经之脉不结动也。"各个地方的脉都没有结脉，节律均匀。"本末之寒温之相守司也。"身体上和四肢的寒温是一致的。"形肉血气必相称也，是谓平人。"不胖不瘦，气既不盛也不虚，肉既也不脱也不胀。血既不多也不少。前面提到了这些看人的外相需要的内容。"少气者，脉口人迎俱少，而不称尺寸也。"不称尺寸，是说人迎和脉口的脉与人的身形不相适应，比正常的都小。"如是者，则阴阳俱不足。"阴阳俱不足，指的就是人迎和脉口俱不足。"补阳则阴竭。"给他补阳的话阴就会竭了。"泻阴则阳脱。"泻阴泻多了，阳也随着脱了。

"如是者，可将以甘药。"像这样的人用甘药来调整。像小建中汤，黄芪建中汤，内补当归建中汤之类的。"不可饮以至剂。"至剂就是至补至泻的剂。如用大苦大寒泻热，不行。又如用大温大热，用大量附子，用补火派或者补水派方法，都不合适。只能用甘药，平和地来调。"如此者弗灸。"像这样的不能用针，也不能用灸。"不已者因而泻之，则五脏气坏矣。"假如说用了药以后病没有好，而又用针去给他通一通，泻一泻，那么会使五脏气坏。所以严格禁用泻法。从这里可以看到讲终始是讲阴阳、脏腑，通过人迎、寸口看出有余和不足而行补泻。对阴阳俱虚的病，针灸并不是适宜的方法。谈针灸首先要知道禁忌。并且说到了违反禁忌的后果非常严重，会使五脏气坏，可以威胁到生命。所以要知其宜，还要知其非宜。下面具体讲怎么看人迎和寸口的对比。

人迎一盛，病在足少阳，一盛而躁，病在手少阳。人迎二盛，病在足太阳，二盛而躁，病在手太阳，人迎三盛，病在足阳明，三盛而躁，病在手阳明。人迎四盛，且大且数，名曰溢阳，溢阳为外格。

"人迎一盛，病在足少阳，一盛而躁，病在手少阳。"这个躁是躁急，脉不但大，而且搏动的次数多。"人迎二盛，病在足太阳，二盛而躁，病在手太阳，人迎三盛，病在足阳明，三盛而躁，病在手阳明。"这个一盛、二盛、三盛在后面会提到，就是和寸口相比大一倍、二倍、三倍。大一倍就是它的两倍，大二倍就是它的三倍。"人迎四盛，且大且数，名曰溢阳，溢阳为外格。"这个躁和数是一个意思。盛就是大，躁就是数。这里提出了一个溢阳的病，是人迎大得过分了。对于大小的比较来说，通过手感并不是很难分辩的事。手摸一个豆子，是黄豆还是大豆，大概能摸得出来。搏动的幅度，力量的大小也能摸得出来，能感觉出来。

脉口一盛，病在足厥阴；厥阴一盛而躁，在手心主。脉口二盛，病在足少阴；二盛而躁，在手少阴。脉口三盛，病在足太阴；三盛而躁，在手太阴。脉口四盛，且大且数者，名曰溢阴。溢阴为内关，内关不通，死不治。人迎与太阴脉口俱盛四倍以上，名曰关格。关格者，与之短期。

"脉口一盛，病在足厥阴；厥阴一盛而躁，在手心主。"手心主，就是指的手厥阴心包络的经。"脉口二盛，病在足少阴；二盛而躁，在手少阴。"这里明确提到有手少阴经。而在前面提到五脏的时候，有手心主，没有手厥阴和手少阴。心主后来叫心包络，这里更是指心。"脉口三盛，病在足太阴；三盛而躁，在手太阴。脉口四盛，且大且数者，名曰溢阴。溢阴为内关，内关不通，死不治。"又盛又大又数的名曰溢阴。溢阴为内关，阴太盛了，在里面堵住了。阳太盛了就溢到外面来了。溢阳和内关都是很严重的病。"人迎与太阴脉口俱盛四倍以上，名曰关格。关格者，与之短期。"既有内关又有外格，所以叫关格。"与之短期"，这样的就不好办了。什么情况能见关格呢？急症如脑溢血发生的时候，血压剧烈升高，人迎、脉口俱大。恶化得很快，一般不过一天就能病危了。下面讲具体的治法。

人迎一盛，泻足少阳而补足厥阴，二泻一补，日一取之，必切而验之，疏取之上，气和乃止。人迎二盛，泻足太阳补足少阴，二泻一补，二日一取之，必切而验之，疏取之上，气和乃止。人迎三盛，泻足阳明而补足太阴，二泻一补，日二取之，必切而验之，疏取之上，气和乃止。

"人迎一盛，泻足少阳而补足厥阴，二泻一补"病在足少阳，那就泻足少阳，在泻阳的同时要补阴。但是病在阳，所以以泻阳为主。二泻一补。这是一个阴阳调和的方法。"日一取之，必切而验之，疏取之上，气和乃止。"这个"疏"在有的版本中是"躁"。而在前面讲刺法时提到"第七曰输刺"，输刺的时候"稀发针而深之"。所以说疏取是稀发针也有道理。只说了取足少阳，那在足少阳上取几个穴？这里说"疏取之上"，应该说取穴不多。用这个"疏"字是有道理的。后面的"疏取"也是这样。达到的效果就是气和乃止。如何知道气和呢？"切而验之。"针刺以后再摸脉。那什么情况就是气和了呢？后面会讲到。"人迎二盛，泻足太阳补足少阴，二泻一补，二日一取之，必切而验之，疏取之上，气和乃止。"足太阳治疗起来要二日一取。足太阳和足少阳的气血多少不同，所以取的方法也不同。这是一个相对比的一日一取，二日一取。而对这个病和这一经的实际病变，需要急治还是慢治也不同。这是说常规的标准，是相对而言的，意思就是说根据各经气血的多少而选不同的针法。"人迎三盛，泻足阳明而补足太阴，二泻一补，日二取之。"阳明是多气多血的经，可以多泻。"必切而验之，疏取之上，气和乃止。"这里说的三阴，从一日一取，到二日一取，再到一日再取，是根据气血多少决定治疗的间隔时间。

脉口一盛，泻足厥阴而补足少阳，二补一泻，日一取之，必切而验之，疏而取上，气和乃止。脉口二盛，泻足少阴而补足太阳，二补一泻，二日一取之，必切而验之，疏取之上，气和乃止。脉口三盛，泻足太阴而补足阳明，二补一泻，日二取之，必切而验之，疏而取之上，气和乃止。所以日二取之者，阳明主胃，大富于谷气，故可日二取之也。

"脉口一盛，泻足厥阴而补足少阳，二补一泻，日一取之，必切而验之，疏而取上，气和乃止。"这个"疏而取上"与"疏取之上"不同，"疏而取之上"与"疏取之上"意思是一样的。我们要注意对内脏阴经取得总是少，对外面阳经取得总是多。对阴阳补泻的时候，于阴盛者，补阳的时候可以多补，泻阴的时候要少泻。泻足少阳是二泻，补足少阳是二补。所以对阴经操作要少，轻易不要动内脏，从这里就能看得出来。目的是阴阳平衡。虽然是内在盛，但是通过补阳就使阴阳平衡了。"脉口二盛，泻足少阴而补足太阳，二补一泻，二日一取之，必切而验之，疏取之上,气和乃止。"反复地强调："必切而验之，疏取之上,气和乃止。"作为背诵的格式，一句话能讲到六遍，反复讲，是要形成一种强化的记忆，操作时就能时刻不忘。同样也是补得多，泻得少。内脏盛要多补阳，少泻阴。"脉口三盛，泻足太阴而补足阳明，二补一泻，日二取之，必切而验之，疏而取之上，气和乃止。所以日二取之者，阳明主胃，大富于谷气，故可日二取之也。"阳明多气多血，"大富于谷气"，气盛，所以可以一日刺两次，无论泻也好，补也好，经得起折腾。

人迎与脉口俱盛三倍以上，命曰阴阳俱溢，如是者不开，则血脉闭塞，气无所行，流淫于中，五脏内伤。如此者，因而灸之，则变易而为他病矣。

"人迎与脉口俱盛三倍以上，命曰阴阳俱溢，如是者不开，则血脉闭塞，气无所行，流淫于中，五脏内伤。"看着外面都是盛的，这是气闭在里面了，血脉不通了。五脏内伤，内外不通。我去年看了一例脑干出血的病人，就是高烧、脸红、颈动脉严重地搏动，手也搏动，血压剧烈升高，内脏快坏了，昏

终
始
第
九

135

迷，很快（一天）就完了。急性的脑出血就会出现这个情况。"如此者，因而灸之，则变易而为他病矣。"这样火太盛于外，再用灸，那就不知变成什么杂病了。

凡刺之道，气调而止，补阴泻阳，音气益彰，耳目聪明。反此者，血气不行。

反复强调"气和乃止""气调乃止"，最后再总结："气调而止，补阴泻阳。""反此者，血气不行。"针刺就是调气血，判断气血调好没调好就要看脉，脉候内外，脏腑。脏腑内外就是通过人迎和寸口来诊查的。经文反复强调这个问题。下面具体地讲什么是气至而有效。

所谓气至而有效者，泻则益虚，虚者，脉大如其故而不坚也；坚如其故者，适虽言故，病未去也。补则益实，实者，脉大如其故而益坚也；夫如其故而不坚者，适虽言快，病未去也。故补则实、泻则虚，痛虽不随针，病必衰去。必先通十二经脉之所生病，而后可得传于《终始》矣。故阴阳不相移，虚实不相倾，取之其经。

"所谓气至而有效者，泻则益虚。"气至而有效的标准就是脉象。什么是有效？就是泻则益虚。这个气至是通过脉看的。那么对比后来说的手下的针感，从这里就明确地看出不一样来。"虚者，脉大如其故而不坚也。"虚就是脉大而不坚。"坚如其故者，适虽言故，病未去也。"泻实得气的时候，看到脉和以前差别不大，但不是那么硬了。假如说还那么硬的话，那么虽然当时好了，但病没有真正的好。"补则益实。"并不是手下沉紧叫实，也不是手下的感觉空。"实者，脉大如其故而益坚也。"什么叫实？"脉大如其故而益坚也。"补实了以后，脉的幅度还那样，但有力量，说明它坚了。"夫如其故而不坚者，适虽言快，病未去也。"假如说脉并没有真正补实，虽然这个病看着好了，但并没有真正好。所以这里对气至而有效进行了明确的论述。"故补则实、泻则虚，痛虽不随针，病必衰去。"即便当时这个病并没有随着针刺治疗立即好，但是只要脉恢复了，以后邪肯定会衰去。"必先通十二经脉之所生病，而后可得传于《终始》矣。"要先学习十二经络之所生病，要识病证，就可以学习《终始》了。"故阴阳不相移，虚实不相倾，取之其经。"阴阳不相衡，虚实不平衡，要从经上来调整。这就把针灸要达到的效果、针灸断病的标准讲了。讲了经的虚实，然后结合病证和脉，结合前面说的通十二经脉之所生病，再加上这个脉诊，就可以把病弄明白了，把虚实搞明白了，以后的效果都可把握，就可以治病了。

凡刺之属，三刺至谷气，邪僻妄合，阴阳易居，逆顺相反，沉浮异处，四时不得，稽留淫泆，须针而去。故一刺则阳邪出，再刺则阴邪出，三刺则谷气至，谷气至而止。所谓谷气至者，已补而实，已泻而虚，故以知谷气至也。邪气独去者，阴与阳未能调而病知愈也。故曰：补则实，泻则虚，痛虽不随针，病必衰去矣。

"凡刺之属，三刺至谷气，邪僻妄合，阴阳易居，逆顺相反，沉浮异处，四时不得，稽留淫泆，须针而去。"三刺到谷气以后，"邪僻妄合"，不正常的邪气合在一起了。"阴阳易居"，内外的层次乱套了。"逆顺相反"，正常的、和季节相应的、和人体相应的情况不符合了，这叫逆。"沉浮异处"，正常的是春夏人迎大，秋冬寸口大，阳浮阴沉。而春夏寸口大，秋冬人迎大的话，就反过来了，这就叫四时不得（四时的浮沉、逆顺、阴阳不相得），就和邪气合在一起了。"稽留淫泆"，邪气居留以后就产生病变了，得用针来调整它。"故一刺则阳邪出。"正常情况下阳邪浮在外面，所以一刺阳邪出。"再刺则阴邪出。"再刺，内在的阴气就出了。"三刺则谷气至，谷气至而止。"前面提到过三刺谷气至。"所谓谷气至者，已补而实，已泻而虚，故以知谷气至也。"所谓气至而有效就是说谷气至。所谓谷气至，也就是气至而有效。三刺谷气至就是指脉的补而实，泻而虚。针治到一定的层次以后达到一定的效果。如果刺的时候不仔细，深浅弄得乱了套，那就不行了。所以要特别仔细地一刺、二刺、三刺。"邪气独去者，阴与阳未能调而病知愈也。"这就是说根据脉来看阴阳补泻，来看针刺的效果。针刺以后邪气去了，即便当时还没有好，病也可以好。"故曰：补则实，泻则虚，痛虽不随针，病必衰去矣。"气至达到补泻效果后，痛虽不随针马上就好，病也会好的。这就是说阴与阳未能调，表现就是痛没随针立好。这是对上一句"气至而有效"的解释。后面再从阴阳谈补泻。

阴盛而阳虚，先补其阳，后泻其阴而和之。阴虚而阳盛，先补其阴，后泻其阳而和之。

"阴盛而阳虚，先补其阳，后泻其阴而和之。"阴盛就是前面说的寸口盛。阴盛，相对阳就虚了。先要补阳，用二补其阳，一泻其阴，即前面对阴盛的时候用的二补一泻的方法。"阴虚而阳盛，先补其阴，后泻其阳而和之。"前面说的一补二泻，都是对阴的调整要少，对阳的调整要多。最终是要补泻调和。从哪里下手补，从哪里下手泻？要先补哪个，后补哪个？这里对表里先后，补泻多少的原则都提出来了。要先补后泻。这不是一个简单的是补就纯补，是泻就纯泻的方法，而是一个综合的原则。在泻的时候要照顾到补，在补的时候要照顾到泻。先泻哪里，后泻哪里，泻多少，补多少，这里提出了具体的、量化的原则。对一个单纯的病，用补或用泻的原则是对的。具体的操作时要注意调和。像用药一样，桂枝汤的里面有芍药。在一个清热的方中有时加上一个温药，达到中和。

三脉动于足大趾之间，必审其实虚，虚而泻之，是谓重虚。重虚病益甚。凡刺此者，以指按之，脉动而实且疾者疾泻之，虚而徐者则补之。反此者，病益甚。其动也，阳明在上，厥阴在中，少阴在下。

"三脉动于足大趾之间，必审其实虚，虚而泻之，是谓重虚。重虚病益甚。"这说从足上的脉看虚实，不要泻虚。要是虚了，用泻法会加重病情。"凡刺此者，以指按之，脉动而实且疾者疾泻之。"通过脉看到实的就用泻法。"虚而徐者则补之。"看到虚的，就用补法。"反此者，病益甚。"补泻弄反了，会加重病情。"其动也，阳明在上，厥阴在中，少阴在下。"这是说足大趾之间的三脉。阳明在上是指跗阳脉，厥阴在中是指太冲脉，少阴在下是指太溪脉。要看这三个脉的虚实定补泻。这是言足之三阴的补泻。

膺腧中膺，背腧中背，肩膊虚者，取之上。重舌，刺舌柱以铍针也。

前面提输刺的时候是按腧穴取的，这个是指按部位来取。讲重舌的治疗方法。看到舌头肿了，刺舌头底下的舌系带。看到肿用刺法就行了，这里不论取什么穴。

手屈而不伸者，其病在筋，伸而不屈者，其病在骨，在骨守骨，在筋守筋。

"手屈而不伸者，其病在筋。"如腱鞘炎，扳机指或者膝关节不能伸开（是后面的筋在挛缩）。知道病在筋，就治筋了。

"伸而不屈者，其病在骨。"骨关节的病导致相应部位不能弯下来。如膝关节骨性关节炎，使人不能下蹲。"在骨守骨，在筋守筋。"在骨的病从骨治，在筋的病从筋治。这也很明确，并没有提刺哪个穴来治筋病、骨病。有的人治筋病用筋会，刺阳陵泉，治骨病用骨会，刺大杼。从这里看，则是刺病所在的部位。用小针刀或火针治疗的时候，都是从所在部位治。要说从远的地方治，有的时候肘关节的病从背上治，因为心肝之气在肘，具体还得结合经典和临床实际而论。下面提到补法。

补须一方实，深取之，稀按其痏，以极出其邪气。一方虚，浅刺之，以养其脉，疾按其痏，无使邪气得入。邪气来也紧而疾，谷气来也徐而和。脉实者深刺之，以泄其气；脉虚者，浅刺之，使精气无泻出，以养其脉，独出其邪气。

"补须一方实，深取之，稀按其痏，以极出其邪气。"补的时候要防止泻气，补实以后，快出针，按压针孔。对实证用泻法，"深取之，稀按其痏，以极出其邪气"，是泻邪气的方法。"一方虚，浅刺之，以养其脉，疾按其痏，无使邪气得入。"这是治虚病的时候所用的补法，要浅刺，急按针孔。这是后来补泻手法中通用的一个操作。"邪气来也紧而疾，谷气来也徐而和。"也有人解释说这是手下的针感。而结合前面说的"气至有效"，实证的时候，脉是紧的、急的。刺了以后，得气了，谷气来了，脉就缓和了。"脉实者深刺之，以泄其气。"刺实证用泻法深刺，就是前面说的"深取之"。"脉虚者，浅刺之，使精气无泻出，以养其脉，独出其邪气。"脉虚者出邪气是什么意思？就像前面那个对比说法来看（二泻一补，二补一泻的方法），就是在泻的时候还有补，在补的时候还有泻。所以这个补泻是相对而言的。

刺诸痛者，其脉皆实。

这一句话就是一段。所谓的痛者，脉都是实的，都应该泻。后面是又一句话一段，是讲大概部位的。

故曰：从腰以上者，手太阴阳明皆主之；从腰以下者，足太阴阳明皆主之。

手太阴、阳明，肺和大肠。足太阴、阳明是脾和胃。后来有个四总穴歌，"面口合谷收"，就是手阳明大肠经；"头项寻列缺"，是手太阴肺经。面口、头项都有了，就是腰以上的病。腰以下的，"肚腹三里留"，足阳明胃经，这基本就全了。还有一个足太阳膀胱经的，"腰背委中求"。四总穴歌的含义和这里的大致相同。

病在上者下取之；病在下者高取之；病在头者取之足；病在腰者取之腘。

这个"病在腰者取之腘"，就是那个"腰背委中求"了。四总穴是后来流行的看似很通俗的一个取穴方法，实际出自这里的经典论述。"病在上者下取之"是指什么含义？前面提到了下合穴，治肚子里的病，治六腑的病，因为六腑的经皆从下，上合于手。这里说的是手三阳。"病在下者高取之"，这是根据经脉的走向，取经脉所过的下方部位。那如何知道病是在头还是在足的呢？下面一段谈这个问题。

病生于头者，头重；生于手者，臂重；生于足者，足重。治病者，先刺其病所从生者也。

"病生于头者，头重；生于手者，臂重；生于足者，足重。"依据病人的感觉可以知道病所在的部位。"治病者，先刺其病所从生者也。"知道这个病从哪里起始的，比如影像检查出都是颈椎病，先头晕、头沉，后手臂麻的，应该是病生于头。先手上麻的，这叫病生于手。虽然都是颈椎病引起来的，但能根据这个表现来决定病生的部位有先后，取穴的部位就不一样了，要"先刺其病所从生者也"。下面提到四时之刺。

春气在毛，夏气在皮肤，秋气在分肉，冬气在筋骨。刺此病者，各以其时为齐。故刺肥人者，以秋冬之齐，刺瘦人者，以春夏之齐。

"春气在毛，夏气在皮肤，秋气在分肉，冬气在筋骨。"这是以四时阳气的多少讨论气之浅深，浅深程度是从毛发，到皮肤，到分肉，到筋骨。"刺此病者，各以其时为齐。"那是否春天的时候就只刺毛发，然后随季节变化越刺越深呢？后面这一句非常重要，就是我反复说的：言天是为了说人，以人为准。法天法地，并不是按照季节来刺人，只是比照天时来说刺法的剂量和深浅。"故刺肥人者，以秋冬之齐。"齐和剂一样。在剂量上以秋冬之刺的程度来算。"刺瘦人者，以春夏之齐。"在这里明确地指出来，所谓的春夏秋冬是比照着人来说的。所以一定不要局限于日历。不要说今天立春，就刺毛发了。昨天还是冬天，那就深深地扎到骨头去。这是不对的。现在有的人就比照这个说，但这是不合于经典和事实的，不要以为这是高明的。天就是天，人就是人，比天是为了说人。所以这一段的这一句话非常有意义，它明确地告诉了你，所谓秋冬之齐是以秋冬为比照的剂量程度。

病痛者，阴也，痛而以手按之不得者，阴也，深刺之。病在上者，阳也。病在下者，阴也。痒者，阳也，浅刺之。

"病痛者，阴也，痛而以手按之不得者，阴也，深刺之。"痛都属于阴，都属于实，痛而按不着那个地方，不知道是哪里痛，就要深刺。"病在上者，阳也。病在下者，阴也。痒者，阳也，浅刺之。"将上下来对比，上是阳，下是阴。将痛痒来对比，痛为阴，痒为阳。看上下，看阴阳，定深浅。除了看人的肥瘦以外，还要看痛的性质，痛的部位，然后以春夏秋冬阴阳多少来做比照。

病先起阴者，先治其阴，而后治其阳；病先起阳者，先治其阳，而后治其阴。

这个阴阳是怎么论的？是从上从下，还是从内从外？是从痛从痒，还是从脏从腑？前面说的那些都算，而以阴阳来统言，也包括前面的盛衰补泻、痛痒刺法都在里面。

刺热厥者，留针反为寒；刺寒厥者，留针反为热。刺热厥者，二阴一阳；刺寒厥者，二阳一阴。所谓二阴者，二刺阴也；一阳者，一刺阳也。

"刺热厥者，留针反为寒；刺寒厥者，留针反为热。"这里讲到"留针反为"，就是说刺热的时候，要给病人留针，留针时间长了，应该就凉了。刺寒的时候，留针时间长了，就热了。这是留针为寒热，而不是说用烧山火、透天凉手法给鼓捣出来的寒热，不是急着去扰乱。"刺热厥者，二阴一阳；刺寒厥者，二阳一阴。所谓二阴者，二刺阴也；一阳者，一刺阳也。"这和用药一样，治热的时候，用凉药。用凉药的时候可以用两个凉药一个热药。用热药的时候可以用两个热药一个凉药。这个二阳一阴是什么？是说两刺阳经，一刺阴经，就是指前面那个对阴经与阳经二补一泻，二泻一补。

久病者，邪气入深。刺此病者，深内而久留之，间日而复刺之，必先调其左右，去其血脉，刺道毕矣。

"久病者，邪气入深。刺此病者，深内而久留之，间日

而复刺之。"病程长的，邪气比较深的，留针时间要长。后面会讲到留针有个具体的呼吸几次的标准，但那也是相对的标准。而这里提到的是根据病程去留针。"*必先调其左右，去其血脉，刺道毕矣。*""调其左右"就是前面说的"八曰巨刺，巨刺者左取右，右取左"。"去其血脉"就是刺络放血的方法，病深的从血脉上刺。这里对刺道做了高度的概括。

后面一小段又说到诊断。

凡刺之法，必察其形气。形肉未脱，少气而脉又躁，躁厥者，必为缪刺之，散气可收，聚气可布。

这里讲到缪刺，就是左刺右，右刺左，刺其血络的方法。首先是形肉未脱，就是形体没有衰退，肉没有完全萎缩。看到少气脉躁，加上四肢冰冷的，可以缪刺，把散的气收起来，把抟聚的气给散布开。布和散是一个意思。

后面说的是针刺时，医生精神集中的问题。

深居静处，占神往来，闭户塞牖，魂魄不散，专意一神，精气之分，毋闻人声，以收其精，必一其神，令志在针。

"*深居静处，占神往来。*"占就是体察、体验。神就是血气。必须在安静的地方仔细地体察神的往来。"*闭户塞牖，魂魄不散。*"闭户塞牖是否指的是把窗户、门闭起来呢？可能是指对外界环境的要求，更主要的是指五官要高度专注，这样魂魄才能不散，精神才能集中起来。"*专意一神，精气之分，毋闻人声，以收其精，必一其神，令志在针。*"毋闻人声，闭户塞牖，就是高度的精神专注。这样医生的精神才会全力专注在针上。

浅而留之，微而浮之，以移其神，气至乃休。

哪怕是很浅的针刺，浅留针的时候，还可以使针稍微浮一浮，动一动，"以移其神"，调的就是神，然后才能把气血调好。哪怕在浅表的微小的调整，也需要高度的精神专注，而不是随意地谈着笑着，把针扎上，通上电，半小时不管，让脉冲跳动来行针。这个离针灸调血气的技术规范差得太远。我的日籍导师的刺法是用一个弹针器把针弹进去，针在皮肤上都立不住，会倒下来，就那么浅，大概连真皮层都到不了，刺后有即时的效果。我当时没学《针经》，还有些不明白。对胆囊炎在腹壁有反射的，在针刺后表皮的反应点也能散开。日本有个"腹壁反射说"。人的神经系统的主要感觉就在浅表层，在表皮。那么结合这个"浅而留之，微而浮之，以移其神"，就是说在非常浅的地方一样可以移神，能够达到气至。所以针刺不在于刺得有多么深。要是把病灶处的肌肉缠绕后得气，也会有沉紧感。但关键不在那里，而在调神。神是什么？神就是血气，气就是脉搏的搏动。

男内女外，坚拒勿出，谨守勿内，是谓得气。

这里对得气又提到了一个方法。什么叫"男内女外，坚拒勿出"？有的人说这一句好像是别的地方的错简移入过来的，我们可以结合上下文看。还有的人说叫"男女内外"，各版本有不同的说法。这个可存疑，不好强解。下面谈的是刺禁。

凡刺之禁：新内勿刺，新刺勿内；已醉勿刺，已刺勿醉；新怒勿刺，已刺勿怒；新劳勿刺，已刺勿劳；已饱勿刺，已刺勿饱；已饥勿刺，已刺勿饥；已渴勿刺，已刺勿渴；大惊大恐，必定其气乃刺之。乘车来者，卧而休之，如食顷乃刺之。出行来者，坐而休之，如行十里顷乃刺之。凡此十二禁者，其脉乱气散，逆其营卫，经气不次，因而刺之，则阳病入于阴，阴病出为阳，则邪气复生。粗工勿察，是谓伐身，形体淫泆，

乃消脑髓，津液不化，脱其五味，是谓失气也。

"凡刺之禁：新内勿刺，新刺勿内。"内指的是入房（性生活）。以下的禁忌，都是分两个方面说的：刺前的和刺后的。"已醉勿刺，已刺勿醉。"醉前后不要刺。怒了的直接不刺"新怒勿刺，已刺勿怒。"剧烈的情绪波动前后不要刺。怒了的直接不刺"新劳勿刺，已刺勿劳。"过度劳累不能刺。"已饱勿刺，已刺勿饱；已饥勿刺，已刺勿饥；已渴勿刺，已刺勿渴。"针刺前后，饱、饥、渴都要避免。"大惊大恐，必定其气乃刺之。"惊恐的，气定后可以刺。"乘车来者，卧而休之，如食顷乃刺之。出行来者，坐而休之，如行十里顷乃刺之。"劳累不是太严重的，休息后是可以刺的。这里对不同的劳累需要多长时间恢复，定了一个参考的量化标准，根据劳累的程度来决定等待时间的长短。这是非常细致的针灸禁忌。"凡此十二禁者，其脉乱气散，逆其营卫，经气不次。"气乱了以后，经气不按照次序运行。"因而刺之，则阳病入于阴，阴病出为阳，则邪气复生。"外面的病可以入到内脏去，内脏的病可以出到外面来。经气不按次序，内外混乱，导致了一些空位，邪气因而深入，病就可以在那儿产生了。"粗工勿察，是谓伐身。"水平差的医生不注意这些，可以导致病人身体的损坏。"形体淫泆，乃消脑髓。"身体里面邪气过多了，会导致脑髓的消减。"津液不化，脱其五味，是谓失气也。"津液的不化，水分的潴留，饮食的饱、饥、渴等，都会导致五味的运化脱离了正常的运行次序，这样会导致失气、泄气。"凡刺之禁"加起来是十个方面，加上前面那句"男内女外，坚拒勿出"，是十二禁。对这个"男内女外"，有从房中术方面来解释的，可能是指和房事方面有关系的事情。我们可以存疑不解。

后面讲到了三阴三阳的脉气要绝的情况，属于经脉诊断，都是一些危重的情况。

太阳之脉，其终也。戴眼，反折，瘈疭，其色白，绝皮乃绝汗，绝汗则终矣。

太阳之脉的循行部位在后背上，从睛明一直下来。反折：说明太阳气虚了。后边松了、虚了，相对前面就盛了，就往后折。戴眼就是眼睛往上瞪着。背紧起来了，再有大汗出不止，就是病危了。

少阳终者，耳聋，百节尽纵，目系绝，目系绝，一日半则死矣。其死也，色青白，乃死。

少阳在侧面，从耳朵边走，所以见耳聋，目系绝。色青白，这是金木相克的颜色。

阳明终者，口目动作，喜惊、妄言、色黄；其上下之经盛而不行，则终矣。

阳明经行在身体前面，所以是病见目的动作。阳明脉盛之病见狂言、妄言。色黄是土的颜色。盛而不行，是阳明多气多血的实证壅塞。见这种情况阳明经就绝了。

少阴终者，面黑，齿长而垢，腹胀闭塞，上下不通而终矣。

前面讲肾实的时候提到了"腹胀闭塞，经溲不利"，讲脾实时也说到"经溲不利"。面黑，黑是肾的颜色。齿是骨之余，是能看到的骨。

厥阴终者，中热溢干，喜溺，心烦，甚则舌卷，卵上缩而终矣。

厥阴肝脉终的时候卵上缩，即睾丸的收缩。这是一个现象。

太阴终者，腹胀闭，不得息，气噫，善呕，呕则逆，

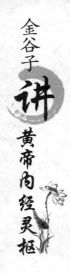

逆则面赤，不逆则上下不通，上下不通则面黑，皮毛焦而终矣。

对太阴终首先提到的是腹胀，因为太阴主腹。又见呕逆，说明整个内在都不通。再加上毛憔。

这是对三阴三阳脉终的临床表现的描述。如果在临床中见到这样的情况，我们一定要知道是绝证，要知道是哪一经要衰了，治疗的时候要小心，千万不要治得加重了。所以对这里的内容，我们要仔细地看看，要认识到危重的情况，用这个可以作为判断病情的标准。

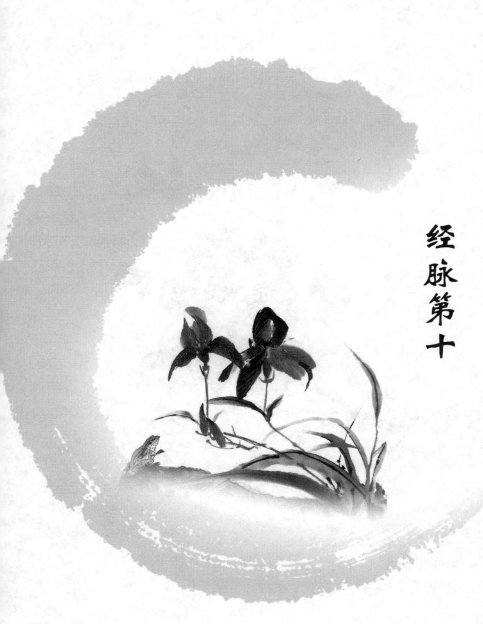

经脉第十

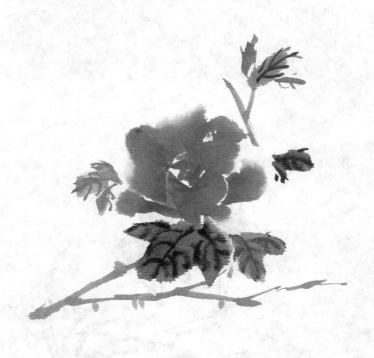

这一篇把十二经脉都说了。内容包括现在针灸学教材中的《经络腧穴学》。这些可以写一本书。而这一篇中除了说经脉的循行以外，还明确说了所主的病证和治疗的方法。后面除了经脉以外还提到了络穴。我们要知道大概的部位，还要知道分支，还要知道相关的病证，这一篇就算学会了。

雷公问于黄帝曰：《禁脉》之言，凡刺之理，经脉为始，营其所行，制其度量，内次五脏，外别六腑，愿尽闻其道。

"雷公问于黄帝曰：《禁脉》之言。"有的版本中是"《禁服》之言"。写成"禁服"有根据。"凡刺之理，经脉为始，营其所行，制其度量，内次五脏，外别六腑，愿尽闻其道。"雷公问《禁服》这一篇刺灸的道理。先得学习经脉，要知道经脉的循行部位，知道它的长短，知道里面如何和五脏的次序对应，向外如何和六腑对应。"尽闻"和"卒闻"是一个意思，即详细地问询。

黄帝曰：人始生，先成精，精成而脑髓生，骨为干，脉为营，筋为刚，肉为墙，皮肤坚而毛发长，谷入于胃，脉道以通，血气乃行。

"黄帝曰：人始生，先成精。"黄帝问的是经脉的度量，回答是从人的生成开始的。"精成而脑髓生，骨为干，脉为营，筋为刚，肉为墙，皮肤坚而毛发长。"这是说人的生成过程中，先是有精，然后生成脑髓，形成脑髓以后再生成骨，然后有了脉。最后肌肉、皮肤、毛发开始生长。这个过程符合人的胚胎发育。古人是如何能知道这一套东西的呢？大概只看人很难知道这些，但是其他动物的胚胎可以见得到，比照着就能知道人的情况了。"谷入于胃，脉道以通，血气乃行。"这是讲后天，人出生以后能够吃饭了。谷入到胃里，然后脉道通了，能形成血气运行。简单几句话把人先天的生成和后天的生理都说全了。

雷公曰：愿卒闻经脉之始生也。黄帝曰：经脉者，所以能决死生、处百病、调虚实，不可不通。

"雷公曰：愿卒闻经脉之始生也。"问的是经脉开始生成的情况。"黄帝曰：经脉者，所以能决死生、处百病、调虚实，不可不通。"通过经脉的运行可以判断生死。比如说摸寸口脉，看人的血液循环情况。各种病的生成，可以从脉上反映出来。所以通过经脉可以诊断疾病，还可以治疗疾病。要学针刺的话，这是不能不知道的。

这一篇说了经脉的重要性。下面具体地讲。先讲的是循行，所以说是营其所行。

肺手太阴之脉，起于中焦，下络大肠，还循胃口，上膈属肺，从肺系横出腋下，下循臑内，行少阴心主之前，下肘中，循臂内上骨下廉，入寸口，上鱼，循鱼际，出大指之端；其支者，从腕后直出次指内廉出其端。

"肺手太阴之脉，起于中焦，下络大肠，还循胃口，上膈属肺。"肺手太阴之脉从中焦起来之后，往下和大肠络在一起。反回来到了胃口，贯到膈上后，连属到肺。"从肺系横出腋下。"从肺横着出来时到腋下。"下循臑内。"臑内是上肢的内侧。"行少阴心主之前。""前"是手心朝前的西医学标准解剖姿势的外侧。按自然姿势是内侧的前面。"下肘中，循臂内上骨下廉。"就是循桡骨的内侧。"入寸口，上鱼，循鱼际，出大指之端。"从鱼际出大指之端。这就是它的起止循行和属络。"其支者，从腕后直出次指内廉出其端。"有一个分支从腕后分出来。到食指的内廉，即现在说的外侧，就是大拇指那一侧，即合到商阳穴上去了，和手阳明合到一起去了。

是动则病肺胀满，膨膨而喘咳，缺盆中痛，甚则交两手而瞀，此为臂厥。是主肺所生病者，咳，上气，喘渴，烦心，胸满，臑臂内前廉痛厥，掌中热。气盛有余，则肩背痛，风寒汗出中风，小便数而欠。气虚则肩背痛，寒，少气不足以息，溺色变。为此诸病，盛则泻之，虚则补之，热则疾之，寒则留之，陷下则灸之，不盛不虚，以经取之。盛者，寸口大三倍于人迎，虚者，则寸口反小于人迎也。

"是动则病肺胀满，膨膨而喘咳。"肺经的病首先是肺胀满，喘憋。"缺盆中痛。"锁骨上窝、胸骨上窝这一片是缺盆。"甚则交两手而瞀，此为臂厥。"咳嗽厉害了，人能晕过去。像现在说的肺性脑病，咳嗽性眩晕，一咳嗽就颈部紧张，颈动脉被压引起眩晕。两手抱在一起，所以叫"交两手而瞀"。这里提到一个"是动"，后世就把这个"是动病"和"所生病"分成两类病解释。马莳的注解讲：从"是动则……"到"是主肺所生病者"是句号。他说这一切都是肺所生出来的病。肺的动，后面具体地说各种各样的症状。这是两种不同的解释。现在教材上也是分是动病和所生病。"是主肺所生病者，咳，上气，喘渴，烦心，胸满，臑臂内前廉痛厥，掌中热。"把这一套叫主肺所生病者。我认为后来的解释更有道理些。是动就是肺本身变动的病或看到肺的经脉上跳动。从字面解释看是肺系动或者里面有跳动感，病就是肺本身的病。是主肺所生病者，里面有病了，外面可以出现什么？咳，上气，喘渴，烦心，胸满，这还是肺脏本身的病。臑臂内前廉痛厥，掌中热，这就是它循行部位的病。就是说按照分类，这一套上的病都算是肺所派生的。"气盛有余，则肩背痛，风寒汗出中风，小便数而欠。"主肺所生病，有臑臂内前廉的症状。肺的病可以分虚、实。这里提到一个特别的病：小便数而欠。哈欠应该是不足的病，怎么叫气盛呢？气盛于上就虚于下。治遗尿可以用麻黄，有效，后来说这叫"提壶揭盖"，实际上这个小便数而欠就是属于肺系的病。这么治疗就有效，到现在也是有效的方法。在用药治疗时，用发汗的药治肺，汗发了，小便就会少了。"气虚则肩背痛，寒。"虚的时候是寒。"少气不足以息，溺色变。"论述虚时都提到尿。尿色变是变白了还是变黄了？有改变就考虑为肺气的虚，虚寒。"为此诸病，盛则泻之，虚则补之，热则疾之，寒则留之，陷下则灸之，不盛不虚，以经取之。"刺热的时候要快速刺，刺寒的时候可以留针。看到脉陷的用灸法。对虚实不是很明显的，从经上调就行了。后面的经都是这么说的，反复强调虚实、补泻、疾徐、灸法和调治的方法。反复强调的东西要高度重视。下面再说虚实怎么看，什么叫盛？什么叫虚？是通过脉来看的。前面讲《终始》的时候提到怎么看脉。"盛者，寸口大三倍于人迎，虚者，则寸口反小于人迎也。"肺属脏，所以寸口大。太阴脉是寸口大三倍于人迎。在具体循行上，后来用穴名定出几个点来，部位就好掌握多了。这里说的是一个大体的走向。

大肠手阳明之脉，起于大指次指之端，循指上廉，出合谷两骨之间，上入两筋之中，循臂上廉，入肘外廉，上臑外前廉，上肩，出骨髃之前廉，上出于柱骨之会上，下入缺盆，络肺，下膈，属大肠。其支者，从缺盆上颈，贯颊，入下齿中，还出夹口，交人中，左之右，右之左，上夹鼻孔。

"大肠手阳明之脉，起于大指次指之端。"这是指大指一侧的次指之端，就是商阳穴。"循指上廉。"就是标准解剖姿势的外侧。"出合谷两骨之间，上入两筋之中。"两骨之间取中点就叫合谷穴。这个穴位的位置和其他一切穴位一样，不是绝对的。"循臂上廉，入肘外廉，上臑外前廉，上肩，出髃骨之前廉，上出于柱骨之会上，下入缺盆，络肺，下膈，属大肠。"这是正常的走向。到了缺盆以后出柱骨之会上，直接入了肺，下膈属大肠了。"其支者，从缺盆上颈，贯颊，入下齿中。"手阳明大肠经入齿中。"还出夹口。"顺着口周绕一圈。"交人中。"在人中这里交叉过来。"左之右，右之左，上夹鼻孔。"这一个分支一直上面上去。要熟悉这个走向。

是动则病齿痛，颈肿。是主津液所生病者，目黄，口干，鼽衄，喉痹，肩前臑痛，大指次指痛不用，气有余则当脉所过者热肿；虚则寒栗不复。为此诸病，盛则泻之，虚则补之，热则疾之，寒则留之，陷下则灸之，不盛不虚，以经取之。盛者，人迎大三倍于寸口；虚者，人迎反小于寸口也。

"是动则病齿痛，颈肿。"这个分支的动肯定就是这个地方的病。"是主津液所生病者，目黄，口干，鼽衄，喉痹，肩前臑痛，大指次指痛不用。"阳明大肠经所生的病包括目黄、黄疸，口干，鼻出血，喉咙的痹塞感。肩前臑痛，是指所循行部位的症状。大指次指痛，颈椎的第三节到第五节椎体发生病变的时候常见到这个情况。而大肠经的循行部位是出于柱骨之会上，这个和神经的走向就有点类似。"气有余则当脉所过者热肿。"这里明确地提出了就是脉所过（循行）的部位。"虚则寒栗不复。"虚的时候出现恶寒的情况。"为此诸病，盛则泻之，虚则补之，热则疾之，寒则留之，陷下则灸之，不盛不虚，以经取之。"这同前面是重复的。"盛者，人迎大三倍于寸口；虚者，人迎反小于寸口也。"按照前面《终始》篇说不但要大，还要急，大而快，这才是手经的病。否则是足经的病。

经脉第十

155

胃足阳明之脉，起于鼻之交頞中，旁纳太阳之脉，下循鼻外，入上齿中，还出夹口环唇，下交承浆，却循颐后下廉，出大迎，循颊车，上耳前，过客主人，循发际，至额颅；其支者，从大迎前下人迎，循喉咙，入缺盆，下膈，属胃，络脾；其直者，从缺盆下乳内廉，下夹脐，入气冲中；其支者，起于胃口，下循腹里，下至气街中而合，以下髀关，抵伏兔，下膝膑中，下循胫外廉，下足跗，入中趾内间；其支者，下膝三寸而别下入中趾外间；其支者，别跗上，入大趾间出其端。

"胃足阳明之脉，起于鼻之交頞中。"从鼻梁上起。"旁纳太阳之脉，下循鼻外，入上齿中，还出夹口环唇，下交承浆。"在口周转一圈，牙痛取手阳明，足阳明都可。"却循颐后下廉，出大迎，循颊车，上耳前，过客主人，循发际，至额颅。"从耳前又回到头上的头维穴。这是正常的循行。"其支者，从大迎前下人迎，循喉咙，入缺盆，下膈，属胃，络脾。"一个分支从大迎前下人迎，从颊车骨往下走。入到里面以后，回到胃的本身，再和脾相络。这是入到内脏的。"其直者，从缺盆下乳内廉。"从缺盆出，在外面走。"下夹脐，入气冲中。"胃经下乳内廉，现在说是过乳头，即乳中穴。从脐两旁入到气冲穴。"其支者，起于胃口，下循腹里，下至气街中而合。"那个分支在胃口络脾以后往下，到肚子里转一圈，从气冲出来，就合到一起了。胃经是里外循环的，里面是分支，外面是正经。"以下髀关，抵伏兔，下膝膑中，下循胫外廉，下足跗，入中指内间。"髀关、伏兔是穴位名，这是后来的详细命名，其实原本是部位。后来发展命名了好多经外奇穴，尤其是在肢体上的好多穴位，以至现在有些人当是什么新发现。也有的人说穴无定位，时常飘移。有的人说穴不是那些点。其实仔细看经文，穴是指的一个部位，叫内外前后就行了。"其支者，下廉三寸而别下入中趾外间；其支者，别跗上，入大趾间出其端。"这是下行到胫、到足的。

是动则病洒洒振寒，善呻，数欠，颜黑，病至则恶人与火，闻木声则惕然而惊，心欲动，独闭户塞牖而处。甚则欲上高而歌，弃衣而走，贲向腹胀，是为骭厥。是主血所生病者，狂疟温淫，汗出，鼽衄，口㖞，唇胗，颈肿，喉痹，大腹水肿，膝膑肿痛，循膺乳、气冲、股、伏兔、骭外廉、足跗上皆痛，中趾不用，气盛则身以前皆热，其有余于胃，则消谷善饥，溺色黄；气不足则身以前皆寒栗，胃中寒则胀满。为此诸病，盛则泻之，虚则补之，热则疾之，寒则留之，陷下则灸之，不盛不虚，以经取之。盛者，人迎大三倍于寸口，虚者，人迎反小于寸口也。

"是动则病洒洒振寒。"阳明胃经的动出现恶寒。"善呻，数欠。"反复哈欠，痛苦呻吟。"颜黑，病至则恶人与火。"脸上发黑，病了以后不喜欢听人的声音，不喜欢火热，上火的时候人心烦。"闻木声则惕然而惊，心欲动，独闭户塞牖而处。"这是精神情志的改变，有点儿西医学说的抑郁症倾向。"甚则欲上高而歌，弃衣而走。"上到高处唱歌去了，脱了衣服满街走，这是典型的发疯了。"贲向腹胀，是为骭厥。"肚子胀，肚子响，伴有狂躁的情况。"是主血所生病者，狂疟温淫。"狂是一个情况，疟是另一个情况。疟就是反复的寒热，如前面说的洒洒阵寒。二者都可以从阳明来治。"汗出，鼽衄。"大汗和出血性疾病。"口㖞，唇胗。"这包括了面神经麻痹的面瘫。"颈肿，喉痹。"脖子肿大着，喉部有阻塞感。"大腹水肿，膝膑肿痛。"红肿的病，有水的病都算。"循膺乳、气冲、股、伏兔、骭外廉、足跗上皆痛。"骭外廉就是指前面的骭骨。这是讲所过部位的肿痛。"中趾不用。"指足中指。"气盛则身以前皆热。"身前就是阳明部位。"其有余于胃，则消谷善饥，溺色黄。"里面那个分支有余的时候就会出现消谷善饥、尿黄了。"气不足则身以前皆寒栗。"身前都怕凉。"胃中寒则胀满。"胃寒和胀满都是气不足的症状。所以对寒和满常常用温补的药来治疗。"为此诸病，盛则泻之，虚则补之，热则疾之，寒则留之，陷下则灸之，不盛不虚，以经取之。盛者，人迎大三倍于寸口，虚者，人迎反小于寸口也。"阳明盛，见人迎大三倍于扣。

脾足太阴之脉，起于大趾之端，循趾内侧白肉际，过核骨后，上内踝前廉，上端内，循胫骨后，交出厥阴之前，上膝股内前廉，入腹，属脾，络胃，上膈，夹咽，连舌本，散舌下；其支者，复从胃，别上膈、注心中。

"脾足太阴之脉，起于大趾之端。"足太阳起于足大指的内侧。"循趾内侧白肉际。"指足大指内侧的赤白肉际。"过核骨后。"核骨是趾跖关节，是痛风好发的部位。"上内踝前廉，上端内。"上内踝的前面，入腓肠肌（小腿肚子）。"循胫骨后，交出厥阴之前。"循胫骨后面，即三阴交的位置。"上膝股内前廉。"在大腿内侧的前面。"入腹，属脾，络胃。"脾经向下，归属到脾，发出个支络来，和胃络和在一起。"上膈，夹咽，"穿透胸膈上面，夹着咽。"连舌本，散舌下。"脾主肌肉，舌是肌肉，这个脉散到舌的下面。"其支者，复从胃，别上膈、注心中。"它络胃以后，从胃中还分出一个分支，上膈，到胸腔以后注到心中。所以脾经的病有时候会出现与心相关的症状。

158

是动则病舌本强，食则呕，胃脘痛，腹胀，善噫，得后与气，则快然如衰，身体皆重。是主脾所生病者，舌本痛，体不能动摇，食不下，烦心，心下急痛，溏瘕泄，水闭，黄疸，不能卧，强立，股膝内肿厥，足大趾不用。为此诸病，盛则泻之，虚则补之，热则疾之，寒则留之，陷下则灸之，不盛不虚，以经取之。盛者，寸口大三倍于人迎，虚者，寸口反小于人迎。

"是动则病舌本强。"一个分支到舌本后，散舌下，所以首先出现的病是舌本强。"食则呕。"因为络胃，可以见呕吐。"胃脘痛，腹胀，善噫。"出现整个大腹和胃的症状。"得后与气，则快然如衰。"后就是指排大便，气是矢气。排大便和矢气以后，肚子里一下子就轻快了。"身体皆重。"身体重可以作为脾经病的一个表现。因为脾主肌肉，主湿，浑身重湿就是脾的病变。"是主脾所生病者。"除了经络所过之处表现出脾的那一套症状以外，脾所生的病包括下句。"舌本痛，体不能动摇。"体不能动摇比身体皆重还要严重。"食不下。"和"善噫，食则呕"类似。"烦心，心下急痛。"前面说了从胃上分出一个支，注心中，所以烦心，心下急痛。胃脘痛的病，可从脾治疗。"溏瘕泄。"泄的像鸭的大便一样稀薄，因为不消化。即后来说的完谷不化、湿邪下注等。"水闭，黄疸，不能卧。"黄疸在这里归于脾病的，而肝经上的病不讲黄疸，黄是脾的正色。"水闭"，因为土可以克水。"强立，股膝内肿厥。"股膝内是脾经所行的部位。"足大趾不用。"这也是经络所过。"为此诸病，盛则泻之，虚则补之，热则疾之，寒则留之，陷下则灸之，不盛不虚，以经取之。"后面还是这一套。这句是反复强调了十二遍的。"盛者，寸口大三倍于人迎，虚者，寸口反小于人迎。"和前面《终始》篇提到的看脉的格式一致。

心手少阴之脉，起于心中，出属心系，下膈，络小肠；其支者，从心系，上夹咽，系目系；其直者，复从心系却上肺，下出腋下，下循臑内后廉，行太阴心主之后，下肘内，循臂内后廉，抵掌后锐骨之端，入掌内后廉，循小指之内，出其端。

"心手少阴之脉，起于心中，出属心系。"手经的脉是从内脏起的。"下膈，络小肠。"出来以后先向下走，下了膈，然后络到小肠。"其支者，从心系，上夹咽，系目系。"一个分支从心这里出来，上面夹着咽喉，联系着两眼。所以通过眼神可以看心的情况。"其直者，复从心系却上肺。"一个直的脉从心出来以后，上肺。"下出腋下。"从极泉出来。"下循臑内后廉。"在臑内的后侧。"行太阴心主之后。"行于太阴肺和厥阴心包的后面。"下肘内。"然后入到肘内。"循臂内后廉。"这还是手心朝里自然站立姿势，不是标准解剖姿势的那个"内后"，按标准解剖姿势，这叫前内。"抵掌后锐骨之端。"即神门穴的位置。"入掌内后廉，循小指之内，出其端。"这是手少阴心经的循行。

是动则病嗌干，心痛，渴而欲饮，是为臂厥。是主心所生病者，目黄，胁痛，臑臂内后廉痛厥，掌中热痛。为此诸病，盛则泻之，虚则补之，热则疾之，寒则留之，陷下则灸之，不盛不虚，以经取之。盛者，寸口大再倍于人迎，虚者，寸口反小于人迎也。

"是动则病嗌干，心痛。"心经起于心中，心的本经病当然见心痛。嗌干，是因为从心系上夹咽。"渴而欲饮，是为臂厥。"口渴，想喝水，嗌干，心痛，这个病叫臂厥。"是主心所生病者，目黄，胁痛。"心、脾、胃经的病中都提到目黄、黄疸。"臑臂内后廉痛厥，掌中热痛。"这是此经所过之部位的病证。"为此诸病，盛则泻之，虚则补之，热则疾之，寒则留之，陷下则灸之，不盛不虚，以经取之。"重复前面的。"盛者，寸口大再倍于人迎，虚者，寸口反小于人迎也。"看其虚实要依据寸口脉的大小。

小肠手太阳之脉，起于小指之端，循手外侧，上腕，出踝中，直上循臂骨下廉，出肘内侧两筋之间，上循臑外后廉，出肩解，绕肩胛，交肩上，入缺盆，络心，循咽，下膈，抵胃，属小肠；其支者，从缺盆循颈上颊，至目锐眦，却入耳中；其支者，别颊上䪼，抵鼻，至目内眦，斜络于颧。

"小肠手太阳之脉，起于小指之端，循手外侧，上腕，出踝中。"小肠是和心相表里，在手背的一面。"直上循臂骨下廉。"按现在的说法就是循内后侧。"出肘内侧两筋之间，上循臑外后廉。"指在后面的外侧。"出肩解，绕肩胛。"从肩膀的后面绕过去。"交肩上，入缺盆，络心。"从肩上去以后，通过缺盆络到心里。"循咽，下膈，抵胃，属小肠。"经过咽喉下到膈。"其支者，从缺盆循颈上颊。"一个分支从颈上颊。"至目锐眦，却入耳中。"手太阳是入耳中的。"其支者，别颊上䪼，抵鼻。"一个分支从面颊上来，到目下眶的位置，到鼻。"至目内眦，斜络于颧。"到目内眦，分到外侧，络顴，是小肠之脉所贯。

是动则病嗌痛，颔肿，不可以顾，肩似拔，臑似折。是主液所生病者，耳聋、目黄，颊肿，颈、颔、肩、臑、肘、臂外后廉痛。为此诸病，盛则泻之，虚则补之，热则疾之，寒则留之，陷下则灸之，不盛不虚，以经取之。盛者，人迎大再倍于

经脉第十

161

寸口，虚者，人迎反小于寸口也。

"是动则病嗌痛，颔肿，不可以顾，肩似拔，臑似折。"肩臑部位的痛从小肠来治。这是经脉所过部位的疼痛，典型的病如落枕或者是肩后、肩侧的疼痛，一转头就痛，可以考虑为手太阳小肠经的病变。一些颈椎病或者背阔肌筋膜炎，常常见这个情况。"是主液所生病者，耳聋、目黄，颊肿。"心和小肠都可以见目黄，脾和胃都可以见黄疸：火热的病象。所以火土之象见黄。如火苗蹿起来是黄红之象。要注意到这个取象。望诊的时候也说到：青白属寒，赤黄属热。所以心、脾、胃、小肠的病常可以见到黄色的病象。"颈、颔、肩、臑、肘、臂外后廉痛。"这是所过部位的疼痛。"为此诸病，盛则泻之，虚则补之，热则疾之，寒则留之，陷下则灸之，不盛不虚，以经取之。盛者，人迎大再倍于寸口，虚者，人迎反小于寸口也。"这是反复强调的。然后说看脉。这个脉法和诊法能强调到十几遍，是为了加深记忆，因为这是针灸的根本东西，一定不能错了。

在前面讲五五二十五穴的时候没提到手少阴之脉，只讲到了手心主之脉。而在这里十二经都有，包括手少阴心经。所以有人说《内经》中不讲心，只讲心包，这是不全面的。治心脏的病一般是取心包经的穴位。但是心经所过的位置的病，在后面的篇章中会讲到，还是取手少阴心经的。所以将《灵枢》通篇联系起来看，出自不同人的手笔的特征还是比较明显的。这里对各经的辨证内容，就是经络诊断或经络辨证的重要依据。后世针灸学的经络辨证离不开这一套，这是针灸专业的根本。《灵枢》被称为《针经》，而这篇是《灵枢》中根本的内容。所以反复讲到经脉能"决生死，治百病，调虚实，不可不通"。

膀胱足太阳之脉，起于目内眦，上额，交巅；其支者，从

巅至耳上角；其直者，从巅入络脑，还出别下项，循肩髆内，夹脊，抵腰中，入循膂，络肾，属膀胱；其支者，从腰中下夹脊，贯臀，入腘中；其支者，从髆内左右，别下，贯胛，夹脊内，过髀枢，循髀外，从后廉，下合腘中，以下贯腨内，出外踝之后，循京骨，至小趾外侧。

"膀胱足太阳之脉。"这是最长的一条脉，也是穴位最多的一条脉。"起于目内眦，上额，交巅。"从睛明穴（即眼睛的内侧）起。"其支者，从巅至耳上角。"这儿有一个分支从顶上到耳尖上，所以刺耳尖可以治红眼。"其直者，从巅入络脑。"到顶上去是到脑里面去，把脑络起来。"还出别下项。"再出来的时候从项下出来。"循肩髆内。"循着肩胛骨的内侧。"夹脊，抵腰中。"顺着脊椎骨到了腰。"入循膂，络肾，属膀胱。"到腰以后络到里面去，属络着肾和膀胱。"其支者，从腰中下夹脊，贯臀，入腘中。"从腰外面通过臀下到腘中的是一个分支。"其支者，从髆内左右，别下，贯胛，夹脊内，过髀枢，循髀外，从后廉，下合腘中。"这是指膀胱经在后背的两条线，后背比较宽，一条循行不过来。"以下贯腨内。"下到小腿肚子。"出外踝之后。"外踝之后是昆仑穴。"循京骨，至小趾外侧。"腰上的一个分支经过臀直接到下面去了。关于分支：一支是入到肾，和膀胱络起来，另一支就是从肩膀上分成两条分支下来，到委中又合起来。所以说膀胱经在后背是左右各有两条线。说两条线是指范围比较广，其实讨论有没有线，搞什么实质研究，是没有意义的。这么说只是为了述说方便。

是动则病冲头痛，目似脱，项如拔，脊痛，腰似折，髀不可以曲，腘如结，腨如裂，是为踝厥。主筋所生病者，痔、疟、狂、癫疾，头囟项痛，目黄、泪出，鼽衄，项、

经脉第十

163

背、腰、尻、腘、踹、脚皆痛，小趾不用。为此诸病，盛则泻之，虚则补之，热则疾之，寒则留之，陷下则灸之，不盛不虚，以经取之。盛者，人迎大再倍于寸口，虚者，人迎反小于寸口也。

"是动则病冲头痛。"冲头痛是头痛的一种。"目似脱，项如拔。"眼睛像突出来一样，后脖子紧张。头痛、目痛、项拔是什么病？高血压在严重的时候有这个情况，脑膜炎在颈抵抗紧张的时候也有。我这里是比照西医学说了这两个病，实际上见到有这个表现的，不管是什么病都属于足太阳经病。再说西医学中的那些病也不一定都有这个表现，只是常见这个表现，所以要从症状上辨别，治疗的时候不要受病名的限制。"脊痛，腰似折。"后背疼痛，腰像折断了一样。"髀不可以曲。"髀关节强直。"腘如结，踹如裂。"腘板硬得像结住了一样。小腿肚子像裂开了一样，"是为踝厥。"现在临床上常见的腰椎的病变会见到这种表现，这就叫踝厥。"是主筋所生病者，痔、疟、狂、癫疾、头囟项痛。"疟，阳明可见，是在身体前面的、以热为主的病，也可以见到在身体后面的、发于足太阳经的症。太阳和阳明都能见到狂、癫。头囟项痛：头上紧着疼痛的。"目黄、泪出。"从眼所发。"鼽衄，项、背、腰、尻、腘踹、脚皆痛。"循行所过部位的痛。"小趾不用。"足的小趾不能活动。"为此诸病，盛则泻之，虚则补之，热则疾之，寒则留之，陷下则灸之，不盛不虚，以经取之。盛者，人迎大再倍于寸口，虚者，人迎反小于寸口也。"这里的以人迎、寸口大小相对比，来决定虚实与补泻的方法和前面一样。

肾足少阴之脉，起于小趾之下，邪走足心，出于然谷之下，循内踝之后，别入跟中，以上踹内，出腘内廉，上股内后廉，贯脊，属肾，络膀胱；其直者，从肾上贯肝膈，入肺中，循喉咙，夹舌本；其支者，从肺出络心，注胸中。

　　"肾足少阴之脉，起于小趾之下，邪走足心。"肾经不是从涌泉穴直接起始，而是从连接足太阳的小指之下起始。足心指的就是涌泉穴。"出于然谷之下，循内踝之后，别入跟中。"内踝之后是太溪的部位。"以上腨内，出腘内廉。"即出腘窝的内侧。"上股内后廉。"少阴经是在内后侧的。"贯脊，属肾，络膀胱。"到腹部以后，顺着脊的前面，属肾，络膀胱。"其直者，从肾上贯肝膈，入肺中，循喉咙，夹舌本。"从这儿一直往上走，通过肝、膈、肺一直上到舌本。所以有少阴咽痛证，要从少阴经治。这是经络所过部位的病。像桔梗甘草汤就是治这种情况的。"其支者，从肺出络心，注胸中。"从肺那里出一个分支，入到胸里，和心络到一起。少阴之络不光是络膀胱的表里相络，还和心还相属络。肾经联系的脏比较多，只是没有和脾联系着。肾经从后面走，将肝、肺、心连在一起。所以有人取肾的原穴太溪治内脏的好多病。

是动则病饥不欲食，面如漆柴，咳唾则有血，喝喝而喘，坐而欲起，目䀮䀮如无所见，心如悬若饥状。气不足则善恐，心惕惕如人将捕之，是为骨厥。是主肾所生病者，口热，舌干，咽肿，上气，嗌干及痛，烦心，心痛，黄疸，肠澼，脊股内后廉痛，痿厥，嗜卧，足下热而痛。为此诸病，盛则泻之，虚则补之，热则疾之，寒则留之，陷下则灸之，不盛不虚，以经取之。灸则强食生肉，缓带披发，大杖重履而步。盛者，寸口大再倍于人迎，虚者，寸口反小于人迎也。

　　"是动则病饥不欲食，面如漆柴。"肾没有联系到脾，但是和饥不欲食还相关着。漆柴是黑色的。"咳唾则有血，喝喝而

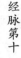

喘。"这是和肺相关的。"坐而欲起，目䀮䀮如无所见。"视力受影响。"心如悬若饥状。"心是不踏实、不安，像饥饿的感觉。"气不足则善恐，心惕惕如人将捕之，是为骨厥。"骨厥。肾主骨。肾气的逆乱，会在里面产生那一套症状，叫骨厥。"是主肾所生病者，口热，舌干，咽肿，上气，嗌干及痛。"这是上面到咽喉的那一部分。"烦心，心痛。"这是肾经在络心的那一部分。"黄疸，肠澼。"影响到肠了，出现肠澼，和脾有关联。"脊股内后廉痛，痿厥，嗜卧。""伤寒"①里提到少阴病提纲的人证是"但欲寐"，这里叫嗜卧。这些基本的东西在经典中是相通的。"足下热而痛。"这是循行所过部位的症状。"为此诸病，盛则泻之，虚则补之，热则疾之，寒则留之，陷下则灸之，不盛不虚，以经取之。"这儿和前面是一样的。"灸则强食生肉，缓带披发，大杖重履而步。"这一句在说其他经的病时是不见的。这是否指进行灸疗以后得多吃饭？"大杖重履而步"，是否指要持重运动？现在灸的时候没见有这样治疗的。听说泰拳训练的时候要穿二十斤的铁鞋，练提气，练力量，那是重履。这一句很难讲具体是什么意思，现在实际临床上也不太用。"配合体力锻炼"可以作为参考。"盛者，寸口大再倍于人迎，虚者，寸口反小于人迎也。"看脉法，和前面一样。

心主手厥阴心包络之脉，起于胸中，出属心包络，下膈，历络三焦；其支者，循胸出胁，下腋三寸，上抵腋下，循臑内，行太阴、少阴之间，入肘中，下臂，行两筋之间，入掌中，循中指，出其端；其支者，别掌中，循小指次指，

---

① 指《伤寒论》。

出其端。

"心主手厥阴心包络之脉。"这里的心主就是手厥阴心包络。"起于胸中，出属心包络，下膈，历络三焦。"三焦和包络是相互属络的。"其支者，循胸出胁，下腋三寸，上抵腋下，循臑内，行太阴、少阴之间。"太阴、少阴之间指在上肢内侧的中间，即现在标准解剖姿势的前侧中间。"入肘中，下臂，行两筋之间，入掌中，循中指，出其端。"在前面的正中间循行。"其支者，别掌中，循小指次指，出其端。"一个分支入到中指，还有一个分支入到次指。次指的络过去以后是和少阳三焦经相络的。

是动则病手心热，臂肘挛急，腋肿，甚则胸胁支满，心中憺憺大动，面赤，目黄，喜笑不休。是主心所生病者，烦心，心痛，掌中热。为此诸病，盛则泻之，虚则补之，热则疾之，寒则留之，陷下则灸之，不盛不虚，以经取之。盛者，寸口大一倍于人迎，虚者，寸口反小于人迎也。

"是动则病手心热，臂肘挛急，腋肿。"这是外面经络所过部位的病。"甚则胸胁支满，心中憺憺大动，面赤，目黄，喜笑不休。"严重的就引起情志病变了。"是主心所生病者，烦心，心痛，掌中热。"烦心、心痛是内在的症状，掌中热是外在的症状。"为此诸病，盛则泻之，虚则补之，热则疾之，寒则留之，陷下则灸之，不盛不虚，以经取之。盛者，寸口大一倍于人迎，虚者，寸口反小于人迎也。"治疗原则和诊断方式上与前面统一。这是反复强调的内容。

三焦手少阳之脉，起于小指次指之端，上出两指之间，循手表腕，出臂外两骨之间，上贯肘，循臑外，上肩，而交出足少阳之后，入缺盆，布膻中，散落心包，下膈，循属三焦；其

支者，从膻中上出缺盆，上项系耳后，直上出耳上角，以屈下颊至𩑺，其支者，从耳后入耳中，出走耳前，过客主人前，交颊，至目锐眦。

"三焦手少阳之脉，起于小指次指之端。"指的是次指靠近小指的那一侧。"上出两指之间，循手表腕。"即腕的背面。"出臂外两骨之间，上贯肘，循臑外，上肩。"这是外侧中间的循行线路。"而交出足少阳之后，入缺盆。"和少阳有一个相交的地方。"布膻中，散落心包。"阳经是在外面走的。入缺盆，布膻中后散落到心包去了。"下膈，循属三焦。"然后下膈顺着循行，属络三焦。"其支者，从膻中上出缺盆，上项系耳后，直上出耳上角。"从耳朵后面到耳朵上面去。"以屈下颊至𩑺。"到颧下骨，即眼窝下面的骨头。"其支者，从耳后入耳中，出走耳前，过客主人前。"客主人就是上关穴。"交颊，至目锐眦。"和手太阳一样都交到目锐眦。

是动则病耳聋浑浑焞焞，嗌肿，喉痹。是主气所生病者，汗出，目锐眦痛，颊痛，耳后、肩、臑、肘、臂外皆痛，小指次指不用。为此诸病，盛则泻之，虚则补之，热则疾之，寒则留之，陷下则灸之，不盛不虚，以经取之。盛者，人迎大一倍于寸口，虚者，人迎反小于寸口也。

"是动则病耳聋浑浑焞焞。"因为手少阳经入到耳朵中，所以首先可以见到耳病。"浑浑焞焞"是指耳朵听不清楚。"嗌肿，喉痹。"因手少阳经从喉中过，所以也可以引起喉痹。"是主气所生病者，汗出，目锐眦痛，颊痛，耳后、肩、臑、肘、臂外皆痛，小指次指不用。"这一经循行所过部位的肿痛就从这一经来治疗。"为此诸病，盛则泻之，虚则补之，热则疾之，寒则留之，陷下则灸之，不盛不虚，以经取之。盛者，人迎大一倍于寸口，虚者，人迎反小于寸口也。"格式和诊断同前面一样。

胆足少阳之脉，起于目锐眦，上抵头角下耳后，循颈行手少阳之前，至肩上却交出手少阳之后，入缺盆；其支者，从耳后入耳中，出走耳前，至目锐眦后；其支者，别锐眦，下大迎，合于手少阳，抵于顿，下加颊车，下颈，合缺盆，以下胸中，贯膈，络肝，属胆，循胁里，出气街，绕毛际，横入髀厌中；其直者，从缺盆下腋，循胸，过季胁下合髀厌中，以下循髀阳，出膝外廉，下外辅骨之前，直下抵绝骨之端，下出外踝之前，循足跗上，入小趾次趾之间；其支者，别跗上，入大指之间，循大指歧骨内，出其端，还贯爪甲，出三毛。

凡是足的阳经，因为是从头到足的，所以都比较长，病证也比较多一些。"胆足少阳之脉，起于目锐眦。"胆经也是从目锐眦起的。目锐眦这个地方，手少阳，手太阳，足少阳都经过。"上抵头角下耳后，循颈行手少阳之前。"这是在颈部的分布次序。"至肩上却交出手少阳之后，入缺盆。"到了肩上以后就和手少阳相交了。"其支者，从耳后入耳中。"也是一个分支从耳后入到耳里的。"出走耳前，至目锐眦后。"耳前还有一个分支。"其支者，别锐眦，下大迎，合于手少阳，抵于顿。"足少阳胆经在面的一侧循行得比较多一些，反复了好几次。"下加颊车，下颈，合缺盆。"然后合到缺盆去了。"以下胸中，贯膈，络肝，属胆，循胁里，出气街。"从胁里络肝以后，从气街出来。"绕毛际，横入髀厌中。"这是髀关节外侧的地方。这说的是一个分支。"其直者，从缺盆下腋。"阳经是在外面走的，在里面走的是其分支。"循胸，过季胁下合髀厌中。"阳经在外面走，到髀厌中就合在一起了。"以下循髀阳。"髀阳指的就是外前侧。"出膝外廉，下外辅骨之前。"即阳陵泉那个地方。"直下抵绝骨之端。"到腓骨的下端。"下出外踝之前，循足跗上，入小趾次趾之间。"小趾次趾之间是指第四趾的外侧，即第四趾靠近小趾一侧。"其支者，别跗上，入大指之间，循大指歧骨内，出其端。"这是和肝经相络合的。"还贯爪甲，出三毛。"贯到大指的爪甲上。三毛是指大指后面有一撮毛的地方。这是其循行路线。

是动则病口苦，善太息，心胁痛，不能转侧，甚则面微有尘，体无膏泽，足外反热，是为阳厥。是主骨所生病者，头痛，颔痛，目锐眦痛，缺盆中肿痛，腋下肿，马刀侠瘿，汗出振寒，疟，胸、胁、肋、髀、膝外至胫、绝骨、外踝前及诸节皆痛，小趾次趾不用。为此诸病，盛则泻之，虚则补之，热则疾之，寒则留之，陷下则灸之，不盛不虚，以经取之。盛者，人迎大一倍于寸口，虚者，人迎反小于寸口也。

"是动则病口苦，善太息，心胁痛，不能转侧。"口苦是胆经变动的重要的标志。胆汁反流上来常常见口苦。"甚则面微有尘，体无膏泽，足外反热，是为阳厥。是主骨所生病者。"后面一句可疑。胆为什么"主骨所生病者"？各个版本都是这样的。有的人说这是个错误，因为肝主筋，胆应该主筋所生病者。这个可以存疑，因为没有更多的证据证明就是筋。我们知道这一套病就行了。"是动""所生"这个说法只是一个叫法。"头痛，颔痛，目锐眦痛。"都是循行所过部位的疼痛。"缺盆中肿痛，腋下肿，马刀侠瘿。"又提到马刀侠瘿。南京中医药大学的干祖望教授考证说马刀侠瘿就是胸锁乳突肌的肿痛。胸锁乳突肌的形状像马刀。侠瘿：侠着甲状腺两侧。这说法还是有道理的。"汗出振寒，疟。"有汗出。疟是往来寒热的。"胸、胁、肋、髀、膝外至胫、绝骨、外踝前及诸节皆痛，小趾次趾不用。"这是所过部位的疼痛。"为此诸病，盛则泻之，虚则补之，热则疾之，寒则留之，陷下则灸之，不盛不虚，以经取之。盛者，人迎大一倍于寸口，虚者，人迎反小于寸口也。"这个格式和前面一样。

肝足厥阴之脉，起于大趾丛毛之际，上循足跗上廉，去内踝一寸，上踝八寸，交出太阴之后，上腘内廉，循股阴，入毛中，过阴器，抵小腹，夹胃，属肝，络胆，上贯膈，布胁肋，循喉咙之后，上入颃颡，连目系，上出额，与督脉会于巅；其支者，从目系下颊里，环唇内；其支者，复从肝，别贯膈，上注肺。

"肝足厥阴之脉，起于大趾丛毛之际。"起于脚大趾后有一撮毛的地方。"上循足跗上廉。"即足背的上侧。"去内踝一寸，上踝八寸，交出太阴之后。"这里说的是在八寸处交出太阴之后。现在说的是在三寸处，就是三阴交穴。注意这个区别，二者都可以参考。"上腘内廉，循股阴，入毛中，过阴器。"经过生殖器。"抵小腹，夹胃，属肝，络胆。"这是到肚子里面去了，循着腹内运行。"上贯膈，布胁肋，循喉咙之后。"也是过喉咙，这里讲的是喉咙之后。"上入颃颡。"过了喉再往上才是颃颡。所以颃颡相当于咽部。"连目系。"肝经是连着目的，从喉咙上面走。"上出额，与督脉会于巅。"肝经贯巅顶。巅顶痛是厥阴头痛。"其支者，从目系下颊里，环唇内。"从眼睛分出一个分支，下颊里，环唇内，都是在里面走的。"其支者，复从肝，别贯膈，上注肺。"从肝里还有一个分支分出穿过膈，到肺里去。

是动则病腰痛不可以俯仰，丈夫㿉疝，妇人少腹肿，甚则

嗌干，面尘，脱色。是主肝所生病者，胸满，呕逆，飧泄，狐疝，遗溺，闭癃。为此诸病，盛则泻之，虚则补之，热则疾之，寒则留之，陷下则灸之，不盛不虚，以经取之。盛者，寸口大一倍于人迎，虚者，寸口反小于人迎也。

"是动则病腰痛不可以俯仰。"腰痛多叫肾虚，腰为肾之府。肝病也可以引起腰痛来，表现为俯仰不行。"丈夫㿉疝。"指的是阴囊肿大和疝气。"妇人少腹肿。"妇人小腹两侧肿，，小腹痛也叫疝，向侧下肿也可以叫腹股沟疝。"甚则嗌干。"肝经经过颃颡和咽喉，所以嗌也会干。"面尘，脱色。"面色像有尘土一样。颜色改变。"是主肝所生病者，胸满，呕逆，飧泄，狐疝，遗溺，闭癃。"这些疾病一方面是胸部的，再一方面是消化类的，第一个方面是泌尿生殖类的，而没有提到黄疸。脾、胃、心、小肠的病变中都讲到了黄疸或目黄。所以看到黄疸的时候，不一定要按肝来治，甚至不首先考虑从肝治。"为此诸病，盛则泻之，虚则补之，热则疾之，寒则留之，陷下则灸之，不盛不虚，以经取之。盛者，寸口大一倍于人迎，虚者，寸口反小于人迎也。"这是统一的格式。

十二经络就说完了。后面提到了五阴气绝和六阳气绝的问题。气绝了有怎样的表现？怎么诊断？什么是死候？

手太阴气绝，则皮毛焦。太阴者，行气温于皮毛者也。故气不荣，则皮毛焦；皮毛焦，则津液去皮节；津液去皮节者，则爪枯毛折；毛折者，则毛先死。丙笃丁死，火胜金也。

"手太阴气绝，则皮毛焦。"肺主皮毛。皮毛焦是太阴气绝的表现。"太阴者，行气温于皮毛者也。故气不荣，则皮毛焦；皮毛焦，则津液去皮节；津液去皮节者，则爪枯毛折；毛折者，则毛先死。"爪甲都枯了、干了，毛发都枯了、干了。

"丙笃丁死，火胜金也。"丙是阳火，丁是阴火。这是否指的是丙日、丁日或丙丁的年月呢？后来有些人就这么说，到那一天情况就不好。我反复讲过这是看到火盛，见到火候，即见到这一候才是。这里只是借着天干来说，未必是真的指天文日历的这一天。当然后来的一些用干支五行推算命理的占卜书上也说，在南方，或是穿红衣服的人，或这医生的姓里带着火字，治肺病都是不合适的。我们只把这当作一种说法。从理论上说这些都是一类，都相关，而事实上应该是人体本身有火热，饮食的火热，气候的火热更直接相关。所以不要完全拘泥于这个日子，还是要以实际为准。

手少阴气绝，则脉不通；脉不通，则血不流；血不流，则色不泽。故其面黑如漆柴者，血先死。壬笃癸死，水胜火也。

"手少阴气绝，则脉不通。"这里讲手少阴心主脉。"脉不通，则血不流；血不流，则色不泽。故其面黑如漆柴者，血先死。"手少阴脉不通者，见到面黑，说明是水来克火，是死相。"壬笃癸死，水胜火也。"这和前面的是一个道理。

足太阴气绝者，则脉不荣肌肉。唇舌者，肌肉之本也。脉不荣，则肌肉软；肌肉软，则舌萎人中满；人中满，则唇反；唇反者，肉先死。甲笃乙死，木胜土也。

"足太阴气绝者，则脉不荣肌肉。"腘脾主肌肉。唇舌候肌肉。"脉不荣，则肌肉软；肌肉软，则舌萎人中满。"人中满候上唇。"人中满，则唇反。"人病了以后，嘴唇反出来不是好现象。我见过一个唇反的病人，上唇肿得能把鼻子堵起来。他是因火生土（喝酒、吃肉、吃辣）引起的，病了一年都没好。他没有现死象，没青。火生土是生象，所以虽然重，给他泻火就好了。"唇反者，肉先死。甲笃乙死，木胜土也。"相

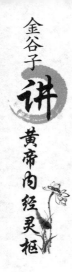

克之理同前。

足少阴气绝，则骨枯。少阴者，冬脉也，伏行而濡骨髓者也，故骨不濡，则肉不能着也；骨肉不相亲，则肉软却；肉软却，故齿长而垢，发无泽；发无泽者，骨先死。戊笃己死，土胜水也。

"足少阴气绝，则骨枯。"肾主骨。"少阴者，冬脉也，伏行而濡骨髓者也，故骨不濡，则肉不能着也；骨肉不相亲。"骨得不到濡养，肉不能附着在上面了，所以叫"骨肉不相亲"。后面篇章中提到的"骨肉不相亲"就是这个情况，骨肉不相附着。"则肉软却；肉软却，故齿长而垢。"怎样知道骨肉不相亲呢？看牙龈萎缩，牙齿看着很脏，刷也刷不干净的就是。"发无泽；发无泽者，骨先死。"头发也没有光泽，看着像干草一样。所以判断骨先死就是看头发没有光泽。"戊笃己死，土胜水也。"我看过一个西医内科同行，45岁，女性，大怒以后脸色就发青，一个月之内牙龈全萎缩了，牙根很长，露出来，一张嘴看着像老太太一样。脸上的肉也消了，眼眶塌陷。那年她才45岁，这就是和年龄不相符的骨肉不相亲。

足厥阴气绝，则筋绝。厥阴者，肝脉也，肝者，筋之合也，筋者，聚于阴器，而脉络于舌本也。故肝弗荣，则筋急；筋急则引舌与卵，故唇青舌卷卵缩，则筋先死。庚笃辛死，金胜木也。

"足厥阴气绝。"肝主筋。"则筋绝。厥阴者，肝脉也，肝者，筋之合也，筋者，聚于阴器，而脉络于舌本也。故肝弗荣，则筋急；筋急则引舌与卵。"卵是指睾丸、阴囊。"故唇青舌卷卵缩，则筋先死。庚笃辛死，金胜木也。"肝属木，主筋。肝拘紧的时候舌头往上卷着，睾丸也往上回缩。临床上一看到舌头往里卷的，不会说话了，睾丸收上去的，再加上相克的情况（与病不利的情况），就是死相。在意外的伤害中，剧烈的惊吓中，可见这个情况。病人常常是瞪着眼，张着嘴，舌卷，全身缩在一起的。金胜木，假如有刀枪之伤，那也是意外伤害，那也是金来克木的情况。

五阴气俱绝，则目系转，转则目运；目运者，为志先死；志先死，则远一日半死矣。六阳气绝，则阴与阳相离，离则腠理发泄，绝汗乃出，故旦占夕死，夕占旦死。

"五阴气俱绝，则目系转，转则目运；目运者，为志先死。"如果这五种情况都看到的话，则会目光不定（不自主地动眼），就是死证了。"志"就是"精神意志魂魄"的"志"。"志先死，则远一日半死矣。"如果看到病人眼睛都不能定下神，那么一天半就死了，很难超过一天半。"六阳气绝，则阴与阳相离，离则腠理发泄，绝汗乃出，故旦占夕死，夕占旦死。"前面说五阴气绝是通过看目转，六阳气绝是通过看汗出，这在病情危重时，对于判断病人的危重程度是比较有用的。有时候出油汗（大汗珠子滴下来），这就是阳气绝了，阳气绝了12小时后会死亡。阴气绝了还能坚持到36小时才死亡。阳气绝的死亡比阴气绝的死亡来得更快。下面论述了脉的主病。这是非常重要的一段论述。

经脉十二者，伏行分肉之间，深而不见；其常见者，足太阴过于外踝之上，无所隐故也。诸脉之浮而常见者，皆络脉也。六经络，手阳明、少阳之大络，起于五指间，上合肘中。饮酒者，卫气先行皮肤，先充络脉，络脉先盛。故卫气已平，营气乃满，而经脉大盛。脉之卒然动者，皆邪气居之，留于本末，不动则热，不坚则陷且空，不与众同，是以知其

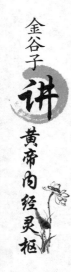

何脉之动也。

　　"经脉十二者，伏行分肉之间，深而不见。"经脉是很深的，是行在分肉之间的，是指内在的大动脉。"其常见者，足太阴过于外踝之上，无所隐故也。"有的人说是"内踝之上"。我认为是腿上大隐静脉，所以是"内踝"。"诸脉之浮而常见者，皆络脉也。"在外面看到的都是小的分支，不是大的血管。"六经络，手阳明、少阳之大络，起于五指间，上合肘中。"手阳明、手少阳是在五指浅表的和手背能看到的血管。静脉注射时常取此处的血管，这些血管上合到肘中。"饮酒者，卫气先行皮肤，先充络脉。"喝酒后，攥紧拳头，血管鼓起。"络脉先盛。故卫气已平，营气乃满，而经脉大盛。"酒是滑利的东西，先到外面来，外面的卫气满了，然后里面的卫气再满。"脉之卒然动者，皆邪气居之。"脉突然出现异常搏动的、独动的，是邪气居留于此。"留于本末，不动则热。"假如说邪气在脉里不见动，也会发热。"不坚则陷且空。"如果不硬的话就陷下、塌陷。"不与众同"这是说独见、独动。"是以知其何脉之动也。"前面说到了凡刺主病都是因脉动，哪个脉动就是哪里出现了它所主的病。那什么叫脉动？一个是搏动，在外面能看得见。再一个是不动而发热。这个地方发热，或者是动，或者是坚，或者是陷下面空，只要是和周围相比特别的地方，就是这个脉动。外动包括陷下和搏动。现在临床上做检查时，如果病人一条腿有损伤，要让他两条腿都露出来，对比着摸，对比着看，和周围比就知道哪个地方病了。比如一个脊柱损伤，看他的损伤在左侧还是右侧，看他是这边有明显的塌陷还是另一边有明显的坚。有的时候是这边坚，相对显得那边塌陷。如果是一边比正常人明显塌陷，另一边和正常人差不多，那就是塌陷。所以通过对比而知何脉独动。前面讲了脉动，这里就对它做了一个解释。

雷公曰：**何以知经脉之与络脉异也？黄帝曰：经脉者，常不可见也，其虚实也，以气口知之。脉之见者，皆络脉也。**

"雷公曰：何以知经脉之与络脉异也？"怎么知道经脉与络脉的区别，怎么知道大血管与小血管的区别，到哪儿算大，到哪儿算小？黄帝定了一个标准。"黄帝曰：经脉者，常不可见也，其虚实也，以气口知之。"经脉常常很深的，是看不见的，从寸口这一段比较表浅的搏动能知道经脉的虚实。"脉之见者，皆络脉也。"凡是在浅表处能看见的脉，都叫络脉。经脉和络脉的标准就是以可见和不可见来区分的。那么相对来说，能见到的都是小的静脉，在里面搏动的是动脉。但是静脉也有深而不见的。从循行角度来说，动脉是离心的，是从心脏往外走的。静脉是向心的，是从外往心回流的。阴中有阳，阳中有阴。所以这就对经脉是内在的动脉血管，络脉是浅表的静脉血管，给出了非常肯定的说法。

雷公曰：**细子无以明其然也。黄帝曰：诸络脉皆不能经大节之间，必行绝道而出入，复合于皮中，其会皆见于外。故诸刺络脉者，必刺其结上甚血者。虽无结，急取之，以泻其邪而出其血。留之发为痹也。凡诊络脉，脉色青，则寒，且痛；赤则有热。胃中寒，手鱼之络多青矣；胃中有热，鱼际络赤。其暴黑者，留久痹也。其有赤、有黑、有青者，寒热气也。其青短者，少气也。凡刺寒热者，皆多血络，必间日而一取之，血尽而止，乃调其虚实。其青而短者，少气，甚者，泻之则闷，闷甚则仆，不得言，闷则急坐之也。**

"雷公曰：细子无以明其然也。"雷公还有不明白的地方。

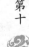

"黄帝曰：诸络脉皆不能经大节之间，必行绝道而出入，复合于皮中。"浅表的络脉没有一条很长的、直接经过大关节之间过去的，而是有另外的一个道路出入（有侧支循环），再相互结络到一起，所以叫络脉。络脉在皮肤上形成一个网络相互合在一起。"其会皆见于外。"在外面相互汇合贯通。"故诸刺络脉者，必刺其结上甚血者。虽无结，急取之。"刺络的时候看到那上面充血特别明显的，即便没有结，也可以刺，而不光是看着结成一个疙瘩，充血特别饱满的才可以刺。"以泻其邪而出其血。"这是刺络放血治疗的一个方法。"留之发为痹也。"要是看着外面充血、渗血，无论有结也好，无结也好，都不给他刺了，因为时间长了，发为痹，就是里面痛了。邪气占据了经脉，压迫着里面的经脉，血才流到外面的络脉。"凡诊络脉，脉色青，则寒，且痛；赤则有热。"看脉色诊寒热。然后下面举例哪里的寒，哪里的热，通过哪个络脉来看。"胃中寒，手鱼之络多青矣。"这可以看成手诊的一个方法。按照后天八卦的手诊法，手鱼候艮位阳土。一阳加在二阴之上，为山，为阳土，主胃。后来有的人有个太阴阳明经络别通说，把这个手鱼讲得很复杂。实际上后天八卦的普遍适合的标准在《内经》上没明确提到，而这里已经提出了相应的位置。九宫八风用的也是后天八卦的方位。青就是寒，艮位，像鱼腹，那就是鱼际的位置，所以候胃中寒。"胃中有热，鱼际络赤。"鱼际就是对应胃的部位。"其暴黑者，留久痹也。"突然黑，或者黑得厉害，是很长时间的痹证。"其有赤、有黑、有青者，寒热气也。"各种色都有，分不出来寒热怎么办？这就叫寒热气。前面说了盛则泻，虚则补，不盛不虚，盛虚分不太清的，那就调。而寒热怎么办？在用药的时候可以寒热并用，用针的时候也可以用调法。"其青短者，少气也。"这里说了青短，那么赤短呢？算不算少气？通过看这个脉的长短可以知气之多少。应该是络短者少气。那么络长的是否就是气盛？可以意会了。这是省文的格式。通过络的长短看气的多少，通过颜色来看是寒还是热，颜色的掺杂那就是病气的掺杂。这一段讲的是诊鱼络的方法。那么我们对全身其他络脉的诊断，同样可以参考这个方法，只不过部位不同，对应的内脏也就不同了。这里只讲了手的鱼络，那么手的其他地方是否也能看得出来？我们在临床中看其他的病时，多对照着看，完全可以对应出来。"凡刺寒热者，皆多血络。"寒热病常常有很多血络。"必间日而一取之。"隔一天刺一次。"血尽而止。"血尽，是血络上的血止了，在外面看不出来了。"乃调其虚实。"止了以后看是虚还是实，就可以通过输刺来调整了。不管络是在什么部位，以见到为准。"其青而短者，少气，甚者，泻之则闷，闷甚则仆，不得言，闷则急坐之也。"对于少气的人，泻的时候不能过头，泻多了出现的闷，像晕针的反应。闷可导致跌倒，说不出话来。病人要是站着接受治疗的时候能仆倒，要快让他坐下。病人躺着接着治疗时，闷甚的，快点让他起来坐着。这是不当治疗导致的晕针和晕针处理方法：急坐之。还有就是虚实补泻的不当能导致一些意外情况。意外情况的处理在这儿都说了。下面讲的是十二经别，就是十二个络穴，还有与络穴相应的虚实病证。前面讲到腧穴，这讲到络穴。

手太阴之别，名曰列缺。起于腕上分间，并太阴之经，直入掌中，散入于鱼际。其病实则手锐掌热；虚则欠㰦，小便遗数。取之去腕寸半。别走阳明也。

"手太阴之别，名曰列缺。起于腕上分间，并太阴之经，直入掌中，散入于鱼际。"这一个小分支入到掌中，在鱼际散开，像血管在这儿散开一样。"其病实则手锐掌热；虚则欠㰤，小便遗数。"前面提到肺经的虚是这样的。肺的络虚也是这样的。治疗可以从肺经上取穴，而这里明确说是从络穴上取穴。锐掌是指掌面的远心端。"取之去腕寸半。别走阳明也。"这是和阳明经相络的地方。肺与大肠表里，所以肺经别走阳明。

手少阴之别，名曰通里。去腕一寸半，别而上行，循经入于心中，系舌本，属目系。其实则支膈，虚则不能言。取之掌后一寸，别走太阳也。

"手少阴之别，名曰通里。"通里、阴郄、神门，是一寸之间的三个穴。"去腕一寸半，别而上行，循经入于心中，系舌本，属目系。"一寸半是灵道穴所在处。通里，直接到上面，通到里面去，连到目和舌。"其实则支膈，虚则不能言。"突然不能说话，从通里来治。支膈是膈间有支撑感、满闷不通的现象。"取之掌后一寸，别走太阳也。"手少阴和手太阳为表里。

手心主之别，名曰内关。去腕二寸，出于两筋之间，循经以上，系于心包络。心系实则心痛，虚则为头强。取之两筋间也。

"手心主之别，名曰内关。去腕二寸，出于两筋之间，循经以上，系于心包络。心系实则心痛。"心痛时，取心包经的穴位。"虚则为头强。"头上发拘紧的时候是虚。"取之两筋间也。"具体定位。这是与十五络虚实对应的三十个病证，要学明白了，记住它们的一一对应。这些取穴法都是非常明了的。内关是治心痛的常用穴，有时候治胃脘痛也取内关，其依据就是从这里来的。后来八脉交会穴歌说：内关公孙胃心胸，内关治心胸间痛和胃肠病。中脘、内关、足三里这三穴可以合用，也是有根据的。内关是心包经的络穴。

手太阳之别，名曰支正。上腕五寸，内注少阴；其别者，上走肘，络肩髃。实则节弛肘废；虚则生肬，小者如指痂疥。取之所别也。

"手太阳之别，名曰支正。上腕五寸，内注少阴。"这是支正穴的定位。"其别者，上走肘，络肩髃。实则节弛肘废。"肢节缓驰，肘用不上力。像现在的肘关节病变，"学生肘""网球肘"，中医叫"肘劳"的病，就可以考虑从这里取穴。"网球肘"从外侧取穴。"虚则生肬，小者如指痂疥。"指头之间如疥疮之类的病。"虚则生肬"指皮肤的赘疣之类的病，通过小肠的支正穴可以治。对这个病我临床上没有经验，也没见过。单纯从用针的角度来讲，没别的办法时也可以考虑这个方法。有机会可以观察。要是查到有别人的经验，那就可以比较放心地用。没有的话，不能单纯依靠经典，要查查中间是否有传承，查查《名医类案》或历代针灸医案以为参考。这里很特别地提出对皮肤病的治疗就很值得重视了。

手阳明之别，名曰偏历。去腕三寸，别入太阴；其别者，上循臂，乘肩髃，上曲颊偏齿；其别者，入耳，合于宗脉。实则龋聋；虚则齿寒痹隔。取之所别也。

"手阳明之别，名曰偏历。去腕三寸，别入太阴。"腕上三寸为偏历穴。"其别者，上循臂，乘肩髃，上曲颊偏齿。"这个经别从里面走行，外面单独分出一个别支通到上面。治上面的时候，除了局部取穴以外，还可远道取穴。"其别者，入耳，合于宗脉。实则龋聋。"龋聋：龋齿和耳聋。"虚则齿寒痹隔。"即牙齿寒痛。"取之所别也。"从它的别上取穴。根据虚实定补泻就行了。

手少阳之别，名曰外关。去腕二寸，外绕臂，注胸中，合心主。病实则肘挛，虚则不收。取之所别也。

"手少阳之别，名曰外关。去腕二寸，外绕臂，注胸中，合心主。"这是注到胸里去，合心主。所以有些中风的病人，和手少阳相关的，可以用这个穴治疗。"病实则肘挛，虚则不收。取之所别也。"我前几天看见的一例病证，经某医院诊断是脑神经损伤，但查CT没异常表现，精神状况没有受影响，以前有颈椎病表现，所以我考虑还是像颈5～7椎的损伤，表现在太阳和少阳的部位，给他取的是外关，症状就是不收，也就是没有力量。外关穴是一个大络。

足太阳之别，名曰飞扬。去踝七寸，别走少阴。实则鼽窒，头背痛；虚则鼽衄。取之所别也。

"足太阳之别，名曰飞扬。去踝七寸，别走少阴。"这是太阳和少阴相合的地方。"实则鼽窒，头背痛；虚则鼽衄。取之所别也。"所以通过飞扬可以治鼻子的病。据一些考证，鼽窒就是鼻息肉堵塞的病，或者鼻窦炎之类的病。鼽衄就是鼻出血。一病一穴相对应，在这里讲了三十个病，掌握这三十个就不少了。见了这个病，如果能有把握用一个穴治好的话，那也很好，比辨证取穴、局部取穴、远道取穴等的疗效要肯定得多。只根据历代的文献综述做些综合而拿不出一个肯定的标准，是不行的。没有一个确定的标准，临床上就不好操作。

足少阳之别，名曰光明，去踝五寸，别走厥阴，下络足跗。实则厥，虚则痿躄，坐不能起。取之所别也。

"足少阳之别，名曰光明，去踝五寸，别走厥阴，下络足跗。"足少阳之别往下是和足跗连在一起的。"实则厥。"这是指脚上冷。"虚则痿躄。"虚的时候脚上没力量。"坐不能起，取之所别也。"坐下起不来，现在见的腰椎病变，压着神经外侧、压着一部分神经的，出现这个情况时可以取。光明穴后来还用来治眼病，因为穴的名字叫光明，通于目。

足阳明之别，名曰丰隆。去踝八寸。别走太阴；其别者，循胫骨外廉，上络头项，合诸经之气，下络喉嗌。其病气逆则喉痹卒喑。实则狂巅，虚则足不收，胫枯。取之所别也。

"足阳明之别，名曰丰隆。去踝八寸。"丰隆在膝盖下和外踝连线的正中间。"别走太阴；其别者，循胫骨外廉，上络头项，合诸经之气。"这个经别合的气比较多一些，阳明是多气多血的一条经。"下络喉嗌。其病气逆则喉痹卒喑。"阳明的络病，除了虚实以外还提了一个气逆，都可以治疗取丰隆穴。"实则狂巅。"这是阳明盛的病。"虚则足不收，胫枯，取之所别也。"虚则明显脚上无力，肌肉萎缩。所以后来在辨方证、辨虚实的时候，有日本的汉医说：气虚就是四肢无力，虚证就是肌肉萎缩。中国有些搞世界医学史的人说他们搞得机械了，和中国主流的教材上讲的不同。但经典的虚实是有明确的指征的，他们的提法，并不是毫无根据。这些病就从这里取穴治。

足太阴之别，名曰公孙。去本节之后一寸，别走阳明；其别者，入络肠胃，厥气上逆则霍乱，实则肠中切痛；虚则鼓胀。取之所别也。

"足太阴之别，名曰公孙。去本节之后一寸，别走阳明。"这是足太阴脾经的络穴。"其别者，入络肠胃。"脾和肠胃是相络的，有时候肠鸣腹泻是肠寒，也从脾治（照脾虚治）。脾和肠是相络属的，通过血管循环联络在一起。"厥气上逆则霍乱，霍乱就是挥霍撩乱。"吐泻之类的病。阳明病和太阴病都提到了气逆。"实则肠中切痛。"肠中切痛，即肠中非常急的疼痛。"虚则鼓胀。腹胀，取之所别也。"脾络虚可见鼓胀、腹胀。这些都可以通过公孙穴来治疗。讲了经脉以后，又讲了别支的走向，讲了络穴，对这一类的病单独提出一个大穴来。这和前面讲的怎么取井，怎么取荥，还有多种刺法一样，都是对各种刺法和各种常见病的举例。

足少阴之别，名曰大钟。当踝后绕跟，别走太阳；其别者，并经上走于心包下，外贯腰脊。其病气逆则烦闷，实则闭癃，虚则腰痛。取之所别者也。

"足少阴之别，名曰大钟。当踝后绕跟，别走太阳。"大钟穴是肾经络穴。"其别者，并经上走于心包下，外贯腰脊。其病气逆则烦闷，实则闭癃，虚则腰痛。"有的人用肾经原穴太溪穴治这些病。络穴和原穴相近。"取之所别者也。"可以从大钟穴来治疗腰痛、闭癃。这里讲了一虚一实典型的症状。

足厥阴之别，名曰蠡沟。去内踝五寸，别走少阳；其别者，经胫上睾，结于茎。其病气逆则睾肿卒疝。实则挺长，虚则暴痒。取之所别也。

"足厥阴之别，名曰蠡沟。去内踝五寸，别走少阳。"这是和光明相对着的络穴。"其别者，经胫上睾，结于茎。"上到睾丸，结到阴茎。"其病气逆则睾肿卒疝。"睾丸肿大和突然发生的疝气或急性疼痛。"实则挺长，虚则暴痒。取之所别也。"这个挺长是指阴茎挺长。暴痒是指的哪里痒？阴茎痒的少，更可能像阴囊湿疹之类的病，还有女性的外阴瘙痒实则挺长，我见到过一例，病人只要睡着就引起异常勃起，醒了很难受。白天还好一些，一到晚上睡觉就这样。好多年很痛苦，睡不好觉，搞得夫妻生活很心烦。我用治疗失眠的汤药给治好了，治法是平心火。像这样的病例，泻蠡沟穴可能就管用。

任脉之别，名曰尾翳。下鸠尾，散于腹。实则腹皮痛，虚则痒瘙。取之所别也。

"任脉之别，名曰尾翳。下鸠尾，散于腹。"这就是鸠尾穴。"实则腹皮痛。"肚皮紧、痛的时候用这个穴。"虚则痒瘙。"瘙痒是指腹皮的瘙痒还是指全身的瘙痒？治全身瘙痒的时候刺鸠尾能管用。"取之所别也。"治痒的穴一个是在厥阴，另一个是在任脉，都可以考虑取。

督脉之别，名曰长强。夹膂上项，散头上，下当肩胛左右，别走太阳，入贯膂。实则脊强，虚则头重，高摇之，夹脊之有过者，取之所别也。

"督脉之别，名曰长强。夹膂上项，散头上。"督脉之别从长强顺着上去。"下当肩胛左右。"下至肩胛两边。"别走太阳，入贯膂。"从肩胛两侧入到太阳经里去。"实则脊强。"实证的时候，后背有拘紧感。"虚则头重，高摇之。"后背疼痛的时候带着后脖子痛，如颈椎病，颈背部的筋膜炎，头昏头重都可以从这里治。这是所谓的上病下取，上头有病可以取长强穴。"夹脊之有过者，取之所别也。"凡是脊椎及两边的病都可以取这里。这个穴可以治头痛、脖子痛，后世还可以用它来治癫痫，治痔疮，都是很好用的。有时候快速点刺一下，头痛得厉害的能立即止住。

脾之大络，名曰大包。出渊腋下三寸，布胸胁。实则身尽痛，虚则百节尽皆纵。此脉若罗络之血者，皆取之脾之大络脉也。

"脾之大络，名曰大包。出渊腋下三寸，布胸胁。"大包是脾的大络穴。"实则身尽痛。"实则周身痛。"虚则百节尽皆

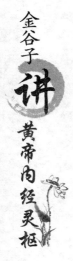

纵。"浑身像散了架，嘎嘣嘎嘣响，像关节响。百节皆纵：没有力量。"此脉若罗络之血者，皆取之脾之大络脉也。"我见过一个典型病例，病人周身病痛，怀疑自己长癌症，老是去做肺部的透视、CT。他曾经受过外伤，加上有银屑病（就是平时说的牛皮癣），见麦麸状脱屑，人比较胖。给他针刺了以后，周身疼痛就好了。我就是取的脾之大络：大包穴。后面有一个总结，是最后一句话，非常重要。

凡此十五络者，实则必见，虚则必下。视之不见，求之上下。人经不同，络脉异所别也。

"凡此十五络者，实则必见。"有实证的时候能看得见相应症状。"虚则必下。"虚的时候可以看到塌陷，或者这个地方浅表的静脉根本看不到。天冷的时候可以看到络脉的塌陷，是明显比正常皮肤还要塌陷的样子。"视之不见，求之上下。"如果看不见，在上下找找，不要拘于那一寸二寸的标准定位"人经不同，络脉异所别也。"人有不同的经，有不同的络。正常人的经在大的走向上也是不完全相同的，血管有变异的，那浅表的、小的动、静脉的变异就更多了。所以要"求之上下"，还要以见为准。这句话非常重要。如果只找标准的穴位，只精确测量，只注重分寸，而不看具体的真实的气血流注情况，不知这个"必见"指的具体是什么，那就不可能会找对。所以《内经》里反复讲的都是真实的临床操作。

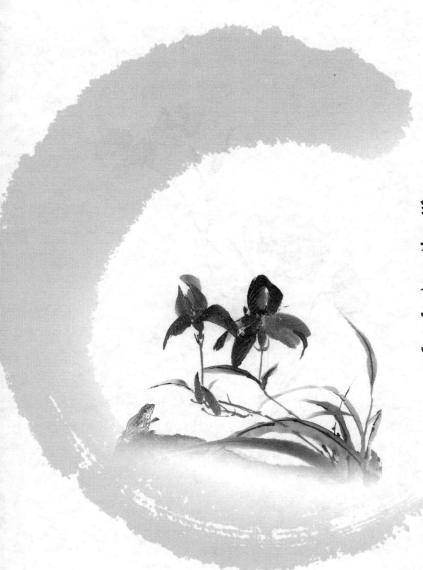

经别第十一

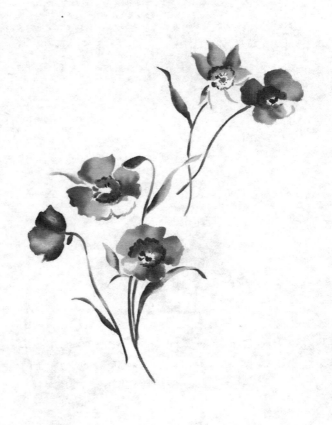

这一篇讨论手足十二经三阴三阳的具体走行和如何内外相合。先从合天地说起，后面是具体的论述。

　　黄帝问于岐伯曰：余闻人之合于天地道也，内有五脏，以应五音、五色、五时、五味、五位也；外有六腑，以应六律。六律建阴阳诸经而合之十二月、十二辰、十二节、十二经水、十二时、十二经脉者，此五脏六腑之所以应天道。夫十二经脉者，人之所以生，病之所以成，人之所以治，病之所以起，学之所始，工之所止也。粗之所易，上之所难也。请问其离合，出入奈何？岐伯稽首再拜曰：明乎哉问也！此粗之所过，上之所息也，请卒言之。

　　"黄帝问于岐伯曰：余闻人之合于天地道也，内有五脏，以应五音、五色、五时、五味、五位也。"这说的是人和天道相应。五位指的是东南西北中，五方位置。"外有六腑，以应六律。"过去校定乐器的音调时有十二吕律，六律、六吕。六律指的是阳律，具体的名称：黄钟、太簇、姑洗、蕤宾、夷则、无射。"六律建阴阳诸经而合之十二月、十二辰、十二节、十二经水、十二时、十二经脉者。"十二节是指二十四节气中有节有气，正月的立春是节，雨水就是气，二月的惊蛰是节，春分就是气，三月的清明是节，然后立夏、芒种、小暑、立秋、白露、寒露、立冬、大雪、小寒，这些是十二节。十二经水，后面有《经水》篇，会专门讲到，具体指的就是：清、渭、海、湖、汝、渑、淮、漯、江、河、济、漳这在中国大地上的十二个大的河流。用它们来比喻人身的血脉流行，以地支记一周的十二时。"此五脏六腑之所以应天道。夫十二经脉者，人之所以生。"五脏六腑应天道，十二经脉流行，人才能活。"病之所以成。"病也是由此而成的。"人之所以治"这

经别第十一

个"治"，一是指被治疗，病得到治理。二是指健康。"病之所以起。"疾病的产生。"学之所始，工之所止也。"学习治病时，要先学十二经，作为临床操作时的一个常规。"粗之所易，上之所难也。"粗略地了解比较简单，进一步学习，学到上等的水平是比较困难的。"请问其离合，出入奈何。"这里问的是十二经从哪里分离的，怎么合在一起，从哪里出、哪里入？这是继上一篇《经脉》篇以后，进一步对经脉的离合出入进行提问。"岐伯稽首再拜曰：明乎哉问也！此粗之所过，上之所息也，请卒言之。"一般的医生容易忽略过的，而高明的医生所知所息在此，一定以经脉作为标准。下面就详细地介绍这十二经脉。

> 足太阳之正，别入于腘中，其一道下尻五寸，别入于肛，属于膀胱，散之肾，循膂，当心入散；直者，从膂上出于项，复属于太阳，此为一经也。足少阴之正，至腘中，别走太阳而合，上至肾，当十四椎出属带脉；直者，系舌本，复出于项，合于太阳，此为一合。成以诸阴之别，皆为正也。

"足太阳之正，别入于腘中。""正"说明是足太阳正统的经脉，不是络脉，不是支络。后面提到"别入于腘中"，这就是说正经不是一支的，有别支，是另外的一条道路。这和《经脉》篇提到的十二经别不一样，这是"之正"，不是经别。十二经别是络脉，是十二经从络脉别走，合到另外的阳经去的，阴经合阳经，阳经合阴经。后面的"正""别"也是这个意思。"其一道下尻五寸，别入于肛，下尻五寸。"这是承扶穴的位置。"属于膀胱，散之肾。"膀胱的正经入肛。这个支是属于膀胱的。"循膂，当心入散。"然后顺着脊椎骨入到心的位置，散开。这是一个分支。"直者，从膂上出于项，复属于太阳，此为一经也。"这是指经脉的一个别经，所以叫"一经"。"足少阴之正，至腘中，别走太阳而合。"足少阴经到腘中的时候，另一个分支和太阳合在一起。"上至肾，当十四椎出属带脉。"合了太阳经以后，上行到了肾，在十四椎的位置出来，连属到带脉。十四椎的位置正是膀胱经上肾俞穴的位置，在这里和带脉合在一起。"直者，系舌本，复出于项，合于太阳，此为一合。"另一个直的分支，和舌本联系到一起，从后项出来。合于太阳，此为一合。前面讲了太阳经从膂上出于项。这里是从前面系舌本，复出于项。在这里太阳和少阴合在一起。所以后来治颈椎的病，项强的病，髓海不足的病，因为肾主骨生髓，就从项部来治，从少阴和太阳都可以治。因为少阴经和太阳经在项部是相合的。针刺治疗也是依据这个。用汤药的时候就用补肾的药治疗颈椎病。汤药治疗的经脉辨证，也是相同的道理。"成以诸阴之别，皆为正也。"《针灸甲乙经》中无"成以"二字。有的校注版本说是"或以诸阴之别，皆为正也"。就是指一开始说的太阳之正，少阴之正，皆为正也。这都算是正经的不同的分支。

足少阳之正，绕髀入毛际，合于厥阴，别者入季胁之间，循胸里属胆，散之上肝，贯心以上，夹咽，出颐颌中，散于面，系目系，合少阳于外眦也。足厥阴之正，别跗上，上至毛际，合于少阳，与别俱行，此为二合也。

"足少阳之正，绕髀入毛际，合于厥阴。"这是足少阳胆经和厥阴相合的位置。"别者入季胁之间，循胸里属胆，散之上肝。"另一个分支是从季胁的部位入到胸里。"散于肝胆。贯心以上，夹咽。"从内里贯心以后又上到咽部。"出颐颌中，散于面，系目系，合少阳于外眦也。"少阳经，从内到外，从颐颔分开，在目外眦合到一起。一个小的循环。"足厥阴之正，别跗上。"脚背的一支分支。"上至毛际，合于少阳。"从足背上到阴部毛际，然后和少阳合到一起。下面是另一个阴阳的循环。"与别俱行，此为二合也。"这是说的少阳、厥阴的相合。

足阳明之正，上至髀，入于腹里属胃，散之脾，上通于心，上循咽出于口，上额颅还系目系，合于阳明也。足太阴之正，上至髀，合于阳明，与别俱行，上结于咽，贯舌中，此为三合也。

"足阳明之正，上至髀，入于腹里属胃，散之脾，上通于心，上循咽出于口，上额颅，还系目系，合于阳明也。"这是足阳明的正经的运行。"足太阴之正，上至髀，合于阳明。"太阴、阳明的相合处在髀。"与别俱行，上结于咽。"两个经合在一起，上结于咽。"贯舌中，此为三合也。"《太素》版本中是"贯舌本"，意思一样。这说的是别。支和别都是经。

手太阳之正，指地，别于肩解，入腋走心，系小肠也。手少阴之正，别入于渊腋两筋之间，属于心，上走喉咙，出于面，合目内眦，此为四合也。

"手太阳之正，指地。"这里说的是手太阳小肠经向下走向的分支，所以叫"指地"。"别于肩解。"肩解就是肩关节。"入腋走心"，从腋窝入到心里去。"系小肠也。"这是手太阳小肠经，是《经脉》篇中提到的正经的走法。"手少阴之正，别入于渊腋两筋之间，属于心。"手少阴心经在渊腋两筋之间有个经别。"上走喉咙，出于面，合目内眦。"心经在目内眦和小肠相合，目内眦就是内眼角那个地方，所以在眼的五轮之中，两眦属心。心和小肠是在这里合在一起的。而小肠在目内眦、目外眦都有循行。"此为四合也"这是第四个阴阳经的相合。

手少阳之正，指天，别于巅，入缺盆，下走三焦，散于胸中也。手心主之正，别下渊腋三寸，入胸中，别属三焦，出循喉咙，出耳后，合少阳完骨之下，此为五合也。

"手少阳之正，指天。"手少阳是向上走的，到头顶去。"别于巅，入缺盆。"在头顶上有一个分支，下入到缺盆。"下走三焦，散于胸中也。"向下走到三焦，在胸中分散开。"手心主之正，别下渊腋三寸，入胸中，别属三焦，出循喉咙。"手厥阴心包经在渊腋下三寸，入胸中以后和三焦相属络，然后出来从喉咙循行。"出耳后，合少阳完骨之下，此为五合也。"完骨就是耳后的高骨，就是乳突的地方。这里是手心主厥阴和三焦少阳相合的一个位置。后来有个经外奇穴，是很晚近才出现的，叫安眠穴，就是在完骨下，也有人说是在完骨、风池之间的。这个地方为什么能够治失眠呢？和心包相合。对有严重失眠的，白天、晚上都不能睡的病人，让他坐在椅子上，医生按摩安眠穴，病人能当时睡着。我在临床诊疗中见过个别这样的病例。所以后来的所谓经外奇穴，也不离阴阳经的相合。

手阳明之正，从手循膺乳，别于肩髃，入柱骨下，走大肠，属于肺，上循喉咙，出缺盆，合于阳明也。手太阴之正，别入渊腋少阴之前，入走肺，散之太阳，上出缺盆，循喉咙，复合阳明，此六合也。

"手阳明之正，从手循膺乳。"这是手阳明大肠经的所过。"别于肩髃。"在肩端的两骨之间。"入柱骨下。"入到锁骨的下面。"走大肠，属于肺，上循喉咙，出缺盆，合于阳明也。"这是阳明的正经走向。"手太阴之正，别入渊腋少阴之前，入走肺。"肺经从渊腋的地方入到肺里。"散之太阳。"有的版本中是"散之大肠",丹波元简注解说"太阳"是错误的。结合上太阴经本身属肺、络大肠,"散之大肠"是对的。"太"和"大","阳"和"肠"的繁体字很像,可能形似而讹。"上出缺盆,循喉咙,复合阳明,此六合也。"正经的走向只是一个大概。这说的是别入别出,就是指在有些部位上的正经分出一个支来,或者是内、或者是外,不是同一个支的。这和动静、脉有分支的事实是相合的。虽然说有一个走向,有一个部位,但在这里强调的不是一支,而是有好多个分支,有个大概走向。但这些分支分属于正经,是经脉大血管的小分支。而再细的叫络脉,是在表可见的,相互连在一起的。正经的经别是分出来的比较大的支,是有固定走向的,不像在浅表的静脉一样横着、竖着。横的可见的都叫络。所以这和十二经别所说的络还不一样,这里叫各经"之正"和"别走",和十五络是不同的。

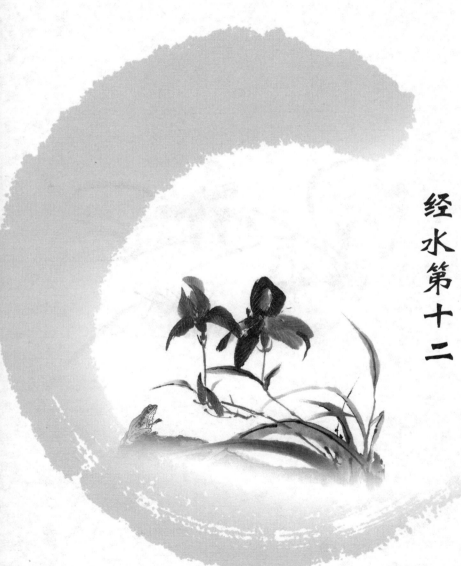

经水第十二

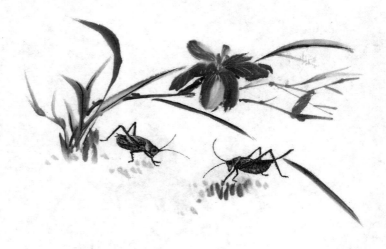

本篇用地上的十二条河流来说明人体的十二条经脉的营周不休、川流不息。将分布的区域、水流的多少和人体来比较，这就是所谓的"人法地"。

　　黄帝问于岐伯曰：经脉十二者，外合于十二经水，而内属于五脏六腑。夫十二经水者，其有大小、深浅、广狭、远近各不同；五脏六腑之高下、大小、受谷之多少亦不等，相应奈何？夫经水者，受水而行之；五脏者，合神气魂魄而藏之；六腑者，受谷而行之，受气而扬之；经脉者，受血而营之。合而以治，奈何？刺之深浅，灸之壮数，可得闻乎？

　　"黄帝问于岐伯曰：经脉十二者，外合于十二经水，而内属于五脏六腑。"这是说十二经脉在体表的循环，类似于十二经水在地，在内则连属于五脏六腑。"夫十二经水者，其有大小、深浅、广狭、远近各不同；五脏六腑之高下、大小、受谷之多少亦不等，相应奈何。"河流的长短、深浅、宽窄、所流经的路程、河水的多少都不一样，那么五脏六腑高下、大小、受谷之多少也不一样。心肺在高位，肝肾就在靠下位置的。大小，指河流有大有小。受谷情况，六腑也是各不相同的。受谷情况如何与十二经水相对应，谷气如何布敷到全身？"夫经水者，受水而行之。"河流有水，才能流行开。"五脏者，合神气魂魄而藏之。"内在的五脏藏的是神气魂魄。"六腑者，受谷而行之，受气而扬之。"六腑是行化物的，六腑也受气，能将气宣扬布敷到全身。"经脉者，受血而营之。"这里明确地说了，就像河流受水而行一样，经脉受血而营之。人体的哪个器官是受血而营之的？毫无疑问，血行有管道，如水流有河道一样，受血而营之的是血管。所以说经脉指血管，从本质意义上是不用疑问的。"合而以治，奈何？刺之深浅，灸之壮数，可得闻乎？"如何比照经水谈经脉的治疗，比如针刺深浅、艾灸壮数。这里黄帝提出了疑问。

岐伯答曰：善哉问也！天至高不可度，地至广不可量，此之谓也。且夫人生于天地之间，六合之内，此天之高，地之广也，非人力之所能度量而至也。若夫八尺之士，皮肉在此，外可度量切循而得之，其死，可解剖而视之。其脏之坚脆，腑之大小，谷之多少，脉之长短，血之清浊，气之多少，十二经之多血少气，与其少血多气，与其皆多血气，与其皆少血气，皆有大数。其治以针艾，各调其经气，固其常有合乎。

"岐伯答曰：善哉问也！天至高不可度，地至广不可量，此之谓也。"这个问题问得很好。这就像天的高度和地的广度不好测量一样。"且夫人生于天地之间，六合之内，此天之高，地之广也，非人力之所能度量而至也。"人生在天地之间，要想把经脉仔细测量，也是不好办的。但不好办，不是不能办。下面就说了怎么量。这相当于说不可能精确度量，但可以比照一个大概的标准。对具体的个人，不可能解剖测量。前面说的不可量是指这一方面。"若夫八尺之士，皮肉在此，外可度量切循而得之。"这就是说以人的标准的身高——八尺来算。他的皮肉都在此，从外面可以量一量。"其死，可解剖而视之。"死后可进行尸检。"其脏之坚脆，腑之大小，谷之多少，脉之长短，血之清浊，气之多少。"外在之形的坚硬或脆弱、腑的容量（能够容谷的多少）、脉管的长度（脉管、血管、经脉都是一个东西），里面的血是清的还是浊的，里面含气体的多少。"十二经之多血少气，与其少血多气，与其皆多血气，与其皆少血气。"就是说每个经脉中它的气和血的多少。"皆有大数"，《针灸甲乙经》中为"皆有定数"。一个人基本的生理常数是一个相对固定的数。"其治以针艾，各调其经气，固其常有合乎。"虽然不可能每个人都被度量，但作为标准的人体来说，是有大概标准的数值的，包括气血的多少。

黄帝曰：余闻之，快于耳，不解于心，愿卒闻之。岐伯答曰：此人之所以参天地而应阴阳也，不可不察。足太阳外合清水，内属于膀胱，而通水道焉。足少阳外合于渭水，内属于胆。足阳明外合于海水，内属于胃。足太阴外合于湖水，内属于脾。足少阴外合于汝水，内属于肾。足厥阴外合于渑水，内属于肝。手太阳外合于淮水，内属于小肠，而水道出焉。手少阳外合于漯水，内属于三焦。手阳明外合于江水，内属于大肠。手太阴外合于河水，内属于肺。手少阴外合于济水，内属于心。手心主外合于漳水，内属于心包。凡此五脏六腑十二经水者，外有源泉，而内有所禀，此皆内外相贯，如环无端，人经亦然。故天为阳，地为阴，腰以上为天，腰以下为地。故海以北者为阴，湖以北者为阴中之阴；漳以南者为阳，河以北至漳者为阳中之阴；漯以南至江者，为阳中之太阳，此一隅之阴阳也，所以人与天地相参也。

"黄帝曰：余闻之，快于耳，不解于心，愿卒闻之。"我听着说得很有道理，耳朵听明白了，但是还不能完全理解，希望再详细地听一听。"岐伯答曰：此人之所以参天地而应阴阳也，不可不察。"人和天地相类似，和阴阳相对应，这个道理不能不知道。下面就说如何和对应。"足太阳外合清水，内属于膀胱，而通水道焉。"足太阳经比的是清水。"足少阳外合于渭水，内属于胆。足阳明外合于海水，内属于胃。足太阴外合于湖水，内属于脾。"湖海是个古代地理的名称，需要具体地考证。它具体对应现在的哪一条河？有的河是江河万古流，现在还存在着，有的河是经过了改道，不可考的，还有的河的名字在历史是有变迁的。在这里，单从字面看，脾胃分别对应湖水和海水，不好确定它们指的是哪一条河。"足少阴外合于汝水，内属于肾。足厥阴外合于渑水，内属于肝。手太阳外合于淮水，内属于小肠，而水道出焉。手少阳外合于漯水，内属于三焦。手阳明外合于江水，内属于大肠。手太阴外合于河水，内属于肺。"江水很宽，这是古来没有变化的，大肠也很宽大。手太阴外合于河水，内属于肺。河水就是黄河，手的阳明和太阴分别对应江河，手太阴太渊脉在体表，候脉的时候能作为五脏的代表，所以比喻为河水。"手少阴外合于济水，内属于心。手心主外合于漳水，内属于心包。凡此五脏六腑十二经水者，外有源泉，而内有所禀，此皆内外相贯，如环无端，人经亦然。"在中国，基本上中原大地流域的这十二条河流外有源泉，内有出处。在外面流淌的河流在里面是有来源的，是循环着的。用这个来比喻人体的经脉：在外面看到有好多的血管，而它内里是循环着的。出的时候各有从体表出的位置，就相当于源泉。比如极泉穴，像泉一样出来，心经所出，而内有所秉的，心主血脉。"故天为阳，地为阴，腰以上为天，腰以下为地。"这说的是参天地而应阴阳。"故海以北者为阴。"海，是海水，一条河的名字，天津的海河有"海"字，不能确定是不是这个"海水"。这在《太素》中是"清水以北"。"湖以北者为阴中之阴；漳以南者为阳，河以北至漳者为阳中之阴；漯以南至江者，为阳中之太阳，此一隅之阴阳也，所以人与天地相参也。"这几条河，现在很难进行对应，流经天津市的那条河叫海河，这里提到河以北，海河就是在河以北。那湖以北是哪个湖呢？是贝加尔湖？还是哪一个？不知道黄帝那个时候是不是能管辖到那个流域，对此要再找历史地理的资料参考。在这里能认识到阴中有阴，阳中有阳，阴阳之中再分阴阳和次序的分别就行了。具体的历史地理资料，还有待继续考证。"漯以南至江者，为阳中之太阳。"长江在南，黄河在北，这两条河的对应是很明确的，其他的河的名字还需要进一步证实一下，这里只是说人和天地的相参：就是河流有南北，人体有阴阳，北边的属阴，南面的属阳，北边的最北边是阴中之阴，北面稍靠南的就是阴中之阳。我们知道这个意思就行了。

黄帝曰：夫经水之应经脉也，其远近浅深，气血之多少，各不同，合而以刺之奈何？岐伯答曰：足阳明，五脏六腑之海也，其脉大，血多气盛，热壮，刺此者不深勿散，不留不泻也。足阳明刺深六分，留十呼。足太阳深五分，留七呼。足少阳深四分，留五呼。足太阴深三分，留四呼。足少阴深二分，留三呼。足厥阴深一分，留二呼。手之阴阳，其受气之道近，其气之来疾，其刺深者，皆无过二分，其留，皆无过一呼。其少长、大小、肥瘦，以心撩之，命曰法天之常，灸之亦然。灸而过此者，得恶火则骨枯脉涩，刺而过此者，则脱气。

"黄帝曰：夫经水之应经脉也，其远近浅深，气血之多少，各不同，合而以刺之奈何？"用十二经水和经脉相对应，说明远近深浅和气血多少的不同。那么具体落实到针刺治疗上，这个方法有什么作用？"岐伯答曰：足阳明，五脏六腑之海也，其脉大，血多气盛，热壮。"足阳明胃是五脏六腑的海，所以比喻海水，它的脉是大的，血也多，气也盛。发热可以见壮热，因为阳明经多气多血。"刺此者不深勿散，不留不泻也。"

所以刺足阳明的时候要深刺，浅了气血散不开。要留针，"足阳明刺深六分，留十呼。"刺的时候可以到六分，所谓的深，也不到一寸。十呼就是十次呼吸。"足太阳深五分，留七呼。"在《素问·血气形志篇》中这六经后面分别对应多气多血、少气多血，气血多少。《灵枢》中有这说法，但个别地方稍有不同。相对而言足太阳是多血少气的，所以刺得比足阳明略浅一些，留的时间略短一些。"足少阳深四分，留五呼。"阳明、太阳、少阳分别是刺六、五、四分，递减一分，而留十呼、七呼、五呼。减三呼、二呼。"足太阴深三分，留四呼。"刺太阴又浅一分，少留一呼。"足少阴深二分，留三呼。足厥阴深一分，留二呼。"这是足三阴之刺递减一分，而刺足三阳递减的幅度大一些。"手之阴阳，其受气之道近，其气之来疾。"手经受气的道路是近的，因为其经脉相对短，离心脏近。"其刺深者，皆无过二分。"所有的刺都不能超过二分。"其留，皆无过一呼"这里是相对的标准，如留针的多少等，像前面说的一样，这是一个大概的常数，而实际治疗中还要根据病情的轻重具体操作。而现在有些临床针灸中的说法是留28分48秒，据说是根据一昼夜五十营计算出来的。但就经典来看，固定一个数，不依据气血多少，不根据病情的具体情况，是缺乏经典和事实依据的。从这里我们可以看出各经的比较是不同的。"其少长、大小、肥瘦，以心撩之。"这里明确提出来因为年龄大小、体重大小、个子高矮、体形胖瘦的不同而有气血的不同，治疗还要根据具体情况来进行权衡和加减。"命曰法天之常，灸之亦然。"法天之常，就是根据自然的常理，如同河水的大小深浅不同一样，人的经脉也是不一样的，要有区别，要有相对，要根据个体的情况。针是这样，灸也是这样。"灸而过此者，得恶火则骨枯脉涩。"用灸的时候如果用过度了，就会伤及血气。"刺而过此者，则脱气。"行针刺治疗，过了这个标准以后会出现脱气。突然面色白、晕厥这些都是脱气的现象。最后一段提出了总结。

黄帝曰：夫经脉之大小，血之多少，肤之厚薄，肉之坚脆及腘之大小，可为量度乎？岐伯答曰：其可为度量者，取其中度也。不甚脱肉，而血气不衰也。若失度之人，消瘦而形肉脱者，恶可以度量刺乎。审、切、循、扪、按，视其寒温盛衰而调之，是谓因适而为之真也。

"黄帝曰：夫经脉之大小，血之多少，肤之厚薄，肉之坚脆及腘之大小，可为量度乎？"腘（之大小），《太素》和《针灸甲乙经》中是"䏶之大小"。黄帝再次问具体的一个人是不是可以度量？一开始就提出这个问题来，言天地至高至广，问人身能不能度量。这是反复强调。"岐伯答曰：其可为度量者，取其中度也。"前面所说的能度量，得出的那个数值是"取其中度"，是一个平均数，是一般人的情况。"不甚脱肉，而血气不衰也。"什么叫平均数呢？不胖不瘦、血气不衰的正常人，不是有病的人。"若失度之人，消瘦而形肉脱者，恶可以度量刺乎。"那假如说这个人失其中度（不合与平均数的人），非常瘦，都露着骨头了，形都变了，就不能用这个度量法来刺六分、七分。所以最后提出具体的操作方法是"审、切、循、扪、按，视其寒温盛衰而调之，是谓因适而为之真也"。审、切、循、扪、按、视，要仔细地去看一看，摸一摸，按一按，要循着经络察看是凉的还是热的，是盛的还是衰的。所以既要有标准，有平均数，又一定要在临床仔细诊察，根据实际情况而调。调的标准是：适合于病人个体标准的治疗，才是真实的标准。最后这一句非常重要，它告诉我们在临床的时候，有比较，有大概的度量，还要以具体的情况为准。千万不能仅量着骨度分寸去刺。有的人说针刺的效果不好是因为穴位取得不准，没有量好。这个说法是不对的。要根据个人的具体情况，看得见，摸得着的才算穴位，而不是照课本上对应的部位去量出来才算穴位。

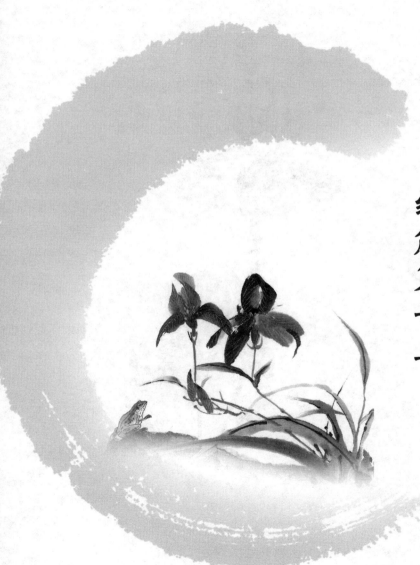

经筋第十三

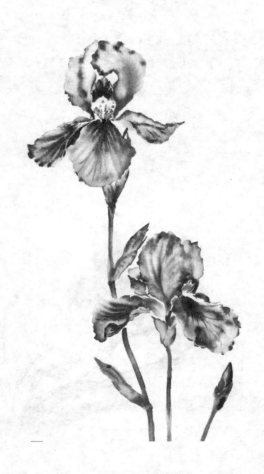

本篇讲了十二经脉所过区域的肌肉、肌腱、筋膜这套系统，相当于十二经脉流经区域的肌肉、韧带这套系统，也可以说是按十二经脉的方式，把人体所有的肌肉运动系统进行了上下肢和躯体等不同部位的分类。分类是按前侧、中侧、后侧、内面、外面来分的。所以经筋单独成一篇，讲了经筋系统和其病证的治疗方法，并比照一年的十二个月来谈经筋的痹证。不要以为"月份病"就是这个时候的发病，这只是以阴阳的多少作为比照。

足太阳之筋，起于足小指，上结于踝，邪上结于膝，其下循足外侧，结于踵，上循跟，结于腘；其别者，结于踹外，上腘中内廉，与腘中并上结于臀，上夹脊，上项；其支者，别入结于舌本；其直者，结于枕骨，上头，下颜，结于鼻；其支者，为目上网，下结于頄；其支者，从腋后外廉结于肩髃；其支者，入腋下，上出缺盆，上结于完骨；其支者，出缺盆，邪上出于頄。其病小指支跟肿痛，腘挛，脊反折，项筋急，肩不举，腋支缺盆中纽痛，不可左右摇。治在燔针劫刺，以知为数，以痛为腧，名曰仲春痹也。

"足太阳之筋，起于足小指，上结于踝。"足太阳的经脉运行所过部位的筋，如从足小指到踝的筋，都算是足太阳的筋。"邪上结于膝。"从脚后跟（外踝）往上到膝。"其下循足外侧。"循行于从外踝往下的地方。"结于踵。"到脚后跟。"上循跟，结于腘。"从外踝到脚后跟，然后到腘这一块。"其别者，结于踹外，上腘中内廉，与腘中并上结于臀。"从小指外侧到踝，到腘，到臀。"上夹脊，上项。"顺着脊柱两旁的筋，直到项。"其支者，别入结于舌本。"一个分支从项后面结到舌根部。"其直者，结于枕骨。"到枕后的筋膜。"上头，下颜。"到头顶上的帽状腱膜，一直到颜面。"结于鼻；其支者，为目上网。"太阳为目上网，即眼的上半部分，包括睑及睁眼的筋。"下结于頄。"頄指的是颜面，准确地说颜面的骨叫頄，也有人说就是颧骨。"其支者，从腋后外廉结于肩髃。"足太阳的一个筋从腋后结到肩髃穴。这个部位的肌肉，有的是起于脊柱的，连接着太阳，所以也算是太阳的一个支。"其支者，入腋下，上出缺盆。"还有一个分支是从腋下到缺盆的。"上结于完骨。"完骨是耳后的乳突。"其支者，出缺盆，邪上出于頄。"还有一支从缺盆到頄，也是足太阳的筋。"其病小指支跟肿痛，腘挛，脊反折，项筋急，肩不举。"从足小指到脚后跟的疼痛、痉挛，项背的反折，现在所说的颈椎病、项筋膜炎，都是项筋急的病。肩周炎、肩关节周围的肌腱损伤等都可以导致肩不举。"腋支缺盆中纽痛。"腋支、小指支跟肿痛的这个"支"字，有版本为"及"，字形相同，可以说是形似而误，那么"腋及缺盆中纽痛"就好理解了。"不可左右摇。"痛得痉挛，不能左右摇动。"治在燔针劫刺，以知为数，以痛为腧，名曰仲春痹也。"以知为数，即治疗以后以有效果为数。以痛为腧，指以按压后的痛点为腧穴。经筋的病用火针治疗。太阳在这里比于仲春。

　　足少阳之筋，起于小指次指，上结外踝，上循胫外廉，结于膝外廉；其支者，别起外辅骨，上走髀，前者结于伏兔之上，后者，结于尻；其直者，上乘季胁，上走腋前廉，系于膺乳，结于缺盆；直者，上出腋，贯缺盆，出太阳之前，循耳后，上额角，交巅上，下走颔，上结于頄；支者，结于目眦为外维。其病小指次指支转筋，引膝外转筋，膝不可屈伸，腘筋急，前引髀，后引尻，即上乘眇，季胁痛，上引缺盆、膺乳、颈维筋急。从左之右，右目不开，上过右角，并跻脉而行，左络于右，故伤左角，右足不用，命曰维筋相交。治在燔针劫刺，以知为数，以痛为腧，名曰孟春痹也。

"足少阳之筋，起于小指次指，上结外踝，上循胫外廉，结于膝外廉；其支者，别起外辅骨，上走髀。"足少阳在外侧的位置，足太阳在后侧偏外。"前者结于伏兔之上，后者，结于尻；其直者，上乘季胁。"顺着侧面到季胁的部位。"上走腋前廉。"足太阳是走后面的，少阳在腋的部位是走前廉的。"系于膺乳。"到胸部和乳房。"结于缺盆；直者，上出腋，贯缺盆，出太阳之前。"后面是太阳，往前是少阳。"循耳后，上额角。"和足少阳的经脉循行是一致的。"交巅上，下走颔，上结于頄。"也是在颧骨结在一起的。"支者，结于目眦为外维。"目眦，这里应该是指目外眦。"其病小指次指支转筋，引膝外转筋。"将支转筋和上面那个小指支联系起来看，支和转有类似的意思。"膝不可屈伸，腘筋急，前引髀，后引尻。"这是所过部位筋膜的拘挛。"即上乘䏚季胁痛。"转筋的病，一直痛到胁下。"上引缺盆、膺乳、颈维筋急。"这都是筋急的病。"从左之右，右目不开。"从左边可以交叉到右边去。"上过右角，并跻脉而行。"足少阳的经和跻脉是并着行的。"左络于右，故伤左角，右足不用，命曰维筋相交。"角指的是头角。左侧头颞部的损伤导致右脚的废用。这里说的就是脑神经的交叉支配。现在神经内科常见病如脑血管意外，半身不遂，脑中中病灶，面部的症状表现在同侧，而颈以下就在对侧。对侧不用，是因为神经的交叉支配。《黄帝内经》时代已经观察到神经的交叉支配，所以不要以为这个理论是有了神经解剖以后才认识到的，在有精细的神经解剖以前，人们通过临床症状已经认识到这个问题了。"治在燔针劫刺，以知为数，以痛为腧，名曰孟春痹也。"少阳阳气尚少，比喻孟春。阳气渐多就是太阳。足少阳的筋病也是用火针的方法（燔针）刺。

足阳明之筋，起于中三指，结于跗上，邪外上加于辅骨，上结于膝外廉，直上结于髀枢，上循胁属脊；其直者，上循骬，结于膝；其支者，结于外辅骨，合少阳；其直者，上循伏兔，上结于髀，聚于阴器，上腹而布，至缺盆而结，上颈，上夹口，合于頄，下结于鼻，上合于太阳。太阳为目上网，阳明为目下网；其支者，从颊结于耳前。其病足中指支胫转筋，脚跳坚，伏兔转筋，髀前踵，㿗疝，腹筋急，引缺盆及颊，卒口僻；急者，目不合，热则筋纵，目不开，颊筋有寒，则急，引颊移口，有热则筋弛纵，缓不胜收，故僻。治之以马膏，膏其急者；以白酒和桂，以涂其缓者，以桑钩钩之，即以生桑炭置之坎中，高下以坐等。以膏熨急颊，且饮美酒，敢美炙肉，不饮酒者，自强也，为之三拊而已。治在燔针劫刺，以知为数，以痛为腧，名曰季春痹也。

"足阳明之筋，起于中三指，结于跗上。"足阳明的经起于足的中指。"邪外上加于辅骨，上结于膝外廉。"从中间到膝的前侧和外廉。"直上结于髀枢。"从膝的前面直接上去，到髀枢。"上循胁属脊。"经由髀，往上一直到胁，贯到脊柱。"其直者，上循骬，结于膝。""骬"有的人说是"骭"。"骬骨"，有的人叫"骭骨"，是足胫骨，即俗话中的"腿干骨"。所以字的读音改变有的时候是从俗的，包括字典，知道意思不错就行了。"其支者，结于外辅骨，合少阳。"另一个分支是在外面和少阳合在一起的。"其直者，上循伏兔，上结于髀，聚于阴器，上腹而布，至缺盆而结。"前面向上连着腹的经筋都算是足阳明的经筋。"上颈，上夹口，合于頄，下结于鼻，上合于太阳。太阳为目上网，阳明为目下网。"前面提到了"太阳为目上网"。这里说顺着鼻子到目下面的是属于阳明的。"其支者，从颊结于耳前。"一个分支从颊到耳前。"其病足中指支胫转筋。""支"，写成"及"就比较通了。"脚跳坚，伏兔转筋。"大腿前面的伏兔转筋。"髀前肿。"胯关节的前面肿。"癩疝，腹筋急。"因为足阳明的经筋聚于阴器，所以癩疝，腹筋急。癩不只是因为肝经急，也和阳明的经筋有关系。"引缺盆及颊，卒口僻；急者，目不合。"这个就是典型的面神经麻痹（面瘫），症状是突然发生口眼歪斜、眼睛合不上。"热则筋纵，目不开。"目不开和不合，经筋支配无力，这和足阳明经筋病相关。"颊筋有寒，则急，引颊移口"这一边热，筋纵，另一边相对有寒，就把口引到另一侧去了。"有热则筋弛纵，缓不胜收，故僻。"病在有热那一边，不能收引，另一边就被寒气引过去了，故而麻痹、没力量，相对对侧紧。"治之以马膏，膏其急者。""马膏"后的一个"膏"是个多余的字。马膏即马的脂肪。"以白酒和桂。"意思就是用肉桂和白酒。"以涂其缓者。"用白酒和肉桂的粉末和好了，涂到有病的一边（缓的一边）。"以桑钩钩之。"桑钩现在也不好找，当然在农业社会的时候是好找的。"即以生桑炭置之坎中，高下以坐等。"把桑灰烧热了，让病人坐在一个地方，坎里面用桑火烤着。坎，是在墙上挖一个洞，像佛龛那样。过去有土墙，容易办。"以膏熨急颊。"用马膏来熨健侧，用桑勾拽着患侧。"且饮美酒，啖美炙肉。"多喝酒，还得吃好的烤肉。"不饮酒者，自强也。"不能喝酒的也得强喝。"为之三拊而已。"这里提到了面神经麻痹（面瘫）的一个特别的治疗方法，三拊，是指多次的按摩。现在要是用灸疗也是个好的方法，像用可以调升降的红外线理疗器械行灸法。升降架有变化的曲度。让病人坐在一个稳当的座位上，用炭火或艾火烤是可以的，这个器械的温热作用比桑灰还好，可以变通。用热敷的方法加上喝酒吃肉的方法以祛寒。另外加上外用药的涂抹方法。这是用综合方法治疗。"治在燔针劫刺，以知为数，以痛为腧，名曰季春痹也。"也可以用燔针刺。在现代临床治疗中可以从内颊车刺，然后放血，也能有效。

足太阴之筋，起于大指之端内侧，上结于内踝；其直者，络于膝内辅骨，上循阴股，结于髀，聚于阴器，上腹结于脐，循腹里，结于肋，散于胸中；其内者，着于脊。其病足大指支内踝痛，转筋痛，膝内辅骨痛，阴股引髀而痛，阴器纽痛，上引脐两胁痛，引膺中脊内痛。治在燔针劫刺，以知为数，以痛为腧，命曰孟秋痹也。

"足太阴之筋，起于大指之端内侧，上结于内踝；其直者，络于膝内辅骨，上循阴股，结于髀。"这和足太阴经脉的循行一致。"聚于阴器，上腹结于脐，循腹里，结于肋。"太阴和阳明的循行都经过阴器，也都上腹脐，但是这里指出循腹里，腹部里面那一层属太阴，外面那一层属阳明。"散于胸中；其内者，着于脊。"在里面也有一支循行，是着于脊的。"其病足大指支内踝痛。"足大指及内踝痛，这里"指""趾"意同。"转筋痛，膝内辅骨痛，阴股引髀而痛，阴器纽痛，上引脐两胁痛，引膺中脊内痛。"凡是足太阳经所过部位的筋疼的病，都是足太阴之筋。"治在燔针劫刺，以知为数，以痛为腧，命曰孟秋痹也。"足的阴经比于秋，而太阴比于孟秋。治法都一样——燔针劫刺。

足少阴之筋，起于小指之下，并足太阴之筋，邪走内踝之下，结于踵，与太阳之筋合，而上结于内辅之下，并太阴之筋，而上循阴股，结于阴器，循脊内夹膂上至项，结于枕骨，与足太阳之筋合。其病足下转筋，及所过而结者，皆痛及转筋。病在此者，主痫瘛及痉，在外者不能俯，在内者不能仰。故阳病者，腰反折不能俯，阴病者，不能仰。治在燔针劫刺，以知为数，以痛为腧。在内者熨引饮药，此筋折纽，纽发数甚者死不治，名曰仲秋痹也。

"足少阴之筋，起于小指之下。"足少阴经筋的起始和足少阴经脉一样。"并足太阴之筋，邪走内踝之下。"和足太阴的经筋是并在一起的。"结于踵，与太阳之筋合。"足太阳之筋也是结于踵的。"而上结于内辅之下，并太阴之筋。"和太阴之筋并行。"而上循阴股，结于阴器，循脊内夹膂上至项，结于枕骨，与足太阳之筋合。"足少阴和太阴一样，也是结于阴器，也是循着脊内走，但是足少阴之筋是夹膂（顺着脊椎骨）而走，在枕骨的地方和足太阳相合。如果经脉相合，经筋也是相合的。"其病足下转筋，及所过而结者，皆痛及转筋。"所过的部位痛及转筋都算该经筋的病。"病在此者，主痫瘛及痉。"痉挛、癫痫、瘛疭都算该经筋的病。"在外者不能俯，在内者不能仰。"外面病了不能俯，就是不能趴下。里面病了不能往后仰。哪个地方有病，哪个地方就活动障碍。"故阳病者，腰反折不能俯，阴病者，不能仰。"有病就拘挛，伸不开，所以就不能动了。"治在燔针劫刺，以知为数，以痛为腧。在内者熨引饮药。"在脊内的疼痛，治疗除了外敷以外，还可服汤药。"此筋折纽，纽发数甚者死不治，名曰仲秋痹也。""折纽""纽发数甚"，是指什么情况？这么严重，以致"死不治"。经筋的病有没有这么重的？从所说的循行的部位来看，临床上肾及输尿管的结石引起的肾绞痛，痛的时候像转了筋一样，能痛得昏迷过去。急性肾绞痛能引起死人来。西医学急救可以打杜冷丁止痛，中医学用针刺治疗止痛，用电针也能止痛。到了筋纽痛的时候，不管用什么方法，先止住痛，否则疼痛能引起大汗淋漓，休克，甚至死亡。

足厥阴之筋，起于大指之上，上结于内踝之前，上循胫，上结内辅之下，上循阴股，结于阴器，络诸筋。其病足大指支内踝之前痛，内辅痛，阴股痛转筋，阴器不用，伤于内则不起，伤于寒则阴缩入，伤于热则纵挺不收，治在行水清阴气；其病转筋者，治在燔针劫刺，以知为数，以痛为腧，命曰季秋痹也。

"足厥阴之筋，起于大指之上，上结于内踝之前，上循胫，上结内辅之下，上循阴股，结于阴器，络诸筋。"足三阴之筋都结于阴器，和诸筋相络。足厥阴经循行部位的筋都算是足厥阴的经筋。"其病足大指支内踝之前痛。"这个"支"也相当于"及"。"内辅痛，阴股痛转筋，阴器不用。"这就不只是阴器的痛了。阴器不用，即阳痿。"伤于内则不起。"房事过度以后不能勃起。"伤于寒则阴缩入。"伤于寒不但不能勃起，还能缩阴，即阴茎缩到腹内。"伤于热则纵挺不收。"阴茎勃大，这叫阳强病，即阴茎始终处在持续的勃起状态，不能回缩。这是肝经有热。"治在行水清阴气。""气"，在《针灸甲乙经》中是"器"。这是说阴器有病的时候可以从局部治疗，有热的时候可以用清热的办法治疗。"其病转筋者，治在燔针劫刺，以知为数，以痛为腧，命曰季秋痹也。"这里特别提出来在转筋的时候用燔针劫刺来治疗，而在阴茎的病，用火针治是不可以的，所以这里不讲用燔针来治疗。因为在这个部位上有一些血管和神经，针刺时容易造成损伤。勃起不能或者是纵挺不收，没有痛点，即整个器官都有问题。由此来看，提到以痛为腧的时候就用燔针刺，而找不出痛点的话，就不适合用燔针刺。

手太阳之筋，起于小指之上，结于腕，上循臂内廉，结于肘内锐骨之后，弹之应小指之上，入结于腋下；其支者，后走腋后廉，上绕肩胛，循颈出走太阳之前，结于耳后完骨；其支者，入耳中；直者，出耳上，下结于颔，上属目外眦。其病小指支肘内锐骨后廉痛，循臂阴，入腋下，腋下痛，腋后廉痛，绕肩胛引颈而痛，应耳中鸣痛引颔，目瞑良久乃得视，颈筋急，则为筋瘘颈肿，寒热在颈者。治在燔针劫刺之，以知为数，以痛为腧。其为肿者，复而锐之。本支者，上曲牙，循耳前属目外眦，上颔结于角，其痛当所过者，支转筋。治在燔针劫刺，以知为数，以痛为腧，名曰仲夏痹也。

"手太阳之筋，起于小指之上，结于腕，上循臂内廉，结于肘内锐骨之后，弹之应小指之上。"这说的是手太阳小肠经脉所过的筋。这个经筋很明确，就是桡神经，即平时说的麻筋，现代解剖学说的尺神经。"入结于腋下；其支者，后走腋后廉，上绕肩胛，循颈出走太阳之前，结于耳后完骨。"足少阳也是在足太阳之前的。"其支者，入耳中；直者，出耳上，下结于颔，上属目外眦。"和手太阳的经脉循行一样。"其病小指支肘内锐骨后廉痛。"有个病叫肱骨内髁炎，曾经也叫"学生肘"，因为学生经常把胳膊往桌子上一放，正压着那个部位。"肘内锐骨痛。循臂阴，入腋下，腋下痛，腋后廉痛，绕肩胛引颈而痛。"颈椎的5～7节压着神经的时候，反应就是这一侧的疼痛。"应耳中鸣痛引颔，目瞑良久乃得视。"这相当于现在脑供血不足、耳动脉硬化的疼痛，但不能完全对应，只是这些病能出现这些症状。"颈筋急，则为筋瘘颈肿。"颈部急性的严重损伤，如颈部的肌肉紧张、疼痛、肿痛，只要是在颈部位，都算颈筋急。"寒热在颈者。治在燔针劫刺之。"这说的是寒热的病。"以知为数，以痛为腧。其为肿者，复而锐之。""复而锐之"，在《太素》的版本中是用"伤而锐之"。"复而锐之"不太好解释，也有的人说是用燔针刺了，无效以后，再用毫针、锐利的针刺。"伤而锐之"，就是说对肿疼的地方，要是用锐利的针刺的话会造成损伤。所以不一样的字有不一样的讲法。实际在临床上对肿痛的治疗，不光可以用燔针，也可以用毫针。依照本来的意思：以痛为腧。其为肿者，再用锐针刺。这还是有道理的。"本支者，上曲牙。""本支者"在有的版本中是"其支者"。"其支者"和前面的格式一样。"循耳前属目外眦，上颔结于角。"面的一侧从目外眦上结到头角的位置。"其痛当所过者，支转筋。"有的版本中是"其病当所过者，支转筋"，即所过的分支上的转筋。这是比较通的。"治在燔针劫刺，以知为数，以痛为腧，名曰仲夏痹也。"手的阳经的病是从夏天来说的。

手少阳之筋，起于小指次指之端，结于腕，中循臂，结于肘，上绕臑外廉、上肩、走颈，合手太阳；其支者，当曲颊入系舌本；其支者，上曲牙，循耳前，属目外眦，上乘颔，结于角。其病当所过者，即支转筋，舌卷。治在燔针劫刺，以知为数，以痛为腧，名曰季夏痹也。

"手少阳之筋，起于小指次指之端，结于腕，中循臂，结于肘。""中循臂"，在有的版本中是"上循臂"。"上循"是比较合乎事实的。"上绕臑外廉、上肩、走颈，合手太阳。"
这是手少阳经筋的走向。"其支者，当曲颊入系舌本。"一个
分支从面颊上到舌本。"其支者，上曲牙，循耳前，属目外
眦，上乘颔，结于角。其病当所过者，即支转筋，舌卷。"舌
卷就是引起舌头内卷。"治在燔针劫刺，以知为数，以痛为
腧，名曰季夏痹也。"对治疗的论述和前面是同一个格式。

　　手阳明之筋，起于大指次指之端，结于腕，上循臂，上结
于肘外，上臑，结于髃；其支者，绕肩胛，夹脊；直者，从肩
髃上颈；其支者，上颊，结于頄；直者，上出手太阳之前，
上左角，络头，下右颔。其病当所过者，支痛及转筋，肩不
举，颈不可左右视。治在燔针劫刺，以知为数，以痛为腧，名
曰孟夏痹也。

　　"手阳明之筋，起于大指次指之端，结于腕，上循臂，上
结于肘外，上臑，结于髃；其支者，绕肩胛，夹脊；直者，从
肩髃上颈；其支者，上颊，结于頄；直者，上出手太阳之前，
上左角，络头，下右颔。"手阳明之筋的循行和其经脉的循行
一致。"其病当所过者，支痛及转筋，肩不举。"足太阳经筋
的病能引起肩不举，手阳明经筋的病也能引起肩不举，因为肩
是这两条筋经所过之处。"颈不可左右视。"颈部两侧肌肉肿，
不能转头。"治在燔针劫刺，以知为数，以痛为腧，名曰孟夏
痹也。"在其循行部位上的筋的疼痛，对治疗方法的论述与前
面是同一个格式。

　　手太阴之筋，起于大指之上，循指上行，结于鱼后，行寸
口外侧，上循臂，结肘中，上臑内廉，入腋下，出缺盆，结肩
前髃，上结缺盆，下结胸里，散贯贲，合贲下抵季胁。其病当
所过者，支转筋痛，甚成息贲，胁急吐血。治在燔针劫刺，以

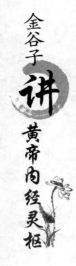

知为数，以痛为腧，名曰仲冬痹也。

"手太阴之筋，起于大指之上，循指上行，结于鱼后。"鱼后，即鱼际的后边，太渊的部位。"行寸口外侧。"寸口脉的外侧，即列缺部位。"上循臂，结肘中，上臑内廉。"从臂的内侧循行。"入腋下，出缺盆。"从腋下穿过去，从缺盆出来。"结肩前髃，上结缺盆。"结于肩的前髃，上结于缺盆。"下结胸里，散贯贲。"下结到胸部的内侧以后，贯到贲门。"合贲下抵季胁。"从贲门往下，抵到季胁部位。"其病当所过者，支转筋痛，甚成息贲，胁急吐血。"息贲是个病名，即以胁部紧张和吐血为表现的病，是经筋之病引起来的。《难经》"五十六难"中提到"肺之积，名曰息贲，在右胁下，覆大如杯"，在右胁下有像杯子那么大的一个结块，急性胆囊炎、胆石症能见到这个东西，但不能完全对应此病，只是症状和这个是像的。当然，从左肝右肺来说，右对应西方、肺。"治在燔针劫刺，以知为数，以痛为腧，名曰仲冬痹也。"治疗和前面一样。手三阴的病是按照冬来论的。

手心主之筋，起于中指，与太阴之筋并行，结于肘内廉，上臂阴，结腋下，下散前后夹胁；其支者，入腋，散胸中，结于臂。其病当所过者，支转筋前及胸痛息贲。治在燔针劫刺，以知为数，以痛为腧，名曰孟冬痹也。

"手心主之筋，起于中指，与太阴之筋并行，结于肘内廉。"在从腕至肘这一块内侧的筋，太阴和厥阴并行。"上臂阴，结腋下，下散前后夹胁。"入到腋下之后直接就散开，顺着两胁下去了。"其支者，入腋，散胸中，结于臂。"一个分支在胸里结到臂上。"其病当所过者，支转筋前及胸痛息贲。"有的版本无"前"字，就是"支转筋及胸痛息贲"。"治在燔

218

针劫刺，以知为数，以痛为腧，名曰孟冬痹也。"息贲这个病，在胁下硬块引起筋疼痛的时候，从手心主、手太阴的经筋治疗的，因为胁下是此二条筋经所过。

手少阴之筋，起于小指之内侧，结于锐骨，上结肘内廉，上入腋，交太阴，夹乳里，结于胸中，循臂下系于脐。其病内急心承伏梁，下为肘网。其病当所过者，支转筋，筋痛。治在燔针劫刺，以知为数，以痛为腧。其成伏梁，唾血脓者，死不治。经筋之病，寒则反折筋急，热则筋弛纵不收，阴痿不用。阳急则反折，阴急则俯不伸。焠刺者，刺寒急也，热则筋纵不收，无用燔针，名曰季冬痹也。

"手少阴之筋，起于小指之内侧，结于锐骨。"手少阴之筋和手太阳之筋一样，都结到锐骨。"上结肘内廉，上入腋，交太阴。"和太阴相交。"夹乳里，结于胸中，循臂下系于脐。"心经络小肠，心经的筋经也向下夹于脐。"其病内急心承伏梁。"伏梁也是个病名。"下为肘网。"肘网，有的时候叫"肘纲"，杨上善的注解说这是肘的屈伸的纲纬。"纲"和"网"字形上相似，从纲比较合适。"其病当所过者，支转筋，筋痛。治在燔针劫刺，以知为数，以痛为腧。其成伏梁，唾血脓者，死不治。"如果这个病成了伏梁或咳嗽伴有脓血的，"死不治"。伏梁这个病名是指心积。"心之积名曰伏梁。其起脐上，大如臂，上至心下，久不愈，令人烦心。"伏梁是五脏积之一，息贲也是。"经筋之病，寒则反折筋急，热则筋弛纵不收，阴痿不用。阳急则反折，阴急则俯不伸。"这一句是在少阴经筋病里说出来的，但更像是一个通用的法则。各个经的筋，无论寒热，都会有一样的表现。"焠刺者，刺寒急也。"说到这个焠刺（用燔针刺），它是刺寒的、紧的病证的。"热则筋纵不收，无用燔针。"最后强调，虽然筋经的病用燔针刺法来治疗，但只是治寒疾的，寒则用热，像拘挛的、疼痛的病。特别提出来弛纵不收病的不用燔针治。"名曰季冬痹也。"这句应该写在前面才和其他的段落格式相统一。

足之阳明，手之太阳，筋急则口目为噼，眦急不能卒视，治皆如右方也。

特别提出来足阳明和手太阳引起口目的噼急，就是口眼歪斜的病，用刚才提到的那个方法来刺。

这篇讲筋经的病，治疗用燔针刺，最后还强调燔针只能对寒性病来运用，文特别提出来口眼歪斜病的治疗原则。这一篇讲起来也不困难。我们要记住：一是要多临床，长经验，见病知道怎么治疗；二是要反复读经才能熟悉起来。

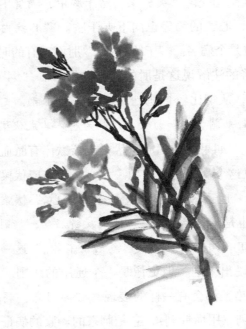

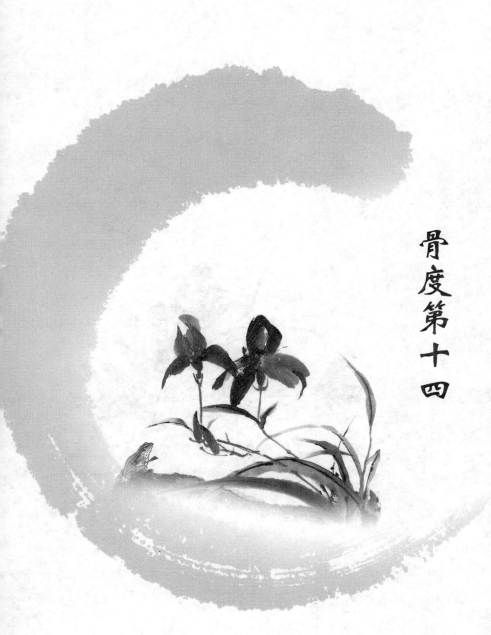

骨度第十四

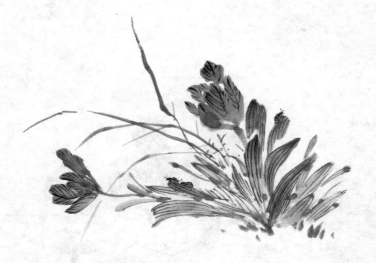

这一篇讲人周身骨的度量之数，用此来说明经脉之长短。

黄帝问于伯高曰：《脉度》言经脉之长短，何以立之？伯高曰：先度其骨节之大小、广狭、长短，而脉度定矣。

"黄帝问于伯高曰：《脉度》言经脉之长短，何以立之？"在《脉度》上提到了经脉的长短问题。怎么样来具体确立呢？"伯高曰：先度其骨节之大小、广狭、长短，而脉度定矣。"谈脉度是用骨节的大小、广狭、长短来说的。因为人有胖瘦、肉有多少，脂肪层有肥厚、薄弱，表面上的长度是不固定的，但骨头相对而言是固定的，所以用骨度来求相对的稳定性，来说人的脉度。

黄帝曰：愿闻众人之度。人长七尺五寸者，其骨节之大小长短各几何？伯高曰：头之大骨围，二尺六寸，胸围四尺五寸。腰围四尺二寸。发所覆者颅至项，尺二寸。发以下至颐，长一尺，君子终折。

"黄帝曰：愿闻众人之度。"想知道普通人的长度。"人长七尺五寸者，其骨节之大小长短各几何。"这里设定人的身高是七尺五寸，前面有一篇提到了"若夫八尺之士"，所以说普通人的身高是七尺五寸到八尺之间。这是设定的一个标准，是相对而言的。"伯高曰：头之大骨围，二尺六寸。"以身高七尺五寸的人为标准，人的头围二尺六寸，算是个标准数。"胸围四尺五寸。腰围四尺二寸。"这个是正常的、标准的、健康的男子的尺寸。男子的尺寸，胸围略多于腰围三寸。要是肥胖的人，肚子大，就没法算了。这是就骨度来说的。但在腰部是就健康成人的标准体形来说的。对头上基本是用骨头来描述的，而胸和腹的尺寸受肉的影响比较大。"发所覆者颅至项，尺二寸。"前发际到后发际：十二寸。现在的骨度分寸标准用的还是这个。"发以下至颐，长一尺，君子终折。"这是成人的度量数。

结喉以下至缺盆中，长四寸。缺盆以下至髑骬，长九寸，过则肺大，不满则肺小。髑骬以下至天枢，长八寸，过则胃大，不及则胃小。天枢以下至横骨，长六寸半，过则回肠广长，不满则狭短。横骨，长六寸半。横骨上廉以下至内辅之上廉，长一尺八寸。内辅之上廉以下至下廉，长三寸半。内辅下廉，下至内踝，长一尺三寸。内踝以下至地，长三寸。膝腘以下至跗属，长一尺六寸。跗属以下至地，长三寸。故骨围大则太过，小则不及。

"结喉以下至缺盆中，长四寸。"这个骨度分寸现在用的不是很多，基本上不太用。从后面发际至第七颈椎棘突（就是大椎），长三寸，一般以这个来度量。"缺盆以下至髑骬，长九寸，过则肺大，不满则肺小。"这指的是从锁骨上窝到剑突算九寸。应该说是到胸剑联合的终点，因为从胸剑联合到剑突的尖上还有一段距离。如果胸骨特别长的就是肺大，短小的就叫肺小。正常的人体，有些人上身偏长，胸骨偏大一些。有些上身偏短，胸骨偏小一些。这就是看肺的大小的标准。"髑骬以下至天枢，长八寸。"这个天枢是指左右两个天枢穴的连线的中点，是脐中（神阙）。从胸剑联合，就是髑骬，到脐这一段的垂直长度算八寸。"过则胃大，不及则胃小。"腹脐到胸剑联合这一块大的算胃大，小的算胃小。内脏和六腑的大小，通过体表的部位就可以看。"天枢以下至横骨，长六寸半。"横骨就是耻骨联合。六寸半和现在标准的精确定位有区别，现在的标准是五寸。"过则回肠广长，不满则狭短。"后来的回肠比以前《内经》时代窄了、短了吗？食草动物的回肠会长些，食肉动物的相对短些。肠子小了，下面那块就短了。在历史变化中，人吃的肉食相对多，草食相对少，细粮相对多，粗粮相对少，有可能人的体型也在变化：肚子大的少了，肚子小的多了。"横骨，长六寸半。"现在对耻骨联合上缘这个横的分寸不太用了。也有人把这儿定为五寸，和从脐下至曲骨一样。"横骨上廉以下至内辅之上廉，长一尺八寸。"这指的是从耻骨联合上缘至股骨内上髁的上缘，十八寸。"内辅之上廉以下至下廉，长三寸半。"这一块指的是腘窝的位置。现在定位时，将从胫骨内侧髁下方到内踝尖定为十三寸，将从腘横纹至外踝尖定为十六寸。从腘横纹水平看，内踝尖和外踝尖，中间差了三寸。这相当于说股骨内侧的上缘至胫骨内侧下缘之间这一段空着的地方是三寸，这里讲的是三寸半。"内辅下廉，下至内踝，长一尺三寸。"这就是上面说的那个十三寸。"内踝以下至地，长三寸。膝腘以下至跗属。"这是从腘横纹到外踝。"长一尺六寸。跗属以下至地，长三寸。故骨围大则太过，小则不及。"个体是有出入的，以这个作为一个中度、标准。

角以下至柱骨，长一尺。行腋中不见者，长四寸。腋以下至季胁，长一尺二寸。季胁以下至髀枢，长六寸，髀枢以下至膝中，长一尺九寸。膝以下至外踝，长一尺六寸。外踝以下至京骨，长三寸。京骨以下至地，长一寸。

"角以下至柱骨，长一尺。"从头角到柱骨这个地方长一尺。有的人说柱骨就是锁骨，有的人说是大椎。从意思上来说，指大椎比较合适。如果根据锁骨和大椎在一个水平上，也可以指锁骨。"行腋中不见者，长四寸。"这是说从头角垂直往下到柱骨水平这个地方走，到腋中不见的，是四寸距离。这是侧面上来说的。"腋以下至季胁，长一尺二寸。"按现在的标准定位是指从腋窝顶点到第十一肋游离端，即章门穴的位置，为十二寸。"季胁以下至髀枢，长六寸。"从季胁顺着往下到髀枢这个地方是六寸。"髀枢以下至膝中，长一尺九寸。"从现在解剖学中说的股骨大转子向下到腘横纹为十九寸，向上至章门为六寸。"膝以下至外踝，长一尺六寸。"从膝到外踝是十六寸。"外踝以下至京骨，长三寸。京骨以下至地，长一寸。"这是指侧面的长度。

耳后当完骨者，广九寸。耳前当耳门者，广一尺三寸。两颧之间，相去七寸。两乳之间，广九寸半。两髀之间，广六寸半。

"耳后当完骨者，广九寸。耳前当耳门者，广一尺三寸。"这指的是侧位。两耳后之间是九寸，两耳前之间是十三寸。"两颧之间，相去七寸。"两颧的最高点之间算七寸。"两乳之间，广九寸半。"后来的标准定将此位为八寸。因为后来的人体力劳动了，胸部不够发达，呼吸也受到限制了，相对来说胸廓就小了。"两髀之间，广六寸半。"这个骨度现在很少用，只作为解剖度量的一个数。

足长一尺二寸，广四寸半。肩至肘，长一尺七寸；肘至腕，长一尺二寸半。腕至中指本节，长四寸。本节至其末，长四寸半。

"足长一尺二寸。"脚上这个地方现在一般以位置来命名了，用骨度分寸的也少。"广四寸半。肩至肘，长一尺七寸。"这个骨度也不太用。"肘至腕，长一尺二寸半。"现在的标准骨度分寸为十二寸。"腕至中指本节，长四寸。"这个骨度现在也不太用。"本节至其末，长四寸半。"手指长四寸半。现在的手指是偏短的多。

项发以下至背骨，长二寸半，膂骨以下至尾骶，二十一节，长三尺，上节长一寸四分分之一，奇分在下，故上七节至于膂骨，九寸八分分之七。此众人骨之度也，所以立经脉之长短也。是故视其经脉之在于身也，其见浮而坚，其见明而大者，多血，细而沉者，多气也。

"项发以下至背骨，长二寸半。"现在将从发际至大椎的骨度定为三寸。"膂骨以下至尾骶，二十一节，长三尺。"这个一般多以骨节来定位，也不太用。"上节长一寸四分分之一，奇分在下，故上七节至于膂骨，九寸八分分之七。"这说的是上面七节脊椎骨的长度，一节是1.41寸，七节是9.87寸。现在对此是以节来定位的。"此众人骨之度也，所以立经脉之长短也。"通过骨度的数来说明经脉的长短。如果单纯是作为一个解剖分度定位的话，像脚上、脊柱这些骨头比较多的地方，以骨头来定位就行了。要是立经脉长短的话，这个尺度还是有必要的。"是故视其经脉之在于身也，其见浮而坚，其见明而大者，多血。"在这篇中提到了对多血和多气的具体观察。既然有阴阳十二经的气血多少，具体临床上怎么样能看见呢？"浮而坚"，即在外面，摸着很硬，明显能看到很粗大的，那常常是浅表的络脉。前面说了可见的皆络。其络多的，里面的经也是盛大的。"细而沉者，多气也。"所以这个多气多血并不是像清代的王清任所论述的那样。王清任根据尸体解剖发现里面多黑血、瘀血，就认为那是多血的经脉，有的经脉是空的，那就是多气的经脉。这个说法不是经典本来的说法。当然他以其观点和认识所立的活血化瘀的方子还是很有用的，但有用不能说明他的说法就是中医学本来的意思。中医学本

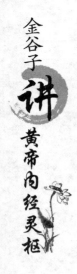

来的意思很简单，很明白。只要看见经脉细沉的就是多气的经脉，明大、浮坚的就是多血的经脉。在讲了长短以后，这句讲认识经脉血气之法。

这一篇中主要提到的是非常有用的具体诊法，要做穴位精确定位的时候，也可以按照现在通用的标准来定位。

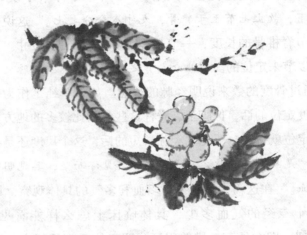

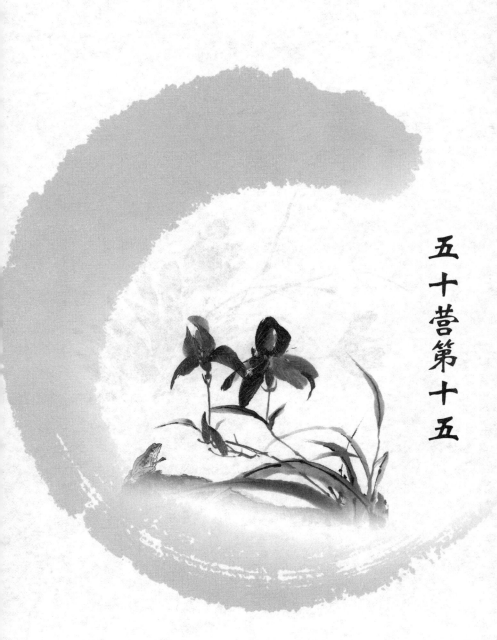

五十營第十五

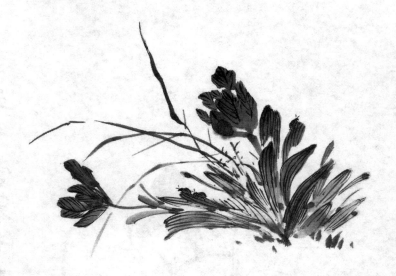

这一篇单讲了一个问题，即脉之运行一昼一夜五十度是怎样合于具体的术数的这样一个推演方法。这个方法的原理现代血液流变学对血行速度、血流量推算的原理是一样的。人要想知道血在脉中的运行的长度、速度，是要有一个理论的推算方法的，然后才能得出一个数值。对血液循环事实的描述，总得用一个以理论化的方法得出的数据来表达。

黄帝曰：余愿闻五十营奈何？岐伯答曰：天周二十八宿，宿三十六分；人气行一周，千八分，日行二十八宿。人经脉上下左右前后二十八脉，周身十六丈二尺，以应二十八宿，漏水下百刻，以分昼夜。故人一呼脉再动，气行三寸，呼吸定息，气行六寸；十息，气行六尺，日行二分。二百七十息，气行十六丈二尺，气行交通于中，一周于身，下水二刻，日行二十五分。五百四十息，气行再周于身，下水四刻，日行四十分。二千七百息，气行十周于身，下水二十刻，日行五宿二十分。一万三千五百息，气行五十营于身，水下百刻，日行二十八宿，漏水皆尽脉终矣。所谓交通者，并行一数也。故五十营备，得尽天地之寿矣，凡行八百一十丈也。

问五十营是怎么回事？"岐伯答曰：天周二十八宿，宿三十六分；人气行一周，千八分，日行二十八宿。"这是将天空星野分成二十八个星宿，一个星宿占的度数是三十六分，二十八宿正好是一千零八分。所以人气行一周相当于日行一周，分度也是一千零八分。"人经脉上下左右前后二十八脉，周身十六丈二尺，以应二十八宿。"周身的长度，怎么应二十八脉呢？十二经脉左右加起来是二十四脉，加上阴跷、阳跷、任脉、督脉，就是二十八脉。男子以阳为跷脉，以阴为络，女子以阴为跷脉，以阳为络。互为脉络。这是要在后面一篇中专门讲到的。"漏水下百刻，以分昼夜。"一昼夜的时间分度为一百刻。"故人一呼脉再动，气行三寸，呼吸定息，气行六寸。"正常情况下按呼吸节律来算，一呼一吸之间脉是行六寸的。"十息，气行六尺，日行二分。"这个按照昼夜呼吸的次数，脉行的次数和天周运行的次数一计算就出来了。这个"二分"和计算不相符。"二百七十息，气行十六丈二尺。"这是说脉行一周的时候正好合二百七十息。"气行交通于中，一周于身，下水二刻，日行二十五分。"一个是以水漏的时间比，一个是以天上的分度比，以天文比。二十五分之说有误，计算后应为二十分一厘六。"五百四十息，气行再周于身。"气行两周。"下水四刻，日行四十分。二千七百息，气行十周于身，下水二十刻，日行五宿二十分。"日行五宿是二百分，实际上是二百零一分六厘。"一万三千五百息，气行五十营于身。"这是一昼夜的呼吸次数和经脉运行的长度。"水下百刻，日行二十八宿，漏水皆尽脉终矣。"这是按照常人的比例算的。后面的《根结》篇提到"不应数者，是谓狂生"。狂生是一个不正常的状态。"所谓交通者，并行一数也。"所谓的在周身运行了几寸，是说并行，即同时在运行。脉是像一个圆周一样的，里面充满着气血而运行，而不是像一个点一样在里面运行。计算的时候可以设定一个点的运行，但只是一个理论的说法。"故五十营备。"就像观察天一样，可以通过一个观察点来看星宿行了几度几分，而实际上周天是在同时运转的。明白这句话非常有意义。现在有的人说脉很难学，仓促之间号脉看不出什么东西来，至少要看到半小时，一小时，或者起码得等脉行一周，或是数到五十次的呼吸。为什么呢？气得在周身运转一周才能回来，一周一升一降。照这个说法就是脉走到哪个地方有病，才能摸出异常脉来，一共要等二百七十息。过了这个时间，或者时间不够，在没碰到脉走到那个部位的时候，摸不出异常来。我看到当代的一个老中医在做电视访谈的时候这么讲。据说这个老中医治病很好，是某地中医院的院长，很著名。但这个说法与《内经》之论述不符，与血脉之循环不合，显然是不对的。他就没有注意到，这里所谓的"交通"是"并行一数也"，是一起在运行的，不是一段段地运行的。"得尽天地之寿矣，凡行八百一十丈也。"可以比照天体的运转和地球的运转，这样才能尽天地之寿。一昼夜运行的长度是八百一十丈。假如说以一个相对标准的东西作为标志物在血液里面循环的话，按心脏一搏动的血液速度和时间来计算，算出一个数来。这也是个计算方法，是理论的推算，而不是实际一个东西在这里走了一圈。实际运行的不是某一个细胞，某一段血液，而是混在一起的。知道了这个，对一些脉诊上的说法也就可以明辨是非了。这就是读经的根本意义之所在。这篇讲的是五十营，提供了一些方法，包括相当于现在血液流变学的方法，求一个理论推算值的方法。

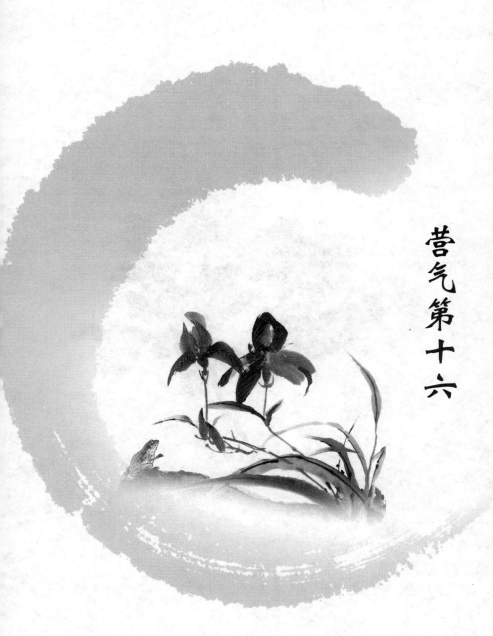

営気第十六

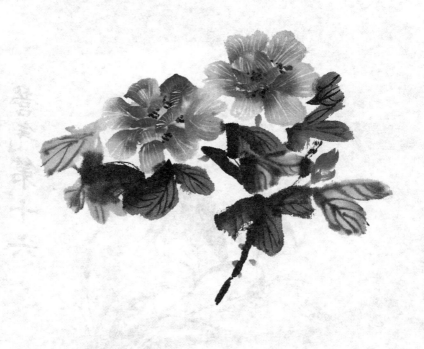

这一篇讲的是营气的运行。上一篇《五十营》是讲营气运行的速度、长度及与呼吸之间的配合，讲以天文星宿的分度及地上水漏的计时来计算的方法，可以说是个生理常数的理论推算方法。而这一篇讲的是营气的具体运行路线。前面讲了一周二十八脉的运行，现在讲脉之间具体是怎么运行的。

黄帝曰：营气之道，内谷为宝。谷入于胃，乃传之肺，流溢于中，布散于外，精专者，行于经隧，常营无已，终而复始，是谓天地之纪。故气从太阴出注手阳明，上行注足阳明，下行至跗上，注大指间，与太阴合；上行抵髀，从脾注心中；循手少阴，出腋下臂，注小指，合手太阳；上行乘腋，出内，注目内眦，上巅，下项，合足太阳；循脊，下尻，下行注小指之端，循足心，注足少阴；上行注肾，从肾注心，外散于胸中；循心主脉，出腋，下臂，出两筋之间，入掌中，出中指之端，还注小指次指之端，合手少阳；上行注膻中，散于三焦，从三焦注胆，出胁，注足少阳；下行至跗上，复从跗注大指间，合足厥阴，上行至肝，从肝上注肺，上循喉咙，入颃颡之窍，究于畜门。其支别者，上额，循巅，下项中，循脊，入骶，是督脉也；络阴器，上过毛中，入脐中，上循腹里，入缺盆，下注肺中，复出太阴。此营气之所行也，逆顺之常也。

"黄帝曰：营气之道，内谷为宝。"营气是由饮食所化生的。"谷入于胃，乃传之肺，流溢于中。"吃进去的东西到胃里，然后传到肺里，再从肺流溢于中，"中"是哪里？这个"中"是指的心，心主血脉。心在内，就像君王在宫城一样。"布散于外。"通过中散到外面来。"精专者，行于经隧。"有固定的血液容量，有专门的血管。"常营无已，终而复始，是谓天地之纪。"血液在血管中循环不已，就像日出日落一样。

这是比照天地来说人。"故气从太阴出注手阳明，上行注足阳明，下行至蹻上，注大指间，与太阴合。"从肺经到大肠经、胃经、脾经。"上行抵髀，从脾注心中；循手少阴，出腋下臂，注小指，合手太阳。"这说的是从脾到心，从心到小肠。"上行乘腋，出内。"内就是目颧下。"注目内眦，上巅，下项，合足太阳。"从小肠经到膀胱经。"循脊，下尻，下行注小指之端。"这是膀胱经行到脚小趾端上了。"循足心，注足少阴；上行注肾。"这就到肾经了。"从肾注心，外散于胸中。"从肾注入心以后，出来，散到胸中。这里说的心、心主是后来说的手厥阴心包经。"循心主脉，出腋，下臂，出两筋之间，入掌中，出中指之端，还注小指次指之端，合手少阳。"这是手心主之脉，就是行在臂内侧中间的、后来说的心包经，又合到了手少阳。"上行注膻中，散于三焦，从三焦注胆，出胁，注足少阳。"三焦经上行，返回膻中（心之宫城），然后从三焦注胆。从胁出来以后，注到足少阳经在外面的经脉。"下行至蹻上，复从蹻注大指间，合足厥阴。"经有经别，有循行内脏的，所以交通内外的循环。所以注到哪条经的路线并不是只外在的循行路线，而是从内脏到外面的经别的总体的运行路线。"上行至肝，从肝上注肺，上循喉咙，入颃颡之窍，究于畜门。"这是从肺经逐经运行到肝经，从肝经再上循到肺、上循喉咙（入颃颡）。畜门是指胃上口（贲门）。有的注解说畜就是膈，在膈那个地方的门，就是贲门。"其支别者，上额，循巅，下项中，循脊，入骶，是督脉也。"这里说到了肺的一个分支，通过巅顶下到项，入到督脉去。"络阴器，上过毛中，入脐中，上循腹里，入缺盆，下注肺中，复出太阴。"这说的是任脉和督脉的循环。上循腹里，入缺盆的那支就是任脉。

"此营气之所行也，逆顺之常也。"这是营气的正常运行路线。如果将这个比照血液循环系统来看：中间有个大的腹主动脉，下腔静脉，上腔静脉。另有肺循环、体循环。这些血脉从心出来以后，除了腹主动脉这个往下走的，还有颈总动脉、颈动脉、锁骨下动脉这些向头和上肢分流的。这是对大概的循行部位的论述，用不同的描述方式说了人体血液循环的过程。所以说经脉就是血管，但中医学在具体表述时，不是指具体的哪一条血管，而是说了好多的支别。那怎么办呢？尽量准确地描述，大概地分了部位，以前、后、中、内侧、外侧来分类，并分阴阳、分太少来讲述。对一些大的分支用经别来表述。对周身的循环，是用营气流注这一经、贯到那一经的方式来说透的。五十营说明营气运行是有正常的速度的。所以我们通过这几篇对经脉系统和营气运行的论述（包括"专行于经隧"的表述）可以知道经络就是血管。所以我认为搞经络实质的研究，意义并不是很大。经络实质是什么？实际上就是血管。只是经络不完全等同于哪一条具体的血管，而是一种便于说明的分类方法。仅就一个方法本身来说，谈不上有什么实质。当然，还有人结合经筋，说经络是神经的功能。所以这个研究的方向是否有具体的临床意义，还值得讨论。而从临床比象运用上来说，这个传统的说法貌似粗略，可已经是切于实用了。非得用分析的方法去推究经络的实质，也许是根本方向上的误识。

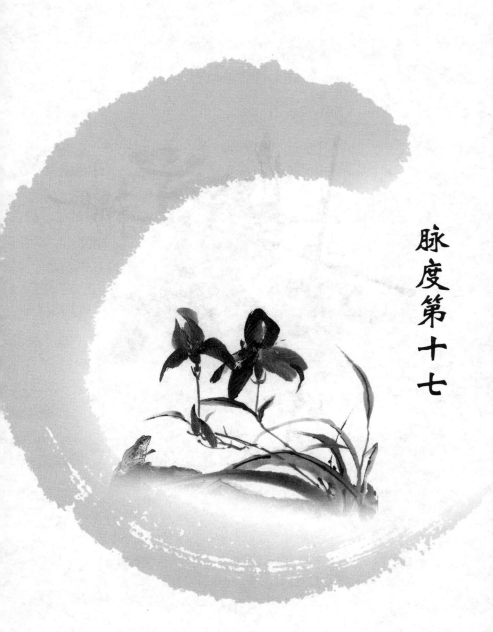

脉度第十七

这一篇论述的是脉的长短，讲具体的生理数值。

黄帝曰：愿闻脉度。岐伯答曰：手之六阳，从手至头，长五尺，五六三丈。手之六阴，从手至胸中，三尺五寸，三六一丈八尺，五六三尺，合二丈一尺。足之六阳，从足上至头，八尺，六八四丈八尺。足之六阴，从足至胸中，六尺五寸，六六三丈六尺，五六三尺合三丈九尺。跷脉从足至目，七尺五寸，二七一丈四尺，二五一尺，合一丈五尺。督脉、任脉，各四尺五寸，二四八尺，二五一尺，合九尺。凡都合一十六丈二尺，此气之大经隧也。

"黄帝曰：愿闻脉度。岐伯答曰：手之六阳，从手至头，长五尺，五六三丈。手之六阴，从手至胸中，三尺五寸，三六一丈八尺，五六三尺，合二丈一尺。"就脉的生理常数进行论述。从手至头的经脉从后面走，经脉长，范围也大一些。"足之六阳，从足上至头，八尺，六八四丈八尺。"这是按照人身高八尺来算的。"足之六阴，从足至胸中，六尺五寸，六六三丈六尺，五六三尺合三丈九尺。"这说的是从胸到足的长度。"跷脉从足至目，七尺五寸，二七一丈四尺，二五一尺，合一丈五尺。"这说的是跷脉的长度。"督脉、任脉，各四尺五寸，二四八尺，二五一尺，合九尺。凡都合一十六丈二尺，此气之大经隧也。"这说的是全身的大血管的长度。而实际上手上并不是就那么三条或五条经脉，而是有多个分支的。这是比照十二经脉说的长度。

经脉为里，支而横者为络，络之别者为孙，盛而血者疾诛之，盛者泻之，虚者饮药以补之。五脏常内阅于上七窍也。故肺气通于鼻，肺和则鼻能知臭香矣；心气通于舌，心和则舌能知五味矣；肝气通于目，肝和则目能辨五色矣；脾气通于口，脾和则口能知五谷矣；肾气通于耳，肾和则耳能闻五音矣。五脏不和，则七窍不通；六腑不合则留为痈。故邪在腑则阳脉不和，阳脉不和则气留之，气留之则阳气盛矣。阳气太盛，则阴脉不利，阴脉不利则血留之，血留之则阴气盛矣。阴气太盛则阳气不能荣也，故曰关。阳气太盛，则阴气弗能荣也，故曰格。阴阳俱盛，不得相荣，故曰关格。关格者，不得尽期而死也。

"经脉为里，支而横者为络。"这是讲经和络的分别，在里面的是经，横着有分支的就是络。"络之别者为孙。"络的又一个分支如小血管，叫孙。"盛而血者疾诛之。"这句话非常重要。只要看到小的血管有横着的，怒张的，血液充满的，要赶快刺。"盛者泻之，虚者饮药以补之。"脉盛而血的就是盛候，用泻法，而对于虚人是饮汤药来补虚。前面讲到输刺时说输刺只是刺法之一，刺五输穴或背腧穴，其穴位是固定的。而其他刺法在刺的时候是以见到为准。见到什么？这里说了大的在里面的是经脉，次一级的叫络脉，再分出来的细小的叫孙络。看到孙络就要刺。这样对针灸的认识就简单了，而不是仅限于有的人说的泻哪个穴，实际上是以见到的为准。这句非常重要。下面讲七窍的阴阳脉气。"五脏常内阅于上七窍也。"五脏在内看不见，怎么办呢？可以从上面的七窍来看。"故肺气通于鼻，肺和则鼻能知臭香矣。"通过上七窍的功能，可以知五脏之气是否相合。肺气通于鼻，嗅觉正常说明肺气和。"心气通于舌，心和则舌能知五味矣。"通过知道舌能正常辨知五味而知道心气和。"肝气通于目，肝和则目能辨五色矣。"比如说色盲的人就不能叫肝和了。视力模糊、散光、近视、远视，这些都是肝气不和。"脾气通于口，脾和则口能知五谷矣。"口能知味说明脾气和。比如说糖尿病人,如果口中有甜味,那就不能算脾气和。有的人饮食无味也不能算脾气和。不欲饮食,食不下,这都是脾气不和,也是《伤寒论》中辨太阴病、辨脾气的主要症状。"肾气通于耳,肾和则耳能闻五音矣。"人年龄大了,耳鸣,耳聋,五音不辨,高音分不清,低音还能听得见,高声说他好,他听不见,低声说他一句不好的话,他马上听到了。五音分辨不清,也是不和。"五脏不和,则七窍不通;六腑不合则留为痈。"前面说的是五脏,五脏不和,病在外面的七窍。六腑不和则是内在的病:谷气不通,留在里面会产生痈。"故邪在腑则阳脉不和,阳脉不和则气留之,气留之则阳气盛矣。"上面说的是七窍通于脏阴,下面说的是六腑阳气脉盛,阳脉不和。"阳气太盛,则阴脉不利,阴脉不利则血留之,血留之则阴气盛矣。"这是阴阳气血相互影响的情况。邪在腹,比如阑尾炎,先引起阳脉不和,腹胀,腹痛,气留之,阳气盛,引起发烧,阴脉不利。阴脉不利以后充血、化脓,血留在那个地方,"则阴气盛矣",可以见寒战、休克。阴阳交替盛衰。"阴气太盛则阳气不能荣也,故曰关。"阴气盛后占据在这里,阳气不能正常过来营养,所以叫关。"阳气太盛,则阴气弗能荣也,故曰格。"只是发热,阴气过不来,血也过不来了,所以叫格。"阴阳俱盛。"阴阳相互增盛。"不得相荣,故曰关格。"阴阳气一被阻塞,就有高烧、包块、瘀血阻滞的病。"关格者,不得尽期而死也。"出现关格的情况,说明阴阳脉不和,就是死证,不好救治。要是腹腔的急性感染,就是先阳气盛。要是腹内的恶性肿瘤等占位性病变,消耗日久,导致人贫血,则为阴气盛。这些那都是不好治的病。

　　黄帝曰：跷脉安起安止，何气荣水？岐伯答曰：跷脉者，少阴之别，起于然骨之后。上内踝之上，直上循阴股，入阴，上循胸里，入缺盆，上出人迎之前，入頄，属目内眦，合于太阳，阳跷而上行，气并相还，则为濡目，气不荣，则目不合。

　　"黄帝曰：跷脉安起安止，何气荣水？""荣水"，在《甲乙经》①中是"荣也"。《太素》论阴阳跷脉时讲到何气"荣此"。"荣也""荣此"都好理解。这句就是问跷脉的起止和它运行的情况。"岐伯答曰：跷脉者，少阴之别，起于然骨之后。"跷脉只是少阴脉的一个分支，在然骨之后。"上内踝之上，直上循阴股，入阴，上循胸里，入缺盆。"和少阴脉基本上是一起走行的。"上出人迎之前，入頄。"从人迎之前向上，运行到颧骨下。"属目内眦，合于太阳，阳跷而上行，气并相还，则为濡目。"合于太阳经，和阳跷脉并在一起。这就如少阴和太阳相合一样。"气不荣，则目不合。"阳跷在正常的情况下能濡养目的运转，使目正常地开合。如果是阳跷和太阳出了问题，就会引起目不合。目不合就是失眠，不能睡觉。另外的解释，目不合就是目不能合，闭眼的障碍、眼睑肌的功能障碍。这些都算"气不荣，则目不合"。这里说的是跷脉的循行，没说阴阳，后面会讲到。

　　黄帝曰：气独行五脏，不荣六腑，何也？岐伯答曰：气之不得无行也，如水之流，如日月之行不休，故阴脉荣其脏，阳脉荣其腑，如环之无端，莫知其纪，终而复始，其流溢之气，内溉脏腑，外濡腠理。

　　"黄帝曰：气独行五脏，不荣六腑，何也？"这里说的独行

---

　① 《甲乙经》，即《针灸甲乙经》的简称，下同。

五脏之气，指的是阴脉的气。没有运行到六腑，这是什么道理？"岐伯答曰：气之不得无行也，如水之流，如日月之行不休。"脉气的流行比于地上水之流行，比于天之日月之行，不休也。"故阴脉荣其脏，阳脉荣其腑。"营养五脏的是阴脉，荣六腑的是阳脉。"如环之无端，莫知其纪。"并不是只在那一个地方流，而是循环的。阴脉只属于五脏。如日月运行，白天日运行在天上，晚上日运行在地下，在背面，看不见实际上也是循环的。"终而复始，其流溢之气，内溉脏腑，外濡腠理。"分出来的那些细支，不只是在内运行到五脏六腑，而且在外面，到了任何一个地方。就像太阳，正午的时候，在正南看到阳光，它虽然有一个运行位置，但普照大地，方方面面都是光。又像河的流域一样，一条河有河道，它流域之内的大片土地，湿度都会增高，水都会渗过去。所以比照天和地、比照光和水来说经脉的营养是比较确切的。人法地，地法天。人就是天地的产物，所以周身上的血脉循环也像河道、像天上的日月星辰一样。

黄帝曰：跷脉有阴阳，何脉当其数？岐伯曰：男子数其阳，女子数其阴，当数者为经，其不当数者为络也。

"黄帝曰：跷脉有阴阳，何脉当其数？"跷脉分为阳跷脉、阴跷脉，这里怎么只说了一个，而没有全部提到呢？哪个脉才能算个数？"岐伯曰：男子数其阳，女子数其阴，当数者为经，其不当数者为络也。"男子把阳跷脉当经，把阴跷脉当络，而女子反过来。这里的阴阳跷脉互为经络，男女跷脉之分的问题是用阴阳的观点来处理的。这是一个方法问题。所以经和络是相对的，大和小也是相对的，别络和经别及分支大小也是相对而言的。这是一种便于分类，便于应用的方法，所以

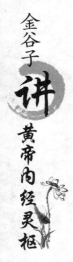

不要严格地区分开。在切实的临床使用上，常用的只不过是刺可见的孙络这样的非常浅表的血管。

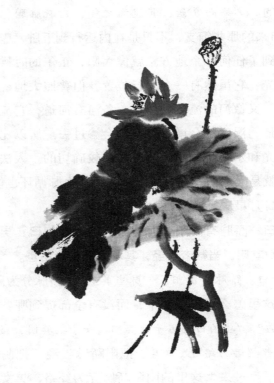

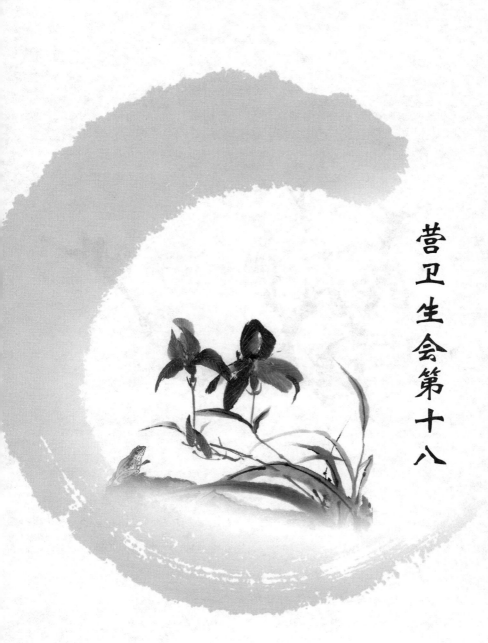

营卫生会第十八

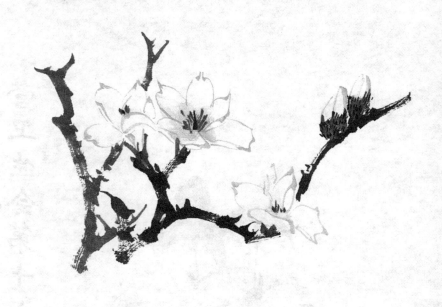

这篇论述了营卫气的生成和运行规律，提出了营在脉中，卫在脉外，最后论述了几个病，还提到了三焦的部位、功能。

黄帝问于岐伯曰：人焉受气？阴阳焉会？何气为营？何气为卫营？营安从生？卫于焉会？老壮不同气，阴阳异位，愿闻其会。岐伯答曰：人受气于谷，谷入于胃，以传与肺，五脏六腑，皆以受气，其清者为营，浊者为卫，营在脉中，卫在脉外，营周不休，五十而复大会，阴阳相贯，如环无端，卫气行于阴二十五度，行于阳二十五度，分为昼夜，故气至阳而起，至阴而止。故曰日中而阳陇，为重阳，夜半而阴陇为重阴，故太阴主内，太阳主外，各行二十五度分为昼夜。夜半为阴陇，夜半后而为阴衰，平旦阴尽而阳受气矣。日中而阳陇，日西而阳衰，日入阳尽而阴受气矣。夜半而大会，万民皆卧，命曰合阴，平旦阴尽而阳受气，如是无己，与天地同纪。

"黄帝问于岐伯曰：人焉受气？阴阳焉会？"人活着是靠气来支撑的，那么人的气是从哪儿来的？气有阴阳，阴阳气是如何相汇集的？"何气为营？何气为卫？"气有营气和卫气，如何区分？"营安从生？卫于焉会？"营气是从哪里生成的？卫气是在哪里相汇合的？"老壮不同气，阴阳异位，愿闻其会。"老年人和壮年人不同气，老年人暮气沉沉，壮年人朝气勃勃，活泼程度也不一样，他们的气是怎么相会的呢？"岐伯答曰：人受气于谷。"人得吃饭才能活着，人的气都是从饮食得来的（受气于谷）。"谷入于胃，以传与肺，五脏六腑，皆以受气。"人吃的饭进到胃里后，上传到肺部，然后向五脏六腑敷布开（通过肺吸收氧气才能敷布全身）。"其清者为营，浊者为卫，营在脉中，卫在脉外。"营气和卫气只不过是五谷所化生的清气和浊气。运行在脉中的叫营，运行在脉外的浊的叫卫。"营周不休,五十而复大会。"营气在人体中不断地运行,运行五十次为一个回合,然后重新开始在全身运行。"阴阳相贯,如环无端。"既行于阴经,又行于阳经,相贯运行着。"卫气行于阴二十五度,行于阳二十五度。"在外的经络和在内的脏腑也是阴阳相贯,这是卫气的运行。"分为昼夜。"昼行于阳,夜行于阴。"故气至阳而起,至阴而止。"行气行至阳的时候人就醒了,至阴的时候人就睡了。"故曰日中而阳陇,为重阳。"陇就是隆盛的意思。正午的时候阳气最盛,这叫重阳。"夜半而阴陇为重阴。"夜半子时,阴气最盛,叫重阴。"故太阴主内,太阳主外,各行二十五度分为昼夜。"太阴主内是指脉运行(营气运行)二十五度的时候会于手太阴肺。足太阳主一身之表,主外,运行于整个后背。"夜半为阴陇,夜半后而为阴衰。"夜半子时后阳气开始升,阴气隆极而衰。"平旦阴尽而阳受气矣。"天明阴尽了,转成阳受气,人睁开眼,卫气就到外面来了。"日中而阳陇,日西而阳衰。"到日中的时候阳气盛到极点,然后太阳偏西,阳气就偏衰了。"日入阳尽而阴受气矣。"到太阳落山时就转为阴受气。"夜半而大会,万民皆卧。"卫气行不止在一篇中提到过,说的就是昼行于阳,夜行于阴这个方式。卫气入于阴,人就睡了。"命曰合阴,平旦阴尽而阳受气,如是无己,与天地同纪。"这是通过太阳昼夜的循行来比喻卫气行于外、行于内的,是比照天地来说人的阳气运行的。下面讲了一个常见的生理现象。

黄帝曰:老人之不夜瞑者,何气使然?少壮之人,不昼瞑者,何气使然?岐伯答曰:壮者之气血盛,其肌肉滑,气道通,荣卫之行不失其常,故昼精而夜瞑。老者之气血衰,其肌肉枯,气道涩,五脏之气相搏,其营气衰少而卫气内伐,故昼

不精，夜不瞑。

"黄帝曰：老人之不夜瞑者，何气使然？"人老了，睡觉的时间就少了，天不亮就起来，起来后周身舒服，有的人睡不着，不起来，周身难受。"少壮之人，不昼瞑者，何气使然？"让青壮年和小孩睡个午觉，像难为他一样，他就尽量逃避。老人恨不得白天多睡。这是什么原因？"岐伯答曰：壮者之气血盛，其肌肉滑，气道通，荣卫之行不失其常，故昼精而夜瞑。"青壮年身体健康、气血充沛、气道滑利，白天就醒着，晚上就睡觉，这是很正常的现象。"老者之气血衰，其肌肉枯，气道涩，五脏之气搏，其营气衰少而卫气内伐，故昼不精，夜不瞑。"人老了，各方面都不足，气血也少了，肌肉也干瘪，气的运行也慢，涩滞不通，内心容易烦躁不安，五脏之气相搏。内在营气少，皮肤干枯，相当于老树皮，水分少，供不过来一样，而阳气又进去干扰。白天卫气出来以后没有深在的营气作为营养，所以昼不精。到晚上卫气又进去，扰动五脏之阴，所以就夜不瞑。这里解释了老人的睡眠异常。

黄帝曰：愿闻营卫之所行，皆何道从来？岐伯答曰：营出于中焦，卫出于上焦。黄帝曰：愿闻三焦之所出。岐伯答曰：上焦出于胃上口，并咽以上，贯膈，而布胸中，走腋，循太阴之分而行，还至阳明，上至舌，下足阳明，常与营俱行于阳二十五度，行于阴亦二十五度一周也。故五十度而复大会于手太阴矣。

"黄帝曰：愿闻营卫之所行，皆何道从来？"问的是营卫的运行从哪里开始？按照什么样的路径来运行？"岐伯答曰：营出于中焦，卫出于上焦。""卫出于上焦"，有的版本中是"卫出于下焦"。从下文看卫是出于下焦的。"黄帝曰：愿闻三焦之所出。"问三焦的走行。"岐伯答曰：上焦出于胃上口。"上焦是从胃的上口开始的。"并咽以上，贯膈，而布胸中。"通过胃的上口一直到咽的上面，满布在胸中。"走腋，循太阴之分而行。"通过腋下，和太阴经并行着。"还至阳明，上至舌，下足阳明，常与营俱行于阳二十五度。"这是说上焦气的运行过程，即从肺手太阴到足阳明的过程。"行于阴亦二十五度，一周也。"这是说上焦气的运行。"故五十度而复大会于手太阴矣。"前面说了"太阴主内"，这里提出来"太阴"就是"手太阴"。这就是五十而复大会。

黄帝曰：人有热，饮食下胃，其气未定，汗则出，或出于面，或出于背，或出于身半，其不循卫气之道而出，何也？岐伯曰：此外伤于风，内开腠理，毛蒸理泄，卫气走之，固不得循其道，此气剽悍滑疾，见开而出，故不得从其道，故命曰漏泄。

"黄帝曰：人有热，饮食下胃，其气未定，汗则出，或出于面，或出于背，或出于身半，其不循卫气之道而出，何也？"这是说人身体有热，有的人句读为"热饮食下胃"，也是讲得通的。人吃进饭后，或是天热的时候，或是吃进热东西以后，按说饮食还没有化开，但是汗马上从头面上或者后背上就出来了。要说是卫气使食物化生的话，可是食物还没有化生出来，汗出得怎么就这么快呢？汗不循卫气之道是怎么回事？"岐伯曰：此外伤于风，内开腠理，毛蒸理泄，卫气走之。"这是一个病态。皮肤受了风，腠理开泄，毛发像被蒸着出热气一样，卫气就不按照正常道路走行了。"固不得循其道，此气剽悍滑疾，见开而出，故不得从其道，故命曰漏泄。"这说的是漏泄，一吃热东西马上就出汗，这是伤于风。

人在虚弱的时候，或妇人产后，或小产后，或大病后，容易见到这个情况。

黄帝曰：愿闻中焦之所出。岐伯答曰：中焦亦并胃中，出上焦之后，此所受气者，泌糟粕，蒸津液，化其精微，上注于肺脉乃化而为血，以奉生身，莫贵于此，故独得行于经隧，命曰营气。

"黄帝曰：愿闻中焦之所出。岐伯答曰：中焦亦并胃中，出上焦之后。"中焦的起始部位也在胃口，但是出于上焦的后面。这是从内部的前后位置来说的。"此所受气者，泌糟粕，蒸津液，化其精微，上注于肺脉乃化而为血。"血的生成是在中焦的，之后也上注到肺脉（就是把吃进去的东西进行精微和糟粕的分别、转化，然后上到肺里，化其精微）。这是血的形成过程。"以奉生身，莫贵于此，故独得行于经隧，命曰营气。"这很显然是说血液的。行于经隧是指行于血管之中。

黄帝曰：夫血之与气，异名同类。何谓也？岐伯答曰：营卫者，精气也，血者，神气也，故血之与气，异名同类焉。故夺血者无汗，夺汗者无血，故人生有两死而无两生。

"帝曰：夫血之与气，异名同类。何谓也？"这里提了一个很重要的观点。现在讲气血，总说气虚血虚、气为血帅、血为气母等，将气与血分得很详细。实际上气血是异名同类，虽是两个名称，但并不是两个东西。所以说看看原始的经典会对于气血的定义和产生有根本的认识。"岐伯答曰：营卫者，精气也。"营卫指的也是一种精气。"血者，神气也，故血之与气，异名同类焉。"血也是一种气，是神气。营卫是精气，精气还是五谷的精微所化的。精气变成赤色，就成了神气，叫血。这是对血的生成过程的前半部分和后半部分的对比，或者说是载有氧的血红蛋白和没载有氧的血红蛋白相比。所携带的氧气、能量，或者气，是用不同的概念、在不同的层次上来描述医学问题的。我们不能因为当时没有分子水平的认识就说古朴的理论水平低。实际上古人对功能的详细分析水平并不低。现在对一个贫血的病例，假如是营养不良性贫血，不是仅仅补什么化学物质就行的，在吃饭的层次上补，也一样能达到效果。补充营卫之气，补充五谷，再通过胃化生精微，就生成血了。"故夺血者无汗，夺汗者无血。"这里说了血和汗同源。所以麻黄汤条文中说衄者禁用，就是因为出了血再发汗，就伤及人的精气了。"故人生有两死而无两生。"夺汗再夺血，或者夺血再夺汗，这是两方面的损失，人会有生命危险。现在说的血容量降低的人，再被发汗，同样能再损失血容量，导致血对内脏的灌注不足，会有生命危险。

黄帝曰：愿闻下焦之所出。岐伯答曰：下焦者，别回肠，注于膀胱，而渗入焉；故水谷者，常并居于胃中，成糟粕，而俱下于大肠而成下焦，渗而俱下。济泌别汁，循下焦而渗入膀胱焉。

"黄帝曰：愿闻下焦之所出。岐伯答曰：下焦者，别回肠，注于膀胱，而渗入焉。"下焦是从回肠渗到膀胱去的，小肠和大肠交接的那个回盲部是盲肠，盲肠再往上一段是回肠，中间循环的那一套就省略了，直接就从下焦到膀胱去，以一个"渗"字描述。"故水谷者，常并居于胃中，成糟粕，而俱下于大肠而成下焦，渗而俱下。济泌别汁，循下焦而渗入膀胱焉。"吃进去的粮食、喝进去的水，一起在胃中经过腐烂、磨损成了糟粕，一起下到大肠，结聚在下焦里面。渗下去以后分别出来的水分，顺着下焦到了膀胱的就是尿液。所以下焦是水气的通道，"下焦如渎"，水是渗到最下面的。将一个功能的上中下三部分分出三焦各自的功能，把人的消化吸收，营养和水分代谢说明白了。而人身上的血经过循环后，照现代生理学的解释，最后是通过肾渗到膀胱里去的，代谢后的水分也是最后渗到下面去的。

黄帝曰：人饮酒，酒亦入胃，谷未熟，而小便独先下，何也？岐伯答曰：酒者，熟谷之液也。其气悍以清，故后谷而入，先谷而液出焉。黄帝曰：善。余闻上焦如雾，中焦如沤，下焦如渎，此之谓也。

"黄帝曰：人饮酒，酒亦入胃，谷未熟，而小便独先下，何也？"讲完正常循环的这一套以后，提出一个特别情况。像讲上焦时吃了饭出汗的漏泄一样，这里是喝了酒后，估计酒还没消化，尿就先下去了，这是怎么回事？这是个什么机理？"岐伯答曰：酒者，熟谷之液也。"酒是五谷熟后经过发酵酿出来的，所以叫熟谷之液。往熟谷上拌上曲，放上凉开水，令曲把谷进一步腐熟。经过曲的发酵以后，酒糟就没营养了，酒就酿成了。这是酿黄酒的技术。烧酒则是再经蒸馏的酒。"其气悍以清。"酒气悍疾，是清气。"故后谷而入。"在吃完饭以后喝入的酒。"先谷而液出焉。"粮食味还没散开呢，小便先出来了。类似于说酒已经先被消化了，而实际上是经过了菌的分解后再入胃肠的。"黄帝曰：善。余闻上焦如雾，中焦如沤，下焦如渎，此之谓也。"这一篇前面的几段话就是对三焦的具体部位、功能结合了具体的例子进行的阐述。这句话本身的意思是上焦宣发五谷味，中焦变化为赤而为血，分清泌浊，下焦通过回肠渗到膀胱（渗水），所以说"下焦如渎"。

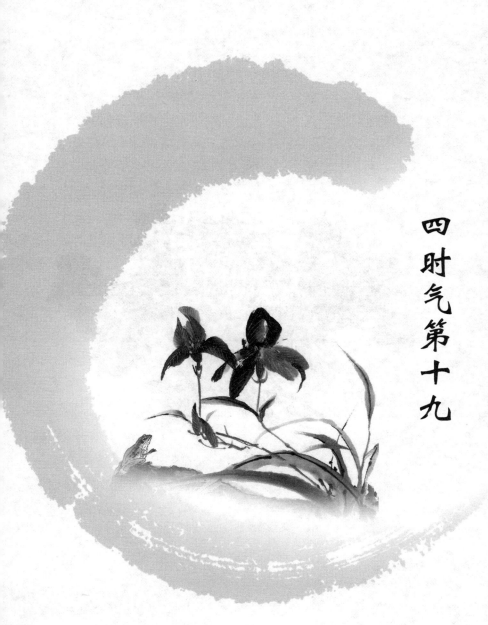

四时气第十九

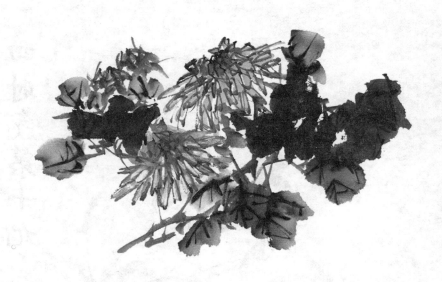

本篇以四时之气来讲针灸治疗的法则。法天道，就是遵循四时阴阳多少，来谈临床的诊断和治疗。

黄帝问于岐伯曰：夫四时之气，各不同形，百病之起，皆有所生，灸刺之道，何者为定？岐伯答曰：四时之气，各有所在，灸刺之道，得气穴为定。故春取经、血脉、分肉之间，甚者，深刺之，间者，浅刺之；夏取盛经孙络，取分间绝皮肤；秋取经俞。邪在腑，取之合；冬取井荥，必深以留之。

"黄帝问于岐伯曰：夫四时之气，各不同形，百病之起，皆有所生，灸刺之道，何者为定？岐伯答曰：四时之气，各有所在，灸刺之道，得气穴为定。"春温秋凉，夏热冬冷，四时各不同气；病非一端，种种不一，各有起因。在针灸治疗中，我们以什么为准则进行操作呢？是以四季为准，还是以病因、病状为准呢？这个问题，看似简单，实则答法不一。今天，执天气四季者有之，执人身病证，不见天气者有之，所以讨论实属必要。四时温凉不一，天日不在同一位置，地上万物景象不一，各有所在。针灸的规律是以不同的气穴治不同的病证。注意！不是以天气四季定，而是以人的气穴定。既然不以天气定，《内经》复言"春刺""夏刺"等是什么意思呢？"春取经、血脉、分肉之间，甚者，深刺之，间者，浅刺之。"春刺刺得表浅或略深，而是否一到春天，在深浅的尺寸上、层次上，在所刺的位置上就一定这样了呢？显然不是。请看后一句的"甚者""间者"，病重的深刺，间断发作的浅刺，说明还是以病轻重为准，而不是以季节为准。夏刺络出血，止于皮肤的层次就行了。同样，不是所有的病在这个季节都这样刺。说"夏"其实是说病情阳盛如夏，才如夏法刺。当然，夏季阳气盛，皮肤病、火热病多，这也是多用夏季刺法的原因。或者说

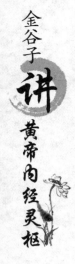

夏季刺法有流行病学的意义，而不是对所有具体病例，不分什么病，皆如此治。这个说法有根据吗？有！注意，"夏取盛经孙络"，不是仅言"孙络"，还加了一个"盛经"，说明有类似夏天的、阳气盛的病，有这样的经阳盛表现，才能取其络。这还是我开始时说的结论——以气穴为定。秋天怎么治疗？或者说秋病、秋候、秋因、秋位等阴阳气之多少、升降类似秋的病，怎么治疗？"取经""取之合"。冬天，"取井荥，必深以留之"。

这里有两个问题。

一，秋刺中提到"邪在腑"，另三季没提。这是省略的方法。春夏为阳，病在分肉、皮肤；秋冬为阴，病在内、在脏腑。秋为阴之阳，在腑；没说冬的病，但必然是在脏。此以四时阴阳论病邪阴阳深浅所不同位也。

二，井荥在肢端，最浅，为什么还叫"深"？能深到哪里去？是一分还是二分？深者，在骨为深，一分至骨，不可谓不深。合穴位置在肉丰处，即使刺一二寸，仍刺在肉，也还是浅。所以这里说的浅深，当是皮、肉、脉、骨的层次上的浅深。

综合而言：天不可不执，因时令性的流行病多发，故多如此刺；又不可拘执，对具体的一个病要看具体情况而治。病状类同什么季节的阴阳之象就是什么样的病，就必按那个季节来治。这就是有定法——无定法——无定法中之必定法的具体范例。其他如运气、流注者多如是。

温疟汗不出，为五十九痏，风（疬）肤胀，为五十七痏。取皮肤之血者，尽取之。

这里讲了两个病的具体治疗。五十九痏、五十七痏，在《素问》和后面的篇章中会有具体论述。这里讲了具体的刺法：

"夏刺"，是刺皮、刺血的方法。"尽取之"，即盛候用泻法，见血而泻之，不拘穴之多少。我们从这里就想到用穴的多少问题。是取穴多的医生高明，还是取穴少的医生高明？脱离了具体的病证谈这个是没意义的，要看治什么病，按需求而用，不能拘于形式。用穴少的讽用穴多的是"刺猬法""草船借箭法"，用穴多的说用穴少的"蜻蜓点水"等，皆是不见事实之论。汗之不出与肤胀之风水，皆为外盛候，自然就用泻法。

飧泄补三阴之上，补阴陵泉，皆久留之，热行乃止。

这里讲飧泻的治疗。言补，是认其为虚证也。补其阴，是认为其病在三阴也。久留，没说是留几呼，标准是"热行乃止"。此论中论断飧泻是"三阴虚寒"，治三阴经，阴陵泉是代表性的穴位。

还有个问题，"热行"是指哪里的"热行"？注家有言是针下热行，似没有证据。个人认为是病寒之处觉有热行。结合前面"病去乃止"的论述，我这个说法可能更接近原义。如果能从其他篇章中找到更明确的证据，则事理无争。从临床上来看，寒处得热的理解更真实。

转筋于阳，治其阳；转筋于阴，治其阴。皆卒刺之。

哪里的筋病治哪里，这个好理解，也说得明白。三阴三阳经筋所过皆可病转筋，这在前面《经筋》篇已讲过。治疗皆当以燔针焠刺之。有注家言"卒"是"猝"：猝然急刺之使不知。我个人认为这是不对的，不符合前面提到的转筋病治疗方法。焠刺，即用火针刺，这个合于前面说法，是临床可验的。

徒（痋）先取环谷下三寸，以铍针针之，已刺而筩之，而内之，入而复之，以尽其（痋），必坚。来缓则烦挽，来急则安静，间日一刺之，（痋）尽乃止。饮闭药，方刺之时徒饮

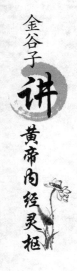

之，方饮无食，方食无饮，无食他食，百三十五日。

当我们知道了中西医临床对这个病的治疗和操作以后，再看这里提到的方法，仍然深感惊叹。这是腹水治疗的操作步骤。

1. 选择穿刺点：脐下三寸。

2. 做皮肤的切开术，然后导入引流管或筒——"筩之"。

3. 引流管进入后，再回抽一下——"人而复之"，"之"字，有版本言是"出"，稍回抽一下，"以尽其水"，反复前后调整水位，使水全放出。

4. 快速地刺入后，放出水，然后立即束紧腹部，增加腹压。及时地增加腹压后，病人就能安静，没异常表现。若不及时增压，腹部水出后，经脉空虚，血气来聚，下实上虚，心失其血则烦冤。

西医学临床腹水穿刺的步骤，如选点，麻醉，刺入，放水后加压，防止腹压突然减轻后的低血压、心悸、晕厥，和这里讲的一样。从这里可见《灵枢》的高度。也可看到后世的中医徒用汤药来调和妄用毫针调经之虚妄不实。传统的实际操作技术和现代的临床操作大旨完全一致。当然在今天，这个操作完全可以照西医学的技术来完成，不能说用现代方法就不是中医了，正好相反，这才是真正治病的传统中医医生。

"来"，有版本中是"束"字，有可能形似而误。后面的"来急来缓"也很可能是"束急束缓"之误。"坚"同"急"。

5. 放水的间隔时间：隔日。这也是在临床中一直在用着的。

6. 放水后的药物调理和饮食调理，疗程是四个半月。

闭药，应是当时成熟的、专门的药物方案。用药和饮食的关系刚刺后只用药就行了，以后进食和饮药间隔开，即在空腹时用药。食疗法如后世的鲤鱼汤、西医学的静滴白蛋白皆可应用。一套完整的操作方法，包括操作过程中的注意事项，可能出现的不良反应的预防，以及治后的食药调养等，绝不是简单的理论想象和偶一为之可以写出的。一套成熟的方案，必定是在无数次的临床治疗中总结完善的，这些基本的步骤和要领，在今天的临床中毫不过时。

对照现代临床的操作常规来看，腹腔穿刺术的操作步骤如下。

1. 穿戴工作服、帽子、口罩，洗手。

2. 向病人说明穿刺目的。

3. 准备消毒器械及穿刺包。

4. 告诉病人先排尿，以免损伤膀胱。

5. 病人坐在靠背椅上，或取平卧、半卧、稍左侧卧位均可。

6. 一般选择左下腹部,脐与髂前上棘连线外1/3点为穿刺点。必要时用超声波定位穿刺。

7. 用常规消毒法，戴无菌手套，铺消毒巾。

8. 用2%利多卡因自皮肤至腹膜壁层逐层行局部麻醉。

9. 查穿刺针是否通畅后，用左手固定穿刺部位皮肤，右手持针，经麻醉点逐层刺入腹壁，待针尖抵抗感突然消失时停止。

10. 用50mL注射器抽液或引流腹腔积液,同时计量。

11. 术毕拔出穿刺针，覆盖无菌纱布，压迫数分钟，再用胶布固定(诊断性穿刺可直接用无菌的20mL或50mL注射器和7号针头进行穿刺抽液)。

12. 必要时，将抽出的腹腔积液送检验。

13. 询问病人有何不适，安置好病人。

14. 整理物品。

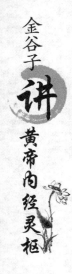

重要提示：①为防止腹腔积液沿穿刺针线路外渗，当针尖通过皮肤到达皮下后，稍向周围移动一下针头，然后再刺向腹腔。②术中病人出现头晕、心悸、气短、面色苍白、脉搏明显增快时，应立即停止操作。③放液不能过快、过多，肝硬化病人一次放液一般不超过3000mL。

着痹不去，久寒不已，卒取其三里。骨为干。肠中不便，取三里，盛泻之，虚补之。疠风者，素刺其肿上。已刺，以锐针针其处，按出其恶气，肿尽乃止。常食方食，无食他食。

这是两段，讲了三个问题，其中有六个小问题。

1. 三里治疗着痹。

湿胜为着痹，这里说是因为"久寒"。"卒取"即焠取，火针治疗。有的人说"骨为干"是衍文，意思只是取三里，有的人说是取三里处的着痹所在之骨，意思没区别。

2. 三里治疗肠中不便。

（1）不便，应是不痛快，包括大便的不正常，非仅指不大便。三里作为合穴，治所在处之痹，还治内腑。

（2）一穴而盛虚皆取用，区别只是在补泻。这里只说"取"，就是要视病之虚实，用不同的补泻法。这里就有个问题：有人说，三里能补脾胃，能健脾，是保健穴等，真如此吗？穴只是个所在；穴的功用，在医生怎么用。

3. 疠风病的治疗方法和具体操作。

（1）素刺，或训为"索刺"，数刺之意。这是对麻风病的治疗。麻风病属传染病，集中控制后现在少见了。经文又明确讲了所用的针具——锐针。

（2）刺局部病变皮损处，目的是出其恶气，刺的程度是肿尽为止。

（3）饮食宜忌。方食，训曰"宜食"，《内经》中有《异法方宜论》，"方"同"宜"，常食是该食的食品。关于皮肤病的忌口问题，有常规的，还有个人化的，值得经常注意。

上面这一段明确了这几个问题。

一个穴可以治不同的病，一个病的虚实证可以用一个穴治疗，一个全身性的病造成的局部损害，可以在局部进行针刺手术治疗，针刺治疗不同的病皆有操作规范可遵循。所谓经典，正是提供这个不变的标准。一个多发的病变，可以多次治疗。对引起局部病变的全身病，要注意长期的饮食调整。经典，处处皆用实例指示了临床的法则，在一小段中是这样，通篇中也多是这样。所以粗读会忽略，细看皆规则。

腹中常鸣，气上冲胸，喘不能久立。邪在大肠，刺肓之原，巨虚上廉、三里。小腹控睾，引腰脊，上冲心。邪在小肠者，连睾系，属于脊，贯肝肺，络心系。气盛则厥逆，上冲肠胃，熏肝，散于肓，结于脐，故取之肓原以散之，刺太阴以予之，取厥阴以下之，取巨虚下廉以去之，按其所过之经以调之。

"腹中常鸣。"这是一个病。有的版本中是"肠中常鸣"，肠也在腹中。说腹中常鸣是因为部位比较明确，这可以说是一个症状。要说是"肠中常鸣"，本身就是一个诊断。怎么就知道肚子里响的就一定是肠病呢？所以"腹中常鸣"比较客观一些。"气上冲胸。"从腹部到胸部有种气上冲的感觉。"喘不能久立。邪在大肠。"有的版本无"喘"字。大肠和肺相表里，见喘也有可能。一般有腹中常鸣、气上冲的，喘也好，不喘也好，就考虑邪在大肠。"刺肓之原。"《太素》中是"刺贲之原"。贲就是膈，就是鸠尾。《九针十二原》上说"肓之原出于脐胁"，也就是气海穴。气海、气街是阳明经出入的地方，在靠近大肠的部位。现代临床治此多用巨虚上廉、足三里。手阳明大肠经下合于下巨虚，足三里是足阳明胃经的穴。所以腹中鸣可以从手阳明、足阳明和肓之原一起来治疗。这里提到一个具体病证的具体治疗问题。"小腹控睾。"《太素》中是"少腹控睾"。"引腰脊，上冲心。"前面说是上冲胸，这个是上冲心。"邪在小肠者。"心和小肠相表里。"连睾系，属于脊，贯肝肺，络心系。气盛则厥逆，上冲肠胃，熏肝，散于肓，结于脐，故取之肓原以散之。"和上面一样，小肠的病也是从肓来治疗的。"刺太阴以予之，取厥阴以下之，取巨虚下廉以去之。"这一段说的病证比较多。小腹控睾，引腰引心，少阴、太阴、厥阴，三阴都联系到了。手太阳小肠络心系。心系与肠胃、肝、肓都有联系。少阴心主的血脉联系比较多，尤其是控睾，睾是小肠、心、肝都可以联系到的地方，一般取厥阴来治疗，所以这里说"取厥阴以下之"。这里明确提到了肓原，肓原就是脐胁，在脐下一寸五分。"按其所过之经以调之。"这句话特别重要，是说看到一个病证所在部位是哪个经所过的部位，就从哪一经来调。也许这个病证比较复杂，但也可以诸经一起调。表里经的调法在前面讲经脉时提到过，如二阳一阴、二阴一阳的取穴与补泻，都明确说过了。阴阳同时调，以平为期。除了按照人迎、寸口脉看病邪在阴在阳外，还可看所过之经的病证。这可以说是辨症状，而《经脉》篇谈的是辨脉证。色、脉、证合参，对病的诊察要不厌其详，最后得出正确的结论，这样治疗起来更有把握。

善呕，呕有苦，长太息，心中憺憺，恐人将捕之；邪在胆，逆在胃，胆液泄，则口苦，胃气逆，则呕苦，故曰呕胆。

取三里以下胃气逆，则刺少阳血络，以闭胆逆，却调其虚实，以去其邪。

"善呕，呕有苦，长太息，心中憺憺，恐人将捕之；邪在胆。"这是典型的胆病，症状就是胆小，老害怕，像人要抓他一样。呕苦水，就是把苦胆汁都呕出来了。"逆在胃。"胆有病，结聚的胆汁不下，返流到胃里去了。胃不往下蠕动，胆汁逆流才出现了口苦。"胆液泄，则口苦，胃气逆，则呕苦，故曰呕胆。"这对呕胆病的论述，非常真实。有的人晨起口苦，晚上平卧以后，胆汁逆流到胃，从胃反到口，可见舌苔发黄、发绿，嘴里有苦味。西医学诊断的胆汁返流性胃炎，在胃镜下就能看到胆汁把胃黏膜染绿了。所谓的胆气犯胃，木克土，或者是肝气犯胃，是有实际基础的，就是青的东西到了胃里去了。所以这个病叫呕胆，呕的是胆汁。"取三里以下胃气逆。"治呕吐的取三里就行了。"则刺少阳血络，以闭胆逆。"第二步是刺少阳的血络，看少阳经上哪儿有络脉，哪儿就是盛的地方。顺着侧身一直到腿的外侧找找，看到血络，泻胆之逆气。不论哪个穴，见有盛候就刺之。"却调其虚实，以去其邪。"然后根据脉的虚实，虚则补之，实则泻之，不虚不实，或是人迎寸口的相比较，大小也不是很明显，就平调之，用一般的针法。

饮食不下，膈塞不通，邪在胃脘。在上脘，则刺抑而下之，在下脘，则散而去之。小腹痛肿，不得小便，邪在三焦约，取之太阳大络，视其络脉与厥阴小络结而血者，肿上及胃脘，取三里。

"饮食不下，膈塞不通，邪在胃脘。"这是邪在胃脘，现在作为一个病叫脘痞或胃脘痞。这是国家中医药管理局制定的《中医病证诊断标准》中的一个病名。"在上脘，则刺抑而下之，在下脘，则散而去之。"是刺上脘、中脘、下脘穴还是刺足三里呢？这里没提，都可以刺。刺病所在，让不下的往下去，让在下的散开。什么叫散开？什么叫抑制呢？用什么样的针法呢？在好多篇章中都提到，治六腑的病刺合穴。用足三里是可以的。刺完之后不用摸脉，一摸原本硬的部位散开了就是好了。急性胃炎，如因吃生冷导致饮食停滞在上脘，可以引而吐之。刺了足三里后在揉腹的时候，有的人就吐出来了，这叫因而越之。如果是慢性病，胃脘的膈塞不通，病程久了，刺了以后也能散开。这在临床中是常见的现象。要急救或临时解决病痛，用针刺是最快的办法，熬汤药不如用针刺快。我昨天治的一个病人，左胁下持续疼痛两天，他本来以为等等就好了，但正好赶上变天，一直不好，就过来治疗。我首先怀疑他是胁软骨炎或是胁间神经痛，这是从西医角度来说的。从中医角度来说是判断在经、在骨还是在络的事，可是我一摸，没有固定痛点，深深地一摸，里面有个痛点。于是怀疑病是在肠胃。再摸的时候往上返气，嗳气，那肯定就在胃，不用再摸脉，只依据腹部的切诊就行了。然后他说确实是有吃生冷的过程。痛的部位是在结肠的脾曲部，那么是刺上巨虚（大肠之络）呢？还是刺胃经的穴？是刺阳陵泉还是刺足三里？因为病在胁下部位，所以刺阳陵泉。一针刺下去，让他自己按，看还痛不痛。他一按觉得好像还有点痛，但减轻了。再深入刺下去，病人突然一下面色就变了，像书上说的那样"若风吹浮云"，有笑容了，自己说"好了""一下轻快了"。立即出针，摇大针孔，泻其寒气。略微开点辛散的药（姜汤）散散就好了，就这么简单。所以详细的触诊、切诊，结合仔细的问诊，确定了证据以后就尽刺无怠（直接刺，就马上好了）。但还要知道不一定病在胃就刺胃经穴，典型的如胁下的不适就刺阳陵泉，这是在第一篇中就明确提到的。"小腹痛肿，不得小便，邪在三焦约，取之太阳大络。""小腹痛肿"，在《太素》和《脉经》中都是"小腹病肿"。小腹肿，不得小便，痛或不痛，是三焦受约束了，渗到下焦膀胱里去，所以说"取之太阳大络"。这个太阳就是足太阳。太阳经上的大络是哪里呢？是否指的就是足太阳膀胱经的络穴呢？应该是指所见到的血络。有的人说太阳大络是指委阳，因为委阳是三焦经的下合穴，三焦经在那里和足太阳经络在一起。也有道理。委中、委阳，是腘窝那个部位。另有人说太阳大络是太阳经上其他的络脉。"视其络脉与厥阴小络结而血者。"在大腿的内侧，厥阴经所过的部位，看到小的络脉扩张而充血的，一同刺。这里不是输刺，所以不用管刺哪个穴，看见结而血的刺了、泻了就行。"肿上及胃脘，取三里。"小腹肿到上面去，膀胱充大了，取三里。这里就提到了一个问题：这个病虽然是在三焦，但病变的部位在哪里，从哪里治就行了。这和上面举的那个胁痛病例一样，虽然是在胃肠的病，但结到胁了（典型的表现就是以胁痛为主），就刺阳陵泉。所以部位验证特别重要。《素问》提到有专门行针的人，不看脉，光问病人哪儿难受，病在什么地方，什么痛证，然后就刺，刺完就好了。在古代有专门传承这种方法的人，目前在民间也还能见到所传承的这个方法：这个病治这里，那个病治那里。所以我们能看到有些针灸流派的传承人不识字，后来他的学生将他的经验总结出来，写了书，再到后世演绎出来的理论越来越多。实际上这些本来可能就是像《素问》上讲的那种古典的传承方法。我以前见民间的老人用粗针、银针刺脓或是拔罐。小孩子感冒了以后针刺不方便，在大椎穴用嘴嘬一嘬，把皮肤的血络通一通，散寒，这是个好的方法。

睹其色，察其目，知其散复者，视其目色，以知病之存亡也。一其形，听其动静者，持气口人迎以视其脉，坚且盛且滑者，病日进，脉软者，病将下，诸经实者，病三日已。气口候阴，人迎候阳也。

"睹其色，察其目，知其散复者。"这一段像前面第一篇《九针十二原》中提到的那个解释，突然插进来，又进行了解释，可见这是在引用过去的经典，就是为了反复地强调在针刺治疗的时候要睹其色、察其目。就像刚才讲的那个病例，眼神一动，脸色一变，就知道病散开了。"视其目色，以知病之存亡。"看病人脸上出现喜色，白色、青色散开了。所谓的"若风吹浮云"，不是说天上的事情，而是说脸色，用云开雾散来比喻，这是很实际的临床现象。"一其形，听其动静者，持气口人迎以视其脉。"这还是对《九针十二原》的解释。"一其形"，要把上面的人迎脉和下面的寸口脉进行对比，看是动还是静。"坚且盛且滑者，病日进。"脉越来越盛，说明邪气盛了。"脉软者，病将下。"一刺以后脉软了，说明病要去了。"诸经实者，病三日已。"各个经脉都是实的，说明邪气盛实，也可以说是人的正气不虚，三天病就好了（各经都实，即便是得的实证，好得也快）。"气口候阴，人迎候阳也。"反复强调病在阳经还是在阴经？阴盛还是阳盛？我们要特别注意在《灵枢》中反复强调、反复重复的东西。另外，《素问》中有些篇章、有的原文一样，但后面解释不一样。这说明《内经》以前的古针经在《内经》成书的时代就有了很多不同的注家。现代注解《内经》的更多了。各家注释都可以看，以临床能验证的为真。

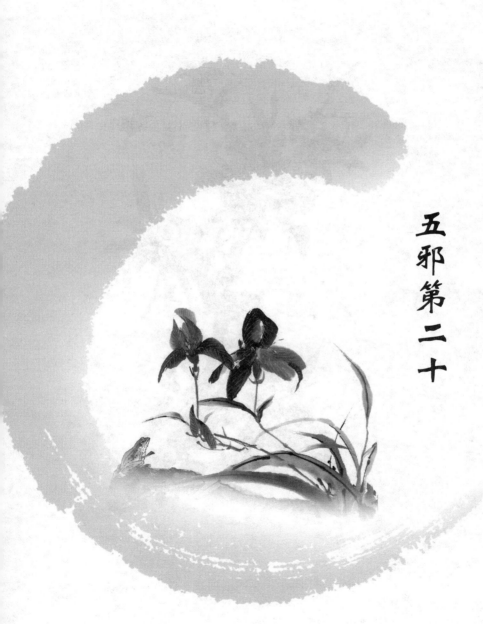

五邪第二十

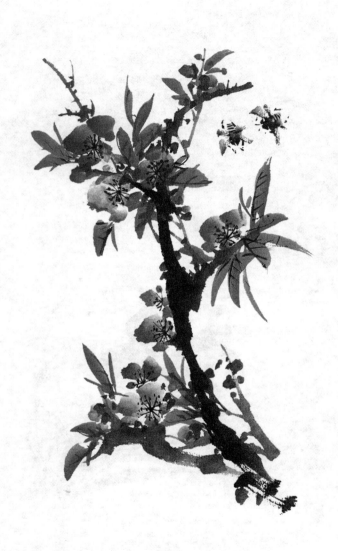

这一篇说的是邪在五脏的不同表现和具体的治疗方法，以五脏来分类，对疾病做了归纳。这是一种分类方法，把所有的病证归到五脏、五行、五体上去，包括情志病。而这只是示例。

邪在肺，则病皮肤痛，寒热，上气喘，汗出，咳动肩背。取之膺中外腧，背三节五节之傍，以手疾按之，快然，乃刺之。取之缺盆中以越之。

"邪在肺，则病皮肤痛。"肺合皮毛，所以说邪在肺就见皮肤痛。见皮肤痛的时候可以从肺治疗。"寒热。"恶寒发热的病，在皮肤外受风寒时可以出现。"上气喘。"肺本身的病可以产生气喘。"汗出。"这是风动皮毛的病。"咳动肩背。"肺外在的部位是肩背，背为胸中之府。"取之膺中外腧。"取胸外侧的穴位。肺经在这里的穴位有云门穴、中府穴等。是否一定取这个穴位？后面会提到。"背三节五节之傍。"部位大概在肺俞周围，具体取什么穴？包括胸中外腧、背腧。"以手疾按之，快然，乃刺之。"快是舒服、愉快的意思。用手使劲儿一按，产生舒快感。这是取穴的方法。"取之缺盆中以越之。"缺盆是足阳明胃经的穴。在《本输》中提到"缺盆之中，任脉也，名曰天突，一次"，说的是缺盆之中是天突，而这里是"取之缺盆中以越之"。这"缺盆中"和"缺盆之中"是否一样？是指的天突穴还是指的缺盆穴？既然前面明确地提到"一次"，那就是指天突。这里的缺盆中也可以理解为阳明胃经的缺盆穴。膺中外腧、缺盆都可以取，也可以取天突穴。实际上，在临床中治喘取天突穴是个不错的方法。五脏对应有五邪，在第一篇中提到，"五脏有疾，当取之十二原，五脏有疾也，应出十二原"。在《官针》中提到输刺法，"输刺者，刺诸经荥俞、脏俞也"。取脏俞的办法。这里提到膺中外腧就是治五脏的病的。在《本神》中提到五脏病的原因、虚实的情状，在《终始》篇中又提到"膺腧中膺，背腧中背。肩膊虚者，取之上"，是哪里痛取哪里的方法。而这里提到治膺中外腧的时候，要"以手疾按之，快然"，所以就不一定是输刺中所提到的那个标准的穴位定位方法。

邪在肝，则两胁中痛，寒中，恶血在内，行善掣节，时脚肿。取之行间，以引胁下，补三里以温胃中，取血脉以散恶血；取耳间青脉，以去其掣。

"邪在肝，则两胁中痛。"两胁中痛的是肝病。按五脏来说，肩膀是肺的部位，两胁中是肝的部位。"寒中，恶血在内，行善掣节，时脚肿。取之行间，以引胁下。"胁痛加上寒中，即胃脘部、中腹（肚子里）怕凉。"恶血在内"应该是瘀血疼痛性的病。关节拘挛性的病加上经常的小腿肿。脚指的是小腿。现在说的脚，在古汉语中叫足。"取之行间，以引胁下。"这是以下治上的方法。"补三里以温胃中。"胁下痛，出现寒中的，寒则温之，就从胃来治。"取血脉以散恶血；取耳间青脉，以去其掣。"看到有血脉的散其恶血。因为肝与胆相合，还可以"取耳间青脉，以去其掣"。关节拘挛性的病，耳朵上面的背侧见青脉，用对微小静脉放血的办法治疗。

邪在脾胃，则病肌肉痛，阳气有余，阴气不足，则热中善饥；阳气不足，阴气有余，则寒中肠鸣、腹痛；阴阳俱有余，若俱不足，则有寒有热，皆调于三里。

"邪在脾胃，则病肌肉痛。"脾主肌肉，在这里只有讲脾的时候将脾胃一起说。讲肝时，说到了治疗上可以取耳间青脉，因为那是胆经所过的地方。肝木可以克脾土，就是说一脏有病可以克其他的脏，要考虑到对相关的脏的治疗。脏有病可以联系到腑，所以只在讲脾时是脏腑同举来说明的，那么其他脏：肺、肝、肾、心，没说相应的腑，也应该考虑大肠、胆、膀胱、小肠的病变。"阳气有余，阴气不足，则热中善饥。"阳气主热，所以胃热能导致消谷善饥。"阳气不足，阴气有余，则寒中肠鸣、腹痛。"阴气有余就见寒中：腹部发冷、肠鸣、腹痛。一般慢性消化道的炎症、怕凉的，都算脾胃阳气不足，阴气有余。"阴阳俱有余，若俱不足。"阴阳俱有余是实证，俱不足是虚证。这是从虚实上来说的。"则有寒有热，皆调于三里。"寒热错杂的，不论是凉还是热，不论是阳有余、阴有余还是阴阳俱有余、俱不足，凡属脾胃的病皆可调于三里。说明三里穴对虚实、寒热都可以用。后来有些人说穴性：足三里穴有健脾、补脾、健胃、开胃、消食作用，类似山楂、"焦三仙"、白术、人参。把穴性比喻为药性，这个说法是值得商榷的，我是不敢苟同的。因为这些作用是用手法来调的，而非穴位本身有这些功能。三里这个部位可以治一切脾胃的病，所以三里是用处很广的一个穴。

邪在肾，则病骨痛，阴痹。阴痹者，按之而不得，腹胀，腰痛，大便难，肩背颈项痛，时眩。取之涌泉、昆仑。视有血者，尽取之。

"邪在肾，则病骨痛。"这里讲到肾主骨，讲到五体的问题。讲肺讲到皮毛；讲肾讲到骨；讲肝讲到掣节，就是筋的问题；讲脾讲到肌肉。那么讲心应该讲到脉，不过后面讲到的是神志。"阴痹。阴痹者，按之而不得。"阴痹，部位很深，按不到。"腹胀，腰痛。"肚子里胀，腰也痛。"大便难。"应该包括干燥在内，有的时候是郁结不通，排便不利，总是有便意，但解不出来。"肩背颈项痛，时眩。取之涌泉、昆仑。视有血者，尽取之。"肩背颈项是足太阳膀胱经所过之处，肾与膀胱相合。肾经从项部出来与膀胱经相合。所以肩背颈项痛的时候可以引起眩晕，西医学诊断中常见的病：颈椎病、脑供血不足、脑动脉硬化，都可以"取之涌泉、昆仑"，肾经井穴和太阳经穴同时取。取昆仑可以看到有血，取涌泉一般看不到或比较少。视有血者取之是泻的方法。如果是虚的，看不见有血，可以平调。昆仑穴还是个常用的穴位，涌泉不常用，但在这里讲到治骨痹的时候是个重要穴位，邪在肾的时候可以考虑取。涌泉是肾经的井穴，部位比较深。冬取井穴，在骨的、在肾的、深的都可以比成冬象，取井穴是有道理的。

邪在心，则病心痛，喜悲，时眩仆。视有余不足而调之其俞也。

"邪在心，则病心痛，喜悲。"心主神明，邪在心，则见情志的病。邪在五脏这段中唯一的情绪症状只是在讲心时说到了。那么就可以说通过心经可以调整一切情志的病。"时眩仆。"这和上面说的时眩类似，但时眩而仆倒比时眩要严重。"视有余不足而调之其俞也。"心俞是哪里？神门。也可以调大陵。这一篇中明确提到了调心的俞，而在后面提到只是治心脉所过之处的病时，调心。心主神明，一般不受邪，用手厥阴心包经（或称手心主）来替代。有的篇章中提到十一脉，主内在的病。所以在不同的篇章中的说法有些出入是正常的。明确对手少阴心经穴的定位（五输穴的定位）是在《难经》后才有的，在《灵枢》中提到过，但不完整。甚至《灵枢》有的篇章中明确提出可以取其俞治外在的病，而这里看到是病心痛，调之其俞。这个"调之其俞"，诸家说法不一。马莳认为此"俞"

是"神门穴"。在《邪客》篇中又提到"少阴，心脉也。心者，五脏六腑之大主也"。现在实际上调神门穴对这一类病有效，调大陵穴也可以，对一些精神类的病，像癫病的眩仆，都是可以参考运用的。实际用的时候到底取哪个穴好？那还要看一看，如果是看到局部有血脉、有陷脉或是按之凹陷，按之快然，用那个局部的穴更有把握。不过在手腕上的快然，没有在胸背上的那么明显。这两个穴都可以参考。

这一篇很简单，就是用五脏分类的方法来论述针灸对一些病的治疗。这里提示一种方法：对一切病都可以简化，类归到五行、五脏，然后再分寒热或者是分虚实，然后依据有余不足调之。一个最简的分类方法能把一切的病都概括了，可以一病一穴来治疗。这说明对疾病的分类除了依据经脉所过之处以外，对内在的一些范围比较大的病也可以用五脏来分类，也可以说除了经脉辨证，还有五脏辨证。

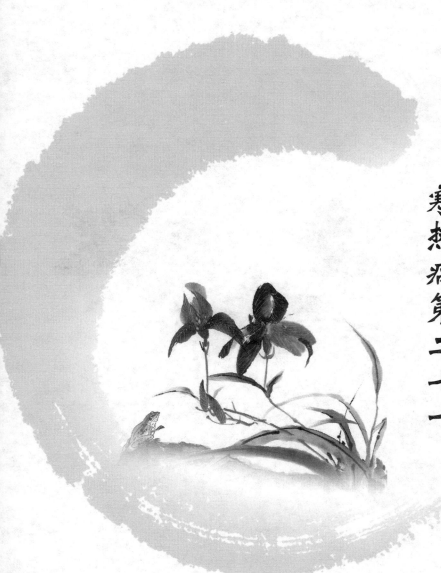

寒热病第二十一

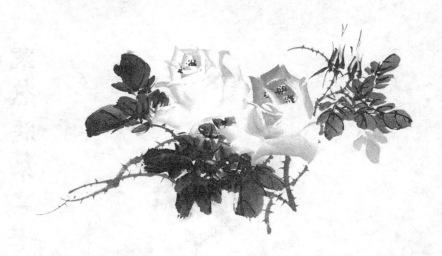

这一篇先讲的是寒热病，故篇名叫《寒热病》。后面还讲了多种杂病的辨证和针刺治疗以及依四时取穴的规则。

皮寒热者，不可附席，毛发焦，鼻槁腊，不得汗。取三阳之络，以补手太阴。

寒热在皮，皮肤发热，病位浅表，见毛发干燥，鼻干。槁、腊，都是干的意思。皮肤无汗，类似外感风寒初起的表现。治疗时取三阳的络，三阳，有注家以为是太阳，可能是依太阳主表推断的。根据《终始》篇来看，三阳是阳明。前面还讲到，"身半以上者，手太阴阳明皆主之"。所以这里的三阳是指阳明，而不是太阳。取络是泻法，泻血络，对应后面的补手太阴，是泻阳补阴的方法。太阴、阳明相应的补泻，也和前面的论述是一致的。

肌寒热者，肌痛，毛发焦而唇槁腊，不得汗。取三阳于下，以去其血者，补足太阴，以出其汗。

寒热在肌，表现为肌痛。邪由皮而入，仍有毛发焦。唇候肌肉，见唇干燥，就说明寒热在肌不得汗，寒热不解。"三阳于下"，就是指足阳明。"去其血"，对应上面的"取其络"，就是泻上下三阳的血络，即手足阳明的血络。与补足太阴相对，是发汗的方法。病不得汗，就用汗法。在皮、在肌，对举来讲，治法上互有详略。对比着看，治法就明确了。

骨寒热者，病无所安，汗注不休。齿未槁，取其少阴于阴股之络；齿已槁，死不治。骨厥亦然。骨痹，举节不用而痛，汗注、烦心。取三阴之经，补之。

骨的寒热病使病无所安，从《针灸甲乙经》中看是"痛无所安"，周身的疼痛不安。寒热在皮、在肌是无汗，在骨则是汗出不止。这就是鉴别。牙齿没干的，取大腿内侧的络脉，用泻法。这里虽然只说"取",没说补泻手法,但对照肌寒热的治疗是用"泻其血"的方法可知,此处应用泻法。齿干的,说明外有寒热,内有液竭,是死证。下面举了骨厥和骨痹两个病。骨厥的治疗和生死判断比照骨寒热。治疗痹是取经,而不是取络。还有,是否对应前面的三阳是阳明,这个三阴就是太阴呢?足之三阴,皆在阴股,即大腿内侧,这里以视见其络为准,不必作太、少、厥阴的分别。所以这里的三阴是个笼统的说法。痹病用补法,相对而言寒热病则用泻法。这是用对举详略的行文方法。

身有所伤,血出多及中风寒,若有所堕坠,四肢懈惰不收,名曰体惰。取其小腹脐下三结交。三结交者,阳明太阴也,脐下三寸关元也。厥痹者,厥气上及腹。取阴阳之络,视主病也,泻阳补阴经也。

这一小段讲体惰病和厥痹病。体惰病是出血后内虚再加上外面受寒,或是由外伤引起的,表现是四肢的乏力、懒动,即肌力不足。治疗上取关元穴。关元穴是足阳明、足太阴和任脉交结的地方,又叫三结交。厥痹病的表现是气逆到腹。对体惰的治疗只说是取关元,那么针刺是深还是浅,手法是补还是泻呢?这里讲到的"取阴阳之络,视主病也,泻阳补阴经也",则是和前面治寒热一样的法则。这个视主病而取阴阳补泻的方法,是治疗体惰、厥痹和前面的寒热病的共同方法。在这里的反复论述,或详或略,都是为了说明这一个原则。

颈侧之动脉人迎。人迎,足阳明也,在婴筋之前。婴筋之后,手阳明也,名曰扶突。次脉,手少阳脉也,名曰天牖。次脉,足太阳也,名曰天柱。腋下动脉,臂太阴也,名曰天府。

这是"天牖五部"的位置,在《灵枢》第二篇《本输》中讲过，这里不重复了。

阳迎头痛，胸满不得息，取之人迎。暴喑气硬，取扶突与舌本出血。暴聋气蒙，耳目不明，取天牖。暴挛痫眩，足不任身，取天柱。暴瘅内逆，肝肺相搏，血溢鼻口，取天府。此为天牖五部。

"阳迎头痛，胸满不得息，取之人迎。暴喑气硬，取扶突与舌本出血。暴聋气蒙，耳目不明，取天牖。""阳迎头痛"，在历代注本中有写成"阳逆头痛""阳明头痛"的。头痛、胸闷是病在上的，取人迎（在上的穴位）。突然不能说话，急性的声带炎或喉头的水肿，取扶突，这是局部治疗。阳明火热大时从扶突取就行。"董氏针灸"中有个"喉九穴"。民间还有挤的方法，即顺着喉这里挤。舌本出血就是舌根底下出血。刺廉泉，从外面刺，或者用一次性餐巾纸夹住舌头，在舌下快速点刺也行。在舌下点刺就是在舌下系带两侧的金津、玉液点刺出血，疗效比较快。除了治暴喑气硬以外，对半身不遂不能语的，照样可以这么刺，也很好用。这是对急性病快速刺血的局部治疗。虽然说的是取扶突，其实刺周围也都可以。要坚持视见而刺，效果才好。如果看不到，那直接刺舌本就行了。上面这"天牖五部"治的都是暴病。暴病多是火热的病，如耳目不明的病，取足少阳胆经的天牖穴。这个地方靠近耳朵偏后处，是胆经所过。哪个经上有病取哪个经。这是知道分部的重要意义。知道经脉所过的，就在相应经脉的地方取，当然，不知道经脉所过的，可以就近取。"按之快然"也是一种方法。虽然对肺的病是这么讲，但类似的其他的病，也可以参照这个方法。喉咙不好，按天突会舒服；耳聋，按天牖也会舒服些；鼻子不痛快，一按迎香就有发酸发胀的感觉，马上就会痛快些。

"暴挛痫眩，足不任身，取天柱。"突然痉挛仆倒，往后反张，如小儿高热惊厥，取天柱。大脑的中枢管着呼吸循环，就近放血很重要。像前面五十九痏刺热的，满头放血的，都有道理。"暴瘅内逆，肝肺相搏，血溢鼻口，取天府。"天府治疗血溢鼻口，突然吐血。支气管扩张会出现大咯血，急性胃溃疡也会出现大吐血。那么对肝硬化的食管静脉曲张破裂出血，取天府是否能止住？没见过现代临床有这么取的，我也没这么用过。事实上能不能有效？按照《内经》的法则来说，五脏的病要是阴阳俱虚的话，是不适合用针刺治疗的。而这里说的"肝肺相搏，血溢口鼻"是阳热的情况，病在上，取的是手太阴。对感染以后的肺脓疡大咯血、支气管咯血这样治疗估计还行，而肝硬化就有内竭外竭之说，就不适合这么放血了。"此为天牖五部。"这说的是天牖五部分别治什么病。下面这一段说的是一些很具体的头面病的治法。

> 臂阳明，有入颃遍齿者，名曰大迎。下齿龋，取之臂。恶寒补之，不恶寒泻之。足太阳有入颃遍齿者，名曰角孙。上齿龋，取之在鼻与颃前。方病之时，其脉盛，盛则泻之，虚则补之。一曰取之出鼻外。

"臂阳明，有入颃遍齿者，名曰大迎。"臂阳明的一个分支叫大迎。"下齿龋，取之臂。"下齿痛的时候从臂上取。因为手阳明大肠经可入到齿里面去。"恶寒补之，不恶寒泻之。"恶寒的算是虚，不恶寒的算是实。这个恶寒与否不是用来判定有没有风寒的，而是用来判定虚实的。是牙齿的恶寒还是全身恶寒？我认为这个更像是全身的恶寒。"足太阳有入颃遍齿者，名曰角孙。"角孙是手少阳的经穴，在耳尖上。这里说足太阳的穴位叫角孙，角孙是太阳和少阳相合的地方。"上齿齼，取之在鼻与顑前。"鼻与顑前是指颧骨前面的地方，但没说具体穴位，按之快然或视之可见就算是穴位。这地方本就是一个小的区域，有承泣、四白两个穴位，而这两个穴位是阳明经的。"方病之时，其脉盛，盛则泻之，虚则补之。一曰取之出鼻外。"病发时，可诊见脉盛，根据虚实来补泻。

足阳明有夹鼻入于面者，名曰悬颅。属口，对入系目本，视有过者取之。损有余，益不足，反者益。其足太阳有通项入于脑者，正属目本，名曰眼系。头目苦痛，取之在项中两筋间入脑。乃别阴跷、阳跷，阴阳相交，阳入阴，阴出阳，交于目锐眦，阳气盛则瞋目，阴气盛则瞑目。

"足阳明有夹鼻入于面者，名曰悬颅。"悬颅是少阳经的穴位名称。巨髎穴、地仓穴、禾髎穴、迎香穴都在面部。"属口，对入系目本。"对上牙痛的治疗分两个原则：一是分上下牙治疗，二是分有余不足治疗。不足时有一个表现：经脉上的恶寒是不足，用补的方法。"视有过者取之。"对局部肿的用泻法就行了。"损有余，益不足，反者益。"看到不足的用补法就行了，看到有余用泻法就行了。补泻不要弄反了。这是论述对牙痛的治疗。前面讲了五脏，这里讲了五脏的一个病证，对一个病从不同的经和支别上来辨证治疗。这就越讲越细了，从大的方面：五脏五大块，到外面的这几条经络。前面讲了这几条经络有分支、有经别，这里就从牙痛来说明怎么样辨别各个经、络之间的结合、分支、走向并治疗。这里举了一个头面病的治疗，那没有讲到的、其他地方的疼痛怎么治疗呢？前面还提了腹部的病取哪一个经治疗，是肝经还是肺经，讲了经脉是怎么络属的。这就看出前面讲的基础的重要性和对治疗的指导作用了。这里讲的一个病，可以推衍到其他的病。所以《终始》篇要好好看。经脉从哪儿起的，走到哪儿，中间有哪个分支，和哪儿络、和哪儿合，怎么分的叉、贯通哪一个、入哪一个，就像西医学的生理解剖一样。把这个弄明白了，治疗起来精确性就要高得多。这又像粗略地图和详细地图一样，粗略地图标到一个城市，而精确地图能标到小巷。这就是基础的重要性。不要具体地只知道哪个穴，因为穴是些关键点，就像一些地标性的建筑，而要知道经络和经别，治疗起来才不会错。"其足太阳有通项入于脑者，正属目本，名曰眼系。"足太阳入到脑的叫目本。从眼睛看太阳经、看脑的病非常重要。比如这人不灵活，傻呆呆的，一看两眼，像死鱼眼一样呆。那人一肚子鬼心眼，眼光不定，不正眼看人，是小偷。要知道一个人脑子里想什么，一看他的眼就能知道。从生理上讲，脑瘤患者可以表现为视野缺损、斜视。视觉的异常首先是判断大脑病的。眼睛的神经是从眼眶后面的缝里直接入脑的。眼是露出来的、离脑最近的地方。有时候可以通过眼睛结膜的血络猜想大脑的情况。所以现在有结膜诊断，有虹膜诊断，还有大脑的全息诊断。大脑就好比是一个总的分电器，每一个脏器在大脑里都有个对应的指挥部分。"头目苦痛，取之在项中两筋间入脑。乃别阴跷、阳跷，阴阳相交，阳入阴，阴出阳，交于目锐眦，阳气盛则瞋目，阴气盛则瞑目。"瞪着眼、闭不上，闭着眼、睁不开的，候阴阳之气。这提到一个阴阳相交，眼的神经支配就是在脑里面相交的。当时是怎么认识到这个事实的？是否是通过解剖大脑看到的？不排除这个可能，因为有解剖的依据。还有可能根据临床具体表现而认识到的。穴位取哪里？有的人说取玉枕、有的人说取天柱，知道眼有病从脑后取就行了。枕大神经、枕小神经在颅骨的出孔也是在脑后。

热厥取足太阴、少阳，皆留之；寒厥取足阳明、少阴于足，皆留之。舌纵涎下，烦挽，取足少阴。振寒洒洒，鼓颔不得汗出，腹胀烦挽，取手太阴，刺虚者，刺其去也；刺实者，刺其来也。

　　"热厥取足太阴、少阳，皆留之；寒厥取足阳明、少阴于足，皆留之。"《素问》中有《厥论》，这里说取的两个经。《灵枢·终始》中有刺热厥、刺寒厥的方法，可以一起参考看。经文中反复论述的治法是公认的治法，有的是串在一起论述的，而这里是分别论述的。经文中有的篇很系统，有的篇比较散乱，可能是有乱简。现在临床上也分寒厥、热厥，即冷休克和温休克。"舌纵涎下，烦挽，取足少阴。"足少阴肾经有一个经别向上，经过心，系舌本。不能说因为脾主舌，脾液为涎，就治脾吧，出现烦悗就归属于心。因为这个说法太程式化了，好像固定了一个格式，以为一切都是以五脏辨证为准的。这不全面，还是要注意解剖基础，就是经络和经别的基础，然后再用针灸治疗。这就有了一个很多人反复争论的问题：针灸和汤液的方法是否是根据同一理论而来的？是否针灸别有所传？二者是否是不同的流派？这是一个很大的问题。即便二者是根据不同的理论，用汤液也不是依据现代中医学规定的那套理论的。现代这套理论，包括药性理论本身就是从经方中提取的，反过来再解释经方本身，就是自说自话了，解不通的也牵强附会，这是不合适的。过去说中医学分为经方家和医经家，《内经》中也提到，有的人适合行汤液，有的人适合行针艾，有的人就适合传经论，分不同的专科，但理论依据应该是一致的。我们要知道汤液和针灸的实际情况是在经过了无数代的积累以后，才上升到理论的，然后才用理论指导临床，而不是先创造了理论，再创造汤药。能认识到这一步，才不会根据这套理论去自己组方，以为自己组的方比经方还好，才不会去说人是灵活的个体，而经方是死的，死方不能治活病。同样对针灸也是这样，后世的针灸理论是从经典上派生出来的，如果再依照这套理论来对照经典，说经典的对错，那就有逻辑的错误了。用从它生出来的方法怎么能评判得了它的是非呢！这就是对经典定位的问题了。对于没有中医基础的人，我建议先学经典，把经典作为一个基础，确立经典的地位，用它来评判后世理论的对错，看后世理论是怎么派生的，就会看得明明白白，就不会繁乱。《内经》上是这么说的，后世理论是那么说的，到底以哪个为准？怎样做才能有效？确定先后源流就会明白。所以对后来的各家学说，学有余力的人都可以看，但最好是把经典搞明白后再看，就不至于把经典和各家学说并列，不至于用后世学说来评判经典。"振寒洒洒，鼓颔不得汗出，腹胀烦挽，取手太阴。"洒洒恶寒是肺寒热的表现。鼓颔是上下牙战栗。这些表现类似麻黄汤证。如果是洒洒恶寒，汗出恶风，那就是桂枝汤证的表现了。有腹胀烦悗，取手太阴。为什么不是取足太阴？腹胀不是足太阴的病吗？因为手太阴之络下络大肠，大肠有寒，一样会腹胀。所以从经典的辨证来看，后世所谓的经络辨证指在经络循行部位上会出现相应症状。经络散到皮毛见外面这一套症状，入里到腹，有腹胀的症状，通过胸腹间的膈，所以有烦悗的症状。"刺虚者，刺其去也；刺实者，刺其来也。"参考第一篇中的迎随、徐疾、往来。什么叫去？什么叫来？"刺其去"是徐徐刺，快速出。快速刺就是刺其来，然后慢慢地摇大针孔退出。后世对此有各种解释和说法。结合上第一篇说的迎随的方法，这个刺其去、刺其来是和前面一致的。当其气之来时而迎之，当其气去时而刺之，这些说法非常虚。什么叫来呢？后世演化出很说法多：如鱼吞钩、手下沉紧，真气来、邪气来。要反复体会，和摸脉一样。说得神乎其神，很难令人理解。而用刺之微在速迟，迎之是泻、随之是补来认识，就比较好理解了。即使是迎随，后世也有好多说法。顺经为随、为补，逆经为迎、为泻。什么叫顺逆？即到十二经的走向（从手走头、从头走足的那一套）。这个说法在《灵枢》前面的一篇中并没有明确论述，而论述的迎随就是单纯直刺的方法。徐疾就是快慢，而这是迎随。这是我的理解。大家可以结合前面反复看是不是这样，以找到更确切的证据，以更能在临床上得到验证的为准。最典型的用三棱针刺血，快刺，这就是迎。要是慢慢地刺，病人就会紧张起来，就会刺不下去，出不来血。刺热如以手探汤，要快。

春取络脉，夏取分腠，秋取气口，冬取经腧。凡此四时，各以时为齐。络脉治皮肤，分腠治肌肉，气口治筋脉，经腧治骨髓、五脏。身有五部：伏兔一；腓二，腓者腨也；背三；五脏之俞四；项五。此五部有痈疽者死。

"春取络脉，夏取分腠，秋取气口，冬取经腧。凡此四时，各以时为齐。"这段在《内经》中论述了多次。"齐"也读"剂量"的"剂"，就是标准。是到这个季节就这么刺吗？结合前面的《四时气》篇说的"灸刺之道，得气穴而定"，这是指看病来取穴。而春天的病大多这样，于是就有流行病学的意义。具体的针刺方法是以实际的病为准的。所以春夏秋冬是比照着四时来验阴阳多少的。经文中反复用不同方式论述这个意思，说明这个内容可能是不同的人在不同的时间、不同场合讲的，或是公认的定理，谁都能引用。所以越是反复讲的内容越是可靠的，成熟的，公认的内容。"络脉治皮肤，分腠治肌肉，气口治筋脉，经腧治骨髓、五脏。"先讲的是分部治疗：各有治部。即对不同的病位，各有取治的穴位所在。"身有五部：伏兔一；腓二，腓者腨也；背三；五脏之腧四；项五。此五部有痈疽者死。"这里提出五个部位来，说这五个部位如果有痈疽就是死证。腓，就是小腿肚子，也叫腓肠肌。从经脉循行部位看，这些都是重要部位，每一个部位都有多条经脉通过。痈是比较大的肿物，小的叫疖。疽是多头的或是深的。现在的中医外科对阳证叫痈，阴证叫疽，像附骨疽、坏疽是指到骨头的。痈实际上尚可治，但如果是大痈就不好办了，像项后痈，俗称砍头疮，这就严重。五脏之俞（后背上比较薄弱的地方）的痈也不好治。如果大腿前伏兔穴有痈还是能治好的。对砍头疮、多头痈、多头疽的治疗，现代临床上一般切开引流。光用中药消、托、补也能消退。我曾给一老年患者治疗，用大量五味消毒饮能将痈疽消下去。若是深到骨头的附骨疽，属于太阳经的壅热，实证，很容易引起痉挛来。如果入脑，引起脑膜刺激征，那很危险。五脏之俞的痈疽就是后背上长的痈疽，过去叫搭背，一烂透了就坏了，如引起脊髓发炎，再如损害到内脏。要是疽长在小腿、大腿伏兔上，像糖尿病的坏疽，动脉硬化血管闭塞的坏疽，血栓闭塞性脉管炎坏疽，其他内在血管堵塞、缺血坏死的坏疽，都很危险。大面积的坏死，毒素吸收、经脉壅堵，可危及生命。

病始手臂者，先取手阳明、太阴而汗出；病始头首者，先取项太阳而汗出；病始足胫者，先取足阳明而汗出。臂太阴可汗出，足阳明可汗出，故取阴而汗出甚者，止之于阳，取阳而汗出甚者，止之于阴。

"病始手臂者，先取手阳明、太阴而汗出。"这里讲病从哪里治疗。有的人说这是讲痈疽的情况，痈疽也可以这样治疗。如果痈疽从手臂上长起来，引起发热，可以用发汗的方法，取手阳明、手太阴。因为痈疽引起阳热壅滞的时候，要通过汗来解。对西医所说的感染以后引起高烧、不出汗的，也可用发汗法来退烧。现在外科临床上能不能用麻黄汤来治这个病呢？对痈一般是不用的，而对阴疽是用的，如阳和汤。阳和汤中麻黄虽不是主要的药，但也有从表面解的意思。"病始头首者，先取项太阳而汗出。"头面上有病的，无论从项太阳针刺也好，还是放血也好，让他出汗。这就是治法。对一些感染性的病、急性的病、外科的病，针灸同样有办法。并且这办法对解除全身的中毒反应的症状很管用。"病始足胫者，先取足阳明而汗出。"取经导致汗出。有的人说刺络放血也能发汗，因为汗血同源。下面会讲到这个问题。"臂太阴可汗出，足阳明可汗出，故取阴而汗出甚者，止之于阳，取阳而汗出甚者，止之于阴。"从太阴经治了以后出汗太多的，可以从阳经上调整。这是上下阴阳的调整。取阳明出汗太多的，可以取太阴止汗。对发汗过多和无汗的治疗调整在前面提到过。能让人出汗，也能让人不出汗。我在某中医学院附属医院进修时，有一个全身粟粒性结核的病，高烧不退，中西医治疗后都退不下烧来。有一个内科老师给病人刺了一针，病人出了大汗，退烧了。取的是肘关节的穴。后来我读经读到这句时，渐渐明白了。所以遇到治不了的病时，要找办法解决。这个病人后来转到结核专科医院，一天就退热了。我相信专科医院还是有特点的。

　　凡刺之害，中而不去则精泄；不中而去则致气。精泄则病甚而恇，致气则生为痈疽也。

寒热病第二十一

293

　　"凡刺之害，中而不去则精泄。"这是由针刺的不当操作导致的不良后果。针灸的度，勿过，勿不及。中而不去是为太过。如果针刺中病，病人觉得好了，脉也缓和下来了，脸色也变过来了，该出的汗也出来了，要是再留针的话，病人可能会一天没力气，困乏。那就导致虚了，虚了就容易受风，就像前面说过的拔罐拔了二十次，以致恶寒恶风的那人。而这里是说导致精泄。"不中而去则致气。精泄则病甚而恇。"恇是羸的意思。病重以后人就消耗了，精泄以后外形瘦削。气不足看色；精不足看形；神不足看脉。前面提到诸病出现脉的不齐、脉结的，都是虚，是神虚。这样理解精、气、神的含义就很明白了。"致气则生为痈疽也。"针刺后，达不到好的效果就出针，容易导致气血壅滞，产生痈疽。这是不是不洁的针具导致的感染呢？有可能。过去的针法（一直到民国时民间所见的针法）都是在口中含着针，然后刺进去。调好了，病人的正气旺了，一般不会出现感染，唾液本身也未必是致感染的根源。假如说刺了以后效果并不太好，在本身病态的情况下，病人被感染是有可能的。现代针灸消毒严密，应该是不会造成感染的，不会致成痈疽，最多好得慢一点。还有一种可能，这里所说的痈疽并不是产生于针处的痈疽，而是刺后从其他地方产生的痈疽。要是没见过临床病例的话，对此就只能是猜想而没有根据。实际上有这样的病，但不一定是针灸引起的。我曾见过一个小孩，14岁，瘦瘦的、白白的，小时候经常打针，患多发性痈疽，一年之中发了好几次，一次发在肩颈，如拳头大，外用紫金锭后消下去了，但是没过几天，在小腿后侧又发一个，又像拳头这么大。再后来在大腿、腰上出。什么原因？也没外伤，就是自己发生的。脓疱性粉刺在脸上好解释，这个是发在身上，人也不胖，也不多吃油，原因不好解释。肌肉或静脉注射得过于频繁是否和针刺治疗同样能泄气？按照针灸的道理来说，在气刚刚要聚还没聚起来的时候就出针，是否不得当？气壅滞在这地方，时间长了以后，卫气虚了，而营气到外面来结聚，就成了痈。这就是痈生成的道理，即营血的内热加上郁滞不通形成了痈。而实际上连脉管炎的痈都是血管的病变，是血管的损坏，是由供血不足引起来的。皮肤感染性的痈都是通过小血管渗出的白细胞和炎性因子抵抗，化成了脓。组织坏死以后更渗出毒素来，刺激着血管扩张。这就是营血内热，营卫不通，不能够把营养正常运送过来，也不能够把腐物排出去，形成一个战场。所以从现代的病理学、生理学上来解释这个病的成因，和营卫郁热是一个道理。在络上不当地一刺就伤了营卫，治不着病，把人伤了。而治疗这个病，另外一刺以后，营卫通了，气血通顺，营卫就能正常运转了。

　　这一篇讲的是寒热病，最后讲到痈疽常常是发寒热的，所以将各种可以发寒热的病以症状为代表对比着讲。最后讲到了针灸的度的问题。这个度在前面提到过，并且反复强调过，我们一定要注意，因为这是针灸取效的关键。

寒热病第二十一

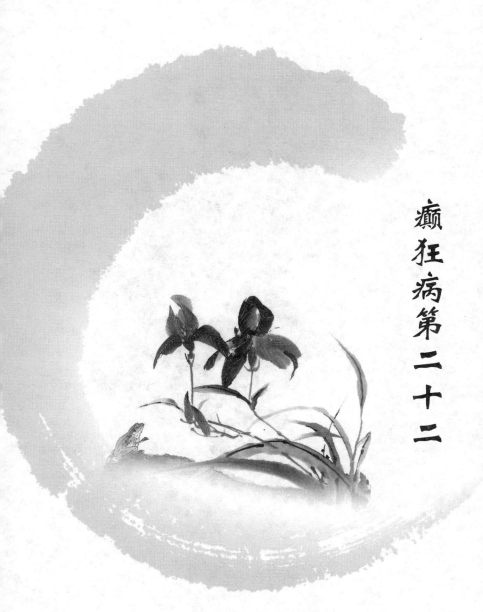

癲狂病第二十二

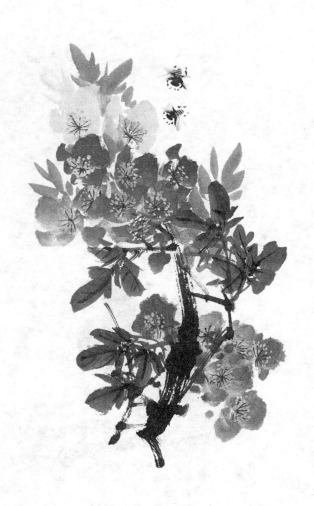

本篇是以篇中所讲的前两个病来命名的。在以后的篇章中也有这个情况。对几个主要的病取前一两个作为篇名，实际上是对好多种病进行论述。我们通过对不同病种进行论述，可以看到以病为中心来认识针灸的方法。

目眦外决于面者，为锐眦；在内近鼻者，为内眦；上为外眦，下为内眦。

现在说目内眦属阴，属心，目外眦属阳，属小肠。实际上三阳的脉都通过外眦。在这里以分内外、分上下来确定阴阳。开篇先不说病，先说眼，说明这个病要重视眼睛的望诊。而眼睛的望诊要重阴阳。怎么样分阴阳？每个部位都分阴阳。看着是没头没尾地讲了眼睛，其实说的是对神志病的诊察用观神的方法。下面是有关癫疾的八论。

癫疾始生，先不乐，头重痛，视举目赤，甚作极已，而烦心。候之于颜。取手太阳、阳明、太阴，血变为止。

癫疾早期的时候看到的是精神的不乐，头的昏沉、闷痛感，休息不好，结膜充血，眼睛红，心里烦躁，胸里像有个东西一样闷乎乎的感觉，有的人觉得恶心，像要呕吐的感觉，头晕、重痛。现在说的癫痫病，初发症状就有这些，大发作之前先有情志的改变。从面部望诊上能看得出来这人高兴不高兴，烦心不烦心，起码眼睛是红的，没一点笑模样。"取手太阳、阳明、太阴，血变为止。"阳明过面，太阳过外眦。有烦心，所以取两个阳一个阴。阳盛的时候就用泻法。"血变而止"是指刺血的方法。把不好的血泻出来，直到出来好的血就行了。不要一讲到针灸就只想到毫针治法。毫针只是九针之一，而九针加起来只是针灸中针的一部分。针灸除了针，还有灸的一部分。锋针刺在《内经》中用得非常普遍，泻阳时常常用。而毫针只是治痹证需要用细针深刺的时候才用。不要普遍地以为这个穴有这个作用，用毫针刺就能发挥作用了。只有正确的针具、正确的方法、正确的取经和辨证，才达到肯定的效果。血变而止就是说治疗方法和刺的法度。

癫疾始作，而引口啼呼喘悸者，候之手阳明、太阳。左强者，攻其右；右强者，攻其左，血变为止。

"癫疾始作，而引口啼呼喘悸者，候之手阳明、太阳。"这里没说太阴，没说胸闷，光说喘悸。这就是呼吸急促，脉的搏动，口里呼叫。后来说癫痫证分成五痫，根据叫声来分，像猪的、像羊的分别是猪癫、羊角风等。但这里没分，只是说伴着声音啼呼，如哭如喊如叫。"左强者，攻其右；右强者，攻其左，血变为止。"这是说刺的部位。一般偏身强急从另一侧（健侧）来刺。上面是辨始生（刚要发作），这个是辨始作（开始发作），是不一样的。

癫疾始作，先反僵，因而脊痛，候之足太阳、阳明、太阴、手太阳，血变为止。

"癫疾始作，先反僵，因而脊痛。"前面提到是有声音的"口啼呼"，这个是先强直的。反僵是现在说的角弓反张，背屈，头往后仰，后背紧，强直痉挛。"候之足太阳、阳明、太阴、手太阳，血变为止。"首先候足太阳。后背是足太阳膀胱经所过之处。见到这个证，就从这个经上来治疗。这里对这个情况没说到看脉。病在这条经上看见了，就不用看脉了。而前面那个"候之于眼"，是从颜面上看，这个直接就是足太阳、阳明、太阴还有手太阳。表示主要从阳经上来治疗，再加上一个阴经。这只是说了"候之"，而没说见这一经之候就从这一经取之。这三段论述，从开始生到始作，对有声音的或者是有

300

角弓反张的，都是用刺血法，血变乃止。这是前三论。

治癫疾者，常与之居，察其所当取之处。病至，视之有过者泻之，置其血于瓠壶之中，至其发时，血独动矣，不动，灸穷骨二十壮。穷骨者，骶骨也。

"治癫疾者，常与之居，察其所当取之处。"这里提到一个验血的方法。在《内经》时候没有显微镜，看不到血细胞，但是知道人体的血可以反映人的一部分状况。还有一个观察问题。这个病需要连续长期地观察，让病人住院治疗，或者跟他住在一起。这个病没有一个固定的用于针刺的经和部位，所以要看"所当取之处"。那怎么看呢？因为发作不规律（有时的小发作，一失神出现了，但很快就恢复了），所以要"常与之居"。现在是用住院观察的方法以便随时观察。这里讲了要仔细、连续地观察，细致地诊断。"病至，视之有过者泻之，置其血于瓠壶之中，至其发时，血独动矣，不动，灸穷骨二十壮。穷骨者，骶骨也。"病发作的时候，看哪个经上有病从哪个经上刺。弯胳膊的从臂经上刺；弯后背的从后背上刺；挤鼻弄眼的，从经过面部的阳明经上刺。所以这叫"视之有过者泻之"。为了便于观察就取个样本，把血放到葫芦头中，发作时，血是动的。这个事情是否真实？很难说，现在没这个方法了。对这个情况我们不要肯定或否定，而是要从中看出一个取血的方法。从人体中取出有病的血，这个血是否和癫痫的发作有关系？古人猜想可能有关系。而怎么确定呢？就用这个方法验证。离体的血是否有活性能不能从这儿看出来？这说明古人在做探索，科学讲究探索。取象探索这条道路不管是否能走下来，我认为实际上人离体的血肯定是有活性的，因为它是人的一部分，可以输血、可以保存，可以洗涤后给别人输上去。如果身体里面有病，血就有病，病毒就能通过血来传播。精神能不能通过离体的血来传播？现代已知的好多抗体、好多其他东西，是不是还有不知道的东西？那时候有不知道的东西，现在同样还有不知道的东西。现在也不用这个办法了，因为血有时动，有时也不动。不动的时候"灸穷骨二十壮"。当时已经进行了客观的观察到了，动虽然并不是一个能确定发作的指标，但却是一个积极的探索。首先不能用先验观点去判断。其次不能用不可知论，认定这东西不可能知道，就不去探索了。所以从这一小段我们看出，古人对一个病总是在积极地探索着，包括现在的新药物、新技术、新方法都是在不断地探索着的。穷骨就是骶骨，现在用长强（尾骨的尖部）穴，行刺或灸的办法这个办法还在运用着。灸长强有时候不太方便，灸骶骨(长强上边)还是比较方便的。这第四论一个是论述仔细观察的方法；再一个就是论述取血的方法；第三个是论述看不出与所取之血相关的灸的方法。

骨癫疾者，颜齿诸腧分肉皆满，而骨居，汗出、烦挽，呕多沃沫，气下泄，不治。

"骨癫疾者。"这里是另一种分类方法，把癫和骨联系在一起。前四段是发作过程，是分阶段来说的，而这段是分部位来说的。通过这个论述，我们可以看出对病的分类是从哪些方面来细致观察的？分类的依据是什么？对于一个不知道的病，怎样细致观察？怎么样把它统一起来来归纳到五脏、五体、五形之中，归纳到阴阳的虚实盛衰之中？《病本》篇对这个阐述了八论。在后面篇章中，这么详细地论述一个病的也不是很多。这个方法，对其他的病同样也是个参考。"颜齿诸俞分肉皆满，而骨居，汗出、烦挽。"癫痫的病人发作时脸色很难看。有的人是吃药吃得很难看。比如这个人看着瘦得露出骨头了，而嘴里有时候肿着，又见汗出烦愧的是外面虚了。"呕多沃沫，气下泄，不治。"上面呕吐的是沫，加上下面泄，是很严重的情况了。长期消化不好，饮食不能被吸收进去，这说明癫痫反复发作把人消耗到一定程度了。再结合其他的一些病，到了阴阳俱衰就是不好治的了。癫痫反复发作到一定程度的时候，人的精神和智力会受影响。现在长期用抗癫痫的药也影响智力，有的药引起椎体外系反应，走路呆滞，反应迟缓。

筋癫疾者，身倦挛，急大，刺项大经之大杼脉，呕多沃沫，气下泄，不治。

"筋癫疾者，身倦挛，急大。"这是以筋的表现为主的，身体拳曲拘挛，筋看着很粗、很大。以露着筋为主要症状的病叫筋癫疾。"刺项大经之大杼脉。"大杼脉现在叫骨会大杼，而现在治疗筋癫疾（身上拘挛到一块儿的）是刺大杼。"呕多沃沫，气下泄，不治。"外面看着像个盛候，实际里面虚了，再发作到外面来，这是重竭之病，不好治。

脉癫疾者，暴仆，四肢之脉皆胀而纵，脉满，尽刺之出血，不满，灸之夹项太阳，灸带脉于腰相去三寸，诸分肉本腧。呕吐沃沫，气下泄，不治。癫疾者，疾发如狂者，死不治。

"脉癫疾者，暴仆，四肢之脉皆胀而纵。"脉癫疾表现为胳膊上的脉突出，一般发作时都咬紧牙关，突然晕倒，脸红脖子粗。"脉满，尽刺之出血。"脉突出的时候，刺后放血就行了。"不满，灸之夹项太阳，灸带脉于腰相去三寸，诸分肉本腧。"脉不满的用灸。脖子往后仰、腰往后折，所以从腰和项部来灸，即灸太阳经。相去三寸就是距正中线一寸半，是足太阳膀胱经。治疗要顺着腰紧张的地方施灸。看到脉不满的就是虚，虚就用灸法，前面提到"陷下则灸之"，不见脉满就算陷下。脉满溢是在外面的症状，用泻法，"尽刺之出血"。对举着满和不满就是在说一虚一实。"呕吐沃沫，气下泄，不治。"这个病是个在治疗上比较困难的病，有多种情况，只要出现了上呕下泄就不好治。"癫疾者，疾发如狂者，死不治。"前面只是不治，这里提到"死不治"。这个病发作后精神错乱，发狂，很严重，不好治。所以在发作以前好治。如果病重，引起筋、骨、脉的病变，再加上内虚就不好治了。患癫疾的病人到最后都会发生如狂的现象，也有用抗癫痫药吃得发呆而不见发狂。

我们通过癫疾的八论应该看到如下几个方面：一是对病的观察，症状出现在哪个地方，就从哪里治疗。这是在前面提到始生和始作的时候讲的。二是注重全体的观察，五体的表现。当一个病引起其他改变来的时候，以它自己的表现为主。三是对这个病的阴阳和内外的辨别。四是轻重程度的辨别。上面最后讲到如狂，是在说进展过程。

在具体论述一个病的时候，这种方法同样也可以作为一个法则，认识其他的病都可以参照这个思路。前面讲了总的法则，后面是具体的一个病。而在一个病中也可以看到一个法则。就像现在学了基础，学了诊断，然后学临床各科——内、外、妇、儿的时候，每一个科中讲了各个病，而每一个病都有一套方法。

狂始生，先自悲也，喜忘、苦怒、善恐者得之忧饥，治之取手太阳、阳明，血变而止，及取足太阴、阳明。**狂始发**，少卧不饥，自高贤也，自辩智也，自尊贵也，善骂詈，日夜不

休，治之取手阳明太阳太阴舌下少阴，视之盛者，皆取之，不盛，释之也。

这里论述的癫就是后来说的癫痫，不是抑郁症的"癫"。癫疾能够"疾发如狂"（癫痫病发作时伴有精神状况：如狂）。现在的中医学教材把癫、狂按一阴一阳分，与《灵枢》讲的不一个意思。讲狂分了六段，第一段和讲癫一样，先讲的是"始生"。

"狂始生，先自悲也，喜忘、苦怒、善恐者得之忧饥。"先说的是首先发生的症状，然后说的是病因：第一个是忧，忧愁，担忧，第二个是饥。过度思虑和担忧叫忧，是精神原因，吃不饱饭叫饥，是内在的虚。所以狂病就是一个情志病，在人体虚弱的情况下，由情志的内扰而产生。"治之取手太阳、阳明，血变而止，及取足太阴、阳明。"那到底是应该取手太阴还是取足太阴？是取手阳明还是取足阳明？这是在前面几篇已经讲过了，如《经脉》篇提到足阳明和太阳经的病可以见到狂证。而这里为什么提到手太阳和阳明？前面提到从脉来看一盛、二盛、三盛，看少阳、太阳、阳明，其中提到盛而躁的，取手。所以说都是狂证、都是在足阳明，因为还有躁，可以从手上来取。这里说先取手的太阳、阳明，血变而止。"及取足太阴、阳明"，取了手以后，不那么躁了，再从足上来调。有癫、有狂的就取阳明和太阳。

阳明和太阴相表里，前面的《经脉》篇讲补泻的时候是两补一泻，就是从表里经来治疗。而在癫狂的治疗中提到太阳和阳明，就是光在阳经上治，没有先取阴经。有痞、有着精神症状的，治疗就取太阴和阳明。取阳明的时候为什么加太阴？而讲太阴的时候没有见到有狂和癫的症状。前面提到两补一泻的时候，泻的是表里经，所以结合《经脉》篇就能看明白这个意

癫狂病第二十二

305

思了。"狂始发，少卧不饥。"这就是狂的典型表现了：不睡觉也不吃饭。"自高贤也，自辨智也，自尊贵也，善骂詈，日夜不休。"这就是狂妄。妄是虚幻不实的。狂到什么程度？自以为了不起。有的人自称为地球的球长，他想不出更大的"官"来了。这样的人没一句好言，见着谁骂谁，精神特别足。我见过三天三夜不睡觉，一直骂人的病例，给他吃了一付泻的药。不吃饭的照常得泻，因为阳太盛。泻了三天后，能正常说话了，他是因为孩子上大学后想孩子，想得疯了。"治之取手阳明太阳太阴舌下少阴，视之盛者，皆取之，不盛，释之也。"这也是取手阳明，而且提到太阴和太阳了，还提到了少阴。少阴为心肾，肾经也是过心的，所以能见精神的症状。舌下有脾经是系舌本的，脾病能引起烦心来。太阴和少阴都是经过舌下，经过心的，从《经别》篇中能看它们从哪走。

这里对狂的症状描述得很仔细，治疗法则也很明确。结合前面阴阳补泻多少来看，治疗方法是一致的。所以要把前面看熟了再往后看。前面的得之忧饥属于虚和精神忧虑。下面一条，得之大恐，就属于辨因论治。

狂言，惊，善笑，好歌乐，妄行不休者，得之大恐，治之取手阳明太阳太阴。狂，目妄见，耳妄闻，善呼者，少气之所生也；治之取手太阳太阴阳明，足太阴头两颞。

"狂言，惊，善笑，好歌乐，妄行不休者，得之大恐。"人被剧烈地惊吓后得了狂证，现在叫应急性精神病，表现为好歌乐，善笑。"治之取手阳明太阳太阴。"这个在治疗上也是取手阳明、太阳、太阴，没写到取足。这是什么情况？惊恐一般伤肾，伤下，下虚以后实于上，气血就跑上面去了。如受惊吓以后脸红脖子粗，血压一下升高，脑溢血的有。受惊心肌梗死的有。还有更严重的：吓死了。惊恐会引起好多的病变来。所以成年人平时不能乱开玩笑。人和人要保持一个生理和心理的安全距离。惊恐和忧都能引起精神的剧烈病变，因过度高兴而乐死了的也有。"狂，目妄见，耳妄闻，善呼者，少气之所生也；治之取手太阳太阴阳明，足太阴头两颊。"这个还是从太阴、阳明来论治的，又加了太阳。人出现幻觉、幻听时，突然自己吓得不行，一惊一乍地呼叫，是内在的正气虚弱。有些人自己吓自己，看见神、鬼、仙，都是不正常的现象，根本原因就是身体虚。这里又讲了取哪里，没说怎么取。就像前面讲的一样"虚则补之，实则泻之，不盛不虚以经调之"。妄见妄闻到底是实证还是虚证？有人说看到别人跟他打斗。过度亢奋、自高贤也有出现妄视的。所以治疗此病一般是以泻实火为主。有的人是特别害怕，总是看到恐怖景象，这个情况应该从虚而论。再一个就是狂证发作过后，都会看到虚象。因为气血过度消耗，狂乱发越，正气消耗到后期就会出现幻听、幻视。

狂者多食，善见鬼神，善笑而不发于外者，得之有所大喜，治之取足太阴太阳阳明，后取手太阴太阳阳明。狂而新发，未应如此者，先取曲泉左右动脉，及盛者见血，有顷已，不已，以法取之，灸骨骶二十壮。

"狂者多食，善见鬼神，善笑而不发于外者，得之有所大喜，治之取足太阴太阳阳明，后取手太阴太阳阳明。"有高兴得见鬼的。多食，一吃起来没个饱。要是不管他，什么时候都在吃。阳明经的亢盛就表现为多食。脑血管意外的病，导致精神不正常的，也都有多食的表现。进食是人的大欲，大脑损伤后，先天的食欲就充分表现出来了。所以要控制饮食。因为吃了以后，血都到胃肠，脑子有可能供血不足，就糊涂起来了。

善笑，像范进中举，一高兴，乐坏了。剧烈的精神刺激，如喜、怒、恐、忧都能导致人的精神异常。所以人平时要修炼得心平气和，宠辱不惊。治疗上先取足、后取手，所取之经同前。"狂而新发，未应如此者，先取曲泉左右动脉，及盛者见血，有顷已，不已，以法取之，灸骨骶二十壮。"狂刚开始发，没有前面出现的那么多症状，且症状都不是很典型。那怎么还叫狂呢？因为有些不可一世的架势，但还能正常生活。有些人社会适应能力不行，在哪儿都干不好工作，认为不是领导无能就是同事不行，老是怨天尤人、自觉怀才不遇，这就快狂了。心情郁闷，睡不好觉，神经衰弱，疏肝健脾都不管用。在曲泉腘窝的一侧看到盛脉，放血，一会儿就好了。如果不好的，用前面讲的补虚泻实的法取之。有的不是很盛，灸一灸就好了。

现在这种状况也很多，常常表现为躯体症状，有的是些精神类的病。对这个的治疗也是灸骶骨，跟前面讲的癫病灸的是一个地方。虚的用灸法，实的用泻法（就是刺络放血的方法）。通篇讲刺法，讲得最多的是锋针刺法。刺血拔罐要比单纯刺血的出血充分一些。将癫狂连在一起来看，所刺的经脉有什么不同？即通过详细地辨证候，分清发作情况，选取不同经脉治疗。在治疗的时候，辨病名的意义并不是很大。我治过一个患癫痫的小孩，他偶尔发作一次，症状明显，刺的就是足太阳。针刺治疗时能见到的症状常常是很有效的。有些病程久的，刺好了以后，一年两年不发，时间长了，病人就忘了他有这个病，不在心理上有这个担忧了，忘了也就逐渐不发了，就好了。尤其是孩子，随着成长，各个经脉还会发育、还会充盈，慢慢病就好了。要注意平时对孩子护理好，让他精神安定，经脉通和。

我还有一个病例，是个大学生，我也刺他过几次。他面黑，脖子也发紧（阳明和太阳），相应症状都有，中药散剂，清火、镇惊、化痰的一起用，但用汤药太麻烦，不利于长期吃。癫痫的发作有各种情况。先悲伤，有的小孩是叹息，像犯愁一样，如五岁小孩没事常叹一口气。常与之居能发现。别人的小孩，医生不能常带着，这就得问他父母，说孩子也没有什么精神刺激，突然就这样。查脑电图发现是癫痫。这个病要早期诊断，仔细观察，一个症状一个症状地看。对病的描述，无论中医的也好，西医的也好，在临床上见多了以后，心里就有数了。

我们要把现代的医学手段充分利用起来，对癫痫诊断，用脑电波可以确认。无论用中药也好，西药也好，要及时治疗，避免反复发作，导致阴阳两虚。要了解中西药物和针灸治疗的优劣所在，选择最好的方案，不论中西医方法，也不论针和药的手段，总之要以病为本。下面讲的是几个逆和厥，还有几个气分的病。

风逆，暴四肢肿，身漯漯，唏然时寒，饥则烦，饱则善变，取手太阴表里，足少阴阳明之经，肉清取荥，骨清取井、经也。

"风逆。"逆就是不顺之气。"暴四肢肿。"风逆病的典型表现是突然发生的四肢的肿。"身漯漯。"漯，读luò，如漯河，还读tà，指水聚在一起。从字形看是一个"水"，一个"累"，即水的累积。这个读音不是很重要，知道意思就行了：水多。"唏然时寒。"唏指呼吸的时候感到怕冷。"饥则烦，饱则善变。"指吃饱后水肿可能有多变的现象。"取手太阴表里，足少阴阳明之经，肉清取荥，骨清取井、经也。"对这个情况取手太阴表里治疗，手太阴表里就是手太阴和手阳明。"晞然时寒"是水病，取足少阴，"暴四肢肿"取阳明，因为阳明土主四肢。一般冬取井荥。清指的是冷，清冷类冬，所以取荥穴，骨比肉更深一步，取井穴。"骨清取井、经也。"这句在《太素》中无"经"字，"经"字是从前面误入过来的。骨清取井，肉清取荥，这是比较统一的格式。

厥逆为病也，足暴清，胸若将裂，肠若将以刀切之，烦而不能食，脉大小皆涩，暖取足少阴，清取足阳明，清则补之，温则泻之。

"厥逆为病也，足暴清。"厥，一是指四肢清冷，二是指逆气上冲。厥和逆意思类似。这里明确将厥作为一个病提出来，可见足暴清。"胸若将裂，肠若将以刀切之。"胸部和腹部刺痛。"烦而不能食。"有的版本中是"膜而不能食"。这两个症状都可参考。不能食是脾经的病。见烦是因为脾经经过心。"脉大小皆涩。"脉不流利是涩脉。"暖取足少阴，清取足阳明，清则补之，温则泻之。"暖是身上温，取足少阴。清和冷是一个意思，取足阳明。所以阴病的时候取阳，阳病的时候取阴。这里一则说治疗分阴阳经，二则说清和温的补泻法。这里讲到对厥的治疗，而在前面那一篇中提到四肢逆冷的时候，治疗是取足少阴之原穴：太溪。取足阳明穴一般是取三里，用温补法。

厥逆腹胀满，肠鸣，胸满不得息，取之下胸二胁，咳而动手者，与背腧，以手按之，立快者是也。

"厥逆腹胀满。"这是第三个厥逆的病。上面讲的是"厥逆为病也，足暴清"，就像《伤寒论》的论述方式一样，先讲了一个病，然后再辨证。厥逆病有足暴冷，胸、肠刺痛的情况，还有腹胀满、肠鸣胸闷的情况，就是这个病，看起来比上面那个要轻，没有疼痛，只是胀满。一般讲到厥都有四肢冷或者逆气上冲，然后见到肠鸣、胸闷不得息。"肠鸣，胸满不得息，取之下胸二胁。"这在《针灸甲乙经》中是"取之下胸三肋间"。知道这个情况后在胸胁部位取穴，就可以在二、三肋间取。那么这个胸胁是前面、后面还是侧面？"咳而动手者，与背腧，以手按之，立快者是也。"讲邪在肺的时候提到肺俞。肺俞在第三肋间。所以说在第三肋间可靠性比较大。胸胁是在后面。《五邪》——《灵枢》第二十篇，"取之膺中外腧，背三节五节之傍，以手疾按之，快然乃刺之"。这里讲到"咳而动手者"，在背腧上按之快然的部位一般是以肺俞（第三肋间）为代表。

内闭不得溲，刺足少阴、太阳，与骶上以长针。气逆，则取其太阴、阳明、厥阴，甚取少阴、阳明，动者之经也。

"内闭不得溲，刺足少阴、太阳，与骶上以长针。"对小便不利、尿潴留，从膀胱经和肾经来治疗。取骶的部位。现在说骶的神经丛对膀胱支配。有的时候用外敷的方法治疗，如受寒以后敷小腹和腰骶部可以管用。阴经和阳经合着刺的时候要看虚实而定补泻，从表里相配上来治。长针是刺什么的？刺深邪远痹的。膀胱是比较深的。用长针刺腰骶部能刺多长？是平刺还是直刺？这就要看具体情况了。有平刺的，骶骨上有个八髎穴，平着刺进去一针，叫一针透四穴。现在临床一般都用导尿法，或用药来热敷关元、小腹，尿能下来。后面这三个是气的问题：气逆、少气、短气。"气逆，则取其太阴、阳明、厥阴，甚取少阴、阳明，动者之经也。""动者之经"是什么意思？气逆伴随着哪一经的症状，哪一经的脉动就特别突出，这就是气逆。治疗就要哪里有病取哪里。"则取其太阴、阳明。"打嗝是胃气逆上，我常用一针刺足三里，病就好了。太阴经之穴取商丘、阴陵泉之类，比如治肚子凉，急的时候刺一下子就行了。厥阴经之穴临床常用的是手厥阴经的内关穴。中脘、内关、足三里这三个穴，现在临床常用。"甚取少阴、阳明。"这是说一般情况下取太阴、阳明、厥阴就好了，严重时则要取得比较深一些，取到少阴和阳明动的经。而气逆分不同的情况。有的人说像《伤寒论》上的"气冲少腹，上冲心""厥气逆乱，上冲咽喉"，冲到头目晕眩的程度，就要取得比较深了，就需要从厥阴经上取了。如果只是胃气上冲到心胸的，取太阴、阳明就行了。所以通过看逆气犯胃的发作形式、发作部位就知道这就是动者之经。方药用好的关键就是把握量。对于针灸也一样，取哪个经，刺明补泻，刺到什么度，这就是针灸的量。而经方的量就是提示和参考的那个量和比例。我反复说过的一例患者，呃逆四个月，在多处吃了好多付中药不管用，而在我这里吃了一付药，当天就好了。他说之前吃的也就是这些方子，这些药，还拿过几个方子来给我看，橘皮竹茹汤、丁香柿蒂汤、旋覆代赭汤。能说这些方子不管用吗？这些无论哪个都是好方子，就是没用对，没用好。他一看我也用这些药，先泄气了，因为这些药全用过。一抓上药，他一看，不吭声了。一味药包完比他以前一付的量都大，量足够。气逆这个小病能把这人折腾得浑身都虚了，气机不能正常运转，四个月的呃逆，到晚上睡不着觉，对一个老人来说是很痛苦的事。这个情况在过量用抗生素的病人中常会见到。在头孢类的抗生素不良反应中，第一条就是胃肠道的反应：恶心、呕吐、膈肌痉挛、腹泻、腹痛。而从中医的角度来看，用了抗生素以后常见的就是一派虚寒之象。所以火神派推崇温补有一定的现实意义。一些高烧的、热毒的病，一用抗生素抗菌也能好了，因为寒能治热，但这个病本身性质上偏寒凉的多，这时用上抗生素后，病人脸白得出冷汗，不吃饭，伤胃阳。石膏退高热，用多了会有点儿反应。阿司匹林能够解表，能够使人出凉汗，而用麻黄汤就不一样，是出热汗，这就是区别。

这是从用针辨证有轻、甚，联系到用方、用药有量，用针也是量化的。

少气，身漯漯也，言吸吸也，骨酸体重，懈惰不能动，补足少阴。短气息短，不属，动作气索，补足少阴，去血络也。

"少气，身漯漯也。"漯漯就是水盛。"言吸吸也，骨酸体重，懈惰不能动，补足少阴。"说话声音像往里吸一样的，是声音不高，一派不足之象。这里提到"骨酸体重，懈惰"从少阴肾来治，补足少阴。这几篇中都讲到了刺足少阴，说明肾对全身、对内脏、对骨系统的重要性和肾作为先天之本的重要性。肾上腺皮质激素是西医中的一个重要的药物，过敏性的病、自身免疫性的病都用这个药。看看肾经所过和它的功能，会发现有很多可类比的地方。"短气息短，不属。"短气比少气还要重一些。属就是连续的意思，不属就是不连续，喘着喘着像断了气一样。"动作气索，补足少阴，去血络也。"一活动的时候气短得更厉害，像气不够用一样。对这个情况也是补足少阴，去血络。去血络是否都是泻法？我们从这句可以看到以通为补是有根据的（后来在针灸中、汤药中说以通为补、以通为顺）。看到虚的情况，该刺络放血的就刺络放血。瘀血不能流通开，也能成虚。像大黄䗪虫丸中有泻的药，但这个方是治虚劳羸瘦的，是当补药来用的，虽然里面以地黄为主要成分，而大黄、䗪虫是泻瘀血的，把瘀血泻了后，人就壮实了。所以可以比照方药来看针灸。"补足少阴，去血络也。"去血络也可以补。前面以经为主来说病，一经可以出现好多的病，而这里一病可以通过好多的经来治疗，前后不是按一个格式来说的。就像学药时，讲一个药能治好多的病。而在学内科的时候，又讲一个病有好多药能治疗。都是从不同的角度说的。归到类别，看到方法后，再看这些就不觉得乱了。通过这一篇我们还能看到对疾病分不同阶段、不同表现并以不同方法治疗。

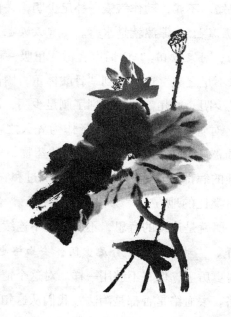

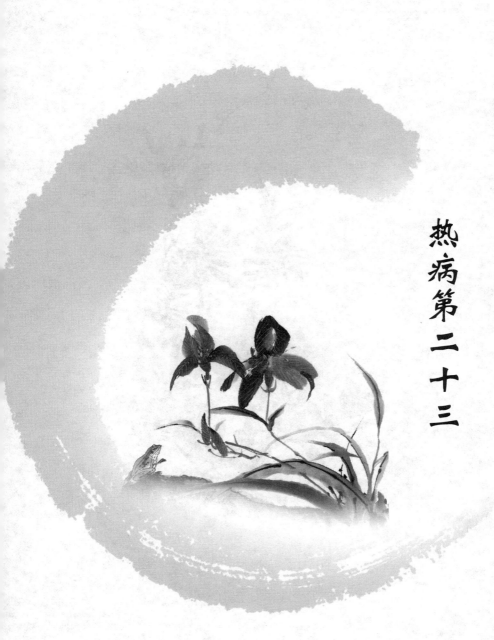

热病第二十三

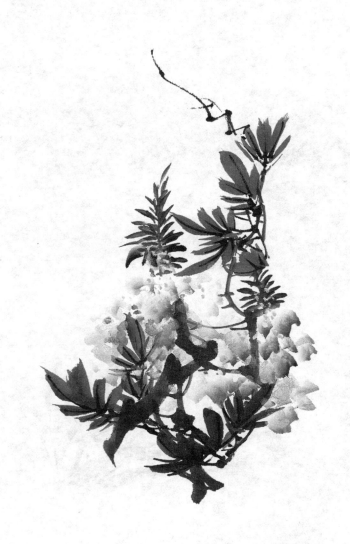

这篇讲了很多病，热病占很大篇幅，故用热病命名篇名。前篇讲到一个寒热病，这里讲了热病。热病比寒热病范围还要广。发热是临床常见的一个症状，所以这篇是很重要的一篇。这篇没有问和答，直接开始论述。有的人说是岐伯说的，但谁讲的并不重要。

偏枯，身偏不用而痛，言不变，志不乱，病在分腠之间，巨针取之，益其不足，损其有余，乃可复也。

"偏枯，身偏不用而痛，言不变，志不乱，病在分腠之间。"偏枯，半身不遂，没有肌力而疼痛，没有语言功能障碍和神志异常。这叫病在分腠之间，病位不深。在《金匮》[①]"中风篇"中，分中络、中经、中腑、中脏四个层次。如果是"言不变，志不乱"，这就没到脏腑，类似《金匮》中在经络的层次。"巨针取之。"病重用大针取。"益其不足，损其有余，乃可复也。"看上去是粗略的说法：补虚泻实。反复强调它是因为常常在这些最基本的原则上忘记了，只去观察细节了。一看脑血栓，赶紧活血化瘀，一看脑溢血，就要止血。关注了细节，而忽略了全体的虚实，会延误治疗的时机。所以偏枯的治疗不是用一个药、一个方、一种针法就能够治的。简单说个比方：低血压能导致脑栓塞，高血压也能导致。这个情况升压还是降压？最起码得知道一个有余不足吧。同样，中医看脉，有盛有虚。所以这句提示急病、重病、半身不遂的病可以用巨针。即便是用巨针也不一定都是泻法，要有补有泻，"乃可复也"。现在对这个病治疗的时候多用毫针。相对用粗一些的，用强刺激的方法，有立即恢复的。我在农村时遇到一例，患者

---

① 即《金匮要略》的简称，下同。

岁数很大，七十多岁了，是二次发作，全身不遂。我用力一刺太冲，患者立即说了句"不痛"。等他醒过来后我用了甘露醇，赶快脱水。等我再给换瓶的时候，他儿子提着瓶扶他到院里小便去了。这就是中医的急救，当时冲开就好了。好了以后，他说那几天的记忆没有了。天津的石学敏教授有一个"醒脑开窍法"，强刺激神经干，类似这个巨针法。全枯也是用这个治疗方法。

痱之为病也，身无痛者，四肢不收；智乱不甚，其言微知，可治；甚则不能言，不可治也。病先起于阳，复入于阴者，先取其阳，后取其阴，浮而取之。

"痱之为病也。"痱，古音读fei。"身无痛者，四肢不收。"《金匮》"中风历节病篇"也说"中风痱，身体不能自收持，口不能言"，四肢的驰纵无力。"智乱不甚。"没有严重的神志障碍。"其言微知，可治。"有人解释是语音比较低，但还明白。结合前面"智乱不甚"，这个"微知"是一半明白一半糊涂，相当于现在的脑梗死先兆。能说话，但不是很明白。这个我见过不少，有的好像脑炎早期，但也分不太清楚。有的还能行走，就是倦怠，懒。"甚则不能言，不可治也。"脑出血或者是栓塞的，不能说话了，那是很严重了，"病先起于阳，复入于阴者，先取其阳，后取其阴，浮而取之。"这是以能言不能言作为可知不可知的证据。《金匮要略》把能言不能言作为是否入腑的表现。前面的《邪气脏腑病形》篇中提到，病发于阳，外受风邪，顺经入到内腑去，所以先是发于阳，后入于阴，从经络入到脏腑。《古今录验》续命汤用的是麻黄之类，就是"先取其阳"，"浮而取之"是浅刺，浅刺就是取其阳。现在治高血压，能不能用麻黄呢?麻黄收血管、升血压，现在中医对此没有立法，不敢用。所以在现在这个医疗环境、医患关系中，你怎么取舍？为什么现在急救都拱手让给了西医，除了技术的原因，还有立法的原因。中医研究的方向是以植物药的药理作用为根据还是以传统的中医临床实效作为根据？如果以传统的中医为根据，这么用就很正常，如果以药理为根据，那治疗上就缩手缩脚。现在中医研究药理是一个风气，开发新药好像有经济价值。这是以转化为经济效益为科研的指向，最终牵扯到人才的培养、科研的导向上，牵扯到对传统的态度上，会落实到每个人的心理上。所以在没有法律保障的情况下，我们必须有充分的医患信任关系才敢用药。就算治疗有根据，无过错，病情在治疗过程中还有可能发展，进行性加重，应该有预见。中医的规矩在哪里？中医要依据经典，依据传统的方剂，依据有效的临床资料，这个在用法上应该是无过错。这样的标准急待建立。我们现在要规避风险。西医学有诊断的标准、死亡的标准，所以我们在临床的时候就要了解西医学的知识。

以上说了这两个病的鉴别要点：第一个是取法上有轻重不同。第二个是大针损有余补不足。第三个是浮取。所以说对一个病要用辨有余、辨不足、辨表里、辨邪所从来的思路决定治法。

热病三日，而气口静、人迎躁者，取之诸阳，五十九刺，以泻其热，而出其汗，实其阴，以补其不足者。身热甚，阴阳皆静者，勿刺也；其可刺者，急取之，不汗出则泄。所谓勿刺者，有死征也。

"热病三日，而气口静、人迎躁者，取之诸阳。"仍在三阳，未入三阴，按《素问》上说的：一日太阳，二日少阳，三日阳明。三日后应入到阴，入到阴时气口就不静了，现在气口静，说明还是在阳，在阳就刺阳。"五十九刺，以泻其热，而出其汗。"这是用针法来退烧发汗的，到底是先退了烧再发的

汗还是先发了汗再退的烧？现在说是出了汗以后，热随着汗解
了。反正汗出、脉静、热退、身凉是一起发生的，追不追因果
都没关系，用这个方法达到效果就行了。"实其阴，以补其不
足者。"刺了阳后，还要再补阴。补阴的目的一个是让邪从外
解，再一个是让里面实，防止邪往里走。"身热甚，阴阳皆静
者，勿刺也。"看一个病发热特别厉害，应该是阴阳皆不静，
皆躁，而这是阴阳俱静，注意就不要再刺了。里面都空虚了，
外面虽然有热甚，再行泻法就叫重竭——全虚了。脉搏上不
来，脉也很细，还有点热象，再用泻法或是放血，虚得更厉
害，休克。这是一个死证。"其可刺者，急取之，不汗出则
泄。"可以针刺的情况，得快刺。刺到出汗就行了。假如刺了
半天，不出汗还出血，五十九刺往人身上白白地施行，增加了
精神负担，泄气了。同样，吃药也是，看这个病人需要发汗治
疗，用了麻黄汤，量不够，用了半天，不出汗，白吃了药，弄
得肚子难受。出不来汗，病人更虚了，饭都吃不下去了，就会
有麻烦。"所谓勿刺者，有死征也。"有死征的时候就不要再
刺了，刺了会加速死亡。高烧后，人迎和寸口脉都上不来的，
高热以后见脉搏不行的，阴阳俱静的，是衰竭的情况，不适合
用针刺治疗。那么有死征是否就放弃呢？能不能给他补呢？如
果有办法补的还是应该尽力抢救。比如病人患脑炎的时候，高
烧、冰凉出冷汗的时候，针刺不可为，还有汤药法。西医学也
可以快速用大量激素抑制炎症反应，非常有必要。好了后是留
下很多副作用，再用针、用中药调。

**热病七日八日，脉口动，喘而短者，急刺之，汗且自出，
浅刺手大指间。**

有的人说是"喘而眩者"。这说的是热病脉口动，病在脏，

而见喘是病在肺。急刺出汗，病就好了。肺主皮毛，很浅，所以浅刺。刺手大指间少商穴，肺之井穴。这是热病在肺的表现，一是脉口动，二是见喘。

热病七日八日，脉微小，病者溲血，口中干，一日半而死。脉代者，一日死。

"热病七日八日，脉微小。"内在的血不足。"病者溲血，口中干，日半而死。"血失了，阴分少了。也有的人说溲血是便血。反正是见血证，加口干、脉小。外在阳盛，时间久了伴有阴亏，死期将近。"脉代者，一日死。"出现心律不齐，凡是血证见到脉率不齐的，都是快死的表现。那么现在的发烧见到脉代的一定是死证吗？这个热病到底指的是什么病（像伤寒的七日传变一样）？现在经过文献的考证，又有最新的研究，结合上前面的表现来看，伤寒病很可能是鼠疫。如果这个热病见便血七八日就死的话，说是鼠疫是很可能的。鼠疫的病程就是从发热恶寒开始，一周左右如果死不了，就能够康复，死的话就在第七天上，消化道一出血就死亡了。而看伤寒传变到少阴的时候见到便血，到厥阴的时候心中疼热，这些症状都很像鼠疫。并且有人推断东汉末年张仲景的时代，从作者自序上看，人口的死亡率高，只有烈性传染病才能出现这个情况，所以伤寒很有可能就是鼠疫。否则的话这个"七八日"是虚指吗？说的是病机传变吗？后来有些儒医们不知道见没见过这个病，猜想着，就演绎成不知所云的理论了，和事实是有出入的。作为一个医学的文献，又不是文学作品，不会有夸张的内容，应该是以对事实的观察为根据的。所以对比传染病发展速度和表现来看，有人说这里的病是烈性传染病，这是很可能的。所以七八日就死的证也应该是急性传染病导致消化道出血或尿血，肾和消化功能损坏的表现，而一般的病是不会这样的。这里统称为热病，因为发热也是传染病的表现之一。

热病已得汗出，而脉尚躁，喘且复热，勿刺肤，喘甚者死。

已经出了汗，应该是汗出热退、脉静、身凉。而这里是已经出了汗还脉躁，热也不退，还有喘，见到这个情况就不要再在肤上刺了。喘得严重，人就死了。这一般是肺气衰得很厉害，一出汗还不见好的，就不好办了。这里说的都不是普通的病。

热病七日八日，脉不躁，躁不散数，后三日中有汗；三日不汗，四日死。未曾汗者，勿腠刺之。

到了七八日后没看出躁的现象来，脉搏即便是有点快，但也不散、也不数。这个躁和数是指跳得短、促、急、动。出现了这个情况，要是里气和，应该后三天出汗。就怕到了后来的三日出不来汗，表里不和，营卫不达，第四日就死了。理论上是这么解释的，事实上发烧到了不出汗的情况有可能是阴液损伤得比较严重。这个"腠刺之"，有的版本上是"毋庸刺之"，就是不要再刺了。没出汗是不足的现象。内在不足，不能汗出，就不用再刺了。这里反复从脉证上来论证急性热病的一周左右的发展过程，我们得知道什么情况是死候。见下血的，见出了汗后热还不退的，过盛过虚的，邪盛或正虚的，都不是好事。

热病先肤痛，窒鼻充面，取之皮，以第一针，五十九，苛轸鼻，索皮于肺，不得，索之火，火者，心也。

"热病先肤痛，窒鼻充面。"开始出现皮肤痛、脸红鼻子、不通气。"取之皮，以第一针，五十九。"第一针，镵针，头大末锐，防止刺得太深，刺到皮就行了。"苛轸鼻。"轸，有的版本中是月字旁，"胗"，就是肿的意思。还有一个意思叫唇疡，就是嘴唇上的溃疡。还有当创伤讲的。"苟"，有的版本中是"苟"，"假如"的意思，意为"假如鼻子肿的话"。"索皮于肺。"皮肤的、鼻子的病，从肺来治。"不得，索之火，火者，心也。"这一句有两个不同的解释。一个是："不得，索之火，火者，心也。"意思就是从皮上和鼻上治得不行的话，就从心来治，泻火。而在杨上善注的《太素》上说"不得索之火，火者，心也。"说不能用火来治，因为火克金。这两个意思是正好相反的。到底取哪个意思？我倾向于杨上善这个说法。这两个注解都可以参考，在实际情况中再进一步证实。肺本身有病了，再动火，火就克金了。从肺本身治，如果效果不好了，火热盛了，取心经来泻其火邪。从《内经》里面大部分的调经络法来看，调的是脏本身，不是退邪。从五行生克来看，这样说的多。这两个说法可以并存。

热病先身涩，倚而热，烦挽，干唇口溢，取之脉，以第一针，五十九；肤胀口干，寒汗出，索脉于心，不得索之水，水者，肾也。

"热病先身涩，倚而热，烦挽，干唇口溢，取之脉，以第一针，五十九。"上面是取皮，这里是取脉。所以"第一针，五十九"和刚才那个一样。"肤胀口干，寒汗出，索脉于心。"所谓的"取之脉"就是从心经上来取穴。"不得索之水，水者，肾也。"身涩是心脉有病，是不足的现象，再用克它的水脏穴不合适，所以不能从肾取穴来治。

热病溢干多饮，善惊，卧不能起，取之肤肉，以第六针，五十九，目眦青，索肉于脾，不得索之水，木者，肝也。

"热病溢干多饮，善惊，卧不能起。""善惊"是从肝来看，"卧不能起"是从脾来看。"取之肤肉，以第六针，五十九。"第六针是员利针。"大如厘，且员且锐，中身微大，以取暴气。"这是讲取痈痹的针。"目眦青，索肉于脾。"对脾虚，肝木来克的现象，从脾来治。"不得索之水，木者，肝也。"这里应该是不得索之"木"，格式同上，因为木克土。

热病面青，脑痛，手足躁，取之筋间，以第四针于四逆；筋躄目浸，索筋于肝，不得索之金，金者，肺也。

"热病面青，脑痛，手足躁，取之筋间。"这是从五体来说的。前面逐渐从皮、从脉、从肉来讲，这里讲到筋。"以第四针于四逆。"第四针是锋针，就是现在用的三棱针。"筋躄目浸，索筋于肝，不得索之金，金者，肺也。"热在筋的表现，是面青脑痛，厥阴之脉上巅顶，青色是肝的色。这是以望色加上经脉所过部位的情况来判断的。

热病数惊，瘛疭而狂，取之脉，以第四针，急泻有余者；癫疾毛发去，索血于心，不得索之水，水者，肾也。

"热病数惊，瘛疭而狂。"高热且有惊厥的现象（精神混乱的现象）。"取之脉，以第四针，急泻有余者。"这里又说取脉的一个情况：狂而惊。也是以第四针锋刺泻血的方法。"癫疾毛发去，索血于心，不得索之水，水者，肾也。"癫疾包括癫、狂和瘛疭一类的病，都从心来治疗。有的人说这个"毛发去"是因为热盛后把毛发烧焦了，因为发为血之余。这个临床现象不太好解释。是不是长期反复发热以后，表皮的毛发褪了？我没注意观察有没有这个情况，反而是看到寒冷的人有脱发多或者毛发去的。四末不温的四逆证手上的毛可以没有。还有雷诺氏病，手的背面毛也少。还有结缔组织病反复出现雷诺氏现象的，也可以见手背毛少。这个"癫疾毛发去"是否也指反复发作导致头上的循环不好，从而头发少的？这个见得比较少，临床时注意一下。

热病身重骨痛，耳聋而好瞑，取之骨，以第四针，五十九刺；骨病不食，啮齿耳青，索骨于肾，不得索之土，土者，脾也。

"热病身重骨痛。"浑身发沉，痛到骨头里面去。"耳聋而好瞑，取之骨。"耳聋肾窍，好瞑就是"伤寒"[①]说的"但欲寐"。病在少阴经，加上骨痛，说明这就是热在骨。"以第四针，五十九刺。"第四针是锋针，深刺到骨头上。所以得看看病人的症状和表现，就能知道五体的所在，然后决定针刺深浅。从皮到肉、到脉、到筋、到骨是一层层深入的。"骨病不食，啮齿耳青，索骨于肾，不得索之土，土者，脾也。"这句和前面是同一个格式。

热病不知所痛，耳聋，不能自收，口干，阳热甚，阴颇有寒者，热在髓，死不可治。

"热病不知所痛。"说了五体和脉以后，又来了一个特殊情况。发热，不知道是皮、肉、筋、骨哪里痛。"耳聋，不能自收，口干，阳热甚，阴颇有寒者，热在髓，死不可治。"听力不好，四肢没劲。阴阳在这里是内外的表现，指外面感觉很热而肚子里面感觉很凉。所以热在髓比在骨更深，不好治。浑身乏力不能动弹，耳朵也听不见了。神经系统损害得比较严重，到骨、到髓了。有的是外面看着很热，自己觉得还很冷。比如白血病化疗后，白细胞被杀至极低了，发烧到四十度，外面特别热，一点都不出汗，盖着被子没有感觉。如果没实际在临床见过这样的病人，很难想象这种情况。所以这里说的热病不是一般的病，一是指恶性的病，再一个是指烈性传染病。一般的

---

① 指《伤寒论》。

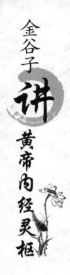

感冒发烧，那叫寒热病。发热恶寒，寒热往来，一般在阳分就能治好了，问题不大。

热病头痛，颞颥，目瘈脉痛，善衄，厥热病也，取之以第三针，视有余不足，寒热痔。

"热病头痛。"知道所痛部位在头。"颞颥，目瘈脉痛，善衄，厥热病也。"这是热气的逆行。病位都在头上如两太阳穴附近，连及眼抽动，脉痛，浑身血管痛，鼻子也出血。这像出血性的病，热都拱到头上去了。高血压头痛有时能见到这种情况。"取之以第三针，视有余不足，寒热痔。"第三针是锃针。现在对这个病还是习惯用锋针刺络放血。有的版本中是"第四针"，锋针。对厥热用锋针刺还是比较正常的用法。

热病，体重，肠中热，取之以第四针，于其俞及下诸趾间，索气于胃络，得气也。

病是在内腑的肠和胃。这里明确提出来肠中热。而现在笼统地把肠中的病都叫脾胃虚寒、脾胃虚热、脾胃实热，这是不精确的。肠就是肠，肠中热病可以取肠的下俞。"下诸趾间"就是下到脚趾之间。大肠的下合穴是上巨虚，也是在胃经上的穴位，所以索气于胃络。

热病夹脐急痛，胸胁满，取之涌泉与阴陵泉，取以第四针，针嗌里。

"热病夹脐急痛。"这是热病伴有肚脐两旁急性发作疼痛的状况。"胸胁满，取之涌泉与阴陵泉，取以第四针，针嗌里。"这里提示一个方法。"夹脐急痛"是因为少阴经从腹里面走。胸胁满的是因为太阴走胸胁里面，所以就取少阴、太阴，而第一篇中提到取阴之陵泉和阳之陵泉。胸胁满取的是足太阴脾经的阴陵泉。胸胁外侧的病取阳陵泉。嗌里是肾经所过的地方。

这是根据部位辨证。

热病而汗且出，及脉顺可汗者，取之鱼际、太渊、大都、太白。泻之则热去，补之则汗出，汗出大甚，取内踝上横脉以止之。

"热病而汗且出，及脉顺可汗者。"热病出汗是个顺证，脉象上也比较顺，这是好治的情况。"取之鱼际、太渊、大都、太白。"取太阴经的荥俞。"泻之则热去。"直接泻手足的太阴经穴位就行了。这相当于比较轻浅的热病。"补之则汗出，汗出大甚，取内踝上横脉以止之。"内踝上横脉是指哪里？没具体说是哪个穴位，只是说取这个部位上横着的血络来止汗。同样的穴，能发汗也能去热。前面提到秋天取合穴，这里取荥、俞，是病在脏腑之间或是在经络中比较通顺的时候取用。取内踝上横脉，有人说是三阴交，我认为是从周围看到的横的脉就是。实际上近内踝处真有个横脉，外表看不见，可解剖能见：深浅静脉间横的踝部交通支。而针刺的时候不可能刺交通支，而是刺附近能见的脉。

热病已得汗而脉尚躁盛，此阴脉之极也，死；其得汗而脉静者，生。热病者，脉尚盛躁而不得汗者，此阳脉之极也，死；脉盛躁得汗静者，生。

"热病已得汗而脉尚躁盛，此阴脉之极也，死；其得汗而脉静者，生。"出了汗脉应该静，但还躁，不见脉静和小，这叫阴脉之极，是死候。比如脱了汗，血压还下不来，现在说的血压高就是这个情况。如果不用血压来说的话，那就是阴阳的不合。阴虚极了，阳全部暴出来了，是脱阳的现象。出了汗，脉静，阴阳平和了就没事了。这是讲通过脉的动静看生死。"热病者，脉尚盛躁而不得汗者，此阳脉之极也，死；脉盛躁得汗静者，生。"阴极和阳极都是死候。汗出脉静才是向愈的

热病第二十三

吉象。我们在讲脉诊的时候都会讲到这个情况。所谓脉证不符合的都不是好事。

热病不可刺者有九：一曰：汗不出，大颧发赤哕者死；二曰：泄而腹满甚者死；三曰：目不明，热不已者死；四曰：老人婴儿热而腹满者死；五曰：汗不出呕下血者死；六曰：舌本烂，热不已者死；七曰：咳而衄，汗不出，出不至足者死；八曰：髓热者死；九曰：热而痉者死。腰折，瘛疭，齿噤齘也。凡此九者，不可刺也。

"热病不可刺者有九：一曰：汗不出，大颧发赤哕者死。"不出汗而发热，伴随呃逆的，是阳明热盛加上卫气不降。"二曰：泄而腹满甚者死。"热病泄下以后，腹满也是热盛现象。"三曰：目不明，热不已者死。"阳热冲上，损害到大脑了。肝肾之精气不足，视力不明。"四曰：老人婴儿热而腹满者死。"老人、小孩见腹满。体质弱的人容易出现这些情况，阳一结住就不行。"五曰：汗不出呕下血者死。"由阳至阴（伤寒的少阴、厥阴）见血证。"六曰：舌本烂，热不已者死。"心、肾、脾之脉都系舌本，热及三脏，为死证。"七曰：咳而衄，汗不出，出不至足者死。"咳嗽而有出血证，不出汗，即使出汗也到不了脚上，在外的阴寒证，是阴阳俱伤。"八曰：髓热者死；九曰：热而痉者死。"这是内在严重高热或有神经系统症状的死证。"腰折，瘛疭，齿噤齘也。"轻的高热可见瘛疭，重的高热可见严重的神经系统损坏。"凡此九者，不可刺也。"这些都不适合针刺，或刺后加重，或刺后无益。对此要预见到病危的情况，及时告之病家如何处理。

所谓五十九刺者，两手外内侧各三，凡十二痏。五指间各一，凡八痏，足亦如是。头入发一寸旁三分各三，凡六痏。更

入发三寸边五，凡十痏。耳前后口下者各一，项中一，凡六痏。巅上一，囟会一，发际一，廉泉一，风池二，天柱二。

我数了，只有五十八痏，这里存在发际上是一个痏还是前后两个痏的问题。如果发际上是两个痏，项中就是风府穴。而实际针刺时是依照大概部位来看实际的穴的部位。按照《素问》来说，穴位就是部位，没有明确点出穴名来。还有"五指间各一，凡八痏，足亦如是"。到底是指蹠间，还是指掌关节，或是趾跖关节之间的荥穴？实际上按民间的刺法，可刺手指尖十宣穴，也可刺八邪穴，就是刺指间的缝。现在说的经外奇穴也可靠，当然看到异常的穴位反应更好。别的穴位都是很明确的。

下面讲几个具体的病。讲完这五十九刺就有个问题：是不是对一个病将这五十九刺通通刺一遍？还是选择性地刺几个？在高热神昏时刺十宣穴、八邪穴的比较多。然后再往下看会讲到不是全部刺。《灵枢》不用现代逻辑的论述方法明白地告诉你，要靠你自己去想，反复去学。

气满胸中喘息，取足太阴大趾之端，去爪甲如薤叶，寒则留之，热则疾之，气下乃止。

"气满胸中喘息。"没说是热还是寒，只是一个症状。"取足太阴大趾之端。"这就是在哪一经上的病，就取哪一经的穴。发热是不是全身的穴一起取？一般只取相关的几个穴，不一定要全取。"去爪甲如薤叶，寒则留之，热则疾之，气下乃止。"寒热都可取，只是留针手法不同。留多长时间？气下乃止。这就是标准。"热则疾之。"刺一次还是多刺几次？症消了就行了。如果讲规则时候说留针一呼、两呼、三呼、四呼等，而治病就是以病为标准，讲脉时就以脉为标准。那到底以什么为标

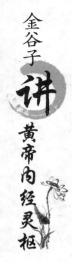

准？这也是需要思考的。想明白了就能作为临床上治病的根据。通过对不同的病，不同的论述，不同的标准，我们应该看到，任何一个标准都不是绝对的取效标准。可以综合多个方法来参考应用。西医学也是一样，从化验来说，任何病都可以引起血的改变来，但是并不是什么病都能通过验血看出来，验血只是一个方面。任何功能的改变都会有机体的实质改变。那么一个病理检查是否能把所有病都看出来？也不可能。不可能看出病史来，能看出的只是当时状况。但是从病理的角度来说，病史的情况也会有病理痕迹。要想知病史，就不如去问问。任何一个方面的检验都有局限性，要综合来看。

心疝暴痛，取足太阴、厥阴，尽刺去其血络。

心疝的症状就是暴痛。隋朝巢元方《诸病源候论》有解释说："疝者，痛也。"心疝，心中痛如锥刺或隐隐痛、手足逆冷，或四肢逆冷伴有唇口青，很像现在的心绞痛、心肌梗死、冠心病、心血管的痉挛、劳累性心绞痛、真心痛、胸痹都可以出现这个情况。"刺足太阴、厥阴"，为什么不刺心主和少阴呢？因为足太阴、厥阴的经从心里过。看着是寒证的，从下面刺。看见血络，刺血就行了。如果不理解道理就先照着这个去实行。经典中如此句，看着也没讲什么道理，道理在其他篇章中有，这里仅就具体一个病示例。心痛，阴寒之证。再看看前面讲的不得刺之的心、肝、脾、肺、肾的病，说明病是因为虚，虚的时候，不能再用泻法，而是从相关的木生火，火生土来治，用补母法来刺。为什么刺脚不刺手呢？先这么用着，前后比较起来就明白了。

喉痹舌卷，口中干，烦心，心痛，臂内廉痛，不可及头，取手小指次指爪甲下，去端如韭叶。

"喉痹舌卷，口中干，烦心，心痛，臂内廉痛，不可及头。"喉舌病，口干、心痛，并有臂内廉痛，这是少阴心经的病。《素问·阴阳别论》谓："一阴一阳结，谓之喉痹。"一阴是厥阴、一阳是少阳。"取手小指次指爪甲下，去端如韭叶。"手小指次指爪甲下是指三焦经的关冲穴。"口中干，烦心，心痛"，刺的是一阳，没有刺一阴（心包）。喉痹的典型表现就是：舌卷，口中干，烦心，心痛。

目中赤痛，从内眦始，取之阴跷。

阴跷脉起于足少阴经的照海穴，止于目内眦。这就是上端有病取的下面，取阴跷脉的照海穴或其所过的周围。

风痉身反折，先取足太阳及腘中及血络出血，中有寒，取三里。

"风痉身反折，先取足太阳及腘中及血络出血。"痉证，身反折，是太阳经的病，那就取太阳经上的络脉及腘中刺血就行了。后面多了一句"中有寒，取三里"。看着像说另一个病。中部的寒热都从三里穴治。

癃，取之阴跷及三毛上及血络出血。

小便不通，膀胱不利为癃。肾者主水，肾合膀胱，阴跷和肾经相并着。三毛上是指足大趾上穴，大敦穴附近，直接在毛上取也行。那个地方有血络，刺就行，这是取大概的部位。一般用中药或热敷就可以。在医院里一般先导尿。

男子如蛊，女子如怚，身体腰脊如解，不欲饮食，先取涌泉见血，视跗上盛者，尽见血也。

"男子如蛊。"蛊，《素问·玉机真脏论》谓："脾风勿治。脾传之肾，病名曰疝瘕，少腹冤热而痛，出白，一名曰蛊。"是说腹部积聚包块类的病。这说的"如蛊"并不是真正的蛊，因为疝瘕病一般是女子得的。如蛊而非蛊就是肚子胀大、像有东西一样的病。"女子如怚。""如怚"，有多种解释，有的是"疝""阻"。结合后面"不欲饮食"来看，说"如阻"更像一些。有一个病，妊娠恶阻，症状就是不欲饮食、呕吐。但"如阻"，但不是怀孕那种妊娠恶阻。"身体腰脊如解，不欲饮食，先取涌泉见血。"身体像要分解开一样，松懈疼痛。前面提到有骨病身体如解的时候是取肾。这个也是取涌泉见血，脚掌的皮太厚的不太好刺。皮嫩的可以。"视跗上盛者，尽见血也。"跗上就是脚背，见有血络的，刺出血。吃饭不行、走路也不行，浑身没劲，大着肚子，刺涌泉见血的效果是否那么快？临床这样的病例不多。我见过一兽医刺牛。小牛生下死后，母牛乳腺炎。牛的乳房特别大，感染后一直到后腿都肿起来，后腿就起不来了，牛像瘫了一样趴下了。拿锥子在牛后蹄的缝隙上使劲一刺（那是中兽医中牛的涌泉穴，出滴血），牛一下就起来了。针下立起。后来我逛旧书店时看过书上写鸭、仙鹤、猪、鸡、牛都有涌泉穴，就是脚掌中间。给牲口治血热，也是刺完以后立即就好。针灸的急救范围是很广的。

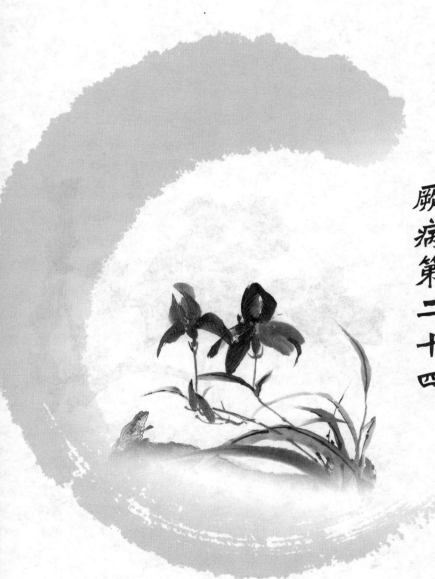

厥病第二十四

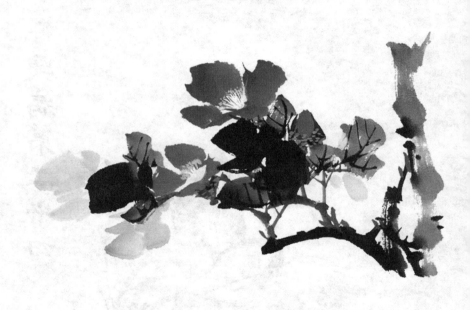

这一篇论述了厥头痛和厥心痛，还论述了其他的病。《素问》里还有一篇《厥论》，但《厥论》说的意思和本篇并不完全一样。我们从这篇对头痛和心痛的论述中可以看出《内经》中说到的厥的意思。在这一篇中提到的有些治法，比如心痛病的治法，后来很少用。不光是这篇中提到的治法后来很少用，就是整个《灵枢》提到的治法，在后来的历史演变中有很多都逐渐丧失了，因为《灵枢》在历史上有过断代。不要以为这里的一些治法是一个小偏方，一个单独的说法。深入学习本篇，对我们认识现在临床一些辨证的理论方面有很大的价值。

厥头痛，面若肿起而烦心，取之足阳明太阴。

这篇关于头痛有十一论，这是第一论。厥头痛就是指气逆于头的头痛。在这里，厥就是逆气的意思。不同的经都可以引起来，而在阳明经和太阴经辨证时，泻阳的时候补阴，泻阴的时候补阳，表里阴阳同时治疗。阳明和太阴量虚实而补泻，看人迎和寸口，结合前面篇章所讲可知为什么从这里取。"面若肿起而烦心。"足阳明是过胸的，足太阴的支别也是过胸的。面部肿，一般是从阳明盛来考虑。这就是讲病人诉头痛而临床见到面肿的应该从阳明、太阴来治。

厥头痛，头脉痛，心悲，善泣，视头动脉反盛者，刺尽去血，后调足厥阴。

二论，明确说头痛是头上的脉痛。从厥阴来调脉，单纯从心主脉来看，是说不通的。对于一些不理解的东西，和现代习惯格式不同的东西，我的观点是不要强行用现代的观点去解释它。理解不了、解释不了的，在对它还没有深入研究下去的时候，宁可存疑，不可牵强。更不能像后来的有些注家一样擅自改动。把改动当作创新、发展是不对的。让经典来符合现代的

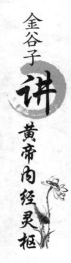
认识也不合适。轻易地以为那时候是肤浅的、不全面的认识，在没有更多的证据前，不要轻易下这个结论。我们知道有这么回事，如实的先学习着就行了。我们现在讲头脉痛，是指头痛的时候看着血管怒张或觉得血管上跳痛。能看出脉盛，能看出痛来。这个情况是从足厥阴、从肝来调的。

厥头痛，贞贞头重而痛，泻头上五行，行五，先取手少阴，后取足少阴。

第三论。这个"贞贞"，有的版本中是"员员"，到底是怎么个痛法？不好理解。但头重而痛是好理解的。是否是形容头重的程度或是头痛的状貌？知道头重痛的，可以从头上局部来泻。五行，行五是指的中间一排督脉、两侧旁开足太阳膀胱经、再外侧三寸是足少阳胆经。第一行五个穴，在头顶的五个穴，都有名称的，对照图看看就行了。在医院里我没见过满头刺，满背刺。民间有头痛的时候满头满背刺。实际上这个头痛就是头皮下面血液循环的障碍，"腱帽"的静脉循环障碍，瘀在里面以后压力增大、头痛。风寒的头紧痛就是这样的。受湿以后的重痛也是这样的。假如说这就是静脉循环障碍的话，从头皮局部周围放血，刺了以后很快就改善。取手少阴、足少阴，知道这个和太阳表里就行了。在这里提供了一种方法，对这个方法的理论解释有好几种，根据不充分，可以参考。要知道有这么一个提法。我的理解是从"足阳明太阴"第一句开始，取行五的时候，有足太阳，那么取足少阴就是对应的。再结合前面《经脉》篇，如果盛而躁取手少阴，这么解释的话还是能通的。不过我们还是不要强解释，知道刺哪里就行了。

厥头痛，意善忘，按之不得，取头面左右动脉，后取足太阴。

"厥头痛，意善忘，按之不得。"四论，这个情况临床常见，恍恍惚惚，记忆不好，一会儿就忘，痛得不是很厉害。按了后找不出一个具体的痛的位置来。"取头面左右动脉，后取足太阴。"头面左右动脉是阳明，然后再取足太阴。按之不得，善忘的，是个不足之象。

厥头痛，项先痛，腰脊为应，先取天柱，后取足太阳。

五论。这是个临床常见情况。头项、腰脊痛的，类似现在说的颈椎病、脑动脉硬化、腰肌劳损、颈椎筋膜炎带着头痛等，是很常见的一种情况。先取天柱，后取足太阳。天柱也是足太阳上的穴位。就从后脑两边、颈两边来治，这些经是连着的，是在足太阳膀胱经上走行的。应该是顺着这条经上的盛络皆可以取。这说的都是头痛，一个是以头痛的性质，再一个是以头痛的部位，第三个是以头痛的状态来断定哪一经取哪一个。从前五条上能看出这个思路。

厥头痛，头痛甚，耳前后脉涌有热，泻出其血，后取足少阳。

"厥头痛，头痛甚。"六论。这是从程度上来分的。"耳前后脉涌有热。"有的版本说是"耳前后有动脉"。"泻出其血，后取足少阳。"这里一个是程度，另一个是部位，再者是头痛的性状（"脉涌有热"）。部位在耳前后少阳所过，所以取足少阳。

真头痛，头痛甚，脑尽痛，手足寒至节，死不治。

"真头痛，头痛甚，脑尽痛。"七论，说了一个比较严重的状态。这是一种不治的死证。真头痛，那别的头痛是假头痛吗？不叫假头痛，叫厥头痛。厥头痛和真头痛的区别是什么？其他经的经气逆乱冲到头上去的叫厥头痛。真头痛，第一：头痛甚，程度深；第二：脑尽痛，满头内外都痛。脑是在里面的，有的方言中叫"脑仁痛"。"手足寒至节，死不治。"痛起

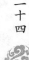

来手足冷。节，至少是腕关节或踝关节以下，有的人解释是肘膝关节。能痛得人要休克过去，这属于微循环障碍。一是比较深，到了脑子里面；二是闭住了阳气，"头为诸阳之会"，头里面大寒，阳气都聚到那里去了，所以四肢才寒。或者说阳闭在里，散不到外面来，这个情况"死不治"，起码不要用针来治了。巨痛，能痛得人昏迷过去。外伤有这样的，外面看着没事，里面出血。当然这里说的不是外伤头痛，下面是单独论述是外伤的。

头痛不可取于腧者，有所击堕，恶血在于内，若肉伤，痛未已，可则刺，不可远取也。

"头痛不可取于腧者，有所击堕。"八论。头被击打了，或从高处掉下来。"恶血在于内。"颅内瘀血，蛛网膜下腔的出血、外伤出血的，就像这个了。如果没有外伤，而是由别的原因引起来的，也有可能像真头痛。这是不能从腧治的。"若肉伤，痛未已，可则刺。""则刺"，有的人说是"侧刺"，有的版本中是"即刺"。这说明外伤头痛、瘀血头痛，外面有破了皮的可以用针灸治疗，从局部刺，侧着刺也好，正着刺也好，反正不能从伤的肉上刺。"不可远取也。"不可取腧者就是不可以远取。外伤是要从局部治疗的。现在有人说外伤可从手上、脚上治疗，无论有效也好，无效也好，那可以看成个人的经验，但肯定是不经之谈，是不合于经典的一些说法。当然有效就可以关注，不能说不合于经典就不取。但是在没有肯定疗效的时候去试是不行的，应该老老实实地遵经来治。

头痛不可刺者，大痹为恶，日作者，可令少愈，不可已。

"头痛不可刺者，大痹为恶。"九论。大痹是内在的、严重的、闭阻的病，为恶是为病的意思。"日作者，可令少愈，不可已。"每天发作，针刺只能减轻症状，不可能令人痊愈。针灸治疗头痛有三种情况：一个是真头痛，痛得手足逆冷的。这个不是针灸的适应证，治不了。再一个是外伤的，只能从局部、从侧面，当时给病人放放血肿是可以的，取腧穴治疗是不合适的。第三个，大痹为恶，持续性的发作，通过针刺能够减轻症状，但是不可能治好。这里是讲了头痛的可治不可治，以及厥头痛、真头痛和外伤头痛的区别。

头半寒痛，先取手少阳阳明，后取足少阳阳明。

"头半寒痛。"偏头痛，风寒所致，寒痛。"先取手少阳阳明，后取足少阳阳明。"少阳经过头侧，这里没说取什么穴位。根据疼痛的轻重深浅，依照第四十七篇的"刺所当刺"来看，只说经不说穴的说的就是这个意思。所以乍一看说了一大堆头痛的情况，还有一些经（阴经、阳经、手足经），结合起来看：一个是说头痛的性质、部位、程度和鉴别诊断，看是是厥头痛、真头痛、外伤后的头痛还是偏头痛，或是其他的严重的大病导致的头痛。要明白针灸哪些是可治的，哪些是不可治的。在可治之中还要知道能治到什么程度，是能减轻症状还是能治好。可治的时候还要守着规矩，从哪里治。列举一个病起一个示范作用，说明对一个病的认识，要注意到这些方面。

厥心痛，与背相控，善瘛，如从后触其心，伛偻者，肾心痛也，先取京骨、昆仑，发针不已，取然谷。厥心痛，腹胀胸满，心尤痛甚，胃心痛也，取之大都、大白。

这篇对心痛的论述也比较多。好多人说现在针灸不用这些方法了，实际上不止不用这些，好多《灵枢》上的方法不用了。不止《灵枢》上的方法不用了，针灸学在历史中也有断代。"中研院"①有个研究生搞民国针灸史研究，发现到民国的时候就快没有针灸了。在清朝的时候太医院曾经废止了针灸。因为针灸的

① 即"中国中医研究院"，现名为"中国中医科学院"。

厥病第二十四

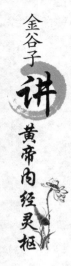

疗效明确，在民间一直活跃着，一直没有消亡，有的流派随着国民党的撤退被带到台湾去了。宋朝时候有不识字的医生使针灸在民间传着。《灵枢经》到宋朝才从朝鲜传回来。高丽国进贡《灵枢经》换治国方略。

"厥心痛，与背相控，善瘛，如从后触其心，伛偻者，肾心痛也。"第一个：肾心痛。说心在前，肾在后，和中国看地理的地图一样，因"天子向明而治"。这个前后对应人体的上下。"先取京骨、昆仑，发针不已，取然谷。"肾心痛，泻的是与其相表里的膀胱经，不行的时候再从肾经的穴位来泻。痛得厉害先泻其阳然后补其阴。治狂的时候有的从脾治，有人问为什么不从肝胆治呢？惊、狂是阳明的表现，阳明与太阴相表里，所以泻阳明的时候补太阴，这是前面《经脉》篇反复论述的，是个纲领。从表里方面来看还是对的。假如说有些症状从经脉上找不到，从西医学的临床事实也找不到根据的，千万不能轻易用现代中医学的一些没有根据、纯推导的理论来判断对错。现代的这些理论是从《内经》中派生出来的，而《内经》理论在篇章中又不统一，所以不能用他们之中的一篇来解释另一篇。可以并存，也可以存疑。"厥心痛，腹胀胸满，心尤痛甚，胃心痛也，取之大都、大白。"第二个：胃心痛的时候取的是脾经的穴位，而肾心痛的时候先取的是膀胱经的穴位，然后取的才是肾经的穴位，所以厥心痛的厥是逆气在肾经或是在胃经不同的部位。这些经脉往上走的时候都过心，所以经气的逆乱能引起心痛来。以心胸的疼痛为表现的病不一定真正是心脏病，而心脏病就是真心痛。这和真头痛一样，是它本身坏了导致痛，后面会讲到。

厥心痛，痛如以锥针刺其心，心痛甚者，脾心痛也，取之

然谷、太溪。

第三个：脾心痛，取的是肾经穴。有人说应该取太阴，不应该取少阴。这个情况在古书中比较多。猜想的东西，没根据的东西不如先存疑，找到更多的证据的时候可以考虑用。先知如此之痛，如是之用。不知其所以然的，先知其然。然后验之于实，如果是真的，就是正确的理论。

厥心痛，色苍苍如死状，终日不得太息，肝心痛也，取之行间、太冲。

第四个：对这句话，我们要知道有太息，有色苍，所以叫肝心痛。"取之行间、太冲。"这个比较明确，肝心痛就取行间、太冲。肝气的厥逆上冲到心，从梢上来取。在内脏比较深的病从四肢梢上的穴来取。前面讲过了，井穴是最深的。

厥心痛，卧若徒居，心痛间，动作，痛益甚，色不变，肺心痛也，取之鱼际、太渊。

"厥心痛，卧若徒居，心痛间，动作，痛益甚。"第五个：心痛间是指间断性地发作，或是卧着不动的时候（就是休息的时候）心痛能缓解，劳作的时候加重。"色不变，肺心痛也，取之鱼际、太渊。"提到色不变，是指不很厉害。色变是面色的改变，叫肺心痛。肺心痛的特点就是遇劳累加重，取其荥和俞。

真心痛，手足清至节，心痛甚，日发夕死，夕发旦死。心痛不可刺者，中有盛聚，不可取于腧。肠中有虫瘕及蛟蛕，皆不可取以小针；心肠痛，憹作痛，肿聚，往来上下行，痛有休止，腹热，喜渴涎出者，是蛟蛕也。以手聚按而。恐腹憹痛，形中上者。坚持之，无令得移，以大针刺之，久持之，虫不动，乃出针也。

"真心痛，手足清至节，心痛甚，日发夕死，夕发旦死。"第六个：痛发在心本身的，能出现寒冷症状。急性心梗发作的时候就是这样的。古人能认识到这个病是原发于心脏的，而不是其他经的经气厥逆，冲动心的支络疼痛。"心痛不可刺者，中有盛聚，不可取于腧。肠中有虫瘕及蛟蛕，皆不可取以小针。"这和头痛的论述方式一样。第七个：心痛虽然是发在各经上、各脏腑上的，而假如说在脏腑之间有严重的结聚，摸着有疙瘩，或是看着腹大胀的时候，就不能用远道来取穴，和头痛不可以取之腧是一样的。这个蛕就是后来说的蛔。肚子里有寄生虫的不适合用毫针来治疗。"心肠痛，愢作痛，肿聚，往来上下行。"这是说疼痛发作并看到有移动性的包块。"痛有休止。"间歇性的发作。"腹热。"感觉到发热。"喜渴涎出者，是蛟蛕也。"蛕是蛔虫，这个蛟也是指某一种虫。"以手聚按而坚持之。"看到虫的时候用手按住它。"无令得移。"不要让它移动开。"以大针刺之，久持之，虫不动，乃出针也。"这个方法我没见过，估计现在也不用了，但我们要知道这个方法。"悬腹愢痛，形中上者。"这八个字，大多版本上没有，不太通。存疑，不去解释。

耳聋无闻，取耳中；耳鸣，取耳前动脉；耳痛不可刺者，耳中有脓，若有干耵聍，耳无闻也；耳聋取手小指次指爪甲上与肉交者，先取手，后取足；耳鸣取手中指爪甲上，左取右，右取左，先取手，后取足。

"耳聋无闻，取耳中；耳鸣，取耳前动脉；耳痛不可刺者，耳中有脓，若有干耵聍，耳无闻也。"这是对耳病治疗的辨证。耳中是听宫穴，耳前动脉指耳门穴，这都是三阳经的穴。中耳炎化脓的不能刺。有干耵聍、无闻的只要吸出来就行了。耳聋一定要注意看看原因。"耳聋取手小指次指爪甲上与肉交者，先取手，后取足。"取少阳经的井。"耳鸣取手中指爪甲上，左取右，右取左，先取手，后取足。"耳聋、耳鸣，一个从局部治疗，另一个从远端治疗。远端治疗的时候是先取上再取下的。取手中指爪甲上的手厥阴经的中冲穴，交叉取穴。还取肝经的大敦穴。先取少阳再取厥阴，表里治。反复提表里治，看似是不明确地说治疗法则，但反复举例，就是在讲运用这些方法，这样我们就能熟悉起来了。这是讲了耳聋和耳鸣的治法，特别注意治耳病的时候要交叉取穴。

足髀不可举，侧而取之，在枢合中，以员利针，大针不可刺。病注下血，取曲泉。

"足髀不可举。"躺下不能举腿的病就是现在说的坐骨神经痛。"侧而取之，在枢合中。"这是环跳穴的取法。"以员利针，大针不可刺。病注下血，取曲泉。"现在一般用长针，有的人讲用深刺法、有的人讲用一穴两针刺法，后来我用浅刺法也能有效。深刺的时候刺入四寸，通过梨状肌一直刺到近坐骨神经处，有的时候出现一下放射痛就能够有效。后来有的人说不能这么刺，应左右换着刺，或从周围刺，而我见我的导师是浅刺，刺到皮下就有效。所以对个病到底刺多深可以有效，还是参照《经水》篇中提到的那个法度。并不一定要刺那么深。针灸的疗效并不完全是靠对神经干的刺激，有时候过深的刺反而不如轻浅的刺好。我见的有些医院在临床上对此病很少用这些轻浅刺法，多用深刺，用电针。所以对照和现代不同的经典的方法，更应该看出经典的特别方法来。这里讲到不能用大针刺，取肝的合穴，厥阴，治下血。白头翁汤治下血（在"伤寒"①厥阴篇里），经方也是一样从厥阴论治下血。我们知道这个方法就行了，道理不强解。理解出的含义只是个人想的，不一定是经典的真实本意。

风痹淫砾，病不可已者，足如履冰，时如入汤中，股胫淫

---

① 指《伤寒论》。

砾，烦心头痛，时呕时挽，眩已汗出，久则目眩，悲以喜恐，短气，不乐，不出三年死也。

　　"风痹淫砾，病不可已者，足如履冰，时如入汤中。"有人说这个"砾"字是误入的，应该是"风痹淫病不可已者"，就是这个病有些过度了，不容易好的。脚底下冰凉，一会又发热。"股胫淫砾，烦心头痛，时呕时挽，眩已汗出。"有胸腹的症状，还有心烦、头晕、汗出。"久则目眩，悲以喜恐。"眼前发黑、情绪不稳定。"短气，不乐，不出三年死也。"这是呼吸气短、精神抑郁、下肢凉得严重的痹证。对于有时候见发热、心烦、头痛、呕眩的，我们首先想到的是血管病。因为首先有痹证（痹阻的病），如动脉硬化血管闭塞症，还不是脉管炎。脉管炎见不到这么多的全身症状和精神症状。再一个症状是有寒有热。当一个病的症状从脚上一直到全身的时候，比较可能是老年动脉硬化血管闭塞症，其症状在全身都可以发，从脑动脉到心脏动脉，到腹主动脉，到主动脉弓都可发生硬斑。还有一个：股和胫的症状，其血管闭塞了以后股和胫就像冰一样。有时候热如入汤中，这像是三期坏疽发生感染的情况。还有一种情况如红斑肢痛症，又冷又热，也能引起全身的变化来。又如大动脉炎，那是真脉痹，血管闭塞。大动脉炎并不是像一个血栓一样堵住了，而是满里面狭窄、不痛快，由缺血到坏死，缺血时肯定发凉，坏死时发热，这寒热不均。最终出现腹部的变化、肾动脉狭窄、高血压、头晕、汗出、烦闷、呕等症状。我在专科时见到一个病特别像这个。所以我们看经典讲的一个病，有的时候不知所云，可能就是自己在临床上见的少。所以，过去的病种并不比现在少，观察也不比现在粗略。我们见到的时候要将临床状况与经典进行对照，先把临床资料收集起来，不要轻易用有限的知识来否定它，这是学习态度和方法的问题。

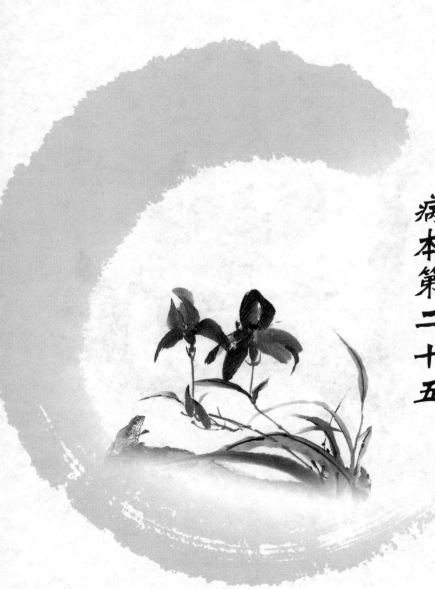

病本第二十五

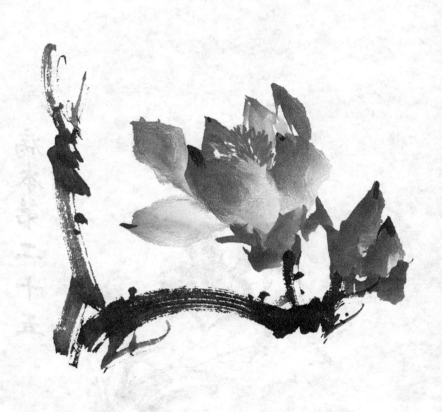

本篇论述先后标本问题。在疾病发展过程中，会有一系列症状先后出现。病人来看病，说了好多的痛苦，有先后，有轻重。那么辨证治疗从哪里入手？这个问题看似简单，却非常重要。《灵枢》所讲的轻重缓急的先后次序不只对针刺适用，对康复、用药、饮食的调整也适应。简单的问题常常在一些专科中被忽略。忽略了这个问题，就不可能从整体上把握病人的健康，甚至出现治疗上的失误。临床越久的人体会越深，最简单的原则上最容易犯严重的错误，甚至会延误病人的抢救时机，关键的机能受到损坏，甚至造成不可逆的损伤。这都是因为忽略了本篇所讲的次序问题。

先病而后逆者，治其本；先逆而后病者，治其本；先寒而后生病者，治其本；先病而后生寒者，治其本；先热而后生病者，治其本。

"先病而后逆者，治其本。"这里的本和标是指先和后。就像一个植物先有了根本后长出叶来一样，本指的是先病。一般情况下，无论是什么病，先有了病，然后出现气的逆乱，先治原发病。"先逆而后病者，治其本。"先出现经气逆乱，后出现的病。这个病可能是一个症状表现，也可能是一个具体的病灶。在中医的病中好多是这样的，比如说咳嗽病、上气病、呕吐病，是以症状命名的病。比如说痈就是个具体的病名，所以病相对来说比较肯定。而逆，比如说太阳经逆，可以出现一系列的经络所过相关脏腑和部位上的异常。"先寒而后生病者，治其本；先病而后生寒者，治其本。"这个寒可以是畏寒症状，按照先后顺序治。哪个在先治哪个，哪个是本治哪个。由本生出来的标，治本为主。"先热而后生病者，治其本。"先发的热，再有了其他的病，先治热病。这里没像寒一样再加一句：

先病而后热者，先治本还是先治标，就先存疑。可以肯定的是，热为本时是要先治。也可理解为省文，详说了寒，简说热，可视同一样。

先泄而后生他病者，治其本，必且调之，乃治其他病。先病而后中满者，治其标；先病后泄者，治其本；先中满而后烦心者，治其本。

"先泄而后生他病者，治其本，必且调之，乃治其他病。"必且调之，《针灸甲乙经》中是"必先调之"，比较通顺。有腹泻再生其他的病，一定要先把腹泻调好，再治其他病。比如说腹泻后导致虚劳了，先得把腹泻止住。腹泻后导致发烧、眩晕，也是先治泻，再治其他。"先病而后中满者，治其标。"对中满首先提出治标来。"先病后泄者，治其本。"这句应该在中满前。"先中满而后烦心者，治其本。"中满无论是标是本，都是应该优先治疗的。

讲完这前面的九句，我们就看出来：一般的病是按照原发病和继发症状出现的先后顺序来治疗的。但出现中满的时候是先治的。特别重视这一个情况。比如上一次那个八十多岁的老太太尿毒症，先用的是槟榔四消丸。因为有大便不通，先通大便，再因出现腹胀、恶心、呕吐，肚子满闷严重，属用抗生素药物后的副作用。先治腹满，后再治其寒，才有好的效果。

有客气，有同气。大小便不利治其标，大小便利，治其本。

"有客气，有同气。"同气就是和它本身一样的气。有的版本是"固气"，就是本来之气，本脏之气。客气是外来的邪气。比较来看，客气和固气通顺一些。"大小便不利治其标，大小便利，治其本。"无论是本来的病引起大小便不利还是客邪导致的大小便不利，首先关注这个症状。不管它是标是本，要先把大小便通利了，然后其他的病再按照先后来治。中满、大小便不利首先是要解决的。

病发而有余，本而标之，先治其本，后治其标；病发而不足，标而本之，先治其标，后治其本，谨详察间甚，以意调之，间者并行，甚为独行；先小大便不利而后生他病者，治其本也。

"病发而有余，本而标之，先治其本，后治其标；病发而不足，标而本之，先治其标，后治其本。"有余的时候先泻，不足的时候先补，这就是治病时基本的先后次序。有余的病，正气尚足，先从本到标，按先后治疗。病发而不足，假如说一个病人，不管什么病因引起来的，全身没力气、喘气，吃饭都不行了，怎么办？先打点葡萄糖补充能量。中医怎么办？先喝米粥调养，再开启胃气，正常进食，然后才能治其他的病。如果是肺结核引起来的，得先这样，如果是癌症引起来的，也得先这样。这就是病发而不足，先治标。有的人说虚实夹杂怎么办？什么叫虚实夹杂？这个从道理上来说是不通的。阴阳不调怎么办？凡病都可以叫阴阳不调，是在不同层次上说的。假如说排痰不利，喉中痰鸣，给他补气，让他排痰。病盛的时候，痰都阻塞了，一口痰上不来，能憋死，要先吸痰。这就是标和本的情况，哪个急先治哪个。"谨详察间甚，以意调之。"《针灸甲乙经》中是"谨详察间甚而调之"，这样更合适。"间者并行，甚为独行。"间断性发作的时候可以标本同治。可以把补的药和泻的药放在一起，也可以将前后的症状一起照顾到。比如说香砂六君子证，以腹胀为主，就以大量的药单独治胀，快通开胀满。虚得喘不上来气，胸闷、脸白、心慌、气短、动则汗出，独参汤一味就管用。这就是甚则独行。中满常常导致小大便不利，或者是小大便不利常常表现为中满，或者小大便通利，单纯气胀也是中满。所以注重腹部的症状，六腑得通。六腑病比五脏病要轻，比经络病要重。感冒，浑身痛，风寒在肌表好治，入腑，肚子胀了，上下不通了，尤有可为。再严重，入到五脏去，就不好治了。在六腑是关键时候。这就是讲治疗的先后顺序、轻重缓急。比如说外伤剧烈反应的时候，不能进食，常常导致大便不通。我曾经治过一例外伤蛛网膜下腔出血，昏迷不醒，五天不大便，满嘴里是干的，舌苔是黑的，舌头是黄的，嘴唇焦干。一副大承气汤，解下黑干硬的东西，病人当时醒了。感冒发热并看到大小便不通，入阳明了，别管中医、西医，以病为主（这是对人来说的），都得用这个法则——先通大小便。所以一个好的医生并不是做某科的专家，只关注专业这一小块，是要关注全体的健康。而这都是从全面的健康来论述的。不管是感染也好，还是受寒也好，引起尿潴留，对老年人先利尿，插管，造瘘也要先给通下来。活人不能让尿憋死。别说"先给他消炎吧"，那就耽误事了。肿瘤引起的，"先给化疗吧"，不等化疗两天，膀胱就被憋爆了，所以要先通小便。肺感染导致的大便不通，退烧很困难。更不用说肝肾内脏损坏了，肝肾损坏的，吸收氨以后中毒、昏迷都是可能的。中满常常是肠蠕动不行导致肠胀气，也必须得通。大承气汤的半斤厚朴首先是治满的。中西医结合治疗急腹症常用方：大承气汤、大柴胡汤。急腹症，腹膜感染、胆系的感染、阑尾炎、肠梗阻都用大承气。单纯依赖技术是不行的。必须有全面的健康观念。忽视细节，常出大事故。所以这个问题反复讲了十几句单独作为一篇提出来，说明这个问题的重要性。

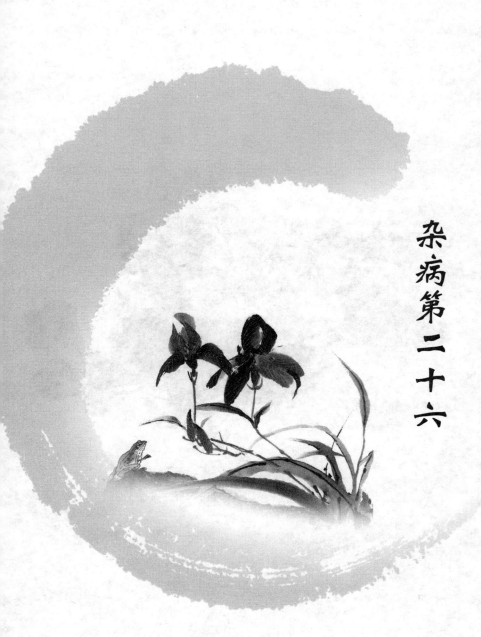

杂病第二十六

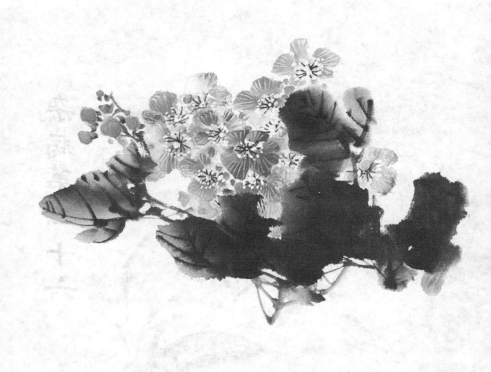

这一篇所述的几个病关联不大，所以叫杂病。内容多，不系统。其中对一些常见的病和症状论述得很详细，治疗也明确。

厥夹脊而痛者，至顶，头沉沉然，目眩眩然，腰脊强。取足太阳腘中血络。

一开始论述的是厥病，几种厥的情况。厥就是经气逆乱的情况。"厥夹脊而痛者，至顶。"第一个。夹脊而头痛至顶的，是循太阳经的走向的。"头沉沉然，目眩眩然，腰脊强。取足太阳腘中血络。"这是足太阳膀胱经病的表现。治疗上很明确，取足太阳腘中血络，就是刺络的方法。没提委中、委阳，只提了个腘中。实际上我们在治疗中常常不是照着那个腘横纹的中点来取穴，而是以视而必见为准，在腘中周围上下取穴。"视之不见，求之上下"，这就是为什么不明确地以穴位来论述的道理，这样更合于实际。

厥胸满面肿，唇漯漯然，暴言难，甚则不能言，取足阳明。

"厥胸满面肿，唇漯漯然。"第二个。漯漯，水盛的意思。所以面肿、唇也肿。"暴言难，甚则不能言，取足阳明。"阳明过面，肿是盛。取阳明的什么地方？这里没讲。经络所过，视其盛者而泻之。在阳明上，在足背上有症状的都可以取。

厥气走喉而不能言，手足清，大便不利，取足少阴。

第三个。前面是暴言难，这个是不能言。前面那个是面肿，这个是手足清，大便不利。这个清是相对于温来说的，是手足凉。手足凉而见喉部不利的从少阴来取。少阴怎么取？是补还是泻？是针还是灸？我常用的是代灸法，取太溪，用温灸法。慢性咽炎、慢性喉炎、慢性的咽喉炎，四肢冰冷、怕冷的病人，多是听信一些错误的饮食观念，如吃水果吃凉了，对这些常常温灸少阴。

厥而腹向向然，多寒气，腹中榖榖，便溲难，取足太阴。

"厥而腹向向然。"向向然像是指肠鸣。"多寒气，腹中毂毂，便溲难，取足太阴。"便溲难是有便意，临厕又解不下来。包括尿潴留或便秘，但不完全相同。相当于不利。腹中有寒气的属于太阴，喉中有症状的那属于少阴，面上肿的属于阳明，项背强的属于太阳。结合《经脉》篇来说各个经的厥气的不同表现。经络所过，病之所生，取以调之。通过论述厥的这四个表现，提示的就是这个意思。所以说经脉为病，终于始终。《经脉》篇和《终始》篇讲的就是这个内容。把那两篇完全学好了，这部分也就很好理解了。从不同的侧面来论述治病方法。一个是经脉能出现多种病，再就是一个病有多种的治法。多种治法上合于哪个经的治哪个。这是从不同的侧面来论述的。

嗌干，口中热如胶，取足少阴。

前面提到了喉不能言，手足清，取足少阴。《伤寒论》少阴的猪肤汤、甘草汤、甘草桔梗汤证也是这个情况，是一致的。从《灵枢》结合到《伤寒论》上的方，对一个病的病机就能更加了解了。

膝中痛，取犊鼻，以员利针，发而间之。针大如牦，刺膝无疑。

"膝中痛。"这个病是常见的。老年的髌骨软化、关节退行性变、风湿性关节炎、骨质增生、骨刺、劳损性的关节炎，包括髌韧带炎、髌下脂肪垫炎以及各种解剖部位命名的炎症都可以表现为膝中痛。膝关节内部的疼痛或关节及周围的疼痛。"取犊鼻，以员利针，发而间之。针大如牦，刺膝无疑。"用大针间歇性地刺。有的人说反复刺，隔一会儿再刺。有的人说不是一次刺好的，要多刺几次。一般这个间刺像那个间作一样指隔一段时间刺。特别提到：针大如牦，刺膝无疑。刺膝关节的针要大一点。这地方的筋是比较结实的。这里提到了一个针具大小的问题。从《经筋》篇看，筋的病用火针刺就好了，燔针刺其痹。膝中，是说和两侧的、筋外的不一样，应该是有别于膝外、膝旁。这也是可以考虑的一个问题。

喉痹不能言，取足阳明；能言，取手阳明。

第四个。前面提到了不能言，"甚则不能言，取足阳明"；这里提到了"不能言，取足阳明""能言，取手阳明"。前面还提到了"厥气走喉而不能言，手足清，大便不利，取足少阴"，嗌干的时候取足少阴；这里又提到了喉痹。从能言、不能言来区别。不能言是更重的。重的取足，取足是直接从下面上来的，上下通彻的。足阳明多气多血，手阳明是在上的，相对来说浅表一些。从手足阴阳分别而取，有个深浅轻重的问题。

疟不渴，间日而作，取足阳明；渴而日作，取手阳明。

第五个。这个病现在已经很少见了。在非洲和一定的区域内还有流行。《素问》专门有篇章论这一个病。从这里看，取手足的方法是根据发作时间的长短来分的。

齿痛，不恶清饮，取足阳明；恶清饮，取手阳明。

第六个。这是个常见病。牙痛，喝凉水没关系的取足阳明，一般取其井、荥，厉兑、内庭是止痛的，这是齿、骨从其冬来治。取手阳明合谷穴常常很有效。恶清饮，就是一喝冷水马上像过敏一样疼痛。前面提到齿痛、龋齿痛取鼻旁，取其颧下面，是从不同方面论述的。而这只是辨手足阳明的，阳明经过齿。这样治牙痛的时候就不会光从合谷穴来治了。虽然"面口合谷收"，合谷专治牙痛，假如说治了无效，就得细分一分，看他怕不怕冷水。

聋而不痛者，取足少阳；聋而痛者，取手阳明。

第七个。这个聋也分两个方面：聋而痛和聋而不痛。不痛的取足少阳，少阳是过耳的。痛的取手阳明，手阳明过面。这里为什么没提到足阳明呢？从少阳和阳明来说，手阳明比手少阳阳气更盛，看轻重取不同的经。这就是对每一个病伴随症状的详细鉴别。看伴随症状的有无、轻重决定如何取不同的经，或从上从下，从手从足，从阳气多少来取。

衄而不止，衃血流，取足太阳；衃血，取手太阳。不已，刺宛骨下；不已，刺腘中出血。

"衄而不止，衃血流，取足太阳。"第八个。足太阳是过内眦的。衃血就指的凝血、坏血。"衃血，取手太阳。"手太阳小肠，心主血脉，表里而论。"不已，刺宛骨下。"宛骨，就是腕骨，是手太阳循行所过。"不已，刺腘中出血。"再取足太阳。从太阳来止血。前面提到：衄而不止，衃血流，这个是出血状态。虽然是衃血，但它是流着的。后面单纯衃血，是程度差一些，只是有血块。前面说取手足太阳，具体是什么穴位？没有指出来。后面说：不已，刺宛骨下；不已，刺腘中出血。那就照手足太阳，从这两个穴位来刺就行了。刺委中止血的少。现在临床一般是先用云南白药塞鼻就行了。

腰痛，痛上寒，取足太阳阳明；痛上热，取足厥阴；不可以俯仰，取足少阳。中热而喘，取足少阴、腘中血络。

第九个。腰痛一般提到取足太阳，而这里讲到"腰痛，痛上寒，取足太阳阳明"。腰痛的部位上寒，有寒证取太阳、阳明。阳热不达，阴寒内聚。"痛上热，取足厥阴；不可以俯仰，取足少阳。"热从足厥阴取，知道分寒热，分动作来治这个病。俯也不行、仰也不行，足少阳，有个环跳穴经过髀，经过两胁，可考虑从这里取。所以要看到这三种情况的分别。不只有一般情况，还有特殊情况。假如说只取委中穴和太阳经治的不好的时候，要考虑取的经是否不对，是否还有别的原因。我一般取太阳、督脉的时候比较多一些，取厥阴、少阳的时候比较少一些，阳明用得也不多。"中热而喘，取足少阴、腘中血络。"第十个。取肾经或取腘中血络。少阴和太阳在腘中是相合的。中热是胸、膈、腹这块的烦热加上喘，可以取委中。这是少阴的病。一说到中热就会想这是否属于阳明呢？一说到喘就会想这是否属于手太阴肺呢？在这里没提，因为少阴是经过胸膈，贯到喉咙的。同一篇中根据不同的伴随症状对一个病有详细反复地论述。有的病在不同的篇章中用不同的方法治疗。在同一篇中要前后对比，在各篇之中要看是从哪个方面来论述的。综合地看，对这一个病论述得多了，就知道怎么分别了。当然现在有方便的检索方法，可以就一个病在《灵枢》中找出所有的治法和条文做一个对比，这是一个研究的方法。众方者，众人之方也。论述杂病，可杂取比较以求得效果。

喜怒而不欲食，言益小，刺足太阴；怒而多言，刺足少阳。

第十一个。不欲食是太阴病的症状。《伤寒论》中也提到"腹满，时痛，不欲饮食"。喜怒，照《素问》上的五行生克来说，就是土弱木盛，现在叫肝克脾。说话声音小是不足的现象，从阴来治；多言的、在外的、发怒的从足少阳来治。这是分阴阳、分太少的一个方法。怒而多言，脸红脖子粗，脖子胀得慌，现在叫肝胆火盛。细分的话肝是肝，胆是胆。这里是从阳来治，不从厥阴治。这两个放在一起都是怒，然后从话的多少，声音的大小，是否伴随食欲不振，看看是在阴还是在阳，是在太还是在少。这就是辨证，细致地分辨每一个具体的症状和夹杂症状，决定病之所在。"谨察阴阳所在而调之，以平为期。"首先得察其所在。

颔痛，刺手阳明与颔之盛脉出血。

第十二个，下颌痛。下颌上颊车穴有大的动脉，刺这里出血。刺手阳明，马莳解释是商阳穴，现在常用且有效的是合谷穴。而照《内经》本身的格式应该是在手阳明经上看到的盛络都可以刺。邪在于盛络，现于外，顺着走向来看，哪怕曲池也好，它周围也好，有盛脉的都可以刺。而商阳和合谷在梢上容易看到，离骨头最近，就像冬天山寒水瘦，容易看到地上的石头一样。下一个就是局部的动脉放血。

项痛不可俯仰，刺足太阳；不可以顾，刺手太阳也。

"项痛不可俯仰，刺足太阳。"第十三个。足太阳膀胱经是夹项、夹脊下行的，低头仰头都不行的这个病常见于由长期伏案工作导致的项韧带炎。刺足太阳，一个是用局部的治疗，在经上刺。再一个是用远道刺，我常用的是昆仑。"不可以顾，刺手太阳也。"看经络所过，哪个经上出了病，就从哪个经上刺。不可以顾就是不能回头的，向两侧或向一侧不能回头。这个也常见，刺手太阳腕谷、太溪都可以。再如落枕，即西医学说的胸锁乳突肌的急性炎症，阳明、少阳、太阳的表现都有。有时候一条肌肉的发炎带着周围一片都发炎。我常取中渚，手少阳三焦经的穴位。典型的落枕是在侧面，头歪到一边去。是不可以顾还是不可以俯仰？这个要分清楚。颈项周围肌肉的急性炎症在现代临床上都称为落枕，而落枕的诊断比经脉的诊断要笼统。不能说落枕了针刺哪里。现在有个落枕穴，在手背上，也是一个经络所过的地方。结合上手背的全息，在相当于脖子那地方行针就行。后来《扁鹊神应针灸玉龙经》对这个病的治疗是：头痛项强难回顾，先取承浆后风府。这是包括项强和难回顾的，取的是督脉。项强和难回顾不分经络，作为一个部位，笼统来论述，刺承浆、风府有效，我也常常用。所以可以看出对一个病治疗的历史变迁。只要有效，是后来的也行，现代临床传承有效的也行，都可以取用。而假如说现在临床习用的办法不行的时候，要知道还有经典的刺法。这个经典刺法没有说一个具体穴位，但是教你一个方法，就是仔细地分辨这个疼痛引起功能障碍的具体部位，到底是在足太阳还是在手太阳，还是在少阳、阳明。这样细致治疗效果会不同。所以说若风吹浮云，不是夸大，是对病势衰退的一个准确描述。好多急性病是可以达到这个效果的。假如说针刺治哮喘，如果一针没有肾上腺素的起效快，那自然会被取代。后面会提到"振埃"的刺法，说明在缓解急性病发作时，要有快速的效果。

小腹满大，上走胃，至心，淅淅身时寒热，小便不利，取足厥阴。

第十四。论腹满，分了三个情况。小腹在最下面，从足厥阴来治的，厥阴经在里面是上走胃心的。而身时寒热、胁胀满痛是偏外的，一般从少阳来论。兼有内外诸证，证在经脉所过的部位，（肝经络阴器，能导致小便不利）从中、从内、从厥阴治。

腹满，大便不利，腹大，亦上走胸嗌，喘息喝喝然，取足少阴。

足少阴走胸嗌，咽喉不利、嗌干如胶都取少阴。这是和厥阴腹满的鉴别。这里不只是如厥阴的小腹满，而是全腹满。

腹满食不化，腹向向然，不能大便，取足太阴。

这实际上是讲的三阴腹满的鉴别诊断和治疗。食不化的取太阴。

这都是些纲领性的内容。见到典型的症状，那就不至于说：脾肾阳虚、肝胃不和、肝气犯脾等等。这样的不叫辨证，是不能分辨。对腹满的各种相似情况的鉴别就是辨证鉴别，典型的指征就像画龙点睛的睛一样，一有了这个症状，径用无疑。腹满有寒热的，直接从厥阴经上治就行了。一看大便不太好，消化不好，肚子有肠鸣，脾经是络肠的，直接从脾治就行。这样治针对性就强得多。那也有人说三阴都是连着的，都差不多，都从肚子里过，都是循环的，从哪个环节治都行。那是纯粹理论的推想，不可靠。要是照这个理论来说的话开方药也行，任何一脏的病从任何其他一脏来治都行，靠五行生克，治了以后慢慢传过去吧。实际不是这样，这个理论不是你想象的那个用法。理论解释医理的时候，要有治病的根据，就如天道四时阴阳的自然，那才是真的，也是明白可见的，是具体到可以在临床应用的层面上说的。后来自己想象出来的都是不可靠的。没有经典依据，没有历代的医案依据，没有现代的临床依据，更没有实验的证据，凡这样的东西都属于个人的妄想。用针用药是一个道理，要避免这种情况。

心痛引腰脊，欲呕，取足少阴。心痛，腹胀，啬啬然，大便不利，取足太阴。心痛，引背不得息，刺足少阴；不已，取手少阳。心痛引小腹满，上下无常处，便溲难，刺足厥阴。心痛，但短气不足以息，刺手太阴。心痛，当九节刺之，按已刺，按之立已；不已，上下求之，得之立已。

"心痛引腰脊，欲呕，取足少阴。"第十五个。论了六种心痛的情况。少阴经内在所过，引腰脊欲呕。"心痛，腹胀，啬啬然，大便不利，取足太阴。"对大便不利，少阴、太阴都可以取。这个心痛是否指胸中痛？从伴随症来看，不像。心痛更

360

像是胃脘痛、心下痛。"心痛，引背不得息，刺足少阴。"牵掣性痛带着后背痛的也是刺足少阴。引背不得息就像是胸中的症状了。"不已，取手少阳。"这个也是病人叙述的一个症状，分不清是少阴还是少阳，用这个治不行的时候再换另一个，这等于是诊断性治疗、实验性治疗。"心痛引小腹满，上下无常处，便溲难，刺足厥阴。"看着引小腹满伴有便溲难的，这是厥阴所过处的病。痛引着小腹这样的症状，在现代临床上常常是胆绞痛、胆石症、泌尿系的结石能引起的情况。欲大小便的时候解不了，放射性痛，常常是很严重的绞痛。心脏本身的心痛、心绞痛能不能引起这个情况来？我还没见过。但是胃溃疡或者是胆、泌尿系结石绞痛能引起这套表现来，临床可见。"心痛，但短气不足以息，刺手太阴。"这个痛就像是心脏的痛。有的时候心脏的疼痛能放射到上腹部，而胃和食管的疼痛有时候也能在胸骨后有压榨性疼痛。所以抛开现代的病生理的基础，单纯从症状来分的话，这个心痛不好具体对应西医学的哪一个病。我们知道是表现在心胸这个地方的痛就行了。病人叙述的只是症状，病人的判断肯定只是感觉，问他哪儿痛就行了。有短气不足以息的（胸膜炎疼痛能引起短气不足以息来），呼吸深了就疼痛，痛得上气不接下气，但不好讲就是"心痛"。典型的心绞痛也是这样，胃的绞痛痉挛也能痛到大气不敢喘，胸膈一动就痛。对这个刺手太阴什么地方？照前面讲过的刺法的总原则刺就行。"心痛，当九节刺之，按已刺，按之立已；不已，上下求之，得之立已。"第九节是肝俞。刺肝俞或其同水平的节间，一刺应该马上就好。刺了不好的，上下找找，在按了以后马上不痛的地方再刺。就是在第九节周围，不论哪个穴的地方。所以有人说现在针灸的穴位不是过去那个穴位了，

杂病第二十六

361

不准了。那过去那个穴位在哪呢？穴在自己找。有了图谱不代表临床真正可见。反复提示这个意思，视而见之，按而得之。得找到真的才算事，单纯依据理论找是不行的。

颠痛，刺足阳明曲周动脉，见血，立已；不已，按人迎于经，立已。

第十六个。这个颠痛和第十二个那个颠痛，有的人说是颌痛，有的人解释为下巴颊痛，有的人解释为耳下曲骨痛，还有的版本写成"颊痛"。笼统讲是颊车骨这一片，和前面第十二个也有重复的。那个是刺手阳明与颠之盛脉出血，这个是刺足阳明曲周动脉。曲周动脉是耳下一拐弯的地方有一个颊车动脉。颊车穴附近能摸得到，刺的时候不一定是刺到动脉出血，在这个动脉搏动的地方看到有盛脉的时候，刺出血了就行了。从字面上看好像刺了不好的话，按着人迎就好了。有的解释是按着人迎的动脉搏动，从旁边针就好了。这个解释也是通的。单纯按动脉能不能好？这个方法现在不太用。《针灸甲乙经》："按经，刺人迎，立已。"这就和说的按动脉搏动，不直接刺动脉上有关系了。人迎脉很大，刺上的话很危险，压力很高，能够血喷出来。可刺人迎穴。寸口脉比这小得多，动脉取血的时候，注射器一插进去，看着就搏动。所以刺这些地方的时候要按住它拨到一边去。包括刺太渊等有动脉搏动的地方，都要按住拨到一边去，避免直刺。而在现代动脉穿刺要抽动脉血的时候直着刺上去，有时候压力很高，弹到一边，就刺不准。股动脉抽血以后还要用个沙包压着加压，防止拿开以后形成皮下的血肿。这说的是刺人迎的方法。

气逆，上刺膺中陷者，与下胸动脉。

第十七个。逆气冲上都称为气逆。咳嗽、胸闷、气喘这些都应该算是气逆的病，《金匮要略》中的火逆上气、大逆上气、咳逆上气都算是冲逆之气，逆上之病。膺中，胸旁为膺，足阳明经那个膺窗穴。肺经的云门穴、中府穴，都属于在膺。下胸动脉，有的人说是膻中穴，摸摸膻中穴，是没有动脉。《针灸甲乙经》中是胁下动脉。版本不同，说法不是很明确。临床除了刺膺中以外，还有刺胸部或胸胁部，或是在胸的上下找异常搏动的动脉来刺就行了。从字意上来理解，能提供的参考就只能是这样。里面的病厉害了，外面有的小的络脉能看出搏动来。胁下也好、胸中也好、胸下也好，仔细看看，盛了就用泻法刺。

腹痛，刺脐左右动脉，已刺按之，立已；不已，刺气街，已刺按之，立已。

"腹痛，刺脐左右动脉，已刺按之，立已。"第十八个。腹痛是个常见的病种，急性的、慢性的、感冒头痛、肚子痛。补法是刺了按之。刺了以后去了邪气，再揉揉肚子散开，也是个办法。脐左右有动脉吗？好多人解释说脐左右没有动脉。那是直接刺到动脉上去怕出血再按吗？不可能。但说没有动脉是不对的。从脐部使劲一按，都有搏动，是腹主动脉的搏动传导过来的。腹主动脉很粗、搏动很大，经过腹膜、肌肉传导到周围都会有搏动。所以说刺脐左右动脉就是紧靠着脐两旁来刺。脐旁是天枢穴，脐中旁开二寸。而天枢穴是大肠的募穴，所以一切肠病的腹痛刺天枢。所以脐旁动、脐周动，动得最大的是在正中间。胸下动脉，胸使劲一按，胃脘也能动，心下也能动。没说怎么刺，实际上现在对于急性痛的治疗，点刺放血是很好的办法。对慢性的腹痛用毫针留针刺也能有效。痛起来的时候除了看着脐周的动脉以外，再摸一摸脐部周围的硬结，刺硬结效果更好。民间的办法是挤红点，挤出瘀血来，满肚子一捏挤，也能好。在脐周拔罐的我没见过。经产妇、老年妇女腹部松弛一般不拔罐，有引起脐疝的危险。"不已，刺气街，已刺按之，立已。"如果治不好就刺气街穴，就气冲穴，在夹脐相去四寸，腹股沟搏动的动脉上一寸，脾胃的经在这合起来，胃经一个分支也是从这分出来的，也是足阳明胃经的穴。这个穴我用得不多，一般针天枢或足三里就好了。有时候痛得不是很严重，一针足三里就好了。再不行的时候从脐周刺。对小孩，急的时候只刺肚子也行。对寒冷性腹痛，吃凉东西肚子痛，这应该是最好的办法。再就是喝姜汤红糖水。西医可用阿托品，用了会口干、有时候有胃肠发胀的感觉或脸红、皮肤干燥、瞳孔散大。可用654-2，片剂或针剂，这是缓解胃肠痉挛的方法。阑尾炎脐旁一个大包块，一针缓解痉挛，肿一消，也可马上缓解痉挛。中医对急腹症（包括急腹症的腹痛）的急救，都可以先用针灸，然后再配合上通腑的药。

痿厥，为四末束挽，乃疾解之，日二；不仁者，十日而知，无休，病已止。

第十九个。痿是四肢肌肉萎缩的病。厥是四肢逆冷或气的逆乱。这里看更像是四肢的萎缩和逆冷。《内经》有《痿论》有《厥论》，这里痿厥一起说，是指痿病和厥病，或者是这一类的病所共有的一些症状。凡是四肢拘挛烦闷的，像现在的不安腿综合征，或者是动脉硬化血管闭塞症的早期，或者是静脉类的病，或者是末梢神经的炎症（像糖尿病的坏疽早期，皮肤的神经感觉障碍），或者是末梢微循环障碍导致的怕冷，或者是腰脊部的神经障碍引起来的萎缩，或者是外伤以后引起的末梢神经损坏等等。西医学诊断的这些病都可能有类似的情况。

见四肢束悗的要快治。一天刺两次，多长时间能好？如果有皮肤麻木不仁，有感觉障碍了，不那么灵敏的，一天刺两次，起码得刺十天。"十日而知。"知应该是有所改变，能够觉出改善来。"无休，病已止。"连续刺，不要停止，一直到病好才算完。

岁以草刺鼻，嚏，嚏而已；无息，而疾迎引之，立已；大惊之，亦可已。

第二十个。岁，马莳认为是个"藏"字，有的版本作"哕"，就是现在叫的呃逆。哕就是打嗝、呃逆。突然打个喷嚏，能一下子缓解了。怎么让他嚏呢？用草刺激鼻子，打个喷嚏，马上能好。无息，憋着气不要喘气，也是民间用的办法。"大惊之，亦可已。"突然惊吓一下子也能好。呕、哕、吐，是不同的。我治打嗝经常是扎足三里；扎内关有时候也能好了；有时候按压眼球也好了；喝点热汤有时候也好了。有时候扎了没好，如果嘻嘻哈哈开着玩笑扎肯定不管用，医患都精神高度集中、专注的时候，一是能稳定精神，二是气血能正常运行，否则它发散，扎着根本没什么反应。必须要精神集中。医生也好，病人也好，都应精神专注，气血才能按照要求的调整来运行。针刺以前，对穴位、手法明确，保证达到预期之效，病就好了。

《杂病》学完了，要多复习。本篇有时候对一个病就提了一句话。越是简单的越是比较可靠的东西。复习熟了，临床见了才觉得不生。也不一定非得去辨经络、寒热、虚实，用理论想着这个病应该从这里治。《内经》上有提示，直接用就行了。

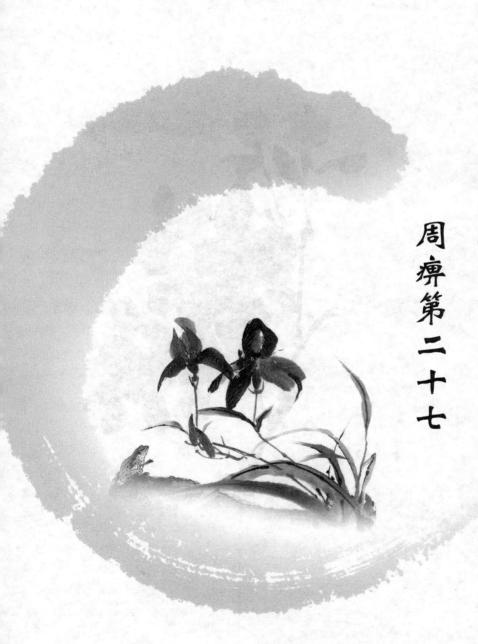

周痹第二十七

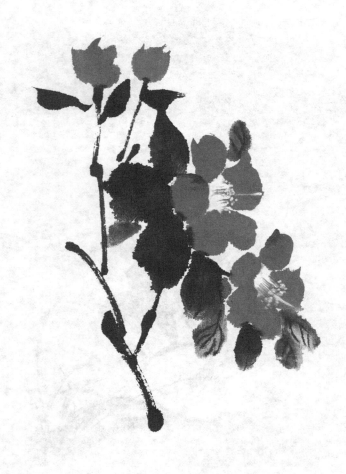

这篇讲众痹和周痹的病机、辨别、诊断、治疗。我们通过这篇学习治疗方法，对特殊的病有特殊的治法。本篇对疾病的生成、发展有比较详细的论述。

黄帝问于岐伯曰：周痹之在身也，上下移徙，随脉其上下左右相应，间不容空，愿闻此痛，在血脉之中邪？将在分肉之间乎？何以致是？其痛之移也，间不及下针，其憀痛之时，不及定治，而痛已止矣。何道使然？愿闻其故？岐伯答曰：此众痹也，非周痹也

"黄帝问于岐伯曰：周痹之在身也，上下移徙，随脉其上下左右相应。"《针灸甲乙经》中是"随其脉"，比较通顺。病脉相应，游走不定。"间不容空，愿闻此痛，在血脉之中邪？将在分肉之间乎？何以致是？"黄帝提出周痹在身上的上下走。问病是在脉中还是在分肉之间。并且问到了病因是什么？"其痛之移也，间不及下针。"还提到了这个病的表现，一会儿这痛一会儿那痛。痛的间隙很短，不等针刺治疗就改变了。"其憀痛之时，不及定治，而痛已止矣。"就是急性疼痛的时候，游走性的疼痛。阵发，很快中止的这种痛。"何道使然？愿闻其故。"这样的机理是什么？"岐伯答曰：此众痹也，非周痹也。"周身疼痛的痹证不一定都是周痹，而这种游走性、间断性或一过性发作的叫众痹。发作得很快，间不及下针。

黄帝曰：愿闻众痹。岐伯对曰：此各在其处，更发更止，更居更起，以右应左，以左应右，非能周也。更发更休也。黄帝曰：善。刺之奈何？岐伯对曰：刺此者，痛虽已止，必刺其处，勿令复起。

"黄帝曰：愿闻众痹。"黄帝又问众痹是怎么回事呢？"岐伯对曰：此各在其处，更发更止，更居更起。"在各个不同的地方，但还是有个地方，比如一过性的灼痛，像常见的枕大神经痛，突然痛起来了，一会止了。要按的时候按不着了。脚背上一个点的神经灼痛也有。肢体上一块，有时候皮都不敢碰的那种痛。"以右应左，以左应右，非能周也。更发更休也。"可以在左边痛，可以在右边痛，左右是可以换的。它不是循环一圈过去，来回顺着脉走的，是游走不定的。"黄帝曰：善。刺之奈何？岐伯对曰：刺此者，痛虽已止，必刺其处，勿令复起。"这一段就是一句话提示一个治疗的法则。间歇性发作的疼痛治疗，在间歇期的时候照常可以刺疼痛部位，这个很重要。最后一句说明这一类病的治疗方法。不要像现在有的针灸一样，这一类病属于风，就祛风，祛风治什么呢？就治肝胆，无论哪儿痛调肝胆经，平肝息风，解表祛风。有这个道理、事实、验例、经典依据吗？有效吗？怕是不敢肯定的多。这里就讲了一个方法。这个治疗方法比起现在针灸，先讲病机病理，然后辨证论治，然后立法，然后取穴，是不一样的。现在的这套方法还不成熟，根据是不充分的。只讲理论的中医在针灸临床上，缺乏的正是经典上这一套以疗效为根据的、可重复验证的肯定办法。

帝曰：善。愿闻周痹何如？岐伯对曰：周痹者，在于血脉之中，随脉以上，随脉以下，不能左右，各当其所。黄帝曰：刺之奈何？岐伯对曰：痛从上下者，先刺其下以过之，后刺其上以脱之。痛从下上者，先刺其上以过之，后刺其下以脱之。

"帝曰：善。愿闻周痹何如？岐伯对曰：周痹者，在于血脉之中，随脉以上，随脉以下，不能左右，各当其所。"这里明确提出来周痹是不能右边传到左边，左边传到右边的，只能在半个身子上顺着脉上下地传。能上下不能左右。"黄帝曰：

刺之奈何？”怎么治疗。“岐伯对曰：痛从上下者，先刺其下以过之。”《针灸甲乙经》中是“以通之”。“后刺其上以脱之。痛从下上者，先刺其上以过之，后刺其下以脱之。”这个病是在脉里走的，脉是有走向的，动脉从上往下走，静脉从下往上走。如果有个来路的话，别让它走下去，在下面截住它，然后再在上面刺。比如腰椎间盘突出症，先腰痛然后腿痛，先刺委中（先截治），然后再刺腰上，放出血来。有的先脚痛，那先在腰上拔罐，然后从脚上治也行。病轻的先从梢上痛，压迫末梢神经痛。感觉好像从腿传上去一样。这提示治疗部位先后的原则。一个是全身泛发的、间歇性、短暂性、一过性疼痛的治疗，是众痹的治疗。一个是顺着半侧肢体传导的疼痛的治疗，是周痹的治疗。

　　黄帝曰：善。此痛安生？何因而有名？岐伯对曰：风寒湿气，客于外分肉之间，迫切而为沫，沫得寒则聚，聚则排分肉而分裂也，分裂则痛，痛则神归之，神归之则热，热则痛解，痛解则厥，厥则他痹发，发则如是。帝曰：善。余已得其意矣。此内不在脏，而外未发于皮，独居分肉之间，真气不能周，故名曰周痹。故刺痹者，必先切循其下之六经，视其虚实，及大络之血结而不通，及虚而脉陷空者而调之，熨而通之。其瘛坚转引而行之。黄帝曰：善。余已得其意矣，亦得其事也。九者经巽之理，十二经脉阴阳之病也。

　　“黄帝曰：善。此痛安生？何因而有名？”《针灸甲乙经》中是“此病安生”，看下面是说众痹。“岐伯对曰：风寒湿气，客于外分肉之间。”《千金方》上引的是“病客于分肉之间”。“迫切而为沫。”有的版本是“迫切而沫，得寒则聚”。《内经》上没有“痰”字，这个“沫”，相当于“痰”。风吹水聚就是沫，和痰一样。后来有人解释是痰涎，也通。"沫得寒则聚，聚则排分肉而分裂也，分裂则痛。"就是说感寒后邪气在分肉之间、组织之间有渗出叫湿，寒凉的叫寒，走窜的叫风。这渗出的东西形成了沫，占据一定的空间，它就把正常的组织给撑裂了。有的版本是"分肉裂"。反正是有邪气在这占据着，撑裂了它就痛。在微观上看，组织受了风寒湿气的侵袭，外表温度的变化产生的炎症反应，就是细胞的肿胀、破裂，就像沫一样。组织之间渗出的水分就挤压着，挤压之后导致肌肉纤维炎性病变，炎性病变以后细胞都坏死，坏死以后更形成一些刺激物，在微细的层次上它就是渗出的东西。所以我们通过理论的考虑，结合外形肿胀的观察，可以看出《灵枢》的考虑和现代微观上看到的非常像。"痛则神归之，神归之则热，热则痛解。"指血气聚集在那里了。神者就是血气，血气聚则生热，就像组织之间有了炎症以后就刺激着血管扩张形成充血，充血以后就感到热了，肩背痛的常见，热了以后稍缓和一些。"痛解则厥，厥则他痹发。"反复发作导致气血的逆乱，别的病就发了。这就是说在分肉之间的、到处走窜的病。"发则如是。"是周痹还是众痹？联系后面来看是周痹。这个辨别的意义不是很大，知道痹证的发病机理就行了。"帝曰：善。余已得其意矣。此内不在脏，而外未发于皮，独居分肉之间，真气不能周，故名曰周痹。"和前面说周痹顺着脉上下走不一样。"故刺痹者，必先切循其下之六经。"那么其他经不切了吗？六经，或作"大经"，所过处大的经脉。"视其虚实，及大络之血结而不通。"大经大络前后还是对应的。"及虚而脉陷空者而调之，熨而通之。"看哪里陷了、哪里空了，可以针、灸，还可以热敷。"其瘛坚转引而行之。"瘛坚，是紧的意思。刺筋痹，前面讲到一个恢刺法。"黄帝曰：善。余已得其意矣，亦得其事也。"讲了治疗的方法和经筋上的痹，或者周痹、众痹在分肉之间的痹，或者是在脉中的痹。要注意触诊、鉴别、确定病的所在。看看它是一过性发作还是间歇性发作，或是阵发性的发作。还有走向，是从上到下，还是从下到上。再一个要摸着大经大络看是空的还是实的，是紧的还是松的，是在经的还是在络的，然后用针对性的治疗方法。"九者经巽之理，十二经脉阴阳之病也。"这一句话和前文也看不出联系来，也很难懂，大多数认为是误入的一句话。《太素》的版本没有这句话。像这种前后文意不连的可以不解释。

　　痹证在现代临床是常见的病，在我这里统计过占到门诊就诊人群的四分之一。颈肩背腰腿痛，现代说的慢性疲劳统合症，各个部位的筋膜炎、韧带炎，以前也笼统叫风湿痛。现在影像诊断叫骨质增生、椎间盘突出、颈椎病、腰椎病。表现就是疼痛，有的是走窜痛，有的是一过性痛，有的是麻木痛，有的是酸胀不适痛，都算是痹证一类。

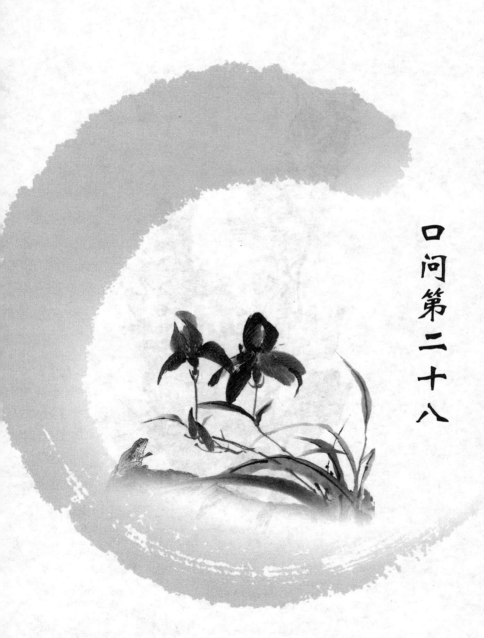

口问第二十八

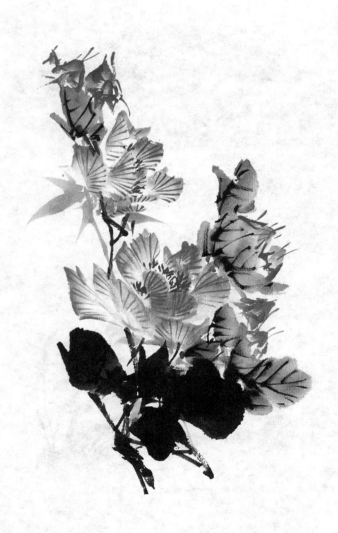

这篇总共讲了十二个临床常见的症状或现象，这些病在前面提到的《经脉》中没有重点论述，也没有单独作为病来讲。这里集中讲。

黄帝闲居，辟左右而问于岐伯曰：余已闻九针之经，论阴阳逆顺，六经已毕，愿得口问。岐伯避席再拜曰：善乎哉问也，此先师之所口传也。黄帝曰：愿闻口传。岐伯答曰：夫百病之始生也，皆生于风雨寒暑，阴阳喜怒，饮食居处，大惊卒恐。则血气分离，阴阳破败，经络厥绝，脉道不通，阴阳相逆，卫气稽留，经脉虚空，血气不次，乃失其常。论不在经者，请道其方。

"黄帝闲居，辟左右而问于岐伯曰：余已闻九针之经，论阴阳逆顺，六经已毕，愿得口问。"手足六经的病全讲完了，再问口问。什么是口问呢？"岐伯避席再拜曰：善乎哉问也，此先师之所口传也。"口问就是岐伯说他的老师传的，而不是平常的经上记载的。平时经上记载的六经已毕——讲过了。"黄帝曰：愿闻口传。"下面岐伯说的是一般的病的生成和机理。"岐伯答曰：夫百病之始生也。"说的是一切病的发生机理和病因。"皆生于风雨寒暑。"天气的变化。"阴阳喜怒。"阴阳是指的房事，喜怒是指情志的变化。"饮食居处。"饮食是伤六腑，居处是指所处的地理环境。"大惊卒恐。"是指意外的剧烈精神刺激。病因说了四句：风雨寒暑、阴阳喜怒、饮食居处、大惊卒恐。以前提到的外感六淫邪气、内伤七情，一个是从经络入腑，一个是伤内脏。这里分别得还详细一些。居处和寒暑风雨，一个是天，一个是地，是分开讲的。而阴阳喜怒应该算人的因素。大惊卒恐：意外的事故。虽然在讲七情的时候喜怒和惊恐是并着讲，但这还有所不同：一个是内生的刺激，一个是外来的刺激。就是说外因导致的精神变化和内因产生的变化有不同。在后世分三因的时候有内因（内伤七情）、外因（外感六淫）、不内外因（饮食起居），也没出这个范围。"则血气分离，阴阳破败。"这个"阴阳"是指什么？指包括脏腑、表里、血气、经络的含义。"经络厥绝。""厥"是指破裂，"绝"是指不流。"脉道不通。"不通是阻塞。"阴阳相逆。"这个"阴阳"也包括营卫、气血这一套。"卫气稽留。"卫气应该流转不息，一稽留就成病。"经脉虚空，血气不次。"血和气不按照次序，不在它应有的位置。"乃失其常。"失去了正常的通畅状态。"论不在经者，请道其方。"对这些内容的论述没有记载在经典上，当然这里讨论的内容到现在也成了经典了。这里对在当时的经典上没有论述到的做了进一步的探讨。

> 黄帝曰：人之欠者，何气使然？岐伯答曰：卫气昼日行于阳，夜半则行于阴，阴者主夜，夜者卧；阳者主上，阴者主下；故阴气积于下，阳气未尽，阳引而上，阴引而下，阴阳相引，故数欠。阳气尽，阴气盛，则目瞑；阴气尽而阳气盛，则寤矣。泻足少阴，补足太阳。

"黄帝曰：人之欠者，何气使然？"第一个讨论的是欠，欠就是哈欠。打哈欠对正常人算一个生理现象。人刚醒时打个哈欠、伸伸懒腰，是正常的生理现象。但是有病理的现象：有的人哈欠不断，有很夸张的样子。这个在临床上能见到，女性病人居多。现代临床上的癔病性的发作能见到这样的。岐伯是从病机上解释的。"岐伯答曰：卫气昼日行于阳，夜半则行于阴，阴者主夜，夜者卧；阳者主上，阴者主下。"从生理上来说这是说阴阳营卫的昼夜所在部位。"故阴气积于下，阳气未

378

尽，阳引而上，阴引而下，阴阳相引，故数欠。"晚上阴气应该入到里面去了，而阳气没有完全入于阴。就像前面说的一样，营卫的血气不在它的位置上。应该引到下面去的时候，没引下去，所以阴阳相引就成了欠了。"阳气尽，阴气盛，则目瞑。"阳尽阴盛，阳入阴，人就睡了。"阴气尽而阳气盛，则寤矣。泻足少阴，补足太阳。"到早上阴气尽，阳气盛，人就醒了。如果到了早上阳气不足，阴气不完全出来，刚醒的时候睡得不好，也打哈欠。对这个情况是从足少阴和足太阳来治的。卫出于下焦，所以阴盛的时候是泻足少阴，补足太阳的。

黄帝曰：人之哕者，何气使然？岐伯曰：谷入于胃，胃气上注于肺。今有故寒气与新谷气，俱还入于胃，新故相乱，真邪相攻，气并相逆，复出于胃，故为哕。补手太阴，泻足少阴。

"黄帝曰：人之哕者，何气使然？"第二个，哕是指的呃逆。"岐伯曰：谷入于胃，胃气上注于肺。"这是正常的生理。"今有故寒气与新谷气，俱还入于胃，新故相乱，真邪相攻，气并相逆。"胃里本来就是有寒气的，素体中阳虚寒的人刚刚吃了饭，本来的寒气和新吃进去的饭混在一起，正邪相攻，一起争着往上冲，就逆乱了，产生了呃逆。"复出于胃，故为哕。补手太阴，泻足少阴。"这个故寒气泻的是足少阴，补的是手太阴。治呃逆的时候可直接从足三里取，直接调胃气，临床用着也有效。所以临床上这类经典的用法用得不多。但是从少阴经入胃、入肺、上膈、贯胸上、贯咽喉来说的话，看这个寒气的治疗是有根据的。临床上碰到顽固性的呃逆，用新的方法不管用的时候可以考虑这个方法。现代临床上先喝姜汤、红糖水治寒气、内关、中脘也是现代临床常用的方法。只要有效就没必要换，无效就回归到经典，看看这些方法。

黄帝曰：人之唏者，何气使然？岐伯曰：此阴气盛而阳气虚，阴气疾而阳气徐，阴气盛而阳气绝，故为唏。补足太阳，泻足少阴。

"黄帝曰：人之唏者，何气使然？"第三个，唏是指人悲伤哽咽不出声。"岐伯曰：此阴气盛而阳气虚，阴气疾而阳气徐，阴气盛而阳气绝，故为唏。"是阴盛阳衰的现象。吸入的少，呼出的多。"补足太阳，泻足少阴。"阳气虚就补阳气，补和泻是表里对应的。

黄帝曰：人之振寒者，何气使然？岐伯曰：寒气客于皮肤，阴气盛，阳气虚，故为振寒、寒栗，补诸阳。

"黄帝曰：人之振寒者，何气使然？"第四个，振寒就是寒战、战栗。疟疾发烧前是这样，感冒发烧前也这样，其他的热病发烧之前也常有振寒现象。"岐伯曰：寒气客于皮肤，阴气盛，阳气虚，故为振寒、寒栗，补诸阳。"表皮上受了寒后，在表皮上的阴气盛，所以就振寒、寒栗。既然阳虚，那就补诸阳。注意这里提到的是诸阳，没提到补哪一个阳，那就手足三阳都可以补。用药也是用温热的药从里面解。这里提示了一个很重要的法则。现在来说寒气在表皮上盛（阴气盛）了，那应该解表去寒，应该用泻法。这里讲到的是补法。补诸阳，喝姜汤、桂枝汤补应该也算诸阳。要是泻寒以热的话，在表皮上烤火就行，可这不是办法。常常寒气"振寒盖衣被"而不减，所以必须从里面给人补上阳气才行。喝热稀粥发汗都能解决这个问题。现在的有些门派重视补阳，对待寒性病来说还是很有道理的。当然对热性病，那就另当别论了。

黄帝曰：人之噫者，何气使然？岐伯曰：寒气客于胃，厥逆从下上，复出于胃，故为噫。补足太阴阳明，一曰补眉本也。

"黄帝曰：人之噫者，何气使然？"这是第五个。噫就是嗳气，打饱食嗝，从胃里返上来一口长气。"岐伯曰：寒气客于胃。"很明确，从寒来治。"厥逆从下上。"气逆乱了，从下面到上面去了。"散出于胃，故为噫。"从胃里散出来，不像哕那样冲逆而出。"补足太阴阳明，一曰补眉本也。""一曰补眉本也"，这个像误进去的注解。足太阳膀胱经从眉本上走，阳明和太阴不在那里。那攒竹穴是否能治噫呢？好像没见过这说法。现代的由于药物副作用引起的恶心、噫气，在经典中肯定没有论述。以实际所见的症状为准，抛开原始的病因。治疗上可以参照这个。有些药物长期应用、反复刺激的，这样治也不理想。药物毒性引起的哕比寒气引起的要重得多。

黄帝曰：人之嚏者，何气使然？岐伯曰：阳气和利，满于心，出于鼻，故为嚏。补足太阳荣眉本，一曰眉上也。

"黄帝曰：人之嚏者，何气使然？岐伯曰：阳气和利，满于心，出于鼻，故为嚏。"第六个。这个不太像病。阳气满了，是和利（正常的现象）。脑血栓病人神志昏蒙，只要阳气和利就能清醒了。所以治中风有一个取嚏法。用皂角末或细辛搐鼻，使劲打一个喷嚏，人能醒过来。这是传统的急救方法。病人刚刚血栓形成的时候，这个喷嚏起什么作用？胸部压力增高，突然屏住呼吸以后气冲而出，那时候静、动脉的压力很高，脸红脖子粗，一下子鼓荡，压力一高，突然一松弛，像冲击一下一样，血栓能通开。这个方法是其他方法办不到的，血压突然一高一低地冲击，对刚成的血栓会有效。这个血栓并不像一个东西一样突然栓住，有时候就是黏滞、郁滞、循环得慢了，突然一晃当就通开了。就像下水道堵了，用皮塞子一压一松，它就通开了。那过敏性鼻炎是阳气和利吗？比严重的过敏性哮喘来说要轻得多，但有鼻流清涕、鼻塞的症状就难受多了。还有就是感冒以后光打个喷嚏，心气和利，没入到里面去，比浑身怕冷寒战也轻得多。所以从涕的机理上看，后来取涕法治疗中风，是有道理的。"补足太阳荣眉本，一日眉上也。"眉本、眉上相近。针眉本能够治涕，也能够治风眩。

黄帝曰：人之軃者，何气使然？岐伯曰：胃不实则诸脉虚；诸脉虚则筋脉懈惰；筋脉懈惰则行阴用力，气不能复，故为軃。因其所在，补分肉间。

"黄帝曰：人之軃者，何气使然？"第七个。"軃"这个字特指这个病，后来其他地方很少见。"岐伯曰：胃不实则诸脉虚；诸脉虚则筋脉懈惰；筋脉懈惰则行阴用力，气不能复，故为軃。"胃是水谷之海，中焦的营气都是通过胃来化生的。吃进饭去，脉里才能有血；不吃饭了，那当然全身都虚了。所以胃不实的根本原因就是吃不进饭。如果血不够用，那筋脉懈惰，周身都无力（筋也无力，脉也无力）。这是一个基本的生理现象。行阴是指房事。性功能受影响。再过度劳累，导致气不能复。劳累以后倦怠和疲劳恢复不了，就形成了軃病。軃就是周身无力，像懈惰一样，头也抬不起来，腰也直不起来，腿也抬不起来，走路都拖拉着，走不动了。现在吃不进饭，饿倒的情况少见了。也有有胃病的吃不进饭，人老了吃不进饭，再加上行阴用力不能恢复的。有一个病例，七十多岁的男性，生活起居不节，行房事用力，一下子迈不动步了，腰立不起来了。自己觉得肾里老像有两滴凉水往下滴。从那以后多年看病，效果不佳。我用桂枝加龙骨牡蛎汤平和温补，有效。这个病是在里面虚的，补的时候补分肉。腿懈惰无力就补腿，胳膊懈惰无力就补胳膊。既然是诸脉虚，就哪个虚了补哪个。这也是个方法，全身性的疾病，从哪儿虚的就从哪儿补，而不是一切从阳明治疗。虽然胃是根本，小腿前面酸了、胀了，就补前面。后腿肚子虚了，就补太阳。"因其所在，补分肉间。"补的是分肉间，比皮肤要深一点，比筋脉、骨要浅一点。

黄帝曰：人之哀而泣涕出者，何气使然？岐伯曰：心者，五脏六腑之主也；目者，宗脉之所聚也，上液之道也；口鼻者，气之门户也。故悲哀愁忧则心动，心动则五脏六腑皆摇，摇则宗脉感，宗脉感则液道开，液道开，故泣涕出焉。液者，所以灌精濡空窍者也，故上液之道开则泣，泣不止则液竭；液竭则精不灌，精不灌则目无所见矣，故命曰夺精。补天柱经夹颈。

"黄帝曰：人之哀而泣涕出者，何气使然？岐伯曰：心者，五脏六腑之主也；目者，宗脉之所聚也，上液之道也；口鼻者，气之门户也。"第八个。也是一个生理现象。一切情志是从心来论的，还说了头面孔窍的作用。"故悲哀愁忧则心动。"心为五脏之主，也为一切情志之主。"心动则五脏六腑皆摇。"所以一切情志的改变还是从心来论述的多。"摇则宗脉感。"宗脉上注到目。"宗脉感则液道开，液道开，故泣涕出焉。"解释流泪的机理，首先是心引起引起五脏动摇，五脏动摇引起宗脉动摇，泪就从上面的出口出来了。"液者，所以灌精濡空窍者也。"解释什么是液。现代的中医基础理论把津液分开说了，说津液是分清分浊，分阴分阳的。有些概念是人为分的，意义不大。"故上液之道开则泣，泣不止则液竭。"这个"泣"是指的泪。泪与液通，泪多了液就没了。"液竭则精不灌，精不灌则目无所见矣。"哭得多了，把泪哭干，能哭瞎眼睛。

"故命曰夺精。补天柱经夹颈。"补太阳膀胱经的天柱穴。因为太阳经是从这里入络脑的。把眼睛哭瞎的,我在现代临床上没见过。但我小的时候见过一个邻居——孤老太太,生活经历凄苦,伤心事太多了,常常哭,把眼哭瞎了。从现代来看,大脑的病引起视力缺损的常见。颅内的肿瘤也是这样。高血压,生气,不出眼泪,眼结膜充血,泪汪汪的,不哭似哭,也能引起暴盲来。这可看成是情志因素引起的五脏六腑的动摇。心动(情感的剧烈变化)是消耗人的宗气的。宗气一动摇,液道一开,水流干了,眼睛能坏。上液道开,那么相对来说还有下液道开,下液道属肾管。下液道开照常能引起人的虚损来。如下利清水、排黏液性便、妇女白带过多、男子遗精,都能导致人的虚损,久了以后叫脾肾阳虚。流鼻涕多了一般是属于肺气虚。不管是从哪里流的液,最终导致的是精亏。《素问》有一篇《痿论》,可结合着看。

黄帝曰:人之太息者,何气使然?岐伯曰:忧思则心系急,心系急则气道约,约则不利,故太息以伸出之,补手少阴心主,足少阳留之也。

"黄帝曰:人之太息者,何气使然?"第九个。太息就是叹气,就是长的呼吸。"岐伯曰:忧思则心系急,心系急则气道约,约则不利,故太息以伸出之,补手少阴心主,足少阳留之也。"过度思虑导致心系急,心系就是指心主的血脉、经脉。一切的血脉都是从心发出来的,好多经脉的分支也经过心。心和肺都在胸腔里,心的血脉一急,就把气道给约束住了,而后不是像哮喘那样的气道不利,气憋在里面很多,所以就长叹一口气,把气舒出来。多种的叹息常常是因为精神因素。精神因素导致呼吸不利,长舒一口气以后能缓解疏松。偶尔叹一口气这不算病，经常这样，问题就大了，就得要治疗了。补手少阴和手厥阴，从心来治。足少阳是胆经，少阳和厥阴相表里。而这用的是足少阳和手厥阴。精神类的病，多是从心和胆来治的。后世处方用药的理论也是从这里来的。少阳胆主生发，木性，抑郁在里面不通，那就从少阳来治。

黄帝曰：人之涎下者，何气使然？岐伯曰：饮食者，皆入于胃，胃中有热则虫动，虫动则胃缓，胃缓则廉泉开，故涎下，补足少阴。

"黄帝曰：人之涎下者，何气使然？"第十个。涎就是口水，唾液腺分泌过多或者口中涎水过多是什么原因？"岐伯曰：饮食者，皆入于胃，胃中有热则虫动。"什么虫动？是否一定是寄生虫病？西医学发现胃的幽门螺旋杆菌，我们把它叫成虫（一种生物致病因素）也未尝不可。正常情况下肠胃中除了寄生虫，还有大量的细菌，多至论斤来计，人身最多，满身都是，离了细菌人就没法活了。所以佛经里说八万四千虫，把这个叫虫也未尝不可。在微观角度来说它是一个生物，可以叫虫。人死了以后，在活体上寄生的菌或虫会明显少了。正常的人在临死以前，有的排大量大便，排下很多黏糊的东西，那是肠内的菌集体出逃。人的胃里有一定的热度，消化能力才强，细菌才能旺盛，虫才能动，消化分解，粮食变成大便全是它："虫"的功劳。"虫动则胃缓，胃缓则廉泉开，故涎下，补足少阴。"饿了以后虫不往下走，上面就盛，口腔中的分泌液就多了。涎多是胃热，胃热宜清，怎么清？补足少阴，补水所以清火。后来有个方叫玉女煎，组方：麦冬、石膏、牛膝、熟地、知母这一类的清胃火的药。里面麦冬、知母就是补少阴而清胃火。就理论来说在经典中阴阳，是相对的才是能论述的，

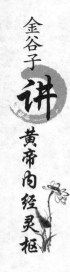

这里提到少阴是指阴的方面。常常见的是吃饱了饭，吃肉多了，胃中生热，晚上瞌睡多。最常见小儿流涎证，流得衣服都是湿的，这都算脾热或是内热胃火，用鲜芦根（清凉味淡发甜）挤水点上就好了。包括小儿吐奶，一吃下去马上吐出来，都是因为胃火大，奶下不去。其实是吃饱了撑的。

黄帝曰：人之耳中鸣者，何气使然？岐伯曰：耳者，宗脉之所聚也，故胃中空则宗脉虚，虚则下溜，脉有所竭者，故耳鸣，补客主人，手大指爪甲上与肉交者也。

"黄帝曰：人之耳中鸣者，何气使然？"第十一个。耳鸣也是常见症状。"岐伯曰：耳者，宗脉之所聚也。"好多脉的分支都通过耳。"故胃中空则宗脉虚，虚则下溜，脉有所竭者，故耳鸣，补客主人，手大指爪甲上与肉交者也。"耳鸣是个虚象。不光是肾虚耳鸣，凡是有脉气虚竭的都有可能出现耳鸣。饿了能耳鸣，吓着了能耳鸣，睡不好觉也能耳鸣。补客主人，补上关穴（少阳胆经的穴位）。手大指爪甲上与肉交者也，即肺经的少商穴。这里提出耳鸣从虚来补，从胆和肺来治。对一个常见症状提供了一个确切的方案，就可以依照遵行了。耳门、听宫、听会，此三个耳前穴治疗耳鸣也能有效。董氏奇穴（专门治疗耳鸣的穴）在中指上。我治过一例，一针马上就好。所以针灸还有经外别传，在民间久传有效的就算是真经。

黄帝曰：人之自啮舌者，何气使然？岐伯曰：此厥逆走上，脉气辈至也。少阴气至则啮舌，少阳气至则啮颊，阳明气至则啮唇矣。视主病者，则补之。

"黄帝曰：人之自啮舌者，何气使然？"第十二个。不小心咬着舌头了。啮就是咬的意思。"岐伯曰：此厥逆走上，脉气辈至也。"不正常的气乱到上面去了，突然一个地方脉气盛，本来舌和牙齿各在各的位置上的，而到舌头上的气多了，舌头大了挤到牙齿之间去了，就咬着舌头了。常见的一个偶然现象是突然厥逆导致的：吃着饭脑袋里想着别的事，这些经脉一盛，拱到舌头，舌头一哆嗦出来，一下咬到了。吃饭的时候就专心吃，不能乱想，也是人的一种自我保护。"少阴气至则啮舌。"少阴系舌本，太阴也系舌本。"少阳气至则啮颊。"少阳气一盛了，腮帮子肿到里面去，就咬到了。"阳明气至则啮唇矣。"阳明气盛，嘴唇肿了，一说话不好，就咬了。"视主病者，则补之。"哪个主病呢？它既然是气盛倍至，怎么还补之呢？要考虑为什么气盛。厥逆走上，上面盛，也可能气乱了。就好比这一个水渠里水少了，但是同样可以有波澜。虽然是小河，在里面乱搅也能出事。大河宽阔，轻搅反不容易出波澜。经常咬着，咬出溃疡来，就得补了。我治过一例，不止是啮舌，舌头肿得进不去，在外面吐着。生气后在大棚潮湿的地方干了一夜农活，第二天就不会说话了。当时用的外台茯苓饮，用人参来补的，舌淡白胖大不能进去，闭不上嘴。见过一个典型的啮唇。上唇翻卷着快把鼻子堵上了，又胖、又大、又粗的。这个人面红，经常喝酒、吃肉、吃辣。刺了几次手阳明，用了牛黄化毒片（牛黄、没药、金银花、白芷、乳香、连翘）。牛黄很重要，泻火解热，泻阳明火热。同时让忌酒、忌肉，一个来月好了。啮颊，有时候口腔里面那个咬合线肿大也属此。有一例黏膜白斑，是吃牛黄丸泻火治愈的。

凡此十二邪者，皆奇邪之走空窍者也。故邪之所在，皆为不足。故上气不足，脑为之不满，耳为之苦鸣，头为之苦倾，目为之眩。中气不足，溲便为之变，肠为之苦鸣。下气不足，

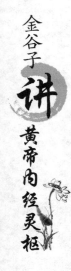

则乃为痿厥心挽。补足外踝下留之。

"凡此十二邪者，皆奇邪之走空窍者也。故邪之所在，皆为不足。" 最后一个总结。奇邪是什么？非正常的为奇，正常的经脉盛衰有一个平衡，奇邪就有可能是外来的邪气。还有一个解释：奇是大。这里是指的不正之气走空窍（从一个小地方出来了），表现为一个特别症状。为什么到这儿来呢？邪之所在，皆为不足，和"其气必虚"是一个道理。"故上气不足，脑为之不满，耳为之苦鸣，头为之苦倾，目为之眩。"这一切像脑动脉供血不足的现象，也叫不足。凡是头部的这些小空窍的症状，如目眩、头轻、抬不起头来、头紧束感、耳朵响、脑子空空荡荡的，记忆力不好，都是上气不足。现代说的脑动脉硬化、脑供血不足、脑缺氧，都叫上气不足。"中气不足，溲便为之变，肠为之苦鸣。"哪儿不足了，哪儿就有响声。溲便为之变，是变为次数多还是次数少？变为不通？变黏滞不爽？还是变小便色？所有异常，都叫变。所以后来有个补中益气汤或补中益气丸。有的人说用一个方子可统治消化科的病。凡是有病都是不足，不足就是补，补就是补中益气。所以补中益气汤、补中益气丸是个很常用的套路方子，其理论来源可以说就在这里。所以时方的创造也是有理论根据的，只不过药证与经方的方证有些区别。"下气不足，则乃为痿厥心挽。补足外踝下留之。"痿厥在下，指的是腿。怎么还心闷呢？心闷的时候，也不算中气，也不算上气，是从肾气上来的。足外踝下是昆仑附近，为足太阳经所在。前面讲上气和中气的时候没有提到哪个穴，临床补昆仑或者太溪，对头部的病或阴证都是可以的。所以补法对上中下气的不足，都可以用。

黄帝曰：治之奈何？岐伯曰：肾主为欠，取足少阴；肺主

为哕，取手太阴、足少阴；唏者，阴与阳绝，故补足太阳，泻足少阴；振寒者，补诸阳；噫者，补足太阴阳明；嚏者，补足太阳眉本；亸，因其所在，补分肉间；泣出补天柱经夹颈，夹颈者，头中分也；太息，补手少阴、心主、足少阳，留之；涎下补足少阴；耳鸣补客主人，手大指爪甲上与肉交者；自啮舌，视主病者，则补之。目眩头倾，补足外踝下留之；痿厥心挽，刺足大趾间上二寸，留之，一曰足外踝下留之。

问怎么治疗，下面谈的就是以上这些病证的具体治疗方法，很明白，基本没有什么可解释的。这里提到一个：目眩头倾，补足外踝下留之。不光是治下气不足，上中二气不是，也是一样。足大趾间上二寸是什么？内侧的是脾经太白穴，外侧的是肝经太冲穴。看最后这句，对后面上中下三气不足补的时候是不一样的，所以这地方有些错乱。"一曰足外踝下留之。"这也像注释的条文。所以如果对上中下气都不足，治疗是都补足外踝下的话，则好像是不通。痿厥心悗的时候补肝经还行，补脾经更像是治疗中气不足。所以这一段总的来看，我们知道不足则补之，哪里不足补哪里就行了。《内经》里对一个病不同篇章或是一篇中的讲述，有时也不同，要放在特定的篇章中来理解其意思。

《口问》讲完了，回过头来复习各个不同的症状的治疗。还有后面这一段讲了以经脉的走行分成几个部分来治疗。有一个重要的原则：邪之所在，皆为不足。这是治疗中重视补的观点。还有前面的补诸阳治振寒，是强调从阳气治疗的观点。对这些一般性的观点，我们要注意。

口问第二十八

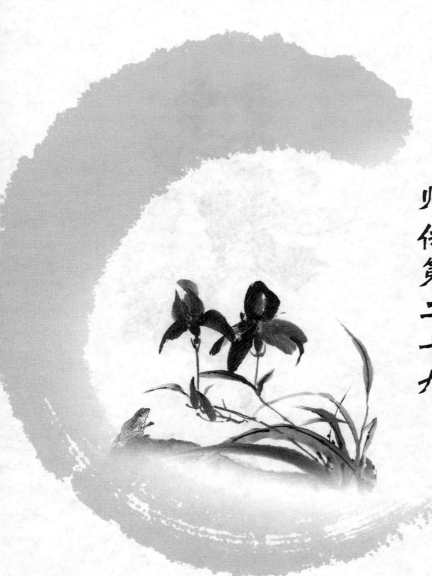

师传第二十九

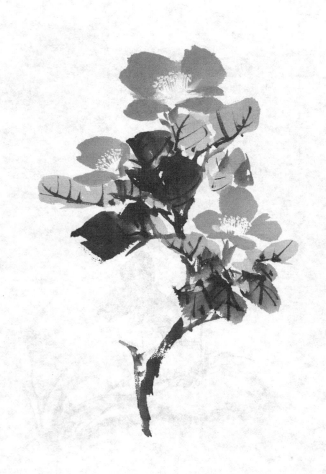

前篇《口问》说的是正经上不记载的，这篇《师传》说的还是另外有所传授的。

黄帝曰：余闻先师，有所心藏，弗著于方，余愿闻而藏之，则而行之，上以治民，下以治身，使百姓无病，上下和亲，德泽下流，子孙无忧，传于后世，无有终时，可得闻乎？岐伯曰：远乎哉问也。夫治民与自治，治彼与治此，治小与治大，治国与治家，未有逆而能治之也，夫惟顺而已矣。顺者，非独阴阳脉，论气之逆顺也，百姓人民皆欲顺其志也。

"黄帝曰：余闻先师，有所心藏，弗著于方。"没有正常的文字记录的，没有在公开传播的东西，不是大多数人所能了解的东西。"余愿闻而藏之，则而行之，上以治民，下以治身，使百姓无病，上下和亲，德泽下流，子孙无忧，传于后世，无有终时，可得闻乎？"从这一句问话来看，这个经藏的不仅是医学的道理，而是一个普遍的道理，所以这里直接提到上以治民的方。"岐伯曰：远乎哉问也。夫治民与自治，治彼与治此，治小与治大，治国与治家，未有逆而能治之也，夫惟顺而已矣。"提出一个观点：惟顺而已。"顺者，非独阴阳脉，论气之逆顺也。"并不是从阴阳脉上来看气的逆和顺。"百姓人民皆欲顺其志也。"治国治民的顺还不算大，还讲到更大的：顺应天地自然。和治国、顺民志是一个道理。

黄帝曰：顺之奈何？岐伯曰：入国问俗，入家问讳，上堂问礼，临病人问所便。

怎么个顺法？还是先从大的方面开始谈，从大到小的举例。一个国家有一个国家的风俗，一家有一家的避讳，到人家里要问什么礼节，客随主便。这里没像后来的《太素脉》说的，见了病人，摸了脉，能知道其人当多大官，能发多大财。

得问，重视问诊的方法。

黄帝曰：便病人奈何？岐伯曰：夫中热消瘅，则便寒；寒中之属，则便热。胃中热则消谷，令人悬心善饥。脐以上皮热，肠中热，则出黄如糜。脐以下皮寒，胃中寒，则腹胀；肠中寒，则肠鸣飧泄。胃中寒，肠中热，则胀而且泄，胃中热，肠中寒，则疾饮，小腹痛胀。

"黄帝曰：便病人奈何？"这个便就是宜、适合的意思。病人有所便宜、有所喜欢的事，是什么情况？"岐伯曰：夫中热消瘅，则便寒。"喜欢吃寒的，喜欢凉的环境，这是中热消瘅。"寒中之属，则便热。"由于腹部寒凉而引起来的病，喜欢热。简单说就是热病喜寒、寒病喜热。下面论述的是一个诊断的情况。除了问所便以外，还有从外面能看到的，能摸到的。"胃中热则消谷，令人悬心善饥。"很容易有饥饿感的就是因为把谷消了。为什么把谷消了？那就是因为胃中有热。这么反过来推断病机。"脐以上皮热。"腹部的触诊，从这一点小事就能看出诊断的方法来。看脉的时候看尺肤的寒温，比单纯从迟数来看还要直接，综合运用各种诊断手段，包括腹部皮肤的触诊。"肠中热，则出黄如糜。"肠中有热，大便黄黏。"脐以下皮寒，胃中寒，则腹胀。"脐上下的寒，都能导致腹胀。腹胀从寒来治。"肠中寒，则肠鸣飧泄。"完谷不化的泻，这是对是胃寒还是肠寒的判断。在经方里治腹胀满的方，有厚朴生姜半夏甘草人参汤，一派热药。有的人说胃热也能引起胀，这是从理论想象来说的。任何事都有可能。但就一个腹胀来说，常见的是胃寒。所以从这里可看出经方用法和医经相同。"胃中寒，肠中热，则胀而且泄，胃中热，肠中寒，则疾饮，小腹痛胀。"这里讲到了一个很复杂的情况，平时也常常能见到。寒热错杂，上热下寒。如何区别开？它们各自都有典型的症状。无论针灸调整还是方药治疗，这些法则一直是中医临床中作为诊断的定式。虽然后来的发展把这些理论弄乱了，但整个框架还留着这个内容。这些内容看似简单，却能够判断出来。所以当一些庞杂的理论用着不管用的时候，要看看原本是怎么说的。原本很简单，而照这个方法治就能有效。下面继续论述这个寒热错杂的情况。

黄帝曰：胃欲寒饮，肠欲热饮，两者相逆，便之奈何？且夫王公大人，血食之君，骄恣从欲，轻人而无能禁之，禁之则逆其志，顺之则加其病，便之奈何？治之何先？岐伯曰：人之情，莫不恶死而喜生，告之以其败，语之以其善，导之以其所便，开之以其所苦，虽有无道之人，恶有不听者乎？

"黄帝曰：胃欲寒饮，肠欲热饮，两者相逆，便之奈何？"都是在肚子里面，胃和肠的要求不一样，哪个算人的正常的要求？肠子怕凉，胃里还怕热，这两个相反。怎么办？这是一个很重要的情况。"且夫王公大人，血食之君，骄恣从欲，轻人而无能禁之。"现在也一样，有些人整天吃肉喝酒，骄横得不行，医疗建议也听不进去。"禁之则逆其志，顺之则加其病，便之奈何？"你告诉他别喝酒吃肉了，他不高兴。顺着他，病就加重，糖尿病、高血脂、脂肪肝的病人，大肚子的太多了。"治之何先？"应该先治哪一个？"岐伯曰：人之情，莫不恶死而喜生，告之以其败，语之以其善，导之以其所便，开之以其所苦，虽有无道之人，恶有不听者乎？"人都是想活着，不乐意死，告诉他"这样吃就会坏事，如果省着点吃就可以多活几岁"。如果非得喝酒，可以少喝点。告诉他喝了以后是有可能得高血压、半身不遂的，再不讲理的人，也会听的。现在和过去一个样。

黄帝曰：治之奈何？岐伯曰：春夏先治其标，后治其本；

秋冬先治其本，后治其标。

这里岐伯说了一个方法。有的人说岐伯没有明说，在打哑语，有的人说跑题。实际上是你的思维方法理解不了岐伯的这种论述方式。这说的是用天地自然现象来论述人体的基本道理。是春夏治外面的，秋冬治里面的吗？不是这个意思。前面提到在春夏的病、在浅表的病、在皮肤的病、在分肉的病，如吃辣椒吃出一脸疙瘩，吃肉吃出脂溢性皮炎，浑身肌肉疼痛的病在肌肉、在皮肤，应该算春夏，对这些病治其标（在表面治）就行了。给他刺络放血，做面膜、美容护理等就行。病属春夏，就先治标，然后根据病因治本。如果病在里面的话，应该先从内脏来治，然后再治外在的表现。比如说脂肪肝引起来的腹皮胀痛，那就是在里面的内脏的病，就得先控制饮食，治其本，然后再从外面治他的痛。再反过来说，在表皮上长了个粉刺，先治好它，然后告诉病人以后注意饮食——治其本。从病来说有个深浅轻重不同或者缓急不同。见过张介宾的一个解释，说春夏万物生发，草木英华（发叶子开花很旺，都发到外面了），从外面（标上）治。秋冬归根，像植物——土豆、山芋，从里面给病人治。万物是这样，人也是这样，有在表和在里之别。《内经》始终通过天地四时的阴阳来分病的阴阳、先后、标本，这是病位的前后、皮肉和脏腑的区别。

黄帝曰：便其相逆者奈何？岐伯曰：便此者，食饮衣服，亦欲适寒温，寒无凄怆，暑无出汗。食饮者，热无灼灼，寒无沧沧。寒温中适，故气将持，乃不致邪僻也。

"黄帝曰：便其相逆者奈何？"这就是前面提到的，有一部分热，有一部分冷，怎么办？"岐伯曰：便此者，食饮衣服，亦欲适寒温，寒无凄怆，暑无出汗。食饮者，热无灼灼，寒无沧沧。寒温中适，故气将持，乃不致邪僻也。"岐伯说对这种情况无论是吃饭还是穿衣，以合适为度。那这个度是什么呢？寒无凄怆，想饮寒饮，喝点凉水就行了，但别吃冰块、喝冰镇啤酒，如果那样就过了。暑天的时候不能大热到出汗。即使病人喜欢热，尤其是暑天，也别过度热敷、热熨、热蒸，不要非得让他出汗，把那寒气散出来。不要过寒过热，吃点不凉不热的就行了，两边调和。让寒温这两个处在平衡状态，别让一头大，否则病就加重了。所以这就提了一个方法：看着寒热错杂的时候，用药一定得平和为主。不要使一方盛，那样会导致另一方加重。在用药的时候一方面要注意药性不要过偏，再一方面药量不能过大，还有一方面就是不能图急。过寒、过热、过大量都不合适，都会导致邪僻。这是从平时的饮食起居来论述病人所便、病人的适宜情况的。实际上在用针用药的时候要掌握平和适度的原则。所以后来有的御医用丸散、用小量的药长期调，求稳。

《师传》的后半部分讲的是脏腑的诊法，这一篇和后面的篇章有些重复，详细的内容在后面还会讲到。

黄帝曰：《本脏》以身形肢节䐃肉，候五脏六腑之大小焉。今夫王公大人，临朝即位之君，而问焉，谁可扪循之，而后答乎？岐伯曰：身形肢节者，脏腑之盖也，非面部之阅也。

"黄帝曰：《本脏》以身形肢节䐃肉，候五脏六腑之大小焉。"这个《本脏》是个篇名，是第四十七篇。这些篇章相互引用，可能是因为有时间的先后，有的是早传下来的，有的是后人的进一步论述。从这里看，《内经》就显然不是同一个时期的作品。"今夫王公大人，临朝即位之君，而问焉，谁可扪

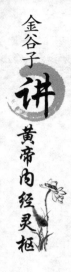

循之，而后答乎？"按照外面的身形，通过肢体的检查，了解五脏六腑的情况。而有些人不方便检查，过去这似乎不太合乎礼仪。这里提出来诊病的时候不一定非得全身检查，于是问有没有更简便的方法。如果按照诊断学，得从头到脚每一个部位都要详细地检查。现在门诊上也不是每一个病人都那样详细地检查，可以对相关部位重点检查。"岐伯曰：身形肢节者，脏腑之盖也，非面部之阅也。"《本脏》篇提到的身形肢节是指外在的躯体，在脏腑之外的东西，而不是从脸上看得出来的方法。那就是说还有面部之阅这个，只从脸上简单看就能看出来的诊察法。

黄帝曰：五脏之气，阅于面者，余已知之矣，以肢节知而阅之，奈何？岐伯曰：五脏六腑者，肺为之盖，巨肩陷咽，候见其外。黄帝曰：善。

"黄帝曰：五脏之气，阅于面者，余已知之矣。"前面提到过五脏之气阅于面。"以肢节知而阅之，奈何？"如果不用通过问询，而是通过肢节的外观，怎么知道？"岐伯曰：五脏六腑者，肺为之盖。"肺是在五脏六腑的最上面。"巨肩陷咽，候见其外。黄帝曰：善。"有的说这个"巨"是"上"。通过肩部和喉的情况，就可以看里面肺的情况。咽喉陷着的，肩膀缩着喘的人，肺气有问题。喉结突出来，肩膀舒展的人，肺气没问题。

岐伯曰：五脏六腑，心为之主，缺盆为之道，骭骨有余，以候髑骬。黄帝曰：善。

心总统着五脏六腑，一切的血脉。通过缺盆（锁骨上窝）望心。骭骨有余，有的说是肩端骨，有的说是缺盆骨，髑骬，也是缺盆，有的提到是胸骨。笼统地解释缺盆骨应该包括心脏外面这一片。

岐伯曰：肝者，主为将，使之候外，欲知坚固，视目小大。黄帝曰：善。

看眼睛的大小，就是看肝坚固不坚固。将军眼大如铜铃，肝胆怒张。

岐伯曰：脾者，主为卫，使之迎粮，视唇舌好恶，以知吉凶。黄帝曰：善。

从唇和舌是候脾的。迎粮进食的消化系统中，唇舌是最初始的器官。从初始器官开始顺着看进去就知道里面情况。

岐伯曰：肾者，主为外，使之远听，视耳好恶，以知其性。

看耳朵以知肾。耳朵的圆润、干枯、小大，反应肾的情况。通常是通过五官来看五脏，但是看心、肺的时候是通过肢节的，这是一个区别。下面一段是六腑之候。

黄帝曰：善。愿闻六腑之候。岐伯曰：六腑者，胃为之海，广骸、大颈、张胸，五谷乃容。鼻隧以长，以候大肠。唇厚、人中长，以候小肠。目下果大，其胆乃横。鼻孔在外，膀胱漏泄。鼻柱中央起，三焦乃约，此所以候六腑者也。上下三等，脏安且良矣

"黄帝曰：善。愿闻六腑之候。"岐伯曰：六腑者，胃为之海，广骸、大颈、张胸，五谷乃容。"骸是指骨头。有注解说"骸"应为肉月旁的"胲"，指面颊的肉，"广胲"就是指面颊两旁的肌肉大，项部也粗，胸部也扩张。腮大，脖子粗，胸部宽，能吃。吃的多，咀嚼肌就发达了，能嚼就更能吃。进的多，脖子就粗了。胸正好是阳明经循行所过，所以能通过胸来看胃。看着尖嘴猴腮、细脖子、肩窄的人，肯定不能吃。如果能吃就胖起来了。"鼻隧以长，以候大肠。"以鼻子的形状看大肠。隧就是道。鼻子通道特别长，大肠就长。短鼻子，鼻孔朝天的人，不能吃，吃多了，一会儿就要排便，那是身体不健康。相貌好，就说明内脏健康，这样才有体力和

精力去承担事业。"唇厚、人中长，以候小肠。"唇、人中候小肠。唇也候脾，小肠也是消化系统的，舌也候脾。唇舌、小肠、脾胃这一套都是候消化道的。这里加了一个人中长短的望诊。"目下果大，其胆乃横。"下眼睑肉大的，胆横。胆气通畅，决断力强。胆横的人说干就干，所向披靡，不会犹豫不决。胆为决断之官。"鼻孔在外，膀胱漏泄。"鼻露孔（鼻子朝天，丑陋之象），容易遗尿，一会就憋不住，要小便了，这是身体不健康的一种现象。但据说五露具全就是好的相貌，像孔子：眼露睛，鼻露孔，喉露结，耳反轮，顶反穿。孔子认为何陋之有。传说孔子身高一米八九，被称为长人。或说整体健壮者，全身一致的，不为病。"鼻柱中央起，三焦乃约，此所以候六腑者也。"三焦主水道，约有约束的意思。鼻柱中间不塌陷，三焦水道的功能正常。人的五脏六腑通过外观能看出来。这是医学上理论归纳的一个方法。而照一般人的习惯上来说，即使没有这个知识也会知道，这是一种天然的认识。人的漂亮标准是什么呢？就是一个外形端正，虽然这种感知没有上升到理论，但也是正确的。而这就是对健康的一种天然的选择。"上下三等，脏安且良矣。"面部三等，相面的叫三庭均等。上中下三庭，分别对应少年运，中年运，晚年运，这是看一生时间的观点。而在医学上是通过面部五官的大小来看内在的空间上的健康状况。在中国的学问中，时空是可以用一个方法混着谈的。比如说方位，前、后、左、右、中按五行来分。时间，对十天干纪日也是按这个来分，对年也是按这个干支来分。甚至到六十年甲子，三元甲子，一百八十年，都可以按照甲子上、中、下来分。所以记时间、空间、流年、人的一生、人的内脏，都可以用一个方法来分，宇宙混一。这里是以三等看内脏健康状况。

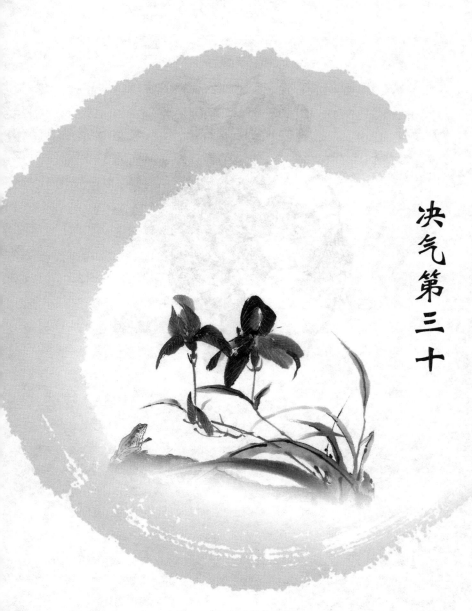

決气第三十

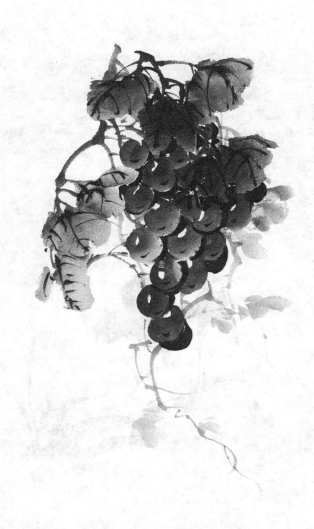

这篇对气进行了论述，所以篇名叫《决气》。这一篇讲了一些基本的概念，比如气的生成及其外在表现等，比现代中医理论中对血、津、液、精、气、神的论述要明白得多。我们按照这个论述就能识病，见证治病，知道是哪一部分的病。

黄帝曰：余闻人有精、气、津、液、血、脉，余意以为一气耳，今乃辨为六名，余不知其所以然。岐伯曰：两神相搏，合而成形，常先身生，是谓精。何谓气？岐伯曰：上焦开发，宣五谷味，熏肤、充身、泽毛，若雾露之溉，是谓气。何谓津？岐伯曰：腠理发泄，汗出溱溱，是谓津。何谓液？岐伯曰：谷入气满，淖泽注于骨，骨属屈伸，泄泽补益脑髓，皮肤润泽，是谓液。何谓血？岐伯曰：中焦受气，取汁变化而赤，是谓血。何谓脉？岐伯曰：壅遏营气，令无所避，是谓脉。

"黄帝曰：余闻人有精、气、津、液、血、脉，余意以为一气耳，今乃辨为六名，余不知其所以然。"黄帝提出来这些内容本是人体上的一类东西或是一个东西，是由同一个原因生成的，可是现在分成六个名词，太多了，不知道为什么要分成六个名？都是人身上黏黏糊糊的东西，这么分类的目的是什么？是为了方便、实用。那么这里提到一个哲学的问题，即名和实的问题。在这里提出的还有为什么这么分类？这些分类称谓的根据是什么？下面岐伯分析这六个名的意义及其分别的依据。"岐伯曰：两神相搏，合而成形，常先身生，是谓精。"在前面《本神》篇中提到，在精以前还有别的——德。这个精在人身生成之前就生成了，是指父母精气，来源于阴、阳两神（父母的气血之神）。神者，血气也。那么这个精也是血气。杨上善的解释是：灵气。那么灵气也有物质基础，就是精。血气中有生殖功能部分的叫精，从细胞层次上说就是生殖细胞。再进一步说就是生殖细胞中的遗传物质，再具体而言就是染色体，就是那一条辈辈相传染色体链的。如果把它解释成一个玄之又玄的哲学概念是不对的。在人成形之前的那个遗传物质一直存在着。为什么父系社会一直是认为男的传宗接代？因为只有男性有Y染色体，女性只有X染色体，X染色体可以从母方传过来，也可以从父方传过来。Y染色体只能从父方传过来。下一代的染色体是从父母双方各任取一个，所以生男生女的几率是平等的。"何谓气？"现代字典上的解释是"中医学的气是指什么什么"，从俗了。谁说中医学的气是指那个呢？什么"宗气、元气、先天气、后天气，统称为气"。这个"气"在字典上的解释有三十几个。"岐伯曰：上焦开发，宣五谷味，熏肤、充身、泽毛，若雾露之溉，是谓气。"这里的"气"说白了就是吃的粮食，或者说吃的粮食变化成的东西，非常直接。气通过肺的运输宣发出来，充满全身，通过血液循环散布到全身，像雾一样滋润着周身。雾能渗润土地。原始意义的"气"就是米化成的东西。人吃了饭，消化后通过肝吸收进去，通过肺混合氧散布到全身去。又通过心脏的压力搏动。就是这么简单。所以对气的意义的理解，当知道了它的原始出处，就能真明白了，治起来就好治了。"何谓津？岐伯曰：腠理发泄，汗出溱溱，是谓津。"溱溱，"盛大"貌，汗出很多之意。出来的汗就是津。平时说津液不足，而津是津，液是液。"何谓液？岐伯曰：谷入气满，淖泽注于骨。"把饭吃饱了，外面就熏蒸满了。像做酒一样，清的蒸出来，底下就是酒糟，酒糟就是黏黏糊糊的。淖是泥的意思。泽是水的意思。液黏黏糊糊连水加泥的注于骨，沉到里面去了。《说文》[1]上叫"天雨淖"，天下了雨，地上就黏黏糊糊的。"骨属屈伸，泄泽补益脑髓，皮肤润泽，是谓

---

[1] 即《说文解字》，下同。

液。"液就是比津更稠一些的东西，它注到骨之间去，作为润滑剂，骨关节一伸一屈的时候靠里面那个黏糊东西滑润。液能够到脊髓里面去，能够渗到外面来润泽，就像油能够渗出来一样，不像汗一样往外滴。黏稠的五谷精华，沉到骨里面、髓里面去的，就叫液。"何谓血？岐伯曰：中焦受气，取汁变化而赤，是谓血。"看"中焦受气"这一句，后来想象般的解释太多了。受气就是受纳五谷（就是饭）。受气以后经过消化，变出汁来，红色的就叫血。后来将血称为血液、精液、精血、血脉，都是有区别的。虽然都可以这么称，但一定要明白具体概念的真实意思。"何谓脉？岐伯曰：壅遏营气，令无所避，是谓脉。"这就是一个名词定义，约束营气（就是血液）在里面运行，别让它渗出来的就叫脉，就是血管。那淋巴管算不算？应该也算，也是一个管道。

所以这一段就是对这些概念的明确定义。中医学后来的定义也都是从此来的。虽然后来又演化出好多的衍生意义，但根本的出处在这里，都是根据这篇来的。下面是临床诊断实用的内容。

黄帝曰：六气者，有余不足，气之多少，脑髓之虚实，血脉之清浊，何以知之？岐伯曰：精脱者，耳聋；气脱者，目不明；津脱者，腠理开，汗大泄；液脱者，骨属屈伸不利，色夭，脑髓消，胫痠，耳数鸣；血脱者，色白，夭然不泽，其脉空虚，此其候也。

"黄帝曰：六气者，有余不足，气之多少，脑髓之虚实，血脉之清浊，何以知之？"前面说了六气，而它是虚是实？有没有病？有了病以后怎么知道是六气的多少？凭什么知道呢？这是提出一个诊断问题。"岐伯曰：精脱者，耳聋。"一句话提示耳聋要考虑精的问题。如房事过度归于肾，精脱就归于耳聋。那肾虚为什么导致耳聋呢？就是因为精脱了。"气脱者，目不明。"如老花眼是目不明。再如吃饭少，饿得两个眼睛往里塌陷了。还有吃不到维生素A，营养缺乏导致的雀盲。"津脱者，腠理开，汗大泄。"大汗出，精就脱了。"液脱者，骨属屈伸不利，色夭，脑髓消，胫痠，耳数鸣。"液脱就比精脱厉害得多了，脖子拘紧而酸，腰也屈伸不利，一脸皱纹，暗斑也出来了。脑袋空空的，自己觉得不记事。两小腿无力，耳鸣。老年人骨质增生，膝盖屈伸不利的就是液脱，就是"润滑油"不足了。所以现在用打一针"关节润滑液"（玻璃酸钠）法，打了后理论上说能润滑关节。但能补脑髓吗？肯定不行。局部治疗是不能替代的。补脑髓用大补肾的药才能管用。对局部补其津液让其润滑就行了。而对这些病局部的治疗，通其关节只是暂时的，可以让他不痛了，不可能让他滑利了，所以得从里面治。耳聋和耳鸣，如果精确地分辨还是不同的。肾虚耳鸣刚开始的时候还没到精脱的程度，只是液脱。有的人还能听到说话声音，不能听懂意义，模模糊糊，像从很远处传来，和聋差不多，这是另外一回事。现在耳鸣分两种情况：一种是高调耳鸣，一种是低调耳鸣，分为虚实（肝火或肾虚），从五脏来辨，这些是后来的说法，而这里是最原始的根本的说法。"血脱者，色白，夭然不泽，其脉空虚，此其候也。"血和脉是在一起讲的。血脱了，脉空了，这是很自然的现象。即便妇女经期以后，有时候月经过多的，能看得出来脸白。妇女的血色素要低一些。每个月的月经失血在生理范围内，只是够不上诊断为失血性贫血。这讲的是见病知源，通过外在的表现知道内在的机理，本来是简单的。所以这是基础和诊断方法。

黄帝曰：六气者，贵贱何如？岐伯曰：六气者，各有部主也，其贵贱善恶，可为常主，然五谷与胃为大海也。

"黄帝曰：六气者，贵贱何如？"主从、上下、君臣都属于贵贱。这六气里面有没有哪一个是贵的，哪一个是贱的，哪一个是主要的，哪一个是服从的？"岐伯曰：六气者，各有部主也。"这六气各有各的部位，各有各的归属，相当于平行的诸侯关系，没什么贵贱，都是一样的。"其贵贱善恶，可为常主，然五谷与胃为大海也。"在它本部来说的话，正常的就是所贵的。贵贱善恶以其部为主。像一个诸侯国的国君，在他自己的国家是贵的，出到别国就是客人了，就得服从了。但总的来说能包纳这一切的，从物质来说是五谷，从地方来说是胃。有人说一个建中汤统治一切病，一个足三里治多种疾病，就是因为六气都以五谷与胃为大海。后世有补土派（脾胃派），就是从这个理论上发展出来的。

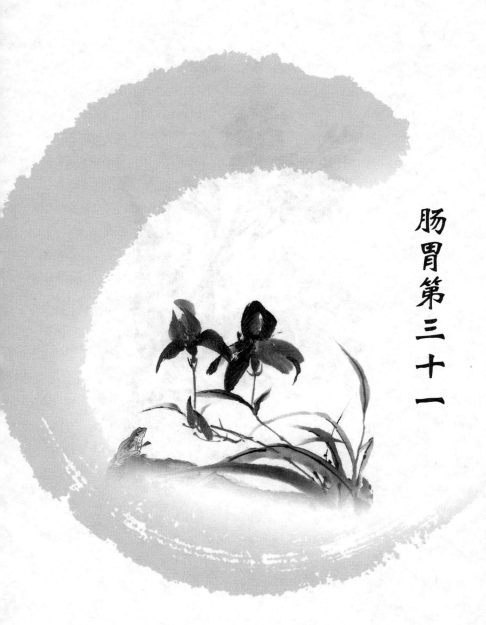

肠胃第三十一

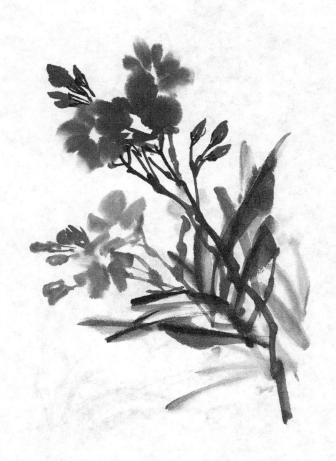

往下这几篇都是篇幅很小的，所论述的问题也比较单纯。从解剖学的观点来看，这些论述是属于古的解剖学知识的。这里论述了一些脏器的大小、长短、宽窄、容量、重量，可见当时解剖学所重视的那一些方法、方面和现代的解剖学并没有什么差别。我们从这里面看出来，在《内经》时代医学所关注、研究的方法和现代的医学并没有什么两样。所以说在现代临床中，搞中医、西医、中西医结合，不论什么学派必须是以事实为基础的，自古到今、从中到外、从基础到临床，医学所看到的都有相同的一方面。现代有人说中医不重视解剖，而重视所谓的气化，从这一篇我们应该看到，这种观念既脱离了临床的事实，也违背了传统的经典，属不经之谈。尤其是学习针灸，完全可以以现代的解剖学为基础，要明确定位，要知道肌肉、脏腑的层次，就得明晓现代解剖学。不只要看大体解剖、系统解剖，还要看局部解剖，还要看病理解剖、生理解剖。对一个病的治疗，要以深入细致地学习解剖内容为前提和基础。这不是属于中医、西医或者哪个流派的，而是医学的公共基础。《黄帝内经》时代所追寻的就是这个，现代仪器的发达、技术的先进、各种手段的运用，包括现在数字人的模型，中医学都可以参考。这对诊断和治疗都有用。而这篇中简单地说，就是讲了消化系统的解剖。

黄帝问于伯高曰：余愿闻六腑传谷者，肠胃之大小长短，受谷之多少奈何？伯高曰：请尽言之，谷所从出入浅深远近长短之度：唇至齿长九分，口广二寸半；齿以后至会厌，深三寸半，大容五合；舌重十两，长七寸，广二寸半；咽门重十两，广一寸半。至胃长一尺六寸，胃纡曲屈，伸之，长二尺六寸，大一尺五寸，径五寸，大容三斗五升。小肠后附脊，左环回周迭积，其注于回肠者，外附于脐上。回运环十六曲，大二寸半，径八分分之少半，长三丈三尺。回肠当脐左环，回周叶积而下，回运还反十六曲，大四寸，径一寸寸之少半，长二丈一尺。广肠傅脊，以受回肠，左环叶脊上下，辟大八寸，径二寸寸之大半，长二尺八寸。肠胃所入至所出，长六丈四寸四分，回曲环反，三十二曲也。

　　"黄帝问于伯高曰。"伯高是岐伯以外黄帝问到的其他几个大臣，像是某一方面的专家，即解剖专家中的消化系统解剖专家，是专业技术人员。"余愿闻六腑传谷者，肠胃之大小长短，受谷之多少奈何？"问消化道的长度和容量。"伯高曰：请尽言之，谷所从出入浅深远近长短之度。"讲的是消化道的范围：从口腔到肛门。浅深：现在分上消化道和下消化道。远近：上面的部位和下面的部位。长短：大肠、小肠、胃、食管长短各不同。这些都是有数的。"唇至齿长九分，口广二寸半；齿以后至会厌，深三寸半。"这个数和现代解剖基本没什么区别，度量的大概比例不会错。"大容五合；舌重十两，长七寸，广二寸半。"舌头的宽度和口的宽度是一样的，而舌头的长度是七寸，齿到后咽的长度是三寸半，舌头的长度是齿到后咽长度的两倍，舌头伸出口的距离相当于齿到后咽的距离，这就包括舌头的活动度。"咽门重十两，广一寸半。至胃长一尺六寸。"这是以八尺之士为标准，还是以七尺五寸之士为标准？按现代解剖，食管长二十五到三十公分，和人平均身高的比例可以有个大概换算关系。"胃纡曲屈，伸之，长二尺六寸。"胃是弯着的，伸开后长二尺六寸。"大一尺五寸，径五寸，大容三斗五升。"这个数目是按人的食量来算的。"小肠后附脊，左环回周迭积。"《太素》中没有"回周"两个字。"其注于回肠者，外附于脐上。回运环十六曲。"这是精细的解剖，观察得仔细，连几个曲度都看到了，可以肯定是解剖实见的结果。"大二寸半，径八分分之少半，长三丈三尺。""分之少半"，杨上善的解释是三分之一，一为少半，二为大半。这里有小肠和身高的比例，八尺的人，小肠是身高的四倍，四八三丈二，是小肠的长度。"回肠当脐左环，回周叶积而下，回运还反十六曲，大四寸，径一寸寸之少半，长二丈一尺。"二丈一尺是人体长度的二到三倍。"广肠傅脊，以受回肠。"从回肠入到广肠（就是现代说的结肠），中国的西医说的空肠、回肠、结肠这些汉语名称，都是中医原有的名词，部位是一样的。"左环叶脊上下，辟大八寸径二寸寸之大半。"这个"辟"指的是偏斜。它在里面并不是居于正中的，而是偏着的、斜着的。"长二尺八寸。肠胃所入至所出，长六丈四寸四分，回曲环反，三十二曲也。"这一篇非常简单，就是说了一个尺寸的问题。从内容本身来说，这些知识完全可以用现代解剖的精确知识来代替。

我们从这里看到的是一个精神，这个精神能正确地认识到中医把解剖放在什么地位上。是不是像后人说的那样，中医学纯粹是个模型，只谈气化、谈藏象？绝对不是。包括"左肝右肺"，现在还争论不休，说这是所谓气化云云，都是没有真正理解传统中医的解剖思想。这本来就是解剖的观点。那为什么是"右肺"？主动脉出来后往右下走（即现代解剖姿势的左，但从对面看，上火下水、上南下北，是右），叫右降。主动脉里面混着肺呼吸带着的氧气，所以叫右肺。从对面来说，肝在左面，和中国的地图一样，上南下北，上面是心，下面是肾，那左就是肝。古人连个肠子的大小、长度、宽度都测出来了，能不知道肝在什么位置吗，能左右不分吗？不可能的事。只能说有些所谓的气化观点对中医的认识差得太远了。如果对这些说法不搞明白，没有这个上南下北的观念，而把它误解成不懂解剖，这是一个极大的错误。所以这篇的意义只是让我们知道古人的认识，知道要重视解剖。而现在实际针灸临床上，所有穴

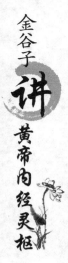

位的定位都是以现代的解剖学为基础的。我们从这里还可以想到对现代的一切迷惑人的、所谓气化的、经络实质研究的东西，一定要保持清醒的看法。首先要知道什么是经？什么是络？要看原始的说法是怎么回事。不要自己弄出一套概念来，再自己去研究它的实质。就像现在搞证型本身的研究一样。什么是证型？证型本来就是一个虚化的概念，毫无实质可言。它类似一个综合征或是对病因的归类。病因本来是个理论的推导概念，哪来什么实质可言？所以我们通过这一小篇文章或者后面这几篇文章，就会看到原始的中医本来是真实的。后世，包括到现在，貌似罩上了很多的光环，实际上是把它虚化了，神化了，弄得它不治病了。不治病的原因就是脱离了实际。有人说解剖这个东西是技术学科，没用，不是研究临床的，不学这个。即便是对肠子里面够不到的东西，古人都这么详细地研究它，可见古人对解剖的重视程度。那更何况运动系统的解剖呢？经典中有经筋、经别、血管、肌肉、肌腱、骨头的解剖，离了这些东西就不好治病。

《灵枢》上提到了一些貌似纯基础理论的东西，实际上表明了一个态度和方法，而在临床用的时候要有这个标准。按照这个方法来用是真实的，而后来脱离了这些方法，包括明清以后的一些纯理论的演绎，比《灵枢》要虚得多，可把握性要差得多。

对解剖的重视能帮助我们了解经络的实质。如果结合前面的经脉论述还不能肯定认识的话，看后面的测量应该就能肯定。那为什么不详细论说经脉的长短和粗细（如像论说现代的血管解剖一样呢）？血管是一个弥漫的网状的大结构，不好细分到每一条，笼统地分成几部分是可以把握的，如按部位来分内侧的、外侧的、里面的、外面的、前面的、中间的、后面的。所以要有个归类的概念，一直归到最后到络脉上（就是看得到的、外在的小血管。在本来意义上，经脉、经道、经隧就是血管）。

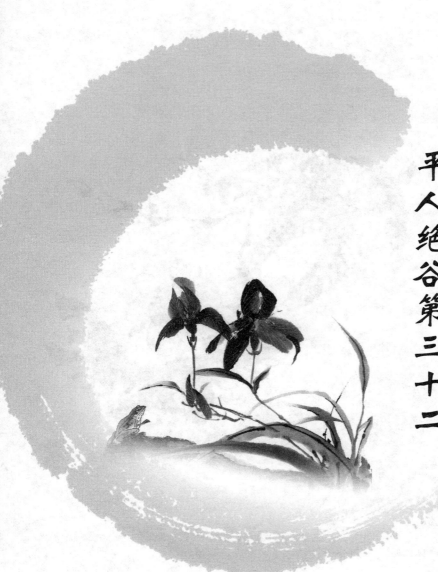

平人绝谷第三十二

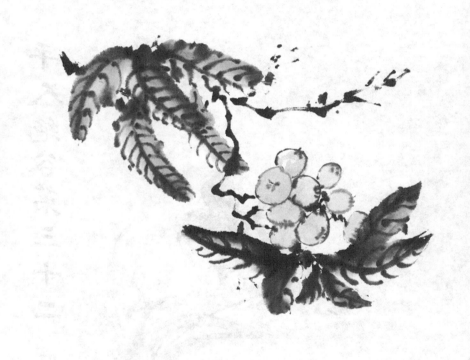

这一篇与上一篇所讲的内容类似，可以连在一起讲。上一篇单纯是讲肠胃解剖的，这一篇是讲功能的。如果说上一篇讲的相当于现代的解剖学，那么这篇讲的就是生理学。我们从这一篇中能看出生理的研究方法来，看了这两篇就能看出中医对解剖和生理的重视程度。那么我们对西医学的解剖和生理同样有必要了解、学习，学而有余，不妨多学。虽然这是在不同理论下的观察和研究，但是有相互补充、相得益彰的作用。这篇的论述方式是提出了一个现象，就这个现象进行解释性论述，说明人的生理。

黄帝曰：愿闻人之不食，七日而死，何也？伯高曰：臣请言其故。

正常的人七天不吃不喝就死了，为什么？这个生理现象的基础是什么？这还是黄帝和伯高的问答，谈其中的原因。

胃大一尺五寸，径五寸，长二尺六寸，横屈受水谷三斗五升，其中之谷，常留二斗，水一斗五升而满，上焦泄气，出其精微，剽悍滑疾，下焦下溉诸肠。小肠大二寸半，径八分分之少半，长三丈二尺，受谷二斗四升，水六升三合合之大半。回肠大四寸，径一寸寸之少半，长二丈一尺，受谷一斗，水七升半。广肠大八寸，径二寸寸之大半，长二尺八寸，受谷九升三合八分合之一。肠胃之长，凡五丈八尺四寸，受水谷九斗二升一合合之大半，此肠胃所受水谷之数也。平人则不然，胃满则肠虚，肠满则胃虚，更虚更满，故气得上下，五脏安定，血脉和利，精神乃居，故神者，水谷之精气也。故肠胃之中，当留谷二斗，水一斗五升；故平人日再后，后二升半，一日中五升，七日五七三斗五升，而留水谷尽矣；故平人不食饮七日而死者，水谷精气津液皆尽故也。

"胃大一尺五寸，径五寸，长二尺六寸，横屈受水谷三斗五升，其中之谷，常留二斗，水一斗五升而满。"这里先说胃的解剖和功能，和前面《肠胃》篇提到的一样。"上焦泄气，出其精微，剽悍滑疾，下焦下溉诸肠。"这就是它内在的生理功能。胃里存着的这些谷和水，从上面蒸发出来的精微剽悍滑利，往下灌溉的水液到诸肠（即现在说十二指肠、空肠、回肠、盲肠、大肠等）。下面具体谈了小肠、回肠、广肠的长度、直径、容量的具体数值（具体的生理常数）。"肠胃之长，凡五丈八尺四寸。"这个比例和现在出入不大，是一个实际测量的数值。"受水谷九斗二升一合合之大半。"这是对容量的精确计算。《内经》这篇很难确定成书时代，所以度量衡也就很难精确折算成现在的数值。考证这些还是一个大问题，因为它不是一个时代的著作。我们可以照现在的平均身高和那时的七尺、八尺折算出比例来，再将这个容量数和现代容量数对比，比例还是可以算出来的。这样就能知道当时一尺相当于现在的多少了，那么它的升和斗的容量单位也是可以比对的。比如说将现代胃的容量算出来，折算成本篇中胃容量的升数，比例就有了。然后再算整个肠胃的容量。"此肠胃所受水谷之数也。"这里提到要有数，前面提到的是基础度量的数，后面一个说"平人则不然"。那正常的人不是那个数吗？不是这意思。正常的人不是全部胃肠都被充满的。后面就解释了。"胃满则肠虚，肠满则胃虚，更虚更满，故气得上下。"虽然胃肠有那么多的容积，但是正常的人并不是里面都塞满了食物和粪便。食物吃到胃里，胃里满了，但它是间歇性的充盈。这说的都是一些基本的生理现象。有虚的时候，有满的时候，满的时候里面就是水谷，空的时候就是由水谷化生的气，所以气得上下，清气上升，浊气下降。"五脏安定，血脉和利，精神乃居，故神者，水谷之精气也。"有气的上下的流通，五脏才安定，血脉才能和利。如果都塞满了，血都到胃肠去了，那五脏里没血分了就不安定，血脉就壅滞了。当然这是说极端的情况。相对来说，胃肠满，血脉就不合利，人就容易得积滞性的病，像高血脂、糖尿病等。这些代谢性的病多是由于吃饱了撑得，吃得太多了。里面虚实没调好的时候，精神是不安定的，有吃饱了撑死的、吃饱了昏睡的，脑满肠肥，这些都是常见的现象。所以按现在医院的常规，入院时医嘱第一项就是护理，然后是饮食（普食、流食、半流食或者低脂饮食、低糖饮食）。真正的西医所重视的和中医一样，都关注全体的健康、护理与饮食。怎样饮食才能让血脉和利，精神乃居？中西医的原理是完全一致的，因为医学的出发点都是关注健康，但是在具体运用技术和应用的药物上有所不同，所依据的基础理论的着眼点有所不同。所以中西医是互有长短，包括中医内部的针和药也是互有长短。所以学经典能看清中医本来的内容，和最先进的西医学结合起来看就会知道，自古到今，不论中外，医学对人类健康的关注和求实求真的态度是一致的。所以不要只依据对两方面的轻浅了解就轻易下结论，道说中西医的是非。"故肠胃之中，当留谷二斗，水一斗五升。"水谷之量加起来正好相当于胃的容积，一次性地把胃吃饱。等里面全排空了再吃才正好，不排空了就吃是不合适的，因为胃肠之中总的容量才这些。"故平人日再后，后二升半，一日中五升。""后"，在《针灸甲乙经》上是"圊"，就是去厕所。人一天大便两次，一次大便的容量是二升半，一天之中就是五升。对大便容量的估算有什么意义？据说在"二战"的时候，日本的军队攻占一个地方后，侦察兵就找粪便，看粪便的结构、容积、纤维的粗细程度，就知道对方军队的供给情况。看看拉什么，就知道吃了什么，就知道体力怎么样，装备怎么样。所以考古研究中连粪便都不能放过，因为从中可以看出当时的饮食习惯来。"七日五七三斗五升，而留水谷尽矣。"如果七天不吃饭不喝水，胃正常运动着，大便还是排泄的，七天就排尽了，尽了以后神就去了。神就是水谷之精气，前面提到过，神者，血气也。所以这里说的"神"非常具体，具体到了水谷之精气。不像现代中医学基础理论给"神"的定义的一样，说"神"是精神活动的外在表现。这个定义从咬文嚼字角度来说有点儿不太通，神是神，精是精，怎么就叫"精神"？精神是不是物质？如果不是物质，它怎么会活动呢？活动叫外在表现，那外在的就是在表的，是能看出来的，"外在的表现"是一个重复的意思。如果说"外在表现"的话，那"内在"是什么？内在有真象没有？所以这个概念有些牵强，不如经典说的简单明白：神就是水谷之精气，就是血气。"故平人不食饮七日而死者，水谷精气津液皆尽故也。"注意：不食，还得不饮，假如七日不食还喝水的，有的时候没问题，谷精气能耗尽，水和津液有时候还是存着的。

这一篇简单地讲完了。这一篇中的一句话：神者，水谷之精气。从这里能看出来人的精、神、气都是从水谷变化而来的。有这个东西就能让人生，没有这个东西就能让人死。人死了就是因为里面的水谷精气全绝了。说白了，人靠吃饭喝水活着，不吃饭、不喝水就得死。为什么能撑七天？因为肠道里的东西够排七天的。要知道这是一个生理常数，也要知道人的精、气、神的来源。人的病与死就是违背了生理之常，而生理之常是以具体的解剖为基础的。这就是这一篇中能够明确告诉我们的内容。明确了这些思想，我们在看病、治疗的时候，对饮食的调整、进出的情况就要随时把握。尤其是现在，代谢性疾病这么多，肥胖问题都是大问题。由于工业机械化的发展，人的体力活动越来越少，而进食上越来越精致，肠胃上的更虚更满如果不规律，就是产生疾病的原因。

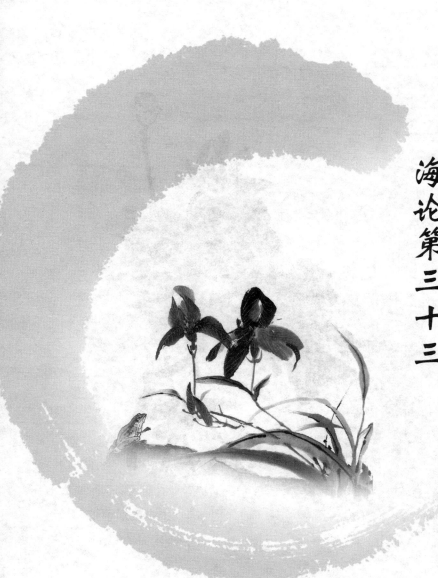

海论第三十三

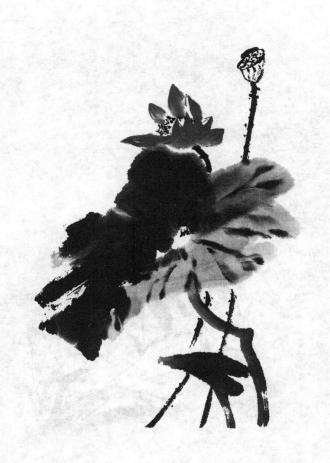

前面两篇讲了基础以后，《海论》讲具体临床的内容。这篇很有特点，对于临床比较实用，首先论述四海之腧。

黄帝问于岐伯曰：余闻刺法于夫子，夫子之所言，不离于营卫血气。夫十二经脉者，内属于腑脏，外络于肢节，夫子乃合之于四海乎。岐伯答曰：人亦有四海，十二经水。经水者，皆注于海，海有东西南北，命曰四海。黄帝曰：以人应之奈何？岐伯曰：人有髓海，有血海，有气海，有水谷之海，凡此四者，以应四海也。

"黄帝问于岐伯曰：余闻刺法于夫子，夫子之所言，不离于营卫血气。"这是对前面几篇的总结（前面讲的是刺法）：反复讲刺法就是不离营卫血气。"夫十二经脉者，内属于腑脏，外络于肢节，夫子乃合之于四海乎。"十二经脉内外相连着，既然是用经脉比喻经水，那怎么和大地上的四海联系到一起呢？"岐伯答曰：人亦有四海，十二经水。"人法地，地上有经水，有海，人也是仿照这一套。"经水者，皆注于海。"水最终流到海里去，那十二经脉最终归到哪里去呢？人也有四个"海"。"海有东西南北，命曰四海。黄帝曰：以人应之奈何？岐伯曰：人有髓海，有血海，有气海，有水谷之海，凡此四者，以应四海也。"这里提出了四海之名。

黄帝曰：远乎者，夫子之合人天地四海也，愿闻应之奈何？岐伯曰：必先明知阴阳表里荣俞所在，四海定矣。

"黄帝曰：远乎者，夫子之合人天地四海也，愿闻应之奈何？"这是一个比较广大的事情，人和天地相应，经脉和地上的江河湖海怎么相应？这个事很大，具体是怎么回事？"岐伯曰：必先明知阴阳表里荣俞所在，四海定矣。"要了解四海，以便靠四海这个方法来了解人体和治病，还得明白前面所讲的阴阳表里、荥俞所在。阴阳就是前面说的太阴、阳明、少阴、太阳、厥阴、少阳，是阴阳表里相对的经络情况，而每部经络又有穴：井、荥、俞、经、合。所以得知道经脉的穴位。简单地叫阴阳表里、荥俞所在，大概的代指就是指经络和腧穴。

黄帝曰：定之奈何？岐伯曰：胃者水谷之海，其腧上在气街（冲），下至三里；冲脉者，为十二经之海，其腧上在于大杼，下出于巨虚之上下廉；膻中者，为气之海，其腧上在于柱骨之上下，前在于人迎；脑为髓之海，其腧上在于其盖，下在风府。

"黄帝曰：定之奈何？"知道经络腧穴了，怎么定四海呢？"岐伯曰：胃者水谷之海。"注意和前面一句（必先明知阴阳表里荥俞所在）联系起来，那么就是说胃为水谷之海，胃的含义就包括它的表里所在、它的荥俞、连着它的外面的经络，而不只是那个容三升五斗的胃。"其腧上在气街（冲），下至三里。"气街就是阳明经的气冲。海不光是指那个容器。水谷之海从气街到三里的俞、合、注。"冲脉者，为十二经之海，其腧上在于大杼，下出于巨虚之上下廉。"大杼穴，位于颈后第一椎下，是足太阳膀胱经的穴，是冲脉的腧穴，冲脉为十二经之海。巨虚之上下廉是足阳明胃经的穴，十二经之海就是指血海。"膻中者，为气之海，其腧上在于柱骨之上下，前在于人迎。"这提到了四海之腧。气海的腧在督脉上，经过柱骨的上下，前面在阳明经的人迎。柱骨的上下是什么地方？这里没具体说一个穴位，只说了一个部位。"脑为髓之海，其腧上在于其盖，下在风府。"头顶盖，指百会穴。还有一组经外奇穴，治失眠常用，叫四神聪穴（百会前后左右各一寸）。还有一个治脑的穴位是天柱穴，太阳经从天柱入络脑。风府在发际后，哑门上，是项后入发际一寸的地方。

这一段讲的就是四海的腧。前面的《经脉》篇中把十二经脉讲了，而这一篇《海论》中提出了四海，是约束起来讲的，是把气、血、髓、水谷运行的通道的大纲领约合在一起讲的。那么这就更进一步说明，经络是血管，而不是具体哪一条血管，又是理论上的一个归类。从这儿更能看出来，经络有大的，有小的，有统领着好多血管的。可以按阴阳、按前中后分成十二经脉，也可以分成几个大的通道。所以这个归类是个按功能的归类法。所以现代做经络实质研究，经络的实质是什么呢？经络本来就是一个理论上的归类方法，有什么实质可言？要说实质，就要落实到解剖层次上，那经络就是血管。"脑为髓之海。"这个好理解，脊髓上行，像一条河一样，到了最上面突然膨大一块，就是归到海里去了，这是实际的对应方法。脑和脊髓是连成一体的，就像一条江最终归入大海一样。

黄帝曰：凡此四海者，何利何害？何生何败？岐伯曰：得顺者生，得逆者败；知调者利，不知调者害。

"黄帝曰：凡此四海者，何利何害？何生何败？"用四海归类的方法，怎么样知道一个状况是生理的还是病理的？如何是正常运行的？如何是病态衰亡的？这相当于问四海的生理和病理变化过程。这只是个方法和说法，不要以为是存在一个什么东西，有没有物质基础，对还是不对。如果说不对，是否可以提出一个更好的，并且有效治的治疗方法了？若有，那也未尝不可。如果没有更好的方法来指导治疗，用这个方法当然也很好。有了核磁共振，能够对颅脑精确定位，颅内的肿瘤能用伽马刀破坏，对这方面的诊断和治疗，这一套理论完全可以不用。那假如说一种精神状态的病，无法手术，用抗精神病药有严重的副作用，而用调髓海的办法调好了，那这套理论就很宝贵，就可以用。所以这又是一套理论方法，未必非得有什么实质解剖基础可言。中医也好、西医也好、古代也好、现代也好，认识的都是具体的现象，这是不会变的。"岐伯曰：得顺者生，得逆者败；知调者利，不知调者害。"知道什么是调，什么是顺就行了。

黄帝曰：四海之逆顺奈何？岐伯曰：气海有余者，气满胸中，挽息面赤；气海不足，则气少不足以言。血海有余，则常想其身大，怫然不知其所病；血海不足，亦常想其身小，狭然不知其所病。水谷之海有余，则腹满；水谷之海不足，则饥不受谷食。髓海有余，则轻劲多力，自过其度；髓海不足，则脑转耳鸣，胫酸眩冒，目无所见，懈怠安卧。

"黄帝曰：四海之逆顺奈何？"怎么是顺怎么是逆？下面岐伯回答的这一段是辨四海的有余和不足（就是四海有余、不足的辨证）。有脏腑辨证，有八纲辨证，有三焦辨证，卫气营血辨证等各种辨证方法。四海辨证在现代教材上没提。后世温病学说有个三焦辨证。前面说了这个四海分类方法就是便于临床治疗。具体怎么治疗，这里就通过详细地论述有余和不足来讲解。"岐伯曰：气海有余者，气满胸中，挽息面赤。"胸膛里面满，并且喘的叫气海有余。"气海不足，则气少不足以言。"说话都没力气了，如低血压那种情况，就是气海不足。有余不足相对而言，非常明确，见到这个明确补泻法就行了。"血海有余，则常想其身大，怫然不知其所病。"血海有余的人老是身上充满劲无处使的感觉，或觉得身形是充大的，有病也觉不出来。"血海不足，亦常想其身小，狭然不知其所病。"感觉自己非常卑微，把自己想象得很小，这是精神意识方面的一种想法，但是也不知道自己有病。气海有余、太狂的一种人，觉得自己什么病也没有，什么药也不吃。还有人特别的瘦小，总是害怕生病，但是也觉不出哪儿难受来，虽然很弱，但也算不上什么病。身体壮的时候常常梦到身体长大，身体弱的时候常常梦到身体变小。所以对后者治疗的时候得补血海、补水谷之海、补十二经之海，补阳明，使人能吃饭，变壮实了才行，但常常很困难。有的时候这是自然的衰老过程。"水谷之海有余，则腹满。"胃里饱了，肚子大了，则为有余。"水谷之海不足，则饥不受谷食。"饿了，吃不下去，难受，吃下去又吐出来，这是不足。胃小，如做胃手术，部分被切除，就是典型的水谷之海不足。整天喝酒吃肉，把肚子撑大了，还吃，就是水谷之海有余，是实证。"髓海有余，则轻劲多力，自过其度。"精力过剩，走起路来很快，说话也很快。"髓海不足，则脑转耳鸣，胫酸眩冒，目无所见，懈怠安卧。"脑子空了，神经系统衰弱了，供血不足了，下肢动脉硬化，眼底动脉硬化，包括心脏供血不足等，就是典型的不足现象，这个情况也很常见。四海的有余不足应该是很好辨别的。注意辨别血海有余不足，要对病人仔细问诊。一般人不会表达这方面的感觉，除非特别严重、典型的才能表达出来。

黄帝曰：余已闻逆顺，调之奈何？岐伯曰：审守其腧，而调其虚实，无犯其害，顺者得复，逆者必败。黄帝曰：善。

　　"黄帝曰：余已闻逆顺，调之奈何？"诊断可以弄明白了，怎么调呢？下面岐伯的回答非常重要。"岐伯曰：审守其腧，而调其虚实。"见到这方面的病，既然腧穴明确了，就刺这个位置，调其虚实（就是补虚泻实）。"无犯其害。"不要违反了这个调虚实的原则。"顺者得复，逆者必败。黄帝曰：善。"

所以这几个穴位比较重要，它们不光位于一个经，也是各个经汇合的地方，所以是比较大的穴位。它们是人迎、风府、柱骨。对这几个穴要特别小心地调整。调顺了能立即恢复，调逆了能引发败证。

这一篇是黄帝和岐伯的问答。在前面我说了，岐伯问答的一般是普遍的法则。这一篇提到了四个方面的病来的治疗。看着是列举了八个方面的病（四海各有虚实），而实际上是包括了全身的病。就是说用不同的分类方法，都可以对全身的病进行调整。髓海和水谷之海相对来说，一个是最深的，是在骨头里面的，一个是在外一层的，在六腑的。这里分出脏腑阴阳。一个是六腑的水谷之海，一个是髓海，是里面的，比骨还深的。这是最深的和最浅的。另一个方面是气血，除了气就是血。气血是相对的，气在上，在膻中，血海为冲脉，为十二经之海。所以阴阳的观点始终贯彻在《内经》之中。经文通过阴阳把要讲的内容两分：气和血相对，水谷和髓相对。气血看不出相对的位置来，而水谷之海和髓海能看出具体的位置来。通过对这篇的学习，我们除了学会八个具体的病的治法以外，还要体会这个分类的方法。

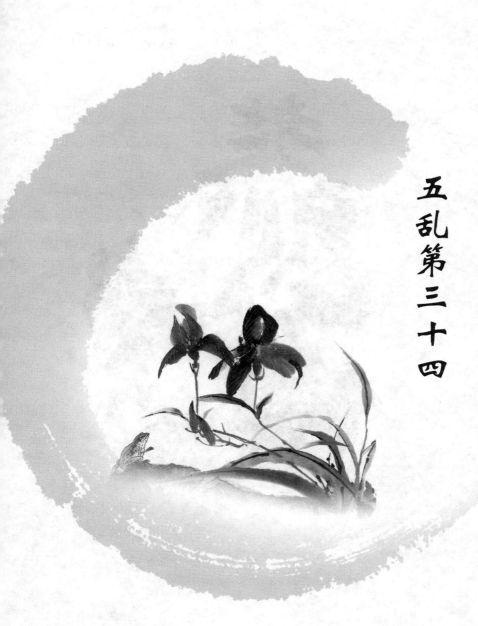

五乱第三十四

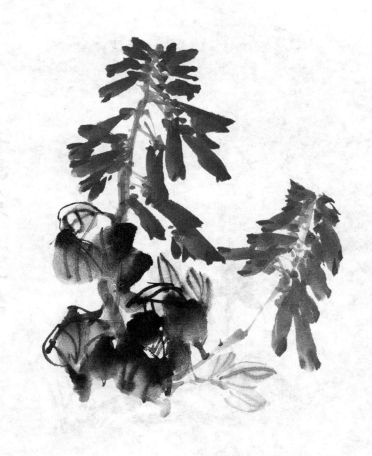

上一篇《海论》讲的是四海有余不足的辨证和治疗，提到了四海之腧，是从四个方面来论述的。这一篇从五个方面对病进行论述，并且提出了相应的治疗。

　　黄帝曰：经脉十二者，别为五行，分为四时，何失而乱？何得而治？岐伯曰：五行有序，四时有分，相顺则治，相逆则乱。

　　"黄帝曰：经脉十二者，别为五行，分为四时，何失而乱？何得而治？"这十二经脉是有五行属性的，内合于五脏六腑，而五脏六腑都有五行属性，所以经脉也是有五行属性的。五行又比喻四时，有个顺序。它是怎么产生的混乱？怎么得的病？怎样才能治？如何能治好？"岐伯曰：五行有序，四时有分，相顺则治，相逆则乱。"五行并不仅仅是五种元素、五种属性、五种运动。五行是什么？这里明确地说天之五行有序，不要小看这个有序。五行说的是一个正常的顺序，所以不能说一个病、一个脏、一个经和五行一联系，你生我克，生了再生，克了再克，混在一起就叫无序。按照木、火、土、金、水相生的顺序就是五行之序，就如一年四季顺序发生一样。不按次序来的就是乱。简单的十六个字，四句话，将五行在十二经脉病证诊断之中的运用全说了。

　　黄帝曰：何谓相顺？岐伯曰：经脉十二者，以应十二月。十二月者，分为四时。四时者，春秋冬夏，其气各异，营卫相随，阴阳已合，清浊不相干，如是则顺之而治。

　　"黄帝曰：何谓相顺？"五行有相顺，十二经怎么相顺呢？"岐伯曰：经脉十二者，以应十二月。"前面讲到的三阴三阳的手足经是个方便的分法，这是为了应十二月，比照着自然好说阴阳的多少。"十二月者，分为四时。"人的四肢就比照着四时。"四时者，春秋冬夏，其气各异。"一年四季阴阳气的多少有所不同。"营卫相随，阴阳已合，清浊不相干。"就和一年四季春、夏、秋、冬十二个月的阴阳多少不一样是一个道理，人的营卫阴阳的多少也像这十二个月一样变化着。有的时候营盛卫弱，有的时候卫盛营弱，这就是阴阳的多少，但总体来说是平衡的，所以说叫"阴阳已合"。清浊不相干，营行脉中，卫行脉外，清是清，浊是浊，不相侵犯。"如是则顺之而治。"是否能说这十二经是随着十二个月流注着的呢？是否按十二个时辰流注着？是否每一天也是按六十甲子这么流注着？大而言之可以十二月分，小而言之可以十二时辰分，具体是不是这样？不，仅仅是阴阳相合而已，并非说人就是天。明白了这个，就不会把子午流注看成是按照时间开穴的原则去扎那样穴了。那样根本是不可靠的，它违背了基本的道理。理论上看似不错，事实上不是那回事。这是说的治，下面黄帝又问乱。

黄帝曰：何为逆而乱，岐伯曰：清气在阴，浊气在阳，营气顺脉，卫气逆行，清浊相干，乱于胸中，是谓大挽。故气乱于心，则烦心密嘿，俯首静伏；乱于肺，则俯仰喘喝，接手以呼；乱于肠胃，则为霍乱；乱于臂胫，则为四厥；乱于头，则为厥逆，头重眩仆。

"黄帝曰：何为逆而乱。"怎么就叫逆乱了呢？"岐伯曰：清气在阴，浊气在阳，营气顺脉，卫气逆行，清浊相干，乱于胸中，是谓大挽。"有人说这就叫乱。按说清气在阴，浊气在阳，这不叫乱，这叫顺。营气顺的时候，清气、冷气在阴，浊气、卫气在阳。卫气逆的时候，外面的浊气、阳气入到营里面去了，清浊就乱起来，都在胸中了，就产生烦闷。所以机械地类比一下，这就相当于先天性心脏病的室间隔或房间隔缺损、胸锁导管闭锁不全，动静脉混血，这些就是清浊相混。而这里说的这个情况，不是具体的象，最典型的象就是出现大悗，以症状表现为准。而实际上先心病患者或者有动静脉瘘的人出现混血的话，也是出现大悗。当然其他的病导致肺气或心血的混杂，呼吸或血脉的不畅，都可以导致胸闷。大悗就是闷得很厉害的一个症状。"故气乱于心，则烦心密嘿。""嘿"就是不愿意说话、心烦。先心病、风心病、心内瓣膜闭锁不全的也有这样的。当然，这是从形质上来说的。"俯首静伏。"心脏病人也是这样低着头，趴在那儿不愿意动。"乱于肺，则俯仰喘喝，按手以呼。"并不只是抬肩喘息，身随着俯仰。老年慢性支气管炎合并肺感染或哮喘病发作都见俯仰喘喝。有时胸膝位或肘膝位卧床（半跪着蹲在床上），身体抬起来、低下去。直接喘，不动，靠肋间肌的活动抬胸喘气，很痛苦，有时候吸氧都不管用。用手按着喘气，病人会自述恨不得撕开胸。这讲的是气乱。"乱于肠胃，是为霍乱。"肠胃这个地方的营卫怎么会乱呢？霍乱就是指上吐下泻。如喝点儿凉水，肠子里一凉，就能导致这种情况。这个就不好用动静脉混血来比喻了。在正常的情况下，肠道的水分、营养物质通过肠道吸收到里面去，经脾的传输化成营血。如果该化的不化乱冲到外面来，卫气入到营里去，营血渗到六腑里去了，就从大便里排出来了或从上面吐出来了。"乱于臂胫，则为四厥。"四厥就是四肢冰冷。卫气逆行，原本应该到外面来，却到里面去了，外表没有温热的卫阳，就四厥了。"乱于头，则为厥逆，头重眩仆。"气都到上面去了，高血压、脑血栓、脑中风、颈椎病都常见头重眩仆。动脉硬化，脑供血不足，都可以叫气乱于头。

五乱的分类分别说了心、肺、肠胃、四肢和头。把人分了五个部分，胸中两份，肚子一份，头和四肢各一份。臂是指上肢，胫就指下肢，这是按部位来分的。这每一段都可以独立成篇，能够看全身的病，从头到四肢到体腔，体腔分上下两个，上面的腔还再分为心和肺。前面的篇中将下面还再分为肠和胃，病有肠寒胃热，胃寒肠热，肠胃俱寒、俱热。这就是一个方法，可以分部位，也可以分内外，也可以分营卫清浊，还可以分上面和下面地（胸腔和腹腔），都是很实在地按阴阳两分法来分的。那么现在说心脏是不是还可以再分，分为心阴、心阳、心气、心血？好像是好分，但那些分法就和这个不一样了。再进一步演绎的是一种理论化的分法，而这些是很具象的分法，非常具体。里面有解剖的基础，外面有具体的表现，这就真实得多。在这个层次上就可以治疗了。靠理论分析的一些过于繁琐的分法，如果不能落实到临床上，先不用理会。这是按四时春夏秋冬讲什么叫顺什么叫逆，什么叫治什么叫乱。下面说治疗。

黄帝曰：五乱者，刺之有道乎？岐伯曰：有道以来，有道以去，审知其道，是谓身宝。黄帝曰：善。愿闻其道。岐伯曰：气在于心者，取之手少阴心主之俞；气在于肺者，取之手太阴荥，足少阴俞，气在于肠胃者，取之足太阴阳明，不下者，取之三里，气在于头者，取之天柱大杼，不知，取足太阳荥俞；气在于臂足，取之先去血脉，后取其阳明少阳之荥俞。

"黄帝曰：五乱者，刺之有道乎？"出现这五分法的逆乱现象，有没有一个共同的可把握的规律用来针刺治疗呢？这问的是刺之道。讲到刺之有道时要注意，这不是只针对一个病的治疗或针对一个穴位的治疗，或者针对一种情况的治疗，而是指共同的规律，或者是这一类的病在治疗上都可以遵照个方法。有人说"刺之有道"的含义中有没有穴道？有没有经道？有可能有。有经脉的话也是可以解释的。这是以一个部位来论的，治的时候按哪条经来治呢？也许这个经治这个地方也可以理解为共同的规律。"岐伯曰：有道以来，有道以去，审知其道，是谓身宝。"道可以解释为道路、途径，也可以解释为经脉隧道，还可以解释为规律。这三个意思在这句话中都是通的。可以说病的来去，五乱的产生，是有一定规律的，让它消失也是有规律的。明白了这个规律，人就会得到健康，可以说它来有来路，去有去路，明知其路就可以把它治好了。也可以解释成它有一定的经络来，有一定的经络去，知道了它的经络，就能把它治好了。这一个"道"字的不同解释其实有共同的意思。必须掌握它的规律，落实在具体的途径上，这样才能保证健康。"黄帝曰：善。愿闻其道。岐伯曰：气在于心者，取之手少阴心主之俞。"前面提到脏病可以取其荥俞，还提到五脏有疾取之十二原。手少阴俞是神门，心主之俞是大陵。"气在于肺者，取之手太阴荥，足少阴俞。"手太阴的荥是鱼际。注意：在肺的取少阴俞，在前面也提到过太阴和少阴常常同治，足少阴是经过肺的，太溪是肾俞。所以穴位歌要背熟，否则看后面就看不懂了。"气在于肠胃者，取之足太阴阳明，不下者，取之三里。"肠胃的病是从太阴脾来治的，所以后来肠寒、腹泻也照脾阳虚来治。取足太阴、阳明的荥还是俞呢？只要是其里面的病，都可以取其荥俞。太阴之俞是太白，阳明之俞是陷谷，再不行取之合——足三里。三里治一切腹部的病。"气在于头者，取之天柱大杼。"天柱是太阳经入络脑的穴位，大杼是冲脉之俞。"不知，取足太阳荥俞。"足太阳荥俞为通谷和束骨。"气在于臂足，取之先去血脉，后取其阳明少阳之荥俞。"对在四肢上的能看得见血脉，先去之（血络盛的先放血治疗），取手足的少阳、阳明荥俞，即第二个、第三个穴。我们对针灸穴位歌一定要背熟，这是最最基本的。学会了这篇，全身的病都可以治了。

> 黄帝曰：补泻奈何？岐伯曰：徐入徐出，谓之导气。补泻无形，谓之同精。是非有余不足也，乱气之相逆也。黄帝曰：允乎哉道，明乎哉论，请着之玉版，命曰治乱也。

"黄帝曰：补泻奈何？"如果知道取哪个地方了，那用什么手法（是补还是泻）？如果只是乱，没有说是盛和虚的问题，就用调法。"岐伯曰：徐入徐出，谓之导气。"徐入是补，徐出是泻，从徐入徐出来调整这个气。"补泻无形，谓之同精。"不做明显的补泻，这样才能固精。"同精"，有的版本是"固精"，"固精"似乎更通。"是非有余不足也。"这不是虚实方面的病。"乱气之相逆也。"它在里面乱套，相互干忤了。那么这里就有个问题：怎么叫平补平泻？怎么叫不行补泻？怎么叫调之？前面提到：盛则泻之，虚则补之，不盛不虚以经调之。怎么调之呢？这徐入徐出就叫不补不泻，就叫导气，就是以经调之，手法就是慢进慢出。这是一个具体的操作，对前面没有提到的内容在这里做说明了。有的说平补平泻就是不留针，扎进去就算完了，不行手法。怎么叫不行手法？一刺之间就已经是手法了。不是不快不慢，是都得慢，这叫导气。所以读经就有这个好处：能明确地学习一个方法。有的人说随便扎进去，不管它了，那就叫平补平泻。明朝以后的补泻手法：旋转补泻、提插补泻等，还有宋朝的《琼瑶神书》，讲手法讲得很复杂，都不如这个简单，可操作，也没见有什么徒子徒孙传下去，而《灵枢》是一直传下来的，虽然有过断代，虽然现在用得少，但到现在直接捡起来用是可以重复操作的。"黄帝曰：允乎哉道，明乎哉论，请着之玉版，命曰治乱也。"这个"允"，有的版本是"光"，也有可能，"光"和"明"是相对的。这篇文献有这么大的道理，赶快制成精装本，起个名字就叫"治乱"。

这一篇讲的是不盛不虚，包括了诊断和治疗。什么情况下属于不盛不虚的逆乱，从哪里调，怎么调。这一篇可以说是讲了对全身没有明显虚实盛衰的这一类病的总治法。

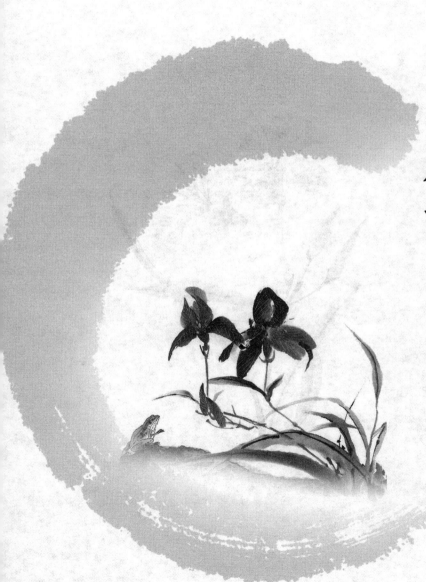

胀论第三十五

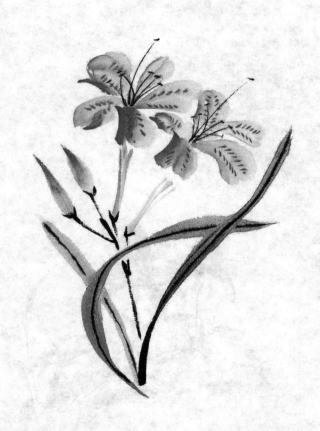

这一篇主要论述了一个病：胀。内容包括胀产生的原因、临床表现、治疗方法。这篇就一个具体的病这样分析，提示我们对其他没论述到的病也可参照这个方法分析。在《灵枢》中，具体讲一个个病的情况很多。

黄帝曰：脉之应于寸口，如何而胀？岐伯曰：其脉大坚以涩者，胀也。黄帝曰：何以知脏腑之胀也。岐伯曰：阴为脏，阳为腑。

"黄帝曰：脉之应于寸口，如何而胀？"这是问。胀病的脉形如何？"岐伯曰：其脉大坚以涩者，胀也。"就脉形的描述，脉形同病形。腹胀是胀大，腹皮坚，所以脉也是大而坚。血流不通就涩。《内经》的脉象是取类比象。不同于纯粹理论化的对照推演，只是取一个象。"黄帝曰：何以知脏腑之胀也。"如果都是胀，如何知道是脏引起来的还是腑引起来的。"岐伯曰：阴为脏，阳为腑。"什么叫阴？什么叫阳？脉盛大属于阳脉，脉涩滞属于阴脉。那这个阴阳是否仅仅是指阴阳脉呢？这个"大坚以涩"是否同时出现呢？这些都是问题。要知道，腹胀除了脉以外，证也分阴阳。面色上、表现上都分阴阳。总体来说脏属阴，腑属阳。这是在继续探讨产生胀的原因。

黄帝曰：夫气之令人胀也，在于血脉之中耶，脏腑之内乎？岐伯曰：三者皆存焉，然非胀之舍也。黄帝曰：愿闻胀之舍。岐伯曰：夫胀者，皆在于脏腑之外，排脏腑而郭胸胁，胀皮肤，故命曰胀。

"黄帝曰：夫气之令人胀也，在于血脉之中耶，脏腑之内乎？岐伯曰：三者皆存焉，然非胀之舍也。"这个"三者"，有的人说是"二者"。三者应该是：血脉是一，脏和腑是二，一共加起来是三。二者就是血脉和脏腑。从前面的阴为脏、阳为腑来看的话，脏腑阴阳必分开，再加上血脉，所以说"三者"更合适一些。令人胀的气可以在这三者之间都有，但这不是胀之所在，所以说"非胀之舍也"。"黄帝曰：愿闻胀之舍。"胀的所在是哪里？产生胀的具体病变部位是哪里？"岐伯曰：夫胀者，皆在于脏腑之外。"胀的位置不在脏也不在腑，而在脏腑的外面。"排脏腑而郭胸胁，胀皮肤，故命曰胀。"它在脏腑之外能推压内脏，并且使胸胁膨胀，使皮肤胀大。"郭"也念"廓"，城廓，里面是城，城外面还有一层叫"廓"，是城往外扩充的一部分。

　　黄帝曰：脏腑之在胸胁腹里之内也，若匣匮之藏禁器也，各有次舍，异名而同处，一域之中，其气各异，愿闻其故。黄帝曰：未解其意，再问。岐伯曰：夫胸腹，脏腑之郭也。膻中者，心主之宫城也；胃者，太仓也；咽喉、小肠者，传送也；胃之五窍者，闾里门户也；廉泉、玉英者，津液之道也。故五脏六腑者，各有畔界，其病各有形状。营气循脉，卫气逆为脉胀；卫气并脉循分为肤胀。三里而泻，近者一下，远者三下，无问虚实，工在疾泻。

　　"黄帝曰：脏腑之在胸胁腹里之内也。"在胸的是心肺，在胁的是肝胆，在腹里的是脾、肠、胃、肾。"若匣匮之藏禁器也。"内脏是宝贵的东西，就像人的宝贵东西在家里，而且还在房间里弄好几层的一个柜子，里面封着。"各有次舍，异名而同处。"内脏的排列是各有各的位置的，但都是在里面的层次上的，所以说"异名而同处"。同处在哪？同处在里面。"一域之中，其气各异，愿闻其故。"就像一个密封箱里都是贵重东西，但它的气是不同的，因为藏了不同的宝贝。这就是"一域之内，其气各异"。"黄帝曰：未解其意，再问。"有的人说前面缺了一个岐伯的回答，也有的人说这九个字是衍文，是误入进来的，从下面的回答来看是接着上面回答的。"岐伯曰：夫胸腹，脏腑之郭也。"胸腹这一块是人的躯体的大部分，外面包裹的这一层东西就相当于城的外郭。"膻中者，心主之宫城也。"郭里面还有宫城，膻中就相当于里面的宫城，就像北京城里还有紫禁城一样。"胃者，太仓也。"胃相当于国家粮库。"咽喉、小肠者，传送也。"往太仓内传送。小肠还是出粮道，运进去还要运出来。"胃之五窍者，闾里门户也。"对这一句的解释，很多版本说胃之五窍就是头面五官。还有的注家说这个"胃之"是多余的，应删了去。这种方法是不可取的。有多种理那是个人的意见，但随便删除是不合适的。应保持原貌，可以有各自的理解。胃怎么会有五个窍呢？只有上下两个，一个贲门，一个幽门。但是前面提到了咽喉、小肠，从咽喉、小肠传送到最后，再结合《伤寒论》所称的胃家（这都是胃那一大家的），就有五个门：咽喉（喉门），胃上口叫贲门，胃下口叫幽门，大小肠半路上交接的地方叫阑门，最后大肠的出口处叫魄门（肛门），正好是五个门（五个窍）。并且下面说了"闾里门户"（就是一个小胡同里设的不同的栅栏门）。那头面五窍似乎是差远了。周朝村庄的设计：闲时为农（平时是预备役民兵训练），战时为兵。从周朝定制的时候开始，村庄规划排列房屋就是按照部队的意思，让人知道平时按序排列房子，知道站队，知道从闾里出来到大街要集合，每个胡同都得有营门。干活得用农具，战时农具就是武器。所以闾里每一个胡同口一个栅栏门，为了便于集合，便于防盗。人体里面也有门户。"廉泉、玉英者，津液之道也。"廉泉、玉英在舌头下面，主唾沫分泌。玉英穴就是玉堂穴。前面讲到了脏腑之次，讲到了胀的原因，这里就谈到了内在的结构问题，最终得出了一个结论来。"故五脏六腑者，各有畔界，其病各有形状。"把一块地分开，两边各一半，中间就是界限。所以说五脏六腑各脏器之间都有个严格的分界线。贲门以上叫食管，幽门以下叫小肠，阑门以下叫大肠，分有畔界。五脏六腑哪个地方有病，就有各自不同的表现。像刚才那例帕金森综合征的症状，动摇属肝，髓空属肾，言语不利属心，都有界畔。怎么知道某个症状属于哪个界？通过看形状。形状怎么表现出来？见其外，知其内，司外揣内。"营气循脉，卫气逆为脉胀。"前面讲到了营行脉中，卫行脉外。卫气逆回去，到了脉里，脉就胀了。"卫气并脉循分为肤胀。"如果卫气不在脉外走，脉外就开通津液，并到皮肤上，皮肤就胀了。"三里而泻，近者一下，远者三下，无问虚实，工在疾泻。""一下""三下"为现在口语中说的"一下子""三下子"——几个注家都是这样解释的。这里有一个重要的原则：不要管它是虚还是实，只要看到胀的就用急泻法，刺足三里。病程短的治疗一次就好了，病程长的治疗三次，或者是再多治疗几次。所以治疗有勿问虚实的方法。前面还提到了"徐入徐出，为之导气"的方法。从这里可以看到，后来有些针家说的不论虚实，不讲补泻，不讲手法，我们不要以为是没有手法。不讲补泻本身、勿问虚实本身也是合于经论的明确的方法。

五脏六腑和血脉皆可以引起胀来，并且五脏六腑各有界畔。不同的病有不同的形状，但总的机理就是：五脏六腑有病引起营卫的循行异常（或者是卫气逆，或者是卫气并脉），在治疗上有一个原则：刺三里，快速用泻法。下面接着讲五脏六腑不同的胀的不同形状。

黄帝曰：愿闻胀形。岐伯曰：夫心胀者烦心短气，卧不安；肺胀者，虚满而喘咳；肝胀者，胁下满而痛引小腹；脾胀者，善哕，四肢烦挽，体重不能胜衣，卧不安；肾胀者，腹满引背央央然，腰髀痛。六腑胀，胃胀者，腹满，胃脘痛，鼻闻焦臭，妨于食，大便难；大肠胀者，肠鸣而痛濯濯，冬日重感于寒，则飧泄不化；小肠胀者，少腹䐜胀，引腰而痛；膀胱胀者，少腹满而气癃；三焦胀者，气满于皮肤中，轻轻然而不坚；胆胀者，胁下痛胀，口中苦，善太息。

"黄帝曰：愿闻胀形。岐伯曰：夫心胀者烦心短气，卧不安。"心烦不安又见到胀，这就叫心胀，是心有病引起来的胀。心有病为什么会胀呢？因为心主血脉。"肺胀者，虚满而喘咳。"肺主喘咳，见喘咳的应从肺治。怎么会虚满呢？因为肺主气，肺有病，气不顺达就胀了。"肝胀者，胁下满而痛引小腹。"肝病之痛的一个重要特征就是痛引小腹或控睾而痛。胁下是典型的肝的部位，就是现代解剖学说的右胁下。但这个肝胀的时候也可以见两胁都痛。"脾胀者，善哕，四肢烦挽，体重不能胜衣，卧不安。"哕就是呃逆。脾主四肢，见到四肢烦挽的考虑是脾的病。脾主湿，症见周身重。曾有个患者说整天肚子胀，到处治都不管用，晚上一脱了衣服就好了。这就是体重不能胜衣。他觉得一件衣服都压的慌。好多人说这是心理因素，其实这就需要辨证。体重不能胜衣就是典型的脾胀。"肾胀者，腹满引背央央然，腰髀痛。"肾胀的特点是胀而伴随腰痛，腹满引后背。后背是足太阳膀胱经循行所过之处，膀胱和肾相表里。肾经和足太阳经络合，从太阳出来处是带脉的一个别络。所以知道连着腰、胯关节痛是肾胀，这就是辨证。对胀，如何知道它是由五脏的原因引起来的？要看有没有五脏典型的表现。这才是真正的辨证，而不是说从阴阳五行的演绎角度推论。这一套理论的演绎是没有充分根据的。经典的辨证非常明确，会引发共识。依据经典进行辩证就不会十个医生十个方，这个也通，那个也通，大家一起集中讨论，为了照顾面子，你的也对，我的也对，最后整合出一个四不像的结论来。明辨是非，诊而后断。断就是一刀两断，非此即彼，非阴即阳，是这个而不是那个。下面是六腑胀。"六腑胀，胃胀者，腹满，胃脘痛，鼻闻焦臭，妨于食，大便难。"有的人说这是脾胃虚寒之胀，那么到底是脾胀是胃胀？有的人说不能太较真的，中医就是这么笼统着说的，脾胃都属于土。可是土还分阴土和阳土。我们从这里就能看出脾胀和胃胀的明确不同之处。有胃脘痛，有鼻闻焦臭（鼻子里闻着像有烤焦东西的味），还常常伴口臭，不想吃饭，大便困难。大便难是典型的胃家的表现，而脾胀的表现是四肢烦，体重不能胜衣。这是脾胃之胀的区别。"大肠胀者，肠鸣而痛濯濯，冬日重感于寒，则飧泄不化。"伴肠鸣而痛的就是大肠胀，而不能说脾虚，不能说脾虚就见完谷不化、肠鸣。五脏的脾的症状和六腑的大肠的症状在《灵枢》中是有区别的。大肠的病在治疗上有时候可以从脾来治（前面有这样的情况），但病位在大肠是不会错的。可是现代的中医基础理论说脾胃就是整个消化系统的功能，这就把一个明确的、古今都认识到的事给理论化、模糊化、虚化了。在这里我反复提到教材的一些似是而非的观点，就是让你以后看书（如果是看中医学的教材的话）时千万注意不要受误导。我们对照经典、对照事实，要小心那些脱离实际的内容。经典上说得多么明白，而西医学中的肠鸣也就是肠的事。临床上对比一摸就知道。如果因受凉，吃什么拉什么，用一碗红糖姜汤结合足三里就好了。"小肠胀者，少腹䐜胀，引腰而痛。""䐜"是"撑"的意思。对小肠的胀，我们一定要知道是在少腹的部位，而胃的胀是在上脘的部位，大肠的胀是有肠鸣。这样胃肠这一套的胀就能区分出来了。小肠胀和肾胀的痛症类似，肾胀之痛是引背伴腰髀痛，小肠之痛是肚子痛，连带着腰痛，如果是胁下痛牵掣到小腹，就是肝胀。我们通过有典型症状的，就能辨出是五脏六腑的病位来。"膀胱胀者，少腹满而气癃。"这个就需要和小肠胀区别，小肠胀带着引腰痛，而膀胱胀只是"满而气癃"，没说痛。这就是区别和辨证。"三焦胀者，气满于皮肤中，轻轻然而不坚。"三焦胀是在肠胃之外，所以比较轻浅而不坚。"胆胀者，胁下痛胀，口中苦，善太息。"胆胀和肝胀不一样。肝胀是满而痛引小腹，而胆胀是胁下痛胀。痛胀和满而痛还是有区别的。胀只是在气分症状，而满还要坚实一些。胆是个空腔的脏器，而肝是个实质的脏器。肝胀就没说见"口中苦，善太息"。

通过对五脏六腑的胀的论述，我们看到了每一个脏腑的胀都有它的典型特征。经文通过特征性的表现，辨析了胀因于五脏六腑的细节。前面的营卫逆乱和血脉中的胀，都有明确的区别。五脏六腑胀是十一个证，加上营卫的逆乱，共十二个证，这些辨证是非常仔细的。现在中医内科学论胀中都没有辨证分型分到十二型的。为什么呢？因为如果分到十二个型的话，就涉及对经典的学习，涉及中医的基础理论，会很复杂。现在这个辨证分型最早出台的时候就是为了照顾"西学中"便于把握，类归而成。所以简单化的方式导致了虚化、不可把握。而经典的东西非常明确，也不用死背硬记，知道五脏六腑胀的典型症状，再加上营卫气乱，这十二个分型就可以知道了。

凡此诸胀者，其道在一，明知逆顺，针数不失，泻虚补

実，神去其室，致邪失正，真不可定，粗之所败，谓之天命；
补虚泻实，神归其室，久塞其空，谓之良工。

"凡此诸胀者，其道在一。"虽然是这么多的原因都能引起胀来，其总的机理是一致的。"明知逆顺，针数不失，泻虚补实，神去其室，致邪失正，真不可定，粗之所败，谓之天命。"要知道病的逆顺，知道其所从来，顺而治之，病就好了，这样用针的时候就不会产生一些失误。假如说虚证用了泻法，实证用了补法的话，"神去其室"。"神者，血气也"，神指的是人的精、气、血。精、气、血各有其位，如果补泻不当，会导致精、气、血离却本来的位置。"神去其室"以后，邪气就会来，"邪之所凑，其气必虚"。失去正气，邪气就来了，人的真气就不能够定在其位。这就是因为"粗之所败"，即因医生的错误导致的疾病（医源性疾病）。如果还把这个叫成是病的自然发展，就不对了。"补虚泻实，神归其室。"该补的补，该泻的泻，然后气血各在其位。"久塞其空，谓之良工。"时间长了，能把正气空的地方补上，把邪气顶出去，这才是好医生。比如对这例刚诊治过的、转移了的肺癌患者，我基本上没太用抗癌的药物，而是补气、补血、平喘止咳。有血就止血，气虚就补气，血虚就补血。这是全身的复杂的、多系统的、经放化疗后机能损坏的病例，我用一个简单的八珍汤或十全大补汤，其中的四君子汤补气，四物汤补血。另外像黄芪建中汤补中益气，当归建中汤和小建中汤都是这类调补中焦的。北京有一位姓陈的老师通过他的书介绍过，他调虚损一个方就是八珍汤减一味川芎，加了陈皮、木香，他重视行气。这是看似简单的一个变化。有的时候减了川芎以后加一味香附，气血通行，因为川芎燥一些。虽然是微小的变化，但这说明他在调整上是很有把握的。这就是经典所说的良工的用法。这位陈老师用的

448

是补虚泻实的方法。所以说补虚的方做成散剂、丸剂，小量长服，"久能塞其空"。这里从论胀说到了补虚泻实，说到了粗工泻虚补实的"败"。补虚泻实这个原则在《内经》中是反复强调的。所以说学针灸，哪怕记不住那么多，但是每一步操作，每一步下针的时候都要很郑重，自己精神安定，让病人也精神安定，仔细用针，只要掌握这个大原则，就不会错，就肯定有效。前面讲了五脏六腑的胀型，下面继续讲胀的生成原因。

黄帝曰：胀者焉生？何因而有？岐伯曰：卫气之在身也，常然并脉，循分肉，行有逆顺，阴阳相随，乃得天和，五脏更始，四时循序，五谷乃化。然后厥气在下，营卫留止，寒气逆上，真邪相攻，两气相搏，乃合为胀也。黄帝曰：善。何以解惑？岐伯曰：合之于真，三合而得。帝曰：善。

"黄帝曰：胀者焉生？何因而有？"胀是怎么生成的？是因为什么产生的？"岐伯曰：卫气之在身也，常然并脉，循分肉，行有逆顺，阴阳相随，乃得天和。"卫气在身上的运行经常是和脉一起，顺着分肉，"营行脉中，卫行脉外"。循分肉是指在脉外分肉之间运行。卫气和营气顺着经脉并行的时候是各有路线的。"阴阳相随"，从阳到阴，从阴到阳，从上到下，从里到外，这都叫"阴阳相随"。"得天和"，就是得自然的状况。"五脏更始，四时循序，五谷乃化。"脉在五脏里循行的时候是有次序的比照着"四时循序"。这里讲到五脏四时是比照五行说的，这就是一个自然的过程。经典讲五运六气也好，讲子午流注也好，说天的目的就是说人，对此我反复说过。四时循序是春生、夏长、秋收、冬藏，而到脏的饮食的化生指五谷进入胃里，化了后传到肺，再散布到全身，这是一个顺的过程。人只是天地自然造化过程中形成的一个物种。人吃了五谷产生能量，产生卫气，产生营血进而运行。这就与大地秉承四时的变化产出粮食是同一个道理。人的能量从哪里来？最终还是来自五谷。五谷从哪里来？五谷来自天生地长（地上的水分营养，天上的阳光），最终转化成种子，人吃的是天地之间的精华，所以道家说"盗日月之精华"。这是天地人一统而论的。前面说的是生理现象。"然后厥气在下。""然后"，有人说是"然尔"，也有道理。"厥气"，有的人说是寒厥之气，或者说叫厥逆之气。"营卫留止。"不正常的气在下面，营卫不能正常运行，停留了，止住了。"寒气逆上，真邪相攻。"营卫之气停在下面，不正之气逆而上。营卫是正气，留止在下面，所以"说真邪相攻"。"两气相搏，乃合为胀也。"真邪相搏，也可以说营卫留止以后营卫相搏，从机时胀。卫气逆行于营中，这就是前面说的胀的部位在什么地方？在血脉之中。"黄帝曰：善。何以解惑？岐伯曰：合之于真，三合而得。帝曰：善。""三合"是哪"三合"？"合之于真"是指的什么？这一句不太好理解，结合前后的文字，继续往下看就明白了。

黄帝问于岐伯曰：《胀论》言无问虚实，工在疾泻，近者一下，远者三下，今有其三而不下者，其过焉在？岐伯对曰：此言陷于肉肓，而中气穴者也。不中气穴，则气内闭，针不陷肓，则气不行，上越中肉，则卫气相乱，阴阳相逐。其于胀也，当泻不泻，气故不下，三而不下，必更其道，气下乃止，不下复始，可以万全，乌有殆者乎？其于胀也，必审其诊，当泻则泻，当补则补，如鼓应桴，恶有不下者乎？

"黄帝问于岐伯曰：《胀论》言无问虚实，工在疾泻，近者一下，远者三下。"看起来《胀论》是前面有的。这篇是就《胀论》生出来的一篇论述。前面提到："三里而泻，近者一下，远者三下，无问虚实，工在疾泻"。这一句是对前面《胀论》的解释。上面的"三合而得"是指什么呢？可以从《胀论》再往前推，前面有一句"三者皆存焉，然非胀之舍也"。血脉是一，脏是二，腑是三。黄帝在《胀论》中提的问引用了《胀论》前面说的一部分。下面有个疑问。"今有其三而不下者，其过焉在？"这就是说病轻的一次能好，病重的三次能好。而有的治了三次还不好，过失在哪里？这里就有一个问题：对一个病，经典提出了治疗时间和治疗的次数，或者说规定的疗程———一次到三次就会好了。假如说不好，就得反过来推敲原因。岐伯对胀的具体回答如下。"岐伯对曰：此言陷于肉肓，而中气穴者也。"这就是说近的一次治好，远的三次治好。这说的是正确的治疗。而正确的治疗是什么呢？是"陷于肉肓，而中气穴者也"。这一句提的是两个问题：一个是深度，要陷于肉肓；另一个是穴位的精确度，要中气穴。肉肓是什么？有人解释是皮下肉外的那层膜。通过论胀，我们要看到其他的病也有同样的、标准规范的操作要求。下面具体论述误操作的结果。"不中气穴，则气内闭。"选的穴位不对，气内闭，出不来。"针不陷肓，则气不行。"针刺不到深度，气也散不开。"上越中肉，则卫气相乱，阴阳相逐。"没刺到肉肓深度，使气往上越，越到哪里去了呢？越到肉的部分去了。操作不好就治坏了。病邪没引出来，却引到另外的部位去了，导致阴阳相逐，这就出问题了。所以说勿过、勿不及。针灸看上去非常简单，一针就好。可我们对这一针就好的背后机理一定要搞清楚。这里借助论胀，对精确度、准确度，进行了详细的说明。这里是论胀，对其他的病的论述同样也是这个道理。从这一个例子中我们可以看到，针灸的精确治疗并不只包括扎哪个穴上。有的人一看别人治好了一个病，就问他扎的哪个穴。只知部位是不够的，还要知道人家是怎么刺的。还有，虽然人家说了是取这个穴，而这个穴究竟在哪里？怎样才能找到？这不仅仅是

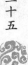

度量的问题。度量是什么？前面提了："取其中度"，而实际是什么？是审、切、循、扪、按，仔细查找。这个"中度"也有必要，它指一般情况是这样，而实际临床上不是这样。详细找准穴位，根据病情精确操作，才能有可把握的疗效。

下面继续说假如"不效"怎么办。如何是"不效"的？"其于胀也，当泻不泻，气故不下。"胀就得泻，应当泻而没有泻，那么气就下不去了。"三而不下，必更其道，气下乃止。"假如说用了三次气还没下的话，就必须换地方刺了。这个地方不是刺坏了，就是没刺对，所以"必更其道"。刺到气下就可以不再针刺了。"不下复始。"不效继续针。"可以万全，乌有殆者乎？"只要有正确的选择，就可以有绝对的把握，哪里会有治不好的病呢！"其于胀也，必审其诊。"有的人说这个"必审其诊"就是"必审其脉"。我认为应该是对脉和证都要仔细审察。"当泻则泻，当补则补。"反复强调补泻。什么时候该补，什么时候该泻，怎么样知道呢？这就在于审察的详细与否，所谓"必审其诊"，就是要仔细看看这个病的表现。"如鼓应桴，恶有不下者乎？"桴就是鼓槌。一槌敲下去，鼓没有不响的。对此我在临床见到很多。一针下去，那针感的速度就像桴鼓相应一样，症状一下消了。像今天大家都看到的这例头痛腹胀的患者，我本来想用毫针刺其三里，因为看他的三里络脉扩张。正值盛夏之候，于是刺其血。用三棱针一刺，一滴黑血出来，病人马上脸一红，笑了，一下子腹胀就好了。可是头还稍痛，我摸着他腹部还有一个硬结，于是又在中脘一刺，马上起来，脸色又改变了，头痛也好了，腹也不胀了，笑着就走了。

刺胀是很简单的，原则就是得详审，得刺准，掌握正确办法，掌握正确补泻于法。通过这篇对胀的论述，我们同时看到了诊断的详细度，虚实的重要性和治疗方法上的选择。

452

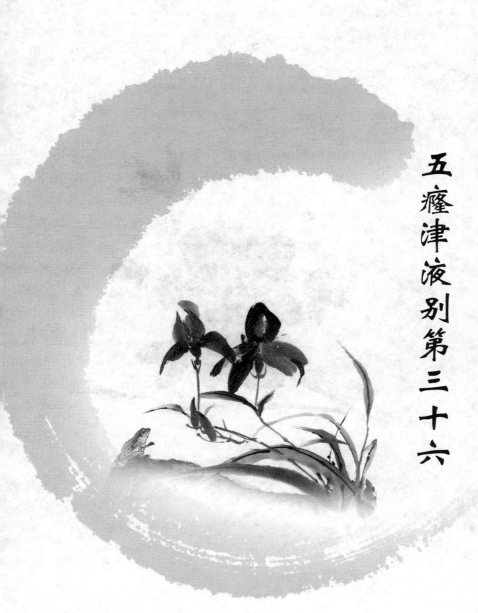

五癃津液別第三十六

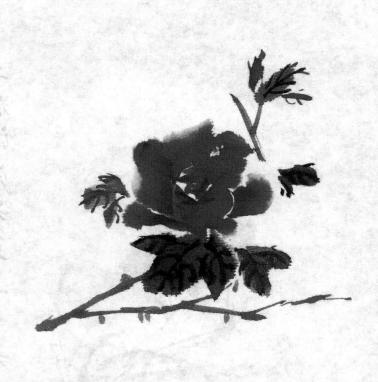

前篇讲了胀，这篇讲癃。前面提到："膀胱胀者，少腹满而气癃。"这篇说的是津液引起的癃。这是将相类似的病单独成篇，分前后讲述。

黄帝问于岐伯曰：水谷入于口，输于肠胃，其液别为五，天寒衣薄，则为溺与气，天热衣厚则为汗，悲哀气并则为泣，中热胃缓则为唾。邪气内逆，则气为之闭塞而不行，不行则为水胀，余知其然也，不知其何由生？愿闻其道。

"黄帝问于岐伯曰：水谷入于口，输于肠胃，其液别为五。"首先要看到液的来源是哪里？是水谷入于肠胃变化而成的。不要以为是什么先天之精源于肾，后天之精源于脾胃，这是一些现代中医教的，是经不起推敲的，虽然从理论上说好像是不错。但什么是先天之精呢？具体到实际的生殖物质上还是源于五谷的。所以说不要将这些概念虚化了。《内经》上说得非常明白，五液都是由水谷在肠胃化生出来的。人要是一不吃饭，什么精液都没有了。"天寒衣薄，则为溺与气。"天冷了，穿衣服少了，水液不从外面变为汗发出来，就变成了尿和气。变成尿好理解，变成气是什么意思呢？冬天尿里有热气，这是能看得见的，夏天热，看不见尿里的热气，因为它从汗里走了，实际上也有，只是看不见而已。冬天还有呵出来的气，也就是液。天冷的时候气通过呼吸和尿排出去了。夏天看不见，但也有。"天热衣厚则为汗。"天热的时候皮肤上有形的汗中能看得见的。从皮肤上看不见出汗的时候，毛孔开泻，也是有气蒸发的。"悲哀气并则为泣。"这个"泣"就是泪。"中热胃缓则为唾。"五液为：尿、气、汗、泣、唾。吃饱了饭，胃中有热，胃运动得慢，津液不往下走就从上面出来了，为浊唾。所以看到唾液黏浊发臭的症状时可从胃热治。"邪气内逆，则气为之闭塞而不行，不行则为水胀。"前面说的是生理，这里说的是病理。气闭，津液不行，则为水胀。尿、气、汗、泣、唾这些正常的液不按照正常的渠道运行而内闭，都可以产生水胀。"余知其然也，不知其何由生？愿闻其道。"意思就是问这些病变产生的原因。液都是相互循行的，循行不正常了就产生胀，具体怎么产生的？

岐伯曰：水谷皆入于口，其味有五，各注其海。津液各走其道，故三焦出气，以温肌肉，充皮肤，为其津，其流而不行者为液。

"岐伯曰：水谷皆入于口，其味有五，各注其海。"水谷之气按照味的不同各注其海。前面《海论》提到了水谷之海、血海、髓海、气海。"津液各走其道，故三焦出气，以温肌肉。"这个"温"就是"润"的意思。"充皮肤，为其津，其流而不行者为液。"这里又提到一个分法：津、液、汗、尿、沫、气。从皮肤出来的叫津，就是汗。黏稠的为液。如关节腔之内的润滑液，腱鞘膜的积液等都算是液。

天暑衣厚则腠理开，故汗出，寒留于分肉之间，聚沫则为痛。

"天暑衣厚则腠理开，故汗出。"汗和津是一样的，在里面的叫津，出来的叫汗。"寒留于分肉之间，聚沫则为痛。"《周痹》中提到"风寒湿气，客于外分肉之间，迫切而为沫"。沫相当于组织之间的病理渗出物，即西医所谓的炎性水肿。

天寒则腠理闭，气湿不行，水下留于膀胱，则为溺与气。

这是一个正常现象：天冷了不出汗，是因为水液变为尿排出了。水通过心脏的搏动，肾的排泄，总有一个排泄途径。

五脏六腑，心为之主，耳为之听，目为之候，肺为之相，

456

肝为之将，脾为之卫，肾为之主外。故五脏六腑之津液，尽上渗于目，心悲气并，则心系急。心系急则肺举，肺举则液上溢。夫心系与肺，不能常举，乍上乍下，故咳而泣出矣。

"五脏六腑，心为之主。"这一句看似和水液代谢无大联系，但看到下面就明白了。这一句话常常是中医谈神志病，讲心的重要性时引用的一句话。"耳为之听，目为之候。"耳目可以观察。"肺为之相，肝为之将，脾为之卫，肾为之主外。"这说的是五脏六腑的功能，包括五官都是以心为主的。除了心和四脏之外还提到了耳目。耳目代表上面五官的功能。人的感知功能和脏腑的其他功能都服从心的领导。五脏的情志变化都是"心为之主"。那么再进一步，津液的代谢也是"心为之主"。心主血脉，在津液运行方面也有重要的作用。"脾为之卫"是说脾主肌肉、主四肢，四肢在外是卫。胃为仓，脾不是。卫是在外围保卫的，心是在宫城里面的。像北京叫北京城，天津叫天津卫。东面有威海卫，是在海边、外围保卫着中央的。人在抵抗外来的侵犯时，先挥胳膊踹脚，这就是"脾主四肢"。胳膊腿的抵抗保护着心脏别受伤。"肾为之主外"是指外交的、自外输的，包括生殖功能。卫出于下焦，卫气在表是抵抗的。得出的结论是下面几句。"故五脏六腑之津液，尽上渗于目。"肝主目，但目有"五轮八廓"说。这五轮就是对应五脏的。因为五脏六腑的津液尽上于目（都能渗到上面去）。"心悲气并，则心系急。"因为"心为之主"，情志的变化都算心。"心系急则肺举，肺举则液上溢。"心系急的时候，见抽泣，呼吸也不均匀，泪就出来了。"夫心系与肺，不能常举，乍上乍下，故咳而泣出矣。"咳是打哈欠。打哈欠的时候泪能出来。乍上乍下就是抽泣的情况，或是打哈欠的情况。胸部心肺的活动异常，都会使得泪出。肺里面有津有气，心系一急，肺一挤就把水挤到上面去了，就出泪了。

中热则胃中消谷，消谷则虫上下作。肠胃充郭，故胃缓，胃缓则气逆，故唾出。

胃在消磨谷的时候，谷气一下去，虫子就泛到上面来了。这个虫一定是寄生虫吗？现在寄生虫病少。过去人有寄生虫病是个很普遍的现象。在胃消谷的时候，大肠中各种细菌在活动产生热，产气，能引起胃胀来，就是胃缓。吃饱后胃运动得慢，饿了后肚子咕咕叫。吃饱了，打饱嗝，吐唾沫也是黏糊的。这就是对液上下顺逆的一个分析和描述，结合实际的生理现象来看是比较真实的。

五谷之津液，和合而为膏者，内渗入于骨空，补益脑髓，而下流于阴股。

液是比较黏的东西，它能渗到骨空里面去。骨空是什么？一是骨关节腔，二是骨髓腔。这个认识不一定是根据解剖所得的，活人撞伤时也能见到。脑脊液：脊髓里面循环的液体，人死后是看不见的。比如说因脑血管意外产生的病，见昏迷，从腰椎上穿刺抽出脑脊液来，看里面有没有血。没有CT的时候这个检查很重要。脑髓里面都是很精华的东西，它除了在脑以外还下到阴股之内。阴股是大腿内侧生殖器的部位。生殖之精和脑髓之精都是一些津液。所以中医说的这些津液包括脑脊液，也包括女性正常的白带。

阴阳不和，则使液溢而下流于阴，髓液皆减而下，下过度则虚，虚，故腰背痛而胫酸。

"阴阳不和，则使液溢而下流于阴。"这个"阴阳不和"是笼统的说法，"和"不是指交合，而是指调和。阴阳不调和是指房事不节。"不调和"的一个含义是不节制，过度，液溢而下流于阴；再一个含义是禁止，即没有房事。青春期后如果无性生活，正常的梦遗都可有液溢而下流于阴。"髓液皆减而下。"就像固定容器的液体一样，从下面流走了，上面的脑子就虚了。房事过早过度会损害人。青年误犯手淫引起神经衰弱的，就是因为下面空了以后导致上面的空。再者，房事过度的，精神容易受损伤。男的、女的都有这样的。就像一个萝卜开了花、打了种，里面就成枯了。另外一个极端是有些不同的宗教或门派的修行方法，即不结婚，禁欲，坐在那里，用脚后跟顶着会阴部，还精补脑（吸到脑子上去）。能吸上去吗？这里不做深入讨论。有这种欲望的时候，如果得到正常的生理排泄，可能转化成好的结果，若方法不当，也可能致病。"下过度则虚，虚，故腰背痛而胫酸。"阴阳过度了就导致虚。两小腿没劲的，腰背痛的，笼统而言都可叫肾虚，用六味地黄丸治疗，这药现在成了肾虚恐慌症的"安慰剂"了。但说它治疗肾亏、过度液亏是肯定可以的。临床上，像刚看到的这例病人，两小腿肚子酸，有十多年的病程（说从小就这样的），肯定是因为这事，不会错。看他面色发暗、发灰，一般是房劳过度，再加上两个胫酸，就更能肯定了。所以治疗上一方面要补太阳（当时管用），另一方面要补阳明。他这是第三次治疗了，我刺的是水谷之海足三里，因为足阳明是多气多血之经，从里调。根本的治疗还得从太溪、从补肾法来治。好多病人是因为其他各种不适来就诊的，都有这种情况。比如说来看腰背痛的，看前列腺炎的，看两腿酸的，看腰肩椎盘突出的，我们不要光局限在局部的症状，还要注意到根本原因是髓液空虚，里面顶不起来，这椎间盘就突出了。治疗上有个办法是骶管注射加压，顶回来。加的这些药物只是作用于机械的物理层面，当时对解除神经的压迫有效，但是解决不了根本问题。还有种情况，老年人本身就髓空了，就像萝卜到了春天不开花它也空了一样，

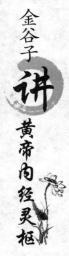

再给其突出处加压，会压过头，使得腰椎间盘没压回来，颈椎间盘压力过大，颅内压力过大，头晕眼花，四肢麻木。从这里我们可以看到液亏后出现的一套症状。结合影像（CT）的报告看病理解剖的表现，也是骨髓空了腰椎间盘才突出的。那么治疗上就不要仅仅着眼于解除对神经的压迫、止痛、椎间盘的溶吸术或摘除术，避免简单、粗暴、低级。"粗工凶凶，以为可攻。"我用小针刀也治了不少病人，但这几年用得少了。临床观察，治疗三、五年后，最长的七年后见复发。还是那一套症状，但不能再给他剥离了。剥离后是很快不痛了，但原因解除不了。给他吃大补精血的药，虽然慢一点，但一到两个月好也了。不光是腰好了，头晕、身上无力等症状都好了。所以后来我就先用补法，补后病人自然好了，这样省事了，不用做针刀了。

阴阳气道不通，四海闭塞，三焦不泻，津液不化，水谷并行肠胃之中，别于回肠，留于下焦，不得渗膀胱，则下焦胀，水溢则为水胀，此津液五别之逆顺也。

阴阳气道是指哪个气道？这个阴阳包括房事。前面说的是房事过度，这说的是禁欲。这个"阴阳气道不通"还包括营卫、脏腑等一切和水液有关的道的不通，导致四海（气、血、髓、十二经之海）都闭塞。三焦是行水的，化水的。它既然不能化了，水就全挤在肠胃之中了。水是往下走的，到了回肠后留在下焦了。如果渗到膀胱去就从尿排了，它又不渗到膀胱去，就导致下焦胀。水溢出来，到下焦叫水胀。

前面这篇是讲顺，后面是讲逆。重点讲到水在肠胃渗到下焦的时候的水胀，再一个就是房劳过度导致的腰背痛和胫酸。这一篇讲津液时讲到了临床常见的两个病，尤其第一个病是临床常见的。又讲到了合阴阳，对性事养生保健（也是房中家讲的内容）提示了一下。也提示了治疗的法则（补肾的方法）。

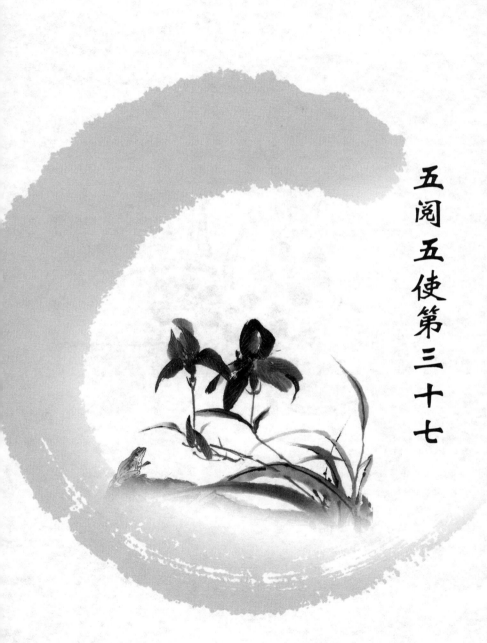

五阅五使第三十七

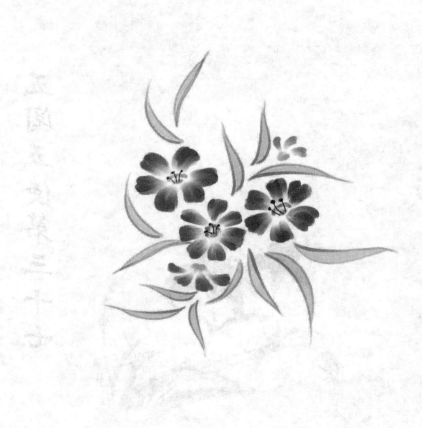

这一篇讲五官五气。所谓五阅五使，五官就如五脏派到外面的使者。司外揣内，通过观五官五气来推测五脏病变。

黄帝问于岐伯曰：余闻刺有五官五阅，以观五气。五气者，五脏之使也，五时之副也。愿闻其五使当安出？岐伯曰：五官者，五脏之阅也。黄帝曰：愿闻其所出，令可为常。岐伯曰：脉出于气口，色见于明堂，五色更出，以应五时，各如其常，经气入脏，必当治里。

"黄帝问于岐伯曰：余闻刺有五官五阅，以观五气。"黄帝提出来，在针刺治疗的时候可以通过这个方法来观察。前面《经脉》篇提到的是"必诊其脉"，这里是说能"观"，不会诊脉也没关系。通过"观"这一个方法来看病也行，一种诊断方法用精了就可以。所以不要认为中医就得用三指搭脉当招牌这只是方法之一。要是眼睛好，只用望诊也能做全身诊断。"五气者，五脏之使也，五时之副也。"这个"副"就是符合、相应的意思。五时就是指五时之气，春、夏、长夏、秋、冬。五气就是指五色之气见于面部。前面讲色脉合参时提到过青、赤、黄、白、黑五气，就是五脏显露在外面的色。五时之副相应于自然界五时有变化。从这一句话我们应该看出,望诊时，一是通过气色看五脏，二是在正常情况下的五时变化也会使气色不同。我们通过这一句应该知道：脏气相应，脏时相应。具体在论病中会讲到怎么叫相顺，怎么叫相逆，相应为顺，相克为逆，还有我生的，生我的。这些在前面讲色脉合参的时候都讲到过。这里简单一提，参照前面篇章看就行了。"愿闻其五使当安出？"五气是五脏之使，但它是从什么地方表现出来的呢？"岐伯曰：五官者，五脏之阅也。"气是使，官是阅。"黄帝曰：愿闻其所出，令可为常。"想看看它标准的对应关系

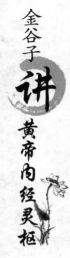

是什么，并将这个对应关系作为一个常规，作为固定的对应。"岐伯曰：脉出于气口，色见于明堂。"前面讲诊脉看气口的时候，气口到底是人迎，还是所有十二经的气口，还是寸口？这里提出脉见于气口，一般认为气口是寸口脉，即手太阴之太渊脉。肺主气，所以叫气口。诊脉从寸口部位诊就行了。明堂是指面部，看色从面上看就行了。当然看色也可以看手色，看身上色。看脉也可以看人迎脉、太溪脉、寸口脉。但要有一个代表性的部位。"五色更出，以应五时。"五色的更出就像五时的更替一样。"各如其常，经气入脏，必当治里。"五色的更出就像自然界的五时更替一样有固定的规律。经气到入到里面的，从里面治疗。五色更出应五时就是按照春、夏、长夏、秋、冬这个次序呈现青、赤、黄、白、黑的变化。这是说五时。入脏就是指入里。经气入脏，如后面一篇提到的浮沉、散抟、泽夭。后世有个《相气十法提纲》也是从这篇发挥出来的。

帝曰：善。五色独决于明堂乎？岐伯曰：五官已辨，阙庭必张，乃立明堂，明堂广大，蕃蔽见外，方壁高基，引垂居外，五色乃治，平博广大，寿中百岁，见此者，刺之必已，如是之人者，血气有余，肌肉坚致，故可苦以针。

"帝曰：善。五色独决于明堂乎？"这里提出一个问题来，看五色仅仅是看脸上反之是笼统地看色吗？"岐伯曰：五官已辨，阙庭必张，乃立明堂。"五官分别对应面部不同的部位，庭是指额头，阙是指眉间。相当于说安排了官员，给他盖上房子就有了办公大厅了。"明堂广大。"大脸盘。"蕃蔽见外。"蕃是指脸颊，蔽是指后面那一块。"方壁高基。"四方大脸，周边高起。这就像相面中说的"天庭饱满，地阁方圆"，这是好相。"引垂居外。"引垂，有的人解释为牙龈饱满向外，这个说法似乎是缺少更多的证据的。张志聪认为这是指蕃蔽再向外扩展的边陲。我猜想有可能是耳垂，耳垂能垂下来，而不是抽缩到里面去。有的篇章中的"引垂"是指男性外生殖器，在这里似不相符。这个存疑待考。"五色乃治。"五色是按照时间顺序或按照年龄的正常颜色。"平搏广大，寿中百岁。"五色不是特别显露，面部比较平坦、宽广，这样的相是长命的相。相面的讲究三庭均等，五官明朗，双耳垂肩，这些都是好相。"见此者，刺之必已。"像这样壮实的人有了病后，针刺治疗也容易好。"如是之人者，血气有余，肌肉坚致，故可苦以针。"这样的人适合用针刺来治疗，血气充足，好调整。针刺虽然痛苦点儿，却也容易接受。

黄帝曰：愿闻五官。岐伯曰：鼻者，肺之官也；目者，肝之官也；口唇者，脾之官也；舌者，心之官也；耳者，肾之官也。

前面提到：五官已辨。五官就是指鼻、目、口唇、舌、耳，分别对应五脏。那怎么通过五官看五脏呢？下面继续深入论述。

黄帝曰：以官何候？岐伯曰：以候五脏。故肺病者，喘息鼻张；肝病者，眦青；脾病者，唇黄；心病者，舌卷短，颧赤；肾病者，颧与颜黑。

"黄帝曰：以官何候？"通过五官来看什么呢？"岐伯曰：以候五脏。"通过五官的功能看五脏。不只要看颜色，还要看动态。望诊上讲望神、色、形、态。形是指外在的形状，而态是指动态。现在通称为形态。神是指血气、脉气，色就是颜色。"故肺病者，喘息鼻张。"喘息的时候鼻翼开张。这个在

望诊上非常重要。肺炎患者鼻翼开张，中医、西医都能认识到
这一个重要的体征。当大口喘气、呼吸道扩张的时候，鼻翼也
是扩张的。"肝病者，眦青。"候肝病要看两眦（内眦、外眦
是青的），而不是只看黄胆性肝炎的典型症状——目黄。五轮
八廓学说中的内眦、外眦主心、主小肠是将眼分为五轮，对应
五脏来说的，而这里是就五官来说的，眼这一片都属于肝。有
人说眼睑不是属脾吗？内眦不是属心和小肠吗，怎么属肝了
呢？眼睑也好，内眦也好，都属于眼，相对于鼻、口唇来说都
属于肝。这是一个分类方法的问题。有人说内眦是属心、属脾
的，属肝不对。这是逻辑的混乱，不是在五官的层次上看的，
而是在眼的层次上看的。所以说没有绝对正确或错误，而是看
取什么、在哪个层面上取和怎么取的问题。具体就眼病和哪经
相关来说，又是一个看法。"脾病者，唇黄。"吃饭不好，饿
了，从嘴唇上先看出来。"心病者，舌卷短，颧赤；肾病者，
颧与颜黑。"心血不足，舌头往后卷着，舔到上腭去了。像癫
痫、惊风等大脑、神经系统的病，常常见到舌先卷。二尖瓣狭
窄的病人可见颧赤，而其他的面红、颧赤的也可以考虑是心
病。这里提到了赤色应应，青色应肝，没有提到白色应肺，但
提到了肾色应黑。这就是五色更出应五时，还应了部位。这里
讲的是五色和五官的相应，讲肾时提到"颧与颜黑"，怎么没
提到耳朵黑呢？这五官有它的堂（有它的办公场所，还有它的
势力范围），但以实际所见，不是那样死板对应的。所以肾病
见两颧和颜的部位黑。前面有一篇提到通过看颧可以看骨、
肩，即通过面部看身上一部，而这篇中的是通过面上看五脏。
这两篇参考着看，那么我们对望诊就不用去看哪一家的个人发
挥了，依经典的大纲是不会错的。

黄帝曰：五脉安出，五色安见，其常色殆者如何？岐伯曰：五官不辨，阙庭不张，小其明堂，蕃蔽不见，又埤其墙，墙下无基，垂角去外。如是者，虽平常殆，况加疾哉。

"黄帝曰：五脉安出，五色安见，其常色殆者如何？"脉是从哪里出来的？色是怎么看的？什么是生理颜色？什么是病理颜色？"岐伯曰：五官不辨，阙庭不张，小其明堂，蕃蔽不见，又埤其墙，墙下无基，垂角去外。如是者，虽平常殆，况加疾哉。"五官都不是特别地显露，眯缝的小眼、塌鼻梁，薄嘴唇，耳朵抽成一块儿，额头特别狭窄，两个眉毛蹙在一起，小鼻子、小脸，干巴巴的，两腮帮子凹进去，下巴颏像没有一样，下面骨头也看不见，耳垂也看不见，像是没发育全的这种人，看似没病，这本身就是病——先天发育不良。平时身体状况就差，何况再加新得的病，情况就会更严重。

黄帝曰：五色之见于明堂，以观五脏之气，左右高下，各有形乎？岐伯曰：脏腑之在中也，各以次舍，左右上下，各如其度也。

"黄帝曰：五色之见于明堂，以观五脏之气，左右高下，各有形乎？"这一小段话能说明中医望诊的根本。从这里就可以厘清现代教材中的一些模糊之谈。到底是通过面色的哪一部分看内脏？左肝右肺到底是怎么回事？哪儿是左，哪儿是右？在这里都有非常明白的回答。"岐伯曰：脏腑之在中也，各以次舍，左右上下，各如其度也。"脏腑在人的躯体里面各有各的位置，是排好了的。次是指次序，舍是指位置。什么次序呢？左右上下立体排列。就是说内脏在胸腹腔里面，左边是左边，右边是右边，上面是上面，下面是下面，对应在脸上也是这么排的，现在叫全息。我们通过这一句就知道左肝右肺和实际解剖对应就行了。我们从平时临床中的图片中能看到，肝癌、胆囊炎不是长在两边。那到底哪边是左？按上南下北，东就是左，在脸上也是这样对应的。这个"度"一是指位置，二是指大小、长短、宽窄的范围。大的内脏占的位置就大，小的器官占的位置就小。大小范围区域各如其度。

讲到这里，我们知道了面诊是这么看，那么手诊呢？脉诊呢？也是一样的。再看看《金匮要略》中的《五脏风寒积聚》篇讲到的脉，还可以再细分为上，上竟上（候喉，候头面），且左候左，右候右。靠手指能细细体会（手巧的能体会，手拙的就不好体会）。而对眼明的人来说，望面色，有五官这样一个管辖区域，再加上五季的颜色呈现，对颜色的分辨比手巧的人对触觉的分辨更明确一些，大小、范围、左右、上下都有了。

学了这个可以去做手诊。手部与内脏的对应怎么排列的？一家一个说法。各种手诊图之间，不同甚至相反的都很多，以哪个为准？哪个是真？哪个是假？这个话问其实都不用问，根据《内经》的这句话自己去找就行了。然后再结合里面的病看外面的反应，反复对应，自己会找出一套对应关系来。各家说的为什么不一样？哪个对？哪个错？都对，也都不全对。因为各家中有的是从一个指头看的，有的是从一条经看的，有的是从一个手掌看的，有的是将整个手（带上掌指）一起看的，有的是从一块骨头看的（像第二歧骨诊断法）。怎么样才算对？经典之所以为经典，就是因为提出了这个总的法则来，对于面诊、眼诊、鼻诊、耳诊（与身体部位的上下对应关系是倒过来的，耳垂对应头），各如其次，各以次舍，上下左右完全对应。

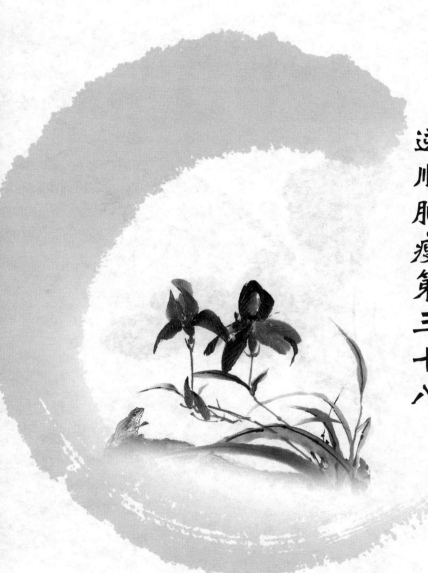

逆顺肥瘦第三十八

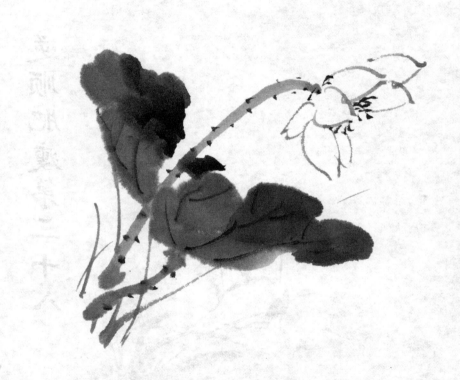

这篇其实是分了两大部分，一部分讲的是经脉逆顺，另一部分讲的是肥瘦。剩下还讲了规矩和变通，怎么遵行标准。总体来说是讲了三个方面，两个大问题。

　　黄帝问于岐伯曰：余闻针道于夫子，众多毕悉矣。夫子之道，应若失，而据未有坚然者也。夫子之问学熟乎，将审察于物而心生之乎？岐伯曰：圣人之为道者，上合于天，下合于地，中合于人事，必有明法，以起度数，法式检押，乃后可传焉。故匠人不能释尺寸而意短长，废绳墨而起平水也，工人不能置规而为圆，去矩而为方。知用此者，固自然之物，易用之教，逆顺之常也。

　　"黄帝问于岐伯曰：余闻针道于夫子，众多毕悉矣。"黄帝说我听你讲这个针道，学了好多了。"夫子之道，应若失。"在临床要对应的时候好像又没有什么东西。这就好比说把基础理论学了一大套，治病的时候却没招了。"而据未有坚然者也。"遇到一个病的时候，却没有一个肯定的有把握的招数来对应。这是所有的医学生学习了基础以后都会有的共同问题。知道临床上把握性不大，那怎么办呢？现在有的人就"医者，意也"，想当然地治病去了。而黄帝比现代人聪明，他知道没把握后应继续去询问，有了自己的思考后再询问。他自己做思考是基于下面两方面的原因。"夫子之问学熟乎，将审察于物而心生之乎？"就是说看到别的临床医生有效、有办法是因为学问做得熟，把道理搞得更清楚，按照更清楚的标准来学习的呢，还是因为仔细临床观察，然后临时想出来的呢？即在临床治疗中是严格地按照标准来操作，深入学习成熟的可操作的标准，还是纯粹通过仔细观察，自己灵活判断？这是一个大问题。"岐伯曰：圣人之为道者，上合于天，下合于地，中合于人事，必有明法。"关于天地人的事情，圣人立法让别人学习的时候，肯定是有明白的说法，这个说法是怎么明白出来的？"以起度数，法式检押，乃后可传焉。""以起度数"，就是要量化，要有个量化标准。"法式"就是列一个固定的格式，"检押"相当于规矩。对人之道，就是要有一个明白的方法，有一个固定的格式，有一定的标准。有了标准，然后才能传下去。中医是有量化标准的。下面举了个例子。"故匠人不能释尺寸而意短长，废绳墨而起平水也，工人不能置规而为圆，去矩而为方。"干什么事情都得有一个规矩。画圆的那个工具叫规，曲尺就是矩，它们是木匠必须用的工具。传说华佗用手抓药，一抓一个准，不是没这个可能，但黄帝说这样不行，得有规矩，即使能抓准，也得按规定称量。要找水平线，就得用水平仪，不能"废绳墨而起平水"。"知用此者，固自然之物，易用之教，逆顺之常也。"知道规矩（知道用工具的）就简单，通过正常的方法就知道逆顺。这是说明借助工具度量的必要性。那么现代一切先进的物理、化学的检查方法在临床的应用，其必要性也就十分明确了。不能说用了CT、B超检查就不是中医了。

黄帝曰：愿闻自然奈何？岐伯曰：临深决水，不用功力，而水可竭也。循掘决冲，而经可通也。此言气之滑涩，血之清浊，行之逆顺也。

"黄帝曰：愿闻自然奈何？"借助工具是那样做的，那么本来的情况是什么样呢？比如说穴位度量，用尺一量，知道了几寸处是哪个穴，而本来的穴位是怎么样的？"岐伯曰：临深决水，不用功力，而水可竭也。循掘决冲，而经可通也。此言气之滑涩，血之清浊，行之逆顺也。"这一句好像和前面不太能衔接。其实这一句是前面在说了自然的规矩以后，具体说到人身上的，即用决水的方法比喻人之血气。"临深决水"就是在深部取水，不太用力气就可以挖到水了。有人说这个"决"是"掘"，指地道。"冲"有人解释是隧道。在洞底下掘隧道的时候，水就能在深部相互沟通起来。把经脉比喻成水，在深部看到水了，再在底下横着掘，竖着掘，经脉容易通。这就是以地下决水来比喻人的血气的规矩、度量。这一段就是说既要有尺量，还要借助自然，看具体情况。决水的时候要看是在山顶上决还是在山谷中决，是临深决还是在地道里决。这里提到了标准和变通的问题。变通的依据是审察于物。

黄帝曰：愿闻人之白黑肥瘦小长，各有数乎？岐伯曰：年质壮大，血气充盈，肤革坚固，因加以邪，刺此者，深而留之，此肥人也。广肩腋，项肉薄，厚皮而黑色，唇临临然，其血黑以浊，其气涩以迟。其为人也，贪于取与，刺此者，深而留之，多益其数也。

"黄帝曰：愿闻人之白黑肥瘦小长，各有数乎？"人有长得白的、黑的、胖的、瘦的、高的、矮的，怎么算数呢？在前面几个篇章中曾经提到"取其中度"，用平均数来算，人身高的平均数是八尺或七尺五寸。这就是现在说的假设标准人体。这里的假设标准又是分别论述的。"岐伯曰：年质壮大，血气充盈。"壮年人血气多。"肤革坚固，因加以邪。"皮糙肉厚，坚壮一些的人受了邪气。"刺此者，深而留之，此肥人也。"刺这样的人可以深一点，可以留针。刺肥人比照秋冬时的刺法，冬季经气归根了，位置深了。肥人血气深，也得深刺。"广肩腋，项肉薄，厚皮而黑色，唇临临然。"这种人肩膀很宽，腋下很空阔，脖子上的肉很薄，皮厚还黑。"临临"是大的意

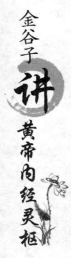

思。嘴唇也厚厚的。"其血黑以浊。"脸色发黑，唇也发黑的那种人血也黑浊。"其气涩以迟。其为人也，贪于取与，刺此者，深而留之，多益其数也。"这种比较胖大的、嘴唇黑黑的人是太阴之人，阴气比较重。所以这种人贪于取与，最起码是贪吃。如有高血脂病的病人嘴唇是黑的。胖人、面黑的人、能吃的人血涩，里面循环不好，给他密集地多扎几针，扎得深点儿，对病也是有好处的。轻刺常不管用。

黄帝曰：刺瘦人奈何？岐伯曰：瘦人者，皮薄色少，肉廉廉然，薄唇轻言，其血清气滑，易脱于气，易损于血，刺此者，浅而疾之。

"黄帝曰：刺瘦人奈何？岐伯曰：瘦人者，皮薄色少，肉廉廉然。"廉廉然就是肉少而薄的意思。"薄唇轻言，其血清气滑。"没吃那么多好东西，血里也没有那么多血脂、血糖的，血就清了。气滑：一活动容易心慌。"易脱于气，易损于血，刺此者，浅而疾之。"轻浅地刺，别刺多了，刺多就容易晕了。说了黑肥的人，又说了瘦白的人，再看常人。

黄帝曰：刺常人奈何？岐伯曰：视其白黑，各为调之，其端正敦厚者，其血气和调，刺此者，无失常数也。

"黄帝曰：刺常人奈何？岐伯曰：视其白黑，各为调之。"以前讲过刺法有个常数，留针一呼、二呼、三呼、五呼、七呼，刺几针都有个数。刺常人怎么办？偏白的、偏黑的，各为调之，略长的、略短的，有一个可以浮动的空间。"其端正敦厚者，其血气和调，刺此者，无失常数也。"长得端端正正、不胖不瘦的，就照常数来刺。前面说的是刺几分、留几针的标准，这说的是正常人的标准，有病的人根据黑白肥瘦再行加减。

黄帝曰：刺壮士真骨者，奈何？岐伯曰：刺壮士真骨，坚

肉缓节，监监然，此人重则气涩血浊，刺此者，深而留之，多益其数；劲则气滑血清，刺此者，浅而疾之。

"黄帝曰：刺壮士真骨者，奈何？"对血气强健的人，如举重和拳击的运动员，怎么刺？"岐伯曰：刺壮士真骨，坚肉缓节。"这种人肌肉结实，关节灵活。"监监然。"非常坚强的样子。"此人重则气涩血浊，刺此者，深而留之，多益其数；劲则气滑血清，刺此者，浅而疾之。"这种人和前面那个肥黑的人还不一样。有的看着是干重体力活、特别壮实的人，浑身发沉，需要"多益其数"。有的人气滑血清，看着很壮实，却还特别灵活，像练技巧或武术的运动员。壮士真骨者分两种情况，虽都是很胖大、很结实的，但有的看着笨重一些，有的看着灵活一些。这还要看气血的清浊和滑顺情况。或者说有的人是因为吃得很多而胖大，有的人是经过锻炼而很结实，对此在治疗的方法上不一样。

黄帝曰：刺婴儿奈何？岐伯曰：婴儿者，其肉脆，血少气弱，刺此者，以毫刺，浅刺而疾拔针，日再可也。

婴儿能不能用针刺？这里讲到了。小儿的肉当然少而软。小儿肥嫩，气血也少。用最细的针轻轻一点就是了，如果一会儿后复发，效果维持不住怎么办？可以一天刺两次。

黄帝曰：临深决水，奈何？岐伯曰：血清气滑，疾泻之，则气竭焉。黄帝曰：循掘决冲，奈何？岐伯曰：血浊气涩，疾泻之，则经可通也。

"黄帝曰：临深决水，奈何？岐伯曰：血清气滑，疾泻之，则气竭焉。"临深决水是在深渊底下放水，好比大坝从上面放不出水，从底下决一个口子，压力很大，水一下子就出来了。"疾泻之，则气竭。"水落差比较大，出水快就会竭。但还是要血清气滑，如果水不清，成了泥浆就不好快速放了。"黄帝曰：循掘决冲，奈何？岐伯曰：血浊气涩，疾泻之，则经可通也。"这相当于说血浊如河中泥浆，不容易决开，横着、竖着多掘几个道就决开了。这就像前面说的："深而留之，多益其数"。如果一个大坝上面不是清水，都是泥浆，多打几个通道，水就放出来了。结合这一段看前面讲"临深决水"和"循掘决冲"就更明确了，气之滑涩、血之清浊，行之逆顺就更明确了。前面的肥黑人、白人的血清，好放，就可以浅刺。如果血浊，不好放，就多刺。

黄帝曰：脉行之逆顺，奈何？岐伯曰：手之三阴，从脏走手；手之三阳，从手走头；足之三阳，从头走足；足之三阴，从足走腹。

"黄帝曰：脉行之逆顺，奈何？"前面讲过脉行的方向。"岐伯曰：手之三阴，从脏走手。"心经、肺经、心包经是从脏走手的。"手之三阳，从手走头。"按照肺、大、胃、脾、心、小肠的十二经流传次序也是这么传的。"足之三阳，从头走足；足之三阴，从足走腹。"这个次序得记住。这类似于血管的循环，有动脉，有静脉，有从内往外的，有从外往内的，有供血，有回血，所以有阴，有阳。

黄帝曰：少阴之脉独下行，何也？岐伯曰：不然，夫冲脉者，五脏六腑之海也，五脏六腑皆禀焉。其上者，出于颃颡，渗诸阳，灌诸精；其下者，注少阴之大络，出于气街，循阴股内廉入腘中，伏行骭骨内，下至内踝之后属而别。其下者，并于少阴之经，渗三阴；其前者，伏行出跗属，下循跗，入大趾间，渗诸络而温肌肉。故别络结则附上不动，不动则厥，厥则寒矣。黄帝曰：何以明之？岐伯曰：以言导之，切而验之，其

非必动，然后仍可明逆顺之行也。黄帝曰：窘乎哉！圣人之为道也。明于日月，微于毫厘，其非夫子，孰能道之也。

"黄帝曰：少阴之脉独下行，何也？"少阴脉不是从足走腹吗？它怎么"独下行"了？"岐伯曰：不然。"岐伯说少阴之脉不是下行的。"夫冲脉者，五脏六腑之海也，五脏六腑皆禀焉。"前面提到过冲脉是五脏六腑之海，非常像人的腹主动脉。我比照着腹主动脉说，这里认识到有一个大的动脉，别的动脉都是从这儿分出来的。什么脉能"五脏六腑皆禀"？只能是从心脏出来的大动脉，然后再分支。从意思和功能上来说，冲脉就类似血管。我相信《内经》所说是有解剖基础的，这在本书中已经言明。"其上者，出于颃颡，渗诸阳，灌诸精。"大血管、大动脉，"其上者"，从心脏出来，包括无名动脉、颈总动脉、腋下动脉，都是从总动脉分出来的，总动脉再往下就是其他的血管分支了。动脉分支都是从这里出来的。"其下者，注少阴之大络，出于气街，循阴股内廉入腘中。"往下的是在肾的部位，除了肾动脉以外，动脉分叉成：髂动脉、股动脉、股外动脉、腘动脉。这些都算冲脉的分支。"伏行骭骨内，下至内踝之后属而别。其下者，并于少阴之经，渗三阴。"这个脉从腹主动脉发出来，一直到股动脉、腘动脉，都属冲脉。一个分支在太溪穴和少阴经并起来，说冲脉起源于足少阴的太溪就是这个意思。肾经的原穴从这里并在一起。然后和三阴合到一起。"其前者，伏行出跗属，下循跗，入大趾间，渗诸络而温肌肉。"这是说足背动脉：跗阳脉。这说的是具体的血管运行，是很明确的，能摸到搏动的。"故别络结则附上不动，不动则厥，厥则寒矣。"如果是在有些地方的血管小分支阻塞，摸不到足背动脉，然后就因供血不足而足部寒凉，最典型的病如脉管炎。所以要摸足背动脉（趺阳脉）、太溪脉、腘动脉、髂总动脉。顺着血管用听诊器听杂音或者用手摸这个脉，看其结络，看有没有血管阻塞。有些摸着有阻塞，只是小，就要看末梢循环怎么样。摸着有或是病人自觉有缺血症状，有厥则寒的症状，怀疑血脉不通，可以查光电血流图，看一个地方的血流情况怎么样，还可查截面血流图估计、推算。如果有血管阻塞，这地方摸不到搏动，就非常明白了。或者反过来推，看到脚上出现寒冷的情况，怀疑供血不足，其实就是冲脉的一个络不通，血管阻塞，导致末梢发凉。就是这么一个简单事实。"黄帝曰：何以明之？"怎么知道里面是这么走的呢？"岐伯曰：以言导之，切而验之，其非必动，然后仍可明逆顺之行也。"怎么能把这事弄明白？问病人的感觉，然后看能不能摸到脉动。这个脉不一定动，有的时候动，有的时候不动。要知道正常的应该动，不动的就是不正常的，是逆。"黄帝曰：窘乎哉！圣人之为道也。明于日月，微于毫厘，其非夫子，孰能道之也。"这个事实是很明白的。如果不是很精确的解剖生理专家，谁能把这事搞明白呢？所以学冲脉的时候应该看一看循环系统的解剖，比照循环系统的走向和功能。从经文中所描述的生理状况和脉的相应情况上，我们就知道《内经》所论的冲脉和三阴三阳脉到底指的什么？肯定是不外乎血管，但也不全是解剖学中的血管，因为其中还有分类的方法。

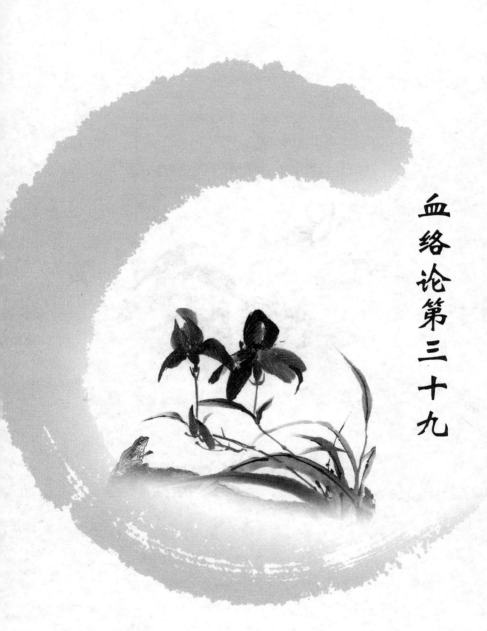

血络论第三十九

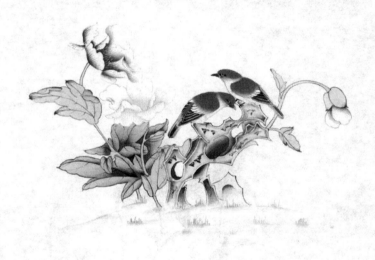

这篇论述邪在血络的诊断和刺血治疗的一些不正常反应。对于治疗中出现的一些意外进行了理论解释，并讨论了如何避免。所出的一些意外反应到底是好是坏，会有什么影响？这篇讨论得非常清楚。

黄帝曰：愿闻其奇邪而不在经者。岐伯曰：血络是也。

病邪有在经的，那么不在经的奇邪是什么？有的说奇邪就是不正之邪，还有一个讲法是"大邪"。如果是不正之邪，那一切病都是不正之气，邪就是不正。反过来说如果是小的邪气（比如皮肤上有点痒，挠挠就行了），肯定也不在经。所以这个"奇邪"应是"大邪"的意思。不在经是指在络。那怎么不说在脏、在腑呢？脏腑也各有其经，经之所过都内络到脏。在脏可以刺井、荥。而这个情况不属于哪一脏，也不在腑，所以叫在血络。

黄帝曰：刺血络而仆者，何也？血出而射者，何也？血少黑而浊者，何也？血出清而半为汁者，何也？拔针而肿者，何也？血出若多若少而面色苍苍者，何也？拔针而面色不变而烦挽者，何也？多出血而不动摇者，何也？愿闻其故。

"黄帝曰：刺血络而仆者，何也？"刺血络的时候，病人突然晕倒了，是什么原因？"血出而射者，何也？"一刺，喷射状地出血是什么原因？"血少黑而浊者，何也？"刺了后出血少，挤压以后出一滴像油一样、黑黑的血，是什么原因？腘窝上、腰上都可能出现这个情况。"血出清而半为汁者，何也？"这个情况在刺肿的时候可以见到。治肿，我一般用外用药。"拔针而肿者，何也？"拔针后肿了是什么原因？"血出若多若少而面色苍苍者，何也？"有时候出血不一定多，病人一会儿就出现脸色发乌、发青、发白，这是什么原因？"拔针而面色不变而烦挽者，何也？"看着病人面色不变，但有心慌、心烦、胸闷的症状，是什么原因？。"多出血而不动摇者，何也？愿闻其故。"有的人出了半罐血，什么事都没有，是什么原因？问了在刺血治疗中的八种现象。下面岐伯就这八个问题逐一回答。

岐伯曰：脉气盛而血虚者，刺之则脱气，脱气则仆。

这种情况是因为气盛而血虚，刺的时候脱了气，脱了气就仆。刺血络的时候看到血盛才刺，就可以避免这个情况了。

血气俱盛而阴气多者，其血滑，刺之则射；阳气蓄积，久留而不泻者，其血黑以浊，故不能射。

"血气俱盛而阴气多者，其血滑，刺之则射。"血盛、血多的人，血就滑利，气盛，压力大，一刺，血就全出来了。阴气多就是内在的营气多，压力大。这个阴气不一定是寒气。营气多，阳气弱，一刺，血就射出来了，外面固不住。"阳气蓄积，久留而不泻者，其血黑以浊，故不能射。"刺的比较浅表一些的，小的络脉发黑的，出一滴、两滴特别黑的血。慢性腰痛的病人有这样的。还有内脏的病，妇科的病，在腰骶部能出现这种情况。腰痛时间长了，在委中也会出现这种情况。因为瘀血积的时间太长了，循环不畅。

新饮而液渗于络，而未合和于血也，故血出而汁别焉；其不新饮者，身中有水，久则为肿。

这个"血出而汁别"是新饮了水以后的情况。事实上不太多见。不只是刚喝了水的病人，还有身内水气大的病人，刺了以后也可能出现这个情况，时间久了会成肿病。

阴气积于阳，其气因于络，故刺之血未出而气先行，故肿。

营气到外面来了，本来看着就有点紫。刺了以后不出血，周围肿成一片。最常见的是在皮肤上扎个针，时间长了能肿起一片来。因为刺破了它，这个地方的卫气被破坏了，里面的营气就会过来，不待出血就先肿了。这个肿不是感染以后营郁化热的那个肿。

阴阳之气，其新相得而未和合，因而泻之，则阴阳俱脱，表里相离，故脱色而苍苍然。

这是说在身体虚时刺后面色改变，有的时候甚至能出现休克。血气不定，阴阳俱脱，不是个好现象。有的人把这个当成一个意外，不当一回事，处理一下就行了。实际上这是治疗失误造成的。脱气是一种损伤。留针时候太长也会导致这种情况。还有精神特别紧张、血气未定的时候不要刺，更不要留针。

刺之血出多，色不变而烦悗者，刺络而虚经，虚经之属于阴者，阴脱，故烦悗。

刺络放血的时候，络的血是从经里出来的。刺络出血后经里面空虚。虚的这个经属于阴，阴脱故烦悗。刺络放血看着是放表面络的血，实际上经络相通，会引起里面经的空虚。经内属于脏（包括属于腑），属于阴。阴分脱，里面运行不畅，就烦而悗了。

阴阳相得而合为痹者，此为内溢于经，外注于络。如是者，阴阳俱有余，虽多出血而弗能虚也。

痹证有内在、外在的原因，而邪气在络、经里都有。经本来就有实邪——血瘀有余，从络上放的血即使看着多一点，也不会使人虚。这属于实证，阴阳俱有余。

看了这八个问题，我们应该知道刺血的时候要刺阴阳俱余的或者血络明显的。要根据气血多少来刺，刺的时候要适

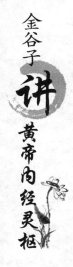

量，不能过度。对阴阳俱有余的痹证可以多放血，对血盛的人可以适当多放些，对血虚而气盛的人放血要小心。刺络放血的时候一定要知道这个病是哪个地方和虚实的程度。尽量避免刺络时引起的晕针反应。实际上用三棱针刺血，晕针的病人很少，因为刺得准。不能见什么病都放血。有些病的某种情况适合刺血法来治疗，不能误以为这个病在所有情况下都可以用这个方法来治疗。从有用的、对证的一方面来说是可以的，但不能执死法治活病。所以要根据病的情况来讨论治疗。

不能把针灸科再分二级学科，细化到只用三棱针刺血法或是拔罐法。分得这样过细就看不了病了。病人来看病是不知道自己适合用哪个方法治疗的，我们应该根据病来决定方法，该刺的刺，该吃药的吃药。所以现在的针灸科也都可开药，但现在内科医生用针刺的可能不多了，而实际上好多病是要配合针刺的。只有针药并用，才能对病进行更好的治疗。

黄帝曰：相之奈何？岐伯曰：血脉者，盛坚横以赤，上下无常处，小者如针，大者如筋，则而泻之万全也，故无失数矣。失数而反，各如其度。

"黄帝曰：相之奈何？"怎么样才能看出来？"岐伯曰：血脉者，盛坚横以赤，上下无常处。"这句话要注意：盛是指充盈；坚是指摸着比较硬。正常的经是顺着走的，络是横着走的。还有一点，血脉的颜色是红的。这里从充盈度、坚硬程度、走向、颜色四个方面来看血脉、血络是不是病态。而且"上下无常处"，如果一个地方有固定的血管，那不是病态的血络，是不应该刺的。只有无常处（有病了才有，无病时没有，并且位置不固定）的才是应该刺的。所以固定的血络不是病态的，就算有病后盛、坚、赤的，也未必是应当泻的，要分清。

"小者如针，大者如筋，则而泻之万全也，故无失数矣。失数而反，各如其度。"小血络的就像毫针那么细的。这个"筋"，有人说是"箸"。大的血络就像吃饭的筷子那么粗。如筋的络脉有时候在委中脉能见到。腰腿痛和静脉曲张有时候能见到那么粗的血络。只有明确诊断出病态的血络来，实行刺血的泻法才能万全。才不会刺不出来血或刺了后虚脱。假如心里想着这个穴应该刺，用个尺量量穴位就乱刺，就容易导致病人出汁不出血。而如果见到了这样的络再来刺，就可以万全，才不会产生意外。这说明明确诊断的重要性。无失数，说的就是一刺而已，三次而已。只有看准了才可以做到说多少次刺好就多少次刺好，不至于乱刺，十天、八天好不了。

如果按照规定的手法、规定的次数和经络取穴情况刺了以后治不好，就说明治错了，返回来重新诊察以后，严格按照法度进行治疗。法度就是前面说的：视见血脉，泻之万全。所以如果进行了一段治疗以后不管用，或效果不理想，要知道"失数而反，各如其度"，对前段治疗进行回顾性的总结，然后详细地查查书本，看看操作常规，看看解剖生理，想想具体应该怎么做。

必须做阶段性总结。总结以后，得在哪里，失在哪里，哪里有意外，哪里是在预料之中、进行恢复的东西。对住院病历，每持续一个月，必须写病例总结，回顾前段治疗对还是不对，做出明确的分析来。所以从写病历的水平就能看出一个医生的水平。如果看着不对了，总结，然后纠正。针灸用药都是这样。假如说吃了汤药，预期到病人应该好，但效果不理想，那得考虑考虑，不要按照一个方法不变，要返回来和初诊一样，把这一套症状反复审察一遍，找出恰当的方法来。治疗后

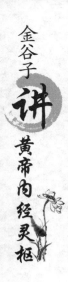

的效果如果在预料之中，无论疗效快慢，都要坚守着走下去。

这一句看上去是理论性的内容，但对实际非常重要。要回顾总结，要掌握标准。有了这一句话，在以后的治疗中，我们就可以避免总说这个病治不了，那个病治不了。为什么人家能治，自己治不了呢？照这样做就可以找出原因来，就不是只会推脱，而是敢于承担了。

黄帝曰：针入而肉着者，何也？岐伯曰：热气因于针，则针热，热则肉着于针，故坚焉。

"黄帝曰：针入而肉着者，何也？"黄帝又提出一个情况来，不是血脉的情况了，也不是锋针刺络的情况，而是说"针入而肉着"，即针下去后，肉粘在针上。"岐伯曰：热气因于针，则针热，热则肉着于针，故坚焉。"用燔针刺的时候针是热的，针扎进去再拔出来，要是速度慢了就会带出一块肉来。这个情况是有的，因为针太热了，肉烧焦后，粘在针上面了。这是极端的情况。这里没有说是燔针，只说是针，即其他的针也有刺进去以后肌纤维缠绕的情况。还有针身不光滑或是针头上有勾时会缠绕肌纤维。一次性针可以避免这种情况，长期用的针要注意修针。但这里说的是"热气因于针"。接我个人的理解，更认同这是燔针。所以燔针要速刺速出。还有一种情况，病人本身是火热的病，针刺进去以后产生肌纤维缠绕，拔不出来。

总体来说这篇就是对各种针刺意外情况的处理，讲了详细诊断的过程，还讲了要"至如其数，泻之万全"。讲了用肯定的治疗方案，还讲了要"失数而反，各如其度"。要回顾地进行性治疗，严格按照法度治疗。

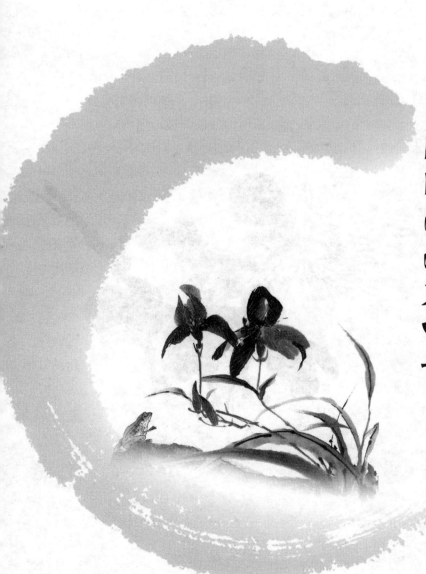

阴阳清浊第四十

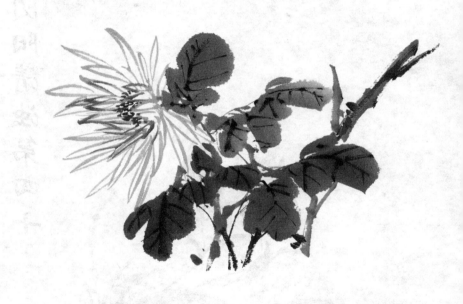

本篇对阴阳血气、经脉进行了分析。既讲了不同个体的差异，又讲了个体之中各个经脉的差异。

　　黄帝曰：余闻十二经脉，以应十二经水者，其五色各异，清浊不同，人之血气若一，应之奈何？岐伯曰：人之血气，苟能若一，则天下为一矣，恶有乱者乎？黄帝曰：余问一人，非问天下之众。岐伯曰：夫一人者，亦有乱气，天下之象，亦有乱人，其合为一耳。

　　"黄帝曰：余闻十二经脉，以应十二经水者，其五色各异，清浊不同，人之血气若一，应之奈何？"前面提到了十二经脉、十二经水应中国大地上的十二水系，每个水系的水质、水色是不一样的。比如说黄河、长江。那时候的黄河据说没这么黄，秦朝的时候黄河还是比较清的，但肯定不像南方的长江那么清，相对来说还是浊一些。经过几次大的战争，森林被烧了，植被逐渐退化，黄河水质也就变化了。其他的河流也一样，比方说天津的海河看上去不是很浊，但水很咸，海河流域附近是盐碱地和滩涂。而在长江流域有的地方的江水可以直接喝。每条河流经的地方不一样，水质清浊也是不一样的。黄帝在这里说人的血气是一致的，那怎么来对应呢？"岐伯曰：人之血气，苟能若一，则天下为一矣，恶有乱者乎？"岐伯说不是这样。人的血气若是能够一致的话，那人和人就没有区别了。怎么会有犯罪的人呢？黄帝问的是一个人的事，岐伯答的是天下人的区别。"黄帝曰：余问一人，非问天下之众。"我是问血气在一个人身上的不同，而不是问人和人之间的差别。"岐伯曰：夫一人者，亦有乱气，天下之象，亦有乱人，其合为一耳。"一个人身上各经脉的血气不同，与天下什么人都有（有坏人、乱人）的道理是一样的。我们从这里就能看出来，说社会太平的时候，不是绝对的太平，只是没有大乱。那么对人来说就是没有绝对的健康。从天下之众到人之气血这个比喻中，我们就能看得到，一个相对健康的人，身上的血脉也不完全是那么调和的。有的乱一点，没有大乱，而是在健康的大范围之内。通过十二经水的清浊和用天下之众做的比喻，我们就可以理解所谓的健康是相对的。这个概念非常重要，这个比喻用得也很切实。这里没有进行反复论述，用简单一个比喻就说明问题了。好人有时候也会有点不正确的想法，坏人也会有善良的想法。有时候人犯点小乱，不至于构成大的危害。就像人有时候吃饭过饱，有时候饿了，有时候突然生点儿小气，只要自身能调节回来，内在平衡就实现了。这就是所谓的乱气。

黄帝曰：愿闻人气之清浊。岐伯曰：受谷者浊，受气者清。清者注阴，浊者注阳。浊而清者，上出于咽，清而浊者，则下行。清浊相干，命曰乱气。

"黄帝曰：愿闻人气之清浊。"什么是清的，什么是浊的？"岐伯曰：受谷者浊，受气者清。清者注阴，浊者注阳。"这四句和现在的动、静脉循环一样。胃肠道血管吸收到的谷气，是通过静脉往上走的。动脉含氧就是这里所说的"清"。这个和现代解剖学的认识毫无二致。人体之中的动脉是从里面走的，静脉是从外面走的。一个是回流系统，另一个是供血系统。"浊而清者，上出于咽。"假如浊指静脉，哪个静脉血是清的？肺静脉的血是清的。肺静脉注入左心房的血是混合了氧的。"清而浊者，则下行。"肺动脉是清而浊的。从右心室发出的肺动脉里面是浊血，是离心的，从心脏出来到肺里去，在肺中交换氧气，参加小循环。我们可以比照循环系统来看。"清浊相干，命曰乱气。"上面这一段说的是循环，而在这里，尤其是清而浊，浊而清，从循行过程上来看，不全指的是现代生理解剖学中的小循环。但这里能够认识到受谷的浊，受气的清，清注阴，浊注阳，能认识到清而浊，浊而清，这就不简单，这和现代认识是一致的，这就是对血的成分和循行的认识。知道血有清的，有浊的，知道清浊所在的部位和运行。正常的循环就是该清的清，该浊的浊。假如说清浊相干，"命曰乱气"，就是病。如典型的先心病、心脏瓣膜缺损的病、动静脉瘘就是真正的清浊相干。假如说心室的室间膈缺损，左心是清的，右心是浊的，混在一起，需要供血的时候缺血了，人的脸就发青、发紫。假如心脏瓣膜闭锁不全（如三尖瓣、二尖瓣、主动脉瓣、肺动脉瓣等哪个瓣膜的闭锁不全）引起回流来，都能导致回血和混血。尤其是心内房间隔和室间隔的缺损或动静脉瘘。按现代的解剖学来看是这个情况。而以这里说的清浊和阴阳的道理来解释现代生理解剖学的认识是完全可以的。所以即便上升到阴阳的高度，经文对这个现象的解释和西医学也能够符合。

黄帝曰：夫阴清而阳浊，浊者有清，清者有浊，清浊别之奈何？岐伯曰：气之大别，清者上注于肺，浊者下走于胃。胃之清气，上出于口；肺之浊气，下注于经，内积于海。

"黄帝曰：夫阴清而阳浊，浊者有清，清者有浊，清浊别之奈何？"这就是进一步的分析了。既然有清的、有浊的，还能混在一起，那怎么样区别呢？"岐伯曰：气之大别，清者上注于肺，浊者下走于胃。"这里说清升浊降，饮食的精微被吸收后，上到肺是这样的。"胃之清气，上出于口；肺之浊气，下注于经，内积于海。"清气从口中出，是没有味道的，假如说口臭大了（浊气从口出）就是病了。肺的浊气往下走，注于经，然后内积于十二经的大海。这讲的是肺在上是清气，胃在

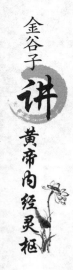

下是浊气。但浊气之中有清气，清气往上，上出于口。清气之中有浊气，浊气往下走。我们从这里可以看出一个脏器所在的位置不同，所禀的气不同，同时都有阴阳之气，有清有浊。就像任何一个脏器都有动、静脉的循环一样。有的脏器中的动脉血比较多，有的脏器中的静脉血比较多。静脉中也还有含氧多的、含氧少的。要认识大循环、小循环的过程，看看现代的生理解剖学就行了。

黄帝曰：诸阳皆浊，何阳独甚乎？岐伯曰：手太阳独受阳之浊，手太阴独受阴之清；其清者上走空窍，其浊者下行诸经。诸阴皆清，足太阴独受其浊。

"黄帝曰：诸阳皆浊，何阳独甚乎？"阳经都是禀浊气的，哪个阳脉最浊呢？"岐伯曰：手太阳独受阳之浊，手太阴独受阴之清。"人的消化吸收主要在小肠，小肠中含的消化的乳糜成分通过肠静脉被吸收的时候是最浊的。只有从肺刚出来的脉中的血是混和氧气最多的。这个和现代的认识一样，非常真实。前提就是要认识到经脉就是血管。"其清者上走空窍，其浊者下行诸经。"对这个认识是从两个方面说的。浊的营养物质上去以后与肺中氧气相合，通过心脏的动脉血散布到全身。清而浊，浊而清，是指里面既有氧，又有营养物质。"诸阴皆清，足太阴独受其浊。"在阴面的经多是动脉，而这里提到的脾经受浊是什么意思？脾经的循行位置，按前面讲经脉的时候说，别的阴经都不可见，只有脾经能见。在踝上有一条浅而长的经脉，正好是太阴经，就是大隐静脉。在下肢的阴侧有足太阴经，其他阴经多指动脉。而冲脉就是指大动脉，其循行于下的分支一直到脚上，即足背动脉。

这里将经脉按照部位分为内侧、外侧、上肢、下肢、前、中、后进行类归，有的是正好对应某一条血管，有的不是正好对应某一条血管，而是对应这个部位的血管的统称。而对应足太阴经这个地方的是一条静脉。在这里我们看到古人对经络循环系统的认识，对经、对络、对十二经，认识到它的分布特点（有上肢、下肢、内侧、外侧），还认识到前中后各个地方都有血管和络。络是横着连在一起的。还认识到经络之中有清血、有浊血，并知道清中有浊，浊中有清。一般情况下动脉在内侧，静脉在外侧。但是阴中有浊的（足太阴），在内侧还有静脉血。结合现代生理解剖学的认识来看，这个情况很真实。还有"手太阳独受阳之浊"，小肠静脉主吸收，血就是浊的。"手太阴独受阴之清"，肺含氧最多，其血就是清的。

所以这个阴阳归类接近现代的生理解剖学。虽然没有具体从形上来说，但只这个用分类，就已经对治疗有足够的指导意义了。现代的生理解剖学分得那么详细，对外科手术是有意义的。而中医对血络异常的（横着的、竖的络）情况也是看得很详细的。

最后一小段就落实到治疗上去了。这一切的分类方法、分辨方法、辨证方法，最终的目的都是要落实在治疗上。

黄帝曰：治之奈何？岐伯曰：清者其气滑，浊者其气涩，此气之常也。故刺阴者，深而留之；刺阳者，浅而疾之；清浊相干者，以数调之也。

"黄帝曰：治之奈何？岐伯曰：清者其气滑，浊者其气涩，此气之常也。"清者，就说动脉血吧，"其气滑"，一刺，血能冒出来。相对而言，静脉的压力要小得多，刺后出血较动脉慢。刺足少阴的太溪脉，血可以冒出来，刺手太阴，血冒得最快。足太阴脾经就没那么大压力。这是正常现象。"故刺阴者，深而留之；刺阳者，浅而疾之；清浊相干者，以数调之也。"阴部的脉深，那就深深地刺，多留一会。阳经本来就比较浅，就要快速刺，比如点刺放血的方法。根据阴阳多少，根据前面提到的那个数来"调之"。现在说阴阳的时候讲到清轻者为阳，重浊者为阴。而在《灵枢》的《经脉》篇中提到的清，清冷的，清澈的，属于阴。浊，混浊的，稠浊的，属于阳。所以阴阳的分类有角度的不同，不是绝对的。

秋冬之水澄澈清冷，那是阴，而春天、夏天水浊，就属阳。假如从重量来说，清的轻，也是阳。浑的、浊的、重的是阴。这是从不同方面来说阴阳是怎么分的。在《内经》中说的清气是指冷气，手足清至节是指凉到节了，并不是指颜色青，这都属于阴寒的现象。

学习这一篇要结合西医学的循环系统，治疗的时候掌握深浅问题和留针问题，"以数调之"，知道前面那个数（刺几分，留几呼那个标准）。前面《逆顺肥瘦》篇也提到过，对不同的人要有不同的针法。对不同的经也要有不同的针法。还要根据血的清浊相干的程度来决定针法，有法度，有变通。

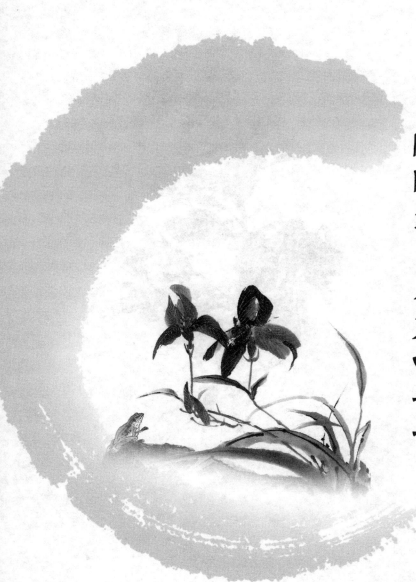

阴阳系日月第四十一

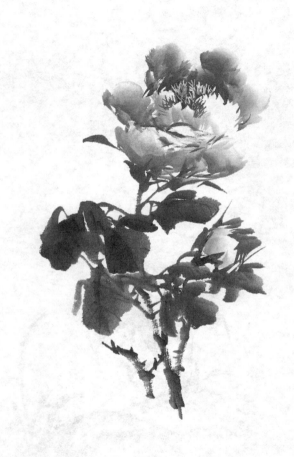

讲到这里，正好是《灵枢》的一半。本篇论阴阳，往后的几篇也是论阴阳五行，是论述了一些具体的病后再反过来上升到理论层次谈阴阳。看了这一篇以后对有些数术的方法和在《素问》中的五运六气，人神禁忌，四时禁忌，子午流注、按时开穴等，到底应该怎么看，这些处在什么地位，在临床上怎么应用，就会明白了。虽然这是举一个例子，但后面有一个总结。

　　黄帝曰：余闻天为阳，地为阴，日为阳，月为阴，其合之于人，奈何？岐伯曰：腰以上为天，腰以下为地，故天为阳，地为阴，故足之十二经脉，以应为十二月，月生于水，故在下者为阴；手之十指，以应十日，日主火，故在上者为阳。

　　"黄帝曰：余闻天为阳，地为阴，日为阳，月为阴，其合之于人，奈何？"讲的是天地日月，问的是合之于人。所以讲阴阳也好，讲天地日月也好，目的是合之于人。《内经》是一本医学著作，不是天文学或地理学著作，所以讲日月、星辰、十二经水，目的始终在于合之于人。因为看岐伯的回答，并不是讲日月星辰的。

　　现在有的人以为做中医得有天文知识，综合学科知识，看起来哲学理论很高深，学问很大，但错了，这只是比象，实质说的还是人体医学。

　　"岐伯曰：腰以上为天，腰以下为地，故天为阳，地为阴。"说天为阳，地为阴，只是借来比方人的腰以上，腰以下，一定要明确这个基本的概念，不要说中医很难学，还要学天文。看天的目的是为了回来看人。"故足之十二经脉，以应为十二月，月生于水，故在下者为阴。"足之三阴三阳左右两侧十二经脉，而不是人体的十二经脉。前面说了月为阴。月、水、阴、足、下、腰以下这都是阴之类的，所以下面就是比照着月、水、阴、地来说。月为什么是十二？人活在天地之间，月行的十二周期正好是一年，故计月以十二。"手之十指，以应十日，日主火，故在上者为阳。"日指的是阳，是在上的。所以说手的时候比作日，用十干来计。所以也要知道说天干地支，说甲乙丙丁，说子丑寅卯，只不过是用来记日、记月、分阴阳而已。后来有些术数家想象着一看到这个，就把它归到五行，见到这个符号，见到它属的日子，就把它想象成了阴阳多少。如果看明白了阴阳的本质和它说的是什么，就不会去迷信它。怎么叫迷信？不知道而盲目相信，知其然而不知其所以然，这叫迷信。迷信的结果是永远在一个框架下稀里糊涂。有效无效不知道，能不能治病也不知道，反而动辄得咎。像有些人出门之前先看看黄历，那也是迷信。迷于相信的东西，被相信的东西所迷惑了。要知道它本来的意义是什么，那就得跳出这个表面上的内容明白地来看。可行也好，不可行也好，都是有根据的，那就不一样了。

黄帝曰：合之于脉，奈何？岐伯曰：寅者，正月之生阳也，主左足之少阳；未者，六月，主右足之少阳。卯者，二月，主左足之太阳；午者，五月，主右足之太阳。辰者，三月，主左足之阳明；巳者，四月，主右足之阳明。此两阳合于前，故曰阳明。申者，七月之生阴也，主右足之少阴；丑者，十二月，主左足之少阴；酉者，八月，主右足之太阴；子者，十一月，主左足之太阴；戌者，九月，主右足之厥阴；亥者，十月，主左足之厥阴；此两阴交尽，故曰厥阴。

这一段说从正月寅开始，至十二月丑，是如何合于左右足之三阴三阳的。寅、卯、辰，春三月，分别对应左足的少阳、太阳、阳明，阳气渐多；巳、午、未，夏三月，分别对应右足的阳明、太阳、少阳，阳极而衰，阳气渐少；申、酉、戌，秋三月，后半年是阴气渐多，分别对应右足的少阴、太阴、厥阴；亥、子、丑，冬三阴，阴盛后而减，分别对应左足的厥阴、太阴、少阴。寅、卯、辰、巳、午、未是上半年，说的是左右足的三阳；申、酉、戌、亥、子、丑，是后半年，是说左右足的三阴。

　　这个对应关系正好说的是阴阳的多少。从这个关系上看的是阴阳的消长过程。阳逐渐升到极点以后它开始弱，至午盛极的时候，阴开始逐渐生了，有一个过程。厥阴是极，应在九月、十月。阴交尽的时候阳气就生了。

　　甲主左手之少阳；己主右手之少阳；乙主左手之太阳，戊主右手之太阳；丙主左手之阳明，丁主右手之阳明，此两火并合，故为阳明。庚主右手之少阴，癸主左手之少阴，辛主右手之太阴，壬主左手之太阴。

　　这段讲十干所主的手的阴阳多少。阴经只有太阴和少阴，没有厥阴。有人联系到马王堆帛书《足臂十一脉灸经》比后代少"手厥阴心包经"，据此说经络是逐步发现的。据内经这个记述，就知道这个说法是不可靠的。《内经》中有"十一"，也有"十二"，都不过是分别对应天道的一个方面所作的分类。看了这篇就更清楚了。

　　故足之阳者，阴中之少阳也；足之阴者，阴中之太阴也。手之阳者，阳中之太阳也；手之阴者，阳中之少阴也。腰以上者为阳，腰以下者为阴。

　　这是手为阳、足为阴，阴阳之中再分阴阳的四象阴阳（太、少）的分法。

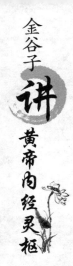

其于五脏也，心为阳中之太阳，肺为阴中之少阴，肝为阴中少阳，脾为阴中之至阴，肾为阴中之太阴。

前面说的是足之十二经脉，手之十经。这个至阴相当于那个厥阴。比太阴还阴的是至阴。有版本"肺为阳中之少阴"，心肺在上为阳。

据前面讲的四象分法很自然地就能导出这个结论来：阴阳的太少，腰以上为阳，心肺就是阳，阳中之阳是太阳——心，阳中之阴就是少阴——肺；腰以下是阴，阴中之阴太阴——肾，阴中之阳就是少阳——肝。还有阴尽的时候，是至阴，为脾。从位置、功用看都是这样的。后面会讨论到为什么会这么分。下面谈的是治疗的问题。

黄帝曰：以治之奈何？岐伯曰：正月二月三月，人气在左，无刺左足之阳；四月五月六月，人气在右，无刺右足之阳，七月八月九月，人气在右，无刺右足之阴，十月十一月十二月，人气在左，无刺左足之阴。

本段讨论这些阴阳的分法在治疗中具体怎么运用。从十二经脉来说，根据四季人气所在的部位不同，提出要禁刺。这是一个笼统说法。有人注释说人气正月是在哪一经，二月、三月是在哪一经，是不是都要禁刺？那再进一步说，手之十指应十日，是不是在相日应就禁刺？再进一步就是后来的人神禁忌了。这里说四时忌，有的人就推出日忌、月忌等等，推衍越来越复杂的人神那一套。

在这里只是粗略地举例，是否需要那么详细地禁忌？这就是一个值得讨论的问题。现代临床上几乎不用这些内容。有的人说翻出这一套来非常有必要。再加上历代所述的太多的禁忌，这些是否有，真还是假？四时禁忌是否有必要落实到十二经脉上去，或者落实到日历的十二日上去，甚至落实到一个时辰上去？有的就是以这个来类推，推出了好多的禁忌。

我个人认为这还是一个有待商量的问题，不应该完全否认它的理论意义，在实际中也不应该完全拘执于这个数。还是以临床的实际观察做治疗的依据。我更倾向于认为这仅仅是说明人的阴阳气多少的问题，而不是一个绝对的临床操作上规定的禁忌。这个说法是不是对？随着不断地认识还要进一步地讨论。再往下看，从最后一段来看，就能看出我的这个说法更合于经的本意。

黄帝曰：五行以东方为甲乙木主春。春者，苍色，主肝，肝者，足厥阴也。今乃以甲为左手之少阳，不合于数，何也？岐伯曰：此天地之阴阳也，非四时五行之以次行也。且夫阴阳者，有名而无形，故数之可十，离之可百，散之可千，推之可万，此之谓也。

"黄帝曰：五行以东方为甲乙木主春。春者，苍色，主肝，肝者，足厥阴也。"学过中医基础的都能知道这些。这是基本的五行、五季、五脏、五季对应。《素问》中也是这么说的。下面黄帝就提出疑问来了。"今乃以甲为左手之少阳。"是左侧的三焦经。"不合于数，何也？"不合于那个五季、五行的数，这是为什么？如果说甲日不刺左手之少阳，那么是否甲日还不刺肝呢？治疗上有春不刺肝这一说法。有春天肝旺克脾土一说。到底哪个是对的呢？这里不相合了是什么道理呢？为什么有不同说法呢？那甲主肝，是不是和甲相关的肝、少阳都不能刺呢？甚至还有进一步扩大化春不食肝呢？"岐伯曰：此天地之阴阳也，非四时五行之以次行也。"在这里说的天地之阴阳，只是说人身的上下左右分阴分阳，或者说定位。天地的上下左右，就是天地之阴阳。四时五行之以次行，说的是时间的顺序。这就说明阴阳和五行一个用来指空间，一个用来指时间。前面说东方甲乙是说五行顺生的次序。而这里说的天地阴阳是指上下左右阴阳的位置安排。又守空间，又守时间，不合于术数，不是从一个方面来论述的。后面进一步论述阴阳，下一句话是对阴阳的透彻的解释。"且夫阴阳者，有名而无形，故数之可十，离之可百，散之可千，推之可万，此之谓也。"论述到空间、时间了，再进一步扩大到阴阳，并且那个阴阳有名而无形。一定要注意到这一句话。阴阳它并没有质的规定性，它是非质性的，只有相对性。可以无限可分，从十到百、到千、到万，无限地可分。就是说上下可以分出阴阳来，那上面左手右手也可分阴阳，一个手还有前侧、后侧，还可以分太阳、少阳，就是一个手指头，还可以分指尖和指根，可以指的内侧，指的外侧，指的掌面，背面，可以分阴阳。具体到一个指甲，内侧、外侧、上、下都可以分。具体一个指头是阴是阳？要看相对于什么来说。一个手指头相对脚趾头来说，它是阳。一个手的小指对大拇指来说就是阴。阴阳只有相对。明朝张介宾曾称："阴阳者，有是理而无是质，唯对待与流行"。只有相对才有阴阳，它是变动不拘的。所以我们从这篇知道阴阳的性质，知道它的可分性，知道对所有禁忌怎么考虑。

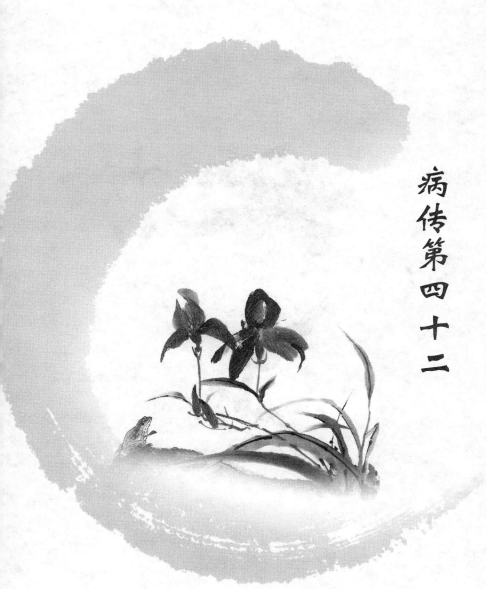

病传第四十二

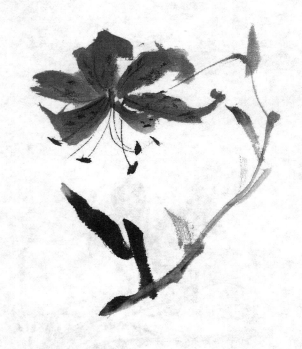

这一篇重点从五行来讲病的传变。《素问》有《标本病传论》，内容和这篇有些重复，前面讲到病本的时候提到过。这里是分病本和病传两方面来讲，内容上有重复，这可以看作当时一些公认的理论，有不同版本的传世，或者是引用或者是综述。后来在传医理的过程中是必须背诵的内容。这一篇中提出了现代临床同样面临的问题，专业化分工和学识渊博问题。

黄帝曰：余受九针于夫子，而私览于诸方，或有导引行气，乔摩、灸、熨、刺、焫、饮药之一者，可独守耶，将尽行之乎？岐伯曰：诸方者，众人之方也，非一人之所尽也。

"黄帝曰：余受九针于夫子。"九针已经学完了。"而私览于诸方。"自己看的，不是老师教的。像有些同学没事翻翻诸家，翻翻《本草纲目》什么的，弄出一个方来自己治病，这就属于诸方。"或有导引行气，乔摩、灸、熨、刺、焫、饮药之一者，可独守耶，将尽行之乎？"这么多临床治疗方法，在治疗时是用一种方法，还是同时实行综合疗法？这是一个意思。再一个意思就是作为一个医生是坚守一个专科的分支搞得精熟呢，还是各种方法都要掌握？对这个问题的解释，有人解释成什么"移精变气"等等，把一个明白事解释成不明白。这是一个很简单的问题，问的就是精专好还是都会好。下面岐伯的回答也是从这方面论述的。"岐伯曰：诸方者，众人之方也，非一人之所尽行也。"众人之方是众多的医生各自所用的方法和技术。众人之方并不是让一个人全部都掌握，或者是对一个病人的治疗中全部实行起来。一个人不可能样样都掌握精了，再一个是说对一个人的治疗，没必要所有方法都用上。岐伯回答以后黄帝理解了。

黄帝曰：此乃所谓守一勿失，万物毕者也。今余已闻阴阳

病传第四十二

505

之要，虚实之理，倾移之过，可治之属，愿闻病之变化，淫传绝败而不可治者，可得闻乎？岐伯曰：要乎哉问也，昭乎其如日醒，窘乎其如夜瞑，能被而服之，神与俱成，毕将服之，神自得之，生神之理，可着于竹帛，不可传于子孙。

"黄帝曰：此乃所谓守一勿失，万物毕者也。"把一个专科搞精了，能把其他好多的病理解了。万物毕就是其他方法也都行。搞针灸的说一个足三里能治消化相关的百病；搞汤药的说一个补中益气汤也能够总揽一切；搞按摩的说一个揉腹，也能把中气弄得非常充足，施灸的说灸关元也能达到。但是守一勿失，别一针足三里再灸上三天关元，再喝补中益气，可能什么都办不了。专一、持续，打井能打出水来，挖大坑也能挖出水来，用掘土机挖沟也能挖出水来。挖上三尺不等出水就换个地方、换个法，这就不行。一个窟窿挖到底，就出水了，要有深度。所以这一篇谈到了临床分科问题。"今余已闻阴阳之要，虚实之理，倾移之过，可治之属，愿闻病之变化，淫传绝败而不可治者，可得闻乎？"前两三篇都谈了阴阳之要，谈论病形出现以后怎么治疗。再问到的是病之变化淫传，指病在变化过程中出现了浸淫过度的传变导致绝败不可治的。前面也提到过太阳气败、少阴败、各经脉之败。这里提出了对病危、病重的判断问题。现代临床上对一个病危者要通知病人家属，要有所准备，告诉病人或家属下一步治疗可能的方案，可能会有不可预期的后果。要不要治疗，得听从病人本人及家属的意见。传统中医对病的预测，可治不可治，也是要心里明白的。"岐伯曰：要乎哉问也。"这个问题太重要了。"昭乎其如日醒，窘乎其如夜瞑。"这个事明白了，就像醒了一样，要是不明白，就像盲人骑瞎马，夜半临深渊。"能被而服之，神与俱成，毕将服之，神自得之，生神之理，可着于竹帛，不可传于子孙。"知道病的可治不可治，什么是败，什么是传，对血气的调整就在可把握之中。严格按照它本来的情况来执行，人体的正气或者血气就会顺畅。因为得之者为顺。这里提到"神与""神自得之"，前面《本神》篇中提到"神者血气也"。这个"神"不要理解成神乎其神，虚玄的不可捉摸的神。在医学中不存在什么虚玄的，始终是明白的，可以掌握的。这是可以用语言来表述的，可着于竹帛传于后世。那为什么不可传于子孙呢？这个东西不是哪一家的私货，不是可以留给儿子当饭碗的，得其人乃传，传给可以接受、可以传承下去的人。

　　黄帝曰：何谓日醒？岐伯曰：明于阴阳，如惑之解，如醉之醒。黄帝曰：何谓夜瞑？岐伯曰：瘖乎其无声，漠乎其无形，折毛发理，正气横倾，淫邪泮衍，血脉传溜，大气入脏，腹痛下淫，可以致死，不可以致生。

　　"黄帝曰：何谓日醒？岐伯曰：明于阴阳，如惑之解，如醉之醒。"这个日醒说的就是阴阳。把阴阳搞明白了，一阴一阳能够了断，就像睁眼、闭眼，太阳升起来、太阳落下去一样，一切就明白了。所以说阴阳必须是明断的。在临床诊断中不能用一个阴阳错杂，寒热错杂来作为辨证。辨证是指的分辨症状，分辨脉证。像迷失方向了，突然一下子又明白过来了。"黄帝曰：何谓夜瞑？岐伯曰：瘖乎其无声，漠乎其无形。"没有声音，也没有形状，模模糊糊，混沌一片。"折毛发理。"可使皮干、毛枯、毛脱，腠理开发汗出。"正气横倾。"横就是恣，恣意的。倾就是泻的意思。恣意的消耗了正气。"淫邪泮衍。"淫就是过度。邪气横流，正气发泄，汗也出了，毛也竖起来了。"血脉传溜。"正邪在血脉之中乱传，传到这儿，流到那儿。"大气入脏。"邪气深入了。"腹痛下淫。"淫就是指的下部的便、尿、精、带的过度。一般的腹痛下淫可能是急性的腹泻，若为慢性的就像遗精和带下。"可以致死，不可以致生。"如果是没把阴阳虚实之理弄明白，那就越治越乱，甚至可致死。明白以后就像迷惑中的人一下子就明白了。本来头像蒙着一样，一针马上就清醒了。痛的时候针下去立即就不痛了。这就是：昭乎其如日醒，是形象地描述，后面还有具体地描述。

黄帝曰：大气入脏，奈何？岐伯曰：病先发于心，一日而之肺，三日而之肝，五日而之脾，三日不已，死。冬夜半，夏日中。

从这里往下按五行传变讲，都是按照相克的次序来说的。按照相克来传变，是病加重的现象，深入到里了。这在《素问》的《标本病传论》中有明确的症状。心病，先心痛，"一日而之肺"。一日而咳，到肺就是咳嗽。"三日而之肝。"三日胁支痛，肝就是两胁支满疼痛。所以说病到肝、到肺，不能仅摸着脉，左关上弦了这就是肝病吧？这是猜。得有证，有更加明确的、客观的、能公认的指标，就可以避免"十个医生十个方，哪个有效不一定"。脾的症状是什么？闭塞不通身体重。"三日不已，死。"如果三日不好怎么会死，它不还往下传吗？如果一个病先出现了心痛，然后导致了咳嗽，然后到了胁支痛，三天之内没有改善，这个传变情况是凶险的。所以在临床上看到一套复杂症状的时候，要分类，理清关系，知道内在的五脏属性、五行属性。这传变是一、三、五间日相传、相克而传。中间的二日按生的次序是由火（心）生土（脾），土（脾）生金（肺），金（肺）生水（肾），水（肾）生木（肝），木生火（心），火生土（脾），顺日是生，间日是克。五行的次序是这样，所以在前面讲过五行是指一个自然的次序。心为阳，到夜半是最衰的时候，夏天到日中是阳气最盛的时候。说天地的目的还是说人。冬夜半和夏日中说的是至虚和至盛的候。至盛和至虚都是死候。

我们通过这个简单的格式，除了知道症状的相关性以外，还要明白：一是不能拘于数，根据数来推算，如有的人掐指一算，今天是甲日还没事，到了壬癸日就死了。有这个道理吗？或许是有，我不敢肯定。用卜筮占疾病的时候用的就是这个内容，用月、日、时干支五行属性来算的。在医学之中也是用这个格式来说的，但是否就是真的干支情况？我更倾向于这是说阴阳属性和症状的表现。见咳嗽知道传肺，而不是到了庚辛它就到了肺上，虽然庚、辛是金。因为人有不同，病有不同，不可能在天文日历确定的时间上出现必然的生或死的现象。

把这一点搞通了，就可以正确看待在术数之中、干支五行属性之中、一些卜筮方法之中对病推算的可信性和依据。也可以看出在医学之中借用这个格式所说的真实事情是什么。迷信这个肯定是不对的，完全抛弃这个也是没有道理的。所以理论在运用中把握什么尺度，需要在临床中观察，据实以论，不能据数以论。

病先发于肺，三日而之肝，一日而之脾，五日而之胃，十日不已，死。冬日入，夏日出。

"病先发于肺，三日而之肝。"金生水，水生木，三日到肝了。"一日而之脾，五日而之胃，十日不已，死。冬日入，夏日出。"冬天太阳落时，是肺气最盛的时候，夏天日出时，卯时木盛耗气的时候。肺病喘咳。这里先说了"三日"，再说了

"一日"，五行相克好像不那么明确。五日之胃是腑，这是什么情况？这是据实而论，而不仅仅限于五行了。所以要从具体症状上来看。咳嗽、喘的病导致胸胁支满、疼痛是可以的。严重了，引起身体重痛也能够知道，再严重到胃胀，不吃饭，如肺心病引起右心衰，肺的压力太高，右心室不能往上泵血，然后首先出现的是肝的症状，血不能顺利回流入右心，导致肝的水肿，肝再往脾、胃传。肝的门静脉高压导致胃的水肿，是一个非常真实的情况。所以过去的人观察的这个数，不是死板一套，非得让活人合于死数，见什么就是什么。从现代的病理、生理来看也是这样。上面喘憋，下面回流不行时先传到肝，然后再传到胃，这是很真实的，

病先发于肝，三日而之脾，五日而之胃，三日而之肾，三日不已，死。冬日入，夏早食。

"病先发于肝，三日而之脾，五日而之胃。"肝克脾，把这个胃单独提出来，虽然这个脾胃都属于土，胃为水谷之海。"三日而之肾。"土克水往下传的。"三日不已，死。冬日入，夏早食。"日入卯酉属金，金克木。夏、早食是木生火，耗气的时候。肝病头目眩、胁支满，在《标本病传论》中都提到了。胃病就是胀。肾病就是腰脊、小腹痛、胫酸。这里反复地说明这些症状之间的关联。所以看病的时候要仔细分析这些情况，病怎么传的，先后的次序如何，病程有多少天了，一开始怎么变的，后来怎么变的。西医学的发病经过，传统医学所谓的诸日传遍，一定要仔细分析，千万不能忽略。这篇《病传》就是说发病经过、凶吉情况的。

病先发于脾，一日而之胃，二日而之肾，三日而之膂膀胱，十日不已，死。冬人定，夏晏食。

"病先发于脾，一日而之胃。"脾和胃是单独讲的。一般是讲五脏，但是特别重视这个胃。脾主四肢沉重，胃主人的进食问题。从五脏、五行论述而又不仅仅局限于那个五，而以事实来论述。"二日而之肾。"土克水，理论上按五行来说都很好说。"三日而之膂膀胱。"这是脏腑相传，表里相传。"十日不已，死。冬人定，夏晏食。"这说的一个是季节问题，再一个时辰问题。晏食是晚食的酉时。人定是戌时。

病先发于胃，五日而之肾，三日而之膂膀胱，五日而上之心，三日不已，死，冬夜半，夏日昳。

"病先发于胃，五日而之肾。"已发于脾，一日到胃，两日就到肾了。发于胃，五日到肾。这是不同。"三日而之膂膀胱，五日而上之心。"按照表里和相克次序来传。"三日不已，死，冬夜半，夏日昳。"日昳是未时。这就是从五行生克来说这些症状的传变规律。还应该深入思考、深入琢磨一下，看具体临床实际表现，弄清楚它。这些内容现代临床不太用，一般都用西医的情况来判断。有明确的标准，有一个日期，在治疗中能够预见。

病先发于肾，三日而之膂膀胱，三日而上之心，三日而之小肠，三日不已，死。冬大晨，夏晏晡。

"病先发于肾，三日而之膂膀胱。"肾的病不是直接到心，是先到膂膀胱，表里相传的。"三日而上之心，三日而之小肠。"在这里是同时上了心，心又到了小肠。"三日不已，死。冬大晨，夏晏晡。"大晨，是指寅未之时，和日出差不多，六点左右太阳出来时。同样是日出的时间。冬天和夏天不一样的。夏天日出比较早。晏晡，申时后，向昏的时候，比较晚一些。都是指一天中的时辰，一般和五行相应着的。所以看时辰

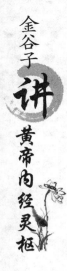

的时候也是按自然的天象来说的。还是在谈阴阳盛衰。

病先发于膀胱，五日而之肾，一日而之小肠，一日而之心，二日不已，死。冬鸡鸣，夏下晡。

在脏腑之中，小肠、胃、膀胱都提到了，还提到膂这个部位，胆和大肠就没提。心和小肠同时讲到的。发膀胱，小便闭。小大不利者先利，因为这个很急的，所以知道病发膀胱指的是小便闭。结合《素问·标本病传论》来看具体症状就好理解了，否则只在术数上推演这个东西是很虚的，也不好理解。小便闭一天就有可能憋死。

最后一段是一个结论性的总结。

诸病以次相传，如是者，皆有死期，不可刺也；间一脏及二、三、四脏者，乃可刺也。

"诸病以次相传，如是者，皆有死期，不可刺也。"如果这个病就按照上面这个相克的次序逐渐来变化的话，是死亡的过程，就不要做针刺治疗了。"间一脏及二、三、四脏者，乃可刺也。"《难经》有"七传者，传其所胜也。间脏者，传其子也"，按照相克的次序来排，间隔一个相克的脏是相生的。如果是木克土，土克水，按照这个相克的次序间隔一个的话正好是其母，间过这个土去，水是生木的，所以叫间一脏。再往下间也是相生的情况，木克土，土克水，水克火，间二脏是木生火。按照相生的次序，间一脏是相克。按照相克的次序，间一脏是相生。

所以在《难经》中提到的五行的方法，相生的，一切是吉的；相克的，一切是凶的。在相克之中还分两种，克我者那是凶中之凶，我克者是凶中之吉。这和算卦用的格式基本一样的。生我者是最好的，对我有益的。我生者也是吉，但是吉中之凶。我生是耗本脏之气，而生我是补。我克也是消耗我自己，克我更坏，叫入死地。占卜中叫：旺、相、休、囚，是按五行来分的。那再进一步来说，生到什么程度，克到什么程度，还有一个分法，叫十二长生图。十二长生分长生、沐浴、冠带、临官、帝旺、衰、病、死、暮、绝、胎、养。

附资料：

十二时辰制。西周时就已使用。汉代命名为夜半、鸡鸣、平旦、日出、食时、隅中、日中、日昳、晡时、日入、黄昏、人定。又用十二地支来表示，以夜半二十三点至一点为子时，一至三点为丑时，三至五点为寅时，依次递推。

【子时】夜半，又名子夜、中夜。十二时辰的第一个时辰。（23时至01时）

【丑时】鸡鸣，又名荒鸡。十二时辰的第二个时辰。（01时至03时）

【寅时】平旦，又称黎明、早晨、日旦等。是夜与日的交替之际。（03时至05时）。

【卯时】日出，又名日始、破晓、旭日等。指太阳刚刚露脸，冉冉初升的那段时间。（05时至07时）

【辰时】食时，又名早食等。古人"朝食"之时也就是吃早饭时间。（07时至09时）

【巳时】隅中，又名日禺等。临近中午的时候称为隅中。（09时至11时）

【午时】日中，又名日正、中午等。（11时至13时）

【未时】日昳，又名日跌、日央等。太阳偏西为日跌。（13时至15时）

【申时】晡时，又名日铺、夕食等。（15时至17时）

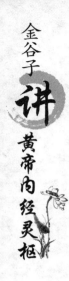

【酉时】日入，又名日落、日沉、傍晚。意为太阳落山的时候。（17时至19时）

【戌时】黄昏，又名日夕、日暮、日晚等。此时太阳已经落山，天将黑未黑，天地昏黄，万物朦胧，故称黄昏。（19时至21时）

【亥时】人定，又名定昏等。此时夜色已深，人们也已经停止活动，安歇睡眠了。人定也就是人静。（21时至23时）

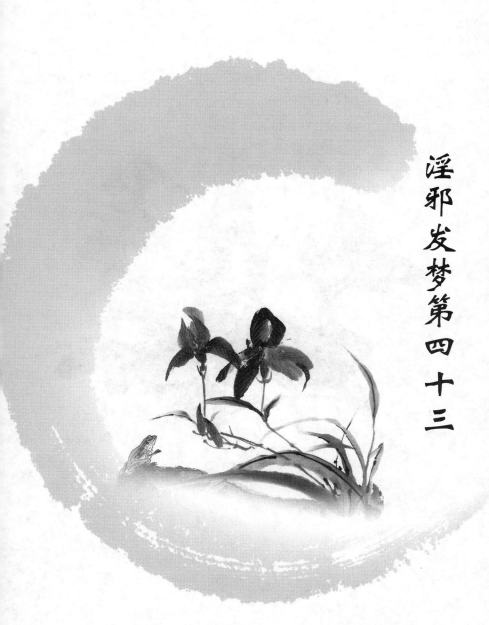

淫邪发梦第四十三

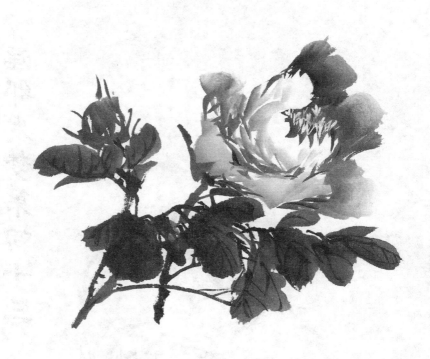

这一篇分两大段，讲的是梦。通过梦境来看病的虚实和所在部位，这是问诊分析。问病人在睡觉的时候梦到什么。望闻问切，本篇论问。在《内经》中对每一个诊法：望诊、脉诊、问诊、触诊，包括经络的寻扪切，都可以单独诊断病。问诊的时候要仔细，不但要问到是否多梦，还要问梦到什么。所以问诊不是按照格式套路就能问出来的。问诊同样反应诊断的水平。

就像昨天我让某同学问一个病人有无类似发作史，那同学写的"无"，那就不对。一个门诊简要病历可以不写，但不能这么写。一个简单的受凉呕吐，写无类似发作史，什么意思？谁家整天受凉呕吐呀？再说一个六岁小孩如果说有类似发作史，就直接写明怎么个类似发作。是一天一次还是三年一次？还是生下来的时候吐了一次奶？差别大了。既然有就明确说明，或者一个月以前，或者三个月以前，或者每年相同的季节偶尔食凉以后有。有的话，还得问问发作多长时间，治好还是没好，怎么治好的。留没留下根，都得追述清楚。病历不可能一下子写得那么好，这得平时训练。但一直不写就永远不会。一开始不会，五年之内不可能写好，但是五年以后就会越来越好了。在医院里还得写病程摘要。这就反应问诊的水平和综合的水平。

对中医来说记述梦境的就要按这个格式，知道要记有余、不足。别说梦到张三、李四、王二麻子，写那没用，没有鉴别诊断和诊断意义。所以写病历本身反应读了多少书，学了多少方子。

黄帝曰：愿闻淫邪泮衍，奈何？岐伯曰：正邪从外袭内，而未有定舍，反淫于脏，不得定处，与营卫俱行，而与魂魄飞扬，使人卧不得安而喜梦；气淫于腑，则有余于外，不足于

淫邪发梦第四十三

内；气淫于脏，则有余于内，不足于外。

"黄帝曰：愿闻淫邪泮衍，奈何？"这个淫就是指的过度、大的意思，盛大的邪气。泮衍就是弥漫、浸淫过去。重大的邪气对人的侵犯，或者在人的脏腑相传是什么个情况。"岐伯曰：正邪从外袭内，而未有定舍，反淫于脏，不得定处。"什么叫正邪？得其时而有其气叫正邪。如春之风邪、冬之寒邪。从外袭内就是指的六淫邪气按照季节不同由外来袭。邪气袭人没有一个固定的地方，深入到内脏里面没有固定的处所。"与营卫俱行。"营卫是无所不在的，从内到外都有血脉。"而与魂魄飞扬，使人卧不得安而喜梦。"随着卫气的在外在内，人有睡眠有清醒状态，而邪气和营卫一起行，就随着魂魄飞扬了。肝藏魂，肺藏魄。有的说脾藏魄。人的精神状态直接关系到五脏，而受营卫运行影响。邪气在营卫随着一起飞扬，睡眠的时候就做梦了。对梦的成因解释。"气淫于腑，则有余于外，不足于内；气淫于脏，则有余于内，不足于外。"外为腑为阳，内为脏为阴。前面说的是机理，从脏腑、从内外、从有余不足来论。这还是一个阴阳观念。

黄帝曰：有余不足，有形乎？岐伯曰：阴气盛，则梦涉大水而恐惧；阳气盛，则梦大火而燔焫；阴阳俱盛，则梦相杀。上盛则梦飞，下盛则梦堕；甚饥则梦取，甚饱则梦予；肝气盛，则梦怒，肺气盛，则梦恐惧、哭泣、飞扬；心气盛，则梦善笑恐畏；脾气盛，则梦歌乐，身体重不举；肾气盛，则梦腰脊两解不属。凡此十二盛者，至而泻之，立已。

"黄帝曰：有余不足，有形乎？"怎样从形上来知道邪气之在腑在脏呢？是有余还是不足呢？"岐伯曰：阴气盛，则梦涉大水而恐惧。"梦见水和恐惧的就是阴气盛。"阳气盛，则梦大火而燔焫。"焫是热、光明的意思。大火是指火焰或光明的东西。"阴阳俱盛，则梦相杀。"谁也不服谁，打起来了。内外都有邪气或脏腑都有邪气叫阴阳俱盛。所以阴阳只有在特定情况下，有质的规定性时，才出现俱盛或俱衰的情况。否则只是相对，不可能出现这个说法。前面说的阴盛、阳盛是指寒热。下面一段是说上下。"上盛则梦飞，下盛则梦堕。"邪气在上的病梦见往上走，就飞了。邪气在下的病梦见往下坠了。"甚饥则梦取，甚饱则梦予。"这是一个基本自然现象。饿极了梦见要东西吃，饱了恨不得把东西往外送。这是一个人的内在的生理情况出现的反应，是邪气在营卫之中对魂魄的一种干扰。"肝气盛，则梦怒，肺气盛，则梦恐惧、哭泣、飞扬。"因为肺主悲、在上，是梦见飞扬的。肝主怒。"心气盛，则梦善笑恐畏。"恐畏和恐惧是类似的，但善笑和哭泣就不一样了。"脾气盛，则梦歌乐，身体重不举。"歌乐和善笑还不太一样，梦见喜乐的事情，很缓和的，没什么忧虑的。体重是脾的特征。"肾气盛，则梦腰脊两解不属。"腰脊像拉不动一样。有的人说肾无实，肝无虚。这说法不对，虚实相对，都是有的。肾气盛是指肾中邪气盛。"凡此十二盛者，至而泻之，立已。"通过问诊知道病人有这个情况的，知道是在这一经上的邪气盛，看准了深浅用泻法。泻了以后起码当天晚上做梦应该就好了。以上共十二个情况。

　　厥气客于心，则梦见丘山烟火；客于肺，则梦飞扬，见金铁之奇物；客于肝，则梦山林树木；客于脾，则梦见丘陵大泽，坏屋风雨；客于肾，则梦临渊，没居水中；客于膀胱，则梦游行；客于胃，则梦饮食；客于大肠，则梦田野；客于小肠，则梦聚邑冲衢；客于胆，则梦斗讼自刳；客于阴器，则梦

接内；客于项，则梦斩首；客于胫，则梦行走而不能前，及居深地窌苑中；客于股肱，则梦礼节拜起；客于胞，则梦溲便。凡此十五不足者，至而补之立已也。

"厥气客于心，则梦见丘山烟火。"这就是一个取象的观念。前面说的心气盛和这个厥气客于心有什么区别？我们通过这个梦境可仔细分辨。厥气是指逆乱之气到心脏，而前面说的是：正邪从外袭内，淫于脏。一个是外感的邪气，一个是内在的乱气。或者是内脏先不足，逆乱之气客于心。心气盛的梦见大火。而这个梦见丘山烟火是像闷着、压着，烟熏火燎的，不太明朗。"客于肺，则梦飞扬，见金铁之奇物。"肺属金，在上，梦见飞扬。"客于肝，则梦山林树木。"肝主木，梦见它本来的东西了。这是一个不足的现象，望诊上叫真色见，看着白色出来了，肺气不足，黄色出来了，脾气不足。脉有真脏脉，叫真肝脉来、真心脉来，也是一样。"客于脾，则梦见丘陵大泽，坏屋风雨。"丘陵大泽这是高山和湖海，脾胃相当于房屋，也是脾本来的现象。所以无论相面，看风水，相病，解梦，通过问诊看病，用的是一套东西：取象、比类、阴阳、五行。"客于肾，则梦临渊，没居水中。"肾主水，厥气客于肾，梦见水边住或是被水淹。"客于膀胱，则梦游行。"膀胱，州渎之官，是出水的地方，所以客于膀胱梦见游行，梦见走动，水象。这和深渊有区别，一个是阳水，一个是阴水。"客于胃，则梦饮食。"是取，要吃进东西，和脾还不一样。"客于大肠，则梦田野。"大肠非常广大，在肚子里面盘聚着，占着大腹的位置，所以梦着田野。"客于小肠，则梦聚邑冲衢。"小肠细结聚着很拥挤，一大套东西盘来盘去。现在可能梦到交通阻塞之类的。梦境是随着平时所见的影像而变化的。现在梦到田野的少了，因为见的少了，可能梦到大广场之类的。"客于胆，则梦斗讼自刳。"刳就是剖腹的意思，自己把自己割开了。"客于阴器，则梦接内。"梦见性交，常常是有病，邪在生殖器。"客于项，则梦斩首。"常常是颈椎病，脖子上紧、痛，需要做手术，需要扎针。就是一个病的信号在梦中的放大，转换了一种象。"客于胫，则梦行走而不能前。"梦见想走走不了，常常是劳累以后梦见跑不起来。两腿肚子发沉，做梦也是那个现象。"及居深地窌苑中。"窌就是地窖的意思。"客于股肱，则梦礼节拜起。"跪下的时候股肱伏在地上，拜起来动着。这个礼节现在少用了，所以梦这个的也少。但也可能梦见这个地方活动。"客于胞，则梦溲便。"指的广肠、肥肠，也就是直肠。胞指膀胱。客于膀胱和直肠的时候梦见大小便。"凡此十五不足者，至而补之立已也。"见到这些不足，用补法可很快治好。

这篇从象上来说很简单，明确讲了邪客位置与梦相应的情况。再深层的意思就是说，人的梦境比象和五行比象是一致的。有这个概念，梦见这个，没有这个概念，也是梦见这个。这就说明人对物象的反应和中医的五行观念是真实的，并不是人为造出来的。在人的意识深处，这个比象是深深存在的。人是从自然中来的，是自然的一个部分。人活在这个世界上，内在的功能和周围的事件相关，和内脏的具体病变都是相应的。所以深入思考这方面的道理，在这个层次上把握内脏的功能，是传统中医学长于西医学的地方。这在西医学中属于心理学的范围，属心理分析、思维方面的研究。精神病学对这一类的内容也缺乏临床实用的研究，而在《内经》时代这些内容直接联系到了临床治疗的实际。知道梦境对应脏腑所在，知道治疗原则是该补还是该泻，知道从哪补泻，构成了完整和系统的关联，其中还包括十二经的阴阳五行属性，五输穴的阴阳五行属性，有余不足怎么针法，都有明确的规定性。在这个层面上来看，《内经》从对精神方面症状的条理化的解释到具体的治疗，至今仍有现实意义。这就是《内经》这么多年来还有鲜活生命力的原因所在。

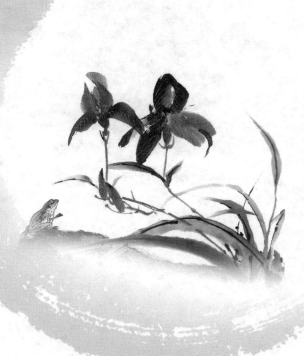

順气一日分为四时第四十四

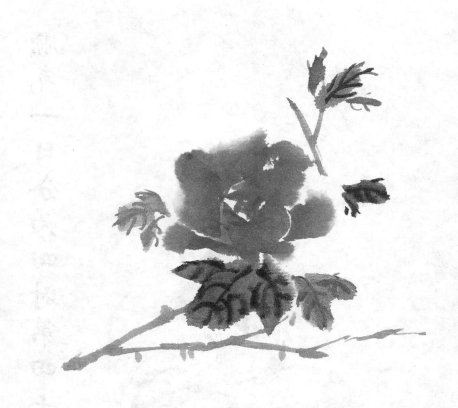

这一篇谈了两个问题，一个是一天应四时和疾病的变化规律；再一个是以五输穴针对不同病进行治疗。

黄帝曰：夫百病之所始生者，必起于燥湿寒暑风雨、阴阳喜怒、饮食居处，气合而有形，得脏而有名，余知其然也。夫百病者，多以旦慧昼安，夕加夜甚，何也？岐伯曰：四时之气使然。

"黄帝曰：夫百病之所始生者，必起于燥湿寒暑风雨、阴阳喜怒、饮食居处。"这是说所有病的始发原因分三个方面：一个是外感的六淫；再一个是内伤的七情和性生活，阴阳是指房事不节；三是饮食和居住的环境。"气合而有形。"邪气影响到经脉，和正气相合的时候会现出病形来。包括外在经络的望诊，面色的改变，经筋的改变，都是有形的。"得脏而有名，余知其然也。"合于内脏就有了病名。比如说肝风、肺寒、胃热等，就是相合而得的病名。"夫百病者，多以旦慧昼安，夕加夜甚，何也？"百病指所有的病。大多数的早上、白天、中午的时候是比较安静的，傍晚太阳落下去的时候开始加重，到夜半是最严重的时候。这是什么原因？"岐伯曰：四时之气使然。"问的是一天中多数病的变化，回答了四时之气，好像是答非所问。再往下看。

黄帝曰：愿闻四时之气。岐伯曰：春生，夏长，秋收，冬藏，是气之常也，人亦应之，以一日分为四时，朝则为春，日中为夏，日入为秋，夜半为冬。朝则人气始生，病气衰，故旦慧；日中人气长，长则胜邪，故安；夕则人气始衰，邪气始生，故加；夜半人气入脏，邪气独居于身，故甚也。

"黄帝曰：愿闻四时之气。岐伯曰：春生，夏长，秋收，冬藏，是气之常也。"先说了天，春天万物生长，夏天茂盛、长极，秋天万物内收。看庄稼、树木、果蔬，冬藏归根。是自然界正常的气的运行规律。"人亦应之。"人和天地相应，具体讲就是阴阳变化、春夏秋冬的四时规律。"以一日分为四时，朝则为春，日中为夏，日入为秋，夜半为冬。"把一天比作四时，这就是前面说的阴阳数之可千，推之可万，以至无穷。一天作为一个周期和一年一个周期相类比，在一个规定的周期中，只要有阴阳相对，那么就可以四分。四分以后阴阳多少的变化，就可以比照一年的四季。这提到朝则为春，不要以为它就是指的春，它是比照阴阳多少相对来说的。也不要以为一天就是一年，更不要把人体说成是天，只是比类的阴阳。把这个分清了，对一些所谓的比天说人的内容就都可能理解。"朝则人气始生，病气衰，故旦慧。"早上太阳升起的时候，阳气升发的时候，就像春天万物生发一样。人气生，正气盛，病气就衰了，所以旦慧。阳气升，在这里说的是人气生，如果把人体的健康比作阳，正气为阳，邪气为阴的话，那么一切病都可以叫做阴邪。这是相对于正气来说的。想到有些门派提到的扶阳，从扶正气的观念来说，就是其有理的一面。但从六淫邪气有火邪、热邪来说的话，在这个层面上是不对的。从大的方面来说，有一点真阳，就有一点生机，有正气则有阳气，病邪不侵入，是无可挑剔的。但具体到用药上、细节上那样分，就是错了。清火就是用寒凉药，但从病邪为阴来说也是一种扶正气。阳气没有质的规定性，只有相对性。所以撇开具体事例来谈阴阳的盛衰，是没有什么意义的，因为不是对错的问题。"日中人气长，长则胜邪，故安。"人气长、正气长、阳气长，阴邪便退，所以病人就安静了。"夕则人气始衰，邪气始生，故加。"太阳落山以后，正气开始衰，邪气开始长，病情就加重了。"夜半人气入脏，邪气独居于身，故甚也。"到夜半的时候正气收到内脏里面，邪气独居于身。所以病就加重了。这就将四时之气和一天之气的对应相比，是正邪的进退关系。是不是都这样呢？黄帝有疑问，继续说。

黄帝曰：其时有反者何也？岐伯曰：是不应四时之气，脏独主其病者，是必以脏气之所不胜时者甚，以其所胜时者起也。黄帝曰：治之奈何？岐伯曰：顺天之时，而病可与期。顺者为工，逆者为粗。

"黄帝曰：其时有反者何也？"经常有和这个说法相违背的，这是什么原因？"岐伯曰：是不应四时之气，脏独主其病者。"这是说病没有整体按照四时的阴阳进退来对应的，而某一个脏单独产生了病。那是不是就无规律可行呢？不是。"是必以脏气之所不胜时者甚。"这个同样有规律。也是按照四时的规律，比照五行。所不胜时者，脏和时怎么对应呢？一个是五脏，一个是五时，这就是在五行的观点上说的相克的脏，是前面说的间脏或顺传那个情况。比如说由肝至脾，这是克。那么到金的时候，金来克木，就是其所不胜时。肝病到了秋天这就是不胜时了。那么在一天之中的秋天呢，是夕，也会加重。如果是脾胃病，早上有可能加重。早上快天明的时候一般好犯胃病。木气生发，木克土，这就是脏气所不胜时者。有的病有一年的周期，有的病有一天的周期。具体到一个脏，它还有另一个规律。"以其所胜时者起也。"比如说肝病到了水生木或木气本旺的时候，它就应该是起，开始见好。无论将这一天比照四时来说还是比照四季来说，全身的病有一个共同的规律。具体到每一个脏，还有其独特的规律，还有这个脏本身的四时五行的特点。按照所胜和所不胜，会有加重或好转的时候。这个在《难经》中讲得也比较详细。一切按五行推算的都是按这个规律的。前面提到的传一日，传二日，也是按这个推断的。五行的顺传和逆传，就是相生传和相克传，或者说顺着传和隔着传。"黄帝曰：治之奈何？岐伯曰：顺天之时，而病可与期。顺者为工，逆者为粗。"这对临床治疗有什么意义呢？怎么来治疗？治疗的时候在选择取穴的方法和穴位属性上、在选择药性上，要顺天之时性，促进相生，抑制相克，提前预防。像《金匮要略》上提到的"见肝之病，知肝传脾，当先实脾"。这就是按顺天时来治疗的，按五行的生克来治疗。同样在取穴选经络上也是按这个方法，叫顺天之时。这样治病就可以在预计的时间之内出现可以预料的结果。顺着天时来治疗，来诊断，来预测，这就是个技术精良的医生，叫工。这里工和粗相对，工是指的精工，粗是指粗略的。所以得明白道理，明白天理，然后才能知人事，在治疗上才好把握一些。这一段对理解四时、五行、病的传变、诊断、预测都是有意义的。

前半部分讲了疾病的规律和不应四时之气（一个是按照正常的规律，再一个是脏器独病按照五行生克的规律）。下面讲治疗，讲刺的五变。这一篇内容和第二篇讲的五五二十五输，六六三十六输合起来看，就详细而明确了。

黄帝曰：善，余闻刺有五变，以主五输。愿闻其数。岐伯曰：人有五脏，五脏有五变。五变有五输，故五五二十五腧，以应五时。

"黄帝曰：善，余闻刺有五变，以主五输。愿闻其数。"刺的五变和五输是怎么个对应方法。"岐伯曰：人有五脏，五脏有五变。五变有五输，故五五二十五腧，以应五时。"这就是第二篇《本输》都提到的，五脏五输和五变的相对应。这五变应的是五时，春、夏、长夏、秋、冬。问具体的五变是什么？

下面这一段说的是在《素问》中反复论述的：五脏、五时、五音、五味、五色还有天干记日的五行属性。

黄帝曰：愿闻五变。岐伯曰：肝为牡脏，其色青，其时春，其音角，其味酸，其日甲乙；心为牡脏，其色赤，其时夏，其日丙丁，其音徵，其味苦；脾为牝脏，其色黄，其时长夏，其日戊己，其音宫，其味甘；肺为牝脏，其色白，其音商，其时徵，其日庚辛，其味辛；肾为牝脏，其色黑，其时冬，其日壬癸，其音羽，其味咸。是为五变。

"黄帝曰：愿闻五变。岐伯曰：肝为牡脏，其色青，其时春，其音角，其味酸，其日甲乙。"牡是指公的，牝是指母的。肝是阳性的。分别说的是五色、五时、五音、五味，东方甲乙木，天干之甲乙。"心为牡脏，其色赤，其时夏，其日丙丁，其音徵，其味苦。"心也是属阳的。"脾为牝脏，其色黄，其时长夏，其日戊己，其音宫，其味甘。"脾就是母的，属太阴。"肺为牝脏，其色白，其音商，其时徵，其日庚辛，其味辛。"肺也是母的，属太阴，属秋。"肾为牝脏，其色黑，其时冬，其日壬癸，其音羽，其味咸。是为五变。"这里肺也列为阴，按经算太阴，而在前面那一篇提到腰以上、腰以下的时候提到心为太阳，是阳，肺为少阴，阳中之阴。肾在下面为阴中之阴，太阴。肝为少阳。从这里看肝还是牡脏，是阳性的，肺是阴性的。所以这个阴阳的属性是相对而言。在这里说的是长夏、秋、冬属阴，所以都是对应的牝脏。牡脏是指的春和夏、肝和心。这里说的牝牡就是指的阴阳。

黄帝曰：以主五输奈何？岐伯曰：脏主冬，冬刺井；色主春，春刺荥；时主夏，夏刺俞；音主长夏，长夏刺经；味主秋，秋刺合。是谓五变，以主五输。

"黄帝曰：以主五输奈何？"有人说下面就是岐伯的回答。从意思上看是的。"岐伯曰：脏主冬，冬刺井；色主春，春刺荥；时主夏，夏刺俞；音主长夏，长夏刺经；味主秋，秋刺合。是谓五变，以主五输。"说的就是五输穴按五时和五变的针刺方法，这就是五变的内容。这个内容一定要记住，记住这个对理解针灸的理论、取效的方法都非常重要。

黄帝曰：诸原安和，以致六输。岐伯曰：原独不应五时，以经合之，以应其数，故六六三十六腧。

"黄帝曰：诸原安和，以致六输。"原穴是怎么配合的？前面《本输》篇提到阳经还有个原穴。"岐伯曰：原独不应五时，以经合之。"原穴是不应五时的。什么叫以经合之？原穴是在五输之外单独的一个穴，像手阳明大肠经的合谷穴。这个经就是指所在的经脉的经，而五脏的原穴和俞穴是一个，叫以俞代原。有原络配合。"以应其数，故六六三十六腧。"要说用井、荥、俞、经、合那个"经"来合这个原的话，这是没什么道理的。后来没这个说法，在这也讲不太通，而以所属经络讲就通了。这里单独对原进行了讨论。

黄帝曰：何谓脏主冬，时主夏，音主长夏，味主秋，色主春。愿闻其故。岐伯曰：病在脏者，取之井；病变于色者，取之荥；病时间时甚者，取之俞；病变于音者，取之经；经满而血者，病在胃；及以饮食不节得病者，取之于合，故命曰味主合。是谓五变也。

"黄帝曰：何谓脏主冬，时主夏，音主长夏，味主秋，色主春。愿闻其故。"黄帝对这个问题提出了疑问。说脏，应该是五脏相对应的；说时，应该是五时相对应的；音是五音，色是五色。而春、夏、长夏、秋、冬，在这里不在同一类，怎么会对比呢？这除了提到一个具体的方法以外，还有一个类比的问题，非同类的一个对比。非同类归到一类里去了。看看这个五行的归类方法，到目前为止在中医学的教材中讨论五行的时候，没有涉及这个方法。将不同的归类的"类"本身再进行五行属性的分析。这和阴阳之中再分阴阳的方法相反，是"五行归类方法"的五行归类。它并不是单独一个系统，而各个系统本身又有五行的分类。这个内容很重要。把这个弄清楚了就不至于产生一些混乱。我的一位大学老师在课堂上对同学提出的这个问题的解答，到现在为止都令我不满意。同学问：既然黑补肾，为什么煤球不补肾。老师当时的解答是：这是根据实际的情况来分的，有这个功能才这么归类的。好像是先有功能才从实际上升到理论的，那么这个五色归五脏就不可靠了。我觉得这个解答不圆满。当时老师没有在归类上继续深入讲下去。从黄帝提的问题中知道从哪考虑，就可以解释煤球的黑为什么不补肾了。要说黑煤球能补肾，黑是什么？黑煤能够生火，至阴中含着至阳。肾为水火之脏，性质是一样的。所谓的补肾，它深藏在内部的、地下的黑色的矿物质，这就相当于人的肾。在这个层次上并不错。没到这个层次上，单单就一个煤球，一个肾，不同类物质，所以不能相比。这就是我说的归类方法的不同。但是在天地系统中说，它就是一类。煤球一烧产生二氧化碳，上到上面去（这就相当于心阳），导致温室效应，整个大地的温暖。而在人体补了肾阳，周身的温暖如同这个作用。那为什么煤和肾不能相应呢，就是因为不属一个系统。人是生物，煤是矿物，怎么来比？在后来的好多法术之中，在巫术或道家治疗方法中，我们应该看明白有些借用的方法是真的，有的是糊涂的。不要以为蒙着一层面纱，神神怪怪就是高。有的时候是糊涂。有效有有效的道理，无效有无效的道理。看清它的本意，就不至于迷信这些东西，不至于迷信一切虚玄神秘的东西。大道至简，朗朗乾坤，天地之象，日照万物光明，何神秘之有。知其雄，守其雌，知其白，守其黑。知道明白的道理，还要知道它的对面就是阴暗，阴阳之道都是相互转化的。转化出来终有它显露的一面。"岐伯曰：病在脏者，取之井。"病在脏，病很深，取之井。这就和前面的井、冬联系起来了。"病变于色者，取之荥。"看出颜色上的改变，脸红了，脸白了，从荥穴来治疗。望色是看气，看血是看脉。不吃饭就是脾气虚了，面黄直接可见。黄就是脾。"病时间时甚者，取之俞。"时间时甚就是时好时坏。俞应夏。是阳气到了顶端，阴气开始生，看万物的变化就是这个样。有新发的树叶很旺，有的已经开始黄了。人的代谢快了，是变蒸时期，时间时甚。在人是盛年，非常强壮的时候，力量大，但也在衰退。这是比喻人的一生。"病变于音者，取之经；经满而血者，病在胃；及以饮食不节得病者，取之于合，故命曰味主合。是谓五变也。"音主长夏。我认为这句应该这样断："病变于音者，取之经，经满而血者"。后面一句，是对经的解释语。有人认为是络满而血。下面是"病在胃，及以饮食不节得病者，取之于合"。合入到里面去，是主秋的。这一段隐藏着一个比较深刻的问题，关于五行的归类属性。不明白这个，会看着特别乱。在《素问》中有东方生木，木生肝，肝生酸。不同的归类怎相互掺合在一起了？有时候看不懂，解释的时候也乱七八糟的。在这里就可以看懂了，分成不同归类系统的五行。再有看不懂的，学了这篇以后用这个方法能看懂。

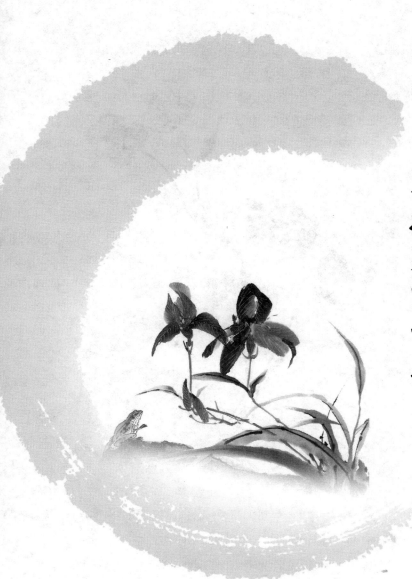

外揣第四十五

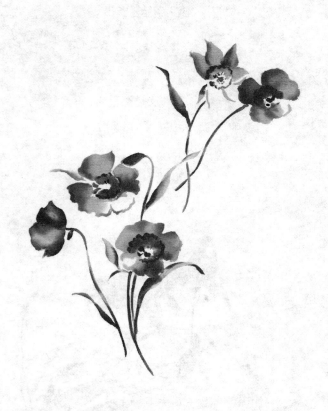

这一篇讲的是司内揣外、司外揣内，是一篇偏于理论性的论述。初看似比较空洞，仔细地琢磨，一句一句地看，里面说了很多方法和一些认识问题。每一篇常有一个主题，点出一个重要内容来，而这个内容常常是一直到现在都在使用的方法，因为平常习惯了，反而不容易看到其重要性。

余闻九针九篇，余亲受其调，颇得其意。夫九针者，始于一而终于九，然未得其要道也。夫九针者，小之则无内，大之则无外，深不可为下，高不可为盖，恍惚无穷，流溢无极，余知其合于天道人事四时之变也，然余愿杂之毫毛，浑束为一，可乎？岐伯曰：明乎哉问也，非独针道焉，夫治国亦然。

"余闻九针九篇，余亲受其调。"九篇说的是哪九篇？至少有第一篇讲的《九针十二原》，说的是比较笼统的内容。"颇得其意。夫九针者，始于一而终于九，然未得其要道也。"九种针从一到九，它的规律或它的要妙诀窍在哪里？学了这些以后，还是有些事情不明白。"夫九针者，小之则无内，大之则无外，深不可为下，高不可为盖。"九针所涵盖的范围是很大的。"恍惚无穷，流溢无极，余知其合于天道人事四时之变也。"九针在应用中合乎天道、人事、四时的变化，所以这个范围就大了。"然余愿杂之毫毛，浑束为一，可乎？"杂是合的意思，杂合为一。杂之毫毛就相当于合之毫毛。合之毫毛就是在最细微的地方合在一起，就是把所有的细碎的东西合在一起。又是天地四时、阴阳五行，又是干支、腧穴、经脉，又到病的不同、内联脏腑、外联经络，这么多东西怎样整合到一起来运用？昨天一个同学问到：经文有的说五脏有病，冬刺十二原，有的说刺井，这怎么办？这一篇就提出这个问题来。范围很大，非常庞杂。九针之道，天文、地理

（十二水），一起讲着，怎么样把它杂合为一，细微的地方都不漏过？这是在说一个分析和统合的问题。这个问题就一个针刺专科来说是这样，而在现代的医学研究之中也存在这个问题——是专科越分越细为好，还是全身综合关注健康状态为好？当然做好了都好。可是要每一个科都弄细很不容易，怎样在整体健康上把每一个具体的细节搞好，就是在整体健康调整的时候能细致到每一个细节的不错，或者怎么样权衡取舍，从整体上来看一些细节问题。照顾到流行病学人群发病的特点和气象医学的特点，这就是所谓的天地。照顾到地方流行病学的特点，这就是地理，如地方饮水的污染程度和这病的相关性。怎么样把这些统到一起？可以说找流行病学专家，那就不是整体考虑、不是整合不到一起了。所以一个好的医生应该具有综合的知识和专业的知识。这里讲的就是综合知识和专业知识的问题，综合全面与专业精一。"岐伯曰：明乎哉问也，非独针道焉，夫治国亦然。"这个问题问得太高明了，不光是针道的问题，治国也是这样的。就是把握大的原则方向与细致的量化管理之间关系问题。

黄帝曰：余愿闻针道，非国事也。岐伯曰：夫治国者，夫惟道焉，非道，何可小大深浅，杂合而为一乎。

"黄帝曰：余愿闻针道，非国事也。"我问的是医学专业问题，不是国家政治。这一句是再一步确定针道和国事的区别。"岐伯曰：夫治国者，夫惟道焉，非道，何可小大深浅，杂合而为一乎。"岐伯的回答说明这个事不是两样，是一样。治国和针道是可以一致的。道无大小。通过其他旁通的事例体会针道。治国从根本上来说也是道，针也是道，所以也可以大小、深浅杂合为一。道是不分巨细的，分了就不叫道了。

一阴一阳之为道，阴阳整合到一起才叫道。那道是什么呢？道不是东西，东西非道，但又不离于道，东西有相对，不是合一，道是合一的。所以中国人说的道，以我有限的知识，很难用一个现代西方的哲学术语来概括。道有特定的含义。从反复地论述和比方来理解它的意思就行了，不要非得用从小学的西学的知识，非得用逻辑的语言来进行表达。用中国本身的语言来表达，一阴一阳之谓道。道合天地，其大无外，其小无内。道有它内涵、外延，有除外。老子在《道德经》中反复谈到的就是一个道字，而这个道字在《内经》中的意义并没有区别。

黄帝曰：愿卒闻之。岐伯曰：日与月焉，水与镜焉，鼓与响焉。夫日月之明，不失其影，水镜之察，不失其形，鼓响之应，不后其声，动摇则应和，尽得其情。

"黄帝曰：愿卒闻之。岐伯曰：日与月焉，水与镜焉，鼓与响焉。"岐伯回答问题总是那么恍惚。这就是为了表述一个观点所用的不同的表述方式或文章的写作格式。太阳和月亮，水和镜子，鼓与响声，那这是什么意思呢？提出了三个方面的物象。"夫日月之明，不失其影。"有了太阳和月亮，怎么能见到它的光明？相对于黑暗才有。太阳底照着一个物体就有了影子，没有影的地方就是光明。因其影而见光明。这还是说阴阳的相对。"水镜之察，不失其形。"这还是说相对，在水边能照见自己的模样，镜子面前一照那就是你的模样。"鼓响之应，不后其声。"锤子下去声音出来，立刻相对。"动摇则应和，尽得其情。"物一动，影子也动，你一摇镜子里的你也摇。这说明阴和阳是随时完全地对应。用这个简单的方法就表述清楚了。这就是用一个形象来说道理。道理最终必然要落实到具体的形象上才能认识。这里是从影、声、形象来解释的。

黄帝曰：窘乎哉！昭昭之明不可蔽，其不可蔽，不失阴阳也。合而察之，切而验之，见而得之，若清水明镜之不失其形也。五音不彰，五色不明，五脏波荡，若是则内外相袭，若鼓之应桴，响之应声，影之似形。故远者，司外揣内，近者，司内揣外，是谓阴阳之极，天地之盖，请藏之灵兰之室，弗敢使泄也。

"黄帝曰：窘乎哉！昭昭之明不可蔽。"窘在这是切要的意思。这内容太重要了。对这个问题已经进行了充分地论述。"其不可蔽，不失阴阳也。"它为什么不可蔽呢？就是因为不失阴阳。"合而察之，切而验之，见而得之，若清水明镜之不失其形也。"这一句话就说到针上，说到诊断上，说到道上了。通过阴阳两方面综合地观察，具体到实际上去，就像面临着清水或对着镜子能反应物象的本来面貌一样。对针是这样，对治病是这样，对治国也是这样。得亲自去查查。不能听别人一说，看个化验单，看个报告单，片面地进行诊断。针道和这一样的。法律法规都有，可是下面按这个执行吗？同样，我们照本看病，就和结合书本看法律条文、看文件来治国一样。"五音不彰。"正常健康的人五音都是齐全的。哪个音不太明显了，要看看。"五色不明。"随着季节的变化、年龄的变化、情趣的变化，人的面色是有正常变化的。如果出现了不太明朗的地方，就是病。"五脏波荡。"五脏应该安定的，现在翻腾起来了。"若是则内外相袭，若鼓之应桴，响之应声，影之似形。"出现这些病象的时候，里面有，外面就有。就像鼓一敲有响声一样。所谓的司内揣外、司外揣内，

538

就是这个意思。"影之似形",因为影是平面的,不是立体反映,只是像。通过五音五色的变化就能看五脏的波荡。各个经络上、穴位上、分布上都会有相应的变化。这一句说的是内外。"故远者,司外揣内,近者,司内揣外。"远近是病程的长短。比如我说的那个病人三年前受过外伤,三年时间已经很久了,外伤已经修复了,他也没感觉了。我们怎么知道?司外揣内,外面一个斑、一个痣、一个点的色泽、形状、大小,都是外象。近者,司内揣外,如病是刚刚得的,外面并没什么表现,穴位上、经脉上并没有留下记号。但是要知道将来它会出现个什么表象。这个想法与临床上是能合上的。既然阴阳可以指远近,那么指病程长短也是阴阳合于内外。这个解释是可以考虑的。还有一种解释:当时这个病还没有发生,看到天气闷热起来了,知道出现暑湿的,中暑的,腹泻的就会很快增多了。天气还没变凉,好多人膝盖痛了,脖子痛了,浑身风湿都犯了,揣外就知道可能要变天了。从病程的长远和远指天气,近指人身,这个说法都是有根据的。孔子注《易经》的时候说:"昔者伏羲氏之王天下也,仰观天文,俯察地理,远取诸物,近取诸身。"那么这个远近指诸物和诸身是有根据的。说内外和远近是一个意思。后面的解释都合到阴阳上来说,只要是阴阳的方面,能不能通过观察人的上部知道人的下部,观察下部知道上部?能不能通过一个局部知道整体,通过整体知道局部?这都属于"阴阳之极"的事,是在阴阳上穷极妙理。在天地间的一切事情都跑不出这个阴阳分析的办法来。我讲的仅仅是其中的两种。肯定还有另外更多的办法。这里混合来讲没有明晰地表达方法,就留下了无限想象的空间。在这个无限想象空间中只要合于阴

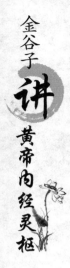

阳，都可能有正确的指导意义。所以明白有明白的好处，模糊有模糊的空间。"是谓阴阳之极，天地之盖，请藏之灵兰之室，弗敢使泄也。"从阴阳的角度来说的，弥沦天地，从天地整体上来看问题的这个方法，是很可宝贵的，要珍惜珍重。

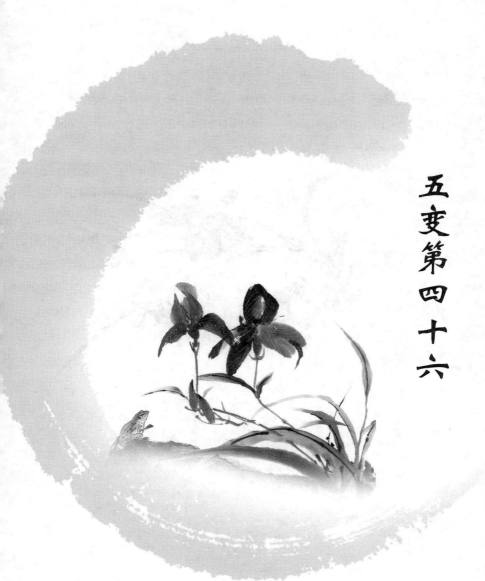

五变第四十六

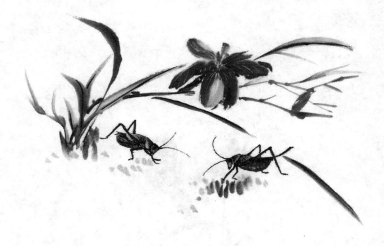

这一篇叫《五变》。后面有五变之纪，和《素问》七篇大论谈五运六气类似。前半部分对发病、病因和几个具体的病进行了论述。篇名叫"五变"，内容不全是五变，还包括对病机的分析。这个分析，不是哪个人想当然说的。所谓一本正经，就是一概本源于正统的经典。为什么要本于经典？就是因为这些内容历代传承不变。到现在按照这个方式来治病，还有效。经的意思，就是如日月经天恒久不变。纺织上有经有纬，先放上经线，然后往上织的叫纬。这就是一个尺度，一个纲领。一开始问疾病的起因或者生成，这些都属于中医基础理论的内容。而这些内容归到中医基础理论后，归成了许多的条条框框，对里面的思想则难免割裂不全。我们通过这篇简单的论述，要领会到对病因的认识和治病的思路。

黄帝问于少俞曰：余闻百疾之始期也，必生于风雨寒暑，循毫毛而入腠理，或复还，或留止，或为风肿汗出，或为消瘅，或为寒热，或为留痹，或为积聚。奇邪淫溢，不可胜数，愿闻其故。夫同时得病，或病此，或病彼，意者天之为人生风乎，何其异也？少俞曰：夫天之生风者，非以私百姓也，其行公平正直，犯者得之，避者得无殆，非求人而人自犯之。

"黄帝问于少俞曰。"这里不是问岐伯。前面说过，问到岐伯以外的人名的时候，问的是一个分支的专业问题，而向岐伯的大部分是医学的普遍问题。这相对来说就是各科的专业。这里相当于对基础理论中关于发病的一个专业问题。"余闻百疾之始期也。"始期，刚刚开始的时候。"必生于风雨寒暑。"前面提到始于"风雨寒暑、阴阳喜怒、饮食居处"，这里只提到风雨寒暑。少俞是一方面的专家，这里仅对外感病因的专题论述，没有提到阴阳居处和饮食喜怒。"循毫毛而入腠理，或复还，或留止，或为风肿汗出。"风雨寒暑从外面往里走，有时就再退回来了，有的就留在汗毛或腠理了，有的留在这里形成风肿，不固定的肿胀或是出汗。"或为消瘅，或为寒热，或为留痹，或为积聚。"这就入里生成一些病了。积聚是更深的病。"奇邪淫溢，不可胜数。"奇邪，是指大邪。大邪过度泛滥浸淫。大的邪气能弥漫全身，成了好多病，所以称"百疾之始期"。疾病的种类非常多，各种命名方法都有。比如对血管相关的头痛病有20多个命名。从经典到西医学的研究上，都是这样的。要在深浅上、外来的原因上仔细分析。"愿闻其故。夫同时得病，或病此，或病彼，意者天之为人生风乎，何其异也？"同时得病，有的人风一吹，头痛，有的人肚子痛，有的人后背痛。有的病这个，有的病那个，是老天为不同的人生不同的风吗？为什么这么不一样呢？这相当于西医学说的是因为感染了不同病毒、细菌和致病微生物呢？还是自然界为不同人生不同的病呢？这里提出了同一情况下，致病因素的问题；外因和内因的关系问题；发病过程中，人为主还是邪为主的问题；邪与正的主次问题。"少俞曰：夫天之生风者，非以私百姓也。"天之风，并不是单独为哪个人而生的。"其行公平正直。"是自然环境的情况，不要说是气候变了病毒生成了。大道无私，公平正直。"犯者得之，避者得无殆。"而是因为人触犯了它，人避开就没事了。刮风了，身体触犯了风，就是违背了天的意思。天什么意思呢？自然的规律。比如说冬天宜避藏，而人非得洗冷水澡，风吹一吹，那就不行。夏天，狗都在树荫下伸舌，人非要在太阳下晒，那就是"犯"，而不是避。长夏季节，地上潮湿，雨露水湿太重，在地上睡觉，起来浑身沾了湿气，就都肿起来了。要避着，架个床，离开地，受湿气就少了。"非求人而人自犯之。"并不是老天那个风非追着人，非得让人得病，而是人不注意躲避而犯了它。看似一个非常简单的物理自然现象，一个客观事实，这里面既包含了中医学对疾病的认识，包含了对西医学一些问题的根本分析。为什么抗生素越用越升级，疾病越来越多？为什么对艾滋病治疗困难？病毒是自然界的一种东西，人犯了自然的病毒而得病，并不是艾滋病的病毒或流感病毒H_1N_1专门去对付谁，而人要造出个疫苗专门对抗它。自然存在的东西，并不是偏于哪个人的，而是人去犯了它。人不去滥交、不做不洁注射，怎么会得艾滋病？人犯了，才会得。流感病毒H_1N_1，人不去犯了它，不去到处流窜，不使自己的身体虚弱，怎么会得感冒？从对抗转到对自身的增强，这是中医治病的一个观点。

黄帝曰：一时遇风，同时得病，其病各异，愿闻其故。少俞曰：善乎其问！请论以比匠人。匠人磨斧斤，砺刀削斫材木。木之阴阳，尚有坚脆，坚者不入，脆者皮弛，至其交节，而缺斤斧焉。夫一木之中，坚脆不同，坚者则刚，脆者易伤，况其材木之不同，皮之厚薄，汁之多少，而各异耶。夫木之蚤花先生叶者，遇春霜烈风，则花落而叶萎；久曝大旱，则脆木薄皮者，枝条汁少而叶萎；久阴淫雨，则薄皮多汁者，皮溃而漉；卒风暴起，则刚脆之木，枝折杌伤；秋霜疾风，则刚脆之木，根摇而叶落。凡此五者，各有所伤，况于人乎！

前面说发病内因的重要性和外因的公平正直对现代流行病的解释，同样有重要的指导意义，对现在疑难病的治疗，同样有指导意义。现在所谓预防流感的方药相对这个理论就大可商榷了。比如金银花、西洋参、板蓝根、甘草预防H_1N_1流感，就只是一般的想象了。增强正气不是靠这个，是靠顺四时而适寒暑，和喜怒而安居处，节阴阳而调刚柔，这是根本。而不是靠吃药。没病吃药，是没病找病，不可能给人锦上添花。下面通过具体的例子进一步论述这个问题。

"黄帝曰：一时遇风，同时得病，其病各异，愿闻其故。"前面说了一时遇风，有得病的，有不得病的，有病这个的，有病那个的，同时得病的还各不相同，就像现在说都是感染一样的病毒，为什么会有不同的症状？如果说一样的病因，为什么会有不同表现？这也是西医学面临的问题，也就是说在抗病原微生物治疗过程中，是否都恰当？这是值得考虑的问题。"少俞曰：善乎其问！请论以比匠人。"这个问题太重要了。这就相当于对西医学的疑问，包括对目前的疑问，这些解答都是有意义的。"匠人磨斧斤，砺刀削斫材木。木之阴阳，尚有坚脆。"用木匠干活作比喻。木匠在磨石上磨斧子，斤也是一种斧。木头有阴阳、有坚脆。木的上下分阴阳，梢和底分阴阳；向阳和背阴的不同，向阳的长得快，年轮是宽的，背阴的长得慢，年轮是窄的。找任何一个木头都能看出来。做古琴，斫材要辨别阴阳，是通过看木纹，纵着劈开怎么看阴阳？放水里，飘到上面的是阳。材质有轻微的不均匀，在水里都能反映出来。古琴斫制时非常讲究材料的阴阳、坚脆。树长到三百年，才一握粗，像黄杨木、紫檀木，就是坚的。几年的时间，长得很粗，像泡桐树、杨树，脆。"坚者不入，脆者皮弛。"像黄杨木，一斧子砍下只有一个小的切口，三百年还只有一握粗，那就是坚的。脆的，梧桐树，皮非常松弛，长两三年的，一指头下去，能按个坑。"至其交节，而缺斤斧焉。"交节如松树上的疙瘩。本来长了一个枝，反复被砍，形成一个细密疙瘩。斧头一砍，硌出一个缺口。"夫一木之中，坚脆不同，坚者则刚，脆者易伤，况其材木之不同，皮之厚薄，汁之多少，而各异耶。"一块木头中有硬的有脆的，更何况不同的木头呢？就像一个人腹背阴阳都不同，况且材质不同（运动员和常年久病的人之不同）。有的树皮很厚，有的树皮很薄，这就是比照人。"夫木之蚤花先生叶者，遇春霜烈风，则花落而叶萎。"有的树开花早，春天刚暖和就开花长叶了。假如突然遇到倒春寒，叶子落了，这一年就没有旺相。就像人，过早结婚生孩子的，体质弱，一遇到流行病，体弱就易感。"久曝大旱，则脆木薄皮者，枝条汁少而叶萎。"如果是到五、六月春旱时，叶子长的特别旺的，汁特别多，特别脆的，一晒就萎了。松树怎么晒都没事。像泡桐树，水多，怕旱。松树皮多汁少，晒不透就没事。"久阴淫雨，则薄皮多汁者，皮渍而漉。"怕旱怕涝，本来水就多，一涝了就先烂了。"卒风暴起，则刚脆之木，枝折杌伤。"突然大风，本来就脆，脆枝条当然就先折断了。杌就是无枝之木，没有分枝。从顶头就折断了。就像泡桐树，一年能长出一根杆来，长得很高，一刮风就断了。"秋霜疾风，则刚脆之木，根摇而叶落。"无论一年春夏秋冬，寒温暑湿，都是长得快的、脆的、水分多的先伤。"凡此五者，各有所伤，况于人乎！"树长得快、弱的，邪气都耐受不了，何况是人呢？小孩脆弱的，就像那个树木，太脆，所以一年到头，有什么头痛感冒，先染上。还有过量用了肾上腺皮质激素的病人，白白胖胖的，身体虚弱，一动就汗出喘憋，也是一样。

黄帝曰：以人应木，奈何？少俞答曰：木之所伤也，皆伤其枝。枝之刚脆而坚，未成伤也。人之有常病也，亦因其骨节皮肤腠理之不坚固者，邪之所舍也，故常为病也。

"黄帝曰：以人应木，奈何？"人和树怎么个相比法呢？

"少俞答曰：木之所伤也，皆伤其枝。"树受伤时是从外面枝上受伤的。"枝之刚脆而坚，未成伤也。"那些老木头枝子就伤不了。"人之有常病也，亦因其骨节皮肤腠理之不坚固者，邪之所舍也，故常为病也。"人受病，也是从皮肤上、骨头上，不坚固的地方先受伤。产妇生了孩子以后，腰撑宽，肚皮撑大了，生产也累了，受风，先从下容易受风。产后腰疼、产后下肢怕冷。哺乳期，乳房胀大，皮腠开泻，汁液出来上部脆弱，后背和胳膊受风的多。妇女和男人不同的就是产、乳过程，身体容易虚弱，容易生病。所以过去重视保护妇女，主内。说大门不出，二门不迈，省得受了风。在后院专门抚育下一代。这是保护妇女承担人类繁殖的重大责任。所以孔子说"唯女子与小人难养也"，就是说妇女和小儿，娇气不好养活，容易死亡，这也是从医学角度的说法之一吧，可不必当真。对妇女，产难是重大一难。小儿，传染病是一大关。难养，是说疾病比较多，容易生病。男人相对比较坚实些，比如肌肉比较发达。妇女脂肪和水分比较多，特别脆，特别软，容易受风。女子和小儿像泡桐树，特别嫩。男的就像老松木，比较结实，看肌肉就是这个情况。所以说难养本身是有道理的。但现在男人也难养了，有男性病科，成了"唯人为难养也"。人过得太娇气了，没有重体力活了，肌肉得不到锻炼了。不光人，连狗也难养了，宠物也难养。野狗野狼也不好养，被人侵占得没有地方了，野生动物亟待保护，整个生物界都难养了。

黄帝曰：人之善病风厥漉汗者，何以候之？少俞答曰：肉不坚，腠理疏，则善病风。黄帝曰：何以候肉之不坚也？少俞答曰：䐃肉不坚，而无分理。理者粗理，粗理而皮不致者，腠理疏。此言其浑然者。

以下论述了五个证侯，现在先说辨证论治，证侯诊断，什么叫证?什么是侯? 这些基本的概念，关系到中医的辨证论治，以及证型标准诊断等的问题。

"黄帝曰：人之善病风厥漉汗者，何以候之?" 候是等待的意思。《说文解字》 "候，伺望也"，伺望也是等候的意思。等待着病的出现或观察病的出现，有诊察的意思。所以候寸口、候人迎就是诊察。诊而察之，就是通过这个征象知道另一个征象，或者说有预见，或者说知道疾病的内在联系和发展趋势，或者说它的必然结果。证候就是看到一些具体的症状或体征，能判断病因，知道以后会怎么样，这叫"候之"。现在证型之说，那是西学中的时候，为了方便西医的诊断，分出中医的证型来弄的。后来把证型成了一套的理论，成为疾病的本质，这个转化本身走向了错误的方向。现在说的辨证分型，本来是个虚化出来的概念，却成了中医的一个格式。有的人说，看中医要明白这叫什么诊断? 什么证型? 是什么法? 什么方? 得写出来，否则不按这个理论讨论，就是不合格。好多学生拿着那一套当作真理。那是缺乏历史根据、经典的根据的，是一个虚空的游戏。本来一个很实在的东西，有一个具体的表现，一个证。为什么叫"证"? 是证据。"症"和"证"是一个字的俗写。说这个是症状，这个是证型，是一个阶段的概括，这是人为的规定。六十年代还存在争论，后来写到教材中去，就把两个观点掺和在一起了，这个是悖经的。这样凭空截一段，自己规定出来，就失去了根本。没有根本的中医，诊断、治疗没有依据。所以就导致疗效在降低，从业人数在减少。理论上撼动了根本，就没有标准了。这里提到对五个病怎么候之，我们就看出来这是一层一层逐步地推断，最终的目的都是落实在可以把握的证上才能够辨证。风厥漉汗：《针灸甲乙经》上"浙浙汗出，漉漉汗出"，指反复发作的风厥病或出汗，受风四肢冷或者风气厥逆导致的异常汗出，这都叫风厥漉汗。"何以候之"：怎么诊察？怎么知道这个人是容易出现这个情况的呢？"少俞答曰：肉不坚，腠理疏，则善病风。"肌肉不够结实，腠理有点疏松，这样的人容易病风，或者叫易感于风。相对来说描述就显具体了。"黄帝曰：何以候肉之不坚也？"如何观察到肉不坚？是摸一摸，碰一碰，还是测一测？必须控制到一个指标上。诊断才能有根据，治疗才能有把握。"少俞答曰：䐃肉不坚，而无分理。"应该是䐃肉不坚。有的说是腘肉，肘膝关节的肉不坚。䐃肉，是指腘窝部位的肉。根据前面所讲，腘肉指全身的肌肉。看肌肉的坚不坚就看有没有分理。看到肌肉一块是一块的能分出来，如拳击运动员、健美运动员，这是肌肉坚的。"理者粗理，粗理而皮不致者，腠理疏。"有的说这是衍文，混进去的。原因一个是断句的问题，再一个是文意有重复。大概能看出分理来的、粗略的、浅显的肌肉有沟，皮不致。致是指坚密，细致。皮不细，粗。通过看到外面的腠理松，不细密，就知道里面的纹理也是粗的。司外揣内。"此言其浑然者。"浑的意思是大，浑然是大然。浑然一体就是皮、肉、腠理大概是混在一起。看肌肉坚实，表面上一块块肉凸起来，看皮肤松，毛孔大的，估计里面也是松的。这样的人就善病风厥露寒。过于肥胖的妇女产后容易汗出。腠理松，皮肤不细腻，肉不结实。浑然一体，像小孩，白胖的，嫩嫩的，都属于善病风。看着细，很松软，风吹嫩枝先折断。人也是一样，善病风厥漉汗，善病哮喘、出汗。许多哮喘的病人常这样，在临床上，用了肾上腺皮质激素能平喘，反而出现皮肤的疏松，白白胖胖，更脆了，说明越治越易于受风了。

黄帝曰：人之善病消瘅者，何以候之？少俞答曰：五脏皆柔弱者，善病消瘅。黄帝曰：何以知五脏之柔弱也？少俞答曰：夫柔弱者，必有刚强，刚强多怒，柔者易伤也。黄帝曰：何以候柔弱之与刚强？少俞答曰：此人薄皮肤，而目坚固以深者，长冲直扬，其心刚，刚则多怒，怒则气上逆，胸中蓄积，血气逆留，髋皮充肌，血脉不行，转而为热，热则消肌肤，故为消瘅。此言其人暴刚而肌肉弱者也。

"黄帝曰：人之善病消瘅者，何以候之？"第二个病，有的人容易患消瘅，或者消瘅反复发作不愈，这怎么来看？"少俞答曰：五脏皆柔弱者，善病消瘅。"好病消瘅的人，是因为五脏皆柔弱。"黄帝曰：何以知五脏之柔弱也？少俞答曰：夫柔弱者，必有刚强。"要知人柔弱者，就有部分表现为刚强。之前讲到阴阳的关系，就像临床上好病寒冷的人，多是有个地方发热。好发热的人，有的地方发凉。柔弱的，有的地方刚强。柔弱的表象就是刚强。内在五脏的柔弱表现在外为刚强。"刚强多怒，柔者易伤也。"刚强的人，表现为多怒。脾气暴、好发怒的，常有毛病，里面弱。像泡桐树，叶子发得特别多，大叶子，长得很脆，里面是空心的。怎么知道消瘅呢？机理上是五脏柔弱，怎么知道是五脏柔弱呢？是通过外在的征象知道内在的弱。比如甲亢的人善怒，一句话说不合，火上来了，急了。吃得多还很瘦，内脏弱了，消耗得多了，五脏柔弱。"黄帝曰：何以候柔弱之与刚强？"黄帝三问：怎么知道柔弱和刚强？"少答曰：此人薄皮肤。"这种人皮很薄，有天生皮薄的，天生皮厚的。静脉注射时对此感觉很明显，皮薄的进针很快，皮厚的，觉得像进去了，但像刺牛皮皮带一样，针头感觉钝钝的。手臂皮厚得像后背的皮一样。有的人弱，瘦瘦的，皮下组织没有，松松垮垮的，皮肤很薄，像透明的一样。"*而目坚固以深者。*"目坚固以深：眼眶凹陷着，这都是内脏柔弱的人。"*长冲直扬。*"长冲是长脖子往上抬，昂着头，喉咙冲着上。"*其心刚，刚则多怒。*"心刚，是对内脏刚和柔的推断，怎么样能知道呢？刚则多怒，多怒是可以把握的征象。目深也是可把握的征象。长冲直扬，也是可以把握的征象。这种人一般是指长脖子，昂着头。"*怒则气上逆，胸中蓄积，血气逆留。*"怒了以后气都在上面，脸红脖子粗。胸中蓄积，气都在胸肺中。胸肺怒张，血气逆留，气血都乱了，不该留的地方留住了。"*髋皮充肌。*"髋皮充肌，这句话不好解释，是否指两大胯部位的皮肤宽大、肌肉充满，从字面上可以这样解释。《针灸甲乙经》是"腹皮充胀"。具体结合前后文，指的就是充大、蓄积，是胀大的现象。有人认为是版本不同或者是错文。知道皮肤充满就行了。"*血脉不行，转而为热，热则消肌肤，故为消瘅。*"这是消瘅形成的机理，内脏柔弱加上怒气上逆，最后血气逆留转化为热，热则消肌肤，就成为消瘅了。典型的病是现在的甲亢，多怒、善消、发热，就是因为内脏太柔弱，压不住火气，火气就发起来，发怒气就乱了，乱了就在里面消耗。现在叫代谢亢进性疾病。从善怒和消瘅来看，更像是西医学诊断的甲亢，不像是糖尿病。不过目坚固以深是相反的，甲亢常常是眼突的，这一点上不太像。"*此言其人暴刚而肌肉弱者也。*"看着特别刚强，一句话说得不对他就火了，肌肉是弱的，浑身乏力。吃得多、喝得多、排便也多，还乏力，有的时候在门诊问病人，这个病多长时间了？他还能告诉你。再问一句，他就拍桌子跟你翻脸了，火了。他自己也知道脾气不好，非常急躁，一会说话浑身抖，汗出，烦躁不安的样子。现在一般的保健知识比较普及了，早期发现，早期治疗。以前在山区，像北京地区的延庆县、房山县，交通很不方便。有的拖了很久才去医院看，县里看不了到市里看，能见到拖得很久的病人。

黄帝曰：人之善病寒热者，何以候之？少俞答曰：小骨弱肉者，善病寒热。黄帝曰：何以候骨之小大，肉之坚脆，色之不一也？少俞答曰：颧骨者，骨之本也。颧大则骨大，颧小则骨小。皮肤薄而其肉无，其臂懦懦然，其地色殆然，不与其天同色，污然独异，此其候也。然后臂薄者，其髓不满，故善病寒热也。

"黄帝曰：人之善病寒热者，何以候之？"第三个病，讲的是病寒热。寒热是恶寒发热。现代中医学中把畏寒和恶寒分开，说畏寒是在里的阳虚，得衣可解的。恶寒是得衣被不解的，在表的。这是人为的分法，在历史上这两个名词之间没有严格的区别。现在作为标准化的术语这样分。而在这里说的寒热很难分清是畏寒还是恶寒。人为地把外感和内伤分开来叫，具体到临床时看病人的表述，问诊时要分清。不过现在习惯在病历描述的时候还是按现代这个格式来写，这是一个通用的说法。但看历史文献的时候千万不要用现代的标准来批判、臆测这个说法。如何知道这个人是忽冷忽热，好病恶寒、畏寒或者发热呢？"少俞答曰：小骨弱肉者，善病寒热。"对每个病，都有一个明确的回答。黄帝就追问，一直追问到能落实到诊断的层面。"黄帝曰：何以候骨之小大，肉之坚脆，色之不一也？"怎么才知道骨和肉的大和小，强和弱呢？"少俞答曰：颧骨者，骨之本也。颧大则骨大，颧小则骨小。"颧骨者，骨之本也。颧大则骨大，颧小则骨小。大小是相对的。看颧骨推测全身的骨头。在面相上，左右颧骨是叫东西两岳，东岳泰山（左）、西岳华山（右）。两颧耸天，位高权重。颧骨特别大的，坚壮的，力量很大，耐力长久。所以体力、智力都是相应的。颧骨大则骨大。"皮肤薄而其肉无，其臂懦懦然，其地色殆然。"殆，一说是"焰"，是烧火时焰上的灰。"不与其天同色，污然独异，此其候也。"地和天在面上，一个指下巴，一个指额头。今天上午我就见到的一例因大便干燥来拿成药的。口周围发黑，额头上不太黑，这个就是地天不同色。"然后臂薄者，其髓不满，故善病寒热也。"这样的人胳膊比较瘦弱些，通过胳膊能看骨髓。其髓不满，故善病寒热也。经文在讲这个诊断的时候先是提出一个病来：善病寒热，或者如现在说的叫一种体质，然后说外候，说怎么看证候。实际在临床上是反过来的。通过这个证候反过来推测他对应着是善病寒热。这就是讲述的方式和应用的不同。这是一个诊断的问题，是对病机的推论。中间第二段是病机，最后讲的就是实际的诊断。

黄帝曰：何以候人之善病痹者？少俞答曰：粗理而肉不坚者，善病痹。黄帝曰：痹之高下有处乎？少俞答曰：欲知其高下者，各视其部。

"黄帝曰：何以候人之善病痹者？"第四个病，病痹。怎么知道是经常容易发生痹证的人。"少俞答曰：粗理而肉不坚者，善病痹。"皮肤上的纹理粗糙，不够致密，毛孔开大粗糙。肉不坚，很软。这样的人，善病痹。皮肤粗，毛孔开大，风邪容易进入。肌肉不坚，不能坚拒在外，相当于篱笆墙夹的不结实，空子特别大，材料又不结实，那就容易进猫狗。城墙不固，外敌就进入。"黄帝曰：痹之高下有处乎？"痹病的好发部位怎么看？"少俞答曰：欲知其高下者，各视其部。"要知道这个病是在胳膊还是在腿，是在脚踝还是在背，一般看病不可能没事先全身看看。作为系统的诊察，全身看看是对的，但是作为一个方便的办法，应看面部。《五阅五使》篇和后面的《五色》篇会提到。从看颧骨到看颊绳、颊车、臂、骨、胫，各有所部。哪个部位出现了特别的纹理和肌肉的改变，哪个部位就好发痹证。这就是望诊。除了对分部的望诊，前面还讲了对色泽的望诊。还有对特定病、对体质的望诊。前面提到了看颧骨知道骨的大小，是指面上的一块骨头，这里就提到了高下，各视其部，再结合后面的《五色》篇说是看面部的"分部"就比较全面了。

黄帝曰：人之善病肠中积聚者，何以候之？少俞答曰：皮肤薄而不泽，肉不坚而淖泽。如此，则肠胃恶，恶则邪气留止积聚，乃伤脾胃之间，寒温不次，邪气稍至，蓄积留止，大聚乃起。

"黄帝曰：人之善病肠中积聚者，何以候之？"第五个病，肠中积聚。积聚分为两个病，积为阴，聚为阳。笼统讲都是包块类的病。现在说积是指有形，聚是指无形，时聚时散，积属血分、属脏、属阴，聚属气分、属腑、属阳。内科学教材积聚病中的文献引证全都提到了。这里没有明确分类。"少俞答曰：皮肤薄而不泽，肉不坚而淖泽。如此，则肠胃恶。"泽是指光泽。在望诊上泽和夭是相对的，夭是指无光泽。淖是指湿泥，连泥加水，淖泽是指湿润。肉里面是黏糊的，有好多水，皮肤却不光滑。脾主肌肉，脾主留湿。"恶则邪气留止积聚，乃伤脾胃之间。"胃留的东西太多了。脾胃之间，间，是指空间。脾和胃之间的那些空余的地方。"寒温不次。"次指次序。不次，相当于不恰当的次序。寒不在寒的地方，热不在热的地方，这个情况临床是常见的，经常见的是所谓的上热下寒，脾热胃寒，胃热肠寒。《伤寒论》阳明篇提到寒热留止的情况，好多人胃里感到发热，喜欢吃凉的东西，吃凉了以后又腹泻不舒服，有的医生就对病人解释，这个病很难治，给清胃火，下面就凉了，补下面，上面就上火，不好治。治不好病就有理由了。这个说法是不成立的，正是因为有了病，才会出现寒热的错杂，要是不错杂，那就不叫病了。《易经》最后一个卦是"火水未济"，上面是火，下面是水，是未济，反过来就是水火既济，这是正常的状态。蒸馒头，上面是水，下面是火。烤面包就不是这个现象。百姓日用之水火取自然之象，云雾蒸腾，这是中国人的生活习惯，是一直是在《易经》的理念指导下的，圣人取象，上升为理论，贯彻到日常生活中。生活起居习惯、饮食习惯，人际交往中的关系都是这个象，它是自然之象。有病的象也是这样的自然之象。头上发热脚底发凉，这是病了，头上凉丝丝的，脚底热乎乎的，这常常不是病，很健康才这样，水火和火水的关系。大到天地卦象，上天下地叫否象，上地下天叫泰象。那地在上面，天在下面怎么还成泰象了？下面的天气（阳气）上腾，上面地气（阴气）下降，上下交蒸，否则的话阴是阴，阳是阳，阴阳离决，坚的更坚，弱的更弱，那就成一个反象了。这里提到寒温不次，就是不正常的次序，处在不当的位置。"邪气稍至，蓄积留止，大聚乃起。"只要阴阳这个格局颠倒了，就会出现虚的地方，邪气就会进来，留在这里。进一步形成大的积聚。最简单的比方是妇科病中的孕妇流产，做了刮宫手术后，出现卵巢囊肿、输卵管炎症、包块、子宫肌瘤等。在流产的时候中止了妊娠，形成一个虚位，把一个有形的胎给去掉了。虚的时候风寒湿都容易结聚在里面，再用抗菌消炎药如甲硝唑、替硝唑等，引起胃肠道反应，常见用了这个药以后出现胃肠的饱胀感，上脘部的饱胀感，灰腻苔或者黑苔，这就是寒大了。本来是造成了虚，再加上寒。这个药常常产生湿象，盆腔积液、宫颈囊肿等就可能发生了。上面所讲的五个病，第一个相当于风；第二个相当于热；第三个寒病寒热，更像虚和寒，在骨髓最深的地方；第四个是痹，按五行来说相当于坚硬的金这一类的；第五个是肠中结聚，相当于土象。这五种病看来更像是对五行体质的论述。虽然这篇一开始提到的是风气伤人，但这里提到人的不同体质容易感受某种邪气。这几篇都详细讨论几个病，几个体质，疾病表现和诊断，看似简单，其实是用简单的示例表现一种思想。后面的这一段总结回到主题，因这一篇叫《五变》，就提到五变之纪。

黄帝曰：余闻病形，已知之矣！愿闻其时。少俞答曰：先立其年，以知其时。时高则起，时下则殆，虽不陷下，当年有冲道，其病必起，是谓因形而生病，五变之纪也。

"黄帝曰：余闻病形，已知之矣！愿闻其时。"病的形态、形状，是什么病，通过看皮，看肉，看面色、看骨象就能知道了。愿闻其时：看什么时候得这病？哪一年得这个病呢？是三年以后得还是五年以后得？是平时经常得？还是从小就得？有野史记载，张仲景给人看完病，预测过二十年后能得什么病死，后来果然应验。有人说是文学的夸张，是对医圣的神化。从经典上来看的话，那不是神话，可能是事实。黄帝提出了这个问题，知道了病形，愿预测疾病的发生时间。"少俞答曰：先立其年，以知其时。"其年是指什么？是指病发的当年还是病人形体所应的年？比如木形之人在木年或者岁在甲乙。这个说法有不同。按照《素问》七篇大论对这个年时的相加，又分五运按照天干，六气按照地支，有大运、有流年的运气，就是来看看正常的五行次序和年份五行的顺序，然后再加上天之五运的次序和地支六气的情况，合在一起看看当时的气，属于五行中哪个胜、哪个弱。这叫立其年以知其时。"时高则起，时下则殆，虽不陷下，当年有冲道，其病必起。"除了五运六气以外。前面提到的一日、二日、间日相克的时候，都是按照五行生克来算的。这个病到了相克的年份就会加重，年份本身天气的变化和这个病相克，病就会加重。到了我生，是耗气。到了生我和本脏时，是最旺的时候，对一个脏内在的五行次序是这样，对一年的春、夏、长夏、秋、冬这五时也是这样。还有一个六十年的甲子纪年也是这样。所以这个范围非常大，从六十年的纪元到一年的季节，甚至到子午流注的一个时辰。这是外在的时间。内在的，从形体到五脏六腑都归到五行属性，有个生克问题。综合起来的评价，这就是不同的五行系统对发病的影响。"是谓因形而生病，五变之纪也。"特别重视因形这两个字。五变，是指形体的五种形变，下面说的那五个病就是指的五种不同形态。就是不同的人感受风，有生病的，有不生病的，甚至还有受风舒服的，这就是形不同。这可以通过外在看出来，或者是随着不同的年份，风雨寒暑的多少，产生不同的病变。这里说的五变之纪是一个大概说法。注意这个"形"，"形体""形象"的"形"。关于这段，日本丹波元简的注解说运气学说是唐朝以后才出现的。最早在《内经》中出现运气的是唐朝王冰整理出来的七卷，说是师氏传之。历史上一直就有人对这个表示怀疑，说这是王冰将不知在哪里倒腾的私货添加进去的，不是《内经》本来的。以丹波元简为代表的一些人就认为这是误入的。仅仅凭运气七篇是唐以后才有的就认为这是误入的，是缺乏说服力的。怎么知道这篇是从哪引过来的呢？在这里单纯就五行来说，加上这篇篇名叫"五变"，上面就列举了五种不同情况，通篇来看前后呼应，这是一个整体。不一定非要像五运六气那么精确那么细致。但五行的大概理论讲得是不错的。所以一般注家对"时高、时下、陷下、冲道"都不做解释，就是运气学说的一些内容。我们可以大概知道五行的生克和逢克的时候严重就行了。具体在哪个层次上来看，是在年的层次上、在人形体的层次上还是在五脏的层次上？这就要依据在我们诊断和治疗中所取的方向，在哪个层次上出了病变，我们就在哪个层次上给人调整。所以无论运气相加还是不同层次五行相加，像上一篇提到的"是谓五变，脏主冬，色主春"，都是在不同层次、从不同的角度来说五行的。所以这两篇对应起来看都是谈五变、说五行的。

我们仔细读这篇，有助于理解五行在诊断、发病、预测甚至对长期预测的时候的作用。简单的举例能把这个道理弄明白。反复读这篇并不只是学原文这点内容，更在于明白这个道理和方法。

五变第四十六

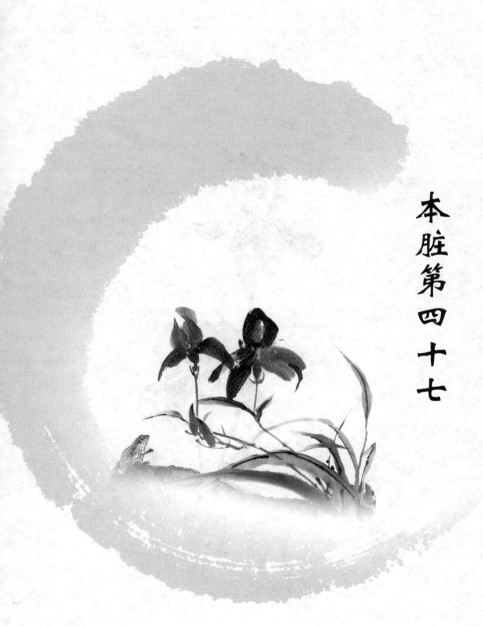

本脏第四十七

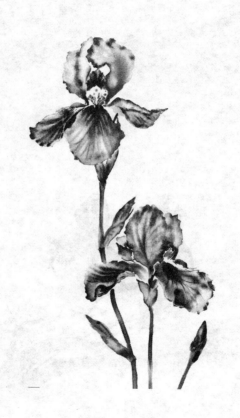

这一篇论述五脏的善恶吉凶，论述因本身的、先天的、个体的不同和五脏有区别而好发的疾病不同，以及如何通过外候诊断。现代中医学基础理论中对脏腑的功能、营卫气血的功能的论说，都是从经典中来的。现在中医学教材《内经选读》中常常对第一段总论的内容选用，而对后面具体运用的内容却少选录。但恰恰是这些没有选取的内容才是最重要的具体操作。

黄帝问于岐伯曰：人之血气精神者，所以奉生而周于性命者也；经脉者，所以行血气而营阴阳、濡筋骨，利关节者也；卫气者，所以温分肉，充皮肤，肥腠理，司开阖者也；志意者，所以御精神，收魂魄，适寒温，和喜怒者也。是故血和则经脉流行，营复阴阳，筋骨劲强，关节清利矣；卫气和则分肉解利，皮肤调柔，腠理致密矣；志意和则精神专直，魂魄不散，悔怒不起，五脏不受邪矣；寒温和则六腑化谷，风痹不作，经脉通利，肢节得安矣，此人之常平也。五脏者，所以藏精神血气魂魄者也；六腑者，所以化水谷而行津液者也。此人之所以具受于天也，无愚智贤不肖，无以相倚也。然有其独尽天寿，而无邪僻之病，百年不衰，虽犯风雨卒寒大暑，犹有弗能害也；有其不离屏蔽室内，无怵惕之恐，然犹不免于病，何也？愿闻其故。

"黄帝问于岐伯曰：人之血气精神者，所以奉生而周于性命者也。"血、气、精、神是生命之所必须，是整个生命过程中周流不息的东西。"经脉者，所以行血气而营阴阳、濡筋骨，利关节者也。"经脉是行血气的，血和气都是在里面走。而营阴阳，营是经过的意思，经营。经过内外的阴阳气都是通过它来约束和运行的。濡筋骨，通过经脉的滋养、内外的营养，筋骨才能得到濡养。关节受经脉运输气血，才能得到滑利。"卫气者，所以温分肉，充皮肤，肥腠理，司开阖者也。"这是说卫气的功能。用这些中医的基本理论来判断疾病性质，不要笼统叫营卫不调了，气血不和了，到底是营不调还是卫不调，营是怎么不调的，卫是怎么不调的？只有了解了本来的意思，才能精确辨证分析。所以谈到医理，知道这是什么病什么方，为什么这么用？笼统说不会分析、不会辨证不行，那是因为对基本的功能不了解。而这里讲的就是这个基本的内容。不只要知道营卫不调，还要知道营卫具体是如何不调。卫气能温分肉，就是说体温是靠卫气来维护的。皮肤的充盈，腠理的肥瘦，开阖，包括睁眼、闭眼、汗出、无汗，毛孔的开阖，眼睑的开阖都是卫气所主的。所到应该知道一个具体的病到底是哪个原因引起来的。汗出和睡眠是卫气所司。卫入到营里面去，就合眼睡了，卫出到外面来就睁眼了。卫在皮肤上，就开泄了。卫气不足，汗就出不来。我们得深入琢磨这个事情。"志意者，所以御精神，收魂魄，适寒温，和喜怒者也。"志意、精神、魂魄，人的这些精神活动，通通归到五脏里面去。人的精神散漫不收，自己把握不住思虑，就是不能御。御精神就是能把握自己。老想一个事，像强迫症，像发散思维，像狂想，那就是精神不御，是自己不能把持自己的精神，志意出了问题。魂飞魄散地坐在这里，俗话说，"出阳神了"。瞪着眼睛不干事了，叫了半天听不到了，不知想哪儿去了。受了惊吓以后，一下子发呆了，目光呆滞，别人说什么也听不见了，像行尸走肉一样，这样就是魂魄飞散。还有的，光喘气，不会说话，也不吃饭了。惊吓、生气以后呆了，那都是魂魄飞扬。人对寒温有一定的调节能力，有的人冬泳都没事儿，在温度变化之中能适应，冻了以后能坚持，有的人一冻，吓得不敢出去，但出去以后也能适应。这就是精神作用，志意是非常重要的。冬泳就是有人敢跳下去，有人不敢跳下去。这就是志意问题，是敢不敢的问题。遇到一个事非常生气，但能节制，能够把它压下去，是志意的坚强。遇到喜的时候能忍住，不至于喜而发狂，不至于高兴死了。一定要注意适度调整。，看一场特别惊险的体育比赛，心里特别希望胜的那个队一下赢了，一高兴欢呼引起死亡。这在现实中有，我见过熟识的人心脏病发作死在体育场的。这就是属于内脏气血本来就不足了，志意不能收敛，过喜伤心，导致急性心梗。一个人个子很大，平时看着很壮实，但里面不行了，外有筋骨之强，内无脏腑之实，志意不节，喜怒不能控制，导致喜怒不和，过喜伤心而亡。这就是机理。老年人志意应该怎样是适度的呢？应该像冬天一样，若存若亡，若藏、若伏匿，没事儿老实在家呆着，少去看比赛，不去看激烈活动。"是故血和则经脉流行，营复阴阳。"这个"血和"是什么？不阴不阳，不寒不热，不稠不稀，这就是和，所以经脉才流行。血不和，血寒，就凝涩，经脉不通，像脉管炎。血热，浊淖，像水热了以后被蒸干了一样。代谢障碍的病如高血糖、高血脂、高尿酸血症，出现动脉内壁的硬化，然后引起阻塞来，像冠心病、脑血栓、脉管炎、动脉硬化性血管闭塞、末梢循环不良，都属于血不和而引起的经脉不流行。流行能够营复阴阳，不营复阴阳的时候，阳积就热，像痛风，阴积就寒，像脉管炎。清阳不能升导致的脑供血不足、老年痴呆、脑萎缩，都是血脉不和利，不能上扬的表现。"筋骨劲强，关节清利矣。"糖尿病、高血脂的症状常常是浑身柔弱、乏力、屈伸障碍、关节不滑利，都是因血不和。我们通过这一句就知道有些病是怎么引起来的，这就是病机的分析。血不和，经脉

本脏第四十七

不行，筋骨失养，导致这一套的症状。讲了卫气、讲了志意、讲了气血、精神志意。"卫气和则分肉解利。"解就是散的意思。把绳子解开就是散开。肌肉柔软，各是各的，相互不粘连，能滑利。肩周炎一粘住，就是不解利了。本来应该散开的，它粘在一起了，这就与卫气不和有关系。怕冷、怕风是因为卫阳不能达到外面来，不能御风。不出汗与刚说的卫气司开合有关。我们一定得有经典的根据。现在的循证医学，要求得有证据。中医看病，讲究有师传，有经典的根据，有名医的验案作为依据，不能瞎想，瞎想会出问题。"皮肤调柔，腠理致密矣。"卫行皮肤，皮肤柔软就是卫气和，皮肤的纹理看着比较细密，很光滑、很柔软、细密，胳膊腿活动很灵活，这就是卫气调和了。"志意和则精神专直，魂魄不散，悔怒不起，五脏不受邪矣。"精神健康和心理状态良好的时候，做什么事情能专一，不至于走神。魂魄不散：不至于噩梦连绵，一惊一乍，思虑混乱，不至于老是有不良情绪，老是后悔，当初没买彩票，人家中了两个亿，他抑郁自杀了，这就是不健康的状态，是志意不和。无缘无故发怒，天不下雨嫌旱，天下雨嫌涝，整天没有高兴的时候，这都是不健康。在这些不良情绪下，五脏就容易受邪。只要志意和，精神状态健康，里面五脏调和的，不生内脏的病。内脏为什么薄弱，就是由于不良的心理刺激，长期焦虑、抑郁、愤怒、担忧。在这些情况下导致魂魄不收，然后邪就结聚起来了，经脉不和利，就成了病。只用对抗是不对的，是要调整内在的精神，使五脏安和而不受邪气。邪气包括自身之内的邪气和外来的邪气。"寒温和则六腑化谷，风痹不作，经脉通利，肢节得安矣。"别冻着也别热着，吃了饭就能消食，身上不这里痛、那里痛，经脉通利，肢节得安，浑身能够柔弱。冬天骑摩托，连护膝都不戴，觉得没事，骑不到十年，得膝关节痹证了，这很多见。这就是寒温不节。"此人之常平也。"这是说正常的人把精神调整好了，把居处寒温调整好了，就不会生病，人对自然的适应能力是很强的，只要不有意去干扰它，应该是不会出错的。下面进一步论述五脏六腑的功能。"五脏者，所以藏精神血气魂魄者也。"人的精神活动和血气魂魄都是内归于五脏的。"六腑者，所以化水谷而行津液者也。"水分代谢和有形的营养物质的消化都属于六腑的功能。"此人之所以具受于天也，无愚智贤不肖，无以相倚也。"这都是天生的，无论人的道德水平如何，智力水平如何，没有什么差别。"倚"同"奇"，相当于"异"。人天生的这一套应该都是一样的。"然有其独尽天寿，而无邪僻之病，百年不衰，虽犯风雨卒寒大暑，犹有弗能害也。"而有的人能活到百十来岁，从来不长什么病，一直很壮实干着活，下雨淋着，夏天晒着，像农民和山民这些干活的，风里来雨里去，活了很大岁数，一辈子不生病的也有。"有其不离屏蔽室内，无怵惕之恐，然犹不免于病，何也？"有的人特别注意养生保健，住在屋里，还一层一层拉上幔布，平时怕惊着、怕吓着，吃饭还怕不卫生，还照常不免于病，什么原因？我见过一个人，一起风，一变温，马上戴上口罩，平时查体一有点小毛病，马上服药。一天吃药三次，八小时一次，平时提包里带着闹钟，到点准时服药，开会自己带着杯子，出差自己带着洗浴的东西。没到退休年龄，56岁，倒是没得传染病，得了个淋巴系统的病，去世了。防得了外来不洁的外邪，但是内在的精神意志（对疾病的恐惧）却乱了人的内脏。所以说对疾病本身的恐惧有时候胜于疾病本身的侵害。"愿闻其故。"问这个不同的原因。

岐伯对曰：窘乎哉问也。五脏者，所以参天地，副阴阳，而运四时，化五节者也；五脏者，固有小大、高下、坚脆、端正、偏倾者，六腑亦有小大、长短、厚薄、结直、缓急。凡此二十五者，各不同，或善或恶，或吉或凶，请言其方。

"岐伯对曰：窘乎哉问也。"这个问题问得非常切实。"五脏者，所以参天地，副阴阳，而运四时，化五节者也。"副就相当于配，相当于衬。和阴阳相衬。五脏在功能上和天地、阴阳四时五行是相符合的。五行学说的提出，就是因为这个归类方法合于自然之理，对内脏、对人的生理归纳是一个有用的方法。"五脏者，固有小大、高下、坚脆、端正、偏倾者。"五个方面的不同，即从形体的大小到位置的高下、质地的坚脆、所处位置是端正还是倾斜这五个方面来进行仔细论述。通过解剖，从它的质地、位置、角度来观察。中医重视解剖，而且重视生理解剖。不光重视结构和功能的关系。"六腑亦有小大、长短、厚薄、结直、缓急。"从形态的大小、长度、厚度、伸屈程度、柔软度等不同方面对生理解剖进行观察。"凡此二十五者，各不同，或善或恶，或吉或凶。"五脏是五个方面，每一脏又都有五个方面，五五二十五。有善恶，有吉凶。五脏如何会表现出好的功能或不好的功能。"请言其方。"问具体的情况。下面就是分部论述。

前面这一段说了正常人的生理功能，并讲了五脏的解剖和生理的对应。这一篇对脏腑的论述，超出了现代中医学简单的功能归类。讲各种生理、病理和人的各种差别，讲生理的差异性和人易感病的特征。

心小则安，邪弗能伤，易伤以忧；心大则忧，不能伤，易伤于邪。心高则满于肺中，挽而善忘，难开以言；心下，则脏外，易伤于寒，易恐以言。心坚，则脏安守固；心脆则善病消瘅热中。心端正，则和利难伤；心偏倾则操持不一，无守司也。

具体看五脏的不同变化对应不同的疾病，依据不同的形态来看不同的性情和疾病。就像上面说的司外揣内一样，有其内必有其外。先说的是心，分别从小大、高下、坚脆、端正、偏倾这五个方面来说。五脏各有五个方面。五五二十五。

"心小则安，邪弗能伤，易伤以忧。"器小的时候（包括下面四脏）都是易安。这个脏本身位置小，不易被外邪所伤到。邪是指外邪。但容易从内在伤到。目标比较小，外面邪来的时候不容易将它伤到，就像小的米粒，用箭很难射到。"心大则忧不能伤，易伤于邪。"大的空间，不容易在里面产生问题。内邪伤的时候它有回旋的余地、空间，多少生点气，胀也胀不坏，因为比较大。而目标比较大，从外面就容易伤到。这是用一个简单的物理现象来比喻的。"心高则满于肺中，挽而善忘，难开以言。"心的位置比较高，把肺给顶满了，而说话的窍在上面，邪往上顶就闷而善忘，心窍难以开，所以就不好说话或说不出话来。"心下，则脏外，易伤于寒，易恐以言。"心靠下，易感于寒。外，当"稀疏"的"疏"讲。心靠下的话，和脏之间的位置稀疏的，和肺之间不那么拥挤，容易感受寒邪。易恐以言：容易害怕。"心坚，则脏安守固。"心脏结实的就安固一些。"心脆则善病消瘅热中。"第四十六篇《五变》中讲过善病消瘅的候，说五脏皆柔弱者，善病消瘅。在这里五脏之脆、之柔弱都是善病消瘅、热中的。"心端正，则和利难伤。"不大不小、不偏不歪、端端正正。端正应该指位置比较正。和利难伤就是，一些生理指标都正常的人不容易得病。"心偏倾则操持不一，无守司也。"心脏长得歪的人，做事没有固定的主张，没有恒久的意志，老是歪想着，俗话说这个人心眼长歪了。这是否是因古人解剖知识的缺乏而造成的一种猜测呢？现在有的人对经典就是这么看的。但是否说的就是解剖的形象的真实呢？当然也不是。到底高下、大小指的是什么？这个说法只是一个中间过程，是基于形体对功能的一种认识。具体认识是以可以把握的内容为准的。这一段讲的是五脏的二十五变。后面会讲到何为心大、心小。这是外在的表现对应到五脏形体的一种说法，进而表述一种功能和生理状态。不要完全认为它就是现代解剖形体的真实，也不要认为它是纯粹的朴素的浅薄，没有解剖的真实，这是一个方法问题。

肺小，则少饮，不病喘喝；肺大，则多饮，善病胸痹、喉痹、逆气。肺高，则上气，肩息咳；肺下，则居贲迫肺，善胁下痛。肺坚，则不病咳上气；肺脆，则苦病消瘅易伤。肺端正，则和利难伤；肺偏倾，则胸偏痛也。

"肺小，则少饮。"结合其他脏的格式，这里应该是肺小则安，应该有个"安"字。少饮，饮是指一种病，如痰和饮。在《内经》中没有"痰"，都用"饮"。"不病喘喝。"有的没有这个"喝"，就是"不病喘"。肺小，和心小一样，不容易受外邪。"肺大，则多饮。"在《千金方》的引用中对这个"大小"还引了一句"肺大，则多饮，寒喘鸣"。肺大的和心大一样，容易受到外邪，病痰饮多一些。"善病胸痹、喉痹、逆气。"喉痹在《甲乙经》中也没有。多饮就容易产生胸痹、逆气。"肺高，则上气，肩息咳。"肺位置高的时候，往上顶着，肩息、咳都可以产生。下面一句，字不大好理解。"肺下，则居贲迫肺，善胁下痛。"一说为"肺下则逼肝"，知道肺下，善

570

胁下痛就行了。"居贲迫肺"不好解，症状就是胁下痛。"肺坚，则不病咳上气。"肺坚，不容易得咳上气的病。"肺脆，则苦病消瘅易伤。""苦"字或作"善"字，更通一些。前面说凡是五脏之柔弱都善病消瘅、热中。上面病消瘅的都是脏脆，里面太脆了。"肺端正，则和利难伤。"凡端正的，都是和利难伤的。"肺偏倾，则胸偏痛也。"胸的一侧痛的，称作肺偏倾。就像耳鸣叫肾虚，不是说肾里面空了，是指精亏。像现在说的脑动脉硬化，脑供血不足，也是一个不足的现象。主水，主肾，是互相比照的。那么胸一旁痛的就叫做肺偏倾，里面是否都真有病变呢？从微观的角度来说，肯定是有，但未必是可见的形态上歪了一块。

肝小则脏安，无胁下之病；肝大则逼胃迫咽，迫咽则苦膈中，且胁下痛。肝高，则上支贲切，胁挽为息贲；肝下则逼胃胁下空，胁下空则易受邪。肝坚则脏安难伤；肝脆则善病消瘅，易伤。肝端正，则和利难伤；肝偏倾，则胁下痛也。

"肝小则脏安。"一说"肝小则安"，下面的脾小、肾小都是"则安"，和第一句的心小则安格式是一样的。"无胁下之病。"那么这个胁下的痛病，就是肝病。所以是否是肝胃不和，肝气上逆，肝胆火热，有没有胁下胀满疼痛，就能断定有没有肝病。这就是经典的准则。"肝大则逼胃迫咽。"这个好理解，肝大了中间挤压着胃，往上压迫着咽。"迫咽则苦膈中，且胁下痛。"一说是"善"膈中。膈是阻隔、阻塞、塞的意思。中间的横膈膜就像塞子那样塞在那里。所以膈中就是塞中。胃胀，中脘满闷，都可能是肝大逼迫所致。有胁下痛加上胀满的，就算是肝大。"肝高，则上支贲切，胁挽为息贲。"肝往上高，抵到肺，肺气聚积，就是息贲。肝之积叫肥气。所以胁闷、胁痛、胁下病，都是肝病的表现。"肝下则逼胃胁下空。"从肝下则逼胃和上面的肺下则逼肝看，意思就比较通顺了。所以用同一个句式遣词方式的相互校对，更能获得真实含义。"胁下空则易受邪。"肝往下的时候，上面出现了空或自己觉得空，这地方就容易产生炎症。象胆囊炎、胆石症，还有肝胆其他一些病证，都容易出现胁下的各种感觉。"肝坚则脏安难伤；肝脆则善病消瘅，易伤。"都是小坚则安难伤，脆都是病消瘅易伤。"肝端正，则和利难伤；肝偏倾，则胁下痛也。"胁下痛在肝病中几乎都被提到。胁下闷痛，胁下痛。

脾小，则脏安，难伤于邪也；脾大则苦，凑眇而痛，不能疾行。脾高，则眇引季胁而痛；脾下则下加于大肠，下加于大肠，则脏苦受邪。脾坚，则脏安难伤；脾脆，则善病消瘅易伤。脾端正，则和利难伤；脾偏倾，则善满善胀也。

"脾小，则脏安，难伤于邪也。"第四个脏。脾小难伤于外邪。"脾大则苦，凑眇而痛，不能疾行。"眇是空的意思，胁下空的地方。胁以下、胯以上这个地方，是一个解剖部位。脾大的时候，那个地方紧凑、逆急而痛。两边撑着痛，不能急行，一走路多了，胯顶着肋骨痛。不能走快了。"脾高，则眇引季胁而痛。"脾高，把这个往上提，所以胁下这个空的地方引着季胁、肋骨下面这个地方疼痛。"脾下则下加于大肠，下加于大肠，则脏苦受邪。"脾的下面是大肠，脾大了以后就压着大肠。"脾坚，则脏安难伤；脾脆，则善病消瘅易伤。脾端正，则和利难伤。"这个坚、脆、端正，五脏基本都是一样的。小、坚和端正，基本是不得病的；而脆，五脏柔弱，都是善病消瘅、易伤的。这都是善病消瘅易伤。"脾偏倾，则善满善胀也。"脾偏倾，是功能偏倾还是位置偏倾？是以位置偏倾来说

572

的。所以腹胀多是脾的病。病就是不正。所以要体会这里是用一个形象来说事。脾偏倾就是指腹胀。

肾小，则脏安难伤；肾大，则善病腰痛，不可以俯仰，易伤以邪。肾高，则苦背膂痛，不可以俯仰；肾下则腰尻痛，不可以俯仰，为狐疝。肾坚，则不病腰背痛；肾脆，则善病消瘅，易伤。肾端正，则和利难伤；肾偏倾，则苦腰尻痛也。凡此二十五变者，人之所苦常病。

"肾小，则脏安难伤；肾大，则善病腰痛，不可以俯仰，易伤以邪。"最后一脏，肾。同样是肾小则安，不容易受伤。肾大了容易受到外邪，病腰痛，不可以俯仰，弯腰伸腰有碍。"肾高，则苦背膂痛，不可以俯仰。"肾高了往上顶，不光是腰痛，还上背都痛。膂痛，背两边的肌肉疼痛，也是不可以俯仰。"肾下则腰尻痛，不可以俯仰，为狐疝。"肾下不是腰上面那一片，是腰尻痛，也是不可以俯仰，狐疝。在《金匮要略》第十九篇中有"阴狐疝气者，偏有小大，时时上下"，就是一边，睾丸和腹股沟的偏坠，有时大，有时小，时时上下。"肾坚，则不病腰背痛；肾脆，则善病消瘅，易伤。肾端正，则和利难伤；肾偏倾，则苦腰尻痛也。"笼统地说来，肾病从腰痛、腰背痛、腰尻痛，腰膂痛一直到狐疝。腰为肾之府。脾病就是腹大、腹胀，甚至到季胁部。肝病就是胁下痛。肺病就是喘、咳、饮。心病就是忧伤、语言障碍、满闷、没有操守、性情的改变。笼统地说就是这样，而再细分，就有大小、有坚脆等不同的分法。"凡此二十五变者，人之所苦常病。"《甲乙经》作"人之所以苦常病"。就是说这二十五种不同的变化是常见的病证。也可以说一切的病，若可以用五脏来统括，不出这五个方面的不同变化。《灵枢》对每一种方法的论述都是一个独立的体系，有了这个体系就可以概括一切病。这可以归类到内脏的位置上去。这讲了机理，也可以说是病机。

黄帝曰：何以：知其然也？岐伯曰赤色小理者，心小；粗理者，心大。无髑骭者，心高；髑骭小、短、举者，心下。髑骭长者，心下坚；髑骭弱小以薄者，心脆。髑骭直下不举者，心端正；髑骭倚一方者，心偏倾也。

前面讲了二十五变，人之所以苦常病也，就是经常发生的五脏的二十五个方面的变化。说是常病，实际上就是从五脏的这五个方面可以概括人的一切疾病。从这几个方面来看五脏之病，是看问题的一个角度。二十五病的论述。是偏于理论方面的，先说五脏的心肝脾肺肾的小大、高下、坚脆、端正、偏倾，这是在里边的，又不是看得见的，也不能割开看看（像做病理检查一样，割开捏一捏，看看脆还是不脆，冷冻后用蜡包埋起来，做个切片，在显微镜下看看），这是西医学的病理活检（活组织的检查）。现在要想知道内脏的情况，就通过肝穿、肾穿、心内介入、彩超等。在那时候提出这些问题（坚脆、小大），又没有B超，又没有活检的技术，怎么办呢？

"黄帝曰：何以知其然也？"黄帝问：如何知道的？中、西医着眼的问题都是一样的，但解决的办法和西医学走的是不同的路线。这里岐伯给出了一套方案。"岐伯曰：赤色小理者，心小；粗理者，心大。"要知心脏的大小，看皮肤纹理的大小，纹理细密，心小，纹理粗大，心大。颜色就是代表各脏的本色。能见到的是颜色，是粗细，大小是在里面的，是看不见的。脏藏于里，象现于外。藏象归到心脏大小有什么意义？前面提到了，心小就安，邪弗能伤，易伤于忧；心大，忧不能伤，易伤于邪。通过外在的征象，断定人易得什么病。内脏的形象是个中间过程，转到这一步就比较好理解，可以运用了。是否里面心脏具体的解剖小了？在这个层面上是不可见的，这样比照着叫就行了。这就有一个重要的意义：就是目前中医对藏象的虚化，就是因为在这一段的转化中没掌握好导致的，所以搞出一套证型的说法。怎么知道肝的不足、肾的不足呢？推断是否有意义呢？是否仅仅根据一个症状就知道肝大或肝小？肝亏或肝旺？把藏象的东西，任意转化、任意组合，弄出几条证型的标准诊断，几个主要症状，加几个次要症状，卡一个标准。这一套排列组合的标准，是自己臆想的，根据历代典籍或后人发挥的，失去了中医本来的意义。本来的意义是可以明断的：是此是彼，有或无。"无髑骬者，心高；髑骬小、短、举者，心下。"髑骬就是胸骨下的剑突，鸠尾穴的地方。看着没有髑骬的，心高，高到上面去了，缩进去了。看髑骬见小而短，还往上举着、反翘着，心下来了，如何知心之高下，就是看这个东西的大小。心的病看这个地方。其意义，就是前面说的心高，则满于肺中，悗而善忘，难开以言；心下，则脏外，易伤于寒，易恐以言。看看这个东西长得是什么形状，就知道容易得什么病，"髑骬长者，心下坚；髑骬弱小以薄者，心脆。髑骬直下不举者，心端正；髑骬倚一方者，心偏倾也。"倚，就是偏，偏倚。心脏的形态，就看这个髑骬骨长得是什么模样。由它不同的模样，断定人容易得什么病。这就是黄帝问的"何以知"，是能看到的。

白色小理者，肺小；粗理者，肺大。巨肩反膺陷喉者，肺高；合腋张胁者，肺下。好肩背厚者，肺坚；肩背薄者，肺脆。背膺厚者，肺端正；胁偏疏者，肺偏倾也。

"白色小理者，肺小；粗理者，肺大。"本色加纹理，就能判断大小。判断高下是看什么？看肺之府，就是胸背。"巨肩反膺陷喉者，肺高。"肩膀特别宽，胸脯挺着，喉下凹陷的，这是肺高。"合腋张胁者，肺下。"肩膀下溜，下面张开，肺往下走，胸廓的形态平坦，或者为桶状胸、扁平胸。做基本查体时，胸廓的望诊就包括这个方面。还有呼吸运动是否均等，胸廓的形状、颜色。呼吸时胸廓一边张一边不张，肯定是一边的肺不张了。在这里望的也是这个内容。"好肩背厚者，肺坚。"肩膀长得很端正，后背很厚的，肺坚。判断肺坚就是依据肺的外面坚。"肩背薄者，肺脆。"肩膀后面没什么肉，肺里也是脆的。"背膺厚者，肺端正。"前胸后背很端正，如体操运动员，练吊环的，好肩、好背，肺活量肯定大。"胁偏疏者，肺偏倾也。"这一句在很多版本上说是错误，应该是"胸偏倚者，肺偏倾也"，因为肺偏了，应该是由胸偏导致的。这就是自改经文、自以为是。这个胁偏疏者，肺偏倾，是个真实的状态。假如有一侧肺不张或者积水或肺气肿的话，肺偏到一边去，随着肺的呼吸运动，胸胁和肋间肌扩张开，提肋的时候就是肋一边疏一边密，肋骨运动幅度不等，一吸气满就疏了、散开了。疏的这边，是肺大的、肺偏向的这一边，密的这边是肺缺失的一边。肺切除一叶的、肺不张的、阻塞性肺气肿的、胸腔积液的，挤压偏到一边去都是很显然的。

青色小理者，肝小；粗理者，肝大。广胸反骹者，肝高；合胁兔骹者，肝下。胸胁好者，肝坚；胁骨弱者，肝脆。膺腹好相得者，肝端正；胁骨偏举者，肝偏倾也。

"青色小理者，肝小；粗理者，肝大。广胸反骹者，肝高。"骹，就是骨。具体是哪个部位，从注解上没看到很多说法，胸非常宽，是肋骨向外翻。怎么知道肝高？依据肋骨外翻着。缺钙患者或者肋软骨炎患者可见。胸广大撑得上面高了，就往上提了。"合胁兔骸者，肝下。"兔骸是什么意思?不好讲。只知道胁肋骨不是往上翻着，而是往下并着，偏下。看肝的高下是通过看胁的状态。看肝大小，就是依据青加上纹理。"胸胁好者，肝坚；胁骨弱者，肝脆。"看外边知道里边，看这个地方特别弱、没什么劲、软塌塌的，骨头都不结实，就知道肝脆了。"膺腹好相得者，肝端正。"胸腔和腹比较正，看模样长得端正的，里面的肝就端正。"胁骨偏举者，肝偏倾也。"其实是脊骨侧弯，看着胁骨偏到一边来或者一边偏大，肝就是偏倾的。胆囊炎的人或可见肝痛，痛的时候，患者常取侧位，往前倾着，弯着一点，撑着点，免得挤压它。肝如果向右偏倾的话，因为沉，往下坠，患者取保护性体位。这是通过望体态、望形体来断定相应内脏的病性。中间用了一个形态学的说法。这个方法在西医学中也用。但不要以为那是真的。像神经衰弱这个病证，是把一套失眠、多梦、思虑不太稳定的症状叫神经衰弱。怎么弱了呢？是紧张度不够了？还是弹力不够了？这只是一个综合征，并不是病理诊断，这个病的命名就类似藏象学的方法。

黄色小理者，脾小；粗理者，脾大。揭唇者，脾高；唇下纵者，脾下。唇坚者，脾坚；唇大而不坚者，脾脆。唇上下好者，脾端正；唇偏举者，脾偏倾也。

"黄色小理者，脾小；粗理者，脾大。揭唇者，脾高。"通过唇看脾，揭唇是上嘴唇翻上去堵着鼻孔，表示脾高。"唇下纵者，脾下。"唇向下的，像骆驼的那个唇。"唇坚者，脾坚；唇大而不坚者，脾脆。"看患糖尿病的人，有时候有消瘅病，嘴唇特别嫩，胖大，肿着，脸也肿着，嘴唇也是，胖乎乎、肉乎乎的。口唇黏膜里面也肿着，舌头胖大，也肿着。所谓气阴两虚那种糖尿病唇是很明显的，这就是典型的脾脆。消瘅和消渴还不完全一样，并没有说是吃多，喝多。老年人2型糖尿病，白白胖胖的，也常出现这个情况。"唇上下好者，脾端正；唇偏举者，脾偏倾也。"偏举，歪着嘴、偏着唇的，脾就是偏倾的。嘴唇长得端正的，脾端正。所以说五官端正，形体、体型比较好人的不生病。

黑色小理者，肾小；粗理者，肾大。高耳者，肾高；耳后陷者，肾下。耳坚者，肾坚；耳薄不坚者，肾脆。耳好前居牙车者，肾端正；耳偏高者，肾偏倾也。凡此诸变者，持则安，减则病也。

"黑色小理者，肾小；粗理者，肾大。"通过黑和纹理的大小看肾脏的大小。"高耳者，肾高；耳后陷者，肾下。"判断肾的状况要看耳朵，这就是"五官看五脏"。判断肝的状况不是看目，而是看胁；判断肺的状况不是看鼻子，而是看胸、膺、肩。注意这个问题。判断心的状况，不看舌，而是看髑骺骨。髑骺骨和舌头差不多，若把腹腔比做一个大口的话，里面探出一个小头来，很像舌。心在正中，所以是据比象的不同体位而取的。对心、肺、肝的判断取的不是五官，而对脾和肾取的是。"耳坚者，肾坚；耳薄不坚者，肾脆。"上次来看病的一个小孩的妈妈，从小体弱多病，耳朵小又薄。孩子是个小胖孩，肥肥厚厚的，很健康。这就是从耳朵大小看肾的大小。这常常是有规律的，多注意看，问问是不是从小体弱多病，是不是早产，是不是体重太轻，这些常常有关系。耳朵肥肥大大的，常常是不容易得病。"耳好前居牙车者，肾端正；耳偏高者，肾偏倾也。"耳朵端端正正，前面和颊车连在一起，长得比较漂亮的，肾端正。两耳朝天，肾偏倾。五脏有偏移是不好的现象。所以相面的看耳朵很重要，如长个猴子似的耳朵，一个尖朝上面去了。耳朵像个动物耳，如驴耳朵、狗耳朵向上窜一般。人的耳朵向下垂着，越往上高着，越像猴。注意这个道理，这就是象。"凡此诸变者，持则安，减则病也。"这几种变化，端端正正的，相符合的，人的心情也比较安定、内脏也比较安定，是比较和谐的状态。哪一方面缺失了，哪一方面容易有病。好好的一个人，肋骨偏到一旁去了，胸部易歪斜，一边胁骨宽，肩膀塌陷着或者剑突这地方突然翘出一块来，或者短一块，长得不好，注意到了这些，就知是哪一部分有病。这在望诊中很重要。西医学的望诊，从头发开始，到头面、五官、毛发、淋巴结、颈、咽喉、甲状腺、胸、腹、四肢、神经系统全面地检查。中医也是一样，要全面了解一个人的体质时，是需要做详细地检查的，而并不是闭着眼只摸摸脉，通过三部脉知心腹病。真正能看的扁鹊，特以诊脉为名。这句话有两种解释，一是说，各方面诊断都行，尤其诊脉出名；另一个解释是，他已经知道了，摸脉只不过是个名堂，做做样子而已。他既然能视见垣一方人（能隔墙透视了），那还不能隔皮看肉？B超隔着皮看看心脏的瓣膜有没有缺损，是简单的事，那还摸脉干什么？圣人只是"常"，假如说扁鹊有这个神人的本事的话，不显露，以常态表现，他说是通过摸脉知道的。人人有三个指头，都能摸到，不能搞奇搞怪。即便是这样，在秦国的医和、医缓还被嫉妒而杀害了。所以多看看历史故事，吸取后作为现代的智慧。神奇卓越非至人，平平常常才是真，至人只是"常"。在最平常的事情中才是最真实的。一切搞奇搞怪，就像烟花一样，非常绚丽，终是虚幻。

帝曰：善。然非余之所问也，愿闻人之有不可病者，至尽天寿，虽有深忧大恐，怵惕之志，犹不能减也，甚寒大热，不能伤也；其有不离屏蔽室内，又无怵惕之恐，然不免于病者，何也？愿闻其故。岐伯曰：五脏六腑，邪之舍也，请言其故。五脏皆小者，少病，苦憔心，大愁忧；五脏皆大者，缓于事，难使以忧。五脏皆高者，好高举措；五脏皆下者，好出人下。五脏皆坚者，无病；五脏皆脆者，不离于病。五脏皆端正者，和利得人心；五脏皆偏倾者，邪心而善盗，不可以为人平，反复言语也。

"帝曰：善。然非余之所问也。"前面讲了五脏，五五二十五变及善恶、好生之病，还有如何通过外候来知道疾病。下面黄帝继续提问，认为这还不是最根本的说法，又回到第一段提到的问题。"愿闻人之有不可病者，至尽天寿，虽有深忧大恐，怵惕之志，犹不能减也，甚寒大热，不能伤也。"黄帝要知道的问题是人不容易得病，活到天寿一百多岁，虽然有深忧大恐（内在剧烈的情志变动和外在的六淫不正之邪气），内外之邪再大也不容易伤他。下面还有一种。"其有不离屏蔽室内，又无怵惕之恐，然不免于病者，何也？愿闻其故。"就是外因和内伤的因素都不明显：既没有外伤的六淫又没有内伤的七情，照样得病。这是什么原因？实际上前面岐伯回答的就是讲内在的原因，这里黄帝进一步提问。"岐伯曰：五脏六腑，邪之舍也，请言其故。"邪气感应到人身上生病是有部位的，伤五脏六腑的位置是固定的。无论是内因还是外邪，不正之气致生病的位置就在五脏六腑。"五脏皆小者，少病，苦燋心，大愁忧。"前面分别讲了五脏，这里综合论述。先是分析然后是综合。前面单个论述的时候，一脏小都是表示脏安不病的。要是都小，就有病了。这里提示了一个方法，单独分析是一个情况，而结合起来是另一种情况。每个人都是好人，而组成一个团队也许什么事都办不了。这里提到的是五脏皆小，那么其中的二、三、四脏，其中有两个脏小或者三个脏小是病或不病，如果是病会得什么病？那么这就值得考虑了。所以前面具体分析每个脏容易得的病或具体的诊法，而这里就是要说在实际运用中，怎么综合来看。"五脏皆大者，缓于事，难使以忧。"就是从外表上看地方都宽宽大大的，这种人行动一般比较迟缓，不容易犯愁。"五脏皆高者，好高举措。"相貌看着比较往上蹿的这种人，行动言语都高调，心高气傲。这是说内在的精神对应着外在的形体。"五脏皆下者，好出人下。"肩往下顺着、塌着，什么都往下，耳朵也往下耷拉着，下嘴唇也长，整个相貌都往下走的这种人，志意卑弱，好处人下，做什么事情心气也高不起来。打起仗来让他做敢死队长，可能就不行。只能做一点后勤保障工作。让他扛扛弹药、做做饭、扫扫卫生。"五脏皆坚者，无病。"五脏小是有问题的，五脏坚实是没有问题的，不容易生病。"五脏皆脆者，不离于病。"前面提到一个单独脏脆，容易病消瘅。五脏都脆，整天病快快的，没有好的时候，三天两头感冒。这种人虽然不离于病，但还不影响到长寿。有的人从小就体弱，好像风一吹就要倒，病病快快能活到八九十岁。小病不断，大病不犯。"五脏皆端正者，和利得人心。"所以相面的看一个人相貌堂堂，就是说大富大贵，能够得官、发财。五脏端

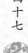

正，思想行为上就比较正确些，和人相处的时候能够和，有德性，能够使人来附，人都愿意跟随着他。好多领导人有人格的魅力，跟他接触后会感到值得敬佩，愿意服从他的领导。人之间的和利是什么？就是常常能替别人着想，这就能够得人心。这样的人是长得比较端正的。"五脏皆偏倾者，邪心而善盗，不可以为人平，反复言语也。"眼斜心不正，身歪影子斜。胸膛也偏着，眼也偏着，浑身哪儿都不像样子。为什么会这样？有时候身形的偏就是因为平时的习惯，习惯站姿、坐姿不端正。为什么不端正，就是小时候缺乏基本礼仪的教育。所以身形的正或不正能反映这个人受教育的程度和道德修养的程度。如果没有这个教养，习惯了不良的姿势，太不拿自己当回事了，那么在社会上也得不到尊重，容易被看成是一个坏人，在正面的社会上就没有立足之地，就去干邪恶的事情。现在国家有青少年法庭。对孩子的事，不要把他的恶行宣扬出去，这是一种保护。后面这个"平"字，有说是"卒"字，形象相似，这是可能的。卒反复言语也：说话颠三倒四，翻来覆去，自言自语。一件事跟他说了，他不听，按照自己的说，说上三遍。像就诊的病人中，我跟他说用萝卜当引子，他非得问：不是用姜啊，用姜行不行？为什么不用姜？最后又说，是用姜吧？他自己把自己绕进去了，问上三遍四遍，问得我都不好说什么了。出去不远，再返回来问。这就有问题，肯定是有一个脏长得不正，哪个脏不正？大脑中、思维上有个地方有异常，这种过度反复的人都是异常的。这一段讲的是五脏合在一起的情况。

黄帝曰：愿闻六腑之应。岐伯答曰：肺合大肠，大肠者，皮其应；心合小肠，小肠者，脉其应；肝合胆，胆者，筋其

应；脾合胃，胃者，肉其应；肾合三焦膀胱，三焦膀胱者，腠理毫毛其应。

下面讲六腑。这就是所谓的五体对应着脏腑的五行分类方法。肺、大肠、皮；心、小肠、脉；肝、胆、筋；脾、胃、肉。这把三焦、水道、膀胱统到水上去了，有的说其华在发，这里说的是其华在腠理毫毛，和一般说肾其华在发是不一样的。看毫毛干了，水分不够，或腠理之间的水分不通行，都是有关肾和膀胱的。

黄帝曰：应之奈何？岐伯曰：肺应皮。皮厚者，大肠厚，皮薄者，大肠薄；皮缓，腹里大者，大肠大而长；皮急者，大肠急而短；皮滑者，大肠直；皮肉不相离者，大肠结。

这里具体的讲五脏五体和六腑的相应关系。要看大肠的状况就看皮。从皮肤的厚薄、松紧、肚子大与不大断定里面肠的大小。"不相离"的"离"，有说念四声，音同"丽"，附隶，结聚的意思。离和隶意思是反着的。所以这个字有两种解释，一个是附隶，一个是间离，所以有疑问。如果皮滑者大肠直，运动得很快的话，那么皮肉不相离就是粘结在一起，和大肠结意思一致。看注家的意思，有的时候正好是与原文相反的。我更倾向于皮和肉粘在一起，大肠就结了。这个还要在临床上验证。

心应脉，皮厚者，脉厚，脉厚者，小肠厚；皮薄者，脉薄，脉薄者，小肠薄；皮缓者，脉缓，脉缓者，小肠大而长；皮薄而脉冲小者，小肠小而短。诸阳经脉皆多纡屈者，小肠结。

所以看大肠小肠都可以通过皮。看小肠通过脉，就是看皮下的脉。脉不太好摸，怎么办？就摸皮。脉的厚薄是与皮

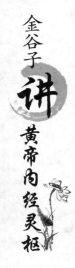

相应的。就是说皮肤是厚的，脉也是厚的。所以知脉的缓，就是通过皮缓。"冲小"，有的解释为虚小。冲就是虚的意思。皮薄脉也小，小肠小短。"小肠结"，应和大肠结对照起来看。诸阳经脉皆多纡屈者，阳经在外侧的，是小静脉曲张，皮和肉不附在一起，有许多疙瘩，叫大肠结，也有道理。

脾应肉，肉䐃坚大者，胃厚；肉䐃幺者，胃薄。肉䐃小而幺者，胃不坚；肉䐃不称身者，胃下，胃下者，下管约不利。肉䐃不坚者，胃缓；肉䐃无小裹累者，胃急。肉䐃多少裹累者，胃结，胃结者，上管约不利也。

肉䐃，前面讲到就是指肌肉。幺，有小、不生长的意思。小，有位置的大小、厚薄的大小，高度的大小不同方面的描述。胃下垂的病人，浑身的肌肉都弱，里面的韧带也松弛。真正的胃下，容易倒食，胃的下脘约不住。肉不结实的，胃也是缓的。"小裹累"，小得像一个一个的连累的东西的，胃急。外表看着弱，一大块一大块的，没有说是小的疙瘩，胃中也有结。胃脘的痞胀、堵闷在什么地方？是在上脘、下脘、贲门、幽门，通过外在的肉来观察以得知。所以临床上望诊，应知望肌肉。只一句肌肉丰满、发育良好概况，还不够，还要更细致地看。光看皮肤黏膜有无黄染、红斑、破溃是不够的，还要详细看紧张度、毫毛情况等。其实西医学也是这样的。大概的套路检查要有，通过特异性的诊察描写，才能看出这个医生的水平。以上是对肉的检查。

肝应爪，爪厚色黄者，胆厚；爪薄色红者，胆薄；爪坚色青者，胆急；爪濡色赤者，胆缓；爪直色白无约者，胆直；爪恶色黑多纹者，胆结也。

爪甲厚而黄的，胆厚。爪甲粉红、特别薄嫩的，胆薄弱。

指甲有点软，粉红色的，胆缓。"无约"，有说是"无纹"，后者更通顺些。与后面"黑多纹者"。相比较，应该是无纹。看胆的情况，就通过看指甲的情况。甲这几个方面，足可以说明胆的厚薄、急缓、直结。实际上这只是个条理化的说法，要知道有这个对应性。反复看各脏腑的取象，得出一个印象来。到底青还是不青？有绝对界限吗？青还有深青、紫青、淡青、灰青，还有青白、青赤。语言的描述终归是有限的，但是不用语言描述，难以把这个事情说清楚。所谓言不尽意，那就靠形象了。

肾应骨，密理厚皮者，三焦膀胱厚；粗理薄皮者，三焦膀胱薄。疏腠理者，三焦膀胱缓；皮急而无毫毛者，三焦膀胱急。毫毛美而粗者，三焦膀胱直，稀毫毛者，三焦膀胱结也。

骨在里面看不见，骨的厚薄怎么看，就看通过纹理和皮肤来看，所以皮厚的，脉也厚，大肠也厚，整个都厚。要看皮肤和皮肤上的毫毛，现在说肾主骨，其华在发，光看头发是不全面的，还得包括看毫毛。虽然说肾主骨，心主脉，而这些东西在里面是看不见的，在诊察过程中，要通过外在能看见的来看。看肉不见，可以摸得着，相对来说多少还能看见。肺主皮、肝主爪，这都能看得见。所以《内经》上的诊法是黄帝经过三问，反复详细追究，最终都落实到可以操作的层面上的。医学的目的是要看病、治病，要可以操作，只有落在可操作的层面上才是真实的。大家都能看得见才行。而相对来说，脉诊如果没有类归，过度地分为多少种脉，如二十八脉，具体在指下是否分得那么详细？如果不能具体操作的，那就是多余的，是纯粹是在理论层面的分析。理论层次上的推演按照阴阳再分，可以变幻无穷。这个道理在医学实用技术上如果不能重复的话，就有点不实在了。看黄帝反复追究的诊法，看骨最终也是落实到皮肤毫毛这种外在能见的可把握的地方上。避免一些虚妄、追求终生而不得的说法。

黄帝曰：厚薄美恶，皆有形，愿闻其所病。岐伯答曰：视其外应，以知其内脏，则知所病矣。

最后是总结，从外形知内脏，看外应进行疾病的诊断。

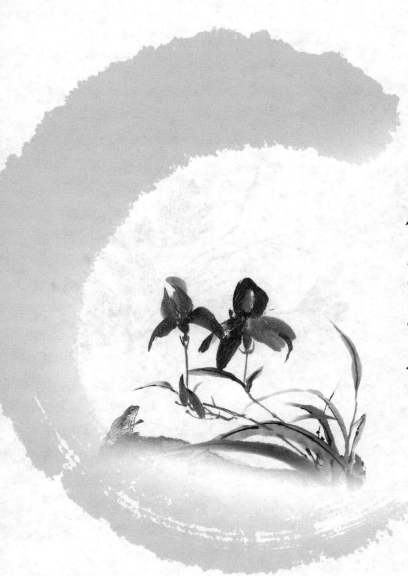

禁服第四十八

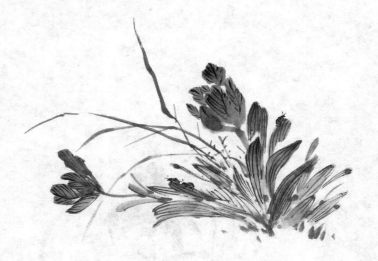

禁，是秘密的意思。服，是侍的意思。禁服，就是指一些秘密的事情。篇名叫《禁服》，就是说这个事情是比较重要的，就像现在说属于国家机密那一类。有操作技术规范的国家秘密，有技术常规的国家秘密，有技术标准的国家秘密，有配方的国家秘密。在医药领域或者其他领域都存在这个问题。当然现在的秘密是为了保证有效地传承，使其不因被模仿而受损，也为了利益。从原始的角度来看也有类似的意义。

雷公问于黄帝曰：细子得受，通于九针六十篇，旦暮勤服之，近者编绝，久者简垢，然尚讽诵弗置，未尽解于意矣。《外揣》言浑束为一，未知所谓也。夫大则无外，小则无内，大小无极，高下无度，束之奈何？士之才力，或有厚薄，智虑褊浅，不能博大深奥，自强于学若细子。细子恐其散于后世，绝于子孙，敢问约之奈何？黄帝曰：善乎哉问也。此先师之所禁，坐私传之也，割臂歃血之盟也，子若欲得之，何不斋乎。

"雷公问于黄帝曰：细子得受，通于九针六十篇，旦暮勤服之。"雷公学针灸学了不少，读了六十篇了，我们这里才学到第四十八篇。看来当时针灸的著作就不少了。一早一晚反复学习、背诵。"近者编绝，久者简垢。"那时候的书是用竹简写的，一卷一卷的，看的时间短的，里面的绳子都翻断了；看的时间长的，上面都是污垢了。书看长了都看脏了。"然尚讽诵弗置，未尽解于意矣。"把书看烂了，反复背，到现在也没全部明白它的意思。我们在学针灸学了几篇时也有这个问题，反复读、背，意思好像明白了，但还是懵懵懂懂的，不是完全理解。"《外揣》言浑束为一，未知所谓也。"前面《外揣》第四十五篇，黄帝提到过"浑束为一"，即怎样能系统把握起来的问题。雷公说对这个内容还不是很熟悉。"然余愿杂之毫毛，浑束为一，可乎？"要求把这一切统在一起。先是黄帝的问，现在雷公又问这个问题。未知所谓也：不知是怎么回事。"夫大则无外，小则无内，大小无极，高下无度，束之奈何？"这个道理太大了，细小的到毫毛，到皮肤的纹理，大到天地。讲的是大小无极，大可以再大，讲一年，可以讲到六十年一个甲子，甚至可以讲到一百八十年，上中下三元。小的到毫毛，到血络，到皮内的颜色，到气色的轻微改变。这么多内容，怎么样约束统一起来？下面还提到一个问题。"士之才力，或有厚薄，智虑褊浅，不能博大深奥，自强于学若细子。细子恐其散于后世，绝于子孙，敢问约之奈何？"一个是知识太多，再一个是人的水平不同。人天生的智力是有区别的，有的人记忆能力比较好，有的人理解能力比较好，有的人操作能力比较好。让他们都来读书、背书本的话，浪费人才。怎么样把这么博大深奥的东西约起来？雷公说，他们好多人比我强得多。怎么样才能别让它丢了、让我传下去？请给我个大纲，一个简约的能把握的方法。这好像学生考试向老师要个重点一样。但这不是为了考试，而是为了往下传。哪里是重点，哪个是纲领，哪个是最主要的东西？"黄帝曰：善乎哉问也。此先师之所禁，坐私传之也。"这问题问得不错。这是秘方，是老师传的，过去这都是秘密传的。坐，是指罪的意思。现在说连坐，诬告反坐，就是反过来把这个罪归到你身上。这是过去封建社会法律中的一条。秘密的内容，私自传授，不按照天道来传授，是有罪的，所以叫坐私传之也。"割臂歃血之盟也，子若欲得之，何不斋乎。"歃血，一是饮血，把血滴到酒里喝，再就是抹到嘴上，是过去结盟的一种仪式。割臂，把臂上割出血来。现在用红印泥代替一下，按个手印，是那仪式的一种传承。要想知道，就举行个仪式，以示庄重和恭敬。

雷公再拜而起曰：请闻命于是也，乃斋宿三日而请曰：敢问今日正阳，细子愿以受盟。黄帝乃与俱入斋室，割臂歃血，黄帝亲祝曰：今日正阳，歃血传方，有敢背此言者，反受其殃。雷公再拜曰：细子受之。黄帝乃左握其手，右授之书曰：慎之慎之，吾为子言之，凡刺之理，经脉为始，营其所行，知其度量，内刺五脏，外刺六腑，审察卫气，为百病母，调其虚实，虚实乃止，泻其血络，血尽不殆矣。

"雷公再拜而起曰：请闻命于是也，乃斋宿三日而请曰。"那就这么办吧，做了三天准备工作再问。"敢问今日正阳，细子愿以受盟。"选了个好日子，今天中午举行仪式怎么样？"黄帝乃与俱入斋室，割臂歃血，黄帝亲祝曰：今日正阳，歃血传方，有敢背此言者，反受其殃。"这篇细节上写得比较详尽，有些看似无关的东西，看起来比较啰嗦。从这就能看出《内经》有的篇章行文格式不同于其他篇章。《内经》的写作形式、风格不统一，不是出自一时一人之手是很可能的。这篇就和前面大不同。"雷公再拜曰：细子受之。黄帝乃左握其手，右授之书曰：慎之慎之。"这都是说过程的。"吾为子言之。"这一句开始就说真事了。"凡刺之理，经脉为始，营其所行，知其度量，内刺五脏，外刺六腑。"前面《经脉》篇也讲到类似的话。知道经脉的运行和它的度量、长度、各个穴位的位置，有个数值的标准。知道营气所行是怎么样运行的，和哪络，内外怎么连属，就能知内知外，可以治脏腑的病了。"审察卫气，为百病母。"要知道一切的病都是通过气来判定的。卫气可以通过脉来看，也可以通过面色来看。色候气，脉候神，形体候精。根据后面的讲述可知，审察卫气就是指看脉。了为万病母，就是可以看一切病。"调其虚实，虚实乃止。"调其虚实，说的是过程，结果是什么？虚实乃止。调虚的让它实，调实的让它虚。"泻其血络，血尽不殆矣。"泻血络要泻到什么程度？要泻到血尽。在前面还有一篇提到这点，叫"血尽乃止"，这里叫"血尽不殆"。就是看到有邪气的血络，要泻到邪气没有了。血尽，是恶血尽。而有的小络脉，刺了根本挤不出来血，就是血没有了，这也是血尽乃止。不要以为是把全身的血放光，而是指小络脉的血尽。所以对一个问题有不同的看法的时候应以经为标准，经就是判断争论的标准。

雷公曰：此皆细子之所以通，未知其所约也。黄帝曰：夫约方者，犹约囊也，囊满而弗约，则输泄，方成弗约，则神与弗俱。雷公曰：愿为下材者，勿满而约之。黄帝曰：未满而知约之以为工，不可以为天下师。

黄帝提出最简单的针灸要点，"审经脉、知度量、刺五脏、刺六腑、察卫气、调虚实、泻血络、血尽止""雷公曰：此皆细子之所以通，未知其所约也"。雷公接着问：这些我都明白了。约是束的意思，约束就是想把它简化一下，他觉得这个还不够简约。"黄帝曰：夫约方者，犹约囊也，囊满而弗约，则输泄。"把这个方法归纳一下，就好比是把一个布袋捆起来一样。这个布袋盛满了不捆起来就漏了、丢了、掉了。"方成弗约，则神与弗俱。"方法太多了，不把它约束起来，就找不到一个准确的方法了。看着很多，很散乱，却没有把握。这就是说神与弗俱。"雷公曰：愿为下材者，勿满而约之。"给一般智力的人（下才），不等着他把全部知识都学会，而想让他有个纲领，怎么办？像现在的人，要来一个快速的技术培训，有一个操作标准可以运用。"黄帝曰：未满而知约之以为工，不可以为天下师。"没有把全部的知识都学透，就想着用一个简要的办法，这样可以做一个工。工是什么？匠人，一般的操作工。像现在的针灸减肥快速培训，二十天扎肚皮，提供一个方案，这就是约了。连经脉穴位都不是太熟悉，就告诉一套方案，就是以为工，不可以为天下师。对于做全面的健康把握和疾病的治疗来说，是远远不够的。所以要知道，约有约的好处，可以操作，可以标准化；也有不好之处：不满而约的话，知识是受限制的。这个讨论对目前来说，同样很重要。比如"满而弗约"，学到的针灸内容好像很多，对历代的针灸文献和现代的综合，对一个穴位历代论述，学得很满，好像是要为天下师，实际上甚至不能为工，就是没有约成一个可靠的操作标准。所以这两个方面一定要注意，要满而约之。这个有现实意义。

雷公曰：愿闻为工。黄帝曰：寸口主中，人迎主外，两者相应，俱往俱来，若引绳大小齐等。春夏人迎微大，秋冬寸口微大，如是者，名曰平人。

"雷公曰：愿闻为工。"那就问问一般人的操作标准。"黄帝曰：寸口主中，人迎主外，两者相应，俱往俱来。"看脉，一个是看寸口脉，一个是看人迎脉。一个主内脏，一个主外表。两者相应，它们的搏动是一起的，俱往俱来。"若引绳大小齐等。春夏人迎微大，秋冬寸口微大，如是者，名曰平人。"这是说平人的脉象，春夏的时候，人迎脉大一些，秋冬的时候，寸口脉大一些。这个在《经脉》篇中也都提到了，在《太素》和《甲乙经》中没有，或以为是衍文。

人迎大一倍于寸口，病在足少阳，一倍而躁，在手少阳。人迎二倍，病在足太阳，二倍而躁，病在手太阳。人迎三倍，病在足阳明，三倍而躁，病在手阳明。盛则为热，虚则为寒，

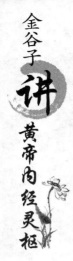

紧则为痛痹，代则乍甚乍间。盛则泻之，虚则补之，紧痛则取之分肉，代则取血络，且饮药，陷下则灸之，不盛不虚，以经取之，名曰经刺。人迎四倍者，且大且数，名曰溢阳，溢阳为外格，死不治。必审按其本末，察其寒热，以验其脏腑之病。

"人迎大一倍于寸口，病在足少阳。"就是人迎脉是寸口脉的两倍。"一倍而躁，在手少阳。人迎二倍，病在足太阳，二倍而躁，病在手太阳。人迎三倍，病在足阳明，三倍而躁，病在手阳明。"这是一个基本的格式，详细凭脉来诊的时候，这个是一定要仔细摸的。但有时候看见面红就认为是火热证，不看脉，直接针阳明，也错不了。这是单纯从脉来说的，为工，是一个标准。大小是好判定的，一倍两倍也是可以办到的。这是一个比较可靠的操作标准。比起看面色来说，这个在操作上更容易些。比如微红、淡红、浅红很难把握，而搏动的大小，要好掌握得多。这是说为工的方法。"盛则为热，虚则为寒，紧则为痛痹，代则乍甚乍间。"这四种脉象也好把握。摸这个脉有力还是无力？是盛脉还是虚脉？紧张度如何？代脉，有间歇的脉。掌握这四种脉，是可以为工的，一般人都能掌握。这就是个约的方法。"盛则泻之，虚则补之，紧痛则取之分肉。"紧痛的脉是在分肉之间取，疼痛一般也是在分肉之间取。"代则取血络，且饮药，陷下则灸之。"出现代脉（乍间乍甚）时，注意要饮药。这里提到了饮药和灸法。"不盛不虚，以经取之，名曰经刺。"从经脉上来取，叫经刺。"人迎四倍者，且大且数，名曰溢阳，溢阳为外格，死不治。"差别太大的，是死证。"必审按其本末，察其寒热，以验其脏腑之病。"看看哪个是本？哪个是标？是寒是热？是在脏还是在腑？是在本还是在标？然后来针对性治疗。这段是复习，和前面讲的是一样的。

寸口大于人迎一倍，病在足厥阴，一倍而躁，在手心主。

寸口二倍，病在足少阴，二倍而躁，在手少阴。寸口三倍，病在足太阴，三倍而躁，在手太阴。盛则胀满，寒中，食不化，虚则热中、出糜、少气、溺色变，紧则痛痹，代则乍痛乍止。盛则泻之，虚则补之，紧则先刺而后灸之，代则取血络，而后调之，陷下则徒灸之，陷下者，脉血结于中，中有着血，血寒，故宜灸之，不盛不虚，以经取之。寸口四倍者，名曰内关，内关者，且大且数，死不治。必审察其本末之寒温，以验其脏腑之病。

"寸口大于人迎一倍，病在足厥阴，一倍而躁，在手心主。寸口二倍，病在足少阴，二倍而躁，在手少阴。寸口三倍，病在足太阴，三倍而躁，在手太阴。盛则胀满，寒中，食不化。"这些内容前面讲过，不多重复。躁的在手之经脉，大二倍在少阴脉。三倍在太阴脉。看到出现寸口脉盛的，就见胀满、寒中、食不化。"虚则热中、出糜、少气、溺色变，紧则痛痹，代则乍痛乍止。"出糜是指大便出黄糜，是大便黏稠的意思。紧脉主痛，脉代，痛也有间歇。"盛则泻之，虚则补之，紧则先刺而后灸之，代则取血络，而后调之。"紧脉先刺后灸和代脉取血络，这是前面《经脉》篇没讲的。调之，应该还是指以药调之。"陷下则徒灸之。"陷下的仅仅灸就行了。"陷下者，脉血结于中，中有着血，血寒，故宜灸之，不盛不虚，以经取之。"陷下的病机是里面有浊血，血固定在下面了，属于寒症，所以灸之。我们知道灸是来治寒的。这都是属于比较简约的方法，因为这一篇讲的是约方，都是一些可操作的标准。一切治疗大纲不能错。"寸口四倍者，名曰内关，内关者，且大且数，死不治。必审察其本末之寒温，以验其脏腑之病。"外盛的叫溢阳、外格，内盛的叫内关。关格之证都是到了最后不好治的危重病证。

通其营输，乃可传于《大数》。《大数》曰：盛则徒泻之，虚则徒补之，紧则灸刺，且饮药，陷下则徒灸之，不盛不虚，以经取之。所谓经治者，饮药，亦曰灸刺，脉急则引，脉大以弱，则欲安静，用力无劳也。

"通其营输，乃可传于大数。"《大数》，是古文献名，像是讲大的原则。必须把经脉运行和腧穴精通了，这是基本的，然后才能学习大原则。"《大数》曰：盛则徒泻之，虚则徒补之。"这是引用的话。单纯盛，直接泻就可以了。单纯虚，补就行了。"紧则灸刺，且饮药。"前面提到代的时候取血络且饮药；紧的时候取之分肉。那是说病在阳的时候徒取分肉；病在阴，寸口大的时候，见紧脉是用饮药的。所以这里说了紧则饮药。"陷下则徒灸之，不盛不虚，以经取之。"无论阳脉还是阴脉，看见陷下就可以灸。反复强调盛、虚、紧、陷，对于不太好摸，模模糊糊对比不是很强烈的脉，用经调就行。这是一个很简约的方法，这句话就是针灸的根本原则，是下工、下才、一般智力的人都能掌握的，是可以传的，也是针灸中最高的一个法则。知识博一点，可以为天下师，可以广泛应用。要是学得简单，没那么多的知识，这个也可以操作。"所谓经治者，饮药，亦曰灸刺。"对经治进行了进一步解释。怎么样以经取之？不盛不虚的时候，可以用药物来调，也可以用灸法，也可以用刺法。这就是前面也讲到过的一个模糊方法，盛也不好辨，虚也不好辨，是刺呢，灸呢，还是用药呢？搞不清楚，那就都可以用。除了极端的以外，对中间大部分不好掌握的，给出一个模糊方法。就算是模糊，也是有原则的。"脉急则引，脉大以弱，则欲安静，用力无劳也。""脉急"，有的说是"脉代"。"用力无劳"，有的说是"无劳用力"，是说对见脉代的病人，要注意休息，别累着。

这一篇从文字形式上说和其他篇的风格有些不同，内容上也有重复和解释，但大原则和其他篇章并无多少不同。

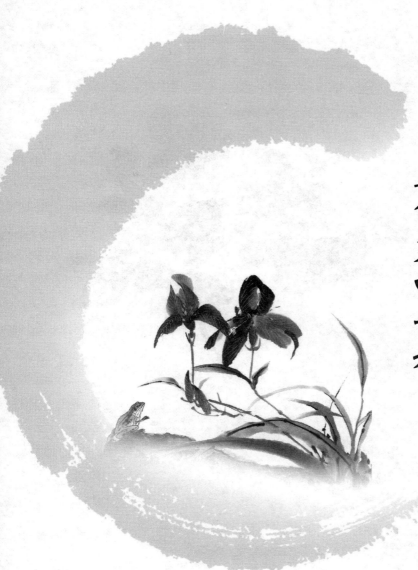

五色第四十九

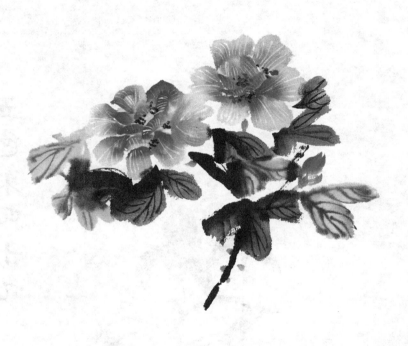

这篇在前面反复被提到，是很重要的一篇讲望诊的。结合前面的内容，这一篇更详细地讲了五色望诊。

雷公问于黄帝曰：五色独决于明堂乎？小子未知其所谓也。黄帝曰：明堂者，鼻也；阙者，眉间也；庭者，颜也；蕃者，颊侧也；蔽者，耳门也。其间欲方大，去之十步，皆见于外，如是者寿，必中百岁。

"雷公问于黄帝曰：五色独决于明堂乎？小子未知其所谓也。"雷公问诊断方面的问题。明堂五色之诊。"黄帝曰：明堂者，鼻也。"笼统地说，明堂，就是面部。这里具体解释，就是鼻。明堂是古代建筑的一种最高的形式，天子才建明堂。所以历史上并不是每个皇帝都能建成明堂的。明堂的要求比较复杂、高级些，是一套建筑的形式，一般作为太庙，是祭祀用的。后来颁布各种政策和讲学，都在明堂举行。新中国成立以后建人民大会堂，也是一种形式。人民大会堂各个省有各个厅，而明堂建筑的十二室按照十二个月，每个月颁政令、办农事的时候，就在这个月的相应的宫里举行。每到节气变化的时候，比如立春，按照《礼记》的记载，主管礼仪的官提前三天告诉黄帝：三天之后立春了，要做什么准备。三天后，就到东郊去举行一定的仪式，观察天气，回来后就颁布政令，施行全国。什么时候干什么农活就是按照这个执行的。所以在周朝的时候，明堂制度就已经建立起来了。它在《周礼》上规定非常明确。哪个季节在什么地方颁布什么法令，根据当时的气候、天气，有进行推测的，有根据事实观察的，颁布一些切实的政令。在交通、通讯不是很发达的时候，能够统治一个庞大的国家，就要有一套严密的管理系统，包括建筑形式。

五色第四十九

599

面部的鼻，就相当于明堂的一系列建筑中最中间的建筑。天圆地方，明堂上面是圆的，下面是方的。北京天坛是祭天用的，全是圆的。地坛，全是方的。明堂，是天地结合的，上圆下方，是说中间的这个建筑。鼻子在面部的正中间高出来，周围这些相当于它的附属建筑和院落，中间叫明堂。笼统地说，整个面部，都属于明堂的范围之内。

"阙者，眉间也。"建筑有个门口，从门口出去就是阙。两个眉毛分开，中间是个空，这就是阙。"庭者，颜也。"外面还有庭，就是颜，额头。"蕃者，颊侧也。"蕃就是藩篱的意思。长络腮胡子的，就在两颊，相当于篱笆墙。北京典型的四合院建筑有个垂花门，相当于阙。外面还有个庭，庭外面还有个大门，大门外面那一圈，相当于蕃。"蔽者，耳门也。"耳前面的耳门、耳屏叫蔽。"其间欲方大，去之十步，皆见于外，如是者寿，必中百岁。"各个部位方大。大鼻子大眼，额头宽阔，眉宇开阔，耳垂也大，两颊肉也多。长得很漂亮，国字脸，这样的寿终百岁，不容易得病。讲究大小，就像一家一样，盖的院子很大，房子很高，端端正正这家有钱。如果房子歪歪扭扭，几根破柱子，房屋都塌着，门楼都不修，破破烂烂穷人家。人民大会堂建筑富丽堂皇，故宫也很气派，反映一时一国之气象。

雷公曰：五官之辨，奈何？黄帝曰：明堂骨高以起，平以直，五脏次于中央，六腑夹其两侧，首面上于阙庭，王宫在于下极，五脏安于胸中，真色以致，病色不见，明堂润泽以清，五官恶得无辨乎？

"雷公曰：五官之辨，奈何？"意思就是五官怎么分辨？"黄帝曰：明堂骨高以起，平以直。"鼻子得高，得起来，别塌着鼻梁。平以直，得平滑，还得是直的，不能扭曲，不能凹凸。相面上也讲究这个，鼻得平直，鼻若悬胆。鼻子虽然高，但像刀背一样很薄的人，是很穷、很困苦的。中年蹇滞，什么都不顺。在相面上，鼻子叫做财帛宫，看这人有没有钱。在医学上是看里面的脏腑好不好，当然身体健康，有力量去工作才能有钱。"五脏次于中央，六腑夹其两侧。"鼻子正中间是候最内的脏。六腑是候相应的外侧。六腑属阳，在外。五脏属阴，在中。"首面上于阙庭。"两眉之间到额头这一块是候头面本身的。头面上的一个部分候全部的头面。正与人体的一个部分候全部的人体是一个道理。所以一个脉诊、一个面诊、一个耳诊或是眼诊、鼻诊、舌诊，都是将一个局部的单元作为整体来看的。而这里是将整个的颜面作为一个整体。现在有生物全息说。"王宫在于下极，五脏安于胸中。"王宫是指心的部位，心为君主。下极，是颜面的下极，并不是下巴，是两眉之间。"真色以致，病色不见，明堂润泽以清，五官恶得无辨乎？"真色，正常的颜色；病色，不正常的颜色。真色，一是各脏部本身的颜色，再就是随着季节变化的不同颜色。还有就是年龄不同，颜色有点区别。这在《素问》望色中，讲得比较清楚。黄白隐隐，有润泽才好。要是单纯的一个颜色出来了，那不好，叫真脏色见，也是死相。就像脉诊上的真脏脉现一样，不是吉相。讲到"润泽以清，五官恶得无辨乎"，鼻子上看着有点油，清亮滋润，不污浊，这样五官就能分辨清楚了，这是可以辨的。

　　雷公曰：其不辨者，可得闻乎？黄帝曰：五色之见也，各出其色部。部骨陷者，必不免于病矣。其色部乘袭者，虽病甚，不死矣。

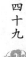

"雷公曰：其不辨者，可得闻乎？黄帝曰：五色之见也，各出其色部。"色部，就是五脏和五色的相应之部。肝部青、脾部黄、肺部白、肾部黑，与五脏相应的部位之间的颜色略微有点区别。五色五脏，正常的人多少还是有所偏的。"部骨陷者，必不免于病矣。"哪一个部位的骨塌陷，常常是哪一个部位有病。对这个在望诊时应注意些，这常常是有相应关系的。"其色部乘袭者，虽病甚，不死矣。"仅仅是色的改变，相乘相袭，这个病不是很严重。虽然看着病很重，但不至于死。说明色的望诊在判断疾病程度深浅上并不很深的，色是看气的。以上是讲分部望诊。

雷公曰：官五色奈何？黄帝曰：青黑为痛，黄赤为热，白为寒，是谓五官。

"雷公曰：官五色奈何？"官五色，就是五色的职能。五色本身分属的疾病是什么？"黄帝曰：青黑为痛，黄赤为热，白为寒，是谓五官。"五官是指五色的官能。并不是指五个器官。在后来的望诊中，一般说青主惊，黑主寒，黄主积滞，赤主热，白主虚主寒。一般寒主痛，青黑主痛、主惊、主寒，是有道理的。黄赤是阳色，一般为热、为积滞，积滞也能生热。白主虚，虚能生寒，也是有道理的。大概地分，黄赤为热，白为寒，青黑主痛。这是最简单的方法。《内经》五色中，明确提出的五色之官能的理论，比后来的细分法要简约些、好记些。

雷公曰：病之益甚，与其方衰，如何？黄帝曰：外内皆在焉。切其脉口，滑小紧以沉者，病益甚，在中；人迎气大紧以浮者，其病益甚，在外。其脉口浮滑者，病日进；人迎沉而滑者，病日损。其脉口滑以沉者，病日进，在内；其人迎脉滑盛

以浮者，其病日进，在外。脉之浮沉及人迎与寸口气小大等者，病难已；病之在脏，沉而大者，易已，小为逆；病在腑，浮而大者，其病易已。人迎盛坚者，伤于寒，气口盛坚者，伤于食。

"雷公曰：病之益甚，与其方衰，如何？"下面继续深入论述。病情的发展过程是怎么看的？益甚，越来越厉害。方衰，趋向好。这是观察病的趋势，提出了动态观察的问题。"黄帝曰：外内皆在焉。"看外内。这就不是望色了，是看脉。"切其脉口。"与之前的《禁服》和《经脉》篇对照。切脉口，就是切寸口脉。"滑小紧以沉者，病益甚，在中。"脉气往里收的，病在里面。病越来越重，在中。"人迎气大紧以浮者，其病益甚，在外。"人迎在上面，属阳。阳脉，脉气越来越阳的，是阳病，是在外的病，越来越加重。之前一篇《禁服》提到正常人的脉是春秋人迎偏大一些，秋冬寸口略大一些，应取其平数。而这大的更大，小的更小，就是外边的病越来越阳，里边的病越来越阴，都是病象。"其脉口浮滑者，病日进；人迎沉而滑者，病日损。其脉口滑以沉者，病日进，在内。"注意这个论述：脉口浮滑病日进，人迎沉而滑病日损。按说脉口浮滑是向外走的。人迎沉而滑，阳热下去了，病日损。"其脉口滑以沉者，病日进，在内"，这个好理解，病邪是往里走的。"其人迎脉滑盛以浮者，其病日进。"这个好理解。"其脉口浮滑者，病日进"，和别的不统一，所以存疑，更像是"日损"的表现。这里通过脉势的内外虚实，看看是在阴在阳，在内在外，是进是退，是日损还是日进。这也是一个取象的方法。这段是单独的一段，通过脉来看病势的进退。"在外。脉之浮沉及人迎与寸口气小大等者，病难已。"有病在外，脉是俱虚或者俱实的，人体内外俱虚或者内外俱实，内外都病，所以病难已。"病之在脏，沉而大者，易已，小为逆。"病在脏，沉是可以的，沉而大，虽然沉，正气不伤。病在脏而小，病气深入，正气不足。这是逆象，不好治。"病在腑，浮而大者，其病易已。"病在腑属阳。浮也属阳，大也是阳，病容易好，邪是向外走的趋势。"人迎盛坚者，伤于寒。"寒伤于外，人迎是候外的。坚就是寒。"气口盛坚者，伤于食。"病在里面脏腑的，看气口，这是因为吃多了。这段说的一个就是益甚和方衰，是病势的进退，再一个就是看内外。这里边讲一个是从外来的病，一个是从内伤的病。特别是脏腑这一段，单纯就脉口来说，还要分阴阳，完全用阴阳的观点看内外、看脏腑、看外感、看内伤。病的益甚和方衰，病的变化趋势，是用阴阳的脉法来判定部位、判定病因的。判定脉的时候，看大小、看浮沉，都是以阴阳来论断的，而判断五色是用五行来论述的。

雷公曰：以色言病之间甚，奈何？黄帝曰：其色粗以明，沉夭者为甚，其色上行者，病益甚；其色下行，如云彻散者，病方已。五色各有脏部，有外部有内部也。色从外部走内部者，其病从外走内；其色从内走外者，其病从内走外。病生于内者，先治其阴，后治其阳，反者益甚。其病生于阳者，先治其外，后治其内，反者益甚。其脉滑大，以代而长者，病从外来，目有所见，志有所恶，此阳气之并也，可变而已。

"雷公曰：以色言病之间甚，奈何？"如何通过颜色来判定病的间甚？"黄帝曰：其色粗以明，沉夭者为甚。"夭是指不光泽。颜色比较粗重些，比较明显，色部范围大，部位比较深。不是说特别表露在外边的、不太鲜艳的是病重，而是表现明显的，内在的是病重的。"其色上行者，病益甚。"从动态发展来看，颜色逐渐地往上走。这里讲到望态——动态变化的观察。一个是当时病甚，一个是病益甚，是指发展趋势。"其色下行，如云彻散者，病方已。"这也是一个动态，色散病散。这个得连续观察。"五色各有脏部，有外部有内部也。"前面说了，脏在中，腑在外。色在中间的候脏，在周围的候腑。"色从外部走内部者，其病从外走内。"看色的变化，就是看病的变化。"其色从内走外者，其病从内走外。"一个是从经络入脏腑，再一个是从腑入脏。络、经、腑、脏，逐层入里，或者皮肤、分腠、肌肉、筋脉、骨髓，也是从外入里的递进。"病生于内者，先治其阴，后治其阳，反者益甚。其病生于阳者，先治其外，后治其内，反者益甚。"这是在《标本病传论》篇中都反复讲的。什么时候治标，什么时候治本，什么时候先治其本后治其标。只有出现二便不利或腹胀的时候，无论属于标本，都是先治的。"其脉滑大，以代而长者，病从外来。"结脉属于不足，代脉和结脉都是不齐的脉。有时脉非常有力还会出现代，这是病从外来，是外感病。外来的惊吓算不算外感？外来的惊吓也是通过内在而反应的。同样的事件，有的人不害怕，有的人胆气小，就害怕了。"目有所见，志有所恶，此阳气之并也，可变而已。"这是从外来的。看到什么事情后就产生剧烈的反应，可变而已。这种情况就不一定得用药来治，怎么办呢？改变情志，改变环境。也有的解释说通过治疗使他改变。也有的解释说病从外来，但是因为阳气之并（阳气并到里面了），治疗的时候要改变方法，从里面治疗。此事有一般情况，有特殊情况。生于内然后出现于外的，先从内治疗。从外到里的，先从外治疗。假如出现了脉代而长、滑大，

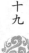

五色第四十九

605

阳气并到里面去，伤到心、伤到血脉了，可变通治疗，或者说改变这个环境情况，改变他的精神状态就治好了。这里就用一个"变"字，一个模糊的说法，给后来的注家留下了多种注解可能。这个简短、简单的提法，包含得更多。

雷公曰：小子闻风者，百病之始也；厥逆者，寒湿之起也，别之奈何？黄帝曰：常候阙中，薄泽为风，冲浊为痹。在地为厥。此其常也；各以其色言其病。

"雷公曰：小子闻风者，百病之始也；厥逆者，寒湿之起也，别之奈何？"风和厥逆在面部望诊的区别，应如何鉴别？"黄帝曰：常候阙中。"阙中，两眉之间。"薄泽为风，冲浊为痹。"薄，浮露的意思，看起来很薄，浮露在外边。泽，是指光泽。冲，是沉的意思，后面会有沉着的说法。浊，不清，不那么光泽，发乌，像油垢，像有灰。有的时候油性分泌物比较多，一般是有湿邪，是冲浊的。沉浊的就是痹。"在地为厥。此其常也；各以其色言其病。"在阙中见到，此为痹，在面部的下面出现，此为厥逆，是四肢冷的现象。这里有个简单的阴阳判别方法：风为阳邪，侵犯在上，常候阙中。湿为阴邪，侵犯在下，一般在口周或者下巴出现是四肢厥逆。出现在面部不同的部位，各以其部言病。各以其色言其病就是说薄泽、冲浊、颜色的深浅和光泽与否的情况，还有五色不同。根据五色就能断定出五脏的阴阳和是风还是痹。一个是分阴阳，再一个是根据五色言五脏。第三就是根据浮沉断阴阳。看似讲的是风、痹、厥，但说明了望诊的时候断阴阳、看五脏、看部位，讲了望诊的方法，或者说望诊观察的几个方面。

雷公曰：人不病卒死，何以知之？黄帝曰：大气入于脏腑者，不病而卒死矣。雷公曰：病小愈而卒死者，何以知之？黄

帝曰：赤色出两颧，大如拇指者，病虽小愈，必卒死。黑色出于庭，大如拇指，必不病而卒死。

"雷公曰：人不病卒死，何以知之？"这是关于猝死的论述。看似无病或是没有明显的病，突然发生死亡的，如何提前知道。"黄帝曰：大气入于脏腑者，不病而卒死矣。"有的版本是"大气入干脏腑"，意思差不多，字形相近而讹，两义并存。知道是大的邪气入到脏腑里面就猝死了就可以。剧烈的外邪，突然侵入会导致猝死。"雷公曰：病小愈而卒死者，何以知之？"病看上去好像稍好点了，突然又死了，这个怎么能知道？这个情况临床上可以见到，有的时候在治疗过程中看到见好了，不要大意，也许他会发生突然的情况。有心脏病人住院治疗，看似好了，要出院了，将走的时候，心情比较激动，一兴奋就出现猝死。能不能提前知道呢？"黄帝曰：赤色出两颧，大如拇指者，病虽小愈，必卒死。"这里提出一个观察的办法。赤色在两颧，不是一大片，不是一小点，像拇指那么大，必猝死。像心肌梗死的病例，如果心电图提示出现心肌疝，心脏中突出来一块的话，那就是不大一块，如拇指大的一块，在颧上也相应有那么大一块。若各以其部而言，根据心脏在胸腔里占的位置，把人的脸部比成体腔，上半部在颧上，差不多就那么大一块。所以观察必须很认真、很仔细才能见到。"黑色出于庭，大如拇指，必不病而卒死。"黑色出现在额头上，如脑溢血，能猝死。额头这个地方比较薄弱，人的首面是候头上的事。庭，就是看指人的头，这地方黑了，是循环障碍，血郁滞。在脑里郁滞到一定程度，爆裂出血，人就猝死了。相面中有句话：印堂发紫，不病也死。印堂看心看脑。这是发生猝死的两种情况，常常见于心脑血管病。一个是在颧上，另一个是在额头上。

雷公再拜曰：善哉！其死有期乎？黄帝曰：察色以言其时。雷公曰：善乎！愿卒闻之。黄帝曰：庭者，首面也；阙上者，咽喉也；阙中者，肺也；下极者，心也；直下者，肝也；肝左者，胆也；下者，脾也；方上者，胃也；中央者，大肠也；夹大肠者，肾也；当肾者，脐也；面王以上者，小肠也，面王以下者，膀胱子处也；颧者，肩也；颧后者，臂也；臂下者，手也；目内眦上者，膺乳也；夹绳而上者，背也；循牙车以下者，股也；中央者，膝也；膝以下者，胫也；当胫以下者，足也；巨分者，股里也；巨屈者，膝膑也。此五脏六腑肢节之部也，各有部分。有部分，用阴和阳，用阳和阴，当明部分，万举万当。能别左右，是谓大道；男女异位，故曰阴阳。审察泽夭，谓之良工。

"雷公再拜曰：善哉！其死有期乎？"知道什么人病猝死，什么人不病猝死，或是没有病突然死亡。死亡能不能预测呢？在传说中张仲景预测到一个人二十年必死，就是说提前能知道。死的日期怎么定呢？"黄帝曰：察色以言其时。"察色怎么能知道它时候呢？这是根据五行生克来推断的，比如木逢金、火逢水预示死。土逢木，金逢火，水逢土同样。这就有个问题，怎么断远近呢？比如说木是逢金盛的年还是月、日、时呢？这就有个问题了。这个在占卜中有明确的说法，那么在疾病中就要根据病的严重程度，分别断其在年、月、日。它是否就是日历的年月日呢？比如肝病死在庚辛，《内经》是这么说的。这个要靠实际的资料来证实。因为《素问》中还讲了：善言理者，必验于实。以实际验证的，才是真理。"雷公曰：善乎！愿卒闻之。"想听再进一步详细地解释。"黄帝曰：庭者，首面也；阙上者，咽喉也；阙中者，肺也；下极者，心也；直下者，肝也；肝左者，胆也；下者，脾也；方上者，胃也；中央者，大肠也；夹大肠者，肾也；当肾者，脐也；面王以上者，小肠也，面王以下者，膀胱子处也。"两个眉间往上是咽喉。阙中者，肺也，正好是中间这块，仔细地看这一小部分，阙的下极对应心；阙的下极再往下对应肝；肝的左边（外边），是胆。注意，肝胆的病在左侧是能看到的。左侧是哪里？就是相当于现在解剖说的右。肝再往下是脾。鼻头略上一点，对应胃。鼻子正中间对应大肠；大肠两边对应肾。肾对应的是脐的部位。面王就是鼻子，鼻翼的上侧就是面王以上，对应小肠。面王以下对应人中，相面看人中，应膀胱，候一个人的生殖能力，候能不能有后代。偏歪、偏短的、不正的，不吉。所以唇露齿、唇外翻、人中短的，不利子息，因为膀胱子处有毛病。这个大概部位要弄清楚。还有一个说法，整个面部用五官对应人体的内脏还包括局部细节的对应。所以后来有鼻诊，通过鼻子来断五脏六腑，还有面诊，是从不同的规模上来诊断的。还有虹膜诊、耳诊等。这篇主要是偏于鼻及其周围的望诊。外面候的是形体，中间候的是内脏，这是把内脏局限在从鼻子到眉间、人中这一小块上说的。"颧者，肩也。"颧边高出来的那一点，对应人的肩膀。"颧后者，臂也。"颧往后，是臂。"臂下者，手也。"臂再往下拐过弯来是手的位置。"目内眦上者，膺乳也。"目内眦上面，对应乳房和胸。"夹绳而上者，背也。"夹绳是指戴帽子系帽带的地方，是两个颧再往后上的地方，候背。"循牙车以下者，股也。"下牙槽骨往下候股。股和背连接的地方是臀。肩和臀在面部的位置基本对应，上面一个突起对应肩，下面一个突起对应臀。"中央者，膝也；膝以下者，胫也。"颊车的中央对应膝，再下对应胫。"当胫以下者，足也。"足对应近下巴的位置，快到口下面了。"巨分者，股里也；巨屈者，膝膑也。"巨分，张介宾解释说是鼻旁大纹，鼻唇沟，对应股的内侧。那颊车骨对应股的外侧就好理解了。巨屈，即耳朵下面颊车的位置，在颊车骨拐弯的地方，下颌骨曲的地方，相当人膝盖鼓起来。仔细端详面部和人的形态，能发现内脏部位和外面部位有一个对应的关系。"此五脏六腑肢节之部也，各有部分。有部分，用阴和阳，用阳和阴，当明部分，万举万当。"五脏六腑有部分，肢节也有部分，胳膊、腿占的位置很大，所以脸上这个对应位置占的也比较大。与内脏比起来，躯体也有一个大腿那么长，所以鼻子这一块的比例也差不多。胳膊垂下来，从胸到腹都经过了，看对应部位在面部占的位置也差不多。所以各有部分。"有部分"三字像是衍文。什么叫用阴和阳，用阳和阴呢？就像前面说的风和寒湿是辨阴还是辨阳？这是相对比较而言的。辨浮沉是辨阴阳，不浮就叫沉，不沉就叫浮。加上通过色和部位来分阴阳。"能别左右，是谓大道；男女异位，故曰阴阳。"脉诊上说，男左脉大，女右脉大。望色上有的说男女面部，一个看的是正面的，一个看的是背面的，有的说左右是倒过来的，就是根据这个来说的。这个说法有待临床验证，似乎无充分事实依据。还是前面讲的那篇提到的，各如其部，内脏在里面的次序是各以其次而布之。内脏在胸腹腔的次序和在面部次序是一样的。注意内脏有严重病的，要对照看看。男女异位是怎么个异位法？比如说膀胱、子处，对男的是指男性生殖器，对女的是指女性生殖器，这肯定是真实的。异位，还要在临床验证下，看怎么算异位。"审察泽夭，谓之良工。"继续详细论述望色的方法。

泽是指明润光泽，夭是指灰暗的、晦滞的、不太明朗的。好的医生就会看看面色是泽还是夭。一看这个人面色光滑明朗就是健康的；脸色晦滞就是病象。

沉浊为内，浮泽为外。黄赤为风，青黑为痛，白为寒，黄而膏润为脓，赤甚者为血痛，甚为挛，寒甚为皮不仁。五色各见其部，察其浮沉，以知浅深；察其泽夭，以观成败；察其散抟，以知远近；视色上下，以知病处；积神于心，以知往今。故相气不微，不知是非，属意勿去，乃知新故。色明不粗，沉夭为甚，不明不泽，其病不甚。其色散，驹驹然，未有聚；其病散而气痛，聚未成也。

"沉浊为内，浮泽为外。"这里提到一个浮沉问题，结合前面"薄泽为风，冲浊为痹"，薄和冲相当于浮和沉。这里明确说内外依据浮沉，而说风、痹时是用薄和冲来论述的。泽相对于浊，在内指色泽比较深，不那么明显；在外，像外感风邪之类的，比较浮浅一些。"黄赤为风，青黑为痛，白为寒。"这个在前面也被提到过。黄赤为热，风热都是阳邪。例如刚才诊过的说肩膀痛的老人，就是痹证，色浮在表面上了。浮而不泽，提示是在外的，黑色的痛。各以其部言之。部就是肩部，病就是肩痛。不用说什么经络不通、气血阻滞、风寒袭外了，那都是些理论说法。具体告诉他哪里有病，是什么症状，就是准确的诊断。这里明确说了：浮的就是在外的，黑的就是痛的。像那例71岁的病人，面色红，黄赤为风，就是风，就是热。阳明所过的部位——脸，红了，喝酒喝成了酒风，容易动风。比如行走在街上，突然感觉晕，就蹲下了。检查可能就是血压低或高等，这也是一种风象，眩晕为风。所以喝酒的人，到老了就喝出这个面相来，必然有相应的病发生。西医学说的血压高低变化，脑供血不足，脑血管意外，多是这种人得的。白为寒，这个好理解，一受冻就脸白了。长期面白的，是长期受寒。"黄而膏润为脓。"脸黄乎乎的一层垢，像抹了一层油一样，提示身上长疮，长疖子，某个地方流脓。外面看着腻，里面也有脓。"赤甚者为血痛。"红得厉害的，出血性疾病比较多一些。"甚为挛，寒甚为皮不仁。"痛急了能痛得抽风，寒严重了皮肤感觉障碍。假如看到白色，说是寒病，那具体是什么寒病呢？看到寒得厉害的，能具体说出是哪个部位的皮肤感觉障碍就行了。这个比摸脉还客观些。所以在中医诊断中，望诊始终是第一位的，很重要。在西医中，望触叩听，望也是列在第一位。后世说，望而知之谓之神，神医不是神脉。有的病人什么也不说，只让医生摸脉，医生也故逞脉技，那都是笑话。病是要看、要望的。《灵枢》说望而知之，谓之明。神明之医，也要靠眼来看，眼睛搜集到的信息，哪怕看一个人的相片，再见到人就能认出。摸上三天脉，下次再摸，能知道是之前这个人的脉吗？一般人是摸不出来的。摸上十个人的脉以后，很容易混，这就是望和切的高低、多少、粗精的区别。所以一定重视望诊。"五色各见其部，察其浮沉，以知浅深。"这是色和部的对应关系，论浮沉之浅深。和脉一样，浮就是在表的，浅的，沉就是深的。"察其泽夭，以观成败。"光明润泽的，没大事，吉相；枯槁，是没有光泽的，夭的败相。"察其散抟，以知远近。"刚得的，病未成形，色是散的；时间长的，远的，色是团聚在一起。"视色上下，以知病处。"上下和其部有什么区别？一个是动态的，能知道色是往上走还是往下走就能知道这个病是往哪里发展。提示动向。"积神于心，以知往今。"要高度专注，深入体会。医生自己得健康，血气充沛，大脑清明，这就是积神于心。心里得明白，知道以前有什么病，现在有什么病，病了多长时间，以后会怎么样。这个并不是很难的事。一听好像很神，但经长期的积累是能做到的。"故相气不微，不知是非，属意勿去，乃知新故。"从细小处仔细观察气色，才能知道是非。在细小的部位专心观察，就知道是新得的病，还是旧得的病。病史是三年、五年还是十年、八年？这是能看出来的。"色明不粗，沉夭为甚。"色明，颜色上比较明显，不是很粗大的，很散的。"不粗"是抟聚的意思，更像"散抟"的"抟"。颜色很深，不光泽的，提示病很重。像癌症，有时见就到那么一点病色，但像钉个钉子一样深入在里。"不明不泽，其病不甚。"界限不是很明显，色泽也不是很鲜明。像小儿感冒、咳嗽的病色在目窠下。既然颧对应肩，那肩膀之内就是胸膺。肺在那里。前篇说五色分布在脸上，眼下面发暗乎乎的一片，提示支气管炎、支气管肺炎、风寒风热的咳嗽。如果单是色泽的改变，病色并没有聚在一起，那么病变化很快，有时三两天，这是"其病不甚"，是小毛病。还有一些失眠的病人，眼周围（靠近对应心周围的这一片），出现黑眼圈。"其色散，驹驹然，未有聚；其病散而气痛，聚未成也。"看着没有团聚在一起的，零散的颜色，似有似无的斑块，界限不是很明显的，提示病也是散的。这痛是气痛，时有时无的痛。不是结聚成的有形态的包块，不是恶性的病。这类病很多，如慢性胃痛、胆囊炎、腰痛、背痛。每一个来就诊的病人都是最好的教材，其症状是书本上不能描述的。临床时间长了，心里就很有把握了。

肾乘心，心先病，肾为应，色皆如是。

这句话说明色和位的关系。比如说黑色应肾，位应心，到

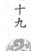

底是哪儿的病？黑不主肾吗？是肾病还是心病呢？色和位的关系问题很重要。如果色乘到这个位置上来，以位为主，乘是个外因。应该是心先病了，然后引起肾的改变来。有先有后，有主有客，位置是主，色是客。色与部位来乘的时候都是这样。还可能有颜色主寒，出现寒水之证了，那就是肾的病。所以色、性质、脏是并在一起谈的，这个层次关系被打乱了。按说五色是一样的，五脏是一样的，五个部位是一样的。前面讲五变时提到五行之中再分五行，而这里从任何一个五行归类之中再提出来的一个方面对另一个层次中的五行分类的生克处在什么关系，提示了一个方法：主客之分。比如说东方属木，白色属金，一个是按五方来说的，另一个是按五色来说的。那么说白色克东方对不对？在这一篇中和《五变》中回答的就是这个问题，是分类的归属和相互之间的关系问题。还有黑色补肾，煤球色黑，煤球能不能补肾？这就是一个逻辑的问题，或者是一个范围的问题。从归类说归到五行上，是对的。在各自不同层次上说是对的。细分的话，不一个系统。这几个系统之间是什么关系呢？要分主分客、分先分后。把这个意思弄明白了，以后就不会在这些方面产生糊涂观念。所以要始终保持清醒。《内经》上没明确用定律、逻辑论断的方式来论述，但简单一个例子就显示了这个方法。

男子色在于面王，为小腹痛；下为卵痛；其圜直为茎痛，高为本，下为首，狐疝癀阴之属也。女子在于面王，为膀胱子处之病，散为痛，抟为聚，方员左右，各如其色形。其随而下至胝，为淫，有润如膏状，为暴食不洁。

"男子色在于面王，为小腹痛；下为卵痛。"指男子小肚子和睾丸的痛。"其圜直为茎痛，高为本，下为首，狐疝癀阴之属也。女子在于面王，为膀胱子处之病，散为痛，抟为聚，"人中靠近鼻中隔的地方，为上半部，为本，下为首。这是说茎痛的。上半部就是指阴茎的根部，这叫本；下面指龟头的位置。对一个具体的器官，将其对应的高下进行细分论述。还包括狐疝瘭阴之属，就是阴部的疝气，睾丸疝和腹股沟疝，忽大忽小，往来上下。所以这个部位看着鼓一个包或者长得歪着扭着的，提示生殖器有问题。女子在鼻周围这个地方，颜色散着的，是痛证；明显聚在一起的，那多是妇科的或小腹部位有肿物，有积聚之类的病。"方员左右，各如其色形。"模样和颜色都能确定。即通过颜色和形状能够确定是寒是热。所以《灵枢》望诊方法讲得非常详细。现在教材，对这部分的讲述有嫌粗疏。在舌诊上，沿用温病学的详细方法，重视了舌诊，忽略了面诊。"其随而下至胝，为淫。""胝"，有的版本是"脤"，通"唇"。而胝是指腰骶部。假如这不是说面部，而是说腰骶部的疼痛，后腰骶部的血络非常清楚。观察它是青的还是紫的？是鲜红的还是粉红的？有没有血络扩张？有没有压痛点？有没有结聚？这都是明显的。所以应两方面参考来看。有版本作"骶"。虽然就这个地方的望诊来说不连贯，但假如就从骶本身来说，有道理。用八髎穴看妇科和男性生殖系统的病，非常明确。就局部望诊来说，会看到唇的改变对应下部湿淫的病，部位相应。"有润如膏状，为暴食不洁。"嘴上油乎乎的，如酒肉之徒，嘴巴周围长疮，提示暴食。这样的人特别能吃，鸡鸭鱼肉暴吃一顿。我见过一个典型的，不只是润如膏，而且嘴唇肿大，堵到鼻孔，病程一年。用清火解毒的牛黄化毒片，不到一个月就好了。除了用药以外，还应指导饮食，尽量戒酒肉。

左为左，右为右。其色有邪，聚散而不端，面色所指者
也。色者，青黑赤白黄，皆端满有别乡。别乡赤者，其色赤，
大如榆荚，在面王为不日。其色上锐，首空上向，下锐下向，
在左右如法。以五色命脏，青为肝，赤为心，白为肺，黄为
脾，黑为肾。肝合筋，心合脉，肺合皮，脾合肉，肾合骨也。

"左为左，右为右。其色有邪，聚散而不端，面色所指者
也。"左右各如其部。不正的面色有时候有，有时候没有，提
示要看这个面色的走向。"色者，青黑赤白黄，皆端满有别
乡。"先说色。正常情况下五色各在各的部位，各有各的分别。
别乡，另有人说：比如赤色在心的位置，但它还在小肠，小肠
是外乡。这个说法可参考。"别乡赤者，其色赤，大如榆荚，
在面王为不日。"或者说不在正中的部位，而在鼻子上出现个
异常的颜色，不是很大，像榆荚、指甲盖那么大，"不日"为
不多日。有的版本是"不月"，有的解释为不止一日。我认为
是没几天的意思。不月，《内经》里有女子不月，是指月经不
调，和这个不同。"上锐，首空上向，下锐下向，在左右如
法。"这是非常细致的望诊内容。看颜色、形状、发展趋势、
走向。上锐，是色斑或者色块形状上头小，向左向右也是这
样。首空，指庭，颜面上面空的那一块。要在临床多观察，斑
的颜色往哪发展、发展的趋势，要动态地观察。"以五色命
脏。"就是把这五色看成是五脏，就是五行和五色、五脏的对
应。"青为肝，赤为心，白为肺，黄为脾，黑为肾。肝合筋，
心合脉，肺合皮，脾合肉，肾合骨也。"五体的相合。这就有
个问题，见到青色提示肝的病还是筋的病？还是提示青黑主
寒？青黑为痛？是哪痛？五脏、五色、五体到底怎么分法？这
就是前面说的五行从哪个层次看的问题。我认为这一篇中讲的

就要结合浮沉泽夭、清浊来判定。如果是偏浮在外的，应该考虑五体，如果发沉浊夭的，应考虑在内脏。这只说五色、五脏、五体，而前面提到的有沉浊、泽夭、浮泽、散抟，能够看远近、上下。这样结合起来的话，相对五脏来说五体就浅了。所以对这篇的理解，应该前后对应起来整体地看。看似模糊，不是一个严格的逻辑论断，实际上是用不同的方式来表述的。这篇需要仔细学习，需要在每个病人的脸上得到验证。今天那例二十来岁的女病人，嘴唇周边起粉刺、疙瘩，就是暴食不节，唇如膏。不光是如膏，都鼓出来了，看着像一把辣椒面，她就是好吃辣。肩膀痛的病人，病色见于颧，膝盖疼的病人，病色见于颊车。对每一个病人都应仔细地端详。那例嘴唇干的凄病人经期正好在水渠中洗浴，被大水冲出去二三十米，一下子月经没有了，从那以后就凉了。经期受的寒在血分，血分很干燥。对每个病人结合着经文看，经文就生动多了。所以一定不要脱离临床，纯在理论上琢磨。看书看熟了，在临床就会有针对性地看，就知道从哪些方面看。

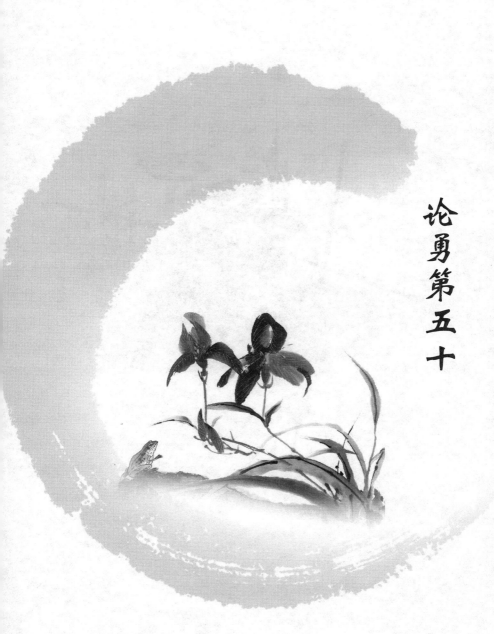

论勇第五十

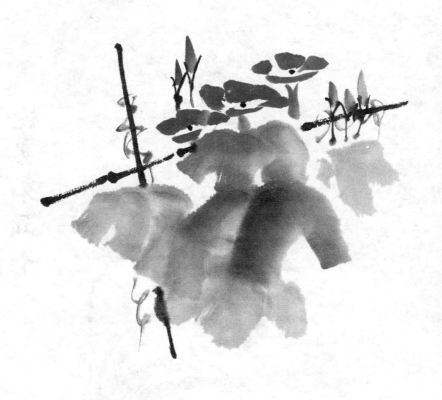

这篇还是讲诊断，从发病、形脏和神脏的关系等不同的方面来讨论。这里用一些具体的例子来说明这个观点，相当于用一个故事来说道理。

黄帝问于少俞曰：有人于此，并行并立，其年之长少等也，衣之厚薄均也，卒然遇烈风暴雨，或病或不病，或皆病，或皆不病，其故何也？少俞曰：帝问何急？黄帝曰：愿尽闻之。少俞曰：春青风夏阳风，秋凉风，冬寒风。凡此四时之风者，其所病各不同形。

"黄帝问于少俞曰：有人于此，并行并立，其年之长少等也，衣之厚薄均也。"一个具体的问题：设定相同的人处在相同的环境。这就如科研要有有可比性的对照组。所以说《内经》用的方法和现代科研用的方法一样。相同标本才有对照意义。"卒然遇烈风暴雨，或病或不病，或皆病，或皆不病，其故何也？"相同的条件下，卒然遇烈风暴雨，而发病情况各不同，原因是什么？这是寻求对不同发病情况的原因分析。"少俞曰：帝问何急？黄帝曰：愿尽闻之。""急"，是"先"的意思，先问哪一个，先问病还是先问不病，先问皆病还是先问皆不病。黄帝说全部论述。"少俞曰：春青风夏阳风，秋凉风，冬寒风。"有的人说春应该是温风，这个意义不大。青风同清风，春温不甚，意思是一样的。"凡此四时之风者，其所病各不同形。"先说天，四时之风不同，病各不同形，会导致不同形的人得病，病的情形、病情也各不一样。

黄帝曰：四时之风，病人如何？少俞曰：黄色薄皮弱肉者，不胜春之虚风；白色薄皮弱肉者，不胜夏之虚风；青色薄皮弱肉，不胜秋之虚风；赤色薄皮弱肉，不胜冬之虚风也。黄帝曰：黑色不病乎？少俞曰：黑色而皮厚肉坚，固不伤于四时

之风；其皮薄而肉不坚，色不一者，长夏至而有虚风者，病矣。其皮厚而肌肉坚者，长夏至而有虚风，不病矣。其皮厚而肌肉坚者，必重感于寒，外内皆然，乃病。黄帝曰：善。

　　"黄帝曰：四时之风，病人如何？"病人，就是使人得病。如何：什么样的人。四时的风，分别使什么样的人得病？"少俞曰：黄色薄皮弱肉者，不胜春之虚风。"虚邪贼风，避之有时。后来《难经》把邪分为"正、邪、贼、微、甚"。是根据五行的生克（生我，我生，克我，我克）来说的。黄色是脾的颜色，脾气外现，就是脾气弱，土弱，薄皮是虚的意思。春对应木，木来克土，所以土是不胜。"白色薄皮弱肉者，不胜夏之虚风。"火克金。"青色薄皮弱肉，不胜秋之虚风。"金克木。弱肉，指肉虚弱的意思。看见虚加上相应之色，就是该脏虚。所以后来的补土派重视脾胃，脾胃强健，肌肉充满，身体就会强健。"赤色薄皮弱肉，不胜冬之虚风也。"春夏秋冬四时相克的颜色加上虚弱，从形、皮肉是看虚，从色是看脏，然后是和季节相克而易受风。这里讲了形体、五色、季节发病。从形看强弱，从色看脏器，因时而致病。"黄帝曰：黑色不病乎？"单独没有提到黑色。"少俞曰：黑色而皮厚肉坚，固不伤于四时之风。"那么长得黑的人就不生病吗？黄帝说不是。色黑加上皮厚肉坚的，四时之风不容易伤到。"其皮薄而肉不坚，色不一者，长夏至而有虚风者，病矣。"注意这一句"色不一者"，皮色的黑不是全面的黑，是一块一块的黑，局部的黑，黑而不均。若黑得像黑人似的，又黑又光亮又坚硬就不易生病了。天生肤色就黑，健康的黑色，也不是病。这个黑是不均匀的，才是生病的虚的黑色。对别的色没这么说。因为土是旺四季的，虽然说是在长夏，长夏至而有虚风，土来克水。

"其皮厚而肌肉坚者，长夏至而有虚风，不病矣。"黑得均匀光滑的，是不容易生病的。"其皮厚而肌肉坚者，必重感于寒，外内皆然，乃病。黄帝曰：善。"要是全黑加上坚，就不是相克的时候才病。重感于寒，如冬天阴重就病了，内寒加外寒就病了。一个是相克，一个是过极，注意这个问题。这是比较圆满的解释。讲了黑色，那么其他颜色呢？假如说皮厚肉坚的也不会病。要重感于湿，黄色的也可能会病。这是分别论述，但要看清楚整体。单纯对黑色讲到重感，相对于其他色的重感，也是一样。要举一反三。一个是不足来克，另一个是过盛重感。本来怕冷的人，再使他外面受冷，里面吃冰，他就病于冷了。本来怕热的人，让他住在有地暖的房间里，温度过高，再加上吃辣椒，也会上火更厉害。举一个黑色，其他四个颜色，也要会推断。这段讲的就是发病。

黄帝曰：夫人之忍痛与不忍痛，非勇怯之分也。夫勇士之不忍痛者，见难则前，见痛则止；夫怯士之忍痛者，闻难则恐，遇痛不动。夫勇士之忍痛者，见难不恐，遇痛不动；夫怯士之不忍痛者，见难与痛，目转面盼，恐不能言，失气，惊，颜色变化，乍死乍生。余见其然也，不知其何由，愿闻其故。少俞曰：夫忍痛与不忍痛者，皮肤之薄厚，肌肉之坚脆，缓急之分也，非勇怯之谓也。

"黄帝曰：夫人之忍痛与不忍痛，非勇怯之分也。夫勇士之不忍痛者，见难则前，见痛则止。"下面具体论勇。有的人能够耐受疼痛，有的人不能耐受疼痛。这和人的胆量是没有关系的。有的人很勇猛，叫勇士，但是怕痛，对疼痛耐受能力特别差。这种人表现是什么呢？有危难事情能挺身而出，能迎着刀子、枪林弹雨冲上去。见痛则止，哪怕给他扎一针，他吓得不敢往前，怕痛怕得不行。"夫怯士之忍痛者，闻难则恐，遇痛不动。"这种人让他上战场，一看到前面枪声吓得都麻腿，脸白，不敢上前。要是当了俘虏，被抓起来了，上酷刑，能耐痛，没事。忍痛能力强些。"夫勇士之忍痛者，见难不恐，遇痛不动。"真正的猛士，两方面都是好的，遇到困难不害怕，受刑也没关系。"夫怯士之不忍痛者，见难与痛，目转面盼，恐不能言。"怯士，这种人无论见到什么困难，一看到上刑就吓得转过头去不敢看，吓得张大嘴，说不出话来。"失气，惊，颜色变化，乍死乍生。"能吓得放屁，甚至大小便失禁。能惊得脸色乍红乍白的，甚至吓死过去的都有。这个情况是有的，人遇大惊恐真有吓死的。有的人一看到别人上刑，当时就吓晕过去了。一醒过来，因为受了剧烈的精神刺激，全身都垮了，马上当叛徒了。"余见其然也，不知其何由，愿闻其故。"见到这种情况，不知道是什么原因。"少俞曰：夫忍痛与不忍痛者，皮肤之薄厚，肌肉之坚脆，缓急之分也，非勇怯之谓也。"忍痛与不忍痛，是由外在的皮肤、肌肉结构决定的，不是由自己能控制的精神状态决定的，应把感觉的神经和高级的精神情志活动相区分。皮肤厚薄、肌肉坚脆影响外在的形体结构感觉，而勇怯是精神层次上的。忍痛、不忍痛是由形决定的，而勇怯是由神决定的。神是内在的血气，现在说一个是感觉神经的敏感程度和耐受程度，再一是精神状态，是更高级的意识问题。下面继续讨论原因。

黄帝曰：愿闻勇怯之所由然。少俞曰：勇士者，目深以固，长冲直扬，三焦理横，其心端直，其肝大以坚，其胆满以傍，怒则气盛而胸张，肝举而胆横，眦裂而目扬，毛起而面苍，此勇士之由然者也。

"黄帝曰：愿闻勇怯之所由然。"人勇和怯精神状态，是如何形成的？在《内经》中，一切的理论都落在实处。讨论这个之所由然，通过外在的表现就能知道。这是一个方法。所以即便是牵扯到神的层次，在《灵枢》中也都落实到能掌握的层面上来，能让人切实认识到。"少俞曰：勇士者，目深以固，长冲直扬，三焦理横，其心端直。"长冲直扬，有人说是长衡。有人说是长脖子，昂着头。衡，是指眉棱骨。眉棱骨长，也有道理。三焦的纹理也是横着走的。其心端直：心比较正，有一股浩然正气。"其肝大以坚，"怎么知道肝大以坚？两胁很坚硬。"其胆满以傍。"肝大坚，胆也充满在旁边。"怒则气盛而胸张。"生气的时候，气势很盛，气冲上去，肝胆怒张，两胁饱满。狮子、老虎发怒的时候，拱腰瞪眼，眉毛立起来，肺活量增加，气都憋到胸腔里了，肌肉都怒起来，准备打斗。看拳击的人，两个肘先保护胁，胁硬的就不怕打，它能保护胸腹腔里面重要脏器，如心、肝、肺。所以胁坚硬的气就壮，肝胆不怕被打。"肝举而胆横，眦裂而目扬，毛起而面苍。"瞪起眼来，扬起眉来，汗毛乍起来，头发立起来，气得脸上乌青色。"此勇士之由然者也。"这样叫勇士。进寺院时看到四大天王都是那个模样，肝胆怒张。这都是勇士。

黄帝曰：愿闻怯士之所由然。少俞曰：怯士者，目大而不减，阴阳相失，其焦理纵，髑骬短而小，肝系缓，其胆不满而纵，肠胃挺，胁下空，虽方大怒，气不能满其胸，肝肺虽举，气衰复下，故不能久怒，此怯士之所由然者也。

"黄帝曰：愿闻怯士之所由然。少俞曰：怯士者，目大而不减。"有的注家说"减"是"睑"，指的是眼睑。眼大而眼睑不大，像吓得瞪眼一样。"阴阳相失，其焦理纵。"有的说其

论勇第五十

焦是三焦之误。结合前面的三焦理纵，是有道理的。这是三焦的纹理。三焦理纵就是说从上到下，纹是竖的，是往下垂着的。"髑骬短而小。"心小。前面说肝大看两胁。"肝系缓，其胆不满而纵，肠胃挺，胁下空。"肠胃挺，挺就是直的意思，胁下是空的，肝胆张不起来。"虽方大怒，气不能满其胸。"虽然有大怒，气上不来，不能满胸。"肝肺虽举，气衰复下。"虽然一下上起火来，但一会儿就下来了。"故不能久怒，此怯士之所由然者也。"不能久发怒。假如说即便是一个叱咤疆场的一个将军，得病后肋条露出来了，干瘦，怕是也发不起怒了。一发怒上来，心气不够，一会儿也就平下来了。人壮实时才能发起怒来。所以勇怯从外在的形体能看出来，形体壮实的基础是内脏的坚实。只有健康的人，五脏刚强，才有形体的刚强，有形体的刚强才有勇怯之分。说明神的变化是以形为基础的。神溢于形。五神脏以五形脏为基础的。五形脏是从外在能具体看出来的。脏气如何，视体可知，说的就是这个道理。这里举了一个勇怯，那我们举一反三推想一下，如果人好思，好忧郁是什么情形？人好惊恐、好喜乐，是什么情形？前面讲到五脏大小、坚脆时讲过这都是能通过外在看出来的。还说明人外在的形态表明了内脏的形态。内脏的形态就决定了情志的变化。哪一方面的情志有偏，就决定了哪一方面容易生病。这还是前面论到五脏大小时提到的那一套理论，在这里更深入了一些，甚至提到通过形体看内脏，通过内脏看性格，性格决定行为，行为决定了适合干什么。有的适合当敢死队员，有的适合去当敌后工作者。不同人适合干不同的事，否则就麻烦。后面一小段还是讲了一个故事，论述了另一种情况。虽然是形体决定了性格，但能否通过药物的治疗或者是后天的影响，把这种情况变过来呢？

黄帝曰：怯士之得酒，怒不避勇士者，何脏使然？少俞曰：酒者，水谷之精，熟谷之液也，其气剽悍，其入于胃中，则胃胀，气上逆，满于胸中，肝浮胆横，当是之时，固比于勇士，气衰则悔。与勇士同类，不知避之，名曰酒悖也。

"黄帝曰：怯士之得酒，怒不避勇士者，何脏使然？"既然性格是由内脏决定的，但胆小鬼喝酒后敢和最厉害的人打架，酒壮怂人胆。是哪个脏使他这样的呢？"少俞曰：酒者，水谷之精，熟谷之液也。"酒是五谷的精华。"其气剽悍。"酒气是很剽悍的，相当于勇气一样，是谷气熟了以后散出来的热量。"其入于胃中，则胃胀，气上逆，满于胸中。"热气球能升天，能胀大，热的东西入到胃里，胃也胀起来。胃胀以后气就上逆，满于胸中，胸中像被热气球顶起来一样。"肝浮胆横。"胃胀以后把肝胆撑到一边去了。"当是之时，固比于勇士，气衰则悔。"靠着这股酒劲把胃撑大了，胸腔也满了，肝也因胃的挤压硬了，酒气一消了人就后悔了。"与勇士同类，不知避之，名曰酒悖也。"悖当作为逆讲。人借着酒气冲上来的一股子气，一时呈勇。天生的形体决定了人的素质或者先天的气质。外在的因素（酒、药物、饮食）或许做到一时的改变，而这个外在作用的消下去后，人还是回到和以前一样的状态。这说明对先天有形的脏的改变，药物的作用是有限的。

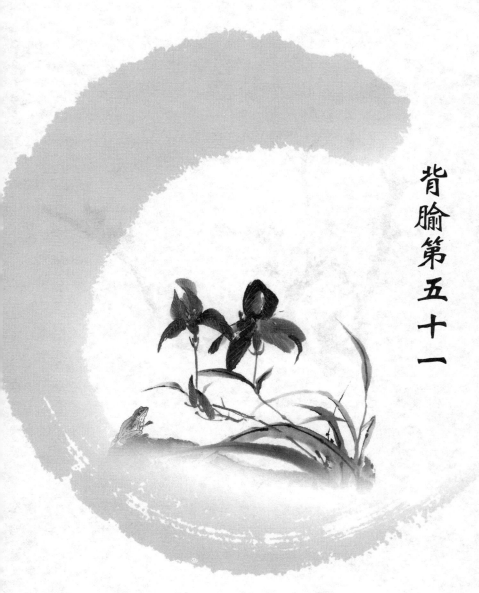

背腧第五十一

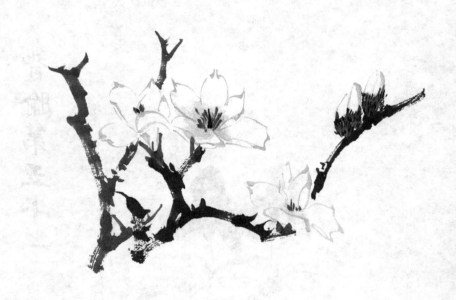

这一篇讲五脏之腧。五脏在背上的腧穴不是在四肢的井、荥、俞、经、合的腧穴。又讲了定位、针灸的宜忌，以及灸法的补泻。

　　黄帝问于岐伯曰：愿闻五脏之腧，出于背者。岐伯曰：背中大俞，在杼骨之端，肺俞在三焦之间，心俞在五焦之间，膈俞在七焦之间，肝俞在九焦之间，脾俞在十一焦之间，肾俞在十四焦之间。皆夹脊相去三寸所，则欲得而验之，按其处，应在中而痛解，乃其俞也。灸之则可刺之则不可。气盛则泻之，虚则补之。以火补者，毋吹其火，须自灭也；以火泻之，疾吹其火，传其艾，须其火灭也。

　　"黄帝问于岐伯曰：愿闻五脏之腧，出于背者。"五脏之腧在五输穴是出于四末者，这是出于背的五脏之腧。"岐伯曰：背中大俞。"有的版本是"胸中大俞"。"在杼骨之端。"杼骨之端是大杼穴。冲脉从这里出。现在说的骨会大杼，指的是第一胸椎棘突下缘旁开一寸半的部位。"肺俞在三焦之间。""焦"和"椎"字形类似。有的版本是"椎"。三焦、五焦、七焦，都是"椎"的意思。"心俞在五焦之间。"间，有"旁"的意思。"膈俞在七焦之间，肝俞在九焦之间，脾俞在十一焦之间，肾俞在十四焦之间。皆夹脊相去三寸所。"这是五脏之腧的定位。"焦"就是"椎"，按现在的标准定位就是棘突的下缘旁开，相去三寸，左右两穴之间是三寸，就是从正中线旁开一寸半。"则欲得而验之，按其处，应在中而痛解，乃其俞也。"精确定位，遇内脏疼痛时，一按就缓解。或者内脏有病时，按相应背腧穴特别疼痛，有反应点，五脏之腧就是脏气和外界相通处。这都是在足太阳膀胱经上的。"灸之则可刺之则不可。"这一篇明确提出来可以用灸法治疗，不能用刺法治疗。这是《灵枢》这一篇中的一个论点。从什么时候开始背腧穴是是可以刺的？现在临床中背腧穴可以刺，可以灸。比如疼痛时刺表面的结聚点，一刺就缓解疼痛，是可以的。用针刺治疗疼痛有效。就这一篇来说，提到的是可灸不可刺。前面提到的"五脏有疾，当取之十二原""在脏者，取冬刺"。内脏病要刺的话是可从四肢末梢上来刺的。"气盛则泻之，虚则补之。"补泻的原则都是一样的。最后一句是特别提到的，在《灵枢》中也是首先提到的，即如何用灸法来补泻？前面《经脉》篇中提到的是"盛者泻之，虚者补之，陷下者灸之"。灸法是用来治疗陷下的，陷下是虚还是实？如何补泻？特别提到一个"陷下"，是否表示病比较深？而这里指在内脏。灸还细分补泻。灸法和针刺是并列提的，还有阴阳俱虚，饮甘药以和之。服药是补还是泻？这里提到的是"和"。其实在汤药之中还分补泻。"以火补者，毋吹其火，须自灭也。"用灸法来补，放上艾炷的时候，让灸炷慢慢地灭了。"以火泻之，疾吹其火，传其艾，须其火灭也。""传其艾"，《太素》是"傅其灸"，"傅"和"传"字形相似，形似而讹是有可能的。在《甲乙经》上是"拊"，拍的意思。吹到火快烧到皮的时候，把它拍灭了，就是泻法。有的人不耐针，需要补泻的时候，可以用这个方法。

这一篇很简单，讲的是五脏之腧在后背的定位。膀胱经有那么多穴位，关于五脏对应的腧穴一定要搞明白。要是觉得刺法不放心，可以用灸。灸法是很安全的。按照经典方法都是可以操作的，学了就可以用。这个灸法有补泻，要明确操作的方法。

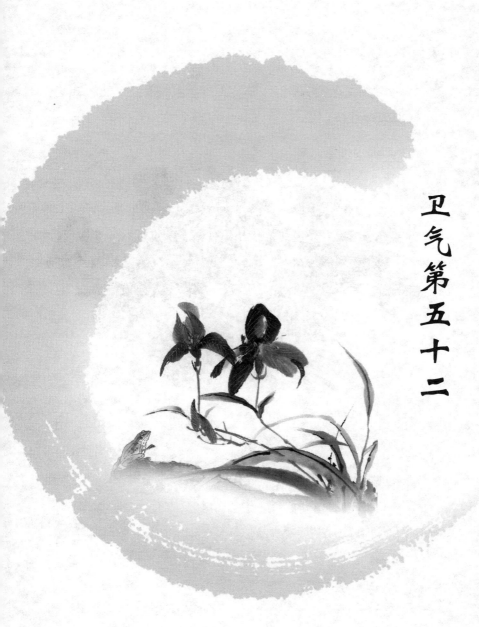

卫气第五十二

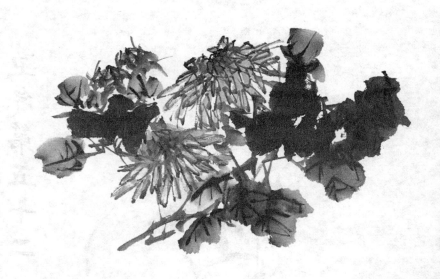

本篇名叫卫气，其中讲到的不止是卫气。讲到卫气的只有一句，所以这篇内容在《太素》中叫《经脉标本》，在《甲乙经》中有一篇叫《十二经标本》，论述了标本，论述了气街。篇名和内容不完全一致。

黄帝曰：五脏者，所以藏精神魂魄者也；六腑者，所以受水谷而行化物者也。其气内干五脏，而外络肢节。其浮气之不循经者，为卫气；其精气之行于经者，为营气。阴阳相随，外内相贯，如环之无端。亭亭淳淳乎，孰能穷之。然其分别阴阳，皆有标本虚实所离之处。能别阴阳十二经者，知病之所生；候虚实之所在者，能得病之高下；知六腑之气街者，能知解结契绍于门户；能知虚石之坚软者，知补泻之所在；能知六经标本者，可以无惑于天下。

"黄帝曰：五脏者，所以藏精神魂魄者也。"前面反复提到五脏内舍精神，藏精神魂魄，是五神脏。"六腑者，所以受水谷而行化物者也。"六腑是主东西吃进去以后，把东西化了，化和变不一样。变是指的渐变，化是化成另一种东西。"物生谓之化，物极谓之变。"比如蚕从卵里出来，就是化，本来是卵，化成了虫。而蚕从一眠二眠三眠，从小变大，是变。六腑行化物，把食物化成了精微和粪便。"其气内干五脏，而外络肢节。"干，《太素》是"入于"，"内入于五脏"，是通的，和外络肢节相对。通过六腑把东西化了以后再入到五脏去，在外面络到各个肢节。反复讲到人体生理营养过程。"其浮气之不循经者，为卫气。"这句也反复被提到，卫气是行于经以外的，相当于组织之间的循环。"其精气之行于经者，为营气。"营气是在经中（血管中）运行的。"阴阳相随，外内相贯，如环之无端。"循环系统是在不断运行的，像环一样找不到起始点。"亭亭淳淳乎，孰能穷之。""亭亭淳淳""孰"，这五个字的字形都很像。"亭亭淳淳"不知道作什么讲，也许就是个错字。也许就是"如环之无端，孰能穷之"，就行了。在《太素》里是"浑之，孰能穷之"。这个也有道理。不好解的内容，不影响意思的，参考以前更早的版本，可能更真实一些。穷，是尽的意思，指详细地阐述透彻。"孰能穷之"就是不好分别，没有个头绪，怎么分辨呢？"然其分别阴阳，皆有标本虚实所离之处。"虽然如环无端，但为了方便，人为分出几个部位来。那怎么办呢？就得分出个阴阳、内外、上下来。有根、有梢，从哪儿出、从哪儿进。"能别阴阳十二经者，知病之所生。"能做出阴阳十二经的分别来，就知道病是属于哪个部分的，是从哪里生的了。所以经是一个人为的分类方法。"候虚实之所在者，能得病之高下。"知道哪个部位虚，哪个部位实，就知道病的部位。"知六腑之气街者，能知解结契绍于门户。""契"，有的版本没有。"结"和"契"是一个意思。"绍"和"结""系"是一个意思。能够知道气街的部位，就能知道门户，知道从气血出入的穴位来治。"能知虚石之坚软者，知补泻之所在。""石头"的"石"，和"实"同义。知道是虚还是实，知道这个病是硬还是软，那么就能够补虚泻实。"能知六经标本者，可以无惑于天下。"知道六经哪儿是标，哪儿是本，哪儿虚哪儿实，哪儿软哪儿硬，哪儿是它的穴位，从哪儿出来，在治疗的时候知道补泻，大方向上就不至于迷惑了。所以经典并不高深，并不晦涩，经典讲的是一种方便的操作技术。提纲挈领，契于纲要，便于掌握，易于流传，便于记诵。这才是经，我们不要把它看成一门高深的学问。它是提纲挈领的，囊括了各种归类的方法，便于好学习的。第一段说出了这篇的

636

学习意义，要学什么内容，下面具体讲标本。

岐伯曰：博哉！圣帝之论。臣请尽意悉言之。足太阳之本，在跟以上五寸中，标在两络命门。命门者，目也。足少阳之本，在窍阴之间，标在窗笼之前。窗笼者，耳也。足少阴之本，在内踝下上三寸中，标在背腧与舌下两脉也。足厥阴之本，在行间上五寸所，标在背腧也。足阳明之本，在厉兑，标在人迎，颊夹颃颡也。足太阴之本，在中封前上四寸之中，标在背腧与舌本也。

"岐伯曰：博哉！圣帝之论。臣请尽意悉言之。"这个看法是很高明的。下面就是详细论述。前面提到的问题，后面都会详细论到。"足太阳之本，在跟以上五寸中，标在两络命门。"前面讲的《根结》，和这个标和结是有些重复的。两篇的"根"，有同有异。这个可以列个表，将十二经标本根结对照一下。"在跟以上五寸中"，外踝以上是三寸，外踝到足底是二寸，加起来是五寸，是跗阳穴的位置。具体找时，从承山下来，循之上下。此穴是太阳之本。根和本还有点区别，如一棵树，地下部分叫根，树干叫本。或者主根这地方叫本，上面的结和标就有点像。"标在两络命门，命门者，目也。"目是睛明穴。最终结在睛明穴上的是标。"足少阳之本，在窍阴之间，标在窗笼之前。"足窍阴，在《根结》篇中是"至阴"，至阴在梢上。如细根上面就是大的根，所以叫本。"本"字原来的写法，像"根"。未下面点那个点用来标明位置。"窗笼者，耳也。"窗笼就是耳的前面。耳前从上到下排着三个穴，耳门、听宫、听会。分别是手少阳三焦、手太阳小肠和足少阳胆经的穴。"足少阴之本，在内踝下上三寸中，标在背腧与舌下两脉也。"背腧就是肾俞穴。"内踝下上三寸"，是肾经的交信穴，是少阴的本。舌下两脉，外面有廉泉穴。还有经外奇穴，舌下系带处是：金津、玉液。用针刺治疗不会说话的病人，常常刺那里。在《根结》篇中是结于廉泉，作为少阴的标。"足厥阴之本，在行间上五寸所，标在背腧也。"本是肝的中封穴。标就是背部的肝俞穴。《根结》篇中是根于大敦，结于玉英，玉英是在胸前的。这里的标是在后背。以一棵树来比类的话，经络系统相当于一片树林子，有好多种树，枝相互交叉着，有到前面的，有到后面的。"足阳明之本，在厉兑，标在人迎，颊夹颃颡也。"这个颃颡，有的人说在鼻咽部，有的人说在喉嗓部（现在叫嗓子）。结于颡大，是指头角这部分。颃颡，则是嗓子。标在人迎，嗓子两边是人迎。"足太阴之本，在中封前上四寸之中，标在背腧与舌本也。"内踝上三寸，是三阴交。中封前上四寸之中，多怀疑是三阴交。少阴的本是在舌下两脉，太阴之标在舌本。舌本，有的人说是廉泉或金津、玉液，注家有多种说法，而参考原文，没有具体定哪一个穴，只有位置。

手太阳之本，在外踝之后，标在命门之上一寸也。手少阳之本，在小指次指之间上二寸，标在耳后上角下外眦也。手阳明之本，在肘骨中，上至别阳，标在颜下合钳上也。手太阴之本，在寸口之中，标在腋内动也。手少阴之本，在锐骨之端，标在背腧也。手心主之本，在掌后两筋之间二寸中，标在腋下下三寸也。

"手太阳之本，在外踝之后。"从位置上看，在手的也叫踝，如手踝骨。足有内踝外踝，手也是。踝是指手腕或脚腕后凸起的骨。外踝是指（和现在解剖标准姿势的内外是相反的）小指侧的养老穴附近，我们知道部位就行了。"标在命门之上一寸也。"这个命门是哪里？马莳注解是在督脉经命门上，在十三脊椎的悬枢穴，这是猜想。手太阳的标可能的是在睛明上的一寸，因为同一个命名在同一篇中出现时，不会有两个解释。前面提到足太阳的标在两络命门。"命门者，目也"。这句话是注释性的语言，那就是目上一寸，在额头上。还有一个证据：手三阳的标都在头上，按照不同位置分列，所以在头上的可能更大些。"手少阳之本，在小指次指之间上二寸。"多数注家也沿用马莳的说法，认为手少阳之本指液门穴，而这个液门穴与小指次指上二寸差得多了一些，这是很可疑的。我认为就是在手背上面，指掌关节二寸左右的地方。有穴无穴，视而见之。循扪切按，得之算数。这样理解似乎更符合经意。"标在耳后上角下外眦也。"这是率谷穴、角孙穴的位置，下外眦是丝竹空，是三焦经的一个穴。"手阳明之本，在肘骨中。"肘骨中是曲池穴，是阳明经的合穴。肘是一个关节，是指桡骨和肱骨之间。肘骨中，是指围绕着肘周围，是曲池在阳明经的位置。"上至别阳，标在颜下合钳上也。"这是指胃经头维穴或者这一片周围的部位。三阳经的标都是在头上的，所以推断手太阳的那个"命门上一寸"，就是睛明上一寸。这里对三阳经的标本说的都是一个位置，没说哪个具体的穴位。这好像是一个模糊的方法，临床上还应以实见为真。"手太阴之本，在寸口之中，标在腋内动也。"寸口之中的脉会，太渊穴。腋内的动脉处有肺经上的天府穴。云门、中府、侠白、天府，是顺着下来的穴位。"手少阴之本，在锐骨之端，标在背腧也。"心经的标在背腧。锐骨之端是神门穴，在手掌的小指侧。"手心主之本，在掌后两筋之间二寸中，"这就是很明确地在说，内关穴。"标在腋下下三寸也。"这也比较明确，是指手厥阴心包经的天池穴。这就是对手三阴三阳标本的解释。明确了尺寸的好找穴位，不明确尺寸的，找那个部位就行了。标就像树散出来的梢一样，有一个中间的点作为穴位代表，周围可能还有一片穴位。有病时以具体的诊察所见为准。

凡候此者，下虚则厥，下盛则热；上虚则眩，上盛则热痛。故石者，绝而止之，虚者，引而起之。

"凡候此者，下虚则厥，下盛则热。"这段对治疗很有意义。在下面的是本，本虚的，无论是手足三阴还是三阳，都是厥，都会手足逆冷，实证都见手足热，这是一个辨虚实的重要法则。杨上善解释说：下虚是指阳虚，阳虚则冷；下盛是指的阳盛，阳盛则热。有道理，但也可不做此阴阳分辨，在此是辨虚实。"上虚则眩，上盛则热痛。"根据杨上善的解释，上虚就是阴虚则眩，那么那例上盛就是阴盛。这不是《灵枢》说的。看到咽喉发热肿痛，到底是阴盛还是阳盛？如果说阳盛，像昨天那个病例，病了很长时间都好不了，用附子、干姜、桂枝后咽喉不痛了，口疮马上好了。那么从这个少阴咽痛治疗方法的临床事实来看，杨上善的这个推测是合于事实的。所以对有些头面部的热痛，用热药反而不痛了。还有用吴茱萸汤治疗的时候，生姜用到六两，小量吴茱萸，有的病人吃了以后黄苔退下去了，舌又恢复正常的红了。所以杨上善根据下面是阳推断上面是阴，从临床上看有道理。无论是谁的说法，在事实上能得到验证就值得参考。就《内经》本身来说，我们知道上下标本、补虚泻实就行了。不管它是阴还是阳，上就是部位在上，如阳明火热盛的扁桃腺化脓肿痛，少阳火热盛的耳朵流脓、耳朵痛，太阳火热盛的头胀痛等症状。杨上善解释下指的是阳，上指的是阴，只是一种可能的情况。"故石者，绝而止之，虚者，引而起之。"疾进徐出，泻法；慢进快出，补法。如刚才这个病人就是典型的热盛、上盛。有形的、凸出来的肯定是盛。用针用泻法、用药也是泻法。在表比较轻浅的，用点儿成药，一清泻就应该好了。还是补虚泻实。这里对十二经的标本讲完了。后面一段谈气街。

请言气街，胸气有街，腹气有街，头气有街，胫气有街。故气在头者，止之于脑。

"请言气街，胸气有街，腹气有街，头气有街，胫气有街。"有的版本是"腹有街气，头有街气，胫有街气"，不影响文章意思。胸、腹、头、胫各有气街。"故气在头者，止之于脑。"病在脑怎么治疗？有的人说从百会穴行补泻。太阳经有两个穴位在后边是入络脑的，所以单纯说百会穴不全面。应该说头部具体的穴位是根据病痛所在的部位来用的。

气在胸者，止之膺与背腧；气在腹者，止之背腧，与冲脉于脐左右之动脉者；气在胫者，止之于气街，与承山踝上以下。取此者，用毫针，必先按而在久应于手，乃刺而予之。所治者，头痛眩仆，腹痛中满暴胀，及有新积。痛可移者，易已也；积不痛，难已也。

"气在胸者，止之膺与背腧。"这就比较明确，在胸背部取穴就行了。这里只讲了一个部位，没提具体穴位。"气在腹者，止之背腧，与冲脉于脐左右之动脉者。"气在腹也取背腧，还取冲脉之脐周边摸着搏动的地方，这也是只讲一个部位。所以穴位可以精确定位吗？怎么精确定位法？按出来的、摸出来的、看得见的、有感觉的才是真的。这里只提了一个部位，在这些部位上取，并不局限于哪一个穴位。那么相比较而言，后来有些研究针灸穴性的称这个穴有什么功能，要实现这个功能，必须从这个穴上来调。这是在针灸发展过程中一时转化出来的内容，实际就应该像《内经》说的这样很简单。穴因为操作而有作用，并不是它本身有作用。它本身怎么会有作用呢？只是一个处所。"气在胫者，止之于气街，与承山踝上以下。"承山，为太阳经的穴，在小腿后面。踝上以下，是踝骨周围的穴位，足经的原穴、腧穴。承山是个明确的穴位，踝上下，是那笼统一片的地方。所以说对穴位记不住，定不准位，没关系，知道在踝骨附近就行了，在踝骨周围找到明确反应点，能看得见，摸得着，按着痛，一按病能缓解，就是那个穴位。见而刺之，疾泻无怠（急性病要泻时，快刺就行）。"取此者，用毫针，必先按而在久应于手，乃刺而予之。"气街怎么调？按住以后手上有异常的搏动或有有疼痛反应，一刺就好了。所以在选定穴位以前，详细的按诊、触诊、切诊非常有必要，而不是照着图谱量量尺寸就行的。眼睛不看，量了也是瞎量。按得着的才算是。"所治者，头痛眩仆。"出现这一症状取头上的气街治疗。"腹痛中满暴胀。"这个取腹气的街。"及有新积。痛可移者，易已也。"以肚子里的积为主，还包括其他，如胸积、气积。没说积具体在哪个地方，疼痛部位不确定的容易好。"积不痛，难已也。"假如说人长了一个脂肪瘤，这是具体的实物，也没有疼痛，想一下针刺好，不容易，针刺气街用毫针的话，不容易好。又比如一个腱鞘炎，有人说从内踝针刺，能使疤痕期不痛，鞘膜积液，如果针刺气街，不容易好，不如从局部针刺。所以积不痛本身和临床实际是符合的。假如说人长了个子宫肌瘤、卵巢囊肿，或是早期的癌变，都不痛。有积块，能摸出来的，就是有形的，是积，聚就是时散时聚的。积在血分，聚在气分。所以越是不痛的积越是不容易好，有的甚至好不了。还有积的部位更深的，如骨折以后的，异常

愈合，形成了一个疙瘩，想着用毫针从远处调气，能解吗？很
难解。还有肝硬化腹水，也不痛，只是肝大，痛的话用治疗方
法还能止痛。但不痛，只是肝大、硬化，再从远处调，无论哪
一派的针，从什么穴位调，只用毫针调，能好吗？以黄帝和岐
伯的本事以为这很难办，现在还没见有更高明的医生能马上给
解决的。所以得知道可治不可治，可为不可为，当为不当为，
治了以后有没有效。这虽然是简单的一句话，但提示了区别治
疗的难易问题。

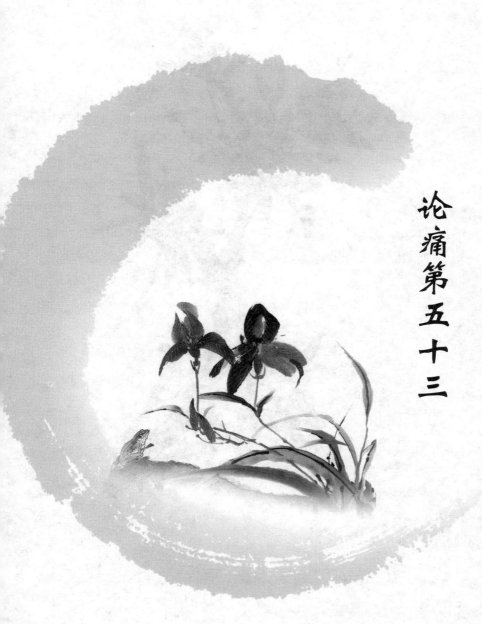

论痛第五十三

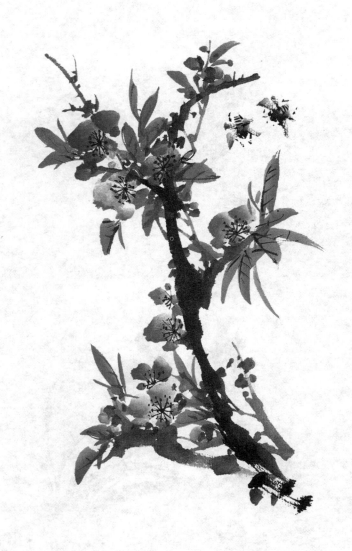

这篇讲到了人的耐痛与不耐痛的问题。一开始说痛的相关原因，所以篇名叫作"论痛"。还讲到了疾病自然痊愈的病程问题。

黄帝问于少俞曰：筋骨之强弱，肌肉之坚脆，皮肤之厚薄，腠理之疏密，各不同，其于针石火焫之痛何如？肠胃之厚薄坚脆亦不等，其于毒药何如？愿尽闻之。少俞曰：人之骨强、筋弱、肉缓、皮肤厚者，耐痛，其于针石之痛火焫亦然。

"黄帝问于少俞曰：筋骨之强弱，肌肉之坚脆，皮肤之厚薄，腠理之疏密，各不同，其于针石火焫之痛何如？"焫，指用艾灸治疗。提到和痛的差别相关可能的原因，如筋骨、肌肉、皮肤、腠理，各个组织层次从深到浅都可能和人的痛觉相关。如果只是说人有不同或者体质不同，故痛觉不同，这样是不够的。如果是这样的话，过去刻一个字那么不容易，要在竹简上刮完晒干，何必这么啰嗦呢？直接说"人有不同"就是了。为什么单纯先提出筋骨来？因为筋骨是最深的层次，然后是肌肉坚脆、皮肤厚薄、腠理疏密。人体组织结构的致密层次不一样，会导致人对痛的耐受程度不同。真皮层痛觉最敏感。透过真皮层以后，皮下组织和肌肉痛感差一些。但再深一层，到了韧带、肌腱、筋的层次上，就更有痛感。再深到骨，骨膜痛觉就比较敏感些。这看似是个啰嗦的句子，实际说的是真实情况。有的针法要求到骨、到骨膜才行。刺久痹在，《内经》上也要求到骨，一般按四时气刺的深浅不同，有的病需要浅刺，但也有痛感，一触皮肤人就有痛觉。"肠胃之厚薄坚脆亦不等，其于毒药何如？愿尽闻之。"前面说了感觉和运动系统与皮肤相关。这里再说内脏的生理状况与服药的耐受情况相关。"少俞曰：人之骨强、筋弱、肉缓、皮肤厚者，耐痛，其于针石之痛火焫亦然。""筋弱"的"弱"，在《甲乙经》上不是"弱"，是"强劲"的"劲"。到底是"劲"对还是"弱"

对？前面说筋骨之强弱，强的是健康的，弱的是不健康的。而这一句说的是骨强筋弱。从实际上说，筋弱、筋柔的应该是健康的。《内经》提到"骨正筋柔"，韧性好、柔软的筋是健康的。有了病以后，就僵硬了，可能出现抽筋、活动受限制。像膝痹，筋紧起来了，很强，但是筋强了不好，骨强了好。我认为相对"肉缓"来说，这里说的更像"筋弱"。筋和肉柔缓的好，肌肉紧张起来，筋也拘挛起来，那是病态。"皮肤厚者，耐痛"。前面讲《本脏》时提到，皮肤厚说明大肠好、肺气好。这个情况说的是不同的人。不同的人不好比较的话，想想自己就行了。对一个人来说，皮肤最厚的是后背大椎穴附近。皮肤的厚薄在一个人之中有不同。后项这个地方是最耐痛的。这个地方的皮厚，干活的时候吃力大。有的人长个大疙瘩，叫襻疙瘩，又叫扁担疙瘩（以前挑扁担的，横着肩挑，能压成疙瘩）。手推车，带着襻的也能引起这个症状。现代人推车挑担的少了，但项部还是厚。低着头看电脑的,当会计的，当老师的，也是这地方皮厚。整个背部的皮要比腹部的厚。大腿根部或者腋窝部位，内侧的皮肤就比较薄。疼痛程度，一试就知道了。人在背上拍一下都没事，但在腋窝下一抓挠就特别痒，用针刺也特别敏感。所以对具体个人来说用针石火焫都是这样，后背上可以多灸，要是在腋窝部位内侧的皮肤，刺灸都是很痛的。这说的是背面、腹面、阴面、阳面。相对于腹部来说，胸膺部位的皮肤就比腹部更柔弱些。头面部、手指、手掌，都是痛的部位，手掌皮是厚了，但肉薄。

黄帝曰：其耐火焫者，何以知之？少俞答曰：加以黑色而美骨者，耐火焫。黄帝曰：其不耐针石之痛者，何以知之？少俞曰：坚肉薄皮者，不耐针石之痛，于火焫亦然。

"黄帝曰：其耐火焫者，何以知之？少俞答曰：加以黑色而美骨者，耐火焫。"一般晒黑了的皮肤结实些。骨以坚为美，骨应该强。骨头结实的人比较挺拔些，黑乎乎的。骨头弱的人像撑不起来这个架子一样，弯腰驼背，一走路发软，精神特别弱，就怕痛，耐痛力差一些。"黄帝曰：其不耐针石之痛者，何以知之？"怎么知道这个人受不了痛呢？"少俞曰：坚肉薄皮者，不耐针石之痛，于火焫亦然。"薄皮薄肉的是否就好些呢？说"坚肉"，看着长得挺壮实，但皮特别薄，这种人就怕痛，比较敏感一些。知道这个有什么用呢？在行针的时候，看看各人的形体，估计人的皮肤厚薄，看看肤色怎么样，判断他耐痛不耐痛，考虑选粗针还是细针，留针时间的长短，刺激的强度，下针的数目。像刚才这一例对皮和筋的判断，皮很薄，里面的筋膜到底有多厚？有时摸着像很厚一样，但一下刺空了——里面是个囊肿。有的摸着像是很软，看着很薄，但刺不透——里面筋膜全包着。这些我都有过教训。我用小针刀的时候，曾遇一例臀部凹陷形成一个疤痕，症状是同侧的腿酸胀无力的病人。这个疤痕是多年前注射后留下的，我当作陈旧性疤痕，用小针刀给他刺。一刺就刺空了，里面是个不洁注射以后形成的囊肿。拔出针刀后，冒出一点脓。因为三十多年有个脓包在里面，出脓后塌陷的地方就软了，但包块太硬，像实的东西一样，刺后再作冲洗，很快好了。有时看着表面上很小、很薄一个东西，一刺，塌空了，出了很多脓，有的是像鸡蛋壳那么大的一块脓。如我治过的一个湖北民工，在脖子前面天突穴那里长了一个粉瘤，里面很软，往胸骨下面延伸，有一个囊，后来抟出像鸡蛋壳那么大一块包皮来。这比做个手术简单得多，用一个针尖挑出来就行了。所以仔细、详细的判断是非常重要的。对厚薄的估计也很重要，我们要精确判断。

　　黄帝曰：人之病，或同时而伤，或易已，或难已，其故何

如？少俞曰：同时而伤，其身多热者，易已；多寒者，难已。

"黄帝曰：人之病，或同时而伤，或易已，或难已，其故何如？"人们同时得的病，或者同时受一样的损伤，病程有长短（有的三年好了，有的五年好不了），是什么原因？"少俞曰：同时而伤，其身多热者，易已；多寒者，难已。"这段里的这句话有个重要的意思。相同的外因引起来的病，而病程的长短取决于自身的因素。这是重视自身的因素与病程长短的关系。比如西医中的大叶性肺炎，按标准的疗程，经抗生素治疗，七天基本能康复，而有的两周还好不了，有的五天就好了。西医学解释有效的、敏感的抗生素治疗，为什么好不了？是因为细菌在体内还没有被杀光，有的杀下去了，白细胞降下来了，不咳嗽，不发烧，没有脓痰了；有的杀不下去。从这儿就看出中西医思路不同来。而从《黄帝内经》时代来看，中医一开始注重的是自身的因素。如果治疗仅仅着眼在肺炎双球菌上，那病程应该是一样的。一样的病源，一样的药，一样的有效药物浓度，应该都治好了，为什么有的好不了呢？还有的病人，经查，体温不高了，血项也不高了，也没有脓痰了，可是病人还是憋得慌。所以病程的长短，易已或难已，决定于个体自身。这里注重温热的阳气，是以呼吸道病举例的，如肺炎或者呼吸道感染、气管炎、支气管炎、支气管肺炎这一类的病，不要说一看到发烧、咳嗽、吐痰，就用上鱼腥草、石膏、黄芩这些清肺热的药（西医就消炎，中医就清火、清热解毒）。热清了以后，倒是不发烧了，留下胸闷、咳嗽的症状，反复好不了。而治疗肺中的痰饮，中医常用的是小青龙汤，而小青龙汤是热性的。用热性药就容易好。人身上温热，把痰饮化开了，不咳嗽了，病就好了。这个热到底是怎么抗的菌、怎么消的炎，是理论问题。而临床要做的是病人的痛苦解决了就行了。

看见东西生了虫子，光去杀虫子，当然也是一个办法。像杏树，生毛毛虫了，打农药"乐果"以后树叶全落了，有的第二年都不长花，不结果——树活了但受伤了。这就像给人用大量抗生素，病一下治好了，但容易反复感冒，脸白、脸红。而用中医的方式是相当于改变树的生存环境，改变气候，季节一变了，病就好了。大旱的时候树生虫子，因为太旱了，树叶子上生油，虫子就多了。但如果施肥浇水，树长得旺了以后，就不容易生虫子，生一点儿虫子也没事。这就是中医治病观。中医的病因观和着眼点在调节人身，所以这里说"热者已"。所以后来明朝有个命门学派，温补学派，讲的是温，讲有一点真阳，便有一点生机。一直到现在有号称"火神派"的，就是好用温热药。明以后注重命门火注重得过头了，从明清开始温病学派又开始用寒凉药了。用寒凉药过多以后，还是不行，民间有人说黄连服多了人都哑巴了——伤心阳。后来又用清淡，清淡不是温热，导致现在"火神派"又开始"热"起来了。所以历史上一个学派的出现，是为了纠正当时的风气，有的时候矫枉过正，就导向反面了。另有某老中医说，他见过的病人中，没有一个是真正阴亏的病人，因为这从理论上说不成立。有阴就有阳，有阳虚，必然有阴虚。事实上，好的养阴的方子，用对了同样很好。也许他温阳法用得比较好，找他的寒凉的病人就多了，相对另一方面的病人就少。这里提到了重视人身、重视阳气。阳气充足，人体健旺，病容易好。病人好喝酒、吃肉、面色红的，有时候可能得高血压、高血脂，但感冒后不用吃药就好了。而有脾胃病的病人，面色黄黄的或白白的，人弱弱的，一吃凉就拉肚子，患一个感冒三五天好不了。所以用药也要根据不同的人群。壮实的，吃个感冒胶囊就好了；虚弱的，有时候就得用点"小青龙"之类的温一下。这是讲病程和

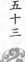

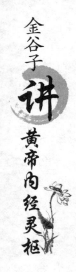

体质，这一段、这一句很重要。

黄帝曰：人之胜毒，何以知之？少俞曰：胃厚、色黑、大骨及肥骨者，皆胜毒；故其瘦而薄胃者，皆不胜毒也。

"黄帝曰：人之胜毒，何以知之？"怎么知道人耐毒。"少俞曰：胃厚、色黑、大骨及肥骨者，皆胜毒。""胃厚"也是指肌肉厚。"色黑"，肤色长得黑一点。"大骨"，骨头关节比较大，脸方，颧骨比较高。这种人用皆胜毒。用药治病的话，对这种人用的量得加大。"故其瘦而薄胃者，皆不胜毒也。"白白弱弱的书生，用一点点药就给"拿"倒了。这个在现代临床的意义就是按体重来计算用药量。西医学的化疗药量，有的按体重算，有的按体表面积算。人的骨头重，但又比较瘦，若按照体表面积来计算用药量，用药量就不会过大。还有现代药理实验的时候用志愿者来试药，如健康志愿者、临床实验者。健康试药者选择标准为成年健康的男女中接近平均标准体重、身高的人。这就是《内经》提出的"中人之度"，就是以正常人的平均条件作为标准。而这里提出两个极端来，意义是论述用药量的大小。一个方的剂量是固定的，用多少叫合适呢？有的人用一钱能管用，如《伤寒论》中有的散方特别说明"强人，二钱匕"，体弱的用半钱，少小、妇人、老人都得减量。和吃饭一样，食量有大小，用药量也有大小。方为什么有定量？是为了考虑一般人的用量。对虚弱的人，可以两天喝一付药，对于壮人，可以两天喝三付药。这讨论的就是剂量和形体的关系，病程和体质的关系，这也是现代西医学研究始终要面对的问题。

这篇大一看，显得粗略，实际上到现在为止，这些一直是医学中探讨、研究、运用的重要问题。在这些方向上，我们都要考虑到。《灵枢》是本讲理论的书，对这些理论问题都考虑到了。

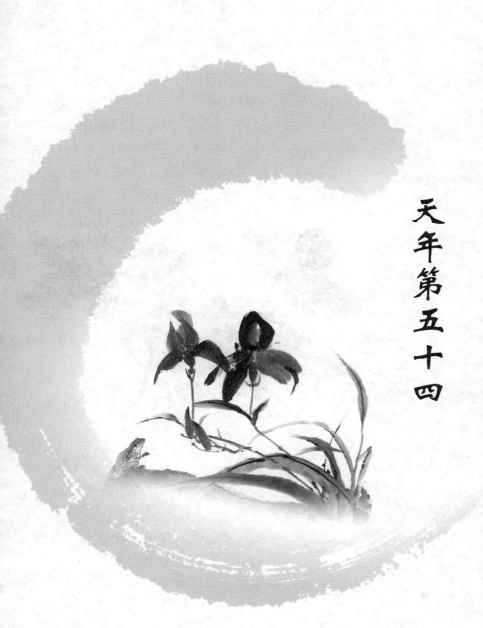

天年第五十四

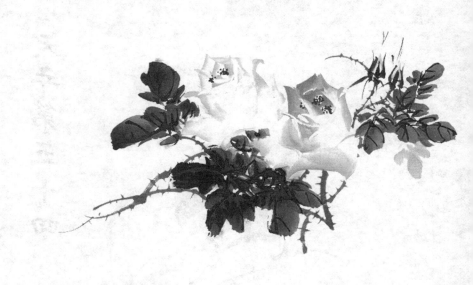

这一篇是以人的百岁为天年，假设人体的自然寿命为一百年，分段进行的论述。这篇文章讲了从出生到死亡的整个生命过程，对各阶段的特点进行了论述，简要地说明了生长发育的全过程。

　　黄帝问于岐伯曰：愿闻人之始生，何气筑为基，何立而为楯，何失而死，何得而生？岐伯曰：以母为基，以父为楯；失神者死，得神者生也。

　　"黄帝问于岐伯曰：愿闻人之始生，何气筑为基，何立而为楯，何失而死，何得而生？" "楯"，栏杆上的横木，有的版本是"顺"。可能音同而误。人是从哪里来的，怎么生的？问人在成形的过程中什么是根本的东西？边缘和界限在哪里？像入门的门槛拦在这儿，这儿是室外，那儿是室内。那么人是哪里来的这些东西，人是因为什么而死的？又是秉承了什么因素而有了生命力？这是一些根本的问题，是医学的基本问题。人的最原始的初始状态，生命的来源和生命的消失过程，整个的生命过程从生到亡，都是怎么发生的？ "岐伯曰：以母为基，以父为楯；失神者死，得神者生也。"岐伯非常简短地把这四个问题全回答了。对此后来说父精母血，现在说生殖细胞，精子、卵子结合，所以父母本身的遗传物质是人生命基原的开始。"以母为基"，卵细胞就是个根本，"以父为楯"，精子进去后，两个细胞的染色体结合在一起才能成人（成为一个受精卵）。虽然在那个时候不可能认识到细胞的层次。但是就理论方面来说，父母精微物质的结合，与现实中的观察和现在微观的观察是没区别的。这就是经典的高度。这里提到了"神"，死和生是因为"神"产生的。有神则生，无神则死。"神"是什么呢？是游离于形体之外的一个独立的主宰——像宗教学家认为的那样吗？还是一个实体？还是不以人的意志为转移的天地的主宰？是所谓

"神学"的"神"吗？那时候的人就一直在问这个"神"是什么。

黄帝曰：何者为神？岐伯曰：血气已和，营卫已通，五脏已成，神气舍心，魂魄毕具，乃成为人。

"黄帝曰：何者为神？"神具体指什么？《本神》篇提到"神者，血气也"。"岐伯曰：血气已和，营卫已通，五脏已成。"这里岐伯做了另一方面的阐述。他并没有像西方医学那样进行定义、概念、内涵的阐述、外延的限定、逻辑的推论、相互的关系，不是那个格式。没有直接回答神具体是什么，而是说了神的产生过程和产生后的作用。在成人过程中，人在初始的时候，以母为基，以父为楯，结合在一起是一团血气。血气在长的过程中，再发育成血管，从细胞到胚胎到形体，一步步地发育，再化生五脏。注意：这三句话是三个步骤。从一团血气到有了血气的管道，再到五脏之形。"神气舍心，魂魄毕具，乃成为人。"先有了五脏（有了心），后来产生神。我们要看到这个过程，神是在五脏（包括心）形成以后，来舍心，依附于五脏这个形态。从无形到有形，有形了以后再产生神。有了神之后，再派生出魂和魄，然后才是一个完整的人。人是形与神的结合，形神具才能成人。得神者生。这个看似是理论化的论述，好像跟临床无关，没多少意义，但这是医学始终要面对的基本问题。如何才算一个生命，如何才算一个人体?如何才算健康，医疗是要干什么的？如果说人就是一堆蛋白质结构，一个人生命的消亡前后还是这一堆东西，那他有生有死之别。另外现在对死亡概念的讨论：是脑死亡算死亡还是心脏停止跳动算死亡？到现在为止，这是牵涉到伦理学的、医学需要界定的东西。《黄帝内经》的时代，对生命发生的过程和怎么样才算个人的问题就明确提出来了。不要只看着有形体，有五脏六腑就是人，假如脑死亡，靠着呼吸机，输着液，只有心脏还跳动着，这算不算人？他可能心神还在，魂魄已飞。元神不可能恢复地飞走了，算不算一个生命？这就牵涉到伦理问题——是对待他的实体呢，还是对待他的尸体呢？这段简单的论述包括了对完整人的认识。这两段把生命的发生学讲完了。下面讲到的天年，就是符合题目的问题了。

黄帝曰：人之寿夭各不同，或夭寿，或卒死，或病久，愿闻其道。岐伯曰：五脏坚固，血脉和调，肌肉解利，皮肤致密，营卫之行，不失其常，呼吸微徐，气以度行，六腑化谷，津液布扬，各如其常，故能长久。

"黄帝曰：人之寿夭各不同，或夭寿，或卒死，或病久，愿闻其道。"人的生命有长有短，有的突然死了，有的能够长寿，有的生病了，带病延年。这是什么原因？什么道理？"岐伯曰：五脏坚固。"生命能维持下去的几个相关的因素，列在第一位的是五脏（五神脏），包括人的精神。前面反复提到"五脏坚固，邪气不侵"。不病才能长寿。"血脉和调。"五脏需要有管道供血过去，如一辆汽车，不应只是发动机好，还要气路好、油路好、电路好，这就像人的血脉。"肌肉解利。"肌肉没有疙疙瘩瘩的粘住的地方。有的人说这个"解利"就是"和利"。身上有劲，没有外伤，相当于车的传导部件和轮胎都很好。"皮肤致密。"外包装得严密，免得风寒进去。"营卫之行，不失其常。"血脉和调了以后，它运行的速度按常规运行，没有堵塞，血管系统要好。"呼吸微徐，气以度行。"肺气好，和外界通气状况比较好，相当于车的空气滤清器得干净，营卫气血徐徐缓缓地按照规矩来运行。一个人性子不急不慢，不做剧烈的活动，也没有不运动，他就平和。竞技体育这种剧烈的运动使营卫之行失其常，超过极限，有人会发生猝死的。根据西医学的研究，人的细胞分裂次数基本是固定的，剧烈地运动和生命力特别旺的时候，相当于一堆燃料大量燃烧。细胞分裂次数增加，分裂到一定次数生命就消亡了。竞技体育导致人早死的原因就是这样。中国的保健体育，中国的武术，讲究动静有常。少林拳有爆发力，但平时是坐禅。没有说只练阴不练阳的。过去练剑道的讲究静静地不动，这样能够一清二楚地观察到对方的动作，发现了一点，突然爆发，一招制敌，但平时呆若木鸡（像庄子说的斗鸡一样）。动静相宜，阴阳平衡。这讲的是五脏和气血。"六腑化谷，津液布扬，各如其常，故能长久。"有正常的饮食，各个内脏得到正常地濡养，这样就能长久（人就能长寿）。

五脏坚固，先天素质好，后天没有受过什么伤，平时不去过度地折腾，吃的饭能保证正常供应。这些很简单，人就能长久了。

黄帝曰：人之寿百岁而死，何以致之？岐伯曰：使道隧以长，基墙高以方，通调营卫，三部三里起，骨高肉满，百岁乃得终。

"黄帝曰：人之寿百岁而死，何以致之？"有的人能活一百岁，怎么办到的？自古以来到百岁的人不多，百岁称为人瑞。说吃饱饭很容易，父母生下来，先天都不错。古时候的生活条件是比现在好还是比现在坏？都是吃地上长的粮食，人只要有吃的，应该是不比现在差。"岐伯曰：使道隧以长，基墙高以方，通调营卫，三部三里起，骨高肉满，百岁乃得终。"隧，也是"道"的意思。人怎么才能活一百岁呢？前面讲到过，通过看面部的骨骼、肌肉的形态，就能看内脏的发育情况。前面提到的第一条，五脏坚固，是先天因素，而这里就是讲先天和后天结合的因素。使道是指鼻子。使道隧以长，指鼻梁高挺。以鼻为明堂，周围都是墙（即面部肌肉），"基墙高以方"：面部的肌肉饱满，端正。

相术讲"天庭饱满，地阁方圆"。天庭、地阁都是围着鼻子周围的，都是"墙"。通调营卫：周身气血很通畅。三部三里是指脸的上、中、下部，相术中叫"三停均等"。额头候少年运，中间候中年运，下巴候晚年运。就看病来说，上部候颜面，中部候胃肠，下部候下肢和泌尿生殖。腰腿有力候生殖能力正常。这一般是比较健康的。骨高：胳膊腿有力量，能干活。肉满：吃得好，肌肉发达。长寿老人常常长得很大方，大鼻子、大眼睛、大长脸。人老了，牙齿退掉以后，上下颌骨之间空隙大了，脸下面方着。即便是没有退牙，牙经过一辈子磨损，越磨越短，脸都方起来了。如果是骨高肉满，基墙高以方的话，是非常强健的。齿为骨之余，骨头很坚强，说明肾气足，先天的禀赋好，是长寿现象。从面相上能看得出来一个人综合的健康状况。看那歪着鼻子、斜着眼、吹风嘴、下巴尖尖、尖嘴猴腮的，是先天发育不足，后天也吃不上饭的表现，就不好。鼻梁塌陷，也不是寿相。

黄帝曰：其气之盛衰，以至其死，可得闻乎？岐伯曰：人生十岁，五脏始定，血气已通，其气在下，故好走；二十岁，血气始盛，肌肉方长，故好趋；三十岁，五脏大定，肌肉坚固，血脉盛满，故好步；四十岁，五脏六腑十二经脉，皆大盛以平定，腠理始疏，荣华颓落，发颊斑白，平盛不摇，故好坐；五十岁，肝气始衰，肝叶始薄，胆汁始减，目始不明；六十岁，心气始衰，苦忧悲，血气懈惰，故好卧；七十岁，脾气虚，皮肤枯；八十岁，肺气衰，魄离，故言善误；九十岁，肾气焦，四脏经脉空虚；百岁，五脏皆虚，神气皆去，形骸独居而终矣。

"黄帝曰：其气之盛衰，以至其死，可得闻乎？"人这一辈子中，什么时候气盛，什么时候气衰，一直到死，气是怎么衰下去的？问这个过程。"岐伯曰：人生十岁，五脏始定，血气已通，其气在下，故好走。"人生下来，长到十岁，五脏才基本定型。十岁以下五脏还在发育，其实十岁以上，有的孩子还在发育过程中，五脏还在长。刚生下来的小孩，内脏都很小，随着身体一起长。小孩总是跑跑跳跳的。"二十岁，血气始盛，肌肉方长，故好趋。"长到二十的时候，五脏定下了，血气还在长。二十岁一般是人长得最漂亮的时候，因为血气其华在外，面色也好看，皮肤也光滑，肌肉也发达，线条优美。所以俗话说二十岁要是不漂亮，一辈子别想漂亮了。就像花一样，在春天开得最鲜艳。这里的"走"，是指"跑"的意思。"趋"，是指"快走"的意思。"三十岁，五脏大定，肌肉坚固，血脉盛满，故好步。"人长到三十岁的时候，内脏器官发育就没有多少余地了，因为已经发育好了。肌肉结实。无论男女，三十是壮年。血脉盛满，走路好大踏步，不再蹦蹦跳跳了。"四十岁，五脏六腑十二经脉，皆大盛以平定，腠理始疏。"人长到四十岁的时候，各方面发育才全面。五脏六腑、十二经脉的气血都充满了。满了以后，皮就开始松开，间隙就大了。看一棵树长到盛夏时，树梢头就不长了，叶子开始往下耷拉，往下垂，盛极必衰。"荣华颓落。"到四十在脸上荣华就退了，红腮也下去了，干干瘪瘪的，男的女的都这样，女的更明显些。"发颇斑白。"头发的两侧开始见白的了。正常的情况下，一般人在四十岁就开始出现白头发了。"平盛不摇，故好坐。""平盛"，有的版本是"平减"。四十岁是盛极始衰的时候，做事情开始喜欢简单化，没事儿好坐着不动，有点懒了。这就看出身体的衰老了。"五十岁，肝气始衰，肝叶始薄，胆汁始减，目始不明。"百年为天年，五十岁到了中间。四十以前只是皮肤、腠理、荣华、毛发开始衰，内脏还没事。到了五十，内脏开始衰，眼睛昏暗，看东西不清了。

看人的眼睛发浑浊，不那么明了。自己看东西不明，别人看他的眼睛也是不太光亮了。"六十岁，心气始衰，若忧悲，血气懈惰，故好卧。"六十岁的人心气不足。现在国家公务员，男的，六十岁退休，身体不行，干不了了。工作上也老找事，善忧悲。没事时哭一哭，老是担忧，心气上也没进取心了。上次我看的六十四的老人，什么事情都管，什么事情都不平衡，什么事情都担心，所谓的男性更年期是八八六十四岁，他差不多了。这人对他家中老太太做饭快慢，或坐或站，都要管。这就是内脏衰退的表现之一。精神的改变是心气衰的表现。好卧还不错，没事儿躺着。可有的人不好卧，出来找事儿，也麻烦。这病人平时在家，说不定就愿意躺着。"七十岁，脾气虚，皮肤枯。"脾虚后，没说肉开始衰减，而是说皮肤枯，枯比干还要厉害。里面的肌肉力量也开始衰弱。皮肤一松，就皱皱巴巴的。"八十岁，肺气衰，魄离，故言善误。"言是靠神和魄来指挥着的，有时候人说着话，像掉魂失魂一样，说错话，想说东，说成西了。现在说脑子不好使了，脑子退化了，中医叫魄离。人说话出现口误，想说这个说不了，自己指挥不了自己的言语的时候，是衰老到八十以上的年纪了。"九十岁，肾气焦，四脏经脉空虚。"五十到九十，分别是肝心脾肺肾依次在衰。肾气开始焦，还没衰完。肾以外的四脏经脉虚了。"百岁，五脏皆虚，神气皆去，形骸独居而终矣。"各种功能衰退完了以后，人就消亡了。这说的是在没有意外伤亡事故，没有受疾病侵犯而好好保养的情况下，人自然衰老到一百岁的生命过程。看了这个有什么意义呢？要知道人的有些疾病，有些症状，是和生理的年龄阶段相应的。有的时候不要当成病来过度治疗，想逆天而行是办不到的。人一百岁了，五脏皆虚，给他用十全大补汤，行不行？也许会加重他的死亡。假如五十岁就出现皮肤干枯，语言善误，那就衰得太早了，还有可能补回来。所以治病时，对健康状态的判断要根据岁数。二十岁的小姑娘，脸上长斑，长粉刺，吃药十天、八天就好了。要是到五十的人，她孩子都二十岁了，非得要脸上红腮头光滑，那得要劝说，告诉她好处不能永远都让一个人占着，要求美容回到二十岁是办不到的。我们要知道正常的生理发育，顺天而治，充分认识疾病的过程。

黄帝曰：其不能终寿而死者，何如？岐伯曰：其五脏皆不坚，使道不长，空外以张，喘息暴疾；又卑基墙，薄脉少血，其肉不石，数中风寒，血气虚，脉不通，真邪相攻，乱而相引，故中寿而尽也。

"*黄帝曰：其不能终寿而死者，何如？*" 还有人到不了一百岁（大部分人到不了），怎么回事？"*岐伯曰：其五脏皆不坚。*"原因是先天的不足。"*使道不长。*"鼻子长得很短。"*空外以张。*"鼻孔翻着，所谓的"五露"之一就是鼻露孔的人。"*喘息暴疾。*"鼻露孔的人常常容易得突然地喘病，像哮喘一类的。"*又卑基墙。*"脸上没有多少肉，塌着、扁着。"*薄脉少血。*"面黄肌瘦，血管里的血不多（血色素少，贫血）。"*其肉不石。*""石"和"虚实"的"实"是一个意思。身上的肉松松塌塌的。"*数中风寒。*"数中风寒，三天两头感冒。像现在的一些孩子，不到一个月就感冒住院，输液两次。这星期好了，下星期接着输。"*血气虚，脉不通。*"那就更严重了。血脉不通了，手脚也冰凉，小血管也闭塞。"*真邪相攻，乱而相引，故中寿而尽也。*"一会儿这儿生病，一会儿那儿生病。不等到一百岁就因病寿尽了。

这篇说到了健康人、正常人的寿命如果设定为一百岁的话，有的人到中年就没有了，这是怎么发病？怎么消亡的？还提到了长寿的人从面上怎么看出来，先天发育好或不好的从脸上、五官上怎么能看得出来。这是这一篇的全部内容。

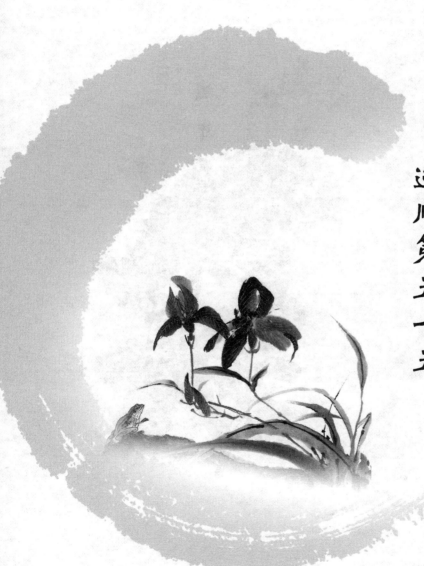

逆顺第五十五

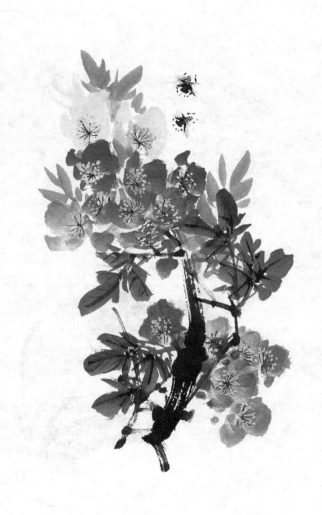

这一篇开篇讨论逆顺，其中提到上工治未病，不治已病，这是中医学界耳熟能详的一句话。现在有人提到要用治未病的思想来认识中医，在预防保健方面发挥作用。现在说的治未病，好像中医就不治病了，只做点儿辅助的保健工作。这不是《内经》治未病不治已病的意思。《内经》说治未病，治已病，还是说的治病。

黄帝问于伯高曰：余闻气有逆顺，脉有盛衰，刺有大约，可得闻乎？伯高曰：气之逆顺者，所以应天地阴阳四时五行也；脉之盛衰者，所以候血气之虚实有余不足；刺之大约者，必明知病之可刺，与其未可刺，与其已不可刺也。

"黄帝问于伯高曰：余闻气有逆顺，脉有盛衰。"气有逆顺，脉有盛衰，这两句可以作为互文理解，就是说脉和气有逆有顺、有盛有衰、有虚有实、有有余、有不足。"刺有大约，可得闻乎？"大约是指大要。"约"和"要"这两个音，在有些方言中是混着的。约束起来重要、提纲挈领的东西。最重要的法则叫做大约。这里问的是关键的内容。"伯高曰：气之逆顺者，所以应天地阴阳四时五行也。"气的逆顺怎么样应天地、阴阳、五行？是否是参合着五运六气？按日历来推算，如今年是厥阴风木在天，人就多风，抽风，是那样吗？那是后来的一些想象、推断。《内经》中始终是以天地来说人的。人应天地，天气降为雨，地气升为云，人的血气就是这样，能从心脏运行到四肢上去，再从四肢回流到心脏，这是应天地。人应阴阳则如白天属阳，夜晚属阴。人的卫气，昼行于外，夜入内脏。人闭上眼则阳入于阴。人应四时，如春夏属阳，秋冬属阴。一年四季中，春夏人迎脉大于寸口，秋冬寸口脉略大于人迎。前面提到过，春弦、夏洪、秋毛、冬石，四时脉和缓，叫顺；五行相克的脉，比如春见毛脉，秋见洪脉，分别是金克木、火克金，这就叫逆了。"脉之盛衰者，所以候血气之虚实有余不足。"就是指看脉的虚实，有余不足，和《金匮（要略）》提到的脉之有余不足是一个道理。"刺之大约者，必明知病之可刺，与其未可刺，与其已不可刺也。"脉的大约是一个根本的内容。刺之大约有三种情况：可刺（适合针刺治疗）；未可刺（治疗后于病无益，治法不是该病的适应证）；已不可刺（病好了，不用刺了避免过度治疗）。避免无益的治疗，把握针刺的时机和针刺的适应证。

黄帝曰：候之奈何？伯高曰：《兵法》曰无迎逢逢之气，无击堂堂之阵。《刺法》曰：无刺熇熇之热，无刺漉漉之汗，无刺浑浑之脉，无刺病与脉相逆者。

"黄帝曰：候之奈何？"候就是诊察。"候之奈何"是如何诊察的意思。候，本来是等待的意思，比如说气候，气之有候，有节气。到夏天了，如何知道是夏天的夏气呢，它有什么候呢？万物繁茂就是物候。物有物候，气有气候，病有病候，刺有刺候。"伯高曰：兵法曰无迎逢逢之气，无击堂堂之阵。刺法曰：无刺熇熇之热，无刺漉漉之汗，无刺浑浑之脉，无刺病与脉相逆者。"伯高的回答不是直接地回答，不是那么逻辑化。先来举例子说其他的。这是一种论述方式，比如《诗经》都有兴、有比、有赋。问刺候，不先说刺候，而先说兵法，然后再列举刺法。漉漉，水盛状。漉漉之汗：汗多的样子。浑浑之脉，有的人解释为浑浊不清，这是望文生义。看前两句的句式：熇熇之热（热的样子），漉漉之汗（汗大的样子），那么"浑浑之脉"应该是浑然一体，上下都很盛的脉。结合后边的论述，也能看出有这个。浑然为一的意思。上下都盛的脉，这是不可刺的。

黄帝曰：候其可刺奈何？伯高曰：上工，刺其未生者也；其次，刺其未盛者也；其次，刺其已衰者也。下工，刺其方袭者也；与其形之盛者也；与其病之与脉相逆者也。故曰：方其盛也，勿敢毁伤，刺其已衰，事必大昌。故曰：上工治未病，不治已病，此之谓也。

"黄帝曰：候其可刺奈何？"可以用针刺治疗的情况是什么情况？"伯高曰：上工，刺其未生者也。"病还没有开始发生，但也是有血气的不调了。否则怎么刺呢？"其次，刺其未盛者也。"病刚开始，还没有很严重的时候。"其次，刺其已衰者也。"病快要好了，邪要下去了。这是疾病的三个可刺的阶段。"下工，刺其方袭者也。"未生和未盛是同一个时期。方生，又是一个时期。"与其形之盛者也；与其病之与脉相逆者也。"这三个阶段按说是不适合刺的。刺疗有个最佳的时间和最佳的选择点。病与脉相逆，比如说热病看着脉细，或者寒病看着脉大，刺的时候就要小心。"故曰：方其盛也，勿敢毁伤。"疾病在盛的时候（正邪都很盛），看着病是很重，重泻会伤人的正气，所以就不能毁伤。"刺其已衰，事必大昌。"病势在走向衰的时候，少量用药，用轻微的针刺方法，很容易就好了。这是顺势治疗。"故曰：上工治未病，不治已病，此之谓也。"好的医生不治病吗？不，这是指能够未兆先萌，能够提前发现疾病的可能状态，提前治疗。不治已病，不是说病厉害了就不治疗了，而是说不要等到病情严重了再手忙脚乱地顺着病情去治疗。

这一篇明确说了治病时机的重要性。比如说在临床上，发烧的病人，要感冒了，浑身感到怕冷，但还没有发热的时候，这叫病未盛。就可以预防加重，注意饮食、注意休息、多喝水、适当运动。这叫治未病。病之方生（刚开始怕冷寒战）的时候，不要给他用温热法治疗。发寒战是病刚刚要发展的时候，说明刚刚受风寒。发完寒战后开始发烧，体温还不高，这叫未盛，那就可以用针刺一下，缓解了就行了。如果继续烧，烧到39℃、40℃（高烧）的，这是最严重的时候，不要急着给他放血治疗，这就是方盛。大热、脸红、大汗。方盛的时候，不要治疗，先观察。可以用物理降温法，看着出汗了就不要紧了，等出汗后体温往下降了，继续用温热的药，汗出透了就好了。邪气到了顶点的时候，就开始往下衰了。所以不要跟着病跑，一看发冷，方袭之时，就大量地给他用温热药，一看见高热，马上就给他用泻药。本身发烧伤了正气，再用泻药一泻，阴阳双伤，《伤寒论》太阳病说的误吐、误汗、误下的变证都出来了。这里说的是刺之大约，实际上对临床用针、用药都有指导意义。

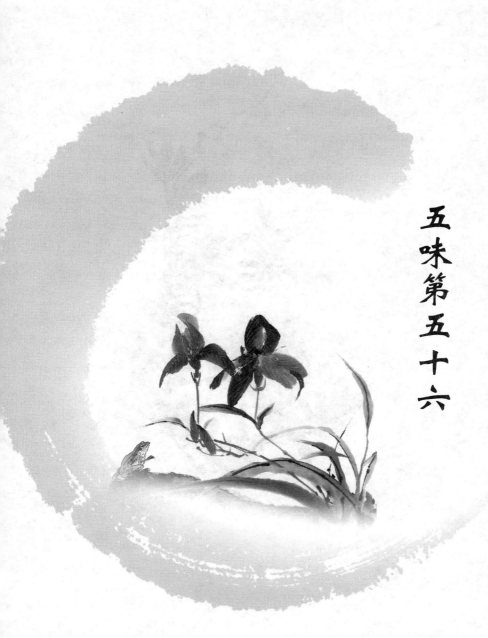

五味第五十六

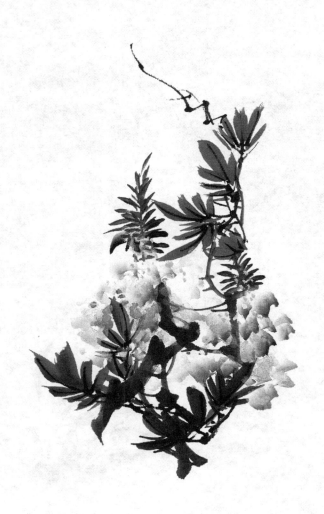

这一篇论述了五味与五脏的对应关系，还包括与五谷、五菜、五果、五畜之类的对应。乍一看这一篇似乎就是简单的五行归类和治疗应用，似乎列一个表就可以概括了。但在列举了这些归类以后，这篇又讲到了五脏，针对五脏的不同病变讲了适应变化的不同用法。这是这一篇的关键。

　　黄帝曰：愿闻谷气有五味，其入五脏，分别奈何？伯高曰：胃者，五脏六腑之海也，水谷皆入于胃，五脏六腑，皆禀气于胃。五味各走其所喜，谷味酸，先走肝，谷味苦，先走心，谷味甘，先走脾，谷味辛，先走肺，谷味咸，先走肾。谷气津液已行，营卫大通，乃化糟粕，以次传下。

　　"黄帝曰：愿闻谷气有五味，其入五脏，分别奈何？"不同味道的食物吃到里面以后归属到不同的脏，怎么分别？"伯高曰：胃者，五脏六腑之海也，水谷皆入于胃，五脏六腑，皆禀气于胃。"胃为四海之一的水谷之海。吃的一切水谷，全到胃里去。胃是五谷之海，也叫五脏六腑之海。不是五脏六腑入胃，而是五脏六腑禀气于胃，通过胃吸纳进一切东西以后，再分布到五脏六腑去。"五味各走其所喜，谷味酸，先走肝，谷味苦，先走心，谷味甘，先走脾，谷味辛，先走肺，谷味咸，先走肾。"这就是五行归类，酸苦甘辛咸分别对应肝心脾肺肾。"谷气津液已行，营卫大通，乃化糟粕，以次传下。"胃把谷气和津液、水分都吸收进脉管里了，营气、卫气通了。营卫之气运行，人的胃肠也在运动。胃肠本身也需要营卫津液的营养，然后再将它继续消化、吸收，化为糟粕，传下去了。这说的是消化吸收过程。下面详细讲营卫怎么运行。

　　黄帝曰：营卫之行奈何？伯高曰：谷始入于胃，其精微者，先出于胃之两焦，以溉五脏，别出两行，营卫之道。其大

气之抟而不行者，积于胸中，命曰气海，出于肺，循咽喉，故呼则出，吸则入。天地之精气，其大数常出三入一，故谷不入，半日则气衰，一日则气少矣。

"黄帝曰：营卫之行奈何？"营气、卫气是怎么运行的？"伯高曰：谷始入于胃，其精微者，先出于胃之两焦，以溉五脏，别出两行，营卫之道。"胃之两焦，应该是中、上二焦，下焦是行水气的。"其大气之抟而不行者，积于胸中，命曰气海，"营卫之气一部分是积在胸中的，叫"抟而不行"。"出于肺，循咽喉，故呼则出，吸则入。"这里比附肺的功能，随着呼吸出入。"天地之精气，其大数常出三入一，故谷不入，半日则气衰，一日则气少矣。"什么叫出三入一？有多种解释方法，有的人说是天地精气出来三分，入了一分，这样的解释不够落实，不明所以。我的考虑是人往外出气的方式有三个，一个是排便，一个是排尿，一个是呼气。而入的途径只有一个——口，就是从嘴里入。进水进谷，从一个管道下去。人消耗的量和出入的量有个平衡，胃里本来存着一定的容量，等这些东西消化净了，人就死了。

黄帝曰：谷之五味，可得闻乎？伯高曰：请尽言之。五谷：糠米甘，麻酸，大豆咸，麦苦，黄黍辛。五果：枣甘，李酸，栗咸，杏苦，桃辛。五畜：牛甘，犬酸，猪咸，羊苦，鸡辛。五菜：葵甘，韭酸，藿咸，薤苦，葱辛。

"黄帝曰：谷之五味，可得闻乎？"后来的中医基础理论之五行的归类，没有这么详细。这个内容在《素问》中谈得比较多，个别地方还有不同的归类方法。但基本的性味上是没什么区别的。举例用典型的五谷，实际上谷的类很多，这里言五谷。"伯高曰：请尽言之。五谷：糠米甘，麻酸，"糠，现在多称为粳米。《说文解字》上对这个字列有两个读音：kàng（"抗"音）或gēng（"更"音）。现在没有这种叫法。麻，麻子仁，现在也不作为谷来吃了，过去当做食品吃，陕西有的地方叫"吃麻子"，当零食，像吃瓜子那么吃。广西有个长寿之乡，百岁老人比例高，那地方都用麻子仁熬粥当饭来吃。现在说麻子仁含有亚麻酸、不饱和脂肪酸，说吃了后有抗动脉硬化，防衰老，防冠心病，防脑血栓作用，所以人就长寿了。麻的产量现在很低，为什么还当成饭来吃呢？当粮食吃肯定是不行的。它是一个副产品。麻本身是一个重要的纺织原料，种麻取麻，搓了做线、编制麻袋用。过去葛和麻都是重要的纤维，现在有麻布衣服，但是是精纺的了。有了化工，这些植物都不作为主要纺织物了。现在都种植高产量的农作物，在偏远地区可能还有麻的种植。"大豆咸，麦苦，黄黍辛。"黄黍是稻谷的一种，就是扫土炕的笤帚那种植物，米粒比较大一些，又黄又黏，市面上有卖的。山东本地的黄酒就是用那种原料做的。蒸年糕都可以用它。这五种谷物，在现在都可以找到。"五果：枣甘，李酸，栗咸，杏苦，桃辛。"这些与现在的叫法没什么区别。"五畜：牛甘，犬酸，猪咸，羊苦，鸡辛。"这些也没什么可疑问的。"五菜：葵甘，韭酸，藿咸，薤苦，葱辛。"五菜考证起来就困难些了。葵，乐府诗歌中有"青青园中葵"，在宋朝有记载说用葵做汤，鲜美可爱，颜色很好看。我看过一篇考证，说葵在饥荒的时候可以当饭来用。葵无论在什么时候种上，都是防止灾年用的。据说到明朝，这个菜就不作为主要的食物了。最终这个结论说葵就是现在说的苋菜，可以做菜，也可以当饭，纤维很多，可以充饥。苋菜中有一种红苋菜，用它来做汤，汤呈现的是像高锰酸钾消毒水一样的颜色，苋菜呈粉红色，像莲花瓣，特别好看。所以宋朝提到它说鲜美可爱。苋菜很滑，口感也好，炒了吃也行。本地有人苋菜、猪苋菜。《本草纲目》上记载着五种苋菜，如牛苋菜等，本地叫牛苋苋，过去称老百姓为"藜苋之口"，老百姓只能吃菜，粮食都供给王公大臣吃了。这个菜从春天发苗开始可以吃到秋天，打了头以后把嫩的采下来，分叉后可以再采。它结的种子很小，荒地、野地都可以长。韭菜在有些国家是不吃的，韭菜有一定的地域性。藿，《广雅·释草》"豆角谓之荚,其叶谓之藿"。现今吃的豌豆苗就是。薤指的是蒜还是薤白？薤白就是小的蒜头。历史上物种的命名有时间、地域性的演变。现在这个也不作为通常菜用，人们也不提了。葱在山东有种植地，很普通了，辛味也容易理解。现在说的薤白，叶像小葱，地下的鳞茎部分像蒜。当时常用的菜，现在可能成为不太用的品种了。现在好多菜的品种是外来品种，原来在中原地区是没有的。像水果中的西瓜，汉朝才有；地瓜，明朝才有；油菜，菜花，我小的时候在本地都没有。食物的品类在流通方便的时代也是在变的。当然我们可以参考这个意思，根据这个味道，也可以推测出来品种。这是典型的用当时最常用的五种菜举例。这就是五行归类。

五色：黄色宜甘，青色宜酸，黑色宜咸，赤色宜苦，白色宜辛。凡此五者，各有所宜。五宜所言五色者，脾病者，宜食粳米饭、牛肉、枣、葵；心病者，宜食麦、羊肉、杏、薤；肾病者，宜食大豆黄卷、猪肉、栗、藿；肝病者，宜食麻、犬肉、李、韭；肺病者，宜食黄黍、鸡肉、桃、葱。

这"五色"是指人的面色。通过看人的面色判断脏器的情况。"黄色宜甘。"面黄的人，适合吃甜的。典型的治疗虚劳面黄的汤剂是小建中汤，本身加了饴糖。"青色宜酸。"芍药甘草汤就是酸的。"黑色宜咸，赤色宜苦，白色宜辛。凡此五者，各有所宜。"什么样的面色应该用什么样的味道。后面有一个解释。"五宜所言五色者，脾病者，宜食糠米饭、牛肉、枣、葵；心病者，宜食麦、羊肉、杏、薤；肾病者，宜食大豆黄卷、猪肉、栗、藿；肝病者，宜食麻、犬肉、李、韭；肺病者，宜食黄黍、鸡肉、桃、葱。"黄色者，就是有脾病的人，就得吃甘味的饭、肉、果、菜。下面的心、肾、肝、肺病，格式一样。这说的是五色所宜，是一个方面，第二个方面说的是五禁。

五禁：肝病禁辛，心病禁咸，脾病禁酸，肾病禁甘，肺病禁苦。

五禁，即五行中克我的一行，在算卦上叫"仇家""官鬼"，是制约自己的。这里的五行比较明确，味克病的是禁忌的。

肝色青，宜食甘，糠米饭、牛肉、枣、葵皆甘。心色赤，宜食酸，犬肉、麻、李、韭皆酸。脾色黄，宜食咸，大豆、猪肉、栗、藿皆咸。肺色白，宜食苦，麦、羊肉、杏、薤皆苦。肾色黑，宜食辛，黄黍、鸡肉、桃、葱皆辛。

最后讲宜食。肝色青为什么宜食甘？《素问》上说"肝苦急，食甘以缓之"。在《金匮（要略）》中称："见肝之病，知肝传脾，当先实脾。"就是治用我克的。我克的是宜食的。克我的，是禁食的。结合前一篇说的"上工治未病"，肝病者宜食甘，就是先治脾。心病者宜食酸，从性质来说，心苦缓，食酸以敛之。从五行来说，是补其母。从《辅行诀》看，有说酸属金，那么火克金，食酸补其不足，这个可参考。脾黄食咸和肝青食甘理同，补其所克者。肺白食苦，苦能坚，从五味五行补泻看，则同上面所说肺病忌苦相反。肾黑食辛和心赤食酸，

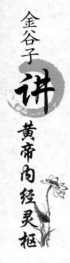

可以共同看成是补其母。

　　这一段对五脏宜食分别讲了三个方面：一是补其所胜，防止克伐过度；二是虚则补其母；三是制其胜。看似不系统，但是从三方面讲了临床的治疗或调养的方法，要注意从这三个角度量其虚实盛衰，采用相应的性味补泻，这具有实际的临床意义。

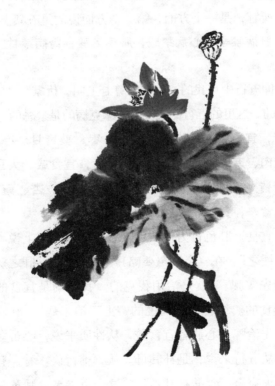

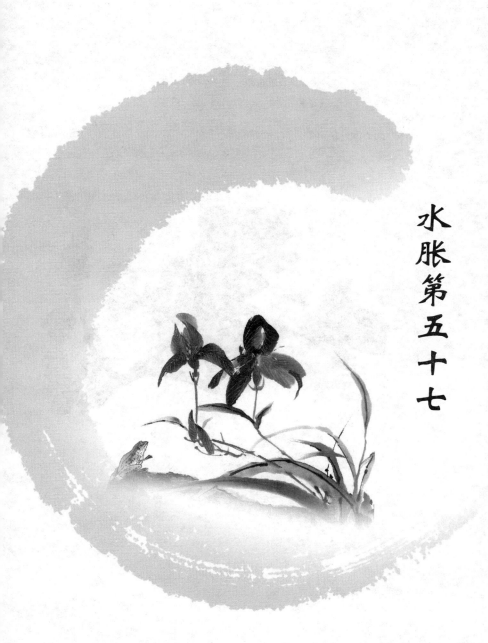

水胀第五十七

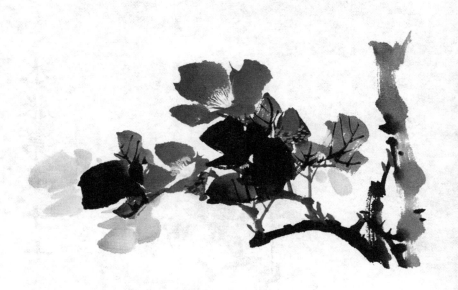

这一篇具体论述了水、胀等几个腹部疾病的鉴别和治疗方法。这几个病是重病。

黄帝问于岐伯曰：水与肤胀、鼓胀、肠覃、石瘕、石水，何以别之？岐伯曰：水始起也，目窠上微肿，如新卧起之状，其颈脉动，时咳，阴股间寒，足胫肿，腹乃大，其水已成矣。以手按其腹，随手而起，如裹水之状，此其候也。

"黄帝问于岐伯曰：水与肤胀、鼓胀、肠覃、石瘕、石水，何以别之？"水病和这五个病的鉴别。"岐伯曰：水始起也，目窠上微肿，如新卧起之状。"水病刚开始起的时候，上眼睑略微肿一点。就像人刚睡醒了，眼皮肿的那样子。"其颈脉动，时咳。"人迎脉搏动得厉害，间歇性的咳嗽。"阴股间寒，足胫肿，腹乃大，其水已成矣。"大腿和阴部怕冷，从下肢开始肿，最后肚子再大起来，水病就成了。先是眼睑上肿，然后可能有咳嗽，然后阴股间寒，足胫肿，腹乃大。这是水病发生的次序。"以手按其腹，随手而起，如裹水之状，此其候也。"肚子大的时候，以手一按，再抬起来，它就起来了，这说明水是在里面的，这个病叫水病。这个病像西医学中的急性肾炎，但不能完全对应。先是目窠上肿，然后是下肢开始肿（低蛋白的水肿，尿中丢失蛋白以后最终引起腹水来）。时咳（轻微的咳嗽），外感以后能加重，喉部有反应。类似的病可以比照这个病治疗。

黄帝曰：肤胀何以候之？岐伯曰：肤胀者，寒气客于皮肤之间，冬冬然不坚，腹大，身尽肿，皮厚，按其腹，窅而不起，腹色不变，此其候也。

窅，按《说文》，通"深"的意思。这个肤胀是指西医学说的皮肤之间的、全身性、弥漫性、指凹性水肿，往肚皮上一按能出一个坑。这个肿是在皮下的，很像是营养不良性的水肿。我们见到这种情况，知道是肤胀就行了。西医学的相关论述可以参考。这是在皮下的肿。

鼓胀何如？岐伯曰：腹胀身皆大，大与肤胀等也，色苍黄，腹筋起，此其候也。

"鼓胀何如？岐伯曰：腹胀身皆大，大与肤胀等也。"鼓胀的肿和肤胀一样，是全身的肿。肿得也很大。"色苍黄，腹筋起，此其候也。"注意鼓胀有"色苍黄"，苍是青黄色，常常是像肝的青色和黄疸色，有腹壁的静脉曲张。典型的肝硬化腹水就很像鼓胀。有肝硬化以后，下腔静脉回流障碍，腹壁静脉通过腹腔回流时也受到障碍，能引起腹壁静脉曲张。色苍黄，即伴随着黄疸。黄疸是阴黄，是在脏的。肝癌、肝硬化都能出现这个情况。这里对病的区别很详细。

肠覃何如？岐伯曰：寒气客于肠外，与卫气相搏，气不得荣，因有所系，癖而内着，恶气乃起，瘜肉乃生。其始生也，大如鸡卵，稍以益大，至其成，如怀子之状，久者离岁，按之则坚，推之则移，月事以时下，此其候也。

"肠覃何如？""覃"加个草字头，和"细菌"的"菌"是一个字，灵芝、蘑菇那类都叫菌，北方叫蘑菇，湖南叫菌子。在肚子里长的，像蘑菇一样的，鼓出来一块疙瘩的东西是怎么得的？"岐伯曰：寒气客于肠外，与卫气相搏，气不得荣，因有所系，癖而内着，恶气乃起，瘜肉乃生。"寒气和卫气在肠外结在一起了，然后附着在里面，营气过不去，卫气和寒在一起，再加上恶气，长了一块肉（"息肉乃生"）。这是息肉产生的病机病理。下面看它的形态。"其始生也，大如鸡卵。"长得像鸡蛋那么大时候才能发现，再小的时候不好发现。"稍以益大。"逐渐长大。"至其成，如怀子之状，久者离岁。""离岁"，有版本中是"离脏"，"脏"和"岁"形态相似。有的解释是"立岁"，是因为音同而误的，有的解释是"立岁月"。好像"离脏"的解释不太符合事实。说"立岁"和"立岁月"是可能的。就是说这个病，病程可以很久，假如是鼓胀，不治疗的话，有时候到不了一年，很快就病危了。而这个肠覃可以立岁，成年成月地长。"按之则坚，推之则移。"质地比较坚硬，有一定的活动度。这个观察和西医学一样，看质地，看活动度情况，非常仔细地检查。所以现在的查体方法，中医完全可以系统地利用起来，因为从《灵枢》开始就是这么检查的，不怕仔细，不限中、西医学。这是讲对质地和移动度的检查。现在对腹部包块的描述，也是从这些方面入手的（一个是大小，一个是质地，一个是活动度）。"月事以时下，此其候也。"鉴别诊断。对妇女要看看是否生在生殖系统。这个病不影响到月经，不长在子宫。

这是对肠覃的生成、病理、形状、大小、病程、质地、活动度的鉴别。简单的一段话，包括了对腹部包块的诊断要观察的方面。每一句话说的是一个方面。那么在做腹部检查的时候，对一个肿物就需要从这些方面进行描述。一定要知道，经典虽然说了简单的几句话，但包括了检查和观察的方向。如果我们在临床上对症状描述不准确，不详细，说明没有根基，既没有中医传统的根基，也没有西医学的根基。这个内容在传统和现代是完全一致的。这个病像腹腔的恶性肿瘤，按之则坚。良性的是不坚的。一般的恶性肿瘤，推之不移。这个推之则移，说明是附在肠上的，不是附在腹壁上的。如果转移到腹腔后壁，就推之不移了。

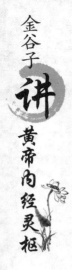

恶性肿瘤的产生有个过程，有的时候很慢，是个慢性的病。所以我们对病程得有充分的估计。我见过一些肠覃（腹腔肿瘤）的病人，有的被打开腹腔，马上就又被合上了，因为这个肿瘤转移后整个肠系膜、大网膜、肠子外面都满了，有的从肝散播转移，有的从胃里面转移过去，实物就和地上长的菌子一样。

这几个病非常明确。现在有的人说，中医不重视辨病治疗，重在辨证治疗，这是错误的。对一个病的系统的发展过程，从《黄帝内经》到张仲景，再到华佗的《中藏经》，中医历来的传统是重视对病的诊断。仅仅是在现代，有些人形成了一种误解，以为中医只是辨证，进而上升到哲学的辩证法去了。

崇尚辩证法，结果形成误解，以为辩证法就是对的，形而上学就是错的、腐朽的、没落的。在公元前六世纪到公元前四世纪时，古希腊有个毕达格拉斯，重视数的原理，讲数理派哲学，把万物都归为数，数是有意义的。知识可以是通过数来把握的。这像中国的《易经》数理派一样。有人说这就埋下了辩证法和形而上学之争的种子。辩证法认为，万物都是可以变化的、发展的，知识是无限的。中国的庄子对此也有这个说法（吾生也有涯，而知也无涯，以有涯求无涯，殆矣哉）。知识无限，生命有限，人就活这百八十岁，去搞那些复杂的东西，完了。这是庄子的观点。

那么在这个辩证法的指导下，现在搞的辨证论治叫异病同治，同病异治，疾病是发展变化的，死方不能治活病。结果就走向了没有规矩，随意加减变化，开方的时候想怎么开怎么开，在灵活的外表下，丧失了知识的传承体系，搞的对一切都没把握，甚至对病都不重视了。

从这里讲到的这几个病来看，中医学对病的诊断和西医学一样。现在中医学对病的诊断上不如西医学精确，对证的诊断上、治疗上又没有可把握的方，所以不可避免地自然走向了衰退。从哲学的指导思想到对经典的研究认识程度，背离经典，就走向了错误的方向，以至不重视病，不重视规矩了。

数理派认为，知识是可以把握的，是有体系的，是可信的东西。这就像验方、秘方、经方派，有传承有效的方子。像现在用的云南白药、季德胜蛇药、安宫牛黄丸都是固定的好方子。所以经方、验方、秘方等一切有效的可传承的知识，是完全可以固定下来的。对一个病的认识，中医学和西医学一样，完全是可以就病来论治的。

所以在张仲景《伤寒论》《金匮要略》上是辨病、脉、证并治。第一个强调的是病。有没有对病的方？有没有专病专方？治病的医生都注重专病专方。就像我对今天刚看的病人（肺癌引起锁骨上窝淋巴结转移），用小金丸后，一周能消肿。这就是对病论治。

石瘕何如？岐伯曰：石瘕生于胞中，寒气客于子门，子门闭塞，气不得通，恶血当泻不泻，衃以留止，日以益大，状如怀子，月事不以时下，皆生于女子，可导而下。

"石瘕何如？岐伯曰：石瘕生于胞中，寒气客于子门，子门闭塞，气不得通，恶血当泻不泻，衃以留止。"肠覃是在肠外的，石瘕是在子宫内的，都是寒气导致的。一个是寒气和卫气结，另一个是寒气和血结。"日以益大，状如怀子。"像怀孕一样，腹部逐渐长大。"月事不以时下，皆生于女子，可导而下。"伴随着月经不调，更像是怀子表现。这是女子特有的一个病。治疗上可用导下的方法，像抵当汤等（用了大黄）就是导而下的方法。可导而下，也可以用外用药。现在对于子

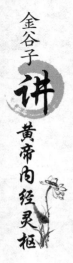

宫的肿瘤，比如宫颈的肿瘤，是有外用药的，如三品一条枪等。大便不通，有导下药，如蜜煎导方。

这是对这五个病的论述。如果见得多了，一摸就会大概鉴别了，一问、一看就知道了。看着眼睑透明的、水汪汪的肿，常是伴随着黄疸、青筋的；摸着有包块的，多是在肠子里面；肿发于妇女，多是伴随着小腹大、月经不调的。典型的诊断指征可以非常明确地做出水与肤胀、鼓胀之类的鉴别。下面讨论治疗。

黄帝曰：肤胀鼓胀，可刺邪？岐伯曰：先泻其胀之血络，后调其经，刺去其血络也。

"黄帝曰：肤胀鼓胀，可刺邪？"能够用针灸治疗吗？"岐伯曰：先泻其胀之血络，后调其经，刺去其血络也。"用刺络的方法能够治疗。去其血络，刺看得见的，刺了以后，不见了就行了。这个方法我在临床很少用，一般偏于治疗内科疾病。但是见到这个病后，要知道用针灸的方法是有效果的。

这一篇提供了对肤胀和鼓胀的治疗方法，而对后面的肠覃、石瘕没提，能不能用刺灸治疗呢？按照前面篇章讲到的原则，在一定程度上也是可以这样治疗的。

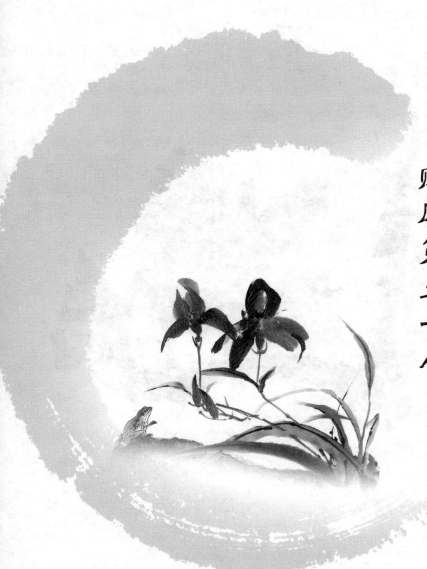

贼风第五十八

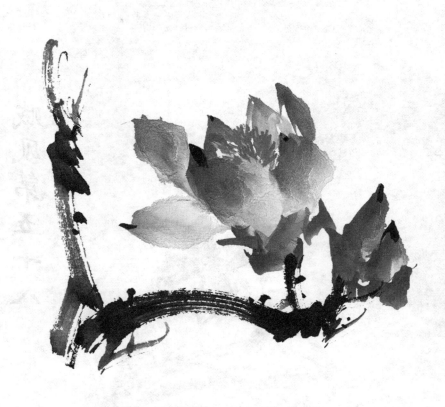

这一篇内容比较简单，一个是讲了邪气伤人的问题，再一个就是谈到了祝由的问题。

黄帝曰：夫子言贼风邪气伤人也，令人病焉，今有其不离屏蔽，不出室穴之中，卒然病者，非不离贼风邪气，其故何也？岐伯曰：此皆尝有所伤于湿气，藏于血脉之中，分肉之间，久留而不去。若有所堕坠，恶血在内而不去，卒然喜怒不节，饮食不适，寒温不时，腠理闭而不通。其开而遇风寒，则血气凝结，与故邪相袭，则为寒痹。其有热则汗出，汗出则受风，虽不遇贼风邪气，必有因加而发焉。

"黄帝曰：夫子言贼风邪气伤人也，令人病焉。"黄帝首先提出人的病是怎么发生的？贼风邪气伤人是其病因。"今有其不离屏蔽，不出室穴之中，卒然病者，非不离贼风邪气，其故何也？"有的人躲在屋里，防护得很好，还能发病，他并没有冒犯贼风。这是什么原因？"岐伯曰：此皆尝有所伤于湿气，藏于血脉之中，分肉之间，久留而不去。"曾经有邪气侵袭过人，湿留在血脉之中、分肉之间，久留不去。这是一种情况。据后来温病学的"伏邪说"，这个是内有伏邪，即邪伏在血脉之中和分肉之间。"若有所堕坠，恶血在内而不去。"或者是有所堕坠，恶血在内而不去。这是另外一种情况：外伤。"卒然喜怒不节，饮食不适，寒温不时。"突然暴喜暴怒，或者暴饮暴食，或者饥饿，或者遇不正常的天气（气温升降过快）。像现在不到该冷的天时，突然降温，变为十几摄氏度，这就是寒温不适。"腠理闭而不通。"喜怒不节伤气以后，虚的地方能闭住。饮食不适以后，肠胃充盈，别的地方也能闭塞不通。寒温不适也能导致腠理闭。这是第三种情况。"其开而遇风寒，则血气凝结，与故邪相袭，则为寒痹。"如果是腠理开泄以后，遇到风寒，血气就凝结不通了。要是里面有故邪，内外邪交感就成了寒痹。从这句我们能看到寒痹的形成是有内因、外因两方面病因的。所以治疗寒痹的时候除了注重驱风寒，还要注重去湿、活血、通脉。腠理是怎么开的呢？后面说了。"其有热则汗出，汗出则受风，虽不遇贼风邪气，必有因加而发焉。"天气热的时候出汗，汗出，腠理开了就容易受风（虽然不是遇到贼风邪气，正常的风气也是易受的）。因为这个外来的风一触动，邪就发起来了，不是贼风也能伤人，因为人本身有原因的。"若有所堕坠，恶血在内而不去"，对这句话我们不要简单地以为古人的智商低，认为里面有一块黑血。这个情况在现实中是常见的。如从事重体力劳动的人，劳累以后的症状和瘀血一样，到老了以后，容易怕冷。

我见过一个典型的病例，一个老太太骑自行车，在街上被汽车撞了一下，人滚出去二十几米。当时吓得面如土色。司机带着赶紧到医院去检查，当时什么事都没有。后来越来越乏力。最后浑身疼痛，脸黄，有点儿贫血。我给她用活血的药治疗，之后康复了。贫血了为什么还用活血的药？查体并没有看得见的瘀血是什么原因呢？一个六十多岁的人，平时没有重的体力活动或者体育锻炼，筋骨间的活动范围是有限的。突然的交通事故，使她在地上翻个滚，滚出去二十多米，她各个关节肌腱和韧带都会受到剧烈的牵拉，超过了正常的生理范围，受到牵拉的地方的组织之间肯定有小血管的渗出（弥漫性小血管出血）。这种情况渗透到组织之间，出于脉外，导致里面贫血。中医学所说的瘀血发黄就是这种情况。这样的怕冷，容易得痹证（浑身痛）。用活血的药和补血的药能调过来，病就好了。下面又是一种情况。

黄帝曰：今夫子之所言者，皆病人之所自知也。其毋所遇邪气，又毋怵惕之所志，卒然而病者，其故何也？唯有因鬼神之事乎？岐伯曰：此亦有故邪留而未发，因而志有所恶，及有所慕，血气内乱，两气相搏。其所从来者微，视之不见，听而不闻，故似鬼神。

"黄帝曰：今夫子之所言者，皆病人之所自知也。其毋所遇邪气，又毋怵惕之所志，卒然而病者，其故何也？"上面说的情况，都是病人自己知道的，受过外伤、饮食寒温、伤于湿（在潮湿的地方睡觉）等。而有的情况是病人不知道的，没有这些情况，也没有受过惊吓，而突然发病，这是什么原因？这是说无明显诱因生病的情况。像今天上午复诊的那个病人，她一开始也没说原因，诊知她经期受寒，后来她想起来了，经期的时候在水渠边洗衣服，水渠突然放水，被冲出去二十多米。惊吓、寒凉，再加上经期体虚。这就算是有原因的。这里问的是没原因的。"唯有因鬼神之事乎？"是否有鬼神之事？这个问题从黄帝时代就问，现在在中国、外国民俗中还都有这个问题。"岐伯曰：此亦有故邪留而未发。"这也是因为有陈旧的邪气留在体内，病没有发出来。"因而志有所恶，及有所慕。"有人解释为怒和喜。从字面上来看解释为大怒、大喜似乎是不合适的。这个"恶"和"慕"似乎比"怒"和"喜"程度轻一些，是一种阴性的或者阳性的不良情绪长期刺激的结果，经常心里想着一个讨厌的人，或者一件讨厌的事情，或者经常想着喜欢什么东西又得不到而有所慕。这就是不良的情绪。比如说一个自己不喜欢的人，经常追着她，要跟她谈对象，或者喜欢哪一个，经常追也追不上，单相思，这就是所恶和所慕，和大喜、大怒还是不一样的。志有偏就导致血气内乱。"喜欢"或

"不喜欢"这种刺激，不能够使五脏平和，于是就有所偏。"血气内乱，两气相搏。其所从来者微。"两气，就是内在的固邪和志气的偏移。"其所从来者微"，比大喜、大怒肯定要微，一怒的话肯定暴跳如雷，破口大骂，怒发冲冠，目眦尽裂，脸色改变能看出来。而有所恶、所慕呢，也许表现不出来，所以这个比于怒喜来说是微的。"视之不见，听而不闻，故似鬼神。"表面上看不太出来，也不见他怎么明确表露，看起来好像外来的鬼神一样。鬼神是指自己心里捣鬼。"似鬼神"，说明非鬼神。长期想升官、想发财而不能如愿，情绪不良照常能够生病。长期讨厌天气冷、天气热，也能生病。这里明确说了一些轻微的不良情绪长期地积聚，和身体里以前的邪气结合在一起，从而发病。像现在所谓的亚健康、慢性疲劳综合征这类的病。它既没有明确的病原微生物，不能找出个细菌或者病毒，也没有突发的剧烈精神刺激，说浑身没劲就没劲了，说打不起精神就打不起精神，好像是有鬼神而没有。如对工作的厌倦，对公司的待遇不平衡，看到自己工资才拿到三千、五千，看到主管拿到一万、八千，心里不服，老感觉怀才不遇，不被重视，感觉在办公室里抑郁，就出现这样的病证了。

黄帝曰：其祝而已者，其故何也？岐伯曰：先巫者，因知百病之胜，先知其病之所从生者，可祝而已也。

"黄帝曰：其祝而已者，其故何也？"说没有鬼神，可为什么有时候祝由就好了呢？山东这里的习惯找个村里的巫婆（神婆子）说一说，举行个什么仪式，病就好了。也有小孩肚子疼，找个人看看，问问什么原因，一说明白了他就好了。"岐伯曰：先巫者，因知百病之胜。"先巫，在黄帝那时候称"先"，就是更早以前的了。以前的巫能够知道病的原因，知道这个病怎么样才能治好。知道病人怕什么、喜欢什么。"先知其病之所从生者，可祝而已也。"先知道这个病是怎么产生的，所以给病人说透了病就好了。这里承认巫的精神治疗是有作用的，但是否定这个病是由外在的鬼神而得的。这个观点非常真实，现在的情况也这样。这是那时候的先巫，今巫呢？有没有"可祝而已"？也有。

我一个初中同学的小孩上三年级，一进学校门就肚子痛，送回来家吧，一出学校门口就好了。显然不是装的，要是装的话就装时候长一些，回家装几天也行啊。后来怎么看都查不出病来，不管用。之后找了一个老太太举行一番仪式，说这个孩子生得贵，是先天比较高贵的一个人，是老天爷果园里看柿子的，"事事"比较多。举行仪式后，敬奉老天，当着孩子说再去学校就没事了。结果孩子一去真没事儿，好了。好了一年，第二年上学又不行，结果小学没上完就不上了。当时我听了这事后，就反复问我这个同学。他觉得自己没好好上学，一定得让孩子好好上学，家里给孩子的压力比较大。孩子学习一般，上学后又有自卑感。老师可能对学习一般的同学也有不自觉地批评，孩子觉得受到了歧视，特别害怕学不好，到家里又要挨批评，在学校也挨批评，进出校门都困难，急的肚子痛了。老太太说别看学习不行，可是天生的高贵，是天上的人物，这就能增加一些心理的自信吧。

小孩子的心理不安靠这种虚假的刺激，维持的时间是有限的。尤其在学校这种环境中，巫文化脱离了现实的环境，所以支持的时间有限。支持了一年就支持不住了。这就是知病之所从生。

假如用现在的心理疏导疗法的话，完全可以让这个孩子高

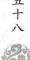

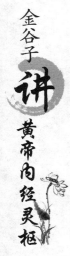

高兴兴上学去。用现在的方法在看病的时候顺便给他认清楚了事实，好多孩子是可以改变过来的。另一例十二岁男孩患肚子痛，我给他治了两周。他是因为太聪明了，自学已经看完了高中课程。超前学习，上学学不下去，听老师讲的没意思，他就烦躁，老师批评，他又不服，"我这么优秀还挨批评"，不愿意见老师。跟老师关系搞不好，这是个大事，就得肚子痛了。虽然用小建中汤能止腹痛，但根子上是内有微邪——情绪上不痛快，再吃点儿凉的，再赶上外邪，就形成腹痛。虽然是用药物治好的，但初诊时能认清这个病源，一句话说出根源，小孩子马上泪流满面，委屈就释放了一半。所以能认清这个病因很重要。怎么能一下子看出来？通过细微的诊察，这就是医生的本分事了。

所以治病时一定要查清原因，知病之从生。先巫办的那个事，现在医生也要办到。从根子上找出来，避免病再发。

这一篇有现实的意义，内容包括了轻微的心理变化所形成的内在原因。在临床治疗病人的时候要对其辅以必要的心理疏导。不要以为药、针是万能的，有仙丹妙药，神针一只，一扎就好，万病皆消。错了，碰到那种"老天爷派来看柿子的"，只用针药能给他治好吗？这时针药的作用就不如先巫、今巫的作用了。所以把巫的事用医学的方法解决就行了。

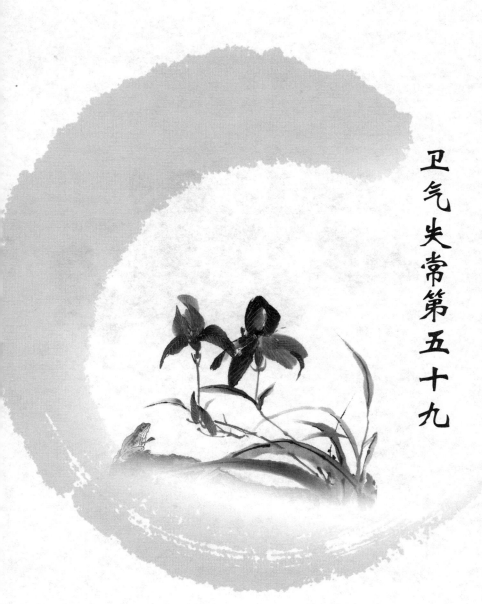

卫气失常第五十九

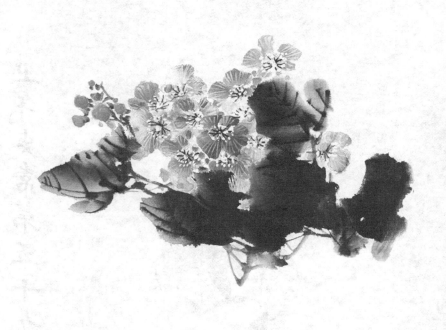

这篇首先讲到的问题是卫气失常，所以以"卫气失常"作为篇名。后面谈到皮肉气血筋骨之病，谈到对膏、脂、肉三种不同的人用不同的刺法。

黄帝曰：卫气之留于腹中，搐积不行，菀蕴不得常所，使人支胁胃中满，喘呼逆息者，何以去之？伯高曰：其气积于胸中者，上取之，积于腹中者，下取之，上下皆满者，旁取之。

"黄帝曰：卫气之留于腹中，搐积不行，菀蕴不得常所，使人支胁胃中满，喘呼逆息者，何以去之？"卫气不按照正常的方式运行，积聚在腹中以后，使人产生胁下的支满、胃满，一直到胸部的喘息、憋喘现象，怎么样来治疗？这里提到一个病机，就是说胸胁腹部的胀满，可以是卫气运行失常，蓄积而致。"伯高曰：其气积于胸中者，上取之，积于腹中者，下取之，上下皆满者，旁取之。"这是一个治疗的原则，是从大的方面来讲的——按部位治疗。明确这个原则后，就不至于临床遇到一个病无从下手，不知从哪儿取穴。否则一见胀满，想当然地认为是肝气犯胃，用疏肝理气法，顺着腹部、胁部周围和腿上的肝经、胃经乱扎一气，效果不知。知道这个原则就不至于想象着进行针刺。如果在治疗上有明确的原则，效果就会不一样。

黄帝曰：取之奈何？伯高对曰：积于上，泻人迎、天突、喉中；积于下者，泻三里与气街；上下皆满者，上下取之，与季胁之下一寸；重者，鸡足取之。诊视其脉大而弦急，及绝不至者，及腹皮急甚者，不可刺也。黄帝曰：善。

"黄帝曰：取之奈何？"怎样具体地上、下、旁取之呢？"伯高对曰：积于上。"比如喘呼逆息。"泻人迎、天突、喉中。"在上部（喉周围）取穴。"积于下者，泻三里与气街。"这个方法在《内经》上反复提到过。后世有个四总穴歌，其中

"肚腹三里留",第一个就讲的是三里穴。前面提到了在腹部的病治疗取三里。在背部的病,治疗取委中。简单地分前后、上下取穴。"上下皆满者,上下取之,与季胁之下一寸。"如果是胸腹都有病的就上中下一起取。这个看似很简单,上病上取,下病下取,上下都有病就上中下一起取。经典说的都是一些大实话,大白话,非常简单。我们常常就是在这些基本的道理上学得不够扎实,信心不够充分,不够坚定,而在治疗上出现错误。在一些繁琐的细节上下功夫太多,而忽略了经典的基本知识,这就会出现大错,轻则无效,重则逆乱,越治疗越麻烦。所以经典的可贵之处并不在于它有多么高深,而在于它的平白和真实,在于确定的法则。"重者,鸡足取之。"有的注家解释说上中下三个叫鸡足取之,有的解释就是按《官针》篇中提到的直入然后再旁入。一般来说,在同一本书中,同一篇中出现的同一个名词,同一个刺法,应该是同一个意思。所以我认为是前面《官针》篇中提到的鸡足取之是针法,即重的时候,直着扎一个,旁边再扎几针。我们可以参考前面的说法。"诊视其脉大而弦急,及绝不至者,及腹皮急甚者,不可刺也。黄帝曰:善。"卫气逆行,三种不可刺(三种禁忌):脉大、脉弦、脉急,是盛;绝不至,是虚。腹皮急甚,邪气太盛。前面提到的"勿击堂堂之阵""勿迎逢逢之气",是指里面虚,外边实,不可刺,防止刺的时候外面也虚了。引起重竭,内外俱虚也不可刺。所以知道可刺,还得知道不可刺。我们一定要注意这个情况。这里讲到"诊视其脉大而弦急,及绝不至者",是指人迎脉还是寸口脉?一般来说是寸口脉的可能性大,也可能是各部的脉都这样。脉会为太渊,只用太渊脉反应内脏情况也是可能的。这一段重要的法则就是按部位取治。这段说的是卫气失常。

黄帝问于伯高曰：何以知皮肉气血筋骨之病也？伯高曰：色起两眉薄泽者，病在皮；唇色青黄赤白黑者，病在肌肉；营气濡然者，病在血气；目色青黄赤白黑者，病在筋；耳焦枯受尘垢，病在骨。

"黄帝问于伯高曰：何以知皮肉气血筋骨之病也？"辨病的深浅部位，即对皮、肉、气血、筋、骨详细地分辨。"伯高曰：色起两眉薄泽者，病在皮。"前边《五阅五使》和《五色》篇中讲过这个问题。薄泽为风。风邪之犯人，初期的时候皮先受之（风在表皮上），从两眉来看。薄是浮的意思。泽是光泽、光润的意思。看见到两眉上面新鲜，多少有点变颜色，稍微红一点，感冒以后刚要头痛，身上有点怕冷感觉的，要注意额头地方。眉棱骨探到前面去，像屋檐一样，眉毛就像屋檐上的草一样，风吹草先动，在最前面迎着风的就是眉毛。"唇色青黄赤白黑者，病在肌肉。"脾主肌肉，其华在唇。能露在外面、没有皮的黏膜就是嘴唇，所以看嘴唇就能知道肌肉上的病。五色都在肌肉，不论什么颜色都能表示肌肉有病，那是不是人人都有病？不，这只是说不论嘴唇是什么颜色，只要有明显突出的变化，就是有病。正常的颜色是淡红色，没病。过于突出的色变，前面讲了，青黑是寒，黄赤是风，白是虚。"营气濡然者，病在血气。"营气没有形，怎么看呢？濡是指湿润。营气濡然是说身上汗出，病在血气。《庄子》中有"相濡以沫"，以唾沫相互湿润。桂枝汤证就是营卫不和，卫气虚弱，营气外溢。所以我们看到这个汗出的病要知道，这不是说按照在筋、在骨、在内脏这么来辨证，它就是血分和气分不协调的毛病了。"目色青黄赤白黑者，病在筋。"讲五官的时候说到了肝主筋，开窍于目。通过看目色的变化可以看筋的变化。常见的如病人眼睛发黄（还不是黄疸那种黄），巩膜黄染带着红血丝，一般是熬夜了。黄赤为热。常伴见头皮发热，项发热，后枕部发热。查体可能会发现颈椎病、项韧带发炎、肌纤维炎、慢性疲劳综合征等。常有不规律的生活习惯。看眼的变化，就知道大脑的疲劳。大脑的疲劳反应在外面就是筋疲。"耳焦枯受尘垢，病在骨。"人的耳廓是软骨。肾主骨，其华在耳。通过五官辨五脏，就包括通过耳朵辨肾脏，老年人骨质增生，骨头退化，耳朵也萎缩。耳朵的症状会表现为皱褶比较多、凸起、软骨增生等，骨的病从这里看。如受过外伤以后，相应部位常常能看到对应表现。如异常愈合，结痂不良的都能看得出来。以耳朵候肾，这还是前面提到的通过五官看五脏，然后加上五色变化。这里只提到五色，没具体说形态变化。我们结合前面说的就能知道了，这里详于前而略于后。这一段讲诊断问题，通过五官、五体、五脏的相连，辨病之所在。参合五色，结合《五色》篇和《五阅五使》篇理解就比较完整了。

从辨病位上来说，这现代的中医诊断学要详细和明确。如果只列一个表，从理论上说五行、五体、五脏、五色怎么配属，而具体运用的时候抱持的观点是：这个说法不是绝对的，是可以变化的。年龄、季节、肤色、情绪的不同会导致不同的变化。辩证法的观点以为一切都是在运动变化中的，那就不可把握了，最终就沦为不可知论。轻视知识，重视创新，自己掌握的都是新的，别人的都是不可靠的，那就没有传承了。而一个成熟的知识体系是超出经验上升到理论的一个完整的体系。这套内容，是能够传承下来的，是可以把握的。这看上去很简单，但在这个系统中能准确对疾病定位。而依据这套理论发展起来的中医学，有很多可靠的技术。这才是中医学真正的精华、精髓之所在。如果像现在临床上什么都不可以把握，那么中国这些传统的秘方不就显得都没有用了吗？看看安宫牛黄丸，还有一切著名的中成药，在临床上一直用得很好。何必非得人为地去搞创新呢？不是反对创新，是不要为创新而创新、为了博士论文而创新。如果发现现有的有缺点，需要改进，需要在事实的基础上进行改良，那是可以的，而不是想当然地、自认为是地、想着组成个方子拿来试试。这种情况，从方法上来说是立不住脚的。

黄帝曰：病形何如，取之奈何？伯高曰：夫百病变化，不可胜数，然皮有部，肉有柱，血气有腧，骨有属。黄帝曰：愿闻其故。伯高曰：皮之部，腧于四末；肉之柱，在臂胫诸阳分肉之间，与足少阴分间；血气之腧，腧于诸络，气血留居，则盛而起，筋部无阴无阳，无左无右，候病所在；骨之属者，骨空之所以受益而益脑者也。

"黄帝曰：病形何如，取之奈何？"前面讲了通过望诊知道病之在皮、肉、气血、筋骨。病在这些部位的具体表现是什么？怎么治疗？"伯高曰：夫百病变化，不可胜数，然皮有部，肉有柱，血气有腧，骨有属。"病有许多种，数不过来。但是皮肤上的病，有具体的部位；肌肉上的病，可以通过外在的肌肉隆起看得见；病在血气的，通过腧穴能看得见；病在骨的，骨有连属，在骨连接的地方能看得见。"黄帝曰：愿闻其故。"问具体原因。"伯高曰：皮之部，腧于四末。"皮的病，可以通过四末的皮肤看得见。"肉之柱，在臂胫诸阳分肉之间。"肉之柱在四肢外侧的肌肉之间。"与足少阴分间。"在大腿内侧。"血气之腧，腧于诸络。"血气的病，因血气输注都有穴位，可以从络脉上看。"气血留居，则盛而起。"血气之病就在络上。气血留在那儿了，络盛而起。夏天、春天针刺，一针出血的很多。现在天冷，刺络出血的很少。这就是气血夏在孙络，冬在井。可以见而刺之，按照夏天的情况来刺。刺了以后血不是很盛。见而泻之，见到了才算真。所以能在外面看得见，就是盛而起。"筋部无阴无阳，无左无右。"筋病无论是在内、外、左、右，都没有固定的部位，哪里都可能有。"候病所在。"看具体表现在哪里，就是哪儿的病。注意这里讲到的皮和肉，都是在四末上的，皮是指在手足的皮肤，肉是指在臂上或腿上的肉。血气就是外面看得见的才算。筋是全身的筋，头上有筋，背上有筋，手上、四肢上、腹部都有筋，宗筋在阴部。所以《经筋》篇提到十二经筋遍身都是。"骨之属者，骨空之所以受益而益脑者也。"骨的连属部位就是在骨之间的间隙：骨空。有的穴位就在骨空。间隙之中能够受盛津液。脑髓，是颅骨包围的一个空间。骨之间有间隙，骨里有骨髓，椎骨里有脊髓，脊髓和脑直接相通。关节腔里的液、脑脊液都是类似的津液，都是连在一起的。还有骨髓是在骨头之间，和外面也是交通着的。骨头、骨髓里面有血管、神经的营养。骨上有小空，内外交通。这是讲病形。病生在这些部位的时候，除了用前面提到的望色法诊断以外，还可以看具体的所在部位的明确表现。一看眉毛那个地方，色起两眉薄泽，再看手上、皮肤上有变化了，那就是风在皮。一是面色的望诊，一是形体的诊断，结合起来就是全面的诊断方法。下面谈的是治疗。

黄帝曰：取之奈何？伯高曰：夫病变化，浮沉深浅，不可胜究，各在其处，病间者浅之，甚者深之，间者小之，甚者众之，随变而调气，故曰上工。

"黄帝曰：取之奈何？伯高曰：夫病变化，浮沉深浅，不可胜究。"病深的、病浅的、能看得见的、看不见的，变化太多了，数也数不过来。"各在其处。"虽然疾病变化多端，不可胜数，但对具体每个疾病来说，都有它的自身规律。对复杂变化的疾病，要确定它所在的部位。"病间者浅之，甚者深之。"间者：时发时止的，病轻的，一般表现在浅表。病重的表现在深处。病深的，色泽看都是深的。病浅的，面色、触诊的感觉都是浅的。"间者小之，甚者众之。"从疾病范围看，表现轻浅的，发病的部位范围小，就在局部的；重的，发病的部位范围大。从治疗看，病情浅的，取少量的穴，用少量的药物，用简单的方法就可以治疗好了。病严重的，要多发针，多刺穴，用多种方法，或者是多用药味治疗。"随变而调气，故曰上工。"要随着病情的变化，决定治疗的办法，达到调气的目的，使气调。变就是间甚之变。这个法则看上去好像就是从有规矩到了没规矩，随着变化随时调整，这是辩证法的方法了。在似乎没规矩中，要看出规矩来。首先断轻浅，断间甚，然后才能决定是少还是众。不要看见一个方面就随便而调，就"医者意也"，想当然按自己的办法来调。再下一段是讲体质、体型的问题的。

黄帝问于伯高曰：人之肥瘦大小温寒，有老壮少小，别之奈何？伯高对曰：人年五十以上为老，二十以上为壮，十八以上为少，六岁以上为小。

"黄帝问于伯高曰：人之肥瘦大小温寒，有老壮少小，别之奈何？"人的体质、体形有不同，如何来区别？这里对年龄分段做出一个界定，和现代科研的统计方法一样，要有平均年龄，还要分年龄段。如这些病例中10～20岁的有多少例、20～30岁的有多少例？做这个分类以后，知道年龄的分布，研究报告就更有意义。"伯高对曰：人年五十以上为老，二十以上为壮，十八以上为少，六岁以上为小。"六岁以上，有人说应该是六岁以下。6~18岁都算是小。18~20岁叫少，20~50岁叫壮，50岁以上叫老。现代也有很多的分法，有生理的分法、有心理的分法、有社会年龄的分法。这里的是《内经》看病的分法。

黄帝曰：何以度知其肥瘦？伯高曰：人有肥、有膏、有肉。黄帝曰：别此奈何？伯高曰：䐃肉坚，皮满者，肥。䐃肉不坚，皮缓者，膏。皮肉不相离者，肉。

"黄帝曰：何以度知其肥瘦？"怎么样揆度人的胖和瘦呢？"伯高曰：人有肥、有膏、有肉。"看着都胖乎乎的，但可分三种体形。"黄帝曰：别此奈何？伯高曰：䐃肉坚，皮满者，肥。"䐃，有版本是"腘"，肌肉、肌腱凸起的地方。全身的肌肉都叫䐃肉。看着肌肉比较结实，皮肤不松，很饱满的，叫肥。有的版本是"脂"，这个可以存疑。《内经》中有时说"肥美"，可能就是坚美。"䐃肉不坚，皮缓者，膏。"肉不是很结实，很松，皮肤也松弛，皱折也比较多，这就是膏。"皮肉不相离者，肉。"这个"离"解释成"分离"，那皮肉不相离就是皮肉粘在一起。有的人说这个离就是"丽"，附着的意思，更符合文义。皮肉不相丽，皮是皮，肉是肉，不附着在一起，就叫肉。这是对肥胖人的三种体质的区别。

黄帝曰：身之寒温何如？伯高曰：膏者，其肉淖而粗理者，身寒，细理者，身热。脂者，其肉坚，细理者热，粗理者寒。

"黄帝曰：身之寒温何如？"不同体形人的寒温是不同的。"伯高曰：膏者，其肉淖而粗理者，身寒，细理者，身热。脂者，其肉坚，细理者热，粗理者寒。"淖是泥泞、湿的意思。肌肉不是很结实，皮肤也很松弛，皮肤纹理比较粗的话，是容易怕冷的人。皮肤看起来细腻的，是容易发热的人。膏和脂的人，都是细理者热，粗理者寒。䐃肉坚的，上面一段文字是

"肥"，下面是"脂"。讲到了肥瘦如何，所以提到了肥字。这有可能是传抄之误。从"脂"或更正确。

黄帝曰：其肥瘦大小奈何？伯高曰：膏者，多气而皮纵缓，故能纵腹垂腴。肉者，身体容大。脂者，其身收小。

"黄帝曰：其肥瘦大小奈何？"进一步看这三种体质的区别。"伯高曰：膏者，多气而皮纵缓，故能纵腹垂腴。"上面说了皮缓，这里又说了皮纵缓。皮纵缓主要是指肚皮纵缓。听说有的肥胖的人瘦下来以后，肚皮松得像个皮帘子一样，像围裙一样，能把阴部遮住。巨胖的人减肥后，浑身像布袋一样。"肉者，身体容大。脂者，其身收小。"连体型都大的是肉人。有的人体形看着不大，但胖得结实，这就是脂。一个是身形的大小，再一个是皮肤的松软度，这些可以断定膏、脂、肉。两个地方提到"脂"，那上面开始的"有肥"就更像是"有脂"了。

黄帝曰：三者之气血多少何如？伯高曰：膏者，多气，多气者，热，热者耐寒。肉者，多血则充形，充形则平。脂者，其血清，气滑少，故不能大。此别于众人者也。

"黄帝曰：三者之气血多少何如？"问三者里面的气血是怎么样的？"伯高曰：膏者，多气，"肚皮垂得很大的那种胖人多气。"多气者，热，热者耐寒。"肚皮松的胖人一般不怕冻。"肉者，多血则充形，充形则平。"肉者最好，身体又结实，体形又大。这种人是平和的人。"脂者，其血清，气滑少，故不能大。此别于众人者也。"脂多的人血是清的，气是少的，长不大。像气球一样，气多了就大，气少了就小。对小气球吹一口气，就饱满起来了，但是不大。类似这个意思。看着很饱满，但气少，所以长不大。这也是一个现实的问题。一个人五大三粗，个子高、壮实的，身体就比较健康。另有人个子大，但肚皮松着，里面的脂肪多，有病，容易怕热。另外有人看着像是很饱满，就是个子长不大，一般是从小发育不好，先天不足。这是三种代表性的体形和体质。下面说到一般情况。

黄帝曰：众人奈何？伯高曰：众人皮肉脂膏，不能相加也，血与气，不能相多，故其形不小不大，各自称其身，命曰众人。

"黄帝曰：众人奈何？"一般的人气血、脂肪多少是什么情况呢？"伯高曰：众人皮肉脂膏，不能相加也，血与气，不能相多，故其形不小不大。"一般的人皮肤不是特别松、特别紧，身上的油也不是特别多，血和气也没什么偏盛偏衰的，也不是特别多气或特别多血。不胖不瘦，不高不矮。"各自称其身，命曰众人。"没有特别突出的，觉不出什么不舒服，是众人。有的人又瘦又小，特别怕冷、怕热的。我常见一些小姑娘要减肥，她们从小没干过活，而是上学小手是锥子手（相面中说的有福的那种手），指梢没有发育起来，身上胖乎乎的，怕寒，这就相当于"脂"。如果是喝酒吃肉，脸红脖子粗，昂头戴面，官位不高，血压高、血脂高的那一种人，身上怕热，自称是"政治腐败"的牺牲品，一周五天不在家吃饭，一天至少两顿饭在外边吃，这是典型的"膏"人，不是平人。下面再谈到治疗问题。

黄帝曰：善。治之奈何？伯高曰：必先别其三形，血之多少，气之清浊，而后调之，治无失常经。是故膏人纵腹垂腴，肉人者，上下容大，脂人者，虽脂不能大者。

"黄帝曰：善。治之奈何？"诊断清楚了，怎么治疗？"伯高曰：必先别其三形，"对这三种体质是寒、是热还是平进行估计，这就是望形体。"血之多少，气之清浊，而后调之，治无失常经。"看一眼，知道这个人长什么模样后，大概估计他的气血有多少。"是故膏人纵腹垂腴，肉人者，上下容大，脂人者，虽脂不能大者。"就是说膏人肚子大，垂着肚皮，肉人上下都很大，脂人就是小胖子那种人。

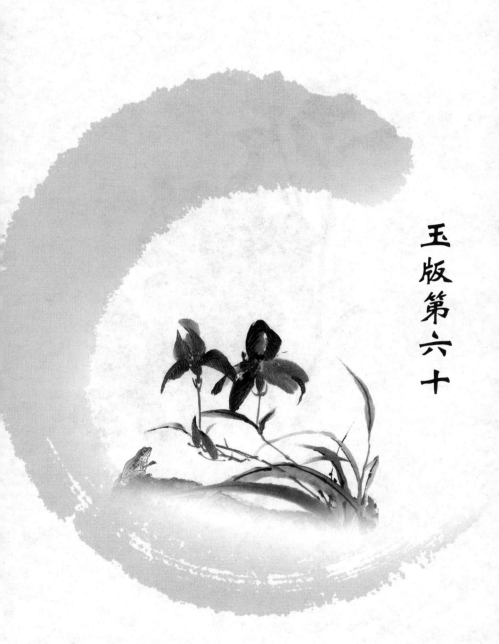

玉版第六十

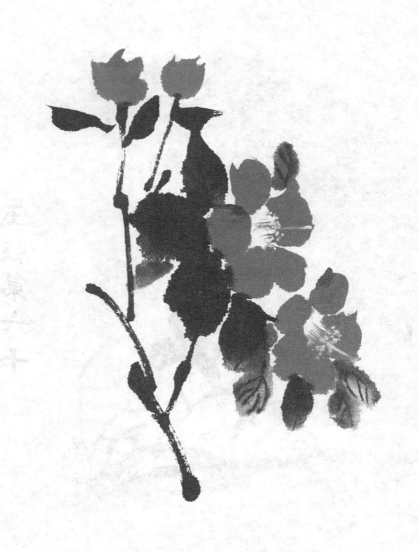

本篇讲了针的作用，讲了痈疽和诸病的逆顺，讲了针刺的禁忌，提示不当针刺的危害。篇名《玉版》，以示重要。

黄帝曰：余以小针为细物也，夫子乃言上合之于天，下合之于地，中合之于人，余以为过针之意矣，愿闻其故。岐伯曰：何物大于天乎？夫大于针者，惟五兵者焉，死之备也，非生之具。且夫人者，天地之镇也，其不可不参乎？夫治民者，亦唯针焉。夫针之与五兵，其孰小乎？

"黄帝曰：余以小针为细物也，夫子乃言上合之于天，下合之于地，中合之于人，余以为过针之意矣，愿闻其故。"黄帝说针刺的针是个小物件，岐伯说这个器械上合天，下合地，中和人，有点夸大，好像把针的作用过度拔高了，想听听这个道理。"岐伯曰：何物大于天乎？夫大于针者，惟五兵者焉，死之备也，非生之具。且夫人者，天地之镇也。"天是最大的，除天之外最大的就是五兵，即《周礼》上规定五种兵器："戈、殳、戟、酋矛、夷矛也。"我知道是五种兵器就行了。兵器是杀人的，不是能做卫生保健的。镇指宝器。《周礼》："凡国之欲镇，大宝器藏焉。"人是天地之镇，就是天地之间的一个大宝贝。"其不可不参乎？"人作为非常重要的因素，我们对其生死要进行关注。要关注人的健康。"夫治民者，亦唯针焉。夫针之与五兵，其孰小乎？"所以要做好国计民生，搞好社会发展，卫生工作非常重要。卫生工作和国防工作，都是大事。新中国把吸毒和娼妓取缔了，民众普遍健康状况转好，征兵时能征到优秀的兵员。人民健康得到改善，传染病死亡人数减少，国家也强壮起来。这里从针说到保健制度，讲到要重视卫生工作。

黄帝曰：病之生时，有喜怒不测，饮食不节，阴气不足，

阳气有余，营气不行，乃发为痈疽。阴阳不通，两热相搏，乃化为脓，小针能取之乎？岐伯曰：圣人不能使化者为之，邪不可留也。故两军相当，旗帜相望，白刃陈于中野者，此非一日之谋也。能使其民令行，禁止士卒无白刃之难者，非一日之教也，须臾之得也。夫至使身被痈疽之病，脓血之聚者，不亦离道远乎？夫痈疽之生，脓血之成也，不从天下，不从地出，积微之所生也，故圣人自治于未有形也，愚者遭其已成也。

"黄帝曰：病之生时，有喜怒不测，饮食不节，阴气不足，阳气有余，营气不行，乃发为痈疽。"痈疽的发病，是由于内在的情绪控制不好或者饮食不节导致的，以致于阴气不足，阳气过盛。阴气不足就不能运行，营气就是阴气，积聚化热就成了痈疽。这是说痈疽的成因。"阴阳不通，两热相搏，乃化为脓。"气血壅堵不通就积腐生热，结在外面或里面都能成痈。"小针能取之乎？"上面说了针很重要，成痈时，针能治吗？"岐伯曰：圣人不能使化者为之，邪不可留也。"这一句根据几个版本，有多种不同说法。总的意思就是说病不能在成了以后再治。成了以后再治，不如提前别让邪气聚留。下面举例说明。"故两军相当，旗帜相望，白刃陈于中野者，此非一日之谋也。"仗打起来了，不是一天的事情。也就是说痈的形成，也不是一天形成的。"能使其民令行，禁止士卒无白刃之难者，非一日之教也，须臾之得也。"能使老百姓说什么就听什么，不是靠一天的教育，一时的工夫得到的。这个比方就是说，人别长痈的办法不是一天就能起效的。痈疽不是一下子就能治好的。"夫至使身被痈疽之病，脓血之聚者，不亦离道远乎？"假如身上都长了脓、长了疽，脓都聚集在一起了，那是平时的行为离道太远了。"夫痈疽之生，脓血之成也，不从天下，不从地出，积微之所生也,"长个疮、长个疽、化个脓，不是出于天气太冷太热、五运六气、湿热积聚这些原因，而是平时小处上不注意，积累成的。哪怕长一个小小的皮肤病，如烂脚趾的足癣，那也不关天地的事，就是平时的卫生没有注意好，所以积微生病。"故圣人自治于未有形也，愚者遭其已成也。"聪明的人，自己提前调理，别等着病成了才调理。否则遇到病了才知道，平时不太在意，这就有点糊涂了。

黄帝曰：其已形，不予遭，脓已成，不予见；为之奈何？岐伯曰：脓已成，十死一生，故圣人弗使已成，而明为良方，着之竹帛，使能者踵而传之后世，无有终时者，为其不予遭也。

"黄帝曰：其已形，不予遭，脓已成，不予见；为之奈何？"予，就是提前预见。痈疽形成化脓，提前看也看不到，怎么治疗呢？"岐伯曰：脓已成，十死一生，故圣人弗使已成，而明为良方，着之竹帛，使能者踵而传之后世，无有终时者，为其不予遭也。"脓成了以后，十死一生，大有道理。脓成了以后，自己好的少，坏事的多。所以明白人，别让这个病形成，提前就得用一定的方法治好，把好的治疗方案作为重要文献保存，使能者一辈一辈传于后世，别使它断绝了，让后人遇到这样的病，要提前预防。这一段的意思，就是提前把重病消灭在萌芽中，是预防的思想。

黄帝曰：其已有脓血而后遭乎？不导之以小针治乎？岐伯曰：以小治小者，其功小，以大治大者，多害，故其已成脓血者，其唯砭石铍锋之所取也。

"黄帝曰：其已有脓血而后遭乎？不导之以小针治乎？"已经有了脓血，不能用小针来治疗吗？就是说脓血形成了以后，用小针还能不能治？"岐伯曰：以小治小者，其功小，以大治大者，多害，故其已成脓血者，其唯砭石铍锋之所取也。"《甲乙经》的版本是"以小治大者，多害"，照这个版本也能讲通。大脓形成后，用小针治疗，不太有效果，用刀劈开是有一定危害的。所以治疗的时候勿过勿不及。脓成后用铍针铍开把脓放出来，这就是取恰当的器具治疗。

黄帝曰：多害者其不可全乎？岐伯曰：其在逆顺焉。黄帝曰：愿闻逆顺。岐伯曰：以为伤者，其白眼青，黑眼小，是一逆也；内药而呕者，是二逆也；腹痛渴甚，是三逆也；肩项中不便，是四逆也；音嘶色脱，是五逆也。除此五者，为顺矣。

"黄帝曰：多害者其不可全乎？"如果用不当的器具来治，铍开以后是不是就有生命危险呢？"岐伯曰：其在逆顺焉。"危害也是有逆有顺的。"黄帝曰：愿闻逆顺。"什么是针刺过程中出现的逆顺？"岐伯曰：以为伤者，其白眼青，黑眼小，是一逆也。"用针造成的损伤，如出现球结膜的充血，眼乌青，黑眼小，引起了虹膜的收缩或者瞳孔的缩小，这是一个逆象。这个情况一种可能是伤及眼睛，另一种可能是伤及大脑。伤及眼或大脑以后出现眼部周围的瘀血或者瞳孔的变化。"内药而呕者，是二逆也。"这是针痈以后出现变证的呕吐症状，或者是痈生在颈部，服药能引起呕吐。"腹痛渴甚，是三逆也。"腹痛加上严重口渴。痛而口渴，有可能是内出血。"肩项中不便，是四逆也。"不便，类似半身不遂，活动不了。伤及项部或臂丛神经有产生这个症状的可能。"音嘶色脱，是五逆也。"声音嘶哑，面无血色，这是损伤严重的病，是伤及神经或出血的情况。"除此五者，为顺矣。"过度治疗脓血，出现这些情况不是好现象，要注意避免。除此之外的是顺。

黄帝曰：诸病皆有逆顺，可得闻乎？岐伯曰：腹胀、身热、脉大，是一逆也；腹鸣而满，四肢清泄，其脉大，是二逆也；衄而不止，脉大，是三逆也；咳而溲血脱形，其脉小劲，是四逆也；咳脱形，身热，脉小以疾，是谓五逆也。如是者，不过十五日而死矣。

"黄帝曰：诸病皆有逆顺，可得闻乎？"前面说的是对痈治疗不当的危害。下面说的是所有疾病的逆顺。"岐伯曰：腹胀、身热、脉大，是一逆也。"这是热盛极的现象。"腹鸣而满，四肢清泄，其脉大，是二逆也。"这是寒盛极的情况。清是冷的意思。"衄而不止，脉大，是三逆也。"严重的出血不止，脉还大，泻在外，里边就更虚了。"咳而溲血脱形，其脉小劲，是四逆也。"腹胀、身热、脉细小是内实外虚。所谓脉证不相符合，没有什么符合不符合，事实就是这样。咳嗽能耗血，溲血能消耗血气。精气神全消了，脉小是正常的。脉小而劲，就不对了，这是个逆象。"咳脱形，身热，脉小以疾，是谓五逆也。"精是充形的，脱形的都是精脱。像形脱、脉小这些是对的，而劲、疾似乎都是逆象。"如是者，不过十五日而死矣。"这样的一般半月之内都完了。这是对所有疾病通用的情况。这种情况，一般在门诊很少见到，在病房里都会见到，在危重病房能见到的更多。人出现腹部感染，突然出现血压异常升高或者血压过低，都是危症。腹部胀气、休克，都危险。大出血，无论血压高低，也危险。咳嗽加上尿血、肾功能衰竭、呼吸衰竭、心律失常、感染不能控制的，都是死兆。任何的治疗手段（如抗生素治疗，用呼吸机维持呼吸）对于整个人体在功能衰竭的时候都是不能挽回的。

其腹大胀，四末清，脱形，泄甚，是一逆也；腹胀、便血，其脉大，时绝，是二逆也；咳溲血，形肉脱，脉搏，是三逆也；呕血，胸满引背，脉小而疾，是四逆也；咳呕，腹胀且飧泄，其脉绝，是五逆也。如是者，不及一时而死矣。工不察此者而刺之，是谓逆治。

"其腹大胀，四末清，脱形，泄甚，是一逆也。"严重的肠子里的胀气，加上末梢循环不良，再加上腹泻，也是脾败的现象。"腹胀，便血，其脉大，时绝，是二逆也；咳溲血，形肉脱，脉搏，是三逆也。"便血加上心律不齐的，是循环系统出问题，血脉出问题。搏是搏动有力。咳而尿血加形肉脱，和前面讲的脉小而劲类似，只是脉搏是脉大的意思，逆象。"呕血，胸满引背，脉小而疾，是四逆也。"呕血，伴有胸部满闷，胸腔里的积聚太多了，可以出现食管静脉破裂。"咳呕，腹胀且飧泄，其脉绝，是五逆也。"腹胀、腹泻，摸不到脉，再加上血压低，都是休克的先兆。"如是者，不及一时而死矣。"一时是多长时间？有的人说是一个时辰，有的人说就是一天，反正就是更快了。前面那个"咳而脱形，脉小劲"还能坚持十五天，出现脉"搏"的话，这里讲了不过一时。有的时候，实际上是到不了一天的，眼看就衰竭下去了。"工不察此者而刺之，是谓逆治。"见到这个情况一定不要去乱治。不认识这个情况还非得给他救治，只看到病了，看不到人，这就叫逆治，就是胡来。

黄帝曰：夫子之言针甚骏，以配天地，上数天文，下度地纪，内别五脏，外次六腑，经脉二十八会，尽有周纪。能杀生人，不能起死者，子能反之乎？岐伯曰：能杀生人，不能起死者也。黄帝曰：余闻之，则为不仁，然愿闻其道，弗行于人。岐伯曰：是明道也，其必然也，其如刀剑之可以杀人，如饮酒

使人醉也，虽勿诊，犹可知矣。

"黄帝曰：夫子之言针甚骏，以配天地，上数天文，下度地纪，内别五脏，外次六腑，经脉二十八会，尽有周纪。能杀生人，不能起死者，子能反之乎?"这个问题有重要的现实意义。"骏"是"大"的意思。"配"是"匹配、相比"的意思。"数"，"尽"的意思，详尽到了天文地理。对五脏的区别，对六腑的排列次序，对经脉相会的地方，都有周密的考虑。对能杀人而不能让死人活过来的事，能反过来吗? "岐伯曰：能杀生人，不能起死者也。"下面的论述非常重要：针灸能把人刺死，却不能使死人活过来。虽然是这么大的道理，这么高明的学科，也不能把这事逆转。看似非常简单的事，如果把握不好，就会对针的作用过度夸大。有的人说有个培元针法，一针能够让丹田生气，产生元丹，能够让人成仙，能够让人运行小周天。这都是一些外行，既没经过师传、学院教育或经典理论学习，也没经过临床老师指导，自以为超越千古，读两本丹道书，就可以一朝而就。结果只能是徒事其劳，同样只是杀生人，把性命都搭进去了还不知道。"黄帝曰：余闻之，则为不仁，然愿闻其道，弗行于人。"针能致人死，这是不仁慈的事。但要问问这是怎么回事，只是知道，但不去施行。"岐伯曰：是明道也，其必然也。"这是一个很明白的道理。肯定是这样的。"其如刀剑之可以杀人，如饮酒使人醉也，虽勿诊，犹可知矣。"就像拿起刀剑能杀人，喝起酒来能喝醉一样，不用去亲自诊治也是能够知道的。这是基本的道理。

黄帝曰：愿卒闻之。岐伯曰：人之所受气者，谷也。谷之所注者，胃也。胃者，水谷气血之海也。海之所行云气者，天下也。胃之所出气血者，经隧也。而隧者，五脏六腑之大络

也，迎而夺之而已矣。

"黄帝曰：愿卒闻之。"想具体地听听。"岐伯曰：人之所
受气者，谷也。"人身之气的来源在哪儿？在于谷。谷气不可
能通过一针给人补进去。哪里来的气？用一个铁丝往身上一
扎，能有气吗？针的补法绝对不是这种补气。把这个弄明白就
不会认为去针三里有补中益气作用，针刺丹田有补元固本作
用，甚至认为补出先天的元气来。先天元气只能回归母腹，
"复归于婴儿"，像老子说的逆行之道。什么叫先天？母腹之
中，出生之前，谓人之先天。补法能补到哪里去吗？所以现在
一些杂乱的说法，从医学的角度看，是离经叛道的。不可把杂
说当成是中医学的针灸理论。"谷之所注者，胃也。胃者，水
谷气血之海也。"所有的气血，都是通过胃，通过吃饭来补充
的。"海之所行云气者，天下也。"海水蒸腾为满天的云，云
再下来为雨。如胃把食物一化，再散布到周身。这个比喻很形
象。"胃之所出气血者，经隧也。"从胃里变化出来的气血，
其运行的途径是经隧，就是脉道、血管。从毛细血管到小的经
脉，再到大的经脉，都是在血管、淋巴管循行的。"而隧者，
五脏六腑之大络也。"在表的小络就是小血管，在里面的就是
大血管，大络。古人认识的经络就是血管。后来有些浅薄的年
轻人说即便是一个再好的临床医生，只要他把经络认成血管，
终究是一个下工，算不上是大医。这就是受现代一些模糊观念
的教育而失去了经典内容真实含义的理解。在这里，任何一篇
中对经络的论述，始终没有离开血管。"迎而夺之而已矣。"
把里面大的经隧破坏了即"迎而夺之"即刺成内出血了，人的
气血来源全没有了，一下子就完了。所以对肚子行刺来补元
气，怕是补不着，却一下子把腹主动脉戳穿了，那就如前面所

讲的腹胀，脉小，就危及生命了。所以千万不要听些杂说自误、误人。有些人给自己调，有的"一针成仙"，说看见这个、看见那个了，那是出现了眩晕、幻视，是精神出了问题。

黄帝曰：上下有数乎？岐伯曰：迎之五里，中道而止，五至而已，五往而脏之气尽矣，故五五二十五，而竭其输矣，此所谓夺其天气者也，非能绝其命而倾其寿者也。黄帝曰：愿卒闻之。岐伯曰：窥门而刺之者，死于家中；入门而刺之者，死于堂上。黄帝曰：善乎方，明哉道，请着之玉版，以为重宝，传之后世，以为刺禁，令民勿敢犯也。

"黄帝曰：上下有数乎？岐伯曰：迎之五里，中道而止，五至而已，五往而脏之气尽矣，故五五二十五，而竭其输矣，"这一句话描述的刺法和现在的临床上的操作不完全一样。但是既然提到了，该避免就避免。五里指的是手五里穴，在手阳明大肠经上，在五里用泻法时，不能刺深了，不能刺超过五下。如果反复刺，刺了五五二十五刺，就会把精气泻尽。这个地方有个大的动脉。现在治臂痛时，手三里、手五里都是可以选的穴位，浅刺是没事的。像天泉、侠白、中府、极泉这些心经上的穴位，比这个还危险。这里特别提出一个五里来，而这个五里是否就是手阳明大肠经上的手五里，就有点疑问了。《素问·气血论》有个注说"大禁二十五在天府下五寸"，那就不是手五里穴了。所以对这个穴位可以存疑。我们从这里吸取的经验是什么呢？大动脉轻易不要刺。"此所谓夺其天气者也，非能绝其命而倾其寿者也。"只是举了一个例子，刺五里的时候，刺了五五二十五下，能导致气虚。虽然不能使被刺者立即死亡，也是夺其气，对人不利。"黄帝曰：愿卒闻之。岐伯曰：窥门而刺之者，死于家中；入门而刺之者，死于堂上。"这句话有不同的解释，有的人说形容其快。就是说一个人刚进门口看到医生在给病人刺，进入到家里病人就死了。进了门就看见在刺，病人他就死在堂前了。这个说法有点牵强，有的人说窥门而刺是刺得浅，入门而刺是刺的深。也有点马马虎虎。从字句本身来说，就是一个比喻，相当于一个人拿着刀剑，在门口猫着，出来就打，范围就在他家里。进了门以后在堂上打，范围就在屋里。这是说一个地点、一个部位，说明刺的深浅，范围的大小，所引起危害的快慢不同。"黄帝曰：善乎方，明哉道，请着之玉版，以为重宝，传之后世，以为刺禁，令民勿敢犯也。"这里说的是刺禁（针刺杀人的方法）。前面说过，尺动脉在五里，为五输之禁。《灵枢》反复的强调五里的刺禁，刺了五里后能杀人。我们能够吸取的经验就是一定要注意避开大动脉。非得要刺那个地方的时候，一般是用手按压，把它别到一边去再刺，刺完再按压，看着不出血，再松开。按照西医学的观点来说，除了刺中内脏大的血管，外面的动脉（像股动脉）抽血都可以，锁骨下静脉穿刺都可以，没什么不可以刺的。但要是掌握不好，刺完出血不止，那就造成事故了。所以明白这个道理以后，还要在实际临床中进一步验证，但不是拿人去试验。对五里具体的位置，几处文献说的不一样。讲刺禁的目的一个是安全，再一个是不能造成潜在的气血损耗。

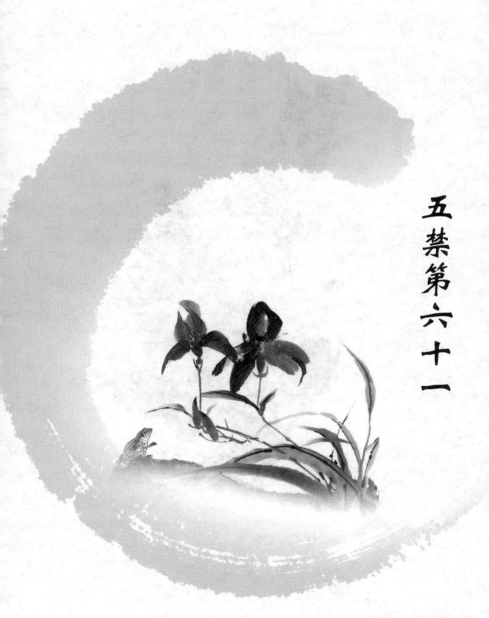

五禁第六十一

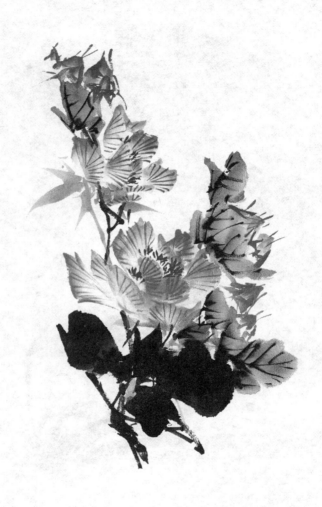

黄帝问于岐伯曰：余闻刺有五禁，何谓五禁？岐伯曰：禁其不可刺也。黄帝曰：余闻刺有五夺。岐伯曰：无泻其不可夺者也。黄帝曰：余闻刺有五过。岐伯曰：补泻无过其度。黄帝曰：余闻刺有五逆。岐伯曰：病与脉相逆，命曰五逆。黄帝曰：余闻刺有九宜。岐伯曰：明知九针之论，是谓九宜。

"黄帝问于岐伯曰：余闻刺有五禁，何谓五禁？" "何谓五禁"这四个字有的版本没有，有的人说是衍文，因为和下面比，形式不统一。但这个不重要，对不影响意思的文字真假错谬进行考证的意义并不是很大。但是从这段文字上我们能看出一个特别有意思的现象来，等看完这段的时候再回来讲。"岐伯曰：禁其不可刺也。"五禁就是五种不能刺的情况。"黄帝曰：余闻刺有五夺。岐伯曰：无泻其不可夺者也。"对五种不可用泻法的情况，不要泻，不能用夺气的办法。非盛候和大虚候勿泻。"黄帝曰：余闻刺有五过。岐伯曰：补泻无过其度。"补泻之度是什么？补泻有明确的指标，不要过度。"黄帝曰：余闻刺有五逆。岐伯曰：病与脉相逆，命曰五逆。"在《玉版》篇中也提到了五逆，下面会说这个五逆和那个五逆的区别。"黄帝曰：余闻刺有九宜。岐伯曰：明知九针之论，是谓九宜。"九针之论在前面都提到了。这篇中提到五禁，在下一段中会讲到是以天干纪日来说的。针灸禁忌这个内容到底从什么时候有的？可以说最早是从《灵枢经》来的。所以讨论针灸禁忌的时候都追溯到《灵枢经》。第一段文章的格式，为什么不说余闻刺有五禁、五夺、五逆，而是一句句地这么问呢？在别的段落中是没有这个问法的。这显得特别啰嗦。这个格式在中国的文章中见得比较少，一般不这么用。在佛经中对一个类似内容反复论述，这种格式用得很多。中国从唐朝开始有三藏法

五禁第六十一

师取经，还有从西域过来的著名的译经大师鸠摩罗什译的佛经中说到十方诸佛的时候提了："东方之佛，其意云何？"然后佛说如何如何。然后再说："西方之佛，其意云何？"说的是一个意思，但却反复这么问。按中国文章的方式，直接问"十方诸佛，其意云何"不就行了吗？后来鸠摩罗什的翻译中就说南方、中央、北方之佛云何，用省略法来翻译的。佛经中多有这种情况。为什么会出现这种情况？当时佛经是口头相传的，为了便于背诵。所以在印度文学中也好，在口头传承中也好，好多这样反复的格式。在中国以文字传承的经典中，这种情况很少。是否就能根据这个格式断定这些东西出现的较晚呢？或是这一篇是后来才加进去的呢？单纯通过这一句式判断，当然是远远不够的，不能只因为这篇和佛经格式相同就说这篇是唐朝以后的作品。但是要看出这一点不同来。如果有更多例证的话，对这篇文字的来源就会有更多的认识。在考证上，文字的格式也是很重要的参考方面。

黄帝曰：何谓五禁，愿闻其不可刺之时。岐伯曰：甲乙日自乘，无刺头，无发蒙于耳内。丙丁日自乘，无振埃于肩喉廉泉。戊己日自乘四季，无刺腹，去爪泻水。庚辛日自乘，无刺关节于股膝。壬癸日自乘，无刺足胫，是谓五禁。

"黄帝曰：何谓五禁，愿闻其不可刺之时。"具体问到五禁了。问的是时，下面说的是日，甲乙日。联系到前一篇："如是者，不过一时而死"。所以他问的时不一定就是一个时辰，有可能说的是日。"岐伯曰：甲乙日自乘，无刺头，无发蒙于耳内。"天干记日中的甲乙日。自乘，这里边问题就大了。自己乘自己，是什么意思？有人的解释是甲乙木日乘到寅卯木上，就是指六十甲子中的甲、寅、乙、卯。这个说法很难另人认同，有点想象的意思。应该说头上有病，而又逢甲乙日。"无发蒙于耳内"，可看《刺节真邪第七十五》中发蒙、振埃等五种刺法。发蒙，日中刺听宫，听宫就是指耳内。"丙丁日自乘，无振埃于肩喉廉泉。"肩喉指的就是天容穴。在振埃刺法中，明确提到"取之天容""取之廉泉"。火病逢丙丁日是自乘。"戊己日自乘四季。"四季指辰戌丑未四个季月。季春、季夏、季秋、季冬，就是每年阴历的三月、六月、九月、十二月。那么从四季月来看的话，甲乙是否也是指相应的季节？有人说是指地支和天干的相配，可能就是从四季这里联想出来的，但是根据不充分，一般以为是天干纪日的相应日子。这是理论问题，实际中以刺法和疾病为准。"无刺腹，去爪泻水。"去爪泻水就是以铍针去水，《刺节真邪第七十五》中会讲到。"庚辛日自乘，无刺关节于股膝。壬癸日自乘，无刺足胫，是谓五禁。"这就有个问题，我们是否按照针灸的五禁在这两天之内或是两个月之内，遇到这样的病也不进行治疗呢？如果我们治疗了会有什么不当的后果呢？在我上学时老师都没有讲过这个东西；在现代临床上也抛开这个内容而进行针灸治疗。说明在现代的针灸中肯定不是在这一日不要刺这里。那么它原始的意思是什么呢？如果没有更多的证据来说明这一日这个地方不能刺，或是刺了以后有什么危险，或者有什么长期的、潜在的危害的话，那么这就是不可为凭的。这是我个人的理解，只能算是个人猜想。

甲乙日自乘，无刺头，甲乙日升发，头是最高的位置。看这个位置：从头到喉、到腹、到股膝、到足胫，是从上到下排下来的，而它们分别属于木火土金水，是越来越深入的。以上下阴阳而论，越靠近心，阳气越多，到了中间就属土。十天干和五行相配就是这个意思。一个部位相应的五行之气盛的时候，就不要去刺这个部位。如果部位属于木，属于甲乙，而一切导致木盛的因素都会使病加重，就是自乘。盛候的时候，无迎逢逢之气。如果这样理解，五禁还是很有意义的。比如"戊己日自乘四季，无刺腹，去爪泻水"。就是说假如土盛，面黄，人又胖，肚子又大，腹水多，为盛候，放水就不能放多了，放多了就坏了。这和前面说的至盛勿刺是一致的。

黄帝曰：何谓五夺？岐伯曰：形肉已夺，是一夺也；大夺血之后，是二夺也；大汗出之后，是三夺也；大泄之后，是四夺也；新产及大血之后，是五夺也。此皆不可泻。

"黄帝曰：何谓五夺？"五夺，这个好理解。"岐伯曰：形肉已夺，是一夺也。"瘦得剩下一把骨头了，人都成恶液质了，到最后体重剩五六十斤，两个腮都高出来了，肋条都出来了，形和肉都脱了。"大夺血之后，是二夺也。"脸白白的是大出血。"大汗出之后，是三夺也；大泄之后，是四夺也；新产及大血之后，是五夺也。"大汗、大泄都是脱水分。新产及大血之后的情况：一个是刚生完小孩，一个是产后大出血，都是夺（新产即使没有大出血，也是夺）。腹腔那么大的压力，一下子将胎儿排出去了，出现了一个空位，也是很虚的。女子有产后大出血这一关。因产后大失血丧命、难产丧命的，古时都有，妇女的死亡率也高。"此皆不可泻。"所以要看明白，要见机。大汗后的病人，我见过一例。八十年代初在农村，一个年纪四五十岁的男性，平时身体好，晚上从烤黄烟的烤房出来，实在热得不行，带着一身大汗跳到水溏去洗澡。上来以后一会就紧闭牙关，浑身抽成一团。情况危急，我赶快让他喝生姜加上盐、红糖水，因为被寒闭住了，得先散。这种情况该针刺不该针刺？该补还是该泻？该怎么办？必须用针法，先解决抽搐痉挛的问题。快速用针法刺人中、阳陵泉、中脘、足三里。针刺后大量喝水，再让他出汗，当时牙关就松开了，松开后才觉得口干得厉害，然后补上糖、补上盐，用补法，这时候用泻法是不行的。

黄帝曰：何谓五逆？岐伯曰：热病脉静，汗已出，脉盛躁，是一逆也；病泄，脉洪大，是二逆也；着痹不移，䐃肉破，身热，脉偏绝，是三逆也；淫而夺形、身热，色夭然白，及后下血衄，血衄笃重，是谓四逆也；寒热夺形，脉坚搏，是谓五逆也。

"黄帝曰：何谓五逆？"五逆：五种逆乱的情况。"岐伯曰：热病脉静，汗已出，脉盛躁，是一逆也。"脉证不相应。看到脉盛躁，结合前面讲的五逆，腹胀、身热、脉大是一逆也。这里可以看到的是，热病脉静本身就是逆了，汗出后脉应该是更小了，反而盛而躁。汗出后脉静身凉是热病的顺证，汗出后脉躁是逆证。"病泄，脉洪大，是二逆也。"病泄，脉虚小，这是正常的现象。脉洪大是病脉不相符合的状况。"着痹不移，䐃肉破，身热，脉偏绝，是三逆也。"疼痛不移，肌肉溃烂，身热，应该脉大。这里是脉绝，但不是全部的绝，是偏绝。像血管闭塞性疾病（着痹）表现为重滞、破溃、一侧的血管闭塞，摸不到脉，也很像是脉管炎、动脉闭塞之类的病。动脉闭塞性的病，没到三期坏疽的，用现在的手术方法可以加支架。如果到三期坏疽，加支架就不行了，截肢还是个方法。用中药保守治疗能保存他的劳动力。现在综合治疗的办法，比《内经》时代单纯用手术"急斫之"的办法多了。上述情况就是一种逆象。"淫而夺形、身热，色夭然白，及后下血衄，血衄笃重，是谓四逆也。"淫而夺形，马莳的注释说"好色"，单纯指房事伤精。这个理解太局限了。这个淫包括以水湿之类表现为主的病邪过度。比如说大汗，大泄，或者慢性的腹泻，妇女长期带下，男子遗精，长期阴囊潮湿（阴汗），这些也算是淫。或者身上老是发油，这都属于淫之类的病。汗津津的，老是脱水分，身体很瘦，脸白，大便带血块、带脓、带血、带黏液、带水分。比如下部的恶性肿瘤，如直肠癌、宫颈癌、子宫癌，还有消瘦身热，见下血的结核性疾病（如肠结核），都不是好治的病。"寒热夺形，脉坚搏，是谓五逆也。"感染性的疾病，消耗到身体特别瘦时，即为夺形。再加上血压升高，脉坚，这都不是好现象，都是逆证。这就是五逆。

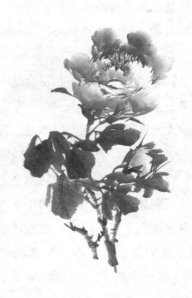

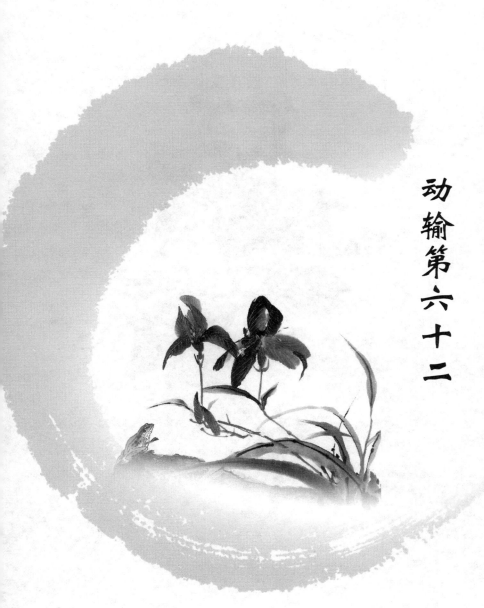

动输第六十二

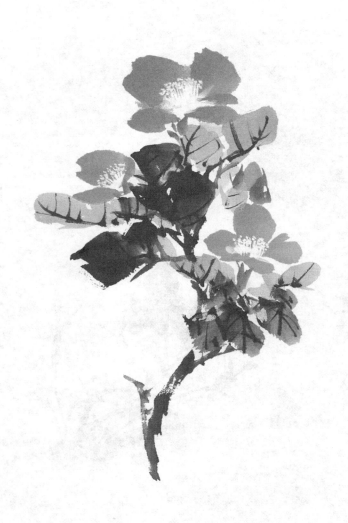

这是十二经脉中几个有搏动的部位进行了解释。

黄帝曰：经脉十二，而手太阴、足少阴、阳明，独动不休，何也？岐伯曰：是明胃脉也。胃为五脏六腑之海，其清气上注于肺，肺气从太阴而行之，其行也，以息往来，故人一呼，脉再动，一吸脉亦再动，呼吸不已，故动而不止。

"黄帝曰：经脉十二，而手太阴、足少阴、阳明，独动不休，何也？"这是个现象。手太阴是说太渊，寸口脉；足少阴是指太溪脉；足阳明是指趺阳脉。这三个脉独动不休，是最容易摸到的。所以经脉就是血管，这里又进行了明确的论述，从体表可以触及搏动的血管。这是个简单的事实。"岐伯曰：是明胃脉也。"先说明胃脉的情况。"胃为五脏六腑之海，其清气上注于肺，肺气从太阴而行之，其行也，以息往来，故人一呼，脉再动，一吸脉亦再动，呼吸不已，故动而不止。"胃是五脏六腑之海，五脏六腑的气血都是从胃生化来的。胃里的清气先上到肺里，浊气就下降为糟粕排出去了。肺气是从太阴脉行的。所以人呼一次脉动两次，吸一次脉也动两次，人的呼吸不停止，脉搏动也随着不止。呼吸和脉搏都是有节律的、有一定比例的。呼吸和脉搏的节律相应。

黄帝曰：气之过于寸口也，上十焉息，下八焉伏，何道从还？不知其极。

有考证说这个"十"，是"寸"字的误抄写。形似而讹是可能的，"八"是"尺"的误抄写。"寸"和"尺"是对的。应该是：上寸焉息，下尺焉伏。前句说了"气之过于寸口也"，不在寸口这一块上，上了寸就细了、没有了，下了尺就伏下去了。这是从哪里来的，从哪里去的？不知其极：不知哪儿是顶点。脉就在这一段搏动着，其他的藏哪去了？这问的是血脉的循环。

岐伯曰：气之离脏也，卒然如弓弩之发，如水之下岸，上于鱼以反衰，其余气衰散以逆上，故其行微。

"岐伯曰：气之离脏也，卒然如弓弩之发，如水之下岸，上于鱼以反衰。"鱼是指鱼际。气从内脏发出来时非常快，像弓弩之发一样，而心脏对血的搏动，不是搏一下，不是血慢慢流，流一段时间到手上去。如弓弩之发，是同时发出来。现在说血液循环是整个的充盈系统，除了心脏的搏动以外，血管本身，包括微循环本身是同时搏动的。只心脏的搏动力量不可能推动全身这么多血管的搏动。现代微循环研究有提出潮汐灌注理论的。如水之下岸，就像潮汐的灌注。外周血管的搏动和心脏搏动一致，同时在搏动。这是一个很高明的认识，并不是管子和机器搏动的关系。"其余气衰散以逆上，故其行微。"上了鱼际后就衰减了，衰减以后散开逆上。不是不运行了，是其行微。血管到了梢上以后分散开，分散到小的血管末端，从经脉，到络脉，到孙络，到浮络。散而衰，衰微，不是摸不到，是太微，不好摸。梢上的微循环仔细摸也能体会到。这是说手太阴。

黄帝曰：足之阳明，何因而动？岐伯曰：胃气上注于肺，其悍气上冲头者，循咽，上走空窍，循眼系，入络脑，出颅，下客主人，循牙车，合阳明，并下人迎，此胃气别走于阳明者也。故阴阳上下，其动也若一。故阳病而阳脉小者，为逆；阴病而阴脉大者，为逆。故阴阳俱静俱动，若引绳相倾者病。

"黄帝曰：足之阳明，何因而动？"问一个生理的问题。"岐伯曰：胃气上注于肺，其悍气上冲头者，循咽，上走空窍，循眼系，入络脑，出颅，下客主人，循牙车，合阳明，并下人迎，此胃气别走于阳明者也。"足阳明是胃经。胃气，是说行于阳明经、络、别、支之气。胃气上肺以后，有一支彪悍之气，直接冲到头上去了。循着喉咙走空窍，到眼，入络脑，出䪼。从头面上下来过客主人，再从空窍下循到牙车，这是阳明的分支。合阳明后，再到人迎脉。人头面的循环另有分支。动脉循环系统，供头部血液的是专门有分支的，无名动脉、颈总动脉、颈内动脉、颈外动脉分支。"故阴阳上下，其动也若一。"所以太阴的脉和头面阳明的脉动起来是一致的。"故阳病而阳脉小者，为逆；阴病而阴脉大者，为逆。"阴阳上下应该是一致的。阳病见阳脉大是顺的。比如说发热，典型的阳病，见脉小，不好，是逆象。阴病，是内脏的病，应该见脉小，比如心脏病、心肌供血不足。阴在内，属沉、小。阴病看见脉大，不好，比如合并高血压，那问题大了。这是个现实的问题。阳病应该见阳脉，阴病应该见阴脉，反之为逆。这就是从阴阳的方法。这看似简单，能把一个事情一刀两断，立即看出是顺还是逆，好治不好治，是轻还是重。但这些内容不能小看，它们是基本的法则。马马虎虎一看都会，用的时候就乱套，就是基本的内容没掌握。"故阴阳俱静俱动，若引绳相倾者病。"阴阳脉，俱盛俱虚，像一个绳子绷紧了。这说明阴阳俱竭或阴阳俱盛的现象，都不是好现象是病象。这说的是阳明脉，是从人迎合入进去的，在下部是趺阳脉。这也是最能摸到胃脉的地方。

黄帝曰：足少阴何因而动？岐伯曰：冲脉者，十二经之海也，与少阴之大络，起于肾下，出于气街，循阴股内廉，邪入腘中，循胫骨内廉，并少阴之经，下入内踝之后。入足下，其别者，邪入踝，出属跗上，入大指之间，注诸络，以温足胫，此脉之常动者也。

"黄帝曰：足少阴何因而动？"足少阴是和冲脉合着的。前面就专门论述过：冲脉是不是少阴？冲脉和少阴是怎么合的？从哪儿出，从哪儿入，从哪儿里合？"岐伯曰：冲脉者，十二经之海也，与少阴之大络，起于肾下，出于气街。"少阴中大的络，在肾下起源。气街也指气冲穴。"循阴股内廉，邪入腘中。"这就是腘动脉、股动脉的循行。"循胫骨内廉，并少阴之经，下入内踝之后。入足下。"内踝之后，就是能摸得到的太溪脉。"其别者，邪入踝，出属跗上，入大指之间，注诸络，以温足胫。"肝经脉是冲脉的一个别支是从胫内动脉分出来的。"此脉之常动者也。"这几个地方脉是常动的。从股内下循，下肢的动脉搏动是少阴经的，上肢的大动脉是手太阴经的，头面的部分是阳明经的。阳明脉摸得到的地方还有趺阳脉，是从足少阴冲脉中分出来的。这是讲上肢的动脉、下肢的动脉还有头面部的大的动脉，都说得非常明确。这是分不同的方法来论述人的血脉循行的。所以在经典上，在《内经》上，经隧、经脉、经道、血脉本来的意思就是血管，毫无疑问。但是不要去具体对应哪一条血管是哪一个经。说哪一条的时候，是按功能、按部位、按前后、按内外，人为分类隶属的。就像一棵树有乱七八糟的一堆枝子，怎么分呢？可以分向阳的枝，背阴的枝，这是两分法，相当于分成阴脉和阳脉。也可以分成五脉，即前、后、左、右、中间的枝子。还可以分成十二脉，按钟表的方向分，按十二时辰分，从一点的位置起，至十二点的位置止，这就是十二经脉。具体是哪一支呢？一棵树实际可有更多的枝。可以说靠近中间的是经脉，往梢上走的是络脉，再往梢上走的是孙络，再到叶子是浮络。浮络很多，但它都隶属于十二经脉。拿一棵树做个比较就好明白了。树枝归到树干，没有分枝，也可以把树干按分枝的方向分。树干的这一部分管这个枝，那一部分管那一个枝。十二皮部、十二经筋、十二经别就是这个意思。对一个乱七八糟的网络系统的分类说明的方法，举其大要进行了内外、前后、中的分类，这就是经络系统，并没用什么虚玄的解说，不必研究什么经络的实质，实质就是血管，没什么可研究的。这些研究，不过是个伪命题。

黄帝曰：营卫之行也，上下相贯，如环之无端，今有其卒然遇邪风，及逢大寒，手足懈惰，其脉阴阳之道，相输之会，行相失也，气何由还？岐伯曰：夫四末阴阳之会者，此气之大络也；四街者，气之径路也。故络绝则径通，四末解则气从合，相输如环。黄帝曰：善。此所谓如环无端，莫知其纪，终而复始，此之谓也。

"黄帝曰：营卫之行也，上下相贯，如环之无端。"明确提出来血液运行是一个循环系统。"今有其卒然遇邪风，及逢大寒，手足懈惰，其脉阴阳之道，相输之会，行相失也，气何由还？"用一个环来比喻这个循环系统，突然一个部位有病，引起阻断，那气是怎么循环回去的？"岐伯曰：夫四末阴阳之会者，此气之大络也。"在末梢上的阴阳之会，是在大的络上相会的。就是在毛细血管、动脉静脉网相会。"四街者，气之径路也。"阴阳之会，是指在大的络上相会，而气的路径有气街，头气、胸气、经气、腹气都有气街。"故络绝则径通，四末解则气从合，相输如环。"外边受伤，梢上有的地方不正常了，比如有时候某个肢体坏死了，而好的部分血液循环照常存在着。在末梢上的相合不只是络脉，还有气街。在肢体的部位同样有动静脉的毛细血管交汇，有交通支。静脉之间有内外的交通支，而小的动静脉循环无处不在。大的动脉、静脉没有坏，

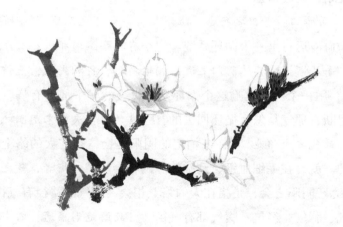

就能形成一个回环路。"黄帝曰：善。此所谓如环无端，莫知其纪，终而复始，此之谓也。"像环一样循环着，没有开始和终末。是怎么循环过去的？通过气街。笼统地把这一块动静脉循环叫作气街了。这里能看到侧支循环，能看到这个回环无处不在，这一篇的道理就在这里。通过现象切实准确地认识到气血的循环状态，由现象而对内在机理的推测，这也是中医学一贯的学术研究方法。

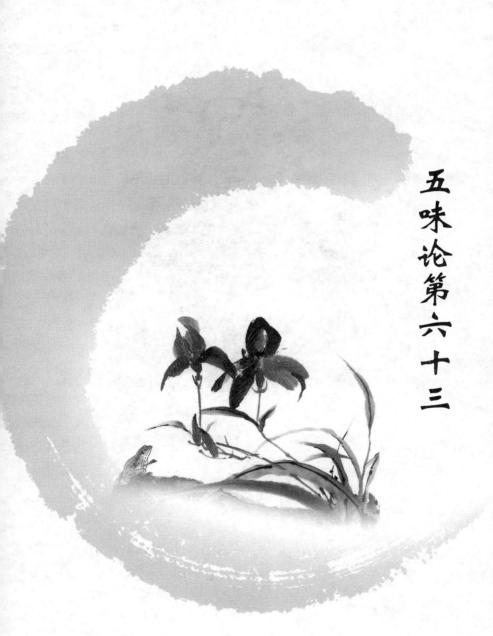

五味论第六十三

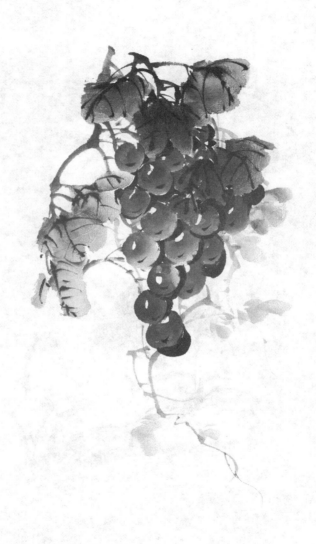

这一篇论述五味在体内的走向。从这篇可知道五行、五味、五脏、五气内在的归属绝对不仅仅是理论的推想，不是靠一个模型去硬对照的，它有实际的走向。

黄帝问于少俞曰：五味入于口也，各有所走，各有所病，酸走筋，多食之，令人癃；咸走血，多食之，令人渴；辛走气，多食之，令人洞心；苦走骨，多食之，令人变呕；甘走肉，多食之，令人挽心。余知其然也，不知其何由？愿闻其故。少俞答曰：酸入于胃，其气涩以收，上之两焦，弗能出入也，不出即留于胃中，胃中和温，则下注膀胱，膀胱之胞薄以懦，得酸则缩绻，约而不通，水道不行，故癃。阴者，积筋之所终也，故酸入而走筋矣。

"黄帝问于少俞曰：五味入于口也，各有所走，各有所病，酸走筋，多食之，令人癃。"五味进入到人体以后，各有不同的走向，会引起不同的病证。先从酸开始说，酸味入筋。癃就是小便不利，小腹膨隆。"咸走血，多食之，令人渴。"吃咸多了会口渴。"辛走气，多食之，令人洞心。"洞心，有的版本作"愠心"，是心下比较空洞的感觉，这还是比较真实的。"苦走骨，多食之，令人变呕。"吃苦味多了，呕吐。"甘走肉，多食之，令人挽心。"甜的吃多了，心下发闷。"余知其然也，不知其何由？愿闻其故。"五味入口所产生了病证，只知道这个事实，问是什么原因。"少俞答曰：酸入于胃，其气涩以收。"酸是收涩的。"上之两焦，弗能出入也。"中上二焦收缩起来以后，水道不能出入了。"不出即留于胃中，胃中和温，则下注膀胱，膀胱之胞薄以懦，得酸则缩绻，约而不通，水道不行，故癃。"胃是温化腐熟食物的，属阳腑。胃里把热闷住了，下注膀胱，膀胱的壁很薄很软，一见到酸就收缩起来了。膀胱一收缩，尿道就不通，不排尿了，就成了癃病。"阴者，积筋之所终也。"阴是指阴器，生殖器。积筋叫宗筋之会。酸吃多了，就会走到阴部去。"故酸入而走筋矣。"通过膀胱收约，酸走到阴部了。酸走筋是这么来的。

黄帝曰：咸走血，多食之，令人渴，何也？少俞曰：咸入于胃；其气上走中焦，注于脉，则血气走之，血与咸相得，则凝，凝则胃中汁注之，注之则胃中竭，竭则咽路焦，故舌本干而善渴。血脉者，中焦之道也，故咸入而走血矣。

"黄帝曰：咸走血，多食之，令人渴，何也？"为什么吃咸多了，人会口渴？"少俞曰：咸入于胃；其气上走中焦，注于脉。"咸吃进去以后和别的食物一样都是通过胃，通过中焦，注到脉里。"则血气走之。"咸进到脉里，就到血中去了。"血与咸相得，则凝，凝则胃中汁注之。"相对来说盐分高了，血就凝滞，凝滞后，胃中的水就到血里去了。西医学对渗透压的解释和这个理论是一致的。像脑血管病、脑外伤病先用甘露醇，就是让血里面的浓度过高，把脑组织里的水渗透到血管里去，造成组织脱水，改善局部病灶的水肿，与这个是一样的道理。在那个时候能认识到这个道理，很不简单，完全是据事实来认识的。现在是基于现代的化学，胶体渗透压、晶体渗透压、血流变学、流体动力学这些基础学科的发达才能认识到的。而当时这个认识和渗透压的观点是一样的道理。就像腌咸菜，咸菜缸里盐水是饱和的，萝卜放进去就蔫了。萝卜中的水渗透到咸菜缸里了。把咸菜放到淡水里就泡胀起来了，外面的水到里面去了。渗透的力量就叫渗透压。血里凝了，胃里的汁就注进去了。"注之则胃中竭，竭则咽路焦，故舌本干而善渴。"胃里的水到血里去胃中水就少了，少了喉咙就干了。这个解释很真实。"血脉者，中焦之道也，故咸入而走血矣。"这是说咸走血是怎么回事，说得很真实。不像后来有些理论家进行单纯的五行想象。

黄帝曰：辛走气，多食之，令人洞心，何也？少俞曰：辛入于胃，其气走于上焦，上焦者，受气而营诸阳者也，姜韭之气熏之，营卫之气，不时受之，久留心下，故洞心。辛与气俱行，故辛入而与汗俱出。

"黄帝曰：辛走气，多食之，令人洞心，何也？少俞曰：辛入于胃，其气走于上焦。"辛走于上焦，所以吃点辣的，马上气就拱到鼻子上去。"葱辣口，蒜辣心，芥末望着鼻子亲。"葱、芥末都是往鼻子上走的。"上焦者，受气而营诸阳者也，姜韭之气熏之，营卫之气，不时受之。"上焦是通行阳气的，辛包括姜、韭之气熏之。辣气、辛气熏到上面以后，营卫之阳气不按时运行了。"久留心下，故洞心。"就是《金匮要略》说的心下如噉蒜之状，烧心的感觉。吃辣多，心下那种烧灼感，就是洞心。"辛与气俱行，故辛入而与汗俱出。"辛味走窜、刚猛，和气一起运行，吃进去就出汗了。按五行来算，辛属金，金主收敛；酸属木，木主升发，但这里正好反过来。大家看看《辅行诀》的用药就是反着的，辛属木，酸属金，苦属水，咸属火，土不变。这里说辛是走散的，是从不同的方面说的，不要以为现在五味五行的列表规定就是唯一的正确的，这是一种便于在不同方面说理运用的工具。

黄帝曰：苦走骨，多食之，令人变呕，何也？少俞曰：苦入于胃，五谷之气，皆不能胜苦，苦入下脘，三焦之道，皆闭而不通，故变呕。齿者，骨之所终也，故苦入而走骨，故入而复出，知其走骨也。

"黄帝曰：苦走骨，多食之，令人变呕，何也？少俞曰：苦入于胃，五谷之气，皆不能胜苦。"苦味能入走骨，吃多了会呕。苦味是别的味道都胜不过去的。如蔬菜中的苦瓜，还有一个名字叫君子瓜，只苦自己，不苦别人。苦瓜炒牛肉，牛肉一点都不苦，就是苦瓜苦。所以苦味也有它很霸道的一方面。"苦入下脘，三焦之道，皆闭而不通，故变呕。"苦到下脘，就占在那儿了。苦能坚，下脘一坚，气运行不下去，三焦都不通，就往上走了。胃气以和降为顺，下脘受苦益坚，一不通就往上走，便呕了。"齿者，骨之所终也，故苦入而走骨，故入而复出，知其走骨也。"齿为骨之余，露在外面的骨头就是牙齿。入到胃里，要出来就从牙齿出。苦味入进里面后能呕到嘴里，还发苦，还能到牙齿上去，所以就叫走骨。

黄帝曰：甘走肉，多食之。令人悗心，何也？少俞曰：甘入于胃，其气弱小，不能上至于上焦，而与谷留于胃中者，令人柔润者也，胃柔则缓，缓则虫动，虫动则令人悗心。其气外通于肉，故甘走肉。

"黄帝曰：甘走肉，多食之。令人悗心，何也？"这个"悗"，通"闷"。"少俞曰：甘入于胃，其气弱小，不能上至于上焦。"甜味是很弱小的，不像辛那么霸道，所以不能入到上焦去。"而与谷留于胃中者，令人柔润者也。"甜的东西留在胃中，软弱黏腻。所以喜欢食甜的人就比较软弱一些。看江浙一带的人好多都喜欢甜食，说话温柔，吴侬软语；山东人，吃大葱、大蒜，味就比较冲些，好好说话都声音洪亮、顿挫感强。"胃柔则缓。"柔则弱，运动就慢了。"缓则蛊动。"有说是虫动，有说是蛔动的意思。"蛊动则令人悗心。"胃缓了以后，里面慢慢地一搅，虫子就动了。现在虫子少了，寄生虫基本能控制了。这里说的这种虫动闷心，不一定真是蛔虫或者寄生虫。过于食酸后，胃中菌群改变，导致一些胀气、闷胀的感觉，还可按这个蛊动来解释。这个"蛊"，从字形看是一种器皿盛着很多虫子，不是一种虫子。其他微小的生物也可以比类来看。而胃中、肠中的菌是很多的，多种菌群共生。在正常情况下是是平衡的，一动就觉出病来了。"其气外通于肉，故甘走肉。"人吃饱后，很舒服，浑身懒，肌肉也乏。说饥困饱乏，就这个道理。

　　这一篇对五味入口以后走哪一条路径，导致什么结果，做了分析。我们从这一篇中能够看出经文对食物入口的味道分析到什么程度，那么我们还可以想到药味是怎么走的，药吃进去以后是怎么布化的，怎么运行的，怎么起到治疗作用的。那么我们在考虑治疗时的思路就不会仅仅在概念、理论的想象之中，而是切实地了解它的途径，像现在药理当中的药物代谢动力学一样，对气味是怎么走的要搞明确。同样我们现代药理研究中药有效成分，对中药的一个单味药或一个复方，研究它的药物代谢动力学，我们对最新的药理研究也要重视。虽然我们不是专门研究这个的，但一定要将其作为重要的参考。最新一版（截止到讲座时）胡熙明主编的《中华本草》比上一版的《中药大辞典》厚了很多，就是增加了更多现代药理研究的内容。

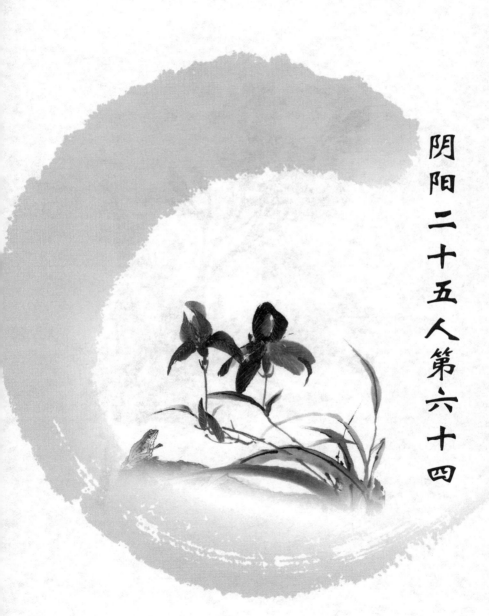

阴阳二十五人第六十四

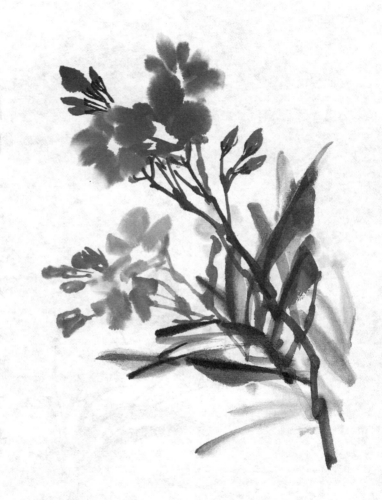

这一篇讲的内容多而详尽，包括五音，用五音的太、少、左、右来分五行的多少，分别对应不同经的上下，进而论述二十五种人。这个分类是比较细致的，并且通过可见的形体来论述二十五人血气多少。

> 黄帝曰：余闻阴阳之人何如？伯高曰：天地之间，六合之内，不离于五，人亦应之。故五五二十五人之政，而阴阳之人不与焉。其态又不合于众者五，余已知之矣。愿闻二十五人之形，血气之所生，别而以候，从外知内，何如？岐伯曰：悉乎哉问也，此先师之秘也，虽伯高犹不能明之也。黄帝避席遵循而却曰：余闻之得其人弗教，是谓重失，得而泄之，天将厌之，余愿得而明之，金柜藏之，不敢扬。岐伯曰：先立五形金木水火土，别其五色，异其五形之人，而二十五人具矣。黄帝曰：愿卒闻之。岐伯曰：慎之慎之，臣请言之。

"黄帝曰：余闻阴阳之人何如？"人有阴阳，是怎么分的？"伯高曰：天地之间，六合之内，不离于五，人亦应之。故五五二十五人之政，而阴阳之人不与焉。"这句话说的是以五行来分类。五行是什么？从空间说这是一个定位方法，人立在中间，首先要确定前后左右，加上中间，这就是五行。五行之中再分成五，这就是五五二十五。阴阳的分类和这个是不同的。这说出了五行分类和阴阳分类的区别。"其态又不合于众者五，余已知之矣。"还有不合于这二十五的，前面都讲到了，我们也知道了。"愿闻二十五人之形，血气之所生，别而以候，从外知内，何如？"问二十五种不同类型人的血气。一切分别论述是为了在诊断中从外知内（从外表的表现而知内在的情况）。所以这里论述的是五音太、少，目的是为了从外知内，最终的目的是为了诊断，而不是单纯的理论思考，不是想象中的一种分类。"岐伯曰：悉乎哉问也，此先师之秘也，虽伯高犹不能明之也。"前面是伯高答的，后面是岐伯答的。格式上不统一，可能有错误。前面像是黄帝引用伯高说的话，意思是说这一部分不是谁都能知道的，是比较秘密的或高深的知识。"黄帝避席遵循而却曰：余闻之得其人弗教，是谓重失，得而泄之，天将厌之。"黄帝避席遵循是个礼节，表示尊重。该教的时候不教是不对的，随便教也是不对的。"余愿得而明之，金柜藏之，不敢扬之。"有些东西只适合对特定的人讲，你讲的他不明白，要是完全靠人来传的话，他传不下去，知识就丧失了，遇到能传的人不说，知识也丧失了，这是讲选择适当的人传承适当知识的必要性，保密有保密的道理。"岐伯曰：先立五形金木水火土，别其五色。"金木水火土，五行，五种形状的人。先看五行的形，再看五行的色，这是形色合参的一种方法。"异其五形之人，而二十五人具矣。"按照五行的五种体加上五色，分出二十五种人，形色合参就分明白了。"黄帝曰：愿卒闻之。岐伯曰：慎之慎之，臣请言之。"后面就是具体的谈论了。

木形之人，比于上角似于苍帝，其为人苍色，小头，长面、大肩背、直身、小手足，有才，好劳心、少力、多忧劳于事，能春夏不能秋冬，感而病生。足厥阴，佗佗然，太角之人比于左足少阳，少阳之上遗遗然。左角之人比于右足少阳，少阳之下随随然。钛角之人，比于右足少阳，少阳之上推推然。判角之人比于左足少阳，少阳之下栝栝然。

"木形之人，比于上角似于苍帝。"五行之中的形体，是按照木火土金水来分的。先说木形，木主生发。角是角、徵、宫、商、羽五音中的木音。在这里是比照着音乐、音律来谈的。上角是作为木形的正音来比的。通过对一些出土的文物考证，我们知道，在先秦的时候，中国的音乐已经是非常发达的了。根据出土的曾侯乙编钟，音分成二十五音，甚至还更多。一个编钟的音，到现在一敲击还能很准。古人通过铸造技术能把音定得那么准，到现在也是一个很高的技术。一个钟能出两个音，能分出太少音的区别来，然后根据这个情况来比照人的五行多少。"其为人苍色。"苍，有点发青的颜色。"小头，长面、大肩背、直身、小手足。"形体上像树木，身子很长，脸色有点青，小头长面（大长脸）的。相面者相人的五行也是这么相。一般长脸的像木，像树桩子，像一棵树。"有才，好劳心、少力、多忧劳于事。"有这种形象就有这种命。他的命运、心理活动、考虑问题的方式、体力就适合于干这相应的事。"能春夏不能秋冬，感而病生。足厥阴，佗佗然。"怕冷，春夏树长得很旺，一到秋冬叶子就落了，不太旺了。到秋冬就容易生病。这一篇对五行的各种表现都用了一些形容词。根据对文字的考证、猜想和历代注家的阐释，这些形容词有的有些区别，只能根据最原始的文字来考虑是什么意思。佗佗，自得的意思。"太角之人比于左足少阳，少阳之上遗遗然。"怡然自得，也有逶迤的意思，和佗佗是类似的表现。偏于靠音来传承的比象，单纯从字义上很难解释。佗佗然，马莳解释，安众貌，安然威众的貌。根据《诗经》上的注解为"委委佗佗"。有人注解为雍容自得，是比较安然自得的样子，像一棵树很舒展的样子。太角和上面说的上角，都是角音。根据这个角音分太、少、左、右，分出了不同的音高。这是过去一种对音乐的描述方式，对二十五音细分的方式。一般太和少相对来说，太角比少角要高一些，另外还有左角和判角，判就是半的意思，是角音的一半。有一个钛角，还有一个太角，两个是重的。所以左角作为少角，这个钛角指右角。后面一篇谈五音的时候还谈到这个问题。在历史的传承过程中有类似的情况，一是不同的表述，二是传抄的错误，都有可能。我们今天学习就是知道角分太少、左右，一个角音之中再分五音，这五音分别对应不同的经的上下。"左角之人比于右足少阳，少阳之下随随然。"随随，表示和顺的意思。左角怎么比于右足少阳？所以有的人说应是少角，这是不同的说法。"钛角之人，比于右足少阳，少阳之上推推然。判角之人比于左足少阳，少阳之下栝栝然。"栝栝，正直的意思。知道了五音分太少、左右，而到底哪个高，哪个低，根据左右上下的少阳比照一下知道了。除非是专业的乐师，否则细辨音是有困难的。五音都不好辨，这二十五音怎么辨？后面会有一个详细的方法，一般人也能辨。

火形之人，比于上徵，似于赤帝。其为人赤色广䏖，锐面，小头，好肩背，髀腹，小手足，行安地，疾心，行摇肩，背肉满。有气，轻财，少信，多虑，见事明，好颜，急心，不寿，暴死。能春夏不能秋冬，秋冬感而病生，手少阴核核然。质徵之人，比于左手太阳，太阳之上，肌肌然，少徵之人比于右手太阳，太阳之下慆慆然，右徵之人比于右手太阳，太阳之上鲛鲛然。质判之人，比于左手太阳，太阳之下支支颐颐然。

"火形之人，比于上徵，似于赤帝。"徵音是五音中的火音。"其为人赤色广䏖。"䏖，有解释为牙龈。马莳解释为肌肉，后脊背上的肉。有的说牙龈宽，有的说脊背上的肉大，这两个差别太大了，只能作为参考。前面的木形人，大肩背。这是广䏖，从字义上和前面对比，解释为肌肉有一定的道理。"锐面，小头。"锐面，面是尖形的，那就是火形的人，和木形人一样小头。"好肩背，髀腹，小手足，行安地，疾心，行摇肩，背肉满。"火形的人一般比较漂亮。火主丽，外表看着艳丽。思考特别快，走路动摇，像火苗蹿起来一样。阳的部分是比较饱满的。"有气。"气力比较充足。"轻财，少信，多虑。"花钱不在乎。但这种人缺乏信誉，容易动摇，像火性一样。"见事明，好颜，急心，不寿，暴死。"见事能够很明白，一下子能看见事情的本质，整天面带笑容。寿命不长，容易猝死。像火苗一样，一闪亮马上没了。"能春夏不能秋冬，秋冬感而病生，手少阴核核然。"怕冷。秋冬容易生病。"手少阴核核然"，在《甲乙经》上是"窍窍然"，比喻空的意思。这个不太好理解，我们不强解。"质微之人，比于左手太阳，太阳之上，肌肌然。"肌肌然，有版本是"朓朓然"，是月出西方的样子。这些东西只能是参考。后面会讲到阳经上下左右的毛发的分布，那么毛发分布的肌肌然是什么意思呢？后面会讲，讲到多少的时候就好理解了。"少微之人比于右手太阳，太阳之下慆慆然。"有的解释慆为"喜悦"的"悦"。"右微之人比于右手太阳，太阳之上鲛鲛然。"也叫熊熊然，比喻火势焱盛，熊熊大火。"质判之人，比于左手太阳，太阳之下支支颐颐然。"支支，有解释为支离的样子。颐颐，解释为自得的样子。这里和上面木形之人的论述一样，徵分为质徵，少徵，右徵，徵判，用四个方面的人分别比喻左右手太阳的上下。用阴阳多少来比的话，左为阳，左上是最高的，左下是略微低一点的，上徵是中间的，右上的是在第一个的，右下的应该是最低的。似乎是这个排列规律。但是有的可能在传抄中左右两字都是错误的。后面一篇《五音五味》在排列上和这个还有些区别。可见《内经》不是同一个时代，同一个人的作品。或者在历史传抄过程中，左右一模糊，就抄错了。但是后面有一个比喻，对左右经上下，可以看出大小来。

土形于之人，比于上宫，似于上古黄帝，其为人黄色圆面、大头、美肩背、大腹、美股胫、小手足、多肉、上下相称行安地，举足浮。安心，好利人不喜权势，善附人也。能秋冬不能春夏，春夏感而病生，足太阴，敦敦然。太宫之人比于左足阳明，阳明之上婉婉然。加宫之人，比于左足阳明，阳明之下坎坎然。少宫之人，比于右足阳明，阳明之上，枢枢然。左宫之人，比于右足阳明，阳明之下，兀兀然。

"土形于之人，比于上宫，似于上古黄帝。"这个黄帝，是按照五色五帝来类比的，上古黄帝。那么就更可以明确，《内经》的黄帝、岐伯问答就只是个写作的形式。"其为人黄色圆面、大头、美肩背、大腹、美股胫、小手足、多肉、上下相称行安地，举足浮，安心，好利人，不喜权势，善附人也。"这就是土形之人的相貌和行为心理表现。浑厚，像土，股胫是指四肢，腹大，腹应土。土形之人敦厚，合乎土象。好利人，因为土能长养万物。这类人不喜欢当官。善附人：喜欢跟着别人干。这是土的坤德，坤德以顺为美。"能秋冬不能春夏，春夏感而病生。"土形人比较厚重，土克水，所以不怕冻。春天是木，木来克土，所以不太耐受春天。"足太阴，敦敦然。"这是足太阴脾的土象。敦敦，很诚恳的样子。"太宫之人比于左足阳明，阳明之上婉婉然。"婉婉是和顺的意思，左足阳明的上部是太宫，太宫是宫音中最高的一个音。"加宫之人，比于左足阳明，阳明之下坎坎然。"坎，有的解释为喜悦的"喜"。左足阳明下部是比上宫音都高的音。加宫是比宫再加高一个音。但它是阳明之下，比太宫低一些。"少宫之人，比于右足

748

阳明，阳明之上，枢枢然。"枢是门的转芯（户枢不蠹），在这里引申为圆滑的意思。少宫之音比上宫之音低一个音，但在低音中相对是高的。"左宫之人，比于右足阳明，阳明之下，兀兀然。""兀兀然"，有的说是"圆圆然"。有的解释为孤独的样子，有解释为心情喜悦的现象。土性平和。右足阳明的下部是左宫，再上一个，右足阳明的上部是少宫。土比喻上宫，就是正中间那个音。再一个比喻是左足阳明的下部加宫：比宫加一个音。再大的叫太宫。用宫音中的五音和阴阳的多少比喻足阳明的左右上下，就说得比较明确了。后面会提到阳明是根据五音的多少比喻气血的多少。

金形之人比于上商，似于白帝，其为人方面白色、小头、小肩背、小腹、小手足、如骨发踵外，骨轻，身清廉，急心，静悍，善为吏。能秋冬不能春夏，春夏感而病生。手太阴敦敦然，钛商之人比于左手阳明，阳明之上，廉廉然。右商之人，比于左手阳明，阳明之下脱脱然。左商之人比于右手阳明，阳明之上监监然。少商之人，比于右手阳明，阳明之下，严严然。

"金形之人比于上商，似于白帝。"商音、金、白是一类的。"其为人方面白色、小头、小肩背、小腹、小手足、如骨发踵外，骨轻，身清廉，急心。"金形之人在卦象中比喻为兑、乾，是公门的意思。乾相当于官，兑相当于吏。金的形是方的。这种人一般小头小脸，很结实，但是有角有棱的，很刚健。"静悍，善为吏。"一般很强悍，可以当个警察之类的。"能秋冬，不能春夏，春夏感而病生。"也因夏天火克金，秋天是它本来相应的脏器。"手太阴敦敦然。"手太阴对应肺，肺应金。"钛商之人比于左手阳明，阳明之上，廉廉然。"廉就

是有棱角的意思，不随和，很刚正，坚持原则。商中最大的叫
钛商。"右商之人，比于左手阳明，阳明之下脱脱然。"脱脱
然，有的解释为疏驰的意思。前面手太阴是敦敦然，足太阴也
是敦敦然。这两个敦解释为不同意思：有的解释为断绝，这个
就是比照商来猜的了。对一样的字，若说意思不一样，则有点
牵强。"左商之人比于右手阳明，阳明之上监监然。少商之
人，比于右手阳明，阳明之下，严严然。"监监是临下多察的
意思，左商是比上商低的音，在低音中偏高，最低的是少商。
右手阳明，阳明之下，右下是最下的那一个。一个音分成五个
差别。严严，从字义看是危重的意思。

　　水形之人，比于上羽，似于黑帝，其为人，黑色面不平，
大头，廉颐，小肩，大腹，动手足，发行摇身，下尻长，背延
延然。不敬畏，善欺绍人，戮死。能秋冬不能春夏，春夏感而
病生。足少阴汗汗然。大羽之人，比于右足太阳，太阳之上，
纡纡然。少羽之人，比于左足太阳，太阳之下洁洁然。众之为
人，比于右足太阳，太阳之下洁洁然。桎之为人，比于左足太
阳，太阳之上安安然。是故五形之人二十五变者，众之所以相
欺者是也。

　　"水形之人，比于上羽，似于黑帝。"黑、羽、水，这是一
类的。"其为人，黑色面不平，大头，廉颐，小肩，大腹，动
手足，发行摇身，下尻长，背延延然。不敬畏，善欺绍人，戮
死。"水形人大脑袋，很黑，脸上凹凸不平，大肚子，腰下边
比较长，背很长，言语、行动轻浮，不敬畏，像水一样变动不
居。火形的人是好礼，而水形的人不好礼。一般水形人比较
阴，奸诈一些。要起身行走的时候，身子晃，像水，容易不正
常死亡。"能秋冬不能春夏，春夏感而病生。"冬比喻水，这

种人一般在天热的时候生病。"足少阴汗汗然。"汗，或作
"汙"，这个字同"污"。"大羽之人，比于右足太阳，太阳之
上，颏颏然。少羽之人，比于左足太阳，太阳之下纡纡然。"
大羽是右足太阳之上，小羽是左足太阳之下。相比起来，小羽
比大羽阳还更多，在左侧。"众之为人，比于右足太阳，太阳
之下洁洁然。""众之为人"就是"众羽之人"。"桎之为人，
比于左足太阳，太阳之上安安然。"桎之，有的说是左羽，有
的说是桎羽。根据太阳的上下左右和后面列的五音高低，这是
不同的。对这里只能按照左右上下来区分，如果不是专门研究
音律的，对这个内容不好理解。即便有专门的考证，也是参考
历史上的不同叫法，有时候不同的地方有不同的叫法。音律是
个专门的学问，这里我们通过学习，知道它有气血的多少就行
了，五音只是用来比象的。"是故五形之人二十五变者，众之
所以相欺者是也。"这句话说的是，五形之人二十五变者是不
好分辨的。众人之中的一人到底是哪一个形，容易相互地混
杂，不容易分辨出来。尤其是不专门搞音律的，对上、下、
左、右、太、少都不好分辨，连五音都很难分辨，何况是人
形。看面色容易看些。这里就照顾到眼睛不好的人用耳朵分
辨，可能对盲人比较合适一些，据说盲人辨音辨得比较好，可
以用声音来比象阴阳的多少。眼睛可以望色，耳朵可以听音。
通过对音的详细辨别来对人比象。这是照顾到用不同感官和不
同自然现象（色、声、性情等方面）对一个人的辨识。

　　**黄帝曰：得其形，不得其色何如？岐伯曰：形胜色，色胜
形者，至其胜时年加，感则病行，失则忧矣。形色相得者，富
贵大乐。黄帝曰：其形色相胜之时，年加可知乎？岐伯曰：凡
年忌下上之人，大忌常加七岁，十六岁、二十五岁、三十四**

岁、四十三岁、五十二岁、六十一岁皆人之大忌，不可不自安也，感则病行，失则忧矣，当此之时，无为奸事，是谓年忌。

前面讲了五行之人二十五变，包括形和色。提到大头、小肩、大腹等等，这是说形，提到色黑、白、赤等，这是色。并且有太、少不同。下面接着讨论怎么区分不一致的情况、混杂的情况、变动的情况。

"黄帝曰：得其形，不得其色何如？"假如是木形之人，但面色不是苍色，那怎么算？"岐伯曰：形胜色，色胜形者。"形胜色比如说木形人身长，但面色却黄的，木克土。反过来，若是白脸，就是色胜形。"至其胜时年加，感则病行。"四时或是流年的五行盛时，还要注意感则病行。在这一年上或这个季节，比如秋天或庚辛之年，金气盛的时候，易感受到金气，如秋金、燥金、燥风之气。"失则忧矣。"正气的丧失。所以有的人说，根据生辰八字可以推算哪一年得什么病，一定要注意那是命理学家就命理的角度来看的，而医生所本是《内经》。《内经》探讨这个问题不是这么看的。首先是感则病行，失则忧矣。正气的虚损加上感受了和它相胜的邪气，才能生病。前面的几篇也反复讨论到了高矮胖瘦、岁数都一样的人，为什么有的得病，有的不得病？是内在的原因导致的。既然环境都一样，就要看内在的原因，那出生的年月只是命理的说法，和实际看病相差太远。所以拘于那些东西的人就是庄子说的"曲士不可以语于道者，束于教也"。医道自有医道的论述，那些说法不可拘泥。"形色相得者，富贵大乐。"形体是水形，面色是黑的，这与同黑帝是一致的。这是吉相，提示人的形体精神无病。若不一致，就有相生、相克、相耗发生。"黄帝曰：其形色相胜之时，年加可知乎？"这个时是指的年、季时间的意思，而不是年月日时的时。"岐伯曰：凡年忌下上之人，大忌常加七岁、十六岁、二十五岁、三十四岁、四十三岁、五十二岁、六十一岁皆人之大忌。"年忌下上是什么意思？有的人说，比如是木形之人遇到庚辛之年，它的前后（到这一年，或者刚过这一年）。有的说，是像"阳明之上、阳明之下"的这个"上下"，这不可靠。应该是指一个大概数，以九岁为一个周期，从七岁开始一直加到六十一岁。"不可不自安也。"遇到这些年岁的时候，要小心一些。每过上九年、十年，身体好时要注意一些，有可能会有一个周期来变化。注意如果是以五行的天干来算的话，它应该是以十年为一个周期，到这个年份感邪相加，不感邪也要注意。这是九年，这不是正好，而是大概的一个数，庚和辛，可以是十一年，也可以是九年。如果是庚年，遇到下一个辛年，就是十一年。如果是辛年，遇到下一个庚年，就是九年。"感则病行，失则忧矣。"遇到这些年的时候，如果感受到相应的邪气，就容易生病，如果不注意保养正气，就有可担忧的事情。"当此之时，无为奸事，是谓年忌。"在这些年份的时候，好好保持心理平衡，不要干一些有心理障碍的、不可告人的事情，这就是年忌。讲究年忌的目的并不是说预测到这一年一定发病，而是说时时检讨自己的心理是否平衡。子曰：吾日三省吾身。一天多次反省，时时警醒自己。不是早中晚三次，而是多次。就算不时时反省吧，过个九年、十年的，也得总结一下人生的经历：这段是否过得平衡，是否过得光明磊落？这是同一个道理。这一段单独讲年忌。

黄帝曰：夫子之言，脉之上下，血气之候，以知形气奈何？岐伯曰：足阳明之上血气盛则髯美长，血少气多则髯短，故气少血多则髯少，血气皆少则无髯。两吻多画，足阳明之下

血气盛则下毛美长至胸，血多气少则下毛美短至脐，行则善高举足，足趾少肉，足善寒，血少气多则肉而善瘃，血气皆少则无毛有则稀、枯悴，善痿厥，足痹。

"黄帝曰：夫子之言，脉之上下，血气之候，以知形气奈何？"前面谈到脉的上下（太阳之上、太阳之下，阳明之上、阳明之下）。这里继续探讨，所谓脉的上下，怎么样通过外在的表象知道？"岐伯曰：足阳明之上血气盛则髯美长。"足阳明之上，如何知道血气是充足的？看髯（鬓角下两颊的毛）。"血少气多则髯短，故气少血多则髯少，血气皆少则无髯。"血少，髯短，气少是指数量少。气的多少看数目，血的多少看长短。"两吻多画。"没有络腮胡子，口角像画上去几根胡子一样。口角出现一些皱纹。也是虚衰的现象。"足阳明之下血气盛，则下毛美长至胸，血多气少则下毛美短至脐，行则善高举足，足趾少肉，足善寒。"欲知足阳明下的血气盛衰，要看胸腹部的体毛，看行走的抬步。气少的人怕寒。"血少气多则肉而善瘃。"瘃，指冻疮。血少怕冷，容易生冻疮。"血气皆少则无毛有则稀、枯悴，善痿厥，足痹。"看阳明之上气血多少，是看髯的多少、长短两个方面。看阳明之下气血多少，要看下毛，包括阴毛，有的向上连及前胸都是毛；有的能至脐，相对来说就是毛少。一个是毛多，一个是毛少，一个是无毛。所以前面提到的太宫、少宫、阳明之上、阳明之下，如果耳朵不能辨二十五音，那么可以望而知之。耳朵不行，可以用眼睛看。从鬓角到胸腹部，一直到阴毛的毛发分布，就要通过看阳明。再者，摸一摸手脚是不是凉，是不是容易冻脚，可以诊察血气多少。所以说血气的多少，都是可以通过问诊、望诊明确掌握的。当然通过闻诊听五音听出来就更高明，听不出来也有办法。

足少阳之上，气血盛则通髯美长，血多气少则通髯美短，血少气多则少髯，血气皆少则无须，感于寒湿则善痹。骨痛爪枯也。足少阳之下，血气盛则胫毛美长，外踝肥；血多气少则胫毛美短，外踝皮坚而厚，血少气多则胻毛少，外踝皮薄而软，血气皆少则无毛，外踝瘦无肉。

"足少阳之上，气血盛则通髯美长，血多气少则通髯美短，血少气多则少髯，血气皆少则无须，感于寒湿则善痹。骨痛爪枯也。"这个和阳明是反过来的。阳明少气的时候，胡子数量少，少血的时候胡子短。少阳是主目、筋、爪的。我们知道气血多，毛发就长，气血少，毛发就少，甚至没有。血和气的多少，一个是看胡子长短，另一个是看胡子稀疏，这就是区别。"足少阳之下，血气盛则胫毛美长，外踝肥；血多气少则胫毛美短，外踝皮坚而厚。"一个看皮肤，一个看毛发。发为血之余，肺主皮毛，看部位相应的毛（发）情况。望诊就是望这个，这是可以把握的、能看得见的。"血少气多则胻毛少，外踝皮薄而软，血气皆少则无毛，外踝瘦无肉。"胫毛是指小腿的毛。这是一个是看外踝的皮肉，再一个是看胫毛。注意少阳和阳明说的是不一样的。少阳，看血的多少是通过看毛的多少，看气的多少，是通过看毛的长短。阳明正好反过来。

足太阳之上，血气盛则美眉，眉有毫毛，血多气少则恶眉，面多少理，血少气多则面多肉，血气和则美色，足太阳之下，血气盛则跟肉满，踵坚，气少血多则瘦，跟空，血气皆少则善转筋，踵下痛。

"足太阳之上，血气盛则美眉，眉有毫毛。"眉毛长得好看，中间长出几根特别长的来，叫做毫毛。"血多气少则恶眉，面多少理。"恶眉是眉毛不好。对照后一句应该是：面多肉少理。肥胖一些。"血少气多则面多肉。"平时看面是通过看阳明的。这里看太阳是通过看眉毛和面部的肉。"血气和则美色。"血气正好，面色就比较好看。太阳之上能看出眉毛和周围的面色。"足太阳之下，血气盛则跟肉满，踵坚。"太阳之下提示脚后跟的情况。脚后跟长得很圆满，很有劲。"气少血多则瘦，跟空，血气皆少则善转筋，踵下痛。"气少了，容易脚后跟痛。少得厉害的，整个脚后跟都痛。所以治疗足跟痛都用补法光用止痛的办法常常无效，因为这是个虚象。这段提供了一个治足跟痛的方法，从虚治是大法。

手阳明之上，血气盛则髭美。血少气多则髭恶，血气皆少则无髭。手阳明之下血气盛则腋下毛美，手鱼肉以温，气血皆少则手瘦以寒。

"手阳明之上。"大肠经。"血气盛则髭美。血少气多则髭恶，血气皆少则无髭。"髭恶，是胡子乱七八糟不好看。髭，马莳解释是承浆穴以下所生者为髭。根据《说文解字》的解释，髭是口上毛。我倾向于认为上面的是髭。"手阳明之下血气盛则腋下毛美，手鱼肉以温，气血皆少则手瘦以寒。"手阳明大肠经之下候腋毛。腋毛和手鱼际是手阳明所过的部位。手大鱼际凉、手瘦的，气血皆少。所以经络的望诊非常重要。这都是看大的方面，能看得很明确。有的人天生，腋下没毛，这是不足。所以对这个的观察要仔细。

手少阳之上，血气盛则眉美以长，耳色美，血气皆少则耳焦恶色。手少阳之下，血气盛则手卷多肉以温，血气皆少则寒以瘦，气少血多则瘦以多脉。

"手少阳之上，血气盛则眉美以长，耳色美。"手太阳和少阳都候眉，手少阳还候耳朵，因手少阳在侧面。手太阳候面部。"血气皆少则耳焦恶色。"这句讲了手少阳三焦不足的望诊所见。在前面谈到通过望耳朵看骨头焦不焦。"手少阳之下，血气盛则手卷多肉以温。"少阳从手上走，所以阳明候鱼际，少阳则候整个的手。一个是看胖瘦，再一个是看温凉。"血气皆少则寒以瘦，气少血多则瘦以多脉。"血多的人看着手很瘦，但静脉容易看得出来，做静脉注射也好刺入。血气皆少就是瘦。所以望诊看脉，看温度，看胖瘦，看动态，看手形，能看出很多来。手诊中这个纹代表什么，那个痣代表什么，基础理论上都说到了。经络所过，气血多少，胖瘦寒温，这是大的方面。会了这个以后，就不会太计较那些死板对应的"代表"。那些都是芝麻一样的细节问题，不要捡了芝麻，丢了西瓜。失去整体的判断则容易看错。

手太阳之上，血气盛则多须，面多肉以平，血气皆少则面瘦恶色。手太阳之下，血气盛则掌肉充满，血气皆少则掌瘦以寒。

"手太阳之上。"小肠经。"血气盛则多须，面多肉以平。"大扁平脸，胖乎乎的，像个大肉饼一样。须，是下巴上的胡子。"血气皆少则面瘦恶色。"小肠经气血不足时，人看起来很瘦，脸色不好看，这是说上面。"手太阳之下，血气盛则掌肉充满。"前面讲到看阳明是通过看鱼际，这个是通过看手卷曲的部位。太阳就是通过看整个的手掌。人有胖乎乎的肉手，说明吃得好，小肠功能比较好，脾胃运化也好，人也胖，脸上也是肉乎乎的。"血气皆少则掌瘦以寒。"血气少的都是瘦人。阳明之上看髯。阳明之下看阴毛。这里对于手经来说，面部为上，手部为下。在足少阳，胫为下。在足太阳，足跟为下。这就把手足三阳经的上下候气血多少，比照了前面的五五二十五人。但二十五人还分左右，这个也可看左右，如看左边的胡子和右边的胡子是否是偏歪着的？两边少还是一边少？这里提到一个问题：男的长胡子，女的呢？这就是值得考虑的问题。后来的说法是女子以血为主，女的血多气少，男的气多血少。这个问题是有论述的。气多往上行，所以男的血之余就从胡子出来了。血向下行，所以女子有月经。男女的生理是有区别的。妇人气血多少（后面会论及）和这个通常的说法是相反的。从不同方面看，各有其理。气多上行，所以男人肩膀比较宽，骨盆比较小；女子血多属阴，往下行，肩膀小，骨盆宽。这是提示了一个方法。比照这个方法，对经脉所过部位的毛发情况、皮肤情况、寒温情况、血脉情况断气血的多少。这个比用耳朵听（对于一般的明眼人来说），是一个更实用的方法。对一个按摩的盲人，不能马上摸一摸毛多毛少，但是耳朵善于听音。我们看病人，如果眼睛比耳朵好使，就用眼睛看，即使五音不辨也没有关系了。所以《内经》根据人先天的材质、禀赋都给予了相应不同的方法。取其所用，取其能用，取其可用。

黄帝曰：二十五人者，刺之有约乎？岐伯曰：美眉者，足太阳之脉，气血多，恶眉者，血气少，其肥而泽者，血气有余，肥而不泽者，气有余，血不足，瘦而无泽者，气血俱不足，审察其形气有余不足而调之，可以知逆顺矣。

"黄帝曰：二十五人者，刺之有约乎？" "约"，有注家认为是"的"，形似而误。这个说法根据不充分。前面说约法。要和约是同一个意思。二十五人刺法比较复杂，刺的时候，有没有关键的可以提纲挈领？这就是约刺的大法、要法。"岐伯曰：美眉者，足太阳之脉，气血多，恶眉者，血气少。" 前面的《经水》篇提到过十二经脉的气血多少，那是说常态的，是相对而言。这里提到足太阳膀胱之脉多气多血，是根据实际表现来论的，不是相对其他的经脉来论的。眉毛长得很好，浓黑、光亮、稠密，眉形好，不杂乱，这就说明足太阳脉气血多。恶眉者，血气少。如一块地，庄稼长得很好，另一块干旱贫瘠的地，连杂草都不长，这相当于美眉、恶眉的比象。"其肥而泽者，血气有余，肥而不泽者，气有余，血不足，瘦而无泽者，气血俱不足。""肥"相当于土地的"厚"，这是气有余。泽，比较滋润，相当于水分保持得比较好，这是血有余。既贫瘠又干旱，气血都不足，毛发也不太长。这里从眉毛谈到了足太阳之脉。那么阳明脉、少阳脉，怎么看呢？举一反三。只提一个，其他都不论述了，这是古人常用的格式。看少阳就通过看鬐，看阳明就看髭、须。太阳说了"上"，没说"下"，那么"下"也是这样。前面就提到了少阳上下，太阳上下，阳明上下。所以任何一个地方都是这个看法，这里只举了通过太阳的上部看眉毛的状态。气血俱多、俱少就是候有余不足。所以最后一句总结："审察其形气有余不足而调之，可以知逆顺矣。"这一句简单地说明了经脉的诊断和治疗取法的依据。所以这一句不能小看。在临床中时时不离的，就是这些东西。经典提示的就是这个大法，审形、气两个方面的有余和不足。看到不足的就补；看到有余的就泻。气有余就调气，血有余就调血。血气有余不足，该怎么调就怎么调。该用灸的就用灸，该用汤药的就用汤药。这里说的是"调之"，而不是"刺之"。"调"字包括了各种治法。目的是什么？以平为期。

黄帝曰：刺其诸阴阳奈何？岐伯曰：按其寸口人迎，以调阴阳，切循其经络之凝涩，结而不通者，此于身皆为痛痹，甚则不行，故凝涩，凝涩者，致气以温之血和乃止。其结络

者，脉结血不和，决之乃行，故曰：气有余于上者，导而下之，气不足于上者，推而休之，其稽留不至者，因而迎之，必明于经隧，乃能持之，寒与热争者，导而行之，其宛陈血不结者，则而予之，必先明知二十五人则血气之所在，左右上下，刺约毕也。

"黄帝曰：刺其诸阴阳奈何？"用刺法治疗的时候，对阴阳是怎么调的？如何知道是阴还是阳，是有余还是不足？这个问题在前面的《经脉》篇已经论述过，在这里又反复论述。一个问题在《灵枢》中反复出现的，常常是公理，公认的通用的法则。各家的文章中都在引用。"岐伯曰：按其寸口人迎，以调阴阳。"要确定是阴还是阳，方法就是按寸口、人迎。这是一个明确的断语，有了这个方法，就可以明确地来运用，而不会被其他的方法来迷惑了。"切循其经络之凝涩，结而不通者，此于身皆为痹痛。"这里是说切诊。经络怎么切？切凝涩，切是否有结聚不通的地方。如果有就是痹痛。对疼痛的病人顺着肌肉纤维，都能摸出结节和条索状的东西来。脉的塌陷，都能摸得出来。"甚则不行，故凝涩，凝涩者，致气以温之血和乃止。"两个涩是同一个意思。这说的是诊断。后来说的切诊包括切寸口、肌肤，包括按肝脾是否肿大。切三部九候，包括切跌阳脉、太溪脉（寸口脉）、人迎脉等。这里就是用寸口和人迎的对比来看阴阳。看血脉哪里不通，通过局部的切诊非常重要。周身哪里痛时，看一看，摸一摸，仔细查一查，会在手下找到结涩不通的地方。找到这个地方后，治疗方法就会简单很多，包括用针挑开。这个方法，中医、西医，东方、西方，包括日本汉医，都在用。日本还有枝川注射法，最早是一个外科的博士发现的。那是在对一例胆囊炎疼痛反复治疗不好，在详细触诊的时候，发现皮下有个结节。结果他就用了一个配方很简单的药注射进去就治疗好了。这个人非常敏感，进行了思考，对外科其他的一些疼痛解决不了的，用这个方法也治好了。从那以后，他就推广这个方法，发展成了一个学派。这是在全世界许多地方都用的方法。因为疼痛是很多病的共同表现，而解决疼痛是一个大问题。把病痛解决了，很多事就能好了。后来发展了一个腹壁反射学说，说内脏的病都在腹壁上有反应。而对应中医的经络，血脉凝结不通的结节是能触摸得到的。综观古代、现代、国内、国外，翻来覆去说的，常常在经典上都提到了。这就能看出当时诊察的细致程度。像前面讲的五音一样，看病细到这个程度的话，诊断水平应该不比西医学的任何一个医生差。当然必要的时候再结合上现代技术的诊察手段，结合上物理仪器的手段，会更好。二十五音中对声音的细致判别就包含了这个思想。"其结络者，脉结血不和，决之乃行。"这一句说的是治疗。决之，就是开之。看着凝结不通的，给它掘开就行了。怎么掘开？在前面讲刺法时提到过，这里再简单一提。所以这一句包括了诊断的方法、治疗的方法、切诊的方法。把这一段领会透了，在临床运用的时候就会提高一个层次，效果上会大有提高。下面继续论述治疗。"故曰：气有余于上者，导而下之。"脑血栓，脸红脖子粗，可以说是血有余或气有余也行，怎么治疗？泻法，导而下之。王永炎老师用星蒌承气汤治疗脑血管意外就是这个方法。再如躁狂的，咒骂不休，日夜不宁，翻墙上屋的那种，用礞石滚痰丸，大黄泻下以后，心神能清明过来。这就是有余于上，导而下之。还有高血压眩晕，脸红脖子粗。刺太冲一针，放血，上面有病，下边取穴。"气不足于上者，推而休之。""休之"，对此有很多说法，有的说是"往之"，不太通。有可能是传抄过程中的误字。上气不足的补上就行了。具体对这个字不好考证。"其稽留不至者，因而迎之。"这个后来发展为迎随补泻，按经脉的循行顺序，逆（迎）之为泻，顺之为补。其实在《灵枢》中说的迎随不是这个意思，是指的疾徐。《灵枢》以后，如《针灸大成》中和现在教材中说的那些手法有和《灵枢》不同的地方。我们一定要注意到原始的方法是什么。稽留不至者：脉气不来的地方。针到什么程度？针到脉气来。这就是因而迎之。这是我个人的理解。所谓"气至而有效"，什么是气至？结合前面的论述，和这个说法也是一致的。"必明于经隧，乃能持之。"要知道经络的循行，才能知道迎随、上下、有余不足。这个要详细看前面的《经脉》篇。"寒与热争者，导而行之。"一个是往来寒热，再一个是同时存在的偏身发热或者是中心和外周的寒热不均。比如发热而手足冰冷，周身恶寒而手足心热，或者是上热而下寒，又如前面篇章提到的胃热而肠寒等，这就是寒热相争。对此，让它顺行开就行了。"其宛陈血不结者，则而予之。"《素问》有言"去宛陈莝"。宛陈指水疾。这就是指对不同的病。如阴阳的结聚，采取不同的治法来治疗。"必先明知二十五人则血气之所在，左右上下，刺约毕也。"前面讲的这阴阳二十五人到底有什么意义？意义在于知道不同的情况，血气所在是在什么地方，从哪一经来调，这就是刺约，是针刺的大概方法。看上去已经讲得很明白，想想又非常模糊。木火土金水，角徵宫商羽，五音五行，每一行又有气的多少，于是就分出了上、下、左、右、太、少等。而这个分法分别表示了阳经的上下左右。音不好分，但是以五行多少分上、下、左、右还是好分的。前面说五音不好辨，耳朵不好使的，可以望诊。望什么？望肥瘦，望光滑不光滑，望所过部位毛发长短和疏密。所以能从多个方面来保证认识阴阳二十五人。能知道血气之所在就是一个左、右、上、下之分这就是针刺治疗的大法。一定要明白在左右、上下、阴阳，脏腑经络。前面篇章中还提到是在皮肤还是在肌腠，是在血脉还是在经筋、骨髓。它有深浅之分。所以我们对一个病的观察，要观察出层次的深浅，脏腑的阴阳，位置的左右上下，还要根据壮人、勇人、怯人，年龄的老少，男女的不同，层层分出阴阳五行来，分出虚实多少来，分出是气多、血多、气血俱多、气血俱少，还是血多气少。反复比较，最终得出结论，刺法就有了。刺约：针刺的大概，就是这些东西。所以《灵枢》始终是从最高的法则，用简洁的方式，从可把握的方法来讲述针灸的大道。

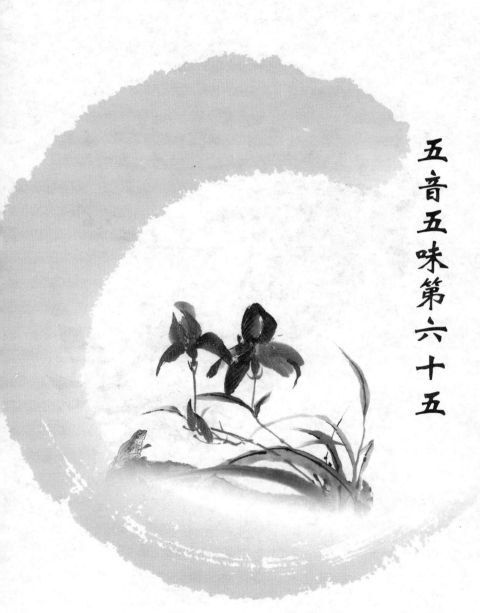

五音五味第六十五

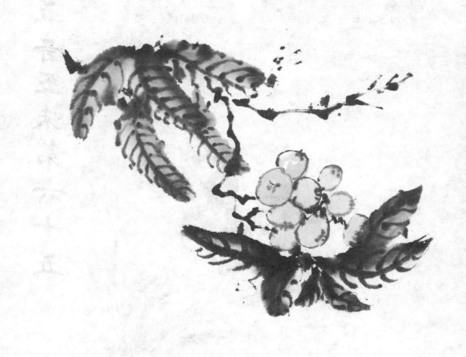

这一篇讲五音合五味、五果、五畜。对五音分太、少。二十五音与前面阴阳二十五人看上去不完全对应。从医学上来看，知道五行的多少和细分五音来比象就行了。

右徵与少徵，调右手太阳二，左商与左徵，调左手阳明上。少徵与大宫，调左手阳明上，右角与大角，调右足少阳下。大徵与少徵，调左手太阳上，众羽与少羽，调右足太阳下，少商与右商调右手太阳下，桎羽与众羽，调右足太阳下，少宫与大宫，调右足阳明下，判角与少角，调右足少阳下，钛商与上商，调右足阳明下，钛商与上角，调左足太阳下。

"右徵与少徵，调右手太阳二。"前面提到了右徵比喻右手太阳之上，少徵就不完全一样了。徵音是火音，比于心，比于手太阳小肠，这是能统一理解的。"左商与左徵，调左手阳明上。"这一篇左、右有很多错乱的地方，太、少有错乱的地方，不太好理解。但要知道有这个说法。"少徵与大宫，调左手阳明上。"徵是火，宫是土，太是过、有余，少是不足。这也看不出什么对应规律来。"右角与大角，调右足少阳下。"这里提到左右、太阳、少阳、阳明、上下，从音上来看的话，不太好对应。但前面有一篇，血气的多少，可以看所在部位的毛发长短、多少、浓密。"大徵与少徵，调左手太阳上。"开始提少徵时，说的是右手太阳上，这里讲的是左手太阳上。"众羽与少羽，调右足太阳下。"羽属水，属肾，和太阳相表里，这个对应还有道理。"少商与右商调右手太阳下。"商原本比于阳明，这里比于太阳。"桎羽与众羽，调右足太阳下。"羽调太阳，这个还能对应前文。"少宫与大宫，调右足阳明下。"足阳明胃对脾，对土。关于宫音、太少与前文都是一个调法。"判角与少角，调右足少阳下。"这个角和足少阳木还是对应的。"钛商与上商，调右足阳明下，钛商与上角，调左足太阳下。"原本是手阳明对应商，这里是足阳明。这个角就不好理解了。

所以前面左右手足三阳的上下对应，五音的太、少，多有注家说"未知其所谓也"，不知道说的是什么。有的人理解可能是左、右、阴、阳这些字字形相近，在反复的传抄过程中产生一些错乱，导致了不好理解，和前一篇也有出入。如果对音律的考证比较明确的话，找找其他篇的对应，可以进一步考证。缺乏更多的考证，这一篇就不好理解的，先存疑。它的意义就是前面说的五行有太过有不及，相应外在的经脉有上下、气多血少、血多气少、气血俱多、气血俱少。具体表现能见到的，就是所在部位毛发荣枯等。这是可以掌握的内容。下面这段比较好理解。

上徵与右徵同谷麦、畜羊、果杏，手少阴脏心，色赤味苦，时夏。上羽与大羽，同谷大豆，畜彘，果栗，足少阴脏肾，色黑味咸，时冬。上宫与大宫同谷稷，畜牛，果枣，足太阴脏脾，色黄味甘，时季夏。上商与右商同谷黍，畜鸡，果桃，手太阴脏肺，色白味辛，时秋。上角与大角，同谷麻、畜犬、果李，足厥阴脏肝，色青味酸，时春。

"上徵与右徵同谷麦、畜羊、果杏，手少阴脏心，色赤味苦，时夏。"这就是比喻火音，上徵属火相类的。五谷、五畜、五果、王脏、五色、五味，和五时的相应。"上羽与大羽，同谷大豆，畜彘，果栗，足少阴脏肾，色黑味咸，时冬。"这都是五音中属水的比类在不同方面的具体表现。"上宫与大宫同谷稷，畜牛，果枣，足太阴脏脾，色黄味甘，时季夏。"大枣是主中宫的常用药，味是甘的。一味大枣就能成为主中宫果的代表了。谷畜比类相同，万物土中生。"上商与右商同谷黍，畜鸡，果桃，手太阴脏肺，色白味辛，时秋。"商音、金音是属白、属肺那一套。黍，大黄米，可以做年糕用，颜色发白，比小米还要白一些，若熬粥喝就是发甜发黏的。其性走窜，能动病，可以做黄酒。味辛，实际上吃起来是甜的。"上角与大角，同谷麻、畜犬、果李，足厥阴脏肝，色青味酸，时春。"这就是属木的一系列。

大宫与上角同，右足阳明上，左角与大角同，右足阳明上，少羽与大羽同，右足太阳下，左商与右商同，左足阳明上，加宫与大宫同，左足少阳上，质判与大宫同，左手太阳下，判角与大角同左足少阳下，大羽与大角同，右足太阳上，大角与大宫同左足少阳上，右徵、少徵、质徵、上徵、判徵、右角、钛角、上角、大角、判角。右商、少商、钛商、上商、左商。少宫、上宫、大宫、加宫、左角宫。众羽、桎羽、上羽、大羽、少羽。

"大宫与上角同，右足阳明上。"太宫和上角，宫和角连在一起讲，一个说的是土，另一个说的是木，都是调足阳明经的。"左角与大角同，右足阳明上，少羽与大羽同，右足太阳下。"角对阳明，从五行的角度不好解释。羽对足太阳，这个还好解释一些。"左商与右商同，左足阳明上，加宫与大宫同，左足少阳上。"商、角中都说到足阳明。宫、少阳、角调阳明都不太好理解。是否指的这一个音的有余不足偏向于另一个？似乎可以这么考虑。"质判与大宫同，左手太阳下。"质判属火，左手太阳还好理解。这个宫在这一篇里，在这一段里，都是两个不同性质的含义和在一起的，说是一样

五
音
五
味
第
六
十
五

769

的调。对此可以多思考一些。"判角与大角同，左足少阳下。"左足少阳属木还好理解。"大羽与大角同，右足太阳上，大角与大宫同，左足少阳上，右徵、少徵、质徵、上徵、判徵、右角、钛角、上角、大角、判角。右商、少商、钛商、上商、左商。少宫、上宫、大宫、加宫、左角宫。众羽、柽羽、上羽、大羽、少羽。"这个也不好理解。这个排列有没有规律，是不是由高到低的音？我看过一个考证，说徵音由低到高的顺序是少徵、右徵、上徵、判徵、质徵，不好判别对错、真假。以后有更多的关于古代五音的资料的时候，可以对比作为补充。这个判别和别人考证的次序不同，和前面的对应也看不出什么规律来。除了左、右外，还有太、有加、有徵，不是用同一个格式来表示的，每一个音有特定的格式表示方法，所以这个规律不好理解。太与少：太是过，少是不足。其他的——加宫、判角，没有找到更明确的资料。从曾侯乙墓出土的文物来看，古人对音的分辨是很清楚的。音高是怎么记法，怎么用语言描述，就需要更多实物的对应。据说在钟上的铭文有这些内容。有个说法是现代人能够复制出古乐器并演奏，可能专门搞古音乐的人能把这个东西搞清楚，弄清楚音的高低和叫法。我们知道音的高低对应着手足、上下、左右、太少、阴阳经就可以了。就像前面谈十二经脉时用十二水类比一样，表示阴阳多少的十二周期的变化。而这里是表示五行的五个方面（五五二十五）的变化，我们要知道这里有个二十五分类的方法，和前面阴阳二十五人一样。我们从这里能看出，《内经》涉及了古代音律学的方面，所以知识是比较庞杂的。像《素问》的五运六气，涉及古天文学，像十二经水，涉及地理学。《内经》对天文、地理、音

乐都有涉及。所以尽量搜集相关的古代的科技、文化的背景
知识，对于理解这一篇《五音五味》，会有帮助。我们暂时先
看临床意义大的会更有实际意义的。暂时不明白的，先放下，
存疑待考。

黄帝曰：妇人无须者，无血气乎？岐伯曰：冲脉、任脉皆
起于胞中，上循背里，为经络之海，其浮而外者，循腹右上
行，会于咽喉，别而络唇口，血气盛则充肤热肉，血独盛者澹
渗皮肤，生毫毛。今妇人之生，有余于气，不足于血。以其数
脱血也，冲任之脉，不荣口唇，故须不生焉。

"黄帝曰：妇人无须者，无血气乎？"妇人指已婚的女性。
为什么不说女子或女人？这有一个区别。要说女子的话，七
八岁的小孩，男女都无须，所以不算数。这里指的是成年的
女性或已婚的女性，和成年男子相比较，没有胡须。前面说
了脸上的毛发，髯、胡须是候血气的，那么妇人无须，难道
是没有血气吗？这里提出男女的差别来。"岐伯曰：冲脉、
任脉皆起于胞中，上循背里，为经络之海。"冲脉、任脉，相
当于腹部的大动脉大静脉。经脉就是血管，这个观点是对的，
是《内经》本来的意思，是不用怀疑的。大的动、静脉在腹
腔里面贴着脊椎运行。为经络之海，别的血管都是从它分出
来的，小的静脉也归到它里面去。"其浮而外者，循腹右上
行。"静脉是上行回流的。这个"右"，就是左右手的"右"。
是现代解剖标准体位上的"右"，不是"左肝右肺"的"右"。
回心的血是入到右心房去的。"会于咽喉，别而络唇口。"具
体血脉的循行，对此按现在的认识就可以。"血气盛则充肤
热肉，血独盛者澹渗皮肤，生毫毛。"把毛发的生长归到血分
的盛热。"今妇人之生，有余于气，不足于血。"后来的说法

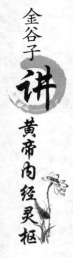
是妇人血有余，气不足，在这里的论述是气有余，血不足，这是一个区别。男子是阳，气为主，女子为阴，血为主，女子月经下行。这里说的血不足也是有道理的。"以其数脱血也，冲任之脉，不荣口唇，故须不生焉。"数脱血，每个月的月经失血，所以导致血不足，女性的血常规化验，血红蛋白标准值较男子要低。因血都往下走，不到口唇那里去，所以不生须。西医说这和激素相关，性激素导致男女毛发生长不同。这是在另一个层次上（物质上）来说的。这里是按阴阳气血的区别来说的。道理都可以解释得通，从不同的角度来认识这个问题。下面一段继续论述胡须的问题。

黄帝曰：士人有伤于阴，阴气绝而不起，阴不用，然其须不去，其故何也？宦者独去何也？愿闻其故。岐伯曰：宦者去其宗筋，伤其冲脉，血泻不复，皮肤内结，唇口不荣，故须不生。

"黄帝曰：士人有伤于阴，阴气绝而不起，阴不用，然其须不去，其故何也？宦者独去何也？愿闻其故。"士人是指男子。成年男子伤于阴，阴是指阴茎。阴不起就是指阴茎不能勃起，阴不用，指功能废用了，没法正常使用，但胡子不受影响，是什么原因？这就是说胡须和性生理有关系，而和阴茎没有关系。这是通过实际观察看到的。但是宦者（又叫宫人），就是太监，没有胡须是什么原因？"岐伯曰：宦者去其宗筋，伤其冲脉，血泻不复，皮肤内结，唇口不荣，故须不生。"去其宗筋是把阴茎和睾丸全部切除。行宫刑的时候，不仅去掉阴茎，而且是连睾丸一起去掉的。我看过资料，介绍说行宫刑时，把人绑在门板上，让巧屠（专门干这个的），把生殖器根部勒起来，用手捋，捋热了，用快刀削下去。然后用烧红的烙铁，热灼止血。然后再从尿道孔插入一个腊管引流，保持尿道通畅。度过感染关和排尿关，基本就成功了。一般术前都将人用酒给灌醉了。如果感染关过不了，或者麻醉关、疼痛关过不了，那就是手术失败，导致死亡，是很危险的事情。所以过去做宫人的都是特别困苦的，家里养不起了，权当卖了一样。这里说的是泻了血，皮肤内结，里面全结住了，就不能生育。现在说把睾丸去掉了，雄激素不分泌，而毛发和雄激素有关。在这里认为原因是血，血往上走的部分（阳的部分）就相当于雄激素。这是两种情况：一种情况是外伤导致阴茎受损的；还有一种情况，是睾丸和阴茎全部切除的。

黄帝曰：其有天宦者，未尝被伤，不脱于血，然其须不生其故何也？岐伯曰：此天之所不足也，其任冲不盛、宗筋不成，有气无血，唇口不荣，故须不生。

"黄帝曰：其有天宦者，未尝被伤，不脱于血，然其须不生其故何也？"要说太监是受伤了以后脱血的话，那么有天生宦者，不脱血，为什么血还不生呢？有天生没有胡须，声音也不变，喉结也没有，睾丸发育不全，有睾丸在腹腔内隐藏，根本不分泌雄激素的，这是什么原因？"岐伯曰：此天之所不足也，其任冲不盛、宗筋不成，有气无血，唇口不荣，故须不生。"这是先天不足，血分不盛。天生就是那一部分发育不全，直接不分泌雄激素。这个情况现在也有。也有过度肥胖，性征不发育，叫肥胖性生育无能。过于肥胖抑制了性腺的分泌，这就有可能是大问题了，类似天宦。太胖了，像女的了，气盛血无，胡须都不生长了。

这三段论述对男女的差别、先后天的差别、后天的损伤都论述到了。激素和血到底有什么关系，为什么从血来论治？西医学的认识也是将激素与血联系起来。再生障碍性贫血的治疗用雄激素，有口服的，有肌肉注射的。肌肉注射就是用丙酸睾丸酮。女的接受注射以后乳房回去，喉结出来，声音变粗，出现胡须，浑身多毛。男子接受注射以后能亢奋，变得胡子拉碴的。打了这个激素后，毛发就盛，因为它能刺激骨髓造血。贫血作为极端的特例，与《内经》这个说法是完全一致的。所以西医学对造血功能的认识和《内经》把性征归到血有一致性。从妇女有月经没有胡须开始，就认识到胡须和血有关系。从宦官没有胡须认识到胡须与睾丸相关。现代用丙酸睾丸酮治疗再生障碍性贫血，理论是一脉相承的。这个认识貌似简单，实际上非常深刻。一直到了在显微镜下才看到骨髓的造血细胞是怎么回事。

黄帝曰：善乎哉！圣人之通万物也，若日月之光影，音声鼓响，闻其声而知其形，其非夫子，孰能明万物之精。是故圣人，视其颜色黄赤者，多热气，青白者少热气，黑色者多血少气，美眉者，太阳多血；通髯极须者，少阳多血，美须者阳明多血，此其时然也。

"黄帝曰：善乎哉！圣人之通万物也，若日月之光影，音声鼓响，闻其声而知其形，其非夫子，孰能明万物之精。"这句看上去像客套话，表扬岐伯。但不要这样简单地看。这讲的是一个认识方法。像刚才我说的那样通过女子有月经无胡须，而男子无月经有胡须，断定了性征与血的关系，这就是通万物。就像是通过光影来知道日月一样，而没有去直接追日月。一槌敲下去有个响声，听到响声知道敲的是锣还是鼓。通过外在的表现，推测里面的东西，所以明万物之精，万物的精华、精髓、精微的东西，都是可以通过外在的声音光影看出来的。
"是故圣人，视其颜色黄赤者，多热气，青白者少热气，黑色
者多血少气，美眉者，太阳多血。"黄赤候热，青白候寒。看
血气多少，就看面色，血多的，脸色红，再严重了就发紫，紫
严重了就发黑。眉毛是候太阳经的。"通髯极须者，少阳多
血，美须者阳明多血，此其时然也。"两侧是候少阳经的。在
正下面这块环口的，候阳明。前面讲到了若日月之光影。那么
看面部不同部位毛发生长，就相当于看三阳经里面的血多、血
少在外面现出来的影，像敲鼓听到的声。结合前两篇讲的五五
二十五人的音，音不好辨，而毛发是可见的，非常好辨。《阴
阳二十五人》和《五音五味》这两篇，最终要落实到实际观察
上。这么来看这两篇的意义就好理解了。

**夫人之常数，太阳常多血少气，少阳常多气少血，阳明常
多血多气，厥阴常多气少血，少阴常多血少气，太阴常多血少
气，此天之常数也。**

夫人之常数，太阳常多血少气，少阳常多气少血，阳明常
多血多气。"在太阳经后背上放血，取腘动脉、委中放血都可
以。少阳胆一般是气郁的情况比较多。阳明为四海之一，水谷
之海，多气多血。关于三阳的这个说法，基本上没有区别。
"厥阴常多气少血，少阴常多血少气，太阴常多血少气，此天
之常数也。"而在三阴经的说法上有区别，《素问》的《血气
形志》和后面的《九针论》都提到厥阴是多血少气之经，太阴
是多气少血之经，和这个有不同。后来关于三阴三阳气血多少
的认识一般以《素问》为准。这个不同是怎么来的？一个可能
是传抄的错误，再一个是不同的作者在不同的文章中观点不
同，但是对三阳的认识是一致的。但这个说法的道理在哪里？

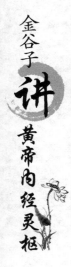

这里厥阴和少阳是一样的。我们将多种说法作为参考，不做对错的判别。一般以《素问》为准，结合实际来看，肺多气，肝多血是对的。十二经的气血多少有什么用？以后会讲到在补泻之中，在刺络放血之中，从哪儿刺、从哪儿放血，是补还是泻，这就会有指导意义。

这一篇最终落实在三阴三阳的气血多少上，讲了观察的方法。虽然前面讲的五音分太、少和二十五音都不好辨别，但最终是落实到了非常明白的方面——气血多少的常态上。

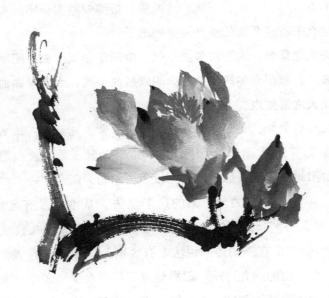

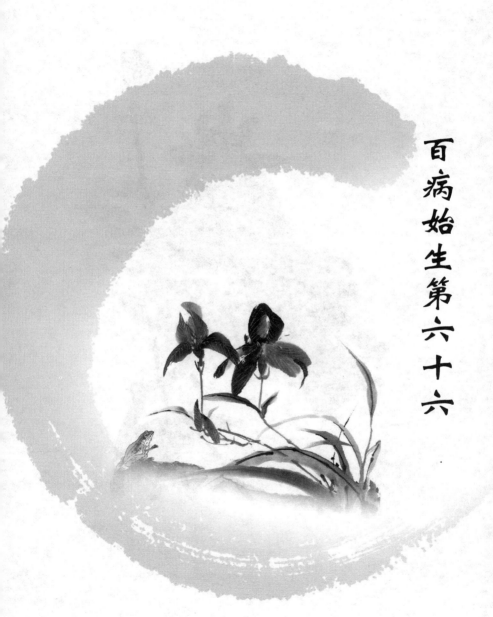

百病始生第六十六

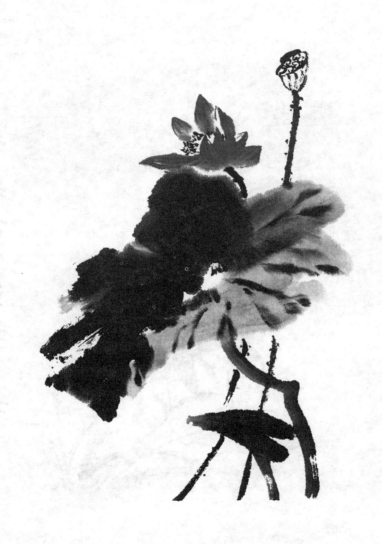

这篇论述疾病的生成过程、病理。这和西医学的病理、生理作为所有疾病的共同基础一样。中医学中如果忽略了这些，只粗略说内因、外因，失去了细致，就会不占主流，被边缘化，越来越萎缩。经典的细致和西医学的病理类似。只有把经典搞细致了，才能深入理解中医学。

黄帝问于岐伯曰：夫百病之始生也，皆生于风雨寒暑，清湿喜怒，喜怒不节则伤脏，风雨则伤上，清湿则伤下。三部之气所伤异类，愿闻其会，岐伯曰：三部之气各不同，或起于阴，或起于阳，请言其方，喜怒不节则伤脏，脏伤则病起于阴也，清湿袭虚，则病起于下，风雨袭虚，则病起于上，是谓三部，至于其淫泆，不可胜数。

"黄帝问于岐伯曰：夫百病之始生也，皆生于风雨寒暑，清湿喜怒。"病因（外在的）风雨寒暑是指天，清湿是指地；喜怒（内在的）是指人。这说的天、地、人三方面的因素。"喜怒不节则伤脏。"内在（人）的原因从根本上伤到人的五脏了。"风雨则伤上，清湿则伤下。"从天上来的邪气，伤上半部分。清就是冷，地上的潮湿之气凉了，先伤到下面。这和后来说的内因、外因、不内外因略有差别，与《金匮要略》讲到的三因也有区别。这里讲的三因是指上、下、内。"三部之气所伤异类，愿闻其会。"这三类的原因所伤不同，它们的共同点在哪里？不同的致病原因的共同的病理基础，就是"其会"。"岐伯曰：三部之气各不同，或起于阴，或起于阳，请言其方。"这三部之气都是不同的邪气，或者起于阴，或者起于阳。喜怒不节和风雨寒暑清湿来比，外邪算阳，内邪算阴。就外邪来说，从天来的算阳，从地来的算阴。所以说阴阳不同，请言其方。"喜怒不节则伤脏，脏伤则病起于阴也。"脏伤是起于内的情志变化，为阴。"清湿袭虚，则病起于下。"起于下，是阳还是阴呢？相对于上，这是阴。相对于伤脏，这就是阳。有相对，才有阴阳。"风雨袭虚，则病起于上，是谓三部。"这也没说是阳还是阴。只说了一个脏伤起于阴，那么脏以外的就属于阳。在上下相对中，清湿袭虚属于阴，风雨袭虚属于阳。所以这里只讲了一个脏伤生于阴，是省文的格式。后面的自己分析就行了。"至于其淫泆，不可胜数。"这三者之间相互的参杂，到处流窜，弥漫全身，病就很多了，所以说不可胜数。下面详细论述邪气是怎么淫泆的。

黄帝曰：余固不能数，故问先师，愿卒闻其道，岐伯曰：风雨寒热，不得虚，邪不能独伤人。卒然逢疾风暴雨而不病者，盖无虚，故邪不能独伤人。此必因虚邪之风，与其身形，两虚相得，乃客其形。两实相逢，众人肉坚，其中于虚邪也，因于天时，与其身形，参以虚实，大病乃成，气有定舍，因处为名，上下中外，分为三员。

"黄帝曰：余固不能数，故问先师，愿卒闻其道。"想进一步详细了解。"岐伯曰：风雨寒热，不得虚，邪不能独伤人。"这句话是在中医学中耳熟能详的一句话，是在中医的发病学中必须讲的一句话。一切邪气，如果不是因为人身体虚，不能够独伤人。有的断为"不得虚邪"，是不同的说法。"虚"，有的说是正、虚、贼、微、甚中的"虚"，像《难经》中说的那个"虚邪""虚风"。但"虚"一般指人体之虚。在《上古天真论》中说"虚邪贼风避之有时"，有说从所居之乡来是实风，像春天的东风，这个理解只作参考。这里应该是指人体本身的虚。这句话的意义重要，比如对于"甲流"，有的专家提出了抗病毒预防的方子，有人参、金银花、甘草等，到底有没有意义？"甲流"肯定是天时不正之气，是外来的邪气，它不得虚不能独伤人。怎么办呢？就用人参来补虚。人体只要不受过度戕害就不会虚。和阴阳、节喜怒，才能保证人不虚。不虚，则不能够独伤人。那就不用去抗什么病毒和邪。所以用那些方子来预防流感，不如按时作息，饮食有度、情绪平衡，不惊不慌，这样邪气不能伤人。靠药物来补是等而下之的，不完全符合中医观点，实际效果也很难说。像非典的时候出现的抗非典方，有板蓝根、大青叶、蚤休之类的。抗什么毒？毒还没来伤着人，重点在自身建设，保持自身的平衡，别虚了，毒就伤不到人。"卒然逢疾风暴雨而不病者，盖无虚，故邪不能独伤人。"再反过来论述，同样在恶劣环境中，都是同样接触"甲流"的医务人员，有的生病，有的不生病。身体强壮的就不生病，身体不虚，邪气不可能伤人。反复强调的就是内因，人的因素。"此必因虚邪之风，与其身形，两虚相得，乃客其形。"这里提到虚邪之风和身形两虚的话，那么这个"虚邪"就明确是一个词了。在《九宫八风》篇中明确提到虚风的定义，后面会讲到，从其冲后来者谓之虚风。按照一年的方位列一个九宫图。冲后来的，一个是相克的。比如相对于南方、夏天，北方、冬天就是其后。一个是相克的，水克火，金克木；一个是我生的耗气，比如春天遇到凉风，春天的过凉或过热，都算虚风。过凉的秋气来克木，木生火耗气，所以这个是虚风。应该知道这个时候的不正之气，加上身体的虚，两虚相得，乃克其形。倒春寒时体弱的人，一下子就病了。春天正常温暖的风就没事。所以在这个地方，虚风是有所指的。到《难经》就规定了一套正、虚、贼、微、甚五邪，是按照我克、克我，我生、生我和本时之气来分的。对五脏本身也是那么分的。而《内经》中本身有一个说法。"两实相逢，众人肉坚。"两实，就是相对虚风的实风、实邪，应时之气。"其中于虚邪也，因于天时，与其身形，参以虚实，大病乃成。"这个虚邪，是指导致人虚的邪，在方向上，按季节是有个说法的。虚是有方位的。所以大病的生成有两方面的原因，一是天时不正之气，再一个就是身体的虚弱。身体的虚弱包括形体的虚弱，形是能看出来的。"气有定舍，因处为名，上下中外，分为三员。"邪气舍在不同的地方，就形成了不同的病，有不同的叫法，分为上、下、中、外三员。上、下是指风雨寒热和清湿，都是指的外；中是指脏。这是三员。

是故虚邪之中人也，始于皮肤，皮肤缓则腠理开，开则邪从毛发入，入则抵深，深则毛发立，毛发立则淅然，故皮肤痛。留而不去，则传舍于络脉，在络之时，痛于肌肉，故痛之时息，大经代去，留而不去，传舍于经，在经之时，洒淅喜惊。留而不去，传舍于输，在输之时，六经不通四肢，则肢节痛，腰脊乃强，留而不去，传舍于伏冲之脉，在伏冲之时体重身痛，留而不去，传舍于肠胃，在肠胃之时，贲响腹胀，多寒则肠鸣飧泄，食不化，多热则溏出麋。留而不去，传舍于肠胃之外，募原之间，留着于脉，稽留而不去，息而成积，或着孙脉，或着络脉，或着经脉，或着输脉，或着于伏冲之脉，或着于膂筋，或着于肠胃之募原，上连于缓筋，邪气淫泆，不可胜论。

"是故虚邪之中人也，始于皮肤，皮肤缓则腠理开，开则邪从毛发入，入则抵深，深则毛发立，毛发立则淅然，故皮肤痛。"第一步，先起于皮肤，表现是皮肤痛。如感冒一开始，皮肤痛，汗毛立起来，这是第一步，是最轻浅的邪。"留而不

782

去，则传舍于络脉，在络之时，痛于肌肉，故痛之时息，大经乃代。"客于皮肤出现皮肤痛。再传到络脉，怎么知道邪在络脉？除了前面讲的看络脉以外，出现间歇性的肌肉痛，这就表示邪在络脉上了。有人笼统地说经络不通，到底是在经还是在络？要弄明白。大经乃代，邪在络，络不通，大经血液循环就多了。外周的血液循环不通，血液就到内在的大经上了。有人说大经偶尔出现代脉。相关部位有的时候出现血管波动的异常，出现局部的代脉，这种情况可能会有，是由局部的血液循环障碍导致的。"留而不去，传舍于经。"第三步，邪阻在络上，络不通，反复不好，顺着络深入进经，从小血管到大血管，这就是传舍于经。"在经之时，洒淅喜惊。"洒淅是恶寒状。像振战，像受惊吓。如果邪影响到大的血脉，人容易害怕。临床见到突然紧张，突然害怕，就知道这个表现就是邪入于经了。除了做理论的分析以外，前面说了，若日月之影，若桴鼓之应。如何知道邪的所在？必须有明确可供观察的指标，这个指标就是具体的临床症状。"留而不去，传舍于输，在输之时，六经不通四肢，则肢节痛，腰脊乃强。"第四个层次，到了关键点，从经到了输的地方。六经就是指三阴三阳经。经不通，表现在四肢的关节疼痛，腰和脊背的拘紧、强直感，所以知道关节痛的时候是邪在于输；洒淅喜惊是邪在于经；肌肉痛是邪在络；皮肤疼痛是邪在皮。这在临床诊断上具有十分重要的鉴别意义，对邪的深浅认识有明确的规定。那么我们在选择治疗的时候，这些就是依据。"留而不去，传舍于伏冲之脉，在伏冲之时体重身痛。"身体沉重感，浑身疼痛，这是入到伏冲之脉，是比经、输再深的一个层次。伏冲之脉在哪里？在深部的冲脉，主动脉，大的血管，比经还要往深了去。说冲脉就是指主动脉，无论是按循行部位还是从脐部能摸到搏动，都提示那就是腹主动脉。看见体重身痛，说明邪气比较深了，这是第五层次。"留而不去，传舍于肠胃。"这就是从经入腹了，从血管层次到了内在的脏腑层次。第六个层次是在肠胃。"在肠胃之时，贲响腹胀，多寒则肠鸣飧泄，食不化。"寒邪留在肠胃之中，有肠鸣、腹胀、飧泄（就是完谷不化，出现腹泻情况）。临床常见的西医学诊断的慢性结肠炎、肠功能紊乱、慢性胃肠炎、消化不良等疾病有这些表现。现代中医常说的脾虚多有类似表现，实际上叫肠寒更合适些，寒在肠胃之间。"多热则溏出麋。"热的时候，大便稀溏，出现黄糜状，并且带有恶臭，也是邪气入到里面去了。夏天的感染性腹泻，常见到溏、糜，就是因热留在肠胃。"留而不去，传舍于肠胃之外，募原之间。"第七个层次是到了募原。"留着于脉，稽留而不去。"邪在肠胃里反复不好的，从肠子里面渗到肠子外面来了，到了募原之间，包括大网膜、肠系带之间。邪在这些地方的血管上稽留不去。"息而成积。"如果这个邪气留在肠胃之外，反复不好的就成了积。积属于阴邪，如现在的肠系膜淋巴结发炎、肠结核，各种肿瘤、炎性包块、实在的结块都是积。这是说积的生成。"或着孙脉，或着络脉，或着经脉，或着输脉，或着于伏冲之脉，或着于膂筋，或着于肠胃之募原，上连于缓筋，邪气淫泆，不可胜论。"这是对前面的总结。在孙脉就表现为皮肤的疼痛。孙脉是比络脉还要小的血脉。逐层到络脉、经脉、输脉、伏冲之脉、膂筋、肠胃、募原，然后连到缓筋。后面会讲到缓筋、膂筋是怎么回事。这就说到邪气在人体之内的传变，由浅入深，逐步传变的过程。这个变化可以说是一切病通用的病理过程。具体对于一个病，结在什么地方，结得有多深，都有明确的诊断指标。把这个学会了以后，对一个病用针治疗或者用药治疗的时候，心里就会非常明白。而这个内容在现代的中医基础理论中没有被讲到，记得在本科的《内经选读》教材中，这篇也没有被选入。"选读"当然不能说是取其糟粕，但确实有些"去其精华"了。或许是认为这个太简单了、太粗略了，但恰恰相反，这个和西医学论病的阶段传变、病理损害完全一致。这正是《内经》精华所在。

黄帝曰：愿尽闻其所由然。岐伯曰：其着孙络之脉而成积者，其积往来上下，臂手孙络之居也，浮而缓，不能句积而止之，故往来移行肠胃之间，水凑渗注灌，濯濯有音，有寒则䐜䐜满雷引，故时切痛，其着于阳明之经则夹脐而居，饱食则益大，饥则益小。其着于缓筋也，似阳明之积，饱食则痛，饥则安。其着于肠胃之募原也，痛而外连于缓筋，饱食则安，饥则痛。其着于伏冲之脉者，揣之应手而动，发手则热气下于两股，如汤沃之状。其着于膂筋，在肠后者饥则积见，饱则积不见，按之不得。其着于输之脉者，闭塞不通，津液不下，孔窍干壅，此邪气之从外入内，从上下也。

"黄帝曰：愿尽闻其所由然。"昨天讲了因虚致邪从孙脉、络脉、经脉、输脉到伏冲之脉逐层深入传变的过程，下面继续讲详细的传变变化。就是上面的传变具体是怎么传的？"岐伯曰：其着孙络之脉而成积者，其积往来上下，臂手孙络之居也。"臂，或作"擘""辟"，有相着的意思。那么邪气在孙络之脉沉积，积是什么情况？是在上下臂和手还是光在手上的孙络？这个"手臂"的"臂"是可以讲通的，孙络不光在手上，还在上下臂。"浮而缓。"孙络在浅表，皮肤没有拘急，是缓的。"不能句积而止之，故往来移行肠胃之间，水凑渗注灌，濯濯有音，有寒则膜膜满雷引，故时切痛。"不能句积，就是不能勾留。意思是邪气在孙络上，并不能固定停留下来。所以前面说的皮肤痛是往来走动的。浮在很浅表处，没有产生聚结，所以往来移行。如果是肠胃之间的孙络呢？孙络是最浅表的，最末梢的，最细的血管。在上下臂是往来的痛，在腹部就是肠鸣，是间歇性发作的腹痛，有饱撑感，"吃饱了撑的"，俗写作了"撑"，原本是"䐜"。"其着于阳明之经则夹脐而居，饱食则益大，饥则益小。"从孙络直接谈到经。如果积在经（阴阳经），通过腹部的阴经有少阴经、太阴经、厥阴经，阳经有足阳明经，少阳经（从两侧走），太阳经（有分支入进膀胱）。所以积着于阳明之经，是夹脐而居，在肚脐旁能摸出来，吃饱了积块能变大，饿了就变小。进食后疼痛的，是着留在阴阳经上。"其着于缓筋也，似阳明之积，饱食则痛，饥则安。"缓筋是什么地方？是指在腹部的筋。积在阳明，是饱食则益大，饥则益小，胃就是这样。这个似阳明之积，饱食则痛，饥则安。这里不光是饱食则大，而且是饱食益痛。这是着于缓筋，和阳明之积类似的就是饱食加重。"其着于肠胃之募原也，痛而外连于缓筋。"这提到外连于缓筋，说明缓筋是在肠胃之外的，比募原还再向外。除了大网膜，相当于腹壁内侧。"饱食则安，饥则痛。"在缓筋的下面，肠胃的外边，就是肠胃的募原。募原这个地方的症状正好和阳明之经反着。它是饱食后好受，饥后就痛，像节律性的溃疡疼痛。"其着于伏冲之脉者，揣之应手而动，发手则热气下于两股，如汤沃之状。"这是说腹主动脉。腹主动脉搏动特别明显，一按就能摸到，按住后突然抬起手来，感觉到有两股热气像滚烫着一样下行。由于缺血，突然松手，压力很高地冲过去了，这是股动脉供血过去的表现。西医学检查血管病的时候，是注重这个方法的。如汤沃之状的感觉是非常明显的，我见过一个同事搞推拿按摩，治疗脾胃虚寒，就是这样压伏冲脉。按照由轻到重三级压下去，再一、二、三由重到轻抬起来，抬起来时两腿一发热，效果就达到了。而对血管病如腹主动脉炎，用听诊器听伏冲脉，杂音很明显地能听得到。听诊压重了时，腿感到发麻、发凉，一抬起来，一股热流就过去了。说从腹主动脉到髂股动脉、髂内动脉、髂外动脉、股动脉这几个分支，就是在说冲脉和少阴脉的分支。所以冲脉就是大动脉，就是按之应手能搏动的。臂积于脉，则如大动脉炎无脉症的那种。还有老年动脉硬化、腹主动脉硬化，硬化后里面形成斑块，然后靠近胃肠动脉分支的地方就阻塞了，供血就少了。腹部的寒凉症状就提示了寒凉成积。能成形的，如动脉硬化斑块，用血管的彩色超声，多普勒检查，能听到有异常的回声。用血管造影就显示得更明显了，这是实实在在的积。在没有看到病理解剖时，通过外在的表现诊察疾痛，在《内经》上说得非常真实，完全合于实际。"其着于脊筋，在肠后者饥则积见，饱则积不见，按之不得。"第五个方面，脊筋是脊柱前面那个大筋。（具体解剖中的脊椎的前纵韧带，位置比伏冲脉还靠后面。肚子空了以后，能摸到血管的后面。饱了后，胃肠充满了食，就摸不到了。所以积在什么地方是动态的。要靠触诊，摸了后才知道。动态检查：摸了后诊察周围的感觉。血管的检查查的就是按压以后的那种感觉。深浅的层次，就是是饱食后积被顶出来还是在下面。所以中医对腹部各层次检查和西医学一样，说的都是同一个事实。现在有所谓中西医不一致的，谈什么气化等，忽略了解剖事实，中医就是这样走向了虚化和衰弱。"其着于输之脉者，闭塞不通，津液不下，孔窍干壅，此邪气之从外入内，从上下也。"输之脉，即关键的脉，或者脉上的几个腧穴部位。还可以理解为血管，脉分支的地方。这个小地方堵一点，津液就不流通了，堵了哪个孔窍，哪个孔窍就干涩。比如心脏的冠状动脉闭塞（冠心病），就是典型的孔窍闭塞。从主动脉弓分出一个小支来，围着心脏上面走一圈的冠状动脉，冠状动脉还分很多小支，堵到哪个支，哪个地方就出问题。这个可以说是内脏的腧。但是在外面的腧是不是都那样呢？比如背部的五脏之腧，是否就是血管分叉的地方呢？自己看看解剖图，不光是血管分叉的地方，连血管神经都是在脊椎之间的空隙里分出来的，包括往内渗灌的和往外渗灌的，脊神经的分支也是在那个地方。所以说腧穴的位置常常体现了神经血管集合的功能。如果不从实际解剖出发，不从病理生理和病理解剖出发，过于谈气化，不屑于看事实，貌似是理论的高度，实际是踏虚蹈空式的纯粹想象，这样就把一门实用的医学技术搞成了哲学的理论思辨。好像是把中医（学）提高到哲学的高度，实际上是矮化了中医（学），把中医（学）搞成了一种谈资。我们从这一篇要看得到，《内经》讲的医学是实际的东西。这里讲到全身上下、从内到外，邪气所居的一层一层的位置，腹主动脉、大动脉的硬化，甚至可谈到冠心病，堵在眼睛的脉（眼底动脉硬化），堵在颈部的脉（脑供血不足），完全有真实的病理解剖对应。

黄帝曰：积之始生，至其已成，奈何？岐伯曰：积之始生，得寒乃生，厥乃成积也，黄帝曰：其成积奈何？岐伯曰：厥气生足悗，悗生胫寒，胫寒则血脉凝涩，血脉凝涩则寒气上入于肠胃，入于肠胃则䐜胀，䐜胀则肠外之汁沫迫聚不得散，日以成积。卒然多食饮，则肠满，起居不节，用力过度，则络脉伤，阳络伤则血外溢，血外溢则衄血，阴络伤则血内溢，血内溢则后血。肠胃之络伤，则血溢于肠外，肠外有寒汁沫，与血相搏，则并合凝聚不得散，而积成矣。卒然外中于寒，若内伤于忧怒，则气上逆，气上逆则六输不通，温气不行，凝血蕴裹而不散，津液涩渗，着而不去，而积皆成矣。

　　"黄帝曰：积之始生，至其已成，奈何？"积从开始发生到形成的过程是什么？"岐伯曰：积之始生，得寒乃生。"一开始是因为感受了寒气而生。"厥乃成积也。"气的逆乱就成了积。"厥"还有一个意思，就是四肢逆冷。一开始稍受点寒，寒得严重了最终就形成了积。反过来可以解释积形成了以后，觉得寒冷，这就叫做寒。审证求因，可以反过来考虑。我们通过四肢的厥逆，知道里面寒气严重，堵塞得厉害了，末梢血管供血不足，这就是寒，就是厥。"黄帝曰：其成积奈何？"那积成是什么样的？"岐伯曰：厥气生足悗，悗生胫寒。"悗，满溢，满闷。气逆乱后，先是脚胀，然后是胫寒（小腿以下发寒）。"胫寒则血脉凝涩。"先脚凉：最末梢的血管供血不足。然后是胫寒：小腿的供血不足。这里明确提出"血脉凝涩"。脉管炎、动脉硬化性血管闭塞、末梢的供血不足、受寒凉以后导致血管收缩，都是这个情况。"血脉凝涩则寒气上入于肠胃。"进一步能到股动脉供血不足，再到腹主动脉供血不足。老年人为什么胃肠寒，怕吃凉的？就是因为肠里面的肠系膜供血不足。冠心病是冠状动脉硬化闭塞，另外还有肠系膜动脉闭塞。闭塞了以后能引起很严重的疼痛和局部的坏死。栓塞和供血不足的形成还是两码事。供血不足，首先发现的是寒凉症状，像铁水管生锈了一样，不会一下子堵了，只是相对供血不足，所以肚子寒凉就知道里面是血脉凝涩。《灵枢》的解释和西医学的解释一致，就是供血不足导到血脉凝涩，凝血的功能增强了。西药吃阿司匹林抗血栓，中药用麻黄，如阳和汤用麻黄发散风寒，把寒去了，就改善了凝血。阿司匹林和麻黄，既能同时治风寒也能同时通血脉。现在中药学上把麻黄列为辛温解表药，把麻黄通血脉的功能去除掉了，非常可惜。光把麻黄碱附庸在现代药理上来说，而把最真实的、最原始的功用丢了，把和现代研究一致的东西丢了。所以现代中药学有不妥当的地方，就像这点。所以还要看《神农本草经》，那是最原始的、基于事实经验基础的，是真的。"入于肠胃则䐜胀，䐜胀则肠外之汁沫迫聚不得散，日以成积。"肠子里寒了，乱七八糟病都可以生成，包括肠癌。各种慢性炎症，淋巴结，各种腹部良性、恶性肿瘤和炎性包块都和这个有关系，它们共同的病理基础就是血脉凝涩。"卒然多食饮，则肠满，起居不节，用力过度，则络脉伤。"吃饱了肠子就满了，用力大了，导致内在的血络受损伤。"阳络伤则血外溢，血外溢则衄血。"伤到外面的血络了，如鼻出血，皮肤上紫癜，出血性疾病，在皮下能看得见。还有目衄：眼睛出血，结膜充血。"阴络伤则血内溢，血内溢则后血。"伤到里面了，血就往里面流。后血是大便带血，如痔疮下血、溃疡性结肠炎的下血，都是内在的血络受伤了。"肠胃之络伤，则血溢于肠外，肠外有寒汁沫，与血相搏，则并合凝聚不得散，而积成矣。"肚子里的东西，先有血络的损伤，再加上寒邪，二者结在一起逐渐形成了积。肿瘤就是异常的组织增生，细胞分裂得特别快。它为什么分裂得特别快？分裂的时候血管随着长，和血外溢是一个意思。异常增长需要很多的能量、营养，血都去供应它了，人就被消耗了，所以叫慢性消耗性疾病。恶性肿瘤长大后，压迫邻近器官，邻近器官功能就不正常了，这就是癌的坏处。所以积这种成形的东西包括了肿瘤。所以肿瘤的病理和这里所讲很多方面是一致的。"卒然外中于寒，若内伤于忧怒，则气上逆。"外伤于寒，内伤于忧，外有邪气，内有虚损，气就上逆了。"气上逆则六输不通。"日本丹波元简注释"六输"为"六经之俞"。这个说法可以参考。"温气不行。"人的能量和热气都是通过血脉来运输的。"凝血蕴裹而不散，津液涩渗，着而不去，而积皆成矣。"从另一方面说积的生成。生气以后，气逆，与寒结在一起。积和聚相对而言是一阴一阳。聚为阳为气，积为阴为血。积指肿瘤，良性的、恶性的都算。一般聚是气分的、是无形的、是时聚时散的。要了解一些恶性肿瘤的病机，可以参考这一篇。

黄帝曰：其生于阴者，奈何？岐伯曰：忧思伤心，重寒伤肺，忿怒伤肝，醉以入房，汗出当风伤脾，用力过度，若入房汗出浴，则伤肾，此内外三部之所生病者也。

"黄帝曰：其生于阴者，奈何？岐伯曰：忧思伤心，重寒伤肺，忿怒伤肝。"伤于阴，指内伤五脏。重寒伤肺，指反复感受寒，伤到肺。肺是特别怕凉的。怒伤肝。"醉以入房，汗出当风伤脾。"醉酒后行房事，再加汗出当风，也伤脾，而不是伤肾。注意这里和后来凡房事就伤肾的说法是不同的。汗出当风，皮肤腠理开泻，风气侵入伤到肌肉，就伤到脾了。"用力过度，若入房汗出浴，则伤肾，此内外三部之所生病者也。""肾者，作强之官，伎巧出焉"。作强用力，过度劳累，若入房，汗出浴，《素问》中是"浴水"，是房事汗出后用冷水刺激，就伤了肾。这个情况临床也常见。汗出当风是一个情况，汗出浴水又是一个情况。内外三部，一个是伤于寒湿，再一个伤于风气（虚风），第三个是伤了内脏。

这一段详细论述了这三个方面（三部）之所生病以及生成的过程。

黄帝曰：善。治之奈何？岐伯答曰：察其所痛，以知其应，有余不足，当补则补，当泻则泻，毋逆天时，是谓至治。

"黄帝曰：善。治之奈何？岐伯答曰：察其所痛，以知其应。"具体治疗，要看病痛所在的地方。通过察其所痛，知道其所应（病是怎么得的，所对应的部位在哪）。所以对病因的了解并不是完全靠问诊得来的，而是通过详细的观察，审证求因，看病痛所在，再反过来推测原因。"有余不足，当补则补，当泻则泻。"这还是看有余不足。重视阴阳脉的有余不足对治疗的补泻手法选择是非常重要的。"毋逆天时，是谓至治。"要顺着天时来治。如前面说的虚风，要知道，从其后方来的叫虚风，并且不要逆着它，治疗的时候要顺应着天气。冬天该闭藏就闭藏，不要总是发散。春天该发散就发散，过于寒凉也不行，这就叫做勿逆天时。至治就是最好的治疗、正确的治疗。

这篇通过对病因的论述，最终谈到诊断和治疗。诊断是察其所痛而反过来究其因，然后根据有余不足而行补泻。这就是正确的治疗。

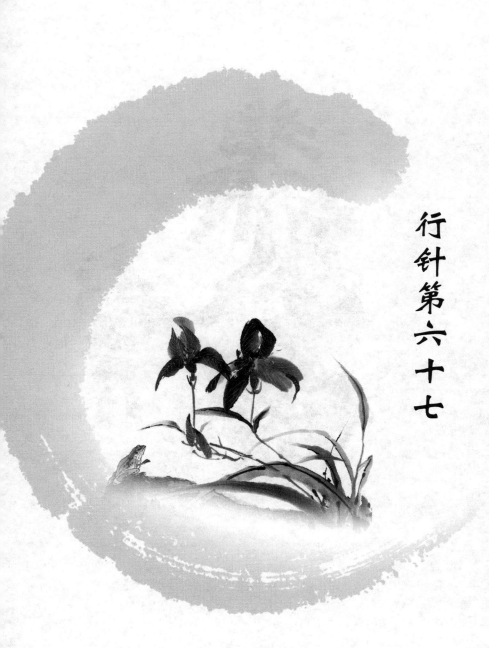

行针第六十七

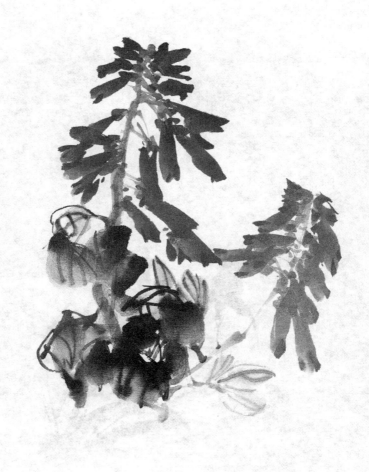

这一篇对针刺治疗中的不同情况进行了分析。包括两方面：一方面是患者的疾病、体质情况；另一方面是医生的因素。

黄帝问于岐伯曰：余闻九针于夫子，而行之于百姓，百姓之血气，各不同形，或神动而气先针行；或气与针相逢；或针已出，气独行；或数刺乃知；或发针而气逆；或数刺病益剧。凡此六者，各不同形，愿闻其方。

"黄帝问于岐伯曰：余闻九针于夫子，而行之于百姓，百姓之血气，各不同形。"针刺者所面对的患者，他们的体质是不一样的。"或神动而气先针行。"要扎针还没扎的时候，拿着针一比量，他的气就行开了。有的解释说针进去了以后，还没达到那个层次，气就到那个层次了。我倾向于认同前者。"或气与针相逢。"一针下去马上就气至有效了。针刺小孩常见这种情况。"或针已出，气独行。"针的时候，当时没好，针出后，一会儿就好了。"或数刺乃知。"或者一刺不行，刺上两三次、三五次后，病人才有点感觉。这都是临床上实际见到的各种情况。"或发针而气逆。"针的时候没事，发完针以后一会儿脸白、喘、出虚汗、虚脱了。"或数刺病益剧。"反复治疗越治越重。"凡此六者，各不同形，愿闻其方。"这六种不同的情况，有没有什么可规范的？有什么规律？下面对这六种不同的情况进行讨论。

岐伯曰：重阳之人，其神易动，其气易往也。黄帝曰：何谓重阳之人？岐伯曰：重阳之人，熇熇高高，言语善疾，举足善高，心肺之脏气有余，阳气滑盛而扬，故神动而气先行。

这是对重阳之人外在形象的描述。熇熇高高，指火势上炎的样子，像火行之人的样子。走步子迈得比较高、说话比较

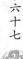

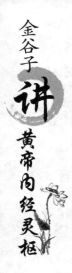

快。这种人心肺脏气是有余的，阳气盛，气血的运行也快，言语也快。阳气滑盛而扬，在外面的卫气也滑利，所以针刺得效快，神动气先行。

黄帝曰：重阳之人而神不先行者，何也？岐伯曰：此人颇有阴者也。黄帝曰：何以知其颇有阴者也。岐伯曰：多阳者，多喜；多阴者，多怒；数怒者，易解。故曰颇有阴。其阴阳之离合难，故其神不能先行也。

"黄帝曰：重阳之人而神不先行者，何也？"看着是重阳之人，却有气不先行的。对这六种不同情况细分，一种情况之中又分两种情况。"岐伯曰：此人颇有阴者也。"既是重阳，为什么又颇有阴？颇：少也，是略微的意思。对一个事情表示不满叫颇有微词，略微有些不同的意见。这里就是稍有一些阴。"黄帝曰：何以知其颇有阴者也。岐伯曰：多阳者，多喜；多阴者，多怒；数怒者，易解，故曰颇有阴。"从阴阳的多少来看。多喜的多阳，多怒的就多阴。而这种人，数怒者，易解，好发怒而一会儿就不生气了。这就是阳中有阴，所以叫颇有阴。"其阴阳之离合难，故其神不能先行也。"不是单纯的阴或者阳。时阴时阳，略有阴，多阳少阴，数怒易解。所以就是神不能先行了。

黄帝曰：其气与针相逢，奈何？岐伯曰：阴阳和调，而血气淖泽滑利，故针入而气出，疾而相逢也。

这是第二种情况。这种情况相对来说，健康状况比较好，所以叫阴阳和调。血气比较润滑，流动得比较好。小孩常常和青少年是这样的，血管的弹性比较好，血流利度也比较好，血液黏稠度也比较正常，一针就好了。

黄帝曰：针已出而气独行者，何气使然？岐伯曰：其阴气

多而阳气少，阴气沉而阳气浮，沉者内藏，故针已出，气乃随
其后，故独行也。

第三种情况。这个情况是说阴气多的，阴沉之气就沉到下
面去了，出了针以后，气才出来。针下去时可能阻在那里了，
拔出针，气就随着出来了。这是说阴多阳少的情况。有个快慢
先后的区别。

**黄帝曰：数刺乃知，何气使然？岐伯曰：此人之多阴而少
阳，其气沉而气往难，故数刺乃知也。**

第四种情况。数刺乃知者，和第三种情况基本一样，一个
是阴气多阳气少，一个是多阴少阳。相对来说的话，应该比第
三种情况阴气还重、阳气还少、气沉得还深。所以阴重的病
人，比如骨关节病的病人，针刺的时间要久，次数要多，数刺
乃知。急性的疼痛，没什么大事儿，如突然受凉了肚子痛的，
常常一针马上就好了。这就是因阴阳之气的多少、深浅的不
同，气沉的层次不一样。

**黄帝曰：针入而气逆者，何气使然？岐伯曰：其气逆与其
数刺病益甚者，非阴阳之气，浮沉之势也。此皆粗之所败，工
之所失，其形气无过焉。**

"黄帝曰：针入而气逆者，何气使然？岐伯曰：其气逆与
其数刺病益甚者。"第五种情况。前面提到六者，这里只有五
者。第五种情况像是脱了一句"其数刺病益剧者"，再加上这
句就全了。"其气逆与其数刺病益甚者"，这两种情况是合并
到一起说的。"非阴阳之气，浮沉之势也。此皆粗之所败，工
之所失，其形气无过焉。"这就不是前面说的由阴阳之气多少、
快慢、浮沉导致的了，而是由治疗不当，技术掌握得不够仔细
导致的，是粗工导致了错误的治疗，是临床的失误。病人本身

体质并没有什么过错，所以有的病人晕针，常常是因医生处理不当，做得不够细致。我见过其他人治疗病人，刺了血以后拔罐，拔了二十次，后来导致病人两个胳膊没力气，怕风、怕冷。这属于"所失"，不看虚实，随便用泻法，导致气虚了。

这一篇的分析比较客观，疗效快点儿或慢点儿可能和病人体质有关系，但治疗后病严重了，这是不应该的。所以在临床上要仔细观察。每一次针刺治疗都要仔细观察病人情况，至少不能越刺越重。按规范治了好几次还不知，因为病深，要多刺几次，但不可能出现刺了之后病加重。这就可以作为判断临床治疗效果或治疗正确与否的依据。

这里提出了一个准则，在临床上就有依据了，如对中风后遗症，病在脑髓、入脏、入腑的恢复。刺上三五天，有时候就是见不到效果。对没有肌力的病人进行治疗，开始肌力恢复很快，能从不会动到会动。继续刺好像不见效了，但至少效果不会退回来，这说明治疗是正确的。刺半个月二十天，不会走的能走了，不会说话的能说话了。恢复得慢，是因病深重。假如病人没治疗时还很好，治疗后倒下了，那肯定是治疗上的错误。所以我们要注意这个问题。

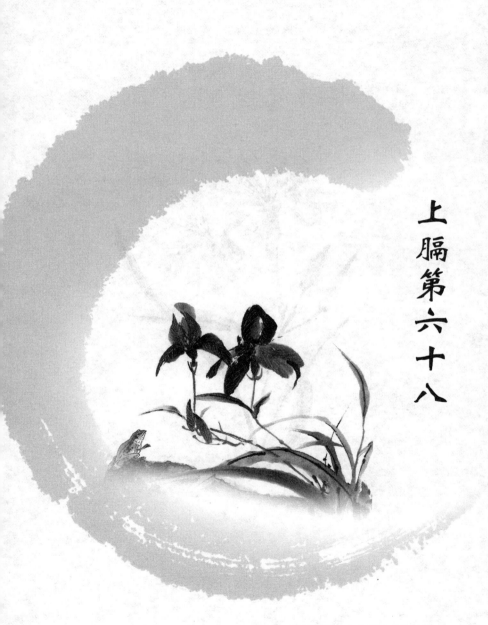

上膈第六十八

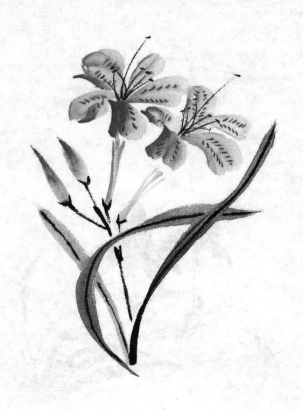

这一篇第一句说了"上膈",于是篇名就叫《上膈》。内容讲的是下膈的成病和治疗。这篇讲到疾病的成因、治法,包括熨法和针刺的方法。

黄帝曰:气为上膈者,食饮入而还出,余已知之矣。虫为下膈。下膈者,食晬时乃出,余未得其意,愿卒闻之。岐伯曰:喜怒不适,食饮不节,寒温不时,则寒汁流于肠中。流于肠中则虫寒,虫寒则积聚,守于下管,则肠胃充郭,卫气不营,邪气居之。人食则虫上食,虫上食则下管虚,下管虚则邪气胜之,积聚以留,留则痈成,痈成则下管约。其痈在管内者,即而痛深,其痈在外者,则痈外而痛浮,痈上皮热。

"黄帝曰:气为上膈者,食饮入而还出,余已知之矣。"胃的上口有病,上面阻隔住了,吃进饭去返出来。有的解释为"旋出",马上就出来,或者是食道有堵塞的病。黄帝说知道了,前面已经讲到了。气为上膈和血为上膈、噎为上膈不完全一样。"虫为下膈。下膈者,食晬时乃出,余未得其意,愿卒闻之。"虫在下面堵塞了。晬,《说文解字》解为"周年",小孩满岁,叫"晬岁"。晬时,就是一个周时,是一日一夜的意思。前一天吃的饭,隔了一天又吐出来了。"岐伯曰:喜怒不适,食饮不节,寒温不时,则寒汁流于肠中。"列举了三个原因:一个是内在情绪没调整好;一个是饮食不注意,一顿饱一顿饥,饥饱不及时;一个是寒温不时,非其时有寒温,如夏天冷,冬天热,该冷的时候不冷,该热的时候不热。又如夏天贪凉,冻着肚子了,冬天贪暖,出汗过多了,这都属于寒温不时,或者叫起居不节。一是天的原因,二是人的原因,都可能导致寒温不时。这三种原因导致胃里的凉的汁液流到肠子里去了。"流于肠中则虫寒。"这个虫,不一定指肠道的寄生虫。

各种致病菌或者有益菌，都应该属于虫一类的，包括寄生在人体内的其他生物。我们完全可以这样理解。"虫寒则积聚，守于下管。""下管"，有的解释为胃的下脘，但这里明确说了是流于肠中，我们不妨理解为肠管（整个肠腔）。肠腔中的寒虫都积聚在一起了。这个就相当于西医学说的肠痉挛。一痉挛起来就是气聚。"则肠胃充郭，卫气不营，邪气居之。"虫寒积聚在下面，肠胃就满。肠胃充满了以后，热气就过不去了。寒虫结聚在下面导致肠痉挛，上部胀气，热气过不去，胃气不盈，寒邪就聚在那里。表现就是腹部形成一个痉挛性的包块，伴有胀气。"人食则虫上食，虫上食则下管虚，下管虚则邪气胜之，积聚以留，留则痈成，痈成则下管约。"人吃了饭，虫子移动到上面吃东西，下面的肠管就空虚了，邪气就占在那里了。有益菌的异常分布可以导致致病菌的侵入。西医学的这个解释和这个是一个道理。反复的邪气积聚，时间长了就成了痈。这个"痈"和"拥堵"的"拥"是同一个音，意思也类似。痈脓就是积聚化脓。成了痈脓后，下管就细了。"约"，有捆绑、约束的意思。在肠子中积聚了一个脓肿的东西，挤得肠管变细了。"其痈在管内者，即而痛深，其痈在外者，则痈外而痛浮，痈上皮热。"在肠管里面的痈，疼痛的部位比较深。在肠外的痈，疼痛相对比较表浅，浮露在外面。有痈的地方，局部的肤温增高。在这里提出了肠痈的两种不同情况：一个是在管腔里面的；一个是肠道外面的，皮下的。这是痈在肠内、肠外的鉴别，对治疗非常重要。知道病的所在，治疗的时候，就会用不同的方法、不同的手段了。这个认识方法和西医学对腹部脓肿的鉴别完全一致。现在也要鉴别是在肠系膜的痈，还是在皮下的痈，还是肠管内的痈，可以采取不同办法治疗。像阑尾炎，是否产生了周围组织的粘连或腹膜刺激征，或是单纯处在肿胀期，我们可以考虑不同的办法治疗。

黄帝曰：刺之奈何？岐伯曰：微按其痛，视气所行，先浅刺其傍，稍内益深，还而刺之，毋过三行，察其沉浮，以为深浅。已刺必熨，令热入中，日使热内，邪气益衰，大痛乃溃。伍以参禁，以除其内，恬憺无为，乃能行气，后以咸苦，化谷乃下矣。

"黄帝曰：刺之奈何？"问治疗。"岐伯曰：微按其痛，视气所行。"在治疗前要详细地诊察，检查的时候先用轻浅的手法来按，按完看它往哪方面走。"先浅刺其傍，稍内益深，还而刺之，毋过三行。"先从旁边刺进去，渐渐再往深了刺。这就详细地说了针刺的方法。一是浅刺，二是从旁边刺，然后慢慢地深入，略微深一点，退出来再刺。精确的操作手法、操作规程都给描述了。不要超过三次。针刺的部位，针刺的深浅，针刺的次数和它的禁忌限度，对一个手法描述到这个程度，就完全可以指导临床运用了。"察其沉浮，以为深浅。"前面提到了"浅刺其傍，稍内益深"。浅要多么浅，深要多么深？它的标准是根据诊察位置的浮沉。微按其痛，看看气所行（气哪儿走，是深是浅）。"已刺必熨，令热入中。"这里讲到了一个刺疗以后再加上热熨的方法。因为这个病因是寒，所以就用热。"日使热内，邪气益衰，大痛乃溃。"热内就是热入的意思。一天天使热气深入进去，寒邪就逐渐衰下去了。堤坝决口叫溃，消散也叫溃。有人说是脓在里面破了，在这里我认为更像是消散。刺了后，用热敷的方法，脓逐渐能消散，能软，而不是使化脓溃破。"伍以参禁，以除其内。"有说是"以参伍禁"，有说是"三禁五禁"。这个伍是配合、结合的意思。结合参禁，我以为是"三禁"，就是前面提到的三个原因：喜怒不适，食饮不节，寒温不时。不要犯这三个方面，避免引致病发的内在原因。"恬憺无为，乃能行气。"心理上平和，气血才能正常运行。这里谈治疗讲到针刺方法、理疗方法、护理方法，还有心理调适，最后还有服药疗法。"后以咸苦，化谷乃下矣。"有说是"酸苦"，可以参考。山楂味酸，不是化谷的，是化肉食的。大黄、芒硝咸苦能下。所以咸苦更真确一些。大黄就是苦的，芒硝就是咸的。在治疗肠痈过程中，承气汤是常用的，大黄牡丹皮汤是用苦的。这段提出了多种治疗方法，我们要了解多种治疗手段。

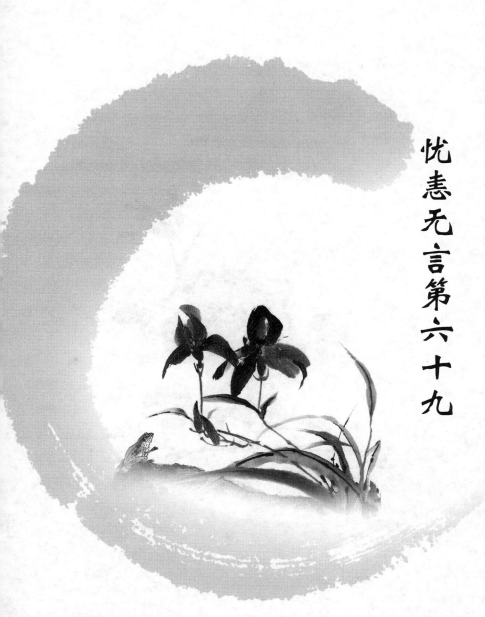

忧恚无言第六十九

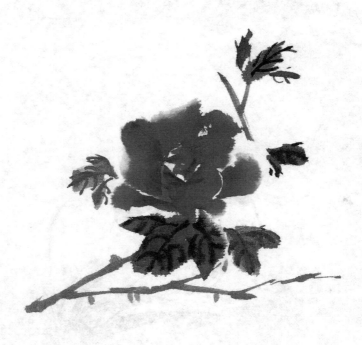

这篇短小，论述了一个小题目，像一个短篇的科研报道，主题明确，论述详细，问题单一，说理较明白。

黄帝问于少师曰：人之卒然忧患，而言无音者，何道之塞？何气出行？使音不彰？愿闻其方。少师答曰：咽喉者，水谷之道也。喉咙者，气之所以上下者也。会厌者，音声之户也。口唇者，音声之扇也。舌者，音声之机也。悬雍垂者，音声之关者。颃颡者，分气之所泄也。横骨者，神气所使主发舌者也。故人之鼻洞涕出不收者，颃颡不开，分气失也。是故厌小而疾薄，则发气疾，其开阖利，其出气易，其厌大而厚，则开阖难，其气出迟，故重言也。人卒然无音者，寒气客于厌，则厌不能发，发不能下，至其开阖不致，故无音。

"黄帝问于少师曰：人之卒然忧患，而言无音者，何道之塞？"突然忧虑、愤恨，一下子说不出声，是哪个管道的堵塞？"何气出行？使音不彰？愿闻其方。"发声的机理是什么？"少师答曰：咽喉者，水谷之道也。喉咙者，气之所以上下者也。"这是少师的问答，他可能就是喉科专家，把咽喉和喉咙分别开，咽喉是指吞咽东西的食管的入口，喉咙是指前面气管的上口。现在分咽和喉，分会厌部，是不同解剖部位的名称。这里分了八部分对发音器官来论述。知道这个有什么用处呢？解剖是认识病理的基础。"会厌者，音声之户也。"会厌软骨是指气管前面那一块。"口唇者，音声之扇也。"发音辅助器官。"舌者，音声之机也。"舌头是发音的重要器官，控制气流的走向。"悬雍垂者，音声之关者。"舌是机，悬雍垂是关，也是一个辅助发音器官。有人把它割掉，发音会受一定影响，因为它是声音通道上的一个器官。"颃颡者，分气之所泄也。"前面提到过，这个地方就是从会厌软骨往上到软腭鼻咽部那一块。这里笼统说的就是嗓子那一片，有好几个通到声音的通道，如从嘴里出的，从鼻子出的。"横骨者，神气所使主发舌者也。故人之鼻洞涕出不收者，颃颡不开，分气失也。"横骨，指舌下软骨，舌根。舌头下面的肌肉联系在那个骨头上，与舌头运动有关。这里分八个和发音相关的解剖部位进行了说明，我们可以看出，《内经》对解剖非常重视，非常仔细。鼻洞，相当于后来说的鼻渊，像洞，像漏，像深渊往外淌一样，反复流脓涕。这常常是副鼻窦炎或是过敏性鼻炎的流涕症状。这部分的炎症导致鼻甲肥厚，正常分泌鼻涕，往后流，从颃颡咽下去了。若后面被堵住了，就往外流，鼻塞流涕，所以叫：分气失也。"是故厌小而疾薄。"会厌部位受压就小而薄。疾，像是衍文，意思不通。"则发气疾，其开阖利，其出气易。"又小又薄的，出气也快，因气流运动得快。"其厌大而厚，则开阖难，其气出迟，故重言也。"厌大而厚，不利索，调动得不灵活，所以重言（说话慢或是重复）。这是对口吃从解剖和功能的解释。"人卒然无音者，寒气客于厌，则厌不能发，发不能下，至其开阖不致，故无音。"寒气主收引，就把这个部位紧起来了。痉挛收缩以后导致开阖不利，所以发不出音来。是从出气利到出气不利再到无音这三个方面论述的。会厌在生理上有大有小，有出气易，有重言。再严重的，受了邪就导致无音。前面说忧恚导致无言，这里说受寒以后无言，好像是答非所问。结合前面几篇提到的邪之所凑其气必虚，风雨寒湿，不得虚，邪不能独伤人，忧恚以后导致正气虚，然后邪气来犯。这是结合前面所讲，用最简练的形式把病因说清楚了。下面一段谈治疗。

黄帝曰：刺之奈何？岐伯曰：足之少阴，上系于舌，络于

横骨，终于会厌。两泻其血脉，浊气乃避。会厌之脉，上络任脉，取之天突，其厌乃发也。

"黄帝曰：刺之奈何？岐伯曰：足之少阴，上系于舌，络于横骨，终于会厌。两泻其血脉，浊气乃避。"少阴之病，常见嗌干咽痛，就是因为少阴之脉系舌，络于横骨，走咽喉，走口嗌。"两泻其血脉"，有人说是刺任脉和少阴脉。我认为不像是两次泻，像是泻两条血脉，更可能是泻两侧。因为后面单独提到了任脉的问题。"会厌之脉，上络任脉，取之天突，其厌乃发也。"与会厌这地方相通的脉，还有一条是和任脉相连着的，可以从天突来治疗。这个情况如临床上的从喉部点刺放血。民间一个方法就是挤，围着这一片挤出红点来。有的时候从后面的督脉上一刺放血。两刺血脉，就取少阴的原穴太溪。刺两太溪，局部放血，一般是能治好的。结合实际，将这个两泻理解为两侧刺比较合适一些。

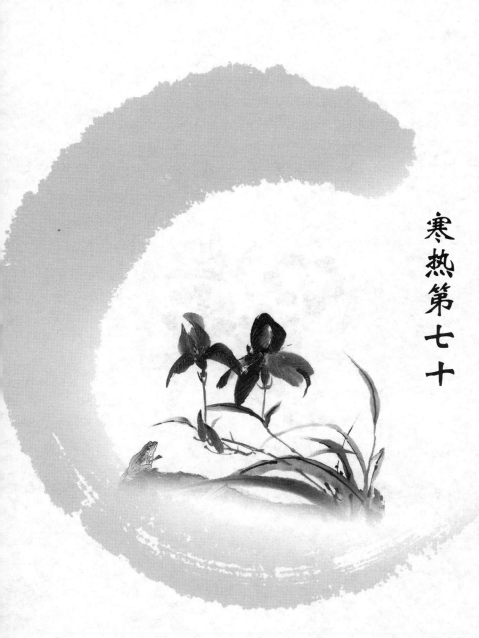

寒热第七十

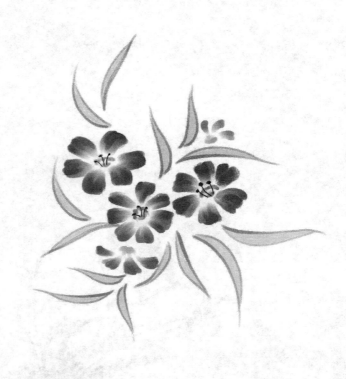

这一篇论述瘰疬。因为首先提到寒热，所以篇名叫"寒热"。

黄帝问于岐伯曰：寒热瘰疬在于颈腋者，皆何气使生？岐伯曰：此皆鼠瘘寒热之毒气也，留于脉而不去者也。

"黄帝问于岐伯曰：寒热瘰疬在于颈腋者，皆何气使生？"发热恶寒，伴随着颈部和腋部有瘰疬的，是什么原因造成的？就是现在说的颈部和腋下淋巴结肿大伴随着发热恶寒的，这个常常见于感染性的病，非感染性的病是没有寒热的。"岐伯曰：此皆鼠瘘寒热之毒气也，留于脉而不去者也。"鼠瘘，像老鼠的洞一样，有瘘道，伴随着发热恶寒。这里提到了毒气，像淋巴结核感染、其他的感染，像乳岩乳腺癌一样，有一种毒留在脉。不只是动脉和静脉，还有淋巴管，都是中医说的脉，都是运行液的通道。我们对现代解剖的精致成就要充分拿来利用，更明确地认识中医。这是人类共同发展的文明成果，不是中西医的差别所在。

黄帝曰：去之奈何？岐伯曰：鼠瘘之本，皆在于脏，其末上出于颈腋之间，其浮于脉中，而未内着于肌肉，而外为脓血者，易去也。

"黄帝曰：去之奈何？"问治疗的问题。"岐伯曰：鼠瘘之本，皆在于脏。"鼠瘘像老鼠洞一样，有个通道，能看见条索样的硬结。有的时候能看到串珠样的淋巴结。淋巴结核病常常能见到此症状，常常因内脏有感染。"其末上出于颈腋之间，其浮于脉中，而未内着于肌肉，而外为脓血者，易去也。"它的根是在内脏的。瘰疬浮在脉中，就是说比较浅表地浮在脉管、血管或淋巴管上，可以推着移动，没有产生溃疡、溃烂。良性的淋巴结肿大，如果没有和周围产生粘连，没有产生溃破，这样的好治。典型的如乳腺炎的淋巴结肿大，扁桃腺炎的淋巴结肿大，都是好治，推着是可以移动的。

黄帝曰：去之奈何？岐伯曰：请从其本引其末，可使衰去，而绝其寒热。审按其道以予之，徐往徐来以去之，其小如麦者，一刺知，三刺而已。

"黄帝曰：去之奈何？"具体的治疗。"岐伯曰：请从其本引其末，可使衰去，而绝其寒热。"有说是：从其末引其本，就是从外面治里面。那只是一个猜想。实际上这里说"从其本引其末"符合事实。如果是有原发病的，见淋巴结肿大的，应去治疗原发病。这个治疗原则到现在也还在内科或者外科对感染性疾病的治疗上应用。控制了感染就没有寒热了。"审按其道以予之，徐往徐来以去之。"看看转移的途径，用手摸一摸邪从哪里过来的，邪去的时候，要轻轻地刺。现代对淋巴结结核的治疗，用火针，用焠刺，用燔针刺。有的老师用火针治疗瘰疬，是捏起来速刺。在这提到的是徐徐往来以去之，就不是那个焠刺。"其小如麦者，一刺知，三刺而已。"小麦多大？现在的小麦改良品种了，比薏米长一点，瘦一点，过去的小麦不一定比现在大。这么小的瘰疬能摸得出来，可见诊察的仔细。瘰病在临床上常常是指头顶那么大，像杏核那么大，起码像黄豆那么大还能摸得到，再小的，不细摸很难摸得到的。对微小的瘰疬，就要积极地治疗。所以看病要诊察得仔细，审、切、循、按，瘰疬那么小时就应该治疗。徐徐往来刺之就能够治好了。提到了它的病因、成因，检查的时候看它的移动度，看看有没有溃破，知道要从根本上治原发病，还要知道微小时就应该治疗。要仔细检查才能摸出来。最后一段提到生死问题。

黄帝曰：决其生死奈何？岐伯曰：反其目视之，其中有赤脉，上下贯瞳子，见一脉，一岁死；见一脉半，一岁半死；见二脉，二岁死；见二脉半，二岁半死；见三脉，三岁而死。见赤脉不下贯瞳子，可治也。

"黄帝曰：决其生死奈何？岐伯曰：反其目视之，其中有赤脉，上下贯瞳子。"这是一个特别的诊法，反其目，是翻开眼睑，看到小血管扩张。从上面到下面，一直到瞳孔，小的红血丝能贯到瞳孔，范围是比较大的。"见一脉，一岁死；见一脉半，一岁半死；见二脉，二岁死；见二脉半，二岁半死；见三脉，三岁而死。"注意看脉，是脉越少的死得越快；脉越多的，反而死得慢。脉聚在一起就那么一条，毒气比较集中；反过来，脉散开的，问题反而不大。肺癌或者胃癌出现颈部淋巴结转移，出来一个大的包块，如果往头上或者上额转移时候，眼部充血也是明显的。这个脉和一般的脉不一样，上下贯瞳子。一般大脑有反应，或者影响到局部的血液循环以后，能看见结膜的络脉特别明显。"见赤脉不下贯瞳子，可治也。"脉不是上下相连贯穿瞳子的，这样的还能治，说明还有时间。这是看眼上的脉辨生死的特别方法。是一点一滴的，对一个特殊病的特殊诊法。

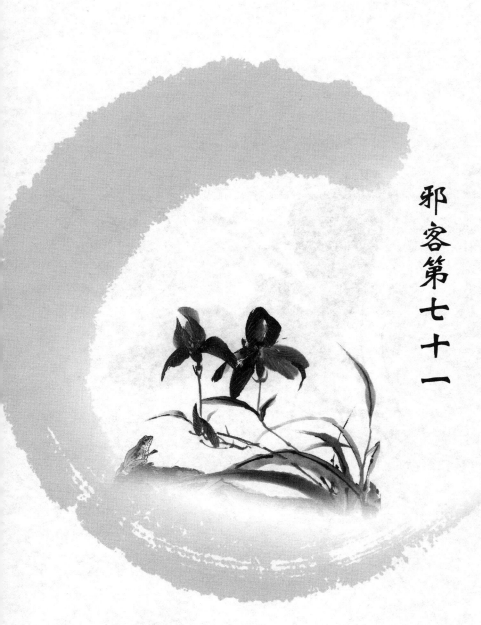

邪客第七十一

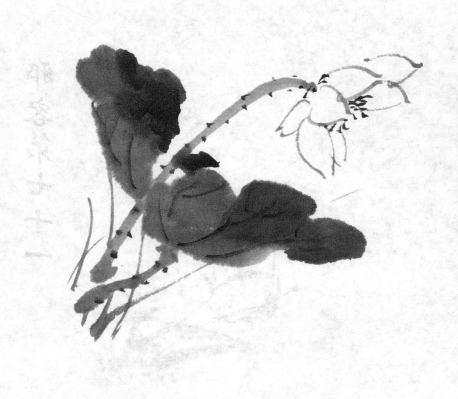

这一篇的开始讲到邪气侵犯人体导致的不眠，后面又讲到人之肢节应天地，又讲了刺法、诊法以及少阴无腧。内容比较多，关联性不大。本篇也是以第一句的意思作为篇名。

黄帝问于伯高曰：夫邪气之客人也，或令人目不瞑不卧出者，何气使然？伯高曰：五谷入于胃也，其糟粕津液宗气，分为三隧。故宗气积于胸中，出于喉咙，以贯心脉，而行呼吸焉。营气者，泌其津液，注之于脉，化以为血，以荣四末，内注五脏六腑，以应刻数焉。卫气者，出其悍气之慓疾，而先行于四末分肉皮肤之间，而不休者也。昼日行于阳，夜行于阴，常从足少阴之分间，行五脏六腑，今厥气客于五脏六腑，则卫气独卫其外，行于阳，不得入于阴。行于阳则阳气盛，阳气盛则阳跷陷，不得入于阴，阴虚，故目不瞑。

"黄帝问于伯高曰：夫邪气之客人也，或令人目不瞑不卧出者，何气使然？"这篇多是黄帝和伯高的问答，后面有几个问题是问到岐伯的。不卧出，有人猜想是"不汗出""不卧汗出"，这都是猜想。不瞑是肯定的。瞑，有的版本作"眠"，意思相通。人感受邪气后产生不眠，是什么原因？"伯高曰：五谷入于胃也，其糟粕津液宗气，分为三隧。故宗气积于胸中，出于喉咙，以贯心脉，而行呼吸焉。"隧就是隧道，分为三隧就是分为三个途径。糟粕，传到下面为粪便。津液，变化而赤的，为血，上输到肺，游离精气。宗气就是营卫之气积于胸中者，不是说在营卫之外另有一种气。而是说因所在的部位而有这么一个叫法。"营气者，泌其津液，注之于脉，化以为血，以荣四末，内注五脏六腑，以应刻数焉。"应刻数：脉搏有节律的运动，一下一下地跳动。营气、津液、血液在不同部位有不同称呼。这里明确说就是心血管系统，心脏和血管的搏动。"卫气

者，出其悍气之慓疾，而先行于四末分肉皮肤之间，而不休者
也。昼日行于阳，夜行于阴。"有人说卫气指的是神经系统的功
能。慓悍滑利，从其悍气来说的话，是很像的。从其入于阴而
眠来说，和神经系统的抑制也是很像的。所以比照西医学的这
部分功能来看，说卫气是神经系统的功能是有道理的。白天精
神活动在外，晚上入到里面去了。"常从足少阴之分间，行五
脏六腑。"足少阴之分在哪里？卫气起于下焦，足少阴从腿内侧
入到腹部，上膈，贯通着心和喉咙，是里面的腹主动脉系统运
行的部位。神经系统在里面的分布，从脊神经出来，基本上和
主动脉投影的部位是相重合的。所以如果说足少阴分间是行于
腹部那一部分动脉，则有一些依据。当然不一定非得比照到具
体的解剖，但从功能上反过来推测的话，还是有一定物质基础
作依据的。"今厥气客于五脏六腑，则卫气独卫其外，行于阳，
不得入于阴。"五脏六腑被邪气占据了，卫气入不进来。"行于
阳则阳气盛，阳气盛则阳跷陷。"阳气盛则满，更符合道理。这
个"陷"，存疑。"不得入于阴，阴虚，故目不瞑。"阴虚是怎
么产生的？阴虚并不是阴血内虚，不像现在通用的说法：阴虚
不寐、阴虚火旺，阴分不足了，相对虚火亢盛，扰乱心神所以
才不寐。这里的病理解释和现在的通用说法是不同的。阳气入
到阴脉里去，阴脉就实了、盛了，阳气入不到阴里去，是指内
在阳气不足，才叫阴虚，阴指部位在内。阴是主"合"的，卫
气的功能不在里面主"合"，所以就目不瞑了。这是对病机最原
始的解释，我们一定要知道这个演化的过程。不要把现在的一
些习惯说法当成是当然的说法。下面谈治疗。

**黄帝曰：善。治之奈何？伯高曰：补其不足，泻其有余，
调其虚实，以通其道，而去其邪。饮以半夏汤一剂，阴阳已**

通，其卧立至。黄帝曰：善。此所谓决渎壅塞，经络大通，阴阳和得者也。愿闻其方。伯高曰：其汤方以流水千里以外者八升，扬之万遍，取其清五升，煮之，炊以苇薪，火沸置秫米一升，治半夏五合，徐炊，令竭为一升半，去其滓，饮汁一小杯，日三稍益，以知为度，故其病新发者，覆杯则卧，汗出则已矣。久者，三饮而已也。

"黄帝曰：善。治之奈何？伯高曰：补其不足，泻其有余，调其虚实，以通其道，而去其邪。"这个法则反复被强调，是中医学治疗之中（无论是用汤药、用针、用灸）的一个通用的法则：补不足，泻有余，调虚实，通其道而去其邪。把不通的通开，把邪去除掉。"饮以半夏汤一剂，阴阳已通，其卧立至。"半夏汤是中医讲治疗失眠的时候，一般都会被提到的一个祖宗之方。这是首见于文献的治失眠的方剂。提到《内经》十三方时，这也是一个重要的方子。在讲胃不和则卧不安的病机的时候，被也是首先要提到的方子。"黄帝曰：善。此所谓决渎壅塞，经络大通，阴阳和得者也。愿闻其方。"把堵的地方疏通开，让经络全部流通，阴阳营卫得到调和。"伯高曰：其汤方以流水千里以外者八升，扬之万遍。"只有住在大江大河边上的人才有这个条件。沿海、沿江城市有水源，所以人口就稠密，有病的时候也好治疗。要是住在山区，上哪里找千里之外的流水？所以山中居民比较稀少，生活条件比较恶劣一些，取药都很困难，路途太远，取过来要费很多工夫。所以这方面得有自然条件。扬之万遍，就是人工的问题。在《伤寒论》中有取甘澜水法，扬水见有珠子数千颗相逐，和这个类似。"取其清五升，煮之，炊以苇薪。"千里流水取来以后，有可能是浑的。黄河之水，如果在先秦时可能还清一些，据说到汉朝时就很黄了。

在秦朝，黄土高原的植被被战火烧了不少。在大湖、大江边，芦苇很多，用芦苇作为火是很好的。"火沸置秫米一升，治半夏五合，徐炊，令竭为一升半，去其滓，饮汁一小杯，日三稍益，以知为度。"秫米，有人说就是禾本植物粟米。这个说法不确切。有的人说是黏高粱的一种，这个说法比较可靠一些。在北方的方言中，高粱叫秫秫，黍米就是大黄米，粟米是指谷子。谷子和高粱是大不相同的。虽然都是禾本科的植物，高粱长得很高，桔秆用来盖房子，覆盖房顶，产量低。一般种高粱不是为了吃粮食，常常是有别的用途，它一年就能生出来，攒上几年能盖房子用。高粱在山东至少有四种，有普通的秫秫，还有一种"长亭子"，特别高，上面的秆可以穿盖帘板（盖锅用的盖帘）。"长亭子"里还有两种，一种叫"鞑子帽"，像清朝的官帽上披着的缨子一样，全散开，或是向一边偏。还有一种夏高粱，长得比较矮，桔秆像甘蔗一样，可以砍下来嚼食。一般在年头不好，种不上别的植物时，夏天种上很快就长起来了，结的是偏白色的米。别的高粱是红米。有的人说这个秫米是指白高粱，也有可能。夏高粱结的白米做粮食吃的时候很黏，秉承夏气。虽然这几种高粱通通称为秫秫，但有不同的味道，山东摊煎饼时候把它加在里面增加黏性。现在用这个方子一般是用高粱米。治半夏五合，怎么治？《伤寒论》中用汤洗，是否是姜制、矾制就没提了。后来中药炮制上把半夏切成片，用姜和矾煮。有人说那成了半夏渣子，不管用了，实际上照常管用。现在用矾半夏、姜半夏、法半夏治疗失眠，同样好用。而汤洗的半夏戟人喉，把大个的半夏打碎后，一喝就知道了，能引起咽部的刺激、疼痛来。徐炊是慢慢用文火煮，从五升煮到一升半，剩不到三分之一。半夏经过制后再煮这么长时间，毒性会减轻。一天喝三次，还可以多加点儿，以有效为标准。"故其病新发者，覆杯则卧，汗出则已矣。久者，三饮而已也。"得病时间短的，喝完就能睡着，汗出则已。那么前面那个"不卧出"，是否指的是不汗出，或者说叫"不卧至"？结合这里说的"汗出就好"，可知说"汗出"是有道理的。这里提到病程长的，服用三次才能好。下面讲肢节以应天地。

黄帝问于伯高曰：愿闻人之肢节以应天地奈何？伯高答曰：天圆地方，人头圆足方以应之。天有日月，人有两目；地有九州，人有九窍；天有风雨，人有喜怒；天有雷电，人有声音；天有四时，人有四肢；天有五音，人有五脏；天有六律，人有六腑；天有冬夏，人有寒热；天有十日，人有手十指；辰有十二，人有足十指，茎垂以应之，女子不足二节，以抱人形；天有阴阳，人有夫妻；岁有三百六十五日，人有三百六十五节；地有高山，人有肩膝；地有深谷，人有腋腘；地有十二经水，人有十二经脉；地有泉脉，人有卫气；地有草蓂，人有毫毛；天有昼夜，人有卧起；天有列星，人有牙齿；地有小山，人有小节；地有山石，人有高骨；地有林木，人有募筋；地有聚邑，人有䐃肉；岁有十二月，人有十二节；地有四时不生草，人有无子。此人与天地相应者也。

"黄帝问于伯高曰：愿闻人之肢节以应天地奈何？"把人体和天地做一个比照。"伯高答曰：天圆地方，人头圆足方以应之。"这就是一个具体的形象，没有什么可以解释的。"天有日月，人有两目。"这点在《素问》中还论述到，左右两目还分日和月，左目为日，右目为月，所以人是左眼视力偏好一些。"地有九州，人有九窍。"面上的七个孔加上前后二阴，九窍。"天有风雨，人有喜怒。"情绪的变化像天上刮风一样，所以脑中风可以比喻为风象。"天有雷电，人有音声。"人的发音像天的打雷。"天有四时，人有四肢。"四肢可以分十二节，以应十二月，《经筋》篇将四肢比照十二月，还可以应十二经。"天有五音，人有五脏。"宫商角徵羽五音。"天有六律，人有六腑。"六律，这里指六阳律。还有六阴律，叫做六吕。这是音乐的一种分类方法，分为阴阳。"天有冬夏，人有寒热。"人体的寒热感觉、体温情况，比于冬夏。"天有十日，人有手十指。"天有十日，这是人为地规定为十个天干。先有的十指，后来才人为定的十日。因为天地日月的关系，十二是个节律，而十并不是一个整的节律。就是说年、月、日没有这个"十"的节律，可能就是因手指计数的方便才有"十"的节律。据考证，远古有十二进制，就是日地和地月的周期，与十二相合，十二个月为一年。"辰有十二，人有足十指，茎垂以应之，女子不足二节，以抱人形。"茎垂指阴茎和睾丸垂下的那两个端。还有的人说人的指甲有十二个，因小趾指甲上劈出一小块来，人是指男人，男人应天地才算人，女人单独称呼叫女子，所以一般说人的时候特指是男人，有的时候也笼统全指。以抱人形，有的人说就是怀胎十月叫抱人形，有点勉强。我的理解是，女子虽然有两节的不足，但是也是和男人一样有人的大体共同的形状。"天有阴阳，人有夫妻。"这里"人"就是男女通指，和前面那个"人"不一样了。"岁有三百六十五日，人有三百六十五节。"大概类似三百六十节。具体而言，人的骨头是206块。"地有高山，人有肩膝。"指隆起的地方。"地有深谷，人有腋腘。"腋窝和腘窝，比喻深谷，深谷常常有细流。腋窝、腘窝是大动脉循行的地方。所以经络腧穴命名中的溪、谷都是这么来的。"地有十二经水，人有十二经脉。"

人的血管循环系统就像地上的河流一样。"地有泉脉，人有卫气。"还有一种脉是深伏在山石地之间的，看不见的，比如卫气。卫气不是那个大的血管中的血流，看不见血管而有血，就如看不见河流而有泉水一样。所以用泉脉比喻卫气，说明卫气和血也不分离。"地有草蓂，人有毫毛。"地上有草，和人有汗毛一样。"天有昼夜，人有卧起。"人有睁眼和闭眼的时候，和老天睁眼、闭眼一样。"天有列星，人有牙齿。"那白的、一点一点的、在上面的星，比喻人的牙。星有落的，牙也一样。"地有小山，人有小节。"人有肩膀、膝盖这么大的鼓包，也有手指头、脚趾头这么小的包。"地有山石，人有高骨。"地上有山上凸起来的石头，人也有颧骨等凸起来的地方。"地有林木，人有募筋。"地上有高大的树木，人有膜筋。"募"相当于"膜"。如腘部、肘部的粗筋就像地上撑着的大树一样。"地有聚邑，人有䐃肉。"地上有好多人积聚在一起的地方，如城市，这像人体有的地方的肌肉聚在一起一样。"岁有十二月，人有十二节。"这说的是四肢，手、上臂、大臂，股、胫、足，各分三节，三四十二节。"地有四时不生草，人有无子。此人与天地相应者也。"地上不长草，如像光光的马路不长草一样，人有不生孩子的。现在不生草的地越来越多，高速公路、铁路都不生草了，不育症也增加了。人活在这个环境中，环境之象也就是人的象。这是说到了人和天地相应。下面第三段讲的是针刺技术和腧穴、经脉。

黄帝问于岐伯曰：余愿闻持针之数，内针之理，纵舍之意，扞皮开腠理，奈何？脉之屈折，出入之处，焉至而出，焉至而止，焉至而徐，焉至而疾，焉至而入，六腑之输于身者，余愿尽闻其序，别离之处，离而入阴，别而入阳，此何道而从

行？余愿尽闻其方。岐伯曰：帝之所问，针道毕矣。

下面岐伯的问答就是讲了一个大道理。"黄帝问于岐伯曰：余愿闻持针之数，内针之理，纵舍之意，扦皮开腠理，奈何？"扦，丹波元简解释说通"擈"。按照循、视、扪、切，用手把皮擈开，然后把针刺进去开腠理，还是讲得通的。这就是进针的方法。纵舍，有的说是迎随补泻，有的说是留针或不留针。总的说是针刺的具体技术、方法问题。"脉之屈折，出入之处，焉至而出，焉至而止，焉至而徐，焉至而疾，焉至而入，六腑之输于身者，余愿尽闻其序，别离之处，离而入阴，别而入阳，此何道而从行？余愿尽闻其方。"问脉的运行速度、深浅出入之所和脏腑的输在人身的分布，以及六腑之输怎么运行？"岐伯曰：帝之所问，针道毕矣。"以上问题搞通了，针刺治病的道理就全在这里了。

黄帝曰：愿卒闻之。岐伯曰：手太阴之脉，出于大指之端，内屈，循白肉际，至本节之后太渊，留以澹，外屈，上于本节下，内屈，与阴诸络会于鱼际，数脉并注，其气滑利，伏行壅骨之下，外屈，出于寸口而行，上至于肘内廉，入于大筋之下，内屈，上行臑阴，入腋下，内屈，走肺。此顺行逆数之屈折也。心主之脉，出于中指之端，内屈，循中指内廉以上，留于掌中，伏行两骨之间，外屈，出两筋之间，上至肘内廉，入于小筋之下，留两骨之会，上入于胸中，内络于心脉。

"黄帝曰：愿卒闻之。岐伯曰：手太阴之脉，出于大指之端，内屈，循白肉际，至本节之后太渊，留以澹。"这是讲脉的曲和折，或者说是脉在皮肉间的出入垂直方向的走向，只谈了三个经。本节，指本节腕的关节。澹，指水动摇的意思。"外屈，上于本节下，内屈，与阴诸络会于鱼际，数脉并注，其气滑利。"这说的是血管的分支，在鱼际上有好多小的血管向内、向外运行。"伏行壅骨之下。"这就是第一掌骨，鱼际骨。"外屈，出于寸口而行，上至于肘内廉，入于大筋之下，内屈，上行臑阴，入腋下，内屈，走肺。此顺行逆数之屈折也。"这个说的是从手指起，向上循行到肺。这和一般说的"手之三阴，从胸走手"是有区别的。这可见《内经》不是一人一时的著作。此顺行逆数之屈折也。说的是小的分支。实际上，"阴诸络会于鱼际"，包括小静脉的循行，如手太阴部位的内侧、掌侧面的静脉的循行。在这一片上，血液的循行方向，在不同的大小血管中，有顺有逆。我们全面地学习《内经》，就能看到经典的经脉论述与实际的解剖更接近，也更细致。"心主之脉，出于中指之端。"指中冲穴。"内屈。"向内走。"循中指内廉以上，留于掌中。"指劳宫穴。"伏行两骨之间，外屈，出两筋之间，骨肉之际，其气滑利，上行三寸，外屈出行两筋之间，上至肘内廉，入于小筋之下，留两骨之会，上入于胸中，内络于心脉。"手厥阴心包经的循行。内屈、外屈指小静脉的分支的一些内屈、外屈的情况。内络于心脉，有的版本说的是"内络于心肺"，我认为说络于心脉比较合适一些。

黄帝曰：手少阴之脉，独无腧，何也？岐伯曰：少阴，心脉也。心者，五脏六腑之大主也，精神之所舍也，其脏坚固，邪弗能容也。容之则心伤，心伤则神去，神去则死矣。故诸邪之在于心者，皆在于心之包络。包络者，心主之脉也，故独无焉。

"黄帝曰：手少阴之脉，独无腧，何也？岐伯曰：少阴，心脉也。"这里讲少阴之脉无腧，而前面讲到少阴脉也是有腧的。少阴就是手少阴心脉。"心者，五脏六腑之大主也，精神之所舍也。"心脉藏神，一切精神活动都是由心来做主的，一切情志的变化都离不开心，虽然五脏皆藏神。"其脏坚固，邪弗

邪
客
第
七
十
一

能容也。容之则心伤，心伤则神去，神去则死矣。"心脏不能病，心脏一病人就死了，人的精神意识一丧失，人就完了。"故诸邪之在于心者，皆在于心之包络。包络者，心主之脉也，故独无腧焉。"这是说少阴独无腧。"心主之脉也"后应是句号，所以心的病从心包论，就是说邪未入到心的深层去。如治昏迷的安宫牛黄丸叫"安宫"，安的是宫城，这和当时的社会制度相关，用宫城比喻心包。把入心的邪叫入心包，是在君主制度之下附会的医学理论。而前面那一篇更有学术独立性，对社会制度的比附不是很大。在《本输》篇中讲心主之脉时是用手厥阴心包代替的。在《经脉》篇中没有具体提到腧穴，但是提到了脉。下面会讲到"无腧"，说明这不是绝对的，而是指内在的。

黄帝曰：少阴独无腧者，不病乎？岐伯曰：其外经病而脏不病，故独取其经于掌后锐骨之端。其余脉出入屈折，其行之徐疾，皆如手少阴心主之脉行也。故本腧者，皆因其气之虚实疾徐以取之，是谓因冲而泻，因衰而补，如是者，邪气得去，真气坚固，是谓因天之序。

"黄帝曰：少阴独无腧者，不病乎？岐伯曰：其外经病而脏不病。"心脏内在的病归于心包，而外经是病的。"故独取其经于掌后锐骨之端。"指神门穴。"其余脉出入屈折，其行之徐疾，皆如手少阴心主之脉行也。"到神门就归到心包经去了。"故本腧者，皆因其气之虚实疾徐以取之。"对于心的病，我们就可以根据它的虚实，从心包经上取穴。心包经和心的病，在治疗上本来就是一致的。用药上所谓的邪入心包也是指心的一些病变，神志的一些病变。"是谓因冲而泻，因衰而补，如是者，邪气得去，真气坚固，是谓因天之序。"冲，盛的意思。治则还是补虚泻实。这个治法是遵循着天生的本来的顺序的，心脏是在中间的，外面加上心包，就是说邪入到心还不是太深，可以说邪引起了神志的病变来了，但还没有到完全的精神丧失状态。如果精神、意识完全丧失了，那就是心神丧失了。这里对于心的病分了两个层次，浅的叫入心包，深的叫入心。

黄帝曰：持针纵舍奈何？岐伯曰：必先明知十二经脉之本末，皮肤之寒热，脉之盛衰滑涩。其脉滑而盛者，病日进；虚而细者，久以持；大以涩者，为痛痹。阴阳如一者，病难治。其本末尚热者，病尚在；其热以衰者，其病亦去矣。持其尺，察其肉之坚脆，大小滑涩，寒温燥湿。因视目之五色，以知五脏，而决死生。视其血脉，察其色，以知其寒热痛痹。

"黄帝曰：持针纵舍奈何？"持针纵舍，这是针刺的具体方法，包括迎随、留不留针都在其内，不过我认为这里说的更像是迎随。"岐伯曰：必先明知十二经脉之本末，皮肤之寒热。"必须要知道十二经的走行，用触诊摸一摸外面的凉热。"脉之盛衰滑涩。"前面说脉时讲到了通过盛衰而知道虚实，通过滑涩知道血多、血少，其实也是盛衰的意思。"其脉滑而盛者，病日进；虚而细者，久以持。"脉盛大，说明病情是在加重。病体虚，则脉也虚，病可能不会马上康复，病程长。"大以涩者，为痛痹。"脉大，气分盛；脉涩，血分不通。不通则为痛痹。"阴阳如一者，病难治。"阴阳如一，是指人迎、寸口脉俱盛或俱衰，内外俱实或者俱虚的，难治。"其本末尚热者，病尚在；其热以衰者，其病亦去矣。"有体温升高（发热）的症状存在，说明病没有好。这是说体温的重要性，临床应注意观察体温指标。这是全身的发热。若从局部看，局部有疮疖的发热也是说明了局部的病没好。"持其尺，察其肉之坚脆，大小滑涩，寒温燥湿。"这是尺肤诊。尺肤在前臂内侧，在现在标准解剖姿势的前侧，也就是掌侧从腕到肘那一段。坚是强，脆是弱。有的人肌肉发达，其肌肉像腱子肉一样绷紧，属于运动员体质；有的人的肌肉像豆腐脑一样细嫩，那就叫脆。大小，指胳膊粗不粗。滑涩，摸一摸就知道了。有的人皮肤发干，有鳞屑，粗糙。有的人的皮肤非常光滑，像小孩一样。有的人常见手凉，能凉到尺肤，这就比较严重了。燥、湿和滑、涩差不多，但滑不一定湿。涩和燥有时候同时见。"因视目之五色，以知五脏，而决死生。"视目之五色，对眼睛能看五轮，也能看五色。看面色也是看五色。知五脏，决生死。这里没有明确说从眼睛上怎么看，当然眼睛的内外眦候心，眼胞候脾，白睛候肺，瞳孔候肾，黑睛候肝，这个说法也有道理，那这就不光是五色了，就包括五轮了。人要是失神了，连眼睛瞳孔反射都没有了，那肯定是死的。看眼之五色，候白睛，就不会因人种的差别不能望面色了，对黑种人也能望色了。《内经》是为"天下师"写的，讲的是普遍适应人类的方法。如果仅是对黄种人，就算不上"天下师"的气派了。"视其血脉，察其色，以知其寒热痛痹。"看血脉是红的，就是热象；青的，就是寒象。这是对前面方法的总结。

黄帝曰：持针纵舍，余未得其意也。岐伯曰：持针之道，欲端以正，安以静。先知虚实而行疾徐。左手执骨，右手循之。无与肉果。泻欲端以正，补必闭肤。辅针导气，邪得淫泆，真气得居。

"黄帝曰：持针纵舍，余未得其意也。"前面先提到诊断，这里继续谈治疗。"岐伯曰：持针之道，欲端以正，安以静。"身形端正，心态端正，精神集中，不要有其他的思虑。"先知虚实而行疾徐。"先要诊断清楚有余与不足（包括前面的视色视脉），"而行疾徐"，就是纵舍之意，就是补泻。根据所诊察的虚实而行补泻。"左手执骨，右手循之。无与肉果。"要行针时，用指头按到骨头上去，这是说手法。将针刺到骨缝里，按住了以后刺就不痛。"泻欲端以正，补必闭肤。辅针导气，邪得淫泆，真气得居。"这里明确提出了补泻的具体手法。纵舍就是补泻的方法。针刺的方向一般是直刺，即垂直进针。补的时候快速出针，然后扪按针孔。辅针导气，在前面的篇章中提到过，扎了一针不行，再扎一针，即旁刺或者赞刺，或随着气走到哪儿刺哪儿，让邪气散开，真气不散失。就是说在针刺的时候要随时观察着，随着病的变化随时做手法调整。像之前我治疗的那例急性胆绞痛患者，用大针从中脘和章门治疗，从腹的局部反复刺，对于一般的疼痛都是能够止住的。刺完一次后我没有继续给他刺，就是因为他说的疼痛程度和精神表现不一致，有一些假象，并且他自己提出来以前打杜冷丁才能止住，家属也急着联系（打）杜冷丁，这里面就有原因了——依赖那个药。对这样的病人就不用给他辅针导气了，他的疼痛没有那么重了。

黄帝曰：扦皮开腠理奈何？岐伯曰：因其分肉，左别其肤，微内而徐端之，适神不散，邪气得去。

前面提到扦皮开腠理，这里具体讲这个病在分肉之间的另一种针法。扦皮，就是擗皮，用左手把皮肤轻轻地擗到一边去，绷紧了，慢慢把针刺进去，稍微地进去一点儿，慢慢扶正，再直着刺，不是很深。"适神不散"，前面提到"神者正气也，神者血气也"。在《灵枢》中提到的神，都是具体有所指的，相对后面说的"邪气得去"，那么适神不散就是正气不散，和上一段说的"正气不去"是同一个意思。邪不深的时候，把皮擗开，慢慢地浅刺进去，把邪气去除就行了。上次那例胁痛的病人，痛得很厉害，像背部的神经痛，就是这种情况。在肋骨的浅表轻刺，没有说直刺，而是斜着刺，因为里面是肝脏。轻轻地刺一点儿，他一会儿就不痛了。

黄帝问于岐伯曰：人有八虚，各何以候？岐伯答曰：以候

五脏。黄帝曰：候之奈何？岐伯曰：肺心有邪，其气留于两肘；肝有邪，其气流于两腋；脾有邪，其气留于两髀；肾有邪，其气留于两腘。凡此八虚者，皆机关之室，真气之所过，血络之所游。邪气恶血，固不得住留。住留则伤筋络骨节；机关不得屈伸，故病挛也。

"黄帝问于岐伯曰：人有八虚，各何以候？"最后一个问题论八虚。八虚是什么，怎么诊察？"岐伯答曰：以候五脏。"还是看五脏。"黄帝曰：候之奈何？"外在表现是什么？"岐伯曰：肺心有邪，其气留于两肘；肝有邪，其气流于两腋。"这个问题得注意。在胸腔的内脏有邪留于两肘（合穴之所在），是比较深入的。两腋是胆经所布之处，腋下胁满胀痛是肝病的表现。"脾有邪，其气留于两髀。"两髀是两个大腿根，在髋关节前面。"肾有邪，其气留于两腘。"两腘是委中穴所在的地方。这是个特别的举例方法，例举肘、腋、腘和髀。"凡此八虚者，皆机关之室，真气之所过，血络之所游。"这八个地方是重要的动脉静脉神经所过的地方，小血管从这儿发出来的多，也有大动脉搏动。"邪气恶血，固不得住留。"这个地方不能有邪气，有邪气就很危险。"住留则伤筋络骨节；机关不得屈伸，故病挛也。"伤到动静脉神经，伤到肌腱，就病挛了。为什么心肺的在肘，肾在腘？按离心远近来说的话，胳膊举起来，垂下来都一样。肘和腘是在外的。内脏则心肺在上，肾在最下。从内脏结构上来说的话，肝脾是靠在中间的，而肝又在上，脾又在下。所以肝在腋，脾在髀。八个重要部位的肌腱、神经、动脉、静脉和五脏相关，这是一个分部位的认识，也是前面《内经》篇章中一贯提倡的原则，叫上为上，下为下，左为左，右为右，各以其部。从这里我们还可以看出《内经》一个常用的思想方法，类似现在说的全息的方法。

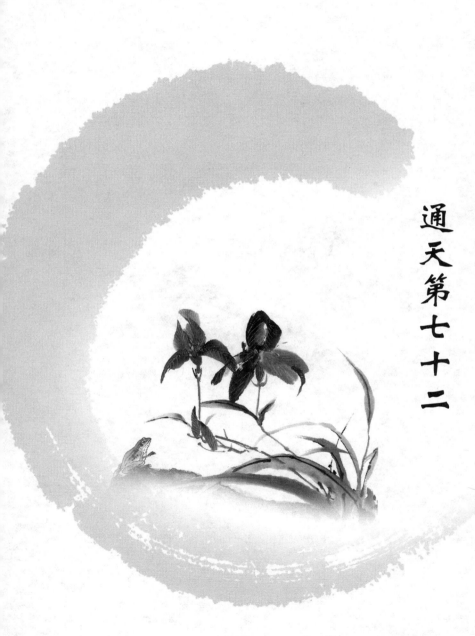

通天第七十二

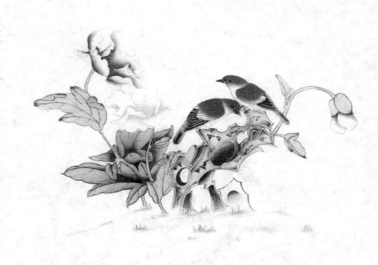

这一篇分五种人来讲阴阳太少。分五种人比分二十五种人要好掌握。对一般人来说，掌握阴阳太少还是能够实现的。

黄帝问于少师曰：余尝闻人有阴阳，何谓阴人？何谓阳人？少师曰：天地之间，六合之内，不离于五，人亦应之，非徒一阴一阳而已也，而略言耳，口弗能遍明也。黄帝曰：愿略闻其意，有贤人圣人，心能备而行之乎？少师曰：盖有太阴之人，少阴之人，太阳之人，少阳之人，阴阳和平之人。凡五人者，其态不同，其筋骨气血各不等。

"黄帝问于少师曰：余尝闻人有阴阳，何谓阴人？何谓阳人？少师曰：天地之间，六合之内，不离于五，人亦应之，非徒一阴一阳而已也，而略言耳，口弗能遍明也。"黄帝问的少师是这方面的专家。这句话是说：五行可以作为一种方法或说理的工具，它普遍适合于自然万物。那么人是万物之一，人亦应之。这不只是用阴阳学说来说的，还用了五行分类的方法。"而略言耳，口弗能遍明也。"这十个字，有的版本是没有的。前后意思也不太连贯。"黄帝曰：愿略闻其意，有贤人圣人，心能备而行之乎？"略，指全面的。这个不离于五的阴阳之人，有没有人能够掌握。"心"，有的版本是"必"，形似相误。这句意思就是能不能具体来操作？"少师曰：盖有太阴之人，少阴之人，太阳之人，少阳之人，阴阳和平之人。凡五人者，其态不同，其筋骨气血各不等。"把阴阳一分为二，再一分为二，还有一个状态：平和的。人的阴阳多少不同，动作、举止、考虑问题的角度就都不一样，筋骨、气血、解剖、生理、情志各方面都不会一样，从形到态再到精神都会有区别。人所秉承的阴阳性质不一样，与之对应的人的心理、生理和解剖都是不一样的。

黄帝曰：其不等者，可得闻乎？少师曰：太阴之人，贪而不仁，下齐湛湛，好内而恶出，心和而不发，不务于时，动而后之，此太阴之人也。

"黄帝曰：其不等者，可得闻乎？"如何不同？"少师曰：太阴之人，贪而不仁。"没有仁爱之心，占有欲比较强。"下齐湛湛。"下齐，有的版本是"下济"，"齐"就是"等"的意思。湛湛，大部分的解释为贪的样子。"好内而恶出。"喜欢赚钱不喜欢花钱。光喜欢把什么东西都拿过来，不喜欢把什么东西舍出去。"心和而不发。"在《甲乙经》中是"心噫而不发"。噫，更可靠一些。噫和恶是同一个意思，指心机比较深沉，不好发作出来。"不务于时，动而后之，此太阴之人也。"做事不喜欢新潮，不时髦。别人都穿夹克了，他还穿中山装；别人都穿西装了，他还穿夹克；别人都炒股他不炒，别人都炒到高点了，他又跟着炒了。动而后之，别人不赔了，他全赔了。越是贪的、行动决断迟缓的人，越得不到，这常常是太阴之人，阴沉着脸，不太说话。

少阴之人，小贪而贼心，见人有亡，常若有得，好伤好害，见人有荣，乃反愠怒，心疾而无恩，此少阴之人也。

"少阴之人，小贪而贼心。"好贪点小便宜。贼心，即害人之心。老惦记着出点儿坏主意、贪点儿小便宜。"见人有亡，常若有得，好伤好害，见人有荣，乃反愠怒。"看见人家丢了钱包，他就觉得像自己捡了钱包那样高兴，就是幸灾乐祸。不时地给人捣捣乱，制造一点小麻烦。看见别人买彩票中奖了，他生气，好像他丢了钱一样。"心疾而无恩，此少阴之人也。"心里特别急，寡恩薄义，这种少阴之人无恩。一般这样的人只能做个吏，做官可能就不行了，因为没有包容之心，上下级关系不好处，让他去执行还行。如果让他去执法，可能会不正当收费，贪个小便宜，让人家请客吃饭，给人制造点麻烦，把人弄得不太高兴，这就是少阴之人。

太阳之人，居处于于，好言大事，无能而虚说，志发乎四野，举措不顾是非，为事如常自用，事虽败，而常无悔，此太阳之人也。

"太阳之人，居处于于，好言大事，无能而虚说。"于于就是自得的样子，有的说是无争的意思，是自满的意思。这样的人反正在哪待着都觉得挺舒服的，住在鸡窝也觉得像宫殿一样，有当天下畜牧业的领袖一样的感觉，其实只不过领导着百八十只鸡，也会觉得像做了多了不起的事儿一样。小事不屑做，大事做不了。本事不大，牛皮吹得大。"志发乎四野。"常怀天下大志，关心国家甚至国际政治。"举措不顾是非。"做起事来，不顾后果。"为事如常自用，事虽败，而常无悔，此太阳之人也。"办事欠考虑，做错了也不后悔。比如做生意赔光了，穷得吃不上饭了，也毫不后悔，还是那么高兴，很阳光，常常不知道自己是老几，总觉得老天第一，他第二。太阳之人就是这种人。

少阳之人，谛谛好自贵，有小小官，则高自宜，好为外交，而不内附，此少阳之人也。

"少阳之人，谛谛好自贵。"谛谛，字义是"慎也"。少阳之人做事严谨、仔细，觉得自己像贵族一样。如果穿上西服、打上领带，一下子像外交部长那架式。"有小小官，则高自宜。"自宜，有版本是"自宣"。比如当上小科长，就觉得像当上了国家领导，说话时摆着个架子，好打个官腔，在酒席朋友欢谈也像做报告一样。当个小官，甚至不算个官，如小股长，就把架子摆得十足，这样的人还真不少见。"好为外交，而不内附，此少阳之人也。"三天没人找他喝酒，就能憋出病来，恨不得在酒桌上逞逞英豪，却不愿意和老婆、孩子在家吃个饭、看看电视，他觉得那样显示不出他的高贵来，认为和别人在一起喝酒能表明有人重视他。这就是少阳之人，朋友很多。不像太阳之人，赔掉裤子都不后悔，而是非得有人捧着才高兴。还有，这种人走起路来昂着头，摇着步，特别注重外表。各种各样的人来看病的时候，阴阳太少一般是能辨别出来的。

阴阳和平之人，居处安静，无为惧惧，无为欣欣，婉然从物，或与不争，与时变化，尊则谦谦，谭而不治，是谓至治。

"阴阳和平之人。"这样的人，不病的人是多数。但多少都有点偏，绝对这样的人不是很多。"居处安静。"住平房就住平房，住楼房就住楼房，不至于住着鸡窝想宫殿，住着宫殿想鸡窝，随遇而安，住到哪儿算哪儿。"无为惧惧，无为欣欣，婉然从物。"没什么担心害怕的，不会今天怕"非典""甲流"，明天怕地震、洪灾。既没那么多的恐惧心理，也不会因为一下子提高了三级工资就高兴得睡不着觉了。婉然，是顺的样子。如果其人一开始上班很好，后来改制下岗了，也没事儿，哪天被猎头发现当职业经理人去了，当了也就当了。婉然从物，干什么都行。"或与不争。"有了钱，给别人也行，别人给了，也高兴地接受着，不争。"与时变化。""文化大革命"时可能是红卫兵，改革开放后可能成了挣钱的了。在什么时候干什么事，不固守一端。这是和平之人。"尊则谦谦。"被别人恭维几句的时候，知道这是客气，不喜不怒，非常谦虚。"谭而不治，是谓至治。"《甲乙经》是"卑而不谄"，结合前面的"尊则谦谦"，在尊位上的时候或者别人尊崇他的时候非常谦虚，处在卑

838

下位置的时候不去谄媚别人，我认为这个"卑而不谄"更合适一些。所以阴阳平和之人，不在乎位置尊卑。"是谓至治"，这是个最好的、至善的、理想的心理健康状态。

古之善用针艾者，视人五态，乃治之。盛者泻之，虚者补之。

用针或灸治疗病人的时候，正确的方法是先根据人的阴阳多少、太少之别，看哪方面盛，哪方面衰，然后决定用补法或泻法。具体治疗会在后面讲到。

黄帝曰：治人之五态奈何？少师曰：太阴之人，多阴而无阳，其阴血浊，其卫气涩，阴阳不和，缓筋而厚皮，不之疾泻，不能移之。

"黄帝曰：治人之五态奈何？"治疗这五种人的时候有什么区别？"少师曰：太阴之人，多阴而无阳，其阴血浊，其卫气涩，阴阳不和，缓筋而厚皮，不之疾泻，不能移之。"太阴之人就是阴多。卫气属阳，阴血属阴。这样人长得面色黑，筋也不是很坚强，皮也很厚，性格上、行动上、气血上都是一致地分为阴阳。治疗的时候就用大针疾泻，深一点刺才能找到疾病所在。

少阴之人，多阴少阳，小胃而大肠，六腑不调，其阳明脉小，而太阳脉大，必审调之，其血易脱，其气易败也。

"少阴之人，多阴少阳。"太阴是多阴无阳，少阴是多阴少阳，少阴相对太阴，多少还有点儿阳气。"小胃而大肠，六腑不调。"太阴之人是阴阳不和，少阴之人是六腑不调。"其阳明脉小，而太阳脉大，必审调之，其血易脱，其气易败也。"注意看太阳、阳明的脉，因为阳少，血气不足，要防止晕针和刺后出现的其他不适。

太阳之人，多阳而少阴，必谨调之，无脱其阴，而泻其阳。阳重脱者易狂，阴阳皆脱者，暴死，不知人也。

"太阳之人，多阳而少阴。"对太阳之人只是说是阴气少，没说是无阴。"必谨调之，无脱其阴，而泻其阳。阳重脱者易狂。"太阳之人的阳气都是发在外面的，要是在里面再泄其阴，阴脱的话，外在阳亢得更厉害，再泻其阳的话，阳重脱，就更容易成狂病了。"阴阳皆脱者，暴死，不知人也。"里面本来阴就少，或者无阴，阳再一脱，人就完了。所以治疗太阳之人的时候得注意。别看他阳特别盛，但轻易不要泻。就像人一样，特别自大狂的，其实经不起打击。他里面本来就没底货，是虚狂，一打击他，他就没法活了。

少阳之人，多阳少阴，经小而络大，血在中而气在外，实阴而虚阳。独泻其络脉则强，气脱而疾，中气不足，病不起也。

"少阳之人，多阳少阴，经小而络大。"少阳还是阳，所以阳多阴少。经小而络大，说的是经络的对比。《素问》对经络虚实的对比是用寸和尺做比较，这里经和络的大小也可以参照对比经络虚实。少阴之人是六腑不调，少阳之人则是经络不谐。"血在中而气在外。"血在里面的经，气在外面的络，气多络大。"实阴而虚阳。独泻其络脉则强。"气大部分是在络上的，气泻了以后可能会出现强直、身强。这个强不应该指身体的强壮，而是指泻了络以后气不足了，出现身体的强直。"气脱而疾。"能很快脱气。"中气不足，病不起也。"气都在外边，气从外边泻了之后，里面就虚，身上乏力，人起不来。通过太阴、少阴、太阳、少阳这四种类型，加上阴阳平和这一共五态的人，我们知道气血的所在，在补泻治疗的时候，要提前有所预防，勿过勿不及。

阴阳和平之人，其阴阳之气和，血脉调，谨诊其阴阳，视其邪正，安容仪，审有余不足，盛则泻之，虚则补之，不盛不虚，以经取之，此所以调阴阳，别五态之人者也。

"阴阳和平之人，其阴阳之气和，血脉调，谨诊其阴阳，视其邪正。"阴阳平和之人在经络、气血、表里的状态是比较均匀的，不容易一下子被看出病态来。像太阴、少阴、太阳、少阳之人，平时没病和有病一样，有了病就更加明显。对平和之人的诊察就要仔细一点，看看邪在什么地方。"安容仪，审有余不足，盛则泻之，虚则补之，不盛不虚，以经取之。"这是通用的法则。对不是典型的阴阳所偏的人，诊察上一定要仔细，要找出他阴阳偏盛、偏衰在什么地方。"此所以调阴阳，别五态之人者也。"这说的就是五态之人的阴阳调法，是这篇讲的第二个意思。后面一段继续讲五态之人的分别。

黄帝曰：夫五态之人者，相与毋故，卒然新会，未知其行也，何以别之？少师答曰：众人之属，不知五态之人者，故五五二十五人，而五态之人不与焉。五态之人，尤不合于众者也。黄帝曰：别五态之人，奈何？少师曰：太阴之人，其状黮黮然黑色，念然下意，临临然长大，䐃然未偻，此太阴之人也。

"黄帝曰：夫五态之人者，相与毋故，卒然新会，未知其行也，何以别之？"前面讲的是治疗上要注意的问题。这里讲的是诊断的问题。这五态之人，平时没有交往，以前也不认识，刚第一次见面。像在大城市里的门诊，那是人员流动比较多的地方，不像在小村子里。初次见到一个人，其行止心性如何，脾气如何，我们怎么知道？"少师答曰：众人之属，不知五态之人者。"这说的是大部分医生不能辨别五态之人，还是说在众多之人中，分辨不出五态之人？我认为这是说人群之中对五态之人不能辨别的意思。"故五五二十五人，而五态之人不与焉。"前面讲的五五二十五人和这个五态之人不是一回事。"五态之人，尤不合于众者也。"这个五态之人，并不是五五二十五人之中的五态。或者是说不是把众人像分五五二十五人那样分成五态。"尤不合于众者"，是一个典型的极端的表现，突出地不合于众，就是说并不是所有的人都可以归到这五种人里去，但是都会有这五种人中不同的倾向。这里列举出来的只是在这阴阳分类中特别突出来的五种表现，而细分呢，有二十五人之说，这是前面提到的。那个相对来说更适合于分别众人。下面黄帝就问具体的分别。"黄帝曰：别五态之人，奈何？"怎么在临床上分开认识五态之人呢？"少师曰：太阴之人，其状黮黮然黑色，念然下意，临临然长大。"黮，指黑色，念dàn，很黑的意思。很黑也不至于像黑种人那么黑，指在黄种人中偏黑的那种。"念然下意，临临然长大。"临也是大的意思，是身高体长的意思。"腘然未偻，此太阴之人也。"《甲乙经》是胭然，指肉，是有道理的。后背上肉比较厚，但不是佝偻。

少阴之人，其状清然窃然，固以阴贼，立而躁崄，行而似伏，此少阴之人也。

窃，有的解释为浅。少阴之人表面上看起来不太坏，内心里没有好心眼，老想着害人。崄，通"险"，有的说通"憸"，意为"波"，就是动摇的意思。躁是急躁。立而躁崄，指站在那里不稳当。少阴之人如水的形状，站不住，立不稳，摇头摆尾，走起路来像趴着一样，弓着头，像老鼠趴着一样。

所以相面的相人的动态是很重要的一个方面。我们平时注意看，是有这样的人的。站不住，立不稳，走路弓着，这种人我们要小心，骗子多有这个表现。

太阳之人，其状轩轩储储，反身折腘，此太阳之人也。

太阳，轩轩，有的解释为"宽悦貌"，看上去气宇轩昂。储储，指自得，昂头挺肚。这就是太阳之人。古来相书说"鲁人不相轩昂"，说山东人多是昂头戴面的，觉得自己像多么了不起一样。觉得自己很能，做事不管不顾，比较鲁莽。这是否真实，不好统计，我们不做评论。只是有此一说，说明了轩轩的样子。

少阳之人，其状立则好仰，行则好摇，其两臂两肘，则常出于背，此少阳之人也。

少阳之人站在那里，好抬着头，像个小官一样，下命令下惯了。走起来的时候摇头摆尾。而少阴之人走路像耗子趴着一样，满地找东西。注意，我们能见到这种人。从这个人的动态上能看出这个人的阴阳属性来。看出这个以后，我们就知道血气的多少，是在经还是在络，是容易脱血还是容易脱气。这都是指极端的病态，即所谓的"尤不合于众者也"。

阴阳和平之人，其状委委然，随随然，颙颙然，愉愉然，暶暶然，豆豆然，众人皆曰君子，此阴阳和平之人也。

"阴阳和平之人，其状委委然，随随然，颙颙然，愉愉然，暶暶然，豆豆然，众人皆曰君子，此阴阳和平之人也。"委委然，《尔雅》中委就是美的意思。形状长得很端正，一脸福相，干什么事情比较顺从。颙颙，即温貌，人比较温和，态度不是很激烈。愉愉然，即愉快。暶暶然，目美，眼睛比较好看。这样的人慈眉善目，长得端正，干什么事情脾气也比较好，态度也不是很激烈。"豆豆然"就不太好解释，有人说"豆"字是"岂"字之误，"岂"当乐讲，指内心比较欢乐。这是阴阳和平之人，是能够乐天知命的。谁见了都说这是老好人。像五行一样五分，属火的是太阳之人，属木的是少阳之人，属水的是太阴之人，属金的是少阴之人，属土的那就是阴阳和平之人。哪个是最东边，哪个是最西边，哪个是中间那一个点呢？如果把一个人画成一个圆来分的话，到绝对标准的就一个点，极少，甚至是零，这是一个理论的状态。一般的人都有不同的倾向。怎么分倾向呢？前面有阴阳二十五人，就是说明阴阳多少的。从这篇，我们不单看出诊法、治法、观察的方法，还看出了一个研究的方法：极端的方法和渐进的方法。二十五分法是渐进的，五分法是极端的。也可以说这是一个理论模式和它在具体操作时的一个可变范围。

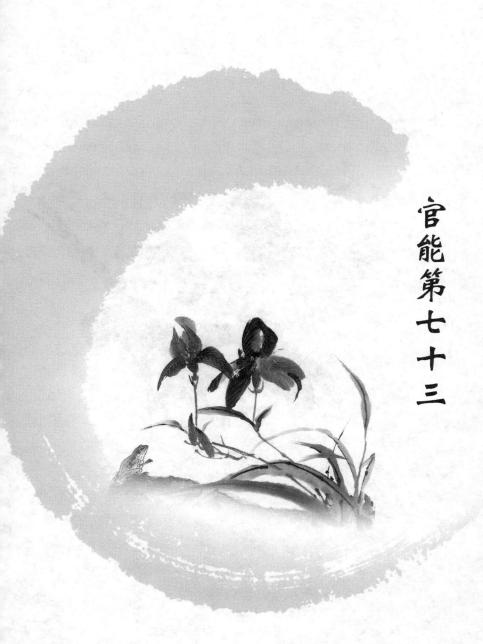

官能第七十三

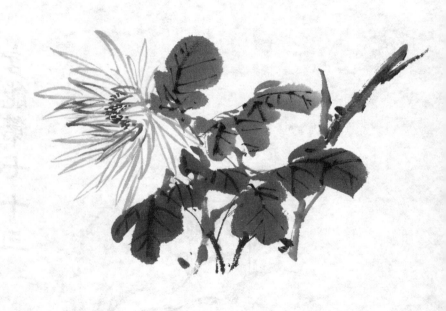

这是最后一卷——第九卷。这卷第一篇叫《官能》。进入第九卷后，都是些很理论化的内容，开始把前面八卷的内容重新归纳、总结，提纲挈领，提出要点。常常是一句话就可以作为一个原则来用。如果把握住了这一篇中所提到的内容，就可以领略整个针灸的精神。在经典中，常常能依据一句话判断一个观点的正误。这篇中因为提到"官能"，所以篇名叫"官能"。

黄帝问于岐伯曰：余闻九针于夫子，众多矣，不可胜数，余推而论之，以为一纪。余司诵之，子听其理，非则语余，请正其道，令可久传后世无患，得其人乃传，非其人勿言。岐伯稽首再拜曰：请听圣王之道。

"黄帝问于岐伯曰：余闻九针于夫子，众多矣，不可胜数。"前面学了八卷了，太杂乱，数不过来了。"余推而论之，以为一纪。"我想把这个东西全部串联起来，看看里面的内在逻辑，找出一个纲领来。"余司诵之，子听其理，非则语余，请正其道。"黄帝善于归纳、分析、提要，然后给岐伯听一听，看提炼出来的道理对不对，如果错了的话，请告诉我，好改正过来。"令可久传后世无患，得其人乃传，非其人勿言。岐伯稽首再拜曰：请听圣王之道。"这样的目的是好长久流传下去，不至于使后人在针灸上没有法则。实际上传到现在不可谓不久，现在有没有忧患呢？有。为什么？因为传得不好。为什么传得不好？因为没有做到"得其人乃传，非其人勿言"。这句话好像是很保守的说法，而实际上是今世针灸的衰败可忧患的原因。传非其人：所传的人不是得术、能治病的，有些人是为学问而学问，去写文章、讲道理了。所以那时候提到的问题，到现在还有意义。

黄帝曰：用针之理，必知形气之所在，左右上下，阴阳表里，血气多少，行之逆顺，出入之合，谋伐有过。知解结，知

官能第七十三

补虚泻实，上下气门，明通于四海。审其所在，寒热淋露以输异处，审于调气，明于经隧，左右肢络，尽知其会。寒与热争，能合而调之，虚与实邻，知决而通之，左右不调，把而行之，明于逆顺，乃知可治，阴阳不奇，故知起时。审于本末，察其寒热，得邪所在，万刺不殆。知官九针，刺道毕矣。

"黄帝曰：用针之理，必知形气之所在。"从这里开始讲针灸的大道理：要知道形、气。前面讲阴阳二十五人和五态之人，这就属于形。有什么样的形，就有什么样的气。多气多血、多气少血、少气多血、少气少血，都和形相关。"左右上下，阴阳表里，血气多少。"前面的"二十五人"提到，先看病属阴还是属阳，在表还是在里，在左还是在右，在手还是在足——形气之所在。然后再看血气的多少。"行之逆顺，出入之合。"（气血）是正常的运行还是逆乱的运行，在里面的气血是从哪里出来的，外面的气血是从哪里入进去的，包括十二经脉、十二经别、十五络的出、入、合。"谋伐有过。"有余是有过，过在哪里？不足也是有过，过于少或者过于多都是过。伐，泻是伐，补也是伐，不要认为伐就是攻。这一句话把针灸的大道理都说明白了，是高度的概括。"知解结，知补虚泻实，上下气门，明通于四海。"结可以循扪得之，有经结，用针刺解开它。《内经》反复强调，补不足，泻有余。气有门户，有上下，通于四海。前面提到了四海：水谷之海、气血之海、髓之海。门户包括全身的气穴。"审其所在，寒热淋露以输异处，审于调气，明于经隧，左右肢络，尽知其会。寒与热争，能合而调之。"要知道疾病的部位，要知道病因，要知道不同的病从不同的腧穴来治疗。对气的有余不足，是补、是泻，还是调，都要仔细。要知道经脉的走向，要知道左右内外络脉是相通的。包括缪刺，左病刺右，右病刺左，要知道左右经脉是在哪交汇起来的。有的时候对于寒的、热的、时寒时热的、往来寒热的、上寒下热的、左右寒热不均的、肠寒胃热的，我们要能够调和它，而不要仅仅以一个寒热错杂，真假虚实来概括一个病，不能因为病难治而将它推脱为病机错杂。"虚与实邻，知决而通之，左右不调，把而行之，明于逆顺，乃知可治。"对于寒热的错杂，虚实的错杂，左右的不一致，要能够调好了。不仅要知道是顺证还是逆证，还要知道经脉的走向，什么是顺什么是逆。静脉血是回流的，如果看见下面肿、热，从上面治（通开）。动脉血是离心运行的，如果看见下面凉，就知道上面堵了。这是说具体的血液循环的逆顺，而经脉的逆顺也是这样。"阴阳不奇。"要知道阴阳是相对的概念，有阳必有阴，有阴必有阳，不会单独只有阴或阳。"故知起时。审于本末。"各个经有起始，要知道根结、标本。这在前面的篇章都讲了。"察其寒热，得邪所在，万刺不殆。"要知道寒热在标上的，应该从本上治。在结络上有病的，也可以从根上治疗。有的标上有病的，可以从根上治疗。看见树叶黄了，如果是旱了的话，可以从根上浇水，从其本上来治，光给叶面喷水是没用的。这是自然界的物象，对人也是这样。这样治疗起来就不会出差错。"知官九针，刺道毕矣。"要知道《官针》中的九针，这句话也可以解释为要会用各种针具，针刺的理论就完备了。

　　明于五输徐疾所在，屈伸出入，皆有条理。言阴与阳，合于五行，五脏六腑，亦有所藏，四时八风，尽有阴阳。各得其位，合于明堂，各处色部，五脏六腑。察其所痛，左右上下，知其寒温，何经所在。审皮肤之寒温滑涩，知其所苦，膈有上下，知其气所在。先得其道，稀而疏之，稍深以留，故能徐入之。大热在上，推而下之；从上下者，引而去之；视前痛者，常先取之。大寒在外，留而补之；入于中者，从合取之。针所不为，灸之所宜。上气不足，推而扬之；下气不足，积而从之；阴阳皆虚，火自当之。厥而寒甚，骨廉陷下，寒过于膝，下陵三里。阴络所过，得之留止，寒入于中，推而行之；经陷下者，火则当之；结络坚紧，火所治之。不知所苦，两跷之下，男阴女阳，良工所禁，针论毕矣。

"明于五输徐疾所在。"五输，一是井荥俞经合五输，一是背部五脏之俞。前面重点讲了五输，井荥俞经合，还有络穴等特定的穴，这就是提要。起码知道五五二十五，六六三十六，五脏五输穴，六腑六输穴，徐疾所在：哪个地方该补，哪个地方该泻，在哪个地方实行补泻，这叫知道徐疾所在。"屈伸出入，皆有条理。"有的地方脉迂曲，从哪里出，从哪里入，从哪里合，从哪里分支，都有条理。对此要详细知道经络的分支、走向。"言阴与阳，合于五行。"有阴经，也有阳经，五输穴合五脏、五行、四季五时。"五脏六腑，亦有所藏。"五脏藏神，六腑藏谷，藏化物，物各有所藏。"四时八风，尽有阴阳。"要知道四时之春夏秋冬，要知道八风。八风在后面的篇章会被提到——从八个方向来的风。要分出四时、八风、阴阳的多少来。"各得其位，合于明堂。"在鼻部及其周围的望诊上，要知道哪个病、哪个部位对应哪个内脏。内脏的对应，叫各得其位。"各处色部，五脏六腑。察其所痛，左右上下，知其寒温，何经所在。"从面部要知道色部，要知道哪儿对应五脏六腑，要知道哪里疼痛，要知道面部的左右上下是怎么分的，要知道什么颜色属寒，什么颜色属温，各个部位分别隶属于什么经。这个我们以前都学过：侧面是少阳，正面是阳明，后面是太阳，上额候阳明，看眼角的部位看眉毛、看须、看髯，各有所布。"审皮肤之寒温滑涩，知其所苦。"前面讲尺肤诊，脉与尺皆相应。如果说脉是滑是涩不好辨，诊尺肤就容易了，摸摸尺肤是不是干涩，是不是润滑，指摸不明显的，用眼睛应该是好看出来的。尺脉相应就更好诊察了。"膈有上下，知其气所在。"应知道有膈上的病、膈下的病。知道里面的结构，知道膈分两个腔——胸腔和腹腔，知道病在什么地方。"先得其道，稀而疏之。"要知道穴道（隧道），知道经脉的循行和穴位之所在。"稍深以留，故能徐入之。"按照经脉取穴以后，逐渐深入，稍微留一会儿针。慢慢地往里进针，这讲到了具体的针法。"大热在上，推而下之；从下上者，引而去之。"上边有热，可以从下面泻。病发于下而冲到上的，可以从下部治疗。"推而下之"，有的人说是膻中按摩方法，也不无道理。知道上下之邪可以相移，并不一定要头痛医头、脚痛医脚。结合标、本、根、结，标、结有病可以治本、根，或者说可以顺着经脉的走向治疗，这前面也提到过。"视前痛者，常先取之。"这个就是《标本病传论》说的治本。"视前痛者"先得的病。如先有颈痛，后有手痛，就是颈椎病引起来的神经根压迫症状的手痛。颈椎病痛就是前痛，那么治疗应先取颈部再取手部。这是治其本的方法。"大寒在外，留而补之。"留针用补法。"入于中者，从合取之。"六腑在中，病取合穴。合治六腑。"针所不为，灸之所宜。"在《经脉》篇中反复的提到："陷下者灸之。"陷下指什么？就是指不足。什么是陷下？如肌肉萎缩见陷下，如静脉受寒以后塌陷，受热后还能鼓起来。"上气不足，推而扬之。"上气不足的典型表现如头晕目眩，就是让气扬上去，把气从下面推上去。常见的是由于肾气不足不能上达的，如现在说的颈椎病等，从昆仑和太溪（太阳和少阴）来治疗。前面说了要知道屈伸出入，因为少阴经有个分支出来从大椎合到太阳。少阴经不足的时候，肾虚脑空，头晕耳鸣等症状都会出来。针刺下面，上面"轰的"一下子清醒了。这叫推而扬之，就是针刺下面，把气扬上去了。像在干旱的土地上拍打两下，见尘土风扬一样，那就被热气熏上去的。经脉之中的气通过血管连着，供血好了，气就被推上去了，这是有物质基础的。实际上，供血不足的时候常常见痉挛，一刺下面的血管，血管一下充血，面能红起来，症状就改善了。外面红了，里面供血好了。这就是推而扬之，阳气足了，面色红了，大脑清明了，就好比是扬起一把尘土，尘土飞到天上一样。"下气不足，积而从之。""下气不足"，比如腰腿乏力，"积而从之"，好像是没那么快的治疗，而是逐渐地随着治疗，让它有气。比如说补肾俞，补足三里，或者吃肾气丸治腰痛，都是渐积的过程。"阴阳皆虚。"怎么叫俱虚呢？前面提到了上气、下气，上为阳，下为阴，阴阳皆虚在这里就是指上下皆虚。"火自当之。"这句话说得太概括了。有的人说就是用灸法，我认为未必仅是灸，用温热的药也算是火。上面头晕，下面腿乏力，得用温补的药。"火神派"推崇的温阳是有一定道理的，可以用来治虚。所以这个"火自当之"可以理解为灸，但要明白为什么不说"灸之所宜"呢？因为用温性的疗法，不限于灸。"厥而寒甚，骨廉陷下。"厥是四肢逆冷，怕凉怕得厉害。看到无论是前面的胫骨还是上面的尺骨，骨头上的肉都少，凹陷，又瘦又凉。"寒过于膝。"凉到膝关节以上。"下陵三里。"陵，膝盖骨叫做陵。下陵三里是足三里。

膝盖以下凉的，从足三里治，前面提到了：灸之所宜，火自当之。治寒以热，当然就是灸足三里。"阴络所过，得之留止。"如果是在阴侧络脉的地方有寒气，治的时候就从小的静脉曲张来治。非常微细的像小红虫子样的东西，就是阴络。得之，就是见到了、诊察明白所在了，就在那治就行了。并不一定在那儿是留针。刺络，所见的地方就是要刺的部位。"寒入于中，推而行之。"在深部的寒，或者腹部的寒位置深，下针就要针进去。"经陷下者，火则当之。"经在外可见的，就是静脉的凹陷，用灸法治疗。要是把经络解释成虚无的东西，把经络说成什么气血运行、一种功能、一种气化，那怎么可能知道陷下？这是一个明确的可见的事实。说经脉，落实到具体的实质上就是动、静脉的血管，包括循环系统。《内经》中反复讲过这个。能看得见陷下就灸它，陷下说明病性是凉的。凉气是什么？是通过外在表现看出来的，肤冷、脉陷就是外在表现。"结络坚紧，火所治之。"又坚又紧，典型的如下肢静脉曲张，见像蚯蚓一样一段段的硬疙瘩。对此有用火针治疗的方法。结络，很像静脉曲张的表现。"不知所苦，两跷之下，男阴女阳，"如果觉不出什么痛苦来，"两跷之下"，在阴跷脉、阳跷脉之下，这到底说的是什么意思？太理论化的注释就远离了临床的真实。在这里讨论的是膝以下的寒凉、阴络、结络，还提到两跷之下不知所苦。有一种典型的病：长期站立导致的静脉曲张，有的病人什么感觉都没有，看到的就是踝部的静脉曲张。男阴女阳是什么意思？有的注解说应该是"男阳女阴"，这没有证据。《脉度》篇"男子数其阳，女子数其阴，当数者为经，不当数者为络"。马莳的解释，就是从男阴女阳来解释的，实际上，男子以阳为经，如那前面提到的"结络坚紧，火所治之"，就是在两跷之下，踝部那个地方的络。男子的阴侧就是络；女子的阳侧也是指络。男阴女阳，这就是说，是跷脉的络，而不是阴阳跷的经。"良工所禁，针论毕矣。"两跷之下：阳跷之下是指的申脉，阴跷之下是指的照海。假如不知道西医学的循环系统，不把经脉当成血管，不知道循环的分支是怎么回事，对这个"良工所禁"就很难理解，就会从阴阳气血虚玄地说一大套，就会不知所云。两跷之下，无论是男是女，只要是不知所苦的、看到坚结的，刺的时候一定要注意。尽量不刺，一刺很容易形成溃疡，不易愈合，如静脉郁滞性溃疡。还有踝部有深静脉和浅静脉形成的一个横的交通支，刺这里有可能出血不止，还有可能外面看着不曲张了，里面深静脉回流障碍，引起腿肿。所以结合现代对循环系统的认识，对这些论述越看越实在，这是一个非常真实的临床经验，而不仅仅是理论上的虚玄不知所言。现代中医缺乏的不是对理论的解释（理论的解释不但不缺，而是太多了，多得不切实际了），缺的是对人体的真实认识，对现代的解剖、生理基础的认识。从《黄帝内经》时就这样重视解剖、生理，到现代应同样重视，脱离人的解剖、生理，脱离了具体的实际，还谈什么针灸治疗？学习这篇时，我们应当对照现实来理解。

用针之服，必有法则，上视天光，下司八正，以辟奇邪，而观百姓，审于虚实，无犯其邪。是得天之露，遇岁之虚，救而不胜，反受其殃，故曰必知天忌，乃言针意。

"用针之服。"接着讨论用针。这个"服"相当于"事"，为人民服务，就是为人民办事，这里是说用针的事情。"必有法则，上视天光，下司八正，以辟奇邪，而观百姓。"用针的时候必须有所比照，有个准则，有个约定。约定不是人为的约定，而是要知道天上日月星辰的运行。天光是日光、月光、星光，斗柄指向东南，立春，指向正南，夏至。天光司下面的八正，太阳到了北回归线——最北端，是夏至到了，这是日光。月光有盈、亏、上弦、下弦、朔、望，这都是天光。八正就是指四立和二分二至，立春、立夏、立秋、立冬、春分、秋分、夏至、冬至。至是指阴阳之气极盛的时候，冬至是阴气最盛，夏至是阳气最盛。分是平分，指阴阳平分，阴阳平均的时候是分，立是分成四段以后的开始点。知道四时八节的风气，就可以避开它。而观百姓是让百姓观，使百姓观。像天文历法一样，有个日历，能让百姓知道。"审于虚实，无犯其邪。"知道什么时候容易有什么样的流行病发生，知道提前预防。"是得天之露，遇岁之虚，救而不胜，反受其殃，故曰必知天忌，乃言针意。"如果是不注意不同季节的不同流行病的问题，加上救治不及时，就会产生灾殃。所以要知道天忌，知道自然的规律。冬春季节，升发的时候，麻疹、风疹等流行病多发；夏秋季节，腹泻、痢疾就多发，因湿邪重。春天风邪重，夏天火热重，秋天咳嗽多，提前就可以知道。该防寒就防寒，该防露就防露，该防雾就防雾。雾气重的时候，就尽量减少出行，如果出行，就叫得天之露。现在也是一样，我们出门要看看天气情况，看看出行情况。《内经》在这里关注的和现代的气象学关注的一样。流行病学作为一门学科，作为一个观察的方向，一直是在运用着的。

法于往古，验于来今，观于窈冥，通于无穷。粗之所不见，良工之所贵。莫知其形，若神仿佛。

"法于往古，验于来今。"天文日历在夏朝就有，再早的时候也有，所以叫"法于往古，验于来今"，用自古以来的经验，验于来今。古来说太阳到什么时候发什么病，什么物候出现了，我们就要看看是不是这样，这叫验于来今。比如古人称立秋以后叶子开始落了，我们就要在当今来验证，看所在地域是不是这样；说芒种的时候麦子出芒了，我们就要验一验；说蚕什么时候一眠、二眠，我们就实际看看，使往古的经验在现实中得以验证。"观于窈冥，通于无穷。""窈冥"，不可见者为窈冥。要在不可见的地方进行观察，万事万物都是这样。春天阳气上升，要看怎么上升。以前听老人说过，立春那天在地上挖一个一尺以上深的坑，拿一把鸡绒毛，往下一撒，不往下沉，反往上飘，说明春气上升了。这个有道理吗？有道理，完全有可能，春天的时候地下的温度开始升高，地热往上升的时候能把鸡毛冲上来，这就是验的方法。还有候风仪，用个杆子，往上拴一把鸡毛，风一吹，看鸡毛倾斜多少度，是测风向的仪器。这就是物候来验。"粗之所不见，良工之所贵。"一般的医生可能对这些东西不注意，而一个好医生会仔细地注意。如天气变化的时候什么病要发作，这就要知道这个病和天气有关系。"莫知其形，若神仿佛。"看不到具体的形态，仿佛若有若无，不太清楚。神是什么呢？对人体来说，神者，血气也。形以外的叫神，不见其形，而见其功，这是神的作用。在自然界，我们看不到谁来做，而一切却成了，看不见神的动作，庄稼却自然地长起来了，这就是神功，包括自然的物候和人体的生理、病理的变化。

邪气之中人也，洒淅动形；正邪之中人也微，先见于色，不知于其身，若有若无，若亡若存，有形无形，莫知其情。是故上工之取气，乃救其萌芽；下工守其已成，因败其形。

"邪气之中人也，洒淅动形。"下面讲病形。邪气中到人身上的时候是有形态的改变的。天一冷，人冻得脸发白了；天一热，身上出汗了；空调一吹，冻得人一哆嗦，"洒淅动形"。"正邪之中人也微，先见于色，不知于其身。"正邪，比如说春天的风邪，夏天的热邪。就是四时正邪。春天从冬天开始，南风吹来，逐渐变暖，那是一种很温暖的样子。东风、南风都是温煦的风，人即便是在春天受了风也是很轻微的。人在夏天热着了也很轻微。先见于色，是先有脸色的改变，如天热了，脸发红了，身上有时觉不出难受来。"若有若无，若亡若存，有形无形，莫知其情。"有时候觉不出来，顺着这个季节（夏天受热风，冬天受冷风）受邪，并不是很明显地难受。"是故上工之取气，乃救其萌芽；下工守其已成，因败其形。"邪气还没成形的时候，就应该提早治疗，刚刚见色就该治，别弄到身上动形的地步。春天天热了，再喝点酒，喝得脸红，这种热就应该救治。下工一直等到大风，邪气加重，红了以后散，散了以后虚，虚了以后风中空窍，引起中风、中脏、脑溢血、脑血栓了才治疗，"因败其形"，到偏枯的程度才治疗，治了半天还有后遗症。这叫下工败其形。这里提到预防和及早治疗的重要性。但这个情况也很难办，有的人，像"扁鹊见蔡桓公"中的蔡桓公一样，会误会医生好治无疾之人，以显其功（我本来就很好，他说他给我治好的）。这有个对健康观念的认识问题，需要平时对大众的健康引导和教育，不是单纯凭医生的技术能解决的。

是故工之用针也，知气之所在，而守其门户，明于调气，补泻所在，徐疾之意，所取之处。泻必用员，切而转之，其气乃行，疾而徐出，邪气乃出，伸而迎之，遥大其穴，气出乃疾。补必用方，外引其皮，令当其门，左引其枢，右推其肤，微旋而徐推之，必端以正，安以静，坚心无解，欲微以留，气下而疾出之，推其皮，盖其外门，真气乃存。用针之要，无忘其神。

"是故工之用针也，知气之所在，而守其门户。"医生在进行针灸治疗的时候，一定要知道气之所在。气是指正气，或者邪气，或者正邪相争之气，或者病气。"而守其门户"，知道病所在的门户。这个门户就是邪气，所在的孔穴。邪气从这儿入

的，从这儿治疗就能够好。所谓它的反应点、门户。"明于调
气，补泻所在，徐疾之意，所取之处。"知道徐疾的意思，还要
知道怎么补泻，是当补还是当泻，如何补泻，在何处补泻，明
白这三个意思，才叫明于调气。下面一个就是有争议的说法了。
"泻必用员，切而转之，其气乃行，疾而徐出，邪气乃出，伸而
迎之，遥大其穴，气出乃疾。"在《八正神明论》中提到的是
"泻必用方"，这里是"泻必用员"，一方一圆，正好相反的补
泻，这两个说法并存，作为参考。而在实际操作中，对这个方
圆不好掌握的时候，那么就可以用能掌握的来操作，就是"疾
入徐出"，快入慢出，这叫泻。摇大针孔，气才能出来，要勿按
针孔。"用方""用员"，这个不好解释，暂时存疑，放在一
边。只从可操作的方面来看。"补必用方，外引其皮，令当其
门。"用手把皮撑开，绷紧皮肤，让穴位更加清楚可见。"左引
其枢，右推其肤，微旋而徐推之。"用手把皮肤推开，把局部的
穴位固定好，然后慢慢旋转进针，这是补法的要点，要徐入，
慢慢地进去。"必端以正。"从必端以正来说，补必用方，这个
"方"就好解释了。从摇大其穴来说，这个"泻必用员"的
"员"解释成"摇大"。端，是指针的直入。身形端正，针直入
进去。"安以静。"精神一定要高度集中，不能吵吵嚷嚷、谈
笑。"坚心无解，欲微以留。""解"通"懈"，是懈怠的意思。
坚心无解，就是如待贵宾、如贵客在门的意思。精神高度集中，
手不要松弛，慢慢地刺进去，适当留针。"气下而疾出之，推
其皮，盖其外门，真气乃存。"如果达到效果了，气散开了，就
快速出针，邪气很快就出来了。用手扪皮，把那个穴位盖住，
按压针孔，其气乃存，这样就达到补气的目的了。"用针之要，
无忘其神。"用针的时候一定不要忘了血气的盛衰。前面提到要
先诊其脉，脉藏神。无忘其神，这是一个符合实际的解释，不

是"神乎其神"的"神"，不是"神"到不可理解的"神"。用针的要点，一看脸色红了，脉恢复了，补虚的时候，脉结实有力了，泻实的时候脉缓和了，这就是得其神。看面色，看精神状态，看脉象，这都是无忘其神。

雷公问于黄帝曰：《针论》曰：得其人乃传，非其人勿言，何以知其可传？黄帝曰：各得其人，任之其能，故能明其事。雷公曰：愿闻官能奈何？黄帝曰：明目者，可使视色；聪耳者，可使听音；捷疾辞语者，可使传论；语徐而安静，手巧而心审谛者，可使行针艾，理血气而调诸逆顺，察阴阳而兼诸方。缓节柔筋而心和调者，可使导引行气；疾毒言语轻人者，可使唾痈咒病；爪苦手毒，为事善伤者，可使按积抑痹。各得其能，方乃可行，其名乃彰。不得其人，其功不成，其师无名。故曰：得其人乃言，非其人勿传，此之谓也。手毒者，可使试按龟，置龟于器下，而按其上，五十日而死矣，手甘者，复生如故也。

"雷公问于黄帝曰：《针论》曰：得其人乃传，非其人勿言，何以知其可传？"雷公是干什么的？在这里的角色好像是医科大学的教务处长，指导学生如何选专业，指导老师如何选择学生，还指导着动物实验，这和现代大学分类非常像。在雷公那时候，他引用的就是当时的文献《针论》。得到相应的人才能传授相应的知识。没有合适的人选，是不必要谈论这件事情的。怎么样知道一个人是可传的人呢？"黄帝曰：各得其人，任之其能，故能明其事。"不同的法术适合于不同的人，还要发挥个人的特长，才能让专业学科有所发展、有所传承。"雷公曰：愿闻官能奈何？"这个专业学科如何设置、如何考试？个人的技能从哪方面能来考察？按什么分类？"黄帝曰：明目者，可使视色。"对颜色分别能力特别好的人，我们让他学望诊，望五色。现在的考试，如入学、就职、入伍考试，都得考视力。色盲的就不能干化验工作。外科一般不要红绿色盲，否则对出血看不清楚，有危险。视力太差的，不能做实验室研究，在显微镜下分辨不出观察对象来。弱视、散视，如果不能纠正，报考好多专业都受影响。那能干什么？可以干按摩工作，这项工作连失明的人都能干。"聪耳者，可使听音。"有的人先天辨音能力强，可使他听音。前面讲的阴阳二十五人要求分出二十五音，一般人很难分出来，有辨音能力特别好的人，听一遍歌，马上能哼出来，也不在于会识字、会识谱。这样的人一听角徵宫商羽就知道是太徵还是上徵，就能通过比附理解，断定一个病是太阳病还是少阳病，是在左侧还是在右侧，是在上还是在下，是胳膊病了还是腿病了，是有余还是不足。"捷疾辞语者，可使传论。"说话急的、快的，一听就能明白、能记下来的，可以留校做基础医学的讲师。"语徐而安静。"说话很慢，平时能稳稳当当地坐着。"手巧而心审谛者，可使行针艾。"手臂灵巧，能发现非常细的东西，比如说看个图画上的头发丝，起笔怎么样，落笔怎么样，心能细到这个程度的人，可以行针刺治疗或者艾灸治疗。"理血气而调诸逆顺。"通过行针艾把血气逆顺调正了。"察阴阳而兼诸方。"详细地观察，知道阴阳所在，兼通各家的方药。这里讨论的是医学理论、医学教育、医学规划、人才传承问题。没有具体谈论方论，但提到诸方，说明当时是有诸方在传承着。所以针灸科可以兼学方药（学中药学，学方剂学）。所以只有说话安详、心里安静、比较巧的人，才能做临床医生，才能做深入细致的思考。"缓节柔筋而心和调者，可使导引行气。"有的人，肢体柔软，脚能提到头上，头能放到两股之间，缓节柔筋，还要心里平和。像八段锦、太极拳、气功、导引、康复科的一些训练等，把关节和韧带调整好了。做八段锦，打太极拳，慢慢地伸伸胳膊，弯弯腰，好像不太用力气，目的是心的调和，导引行气。所以要注意健康保健和体育。有这方面天赋和兴趣的，适合做这方面教学和指导治疗。"疾毒言语轻人者，可使唾痈咒病。"这个专业现在被淘汰了，在历史的发展过程中出于各种原因，这个专业没有了。咒病：出口就骂人，说话特别快，不是恶毒的语言不说，傲视一切，轻视别人。这样的人，让他来咒病就比较合适了。"爪苦手毒，为事善伤者，可使按积抑痹。"导引行气是引导病人康复，按摩和康复还不一样，按摩单独成一科，分得很详细。爪苦予毒，手很坚硬，一出手就伤人。这样的人开玩笑地、轻轻地往人胸上打一拳，开始没事，过几天出了血印子。我见过一个杀猪的，和别人开玩笑，一戳别人下巴，那人脊椎损伤，从颈以下瘫痪了，这就是手毒了。像这样的人按积，如肚子有个硬块，他能揉开，肚子有个痞证，他能压下去，手上是有力量的。又比如腱鞘囊肿，他用力一下给压没了。手得毒，不毒压不开。如果心里不狠，手上不狠，那么光摸来摸去，按不下去。手一狠，突然一下就能压下去了，这比用针刺要省事。"各得其能，方乃可行，其名乃彰。"让他的能力充分发挥出来，让这个学科才得到发展，其人才能成为著名的学科带头人。北京正骨界有个罗有明，不识字，精于手法；任应秋老师，学问大，据说《尔雅》都背过，就适合于传论，是以前"北中医"（北京中医学院）①基础部的老师。"不得其人，其功不成，其师无名。"选的人不对，到时他毕不了业，老师也没有好名声

---

① "北京中医学院"现为"北京中医药大学"。

了。"故曰：得其人乃言，非其人勿传，此之谓也。"不是为了保密，留着给子孙做饭碗，不是出于自私自利的心，是为了找到合适的人，给他找到合适的专业，合适的工作，让他能够胜任，能干得愉快，能够使这个学科有所发展，也能够扬名，这完全出于公心，出于对他人的考虑，对事业的考虑。现在一个中医学博士生导师不一定非得把所学传给他儿子，如果儿子偏要学其他专业，他也只有顺从。"手毒者，可使试按龟，置龟于器下，而按其上，五十日而死矣，手甘者，复生如故也。"这是个动物实验。如何知道这人手毒不毒呢？除了看他为事善伤人以外。但不能让他拿人试，可以做动物实验，拿龟来按。不要小看这个地方，这里面含有两个大的有争论的问题。置龟于器下，是把龟放在坛子里面的下面，还是放在坛子外面，用坛子压着？还是挖个坑把龟埋在里面？龟壳比较坚硬，即使是放在坛子外面的底下，按压也很难伤着它。有搞气功的人说隔空按，这个说法有点虚，容易走向虚无。在黄帝那个时候就说"上古之人能移变气"，说明到黄帝时候就不行了，只是在传说中了。按五十天能把龟按死，一天按几次？一次按多长时间？都没说，可能是尽力去按，实验五十天。从现在能够重复的实验考虑，我认为这个"器下"指在外边底下的可能性大些。一般像拳头那么大的龟，能耐受一百多斤的压力。手毒的人能把龟按死；手甘的人，按了五十天，龟还活着，这就是"复生如故"，而不是使被按死的龟复生。这里提到一个动物实验的思想，对具体方法上说得比较简略，有待考证。所以医学上，不论中医还是西医，不论现代还是古代，动物实验的思想和人的思想是一贯的。所以有人说中医不进行动物实验是错误的、离经叛道的、不合经典的，是因为不知道医学的源流，至少是没读过《内经》这一篇的，或是没理解这个简单方法的医学思想

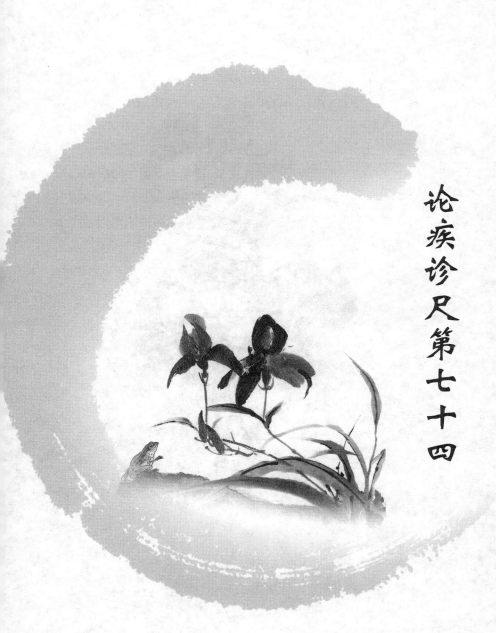

论疾诊尺第七十四

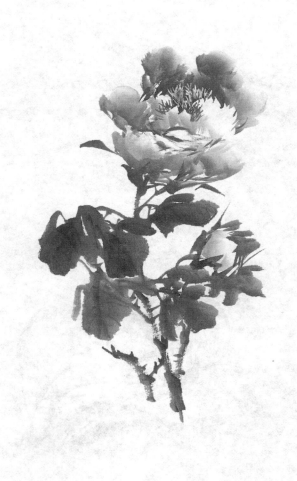

这篇主要讨论诊法的问题，一开始讨论的是尺肤诊，后面也讨论到其他的诊法，所以用"论疾诊尺"为篇名。

　　黄帝问岐伯曰：余欲无视色持脉，独调其尺，以言其病，从外知内，为之奈何？岐伯曰：审其尺之缓急小大滑涩，肉之坚脆，而病形定矣。

　　"黄帝问岐伯曰：余欲无视色持脉，独调其尺，以言其病，从外知内，为之奈何？"单独通过尺肤诊，不用望诊和脉诊，可见脉诊有时候不是必须的，并不是像中医的招牌一样，伸三个指头摸脉，什么也不看，自己闭上眼睛，也不让病人说。我不否认有"神脉"，但也可以不用脉。"岐伯曰：审其尺之缓急小大滑涩，肉之坚脆，而病形定矣。"在前面一篇谈诊脉的时候，也是缓急小大滑涩这六个方面。坚就是硬，脆就是弱。前面提到尺与脉是相应的，看尺肤的缓急小大滑涩和看脉的缓急小大滑涩，是一致的。缓急可以说是脉的迟数、小大。一眼就能看得出来病人是胖还是瘦，一摸也能摸出来滑涩。在这里，缓急可以理解为紧张度——硬不硬。《内经》提到的脉诊和色诊都是可以把握的，就这三方面来说的话，是相对较好把握的。下面就具体地论述。

　　视人之目窠上微痈，如新卧起状，其颈脉动，时咳，按其手足上，窅而不起者，风水肤胀也。

　　"视人之目窠上微痈。"这是对风水肤胀的面部望诊。和黄帝一开始的问不一样，这不是独调其尺。"如新卧起状，其颈脉动，时咳，按其手足上，窅而不起者，风水肤胀也。"像是人睡觉睡多了那种眼皮肿，但不是，只是"如"，是平时就像刚睡醒觉一样。这是病在皮肤上，外受了风，水气壅在了皮肤上。这是说望面部。"按其手足上"，就是尺肤的意思。下面才是具体地谈尺肤。

尺肤滑，其淖泽者，风也。尺肉弱者，解㑊，安卧脱肉者，寒热，不治。尺肤滑而泽脂者，风也。尺肤涩者，风痹也。尺肤粗如枯鱼之鳞者，水泆饮也。尺肤热甚，脉盛躁者，病温也，其脉盛而滑者，病且出也。尺肤寒，其脉小者，泄、少气。尺肤炬然，先热后寒者，寒热也；尺肤先寒，久大之而热者，亦寒热也。

"尺肤滑，其淖泽者，风也。"这里具体讲调滑涩，先说滑。淖泽是指湿润的意思，淖是泥泞的意思。滑而有汗出，这是因为风袭表。"尺肉弱者，解㑊，安卧脱肉者，寒热，不治。"前面提到解㑊，就是四肢乏力，安卧就是喜欢躺着。如果人瘦得剩一把干骨头了，发热恶寒，就到了不能治的地步了。像肺结核这种消耗性疾病到了后期，出现严重的营养不良，又如甲亢厉害的也有这样的。恶性肿瘤到后期的恶液质，都可以出现寒热和脱肉。还有吸毒的人到了最后，抵抗力差的时候可能合并感染、寒热，消耗到一百多斤的人最后瘦到四五十斤，这时很难治疗。"尺肤滑而泽脂者，风也。尺肤涩者，风痹也。"前面提到淖泽，这里提到泽脂，都是因为风。涩是痹，痹是闭塞不通。所谓从外知内，外面涩滞不通，里面就是风痹，因风而成痹。"尺肤粗如枯鱼之鳞者，水泆饮也。"这就相当于诊脉的涩甚——比涩更严重，都枯了，枯得像死鱼的鳞一样，一摸都刺手。《脉经》上有字形相似的："水淡饮也。"淡饮就相当于痰饮。"泆"通"溢"。这两个讲法都可以对。水都在里面了，外面就干了。"尺肤热甚，脉盛躁者，病温也。"这就是尺、脉合参。问的是"无视色持脉，独调其尺"，但临床时顺手就摸了脉，这样更好。尺肤和寸脉相对应来看，有更多的意义。"其脉甚而滑者，病且出也。"看到尺肤热，看脉不但是盛，而且还滑，往外出。"病且出也"，有人说是"汗且出也"。汗且出也，一摸就看到了，不必摸脉也知。"尺肤寒，其脉小者，泄、少气。"尺寒就内寒，内寒就生泄。脉小就是少气，脉大就是气多。这个脉也很简单，很好理解。"尺肤炬然，先热后寒者，寒热也。"炬，有火盛的意思，指特别热。先热后寒，这也是寒热的病。"尺肤先寒，久大之而热者，亦寒热也。"看这一段，黄帝问的是不要看脉，要光看尺的方法，岐伯回答黄帝的是尺肤的缓急小大滑涩以及尺和脉同时看。这说明，直接用手感知肤温的寒热比靠脉的迟数来断寒热更直接。用肤温感觉寒热的方法，可以从这里看到。还有就是动态把握，对先寒后热的观察。在实际诊疗过程中各种方便方法都要运用，包括体温测量。下面一段超过了尺肤，往上讲，讲到了肘。

肘所独热者，腰以上热；手所独热者，腰以下热。肘前独热者，膺前热；肘后独热者，肩背热。臂中独热者，腰腹热；肘后粗以下三四寸热者，肠中有虫。掌中热者，腹中热；掌中寒者，腹中寒。鱼上白肉有青血脉者，胃中有寒。

"肘所独热者，腰以上热。"肘这个地方候腰。直立的时候把胳膊自然下垂，肘这个水平面相当于腰，水平对应。"手所独热者，腰以下热。"肘以下是手。手热，对应腰以下热。"肘前独热者，膺前热；肘后独热者，肩背热。"要学会一个方法。肘前就是候前胸的，前看前，上看上，中看中，后看后。"臂中独热者，腰腹热。"腰腹在中间，臂在正中间。"肘后粗以下三四寸热者，肠中有虫。"这在《甲乙经》中是"肘后廉"。"肠中有虫"和上面不一致，按上文一般是对应相应部

论疾诊尺第七十四

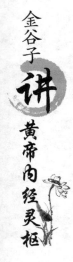

位内脏的热，而这里是肠中有虫。所以丹波元简在对这一句的注释中提出怀疑，认为应是肠中有热。肘后廉以下三四寸这个位置相当于肠。结合前后文的格式，丹波元简的看法可以参考。这个存疑。"掌中热者，腹中热。"掌心候腹。讲到掌中热则腹中热，那么可以类推掌中出血则腹中也出血，掌中寒腹中寒，掌中结则腹中结，可以举一反三。这在临床能够得到验证。这里提到一个部位对应问题，在看脉的同时，除了看尺肤，还可以看手掌，看腹中。在这里就讲到了掌诊、手诊、臂诊。这一句提到热，我们就应该想到寒也是这样。下面就具体讲到了。"掌中寒者，腹中寒。"怕读者知阳不知阴，又讲了一句寒。"鱼上白肉有青血脉者，胃中有寒。"对掌中除了看寒热以外，还要看颜色，看血脉，于是又进一步讲到一个分部的问题。这说明应知道掌代表腹，还要知道掌中可以分布五脏六腑。讲了一个胃，还应该知道其他脏腑有相应分部。从这里就可以发展出整个的手诊、掌诊来。举一知道要反三。

尺炬然热，人迎大者，当夺血；尺坚大，脉小甚，少气，有加，立死。

尺热人迎大，都是阳盛于外，可引起出血，或是夺血后，阴虚于内，相对外见阳盛；外坚实而阴血内少见脉小，再加上少气的，阴血内亏严重，不能养外，是死候。

目赤色者病在心，白在肺，青在肝，黄在脾，黑在肾。黄色不可名者，病在胸中。

这个"目"指的是哪里？指的是目周围还是白睛、巩膜？能够有青赤黄白黑五色辨的，相对比较明显的，是指巩膜、白睛。眼胞周围也有这个区分，相对来说没有巩膜明显。巩膜、白睛本是白色的，白色再加上其他色是比较明显的。"黄色不可名者"，这种黄不是鲜艳的黄，也不是特别暗淡的黄，是乱七八糟的黄。常常见黄色和红色（发污浊的）相染在一起是这样的。现在临床常见于慢性疲劳、失眠、过度焦虑、长期服用镇静药的病人。病在胸中，心烦意乱。典型的按五色分五脏好分，如果分法乱七八糟就不好分，那为什么说在胸中呢？为什么不说在腹中呢？黄色主脾，不是对应腹吗？这就不是从色来看的，而是因按明堂诊，两个眼睛的位置正相当于胸中，对应心肺的部位。两侧对应胸中。肝（相当于肋骨的下侧）对应眼眶的下侧。那么欲知腹中状况应看哪里？就看眼下。这里除了讲从五色看五脏以外，还讲到了一个面部望诊的部位划分问题。

诊目痛，赤脉从上下者，太阳病；从下上者，阳明病；从外走内者，少阳病。

三阳之为病，看眼睛上脉的走向。目痛的辨证，望诊的脉证，看络脉。我们从这里可以看到一个望诊的层次问题。整个的眼痛属于哪一经，是从哪里来、往哪里走的（有从上往下走的，有从下面出来一个小脉，往上走的。从外走内，锐眦为外，中间是内）。在《经筋》篇中提到，太阳的经筋结为目上网，阳明经筋结为目下网，而两侧，从鬓角部位开始，是属于少阳的。哪个地方病了，有邪气占据在其经部、经筋上，那么就引起这里的经和脉血液循行的障碍，营卫运行的不利，邪溢到络脉上，看看所过部位小的络脉，就知道病在什么地方，治疗的时候就可以从这一经上治。必须把经脉和络脉落实在血管的含义上，赤脉就是小的血管扩张，要是把含义过度虚化到什么气化上，那就不知所云了。不以血管为基础就无法谈经络，无法落实到治疗。

诊寒热，赤脉上下至瞳子，见一脉一岁死；见一脉半，一

岁半死；见二脉，二岁死；见二脉半，二岁半死；见三脉，三岁死。

这一段在《寒热》中讲过，这里不再重复。在《邪客》中有"视目之五色，以知五脏，而决生死"，这就是具体用法。

用望眼脉来看病，像现在伤科验伤的时候，一个赤脉中间出一个瘀点，这叫报伤点。再如脑部恶性肿瘤出现发热的情况，出现视野的缺损，出现偏视或者是视物的改变，眼底的脉络的改变。用眼底镜看眼底脉比这还要详尽，但在当时没有眼底镜、不能看眼底，那么就只能看外面巩膜上的脉。这是一个简便的方法。要想深入地检查，就可以看眼底视网膜的脉络，这对脑部病的诊断有意义。将现代的仪器检查结合中医基础理论，完全可以发展现代的诊断学。这为预测疾病的发展提供了一个方法。

诊龋齿痛，按其阳之来，有过者独热，在左左热，在右右热，在上上热，在下下热。

有版本是"按其阳明之来"。有过者，就是有余。哪个地方的阳明脉盛，就是哪个地方的牙痛了。左右上下指的是什么地方?左侧阳明脉盛，就是左侧牙痛，右侧阳明脉盛，就是右侧牙痛。那么上下怎么理解？在三部九候分法中，上面的三部阳明脉是指头维脉、颊车脉、人迎脉。在上上热指的是上齿。上是否指的是头维脉？在下是否指的是人迎脉？这都是可以考虑的。手阳明脉候合谷脉，细摸合谷是能摸得到脉的，是一个小的动脉分支。这里提供了一个方法，就是病与脉上下左右的对应。

诊血脉者，多赤多热，多青多痛，多黑为久痹，多赤、多黑、多青皆见者，寒热。

这也是一种方法。知道赤主热，青主痛，黑主痹，但有时候多色互见，分不清怎么办？那就是发热恶寒掺杂在一起的病。所以最后这一句同看脉是同一个道理的。比如说盛则泻之，虚则补之，有时候虚实分不清，马马虎虎，像虚像实，也像平和，就用调和的办法。现在有人创造了一个"十年一剑全息汤"，也可以叫"一锅糊涂汤"。这"一锅汤"能包治一切病，当然有加减，这个方法有效没效？前几天有个人说，他用过，对一些病也有效。那为什么要用这个，就是因为阴阳不辨，能辨的话就不用。浙江中医学院研究《金匮要略》的何任教授，他的三合汤、二合汤，将治疗胃病的各个小方都杂在一起用。我的老师焦树德教授用小方汇治胃病，芍药甘草汤、金铃子散、失笑散，还有丹参饮等，就是将这两味、三味药的方合在一起用的。还有的方被老师叫"沙子枪"，阴阳、寒热、表里都分不太清楚，就加两味阴药、加两味阳药，各个药都加上用。不管什么病，只要打一枪就有一个能命中的，然后再来看，如果症状典型了，就进行针对性治疗。记得老师讲一个小儿退热良方，就是将治表热、里热、阳明热、少阳热、阴虚发热、气虚发热的药和散风寒、清风热的药加在一起，卫气营血的药都加上，就能有效。我曾经用这个理论治一个类风湿性关节炎，这病两个月烧不退，用激素都退不下去，用这个方法一个星期退下去了。这看着像没理论，但要知道这是超出了精细辨证的理论，是一个更高层次上的理论，这个理论源自《内经》。我反复讲阴阳，有两端，有中间，阴阳分不太清的时候，把中间地带放大了，来个笼统的分法。寒热分不清，可以叫寒热错杂；补泻分不清，就调之。阴也虚，阳也虚，补不行，泻也不行，表也虚，里也虚，就用甘药调之。这像是一个糊涂法，但是明白这个道理以后再用，是可以用得明白的。知道常规方法不行的时候还有一个"糊涂招",这是一种思路。后来有的针灸流派,也不诊脉,也不补泻,扎上就行,就是用了中间这一招。调法不讲补泻,有的流派就是讲调治的方法的。

身痛而色微黄,齿垢黄,爪甲上黄,黄疸也。安卧小便黄赤,脉小而涩者不嗜食。

"身痛而色微黄,齿垢黄。"周身疼痛,全身色黄,齿垢也有黄染。"爪甲上黄,黄疸也。"齿垢可以刷牙去掉,如果甲黄,刷也刷不去,因为这是黄疸。"安卧小便黄赤,脉小而涩者不嗜食。"表现为懒卧尿黄,脉小涩不足和食欲不振。唐《千金方》中有物理检验,将白帛放入尿中,再拿出来,能染上黄色。黄疸的尿特别黄。肝胆消化系统的病可以引起食欲不振、不嗜食。这个黄疸和再生障碍性贫血的劳黄不一样,和外伤瘀血的发黄不一样,那个常常不太影响吃饭,这个黄疸是像肝胆病的黄疸。

人病,其寸口之脉,与人迎之脉小大等,及其浮沉等者,病难已也。

在前面的几篇中都提到了,寸口和人迎相等,浮沉相等、大小相等。这个"相等"是指俱实和俱虚。人迎脉提示外在的病(在阳、在腑、在经络的病),寸口脉提示在里的、在五脏的病。这时没说俱盛和俱虚是怎么个意思,或者俱浮、俱沉是怎么回事,只说浮沉相等。这种表述大有意义,说明脉的小大和浮沉是对对而言的。正常人是春夏人迎脉略大于寸口脉,秋冬寸口脉略大于人迎脉。而小大浮沉等脉提示肯定是有了病。脱离了对比,具体谈这个人脉滑或者洪,是不好讲的。脱离开了自身的对比(上下的对比,左右的对比),谈具体的脉象,是没什么意义的。所以在此只是一个"等"字,而没说俱大或俱小。没有对比何来大小？没有对比何来浮沉？不要把脉看成外在的、客观的指标，而应看成是一种综合的理论辨析。在讨论病历、说别人脉的时候，除了明显的有力无力或结代迟数还有点意义，别的描述越详细越没意义，因为没有对比。

女子手少阴脉动甚者，妊子。

女子，《素问·平人气象论》中写的是"妇人手少阴脉动甚者，妊子"，意思一样，妇人是指结婚的人，女子是指没结婚的人，只是形式的问题。现在女子怀孕的也有，婚姻只是个形式，过去问诊的时候就慎重，涉及风化问题。手少阴指神门部位，尺动脉。也有的人说是足少阴之误，应是太溪脉，这个没有证据，不足为凭。现在看妊脉的时候，还有看中指两侧动脉。怀孕后，肚子长大，全身的脉都是滑的、盛的，面色也鲜艳，这些都可以看出来。所以诊手少阴是可以判断的。下面是讲诊婴儿的脉的。

婴儿病，其头毛皆逆上者必死。耳间青脉起者掣痛。大便赤瓣飧泄，脉小者，手足寒，难已；飧泄，脉小，手足温，泄易也。

"婴儿病，其头毛皆逆上者必死。"现在婴儿的死亡率低了，婴儿病到这么严重的也少见了。小兔子、小狗、小猪、小猫、小鸡、小鸭子等动物的毛发只要一逆乱，发干，说明全身营养状况极差，常常是很难养活了。看到毛顺了，光亮了，就有转机了。动物的全身毛真正都立起来的话，确实不好活了。以此观察小孩，道理是一样的。"耳间青脉起者掣痛。"小孩不会说，看到他耳朵上脉青，主痛（常常是身上有个地方痛）。"大便赤瓣飧泄，脉小者，手足寒，难已。"瓣，是指瓠子的瓠，黏糊、成块的东西。口语中说小孩的大便像"奶瓣子"，就是不消化的、成块的东西。飧泄指完谷不化。小儿大便中见

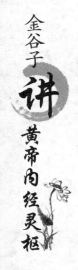

不消化的食物，加上带血和成块的东西、水，再加上手足凉，说明不好治。手足寒是指脾阳虚，肠寒，内外俱寒，不好治。"飧泄，脉小，手足温，泄易也。"只要手足还是温的，说明中间还有温热气，热气还能达到四末来，这个病就容易好。大人小孩都要注意看这个内外相比判断愈后的方法。这是一个诊断思路的问题，从一个指征上要断出顺逆。

四时之变，寒暑之胜，重阴必阳，重阳必阴；故阴主寒，阳主热，故寒甚则热，热甚则寒，故曰寒生热，热生寒，此阴阳之变也。

"四时之变，寒暑之胜，重阴必阳，重阳必阴。"夏天热，热极了以后就逐渐变凉，冬天冷，冷极后就回暖。"故阴主寒，阳主热，故寒甚则热，热甚则寒，故曰寒生热，热生寒，此阴阳之变也。"这一段谈的是阴阳问题，《素问·阴阳应象大论》中也提到了这个问题。

故曰：冬伤于寒，春生瘅热；春伤于风，夏生飧泄肠澼，夏伤于暑，秋生痎疟；秋伤于湿，冬生咳嗽。是谓四时之序也。

"故曰：冬伤于寒，春生瘅热。"《素问》中是"春生温病"。无论是"热"还是温病，都是同一个意思，伤于寒就病热，这说的是寒生热。"春伤于风，夏生飧泄肠澼。"风和湿相乘，伤了风反而出现湿的症状。"夏伤于暑，秋生痎疟。"火克金，夏秋相应，对冲的地方病了。"秋伤于湿，冬生咳嗽。是谓四时之序也。"因冷成寒，到下一季节就生咳嗽了。这一段和前面的不太连贯，谈的是阴阳的理论，更像是从《素问》中过来的。也有可能是在谈了具体的技术后来段理论的提高。也有可能是别的地方窜进来的。四时之序是个大道理，是个简单的阴阳的变化，是个实际的问题，应该容易弄明白，没什么好讲的。应多看看前面具体的技术。

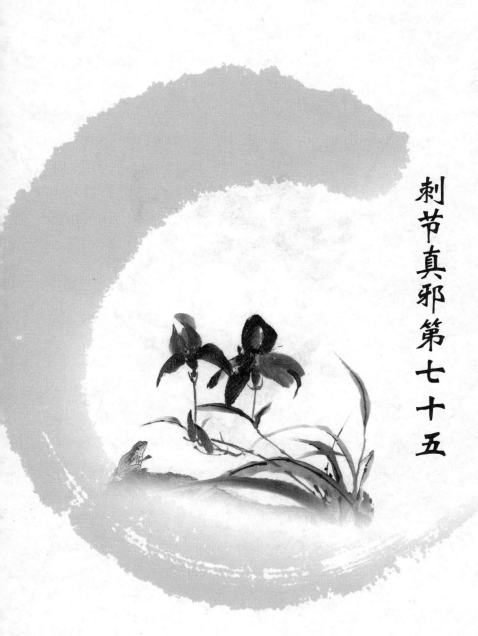

刺节真邪第七十五

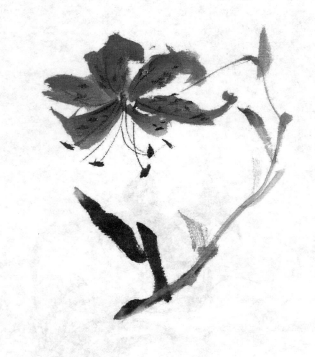

这一篇论述了刺有五节，五邪，后面论述了真气、邪气等。所以篇名叫"刺节真邪"。

黄帝问于岐伯曰：余闻刺有五节，奈何？岐伯曰：固有五节，一曰振埃，二曰发蒙，三曰去爪，四曰彻衣，五曰解惑。黄帝曰：夫子言五节，余未知其意。岐伯曰：振埃者，刺外经去阳病也；发蒙者，刺腑，去腑病也；去爪者，刺关节肢络也；彻衣者，尽刺诸阳之奇也；解惑者，尽知调阴阳，补泻有余不足，相倾移也。

"黄帝问于岐伯曰：余闻刺有五节，奈何？岐伯曰：固有五节。"本来就有这五种刺法。"一曰振埃，二曰发蒙，三曰去爪。"爪，《甲乙经》中为"衣"，《太素》说为"水"，形相似而讹。去爪，照后面文义看有道理，所以还是从"去爪"。"四曰彻衣，五曰解惑。"这是说五节的名称。"黄帝曰：夫子言五节，余未知其意。"具体问五节。"岐伯曰：振埃者，刺外经去阳病也。"用一句话解释振埃，就是像抖落尘埃一样抖落掉了。外经是什么？与脏腑相对，是阳；与脏相对，则腑病为阳。这里是上部为阳病，后面会有解释。"发蒙者，刺腑，去腑病也。"和发蒙相比较，提到刺外经、刺腑腧，就知是指经络的病，然后是到腑的病。"去爪者，刺关节肢络也。"肢，《太素》中是"之"，意为关节分支的络，含义区别不是很大。"彻衣者，尽刺诸阳之奇也。"有的人说是刺六腑经，有的人说是"五十九刺"之诸阳之奇腧，后面会有具体的解释。"解惑者，尽知调阴阳，补泻有余不足，相倾移也。"解惑就是像前面《经脉》篇中反复强调的那样，调整阴阳的有余不足而行补泻。可以说解惑是普遍的方法。明白了以后一切都可以这么调。后面还会讲到迷惑病的专门治法。所以这里的五节是比较

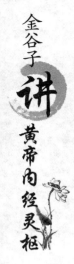

全面的针刺的过程。

黄帝曰：刺节言振埃，夫子乃言刺外经，去阳病，余不知其所谓也。愿卒闻之。岐伯曰：振埃者，阳气大逆，上满于胸中，愤膜肩息，大气逆上，喘喝坐伏，病恶埃烟，噎不得息，请言振埃，尚疾于振埃。黄帝曰：善。取之何如？岐伯曰：取之天容。黄帝曰：其咳上气穷诎胸痛者，取之奈何？岐伯曰：取之廉泉。黄帝曰：取之有数乎？岐伯曰：取天容者，无过一里，取廉泉者，血变而止。帝曰：善哉。

"黄帝曰：刺节言振埃，夫子乃言刺外经，去阳病，余不知其所谓也。愿卒闻之。"前面已经说了刺外经取阳病，还只是笼统的、原则性的说法。下面具体解释这个外经、阳病是什么。岐伯的回答，一方面可能是举了一个例子；再一方面可能就在具体说振埃是对哪个病进行治疗的办法。"岐伯曰：振埃者，阳气大逆，上满于胸中，愤膜肩息。"这是个什么情况？是胸闷得厉害，这个"愤"就是发的意思。膜就是胀。肩息就是喘气的时候两个肩膀抬着，是喘证。"大气逆上，喘喝坐伏。"经方麦门冬汤条文中叫"火气上逆"或是"大气上逆"。大气逆上就是喘证。喘的时候喝喝有声，不能平躺着，只能趴着、半坐着、跪着喘，是哮喘证的强迫体位，再看下句就越来越像了。"病恶埃烟，噎不得息，请言振埃，尚疾于振埃。"类似烟尘过敏性哮喘。这个解决办法是比抖落尘埃更快的方法。"黄帝曰：善。取之何如？岐伯曰：取之天容。"在前面讲"天牖五部"的时候提到了这个天容穴。在下颌角后，胸锁乳突肌前缘，是手太阳小肠经的穴，治喘的。"黄帝曰：其咳上气穷诎胸痛者，取之奈何？"咳嗽而喘，蜷缩起来带着胸痛的，怎么治疗？"岐伯曰：取之廉泉。"廉泉在舌下部的旁边。

"黄帝曰：取之有数乎？"具体取穴的时候，取的程度、深度、时间都是数。这里岐伯明确给出了一个数量。"岐伯曰：取天容者，无过一里。"一里是指什么？在《太素》里是"无过一里而止"。按杨上善的解释，一里就是一寸，不要过一寸。这个有道理，手三里、手五里都是指下三寸、五寸。马莳的解释是"人行一里许"，指留针时间不要超过人走一里的时间。走一里（五百米），一般来说用六分钟左右。我同意杨上善的"一寸"的说法。一般刺阳经，前面提到"勿过一呼"，留针也不能长了，如果说如人行一里的话，留针时间不是短了，而长了一些。"取廉泉者，血变而止。帝曰：善哉。"取廉泉是用锋针刺法，刺血。这是对典型的过敏性哮喘或者喘病发作状态的治疗方法。现在临床上用的是刺天突、膻中穴。刺天突能够快速平喘。西药用肾上腺素皮下注射，0.1～0.2mL。打肾上腺素也有风险，人会呈现瞪大眼睛的惊恐状态，在扩张支气管的同时能兴奋心脏，尤其对于高血压的病人，能引起血压升高，所以也有好多的麻烦，但能快速平喘。所以急救时，不论用中医、西医，要大胆，病情还应仔细谨慎。不是很急的时候也是用静脉滴注氢化可的松。无论用什么方法，只要能治过来就行，不急救过来确实有危险，缺氧以后很容易引起肺性脑病，能把人憋死。现在有倍他美松喷雾剂，一喷，人吸进去，雾状药随着吸气的时候分布到支气管黏膜上，这都是好办法。振埃：就像抖落身上的尘埃一样快速治好。

黄帝曰：刺节言发蒙，余不得其意。夫发蒙者，耳无所闻，目无所见，夫子乃言刺腑腧，去腑病，何腧使然，愿闻其故。岐伯曰：妙乎哉问也。此刺之大约，针之极也，神明之类也，口说书卷，犹不能及也，请言发蒙耳，尚疾于发蒙也。黄帝曰：善。愿卒闻之。岐伯曰：刺此者，必于日中，刺其听宫，中其眸子，声闻于耳，此其腧也。黄帝曰：善。何谓声闻于耳？岐伯曰：刺邪以手坚按其两鼻窍，而疾偃，其声必应于针也。黄帝曰：善。此所谓弗见为之，而无目视，见而取之，神明相得者也。

"黄帝曰：刺节言发蒙，余不得其意。夫发蒙者，耳无所闻，目无所见，夫子乃言刺腑腧，去腑病，何腧使然，愿闻其故。"第二个方法是发蒙。发蒙是治突然耳朵听不见、眼睛看不到，像蒙住了一样，像一过性晕厥的状态。黄帝问用哪个腧呢？"岐伯曰：妙乎哉问也。此刺之大约，针之极也。"约，是"要"的意思，指刺法的重要问题，是针灸的高级技术。"神明之类也，口说书卷，犹不能及也。"牵涉到非常高明的方法，光用文字很难表达清楚。"请言发蒙耳，尚疾于发蒙也。""请言发蒙耳"，和前面重复，是衍文。"黄帝曰：善。愿卒闻之。岐伯曰：刺此者，必于日中。"讲时间的选择。"刺其听宫，中其眸子，声闻于耳，此其腧也。"治疗在上面的病要选择在中午。在发病不是很急的时候经常可以选择时间，有些急性发作的病来不及选择时间。像老年人一过性眩晕，经常性发作的，选中午治疗。听宫在耳屏前的正中。刺听宫，怎么中其眸子呢？这是指刺到眼睛能看见，耳朵能听见，就达到效果了。"黄帝曰：善。何谓声闻于耳？"什么叫声闻于耳？"岐伯曰：刺邪以手坚按其两鼻窍，而疾偃，其声必应于针也。"刺进去以后按住两个鼻孔，身体快速往后仰倒，这个动作使项部的血脉受到一个鼓荡。突然急着仰的时候，颈部的肌肉收缩，压迫着颈动脉，如果是脑供血不足引起头上的血脉不通的话，急仰这个动作本身起个鼓荡作用，再加上一刺，声音就能够听到了。这里注意用针配合一个动作。"黄帝曰：善。此所谓弗见为之，而无目视，见而取之，神明相得者也。"这是对上面的一个赞叹。对这个效果的出现，我们看不见是怎样的过程，而治疗的时候是见到病变而取用，是有内在气血的变化，疾病的恢复过程与此相得。

黄帝曰：刺卫言去爪，夫子乃言刺关节肢络，愿卒闻之。岐伯曰：腰脊者，身之大关节也；肢胫者，人之管以趋翔也；茎垂者，身中之机，阴精之候，津液之道也。故饮食不节，喜怒不时，津液内溢，乃下留于睾，血道不通，日大不休，俯仰不便，趋翔不能。此病荥然有水，不上不下，铍石所取，形不可匿，常不得蔽，故命曰去爪。帝曰：善。

"黄帝曰：刺卫言去爪，夫子乃言刺关节肢络，愿卒闻之。岐伯曰：腰脊者，身之大关节也。"这里先提到的是腰脊，腰是全身中活动时最吃重的地方，是上半身和下半身连接的地方，所以说是个大关节。"肢胫者，人之管以趋翔也。"《太素》中是"人之所以趋翔也"。趋翔就是趋走的意思。四肢，尤其是下肢（小腿）是行走的。"茎垂者，身中之机，阴精之候，津液之道也。"这个"身中"，在《太素》中是"中身"。茎垂是指男子的阴茎，在身体的正中间，候人的阴精足不足，是主肾、主津液的，排尿、排精都与它有关。"故饮食不节，喜怒不时。"一个是饮食的问题，再一个是情绪的问题。"津液内溢，乃下留于睾，血道不通，日大不休，俯仰不便，趋翔不能。"如果上面两个方面没注意好，津液就到睾丸去了，《甲乙经》和《太素》中是"水道不通"，更通顺些。这里说的津液内溢到了睾丸中，形成水肿，一天天胀大，不见消减，活动不方便，影响到走路。"此病荥然有水，不上不下，铍石所

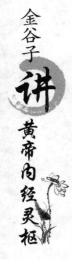
取，形不可匿，常不得蔽，故命曰去爪。帝曰：善。"荥是水聚的样子。"常"通"裳"。前面说的是刺关节肢络，这里讲的是饮食不节、喜怒不时，津液到了睾丸，导致水聚成形，露在外面，对此的治法叫"去爪"。"去爪"还是前面说的刺关节肢络，从下肢刺。这段说得有点模糊，但对睾丸肿大的原因论述得比较详细。铍石所取，并不是抽去积液。去爪是刺络脉。这个我还没有临床经验，我都是用控涎丹来治疗这个病的。但是我治疗过喜怒不节引起的疝气，针刺一次就好了，没复发。那例不是茎垂肿大，病人是女性，疝气得了十几天，暴怒后形成腹股沟疝，躺下也回不去，我取的是足厥阴肝经的大敦穴（专门治疗疝气的），因足厥阴经络阴器。

黄帝曰：刺卫言彻衣，夫子乃言尽刺诸阳之奇腧，未有常处也。愿卒闻之。岐伯曰：是阳气有余，而阴气不足，阴气不足则内热，阳气有余则外热，内热相搏，热于怀炭，外畏绵帛近，不可近身，又不可近席。腠理闭塞，则汗不出，舌焦唇槁，腊干嗌燥，饮食不让美恶。黄帝曰：善。取之奈何？岐伯曰：取之于其天府、大杼三痏，又刺中膂，以去其热，补足手太阴，以去其汗，热去汗稀，疾于彻衣。黄帝曰：善。

"*黄帝曰：刺卫言彻衣，夫子乃言尽刺诸阳之奇腧，未有常处也。愿卒闻之。*"说彻衣法只提到诸阳之奇腧，没有说固定在哪个穴位，"未有常处也"。从这里我们就可以看到，所谓的穴位是未有常处的。学的时候为什么还要有标准的定位？精确的定位是为了规范，为了取穴不至于差得太远，为了述说的方便。对这个要搞清楚，这非常重要。有的民间老太太，什么穴位都不懂，也不识字，遇有病人发热，在病人满头上刺刺就好了，这就是秉承《内经》的方法，未有常处，但是从哪儿刺是有规矩的。所以看到这一句"未有常处也",我们就要明白,不要说学针灸、学穴位,穴位太多,记不住,记不准确。要知道就是把穴位背会了又能怎么样呢?背会的人多了,会针刺的人不多。有的人连一个穴位不知道,反而会用针灸治病,治得很好的。那背会的还看不起人家,说人家没学问,不懂得腧穴,穴位都定不准。但是有效,为什么?我们要从不知道到知道,还要从知道再到不知道。抛开学问,那才是真正的学问,所以一开始要学"大约",学习重要的穴,根据需要再详细地学。要非得看看一个穴位在什么位置、叫什么名称,就对照课本看看。"岐伯曰:是阳气有余,而阴气不足,阴气不足则内热。""阴气不足则内热"是《内经》的标准说法,而现在说阴虚是外热,是虚热,和这个不一样,那是后来演变的,也是现在中医学中习惯上的说法。"阳气有余则外热,内热相搏,热于怀炭,外畏绵帛近,不可近身,又不可近席。"热如怀炭,像怀里揣着炭一样,是里边的热。后来说的阴虚生内热,阳虚生外寒与此有别,我们要注意。阳热厉害,外畏绵帛近,这说的是外面的热。"腠理闭塞,则汗不出,舌焦唇槁,腊干嗌燥。"腊,有人说是"惜",同一个意思。嘴唇干得像腊肉一样,是说干燥的程度。嗌燥就是喉咙里面干燥。"饮食不让美恶。黄帝曰:善。取之奈何?"让就是辨的意思,指吃东西辨不出好坏来,没有什么口味,嘴里干得尝不出什么味道来。这就是阳气有余,相对阴气不足,到底是实热还是虚热?虚与实,像阴与阳一样,只有相对的分别,没有绝对的分别。然后问:怎么治疗?"岐伯曰:取之于其天府、大杼三痏,又刺中膂,以去其热。"天府在手太阴肺经。上面有热,从天府泻。一般从后背泻的多,这里说从大杼穴治,大杼穴也是泻热

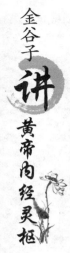

的。中膂也叫脊内俞，又叫中膂俞，当骶正中嵴旁开1.5寸，平第3骶后孔，从上下前后取，刺热不退的病。有时候拔罐，前胸后背都拔，前胸就是天府穴附近。有时候刺出点儿黑血来热就退了。天府、大杼、中膂，这三个地方，是指两侧的天府加上两侧的大杼、两侧的中膂。有人说是刺这三个地方，还是刺三次？我认为更可能是三个地方。有人解释是各三次，也有道理，一个穴刺三次是怎么回事呢？是指大概在天府或大杼部位上找三个点刺，这也有可能。或是刺了一会儿不出汗，再刺、三刺。所以刺痏是手法上的刺三次，还是刺三个点，还是三个部位？有各种说法，在临床上从这些部位刺热泻血，达到效果就可以了。"补足手太阴，以去其汗。"前面讲到过，发汗的方法就是刺手太阴，因为肺主皮毛。"热去汗稀，疾于彻衣。黄帝曰：善。"一刺后，发汗，能把衣服湿透了，出了汗就好了。这是出汗退热的方法。这一篇讲到"诸阳之奇腧，未有常处也"，我们要知道临床诊察的详细方法。如果摸不准这个骶后孔，那就在尾骨上面，腰下面那个地方，摸一摸，看一看，能找得到的，刺出血就行了。彻衣是治高热的一种刺法。

　　黄帝曰：刺节言解惑，夫子乃言尽知调阴阳，补泻有余不足，相倾移也，惑何以解之？岐伯曰：大风在身，血脉偏虚，虚者不足，实者有余，轻重不得，倾侧宛伏，不知东西，不知南北，乍上乍下，乍反乍复，颠倒无常，甚于迷惑。黄帝曰：善。取之奈何？岐伯曰：泻其有余，补其不足，阴阳平复，用针若此，疾于解惑。黄帝曰：善。请藏之灵兰之室，不敢妄出也。

　　"黄帝曰：刺节言解惑，夫子乃言尽知调阴阳，补泻有余不足，相倾移也，惑何以解之？"这个解惑说得比较笼统了一些，补不足、泻有余是一个通用的法则。问具体怎么样解惑？
"岐伯曰：大风在身，血脉偏虚，虚者不足，实者有余。"大风，像中风、半身不遂那样的，血脉偏虚，所以有偏枯。没力量的那一侧就是虚的，有力量的那一侧就是实的。"轻重不得，倾侧宛伏，不知东西，不知南北，乍上乍下，乍反乍复，颠倒无常。"一侧虚，一侧实：一侧肌肉无力，一侧肌肉有力。病人老觉得好像身子偏重一样，是有病的那一边重，身体部位向有病的那一边歪。一是方向不辨，再一个是没有本体感觉，有的人感觉像翻过来一样，像头在下，脚在上一样，即幻觉。"甚于迷惑。"迷就是智昏性失，惑就是分辨不清，比迷了方向还严重得多。这是典型的大脑病变。脑溢血的病人病情稳定了以后，有人老觉得自己本体感觉丧失，像缺了一个胳膊，有的人感觉更多，像看电视重影一样，找不到自己。有的人老是恶心呕吐，为什么会这样？就是因为他老感觉要摔，像要倒过来一样。自己往床下翻，感觉床像立起来一样，对位置把握不好。眩晕迷惑，是大脑的病变。"黄帝曰：善。取之奈何？岐伯曰：泻其有余，补其不足，阴阳平复。"泻有余，补不足，是大原则。这里就给出了一个治疗半身不遂的明确法则：从健侧泻，从病侧补。前面说的虚就是不足的，实就是有余的。血络虚了以后就是没有力量的。怎么补，怎么泻？前面说了"刺之微，在速迟"。"用针若此，疾于解惑。"这样用针的话，比解惑还要快。"黄帝曰：善。请藏之灵兰之室，不敢妄出也。"一定得把这些藏好，不能轻易说出来，说出来，不受一般人重视，传非其人，到后来就失传了。现在出了很多新的针法。在灵兰之室藏着的东西没有出来，这些东西没有被人得到时，就不断发明新方法。我曾治一例，徐某，男性，现在有八十岁了，找我看的时候是六十八岁。脑梗死二次复发，昏迷，全身不能动。一针，"甚于解惑"，就醒过来了。我问他痛不痛？他儿子笑了，说早就不会说话了，全身瘫痪，迷迷糊糊的，光喘气了。我说不痛是因为没用力，又使劲一刺，他腿一下抬起来，喊了一声不痛，这就会动，也会说了。这是一位退休老师，后来还能在集上算卦，说明还不糊涂。

黄帝曰：余闻刺有五邪，何谓五邪？岐伯曰：病有持痈者，有容大者，有狭小者，有热者，有寒者，是谓五邪。黄帝曰：刺五邪奈何？岐伯曰：凡刺五邪之方，不过五章，痹热消灭，肿聚散亡，寒痹益温，小者益阳；大者必去，请道其方。

"黄帝曰：余闻刺有五邪，何谓五邪？"这里讲五邪。针刺的时候有个五邪的说法（五种邪气适合针刺）。"岐伯曰：病有持痈者。"《太素》中是"时痈"。"持痈"不好讲，持续地生了痈？痈是肯定的，"时"和"持"有不同的说法，很难考证。"有容大者，有狭小者，有热者，有寒者，是谓五邪。"这是对针刺五种邪气的说明。"黄帝曰：刺五邪奈何？岐伯曰：凡刺五邪之方，不过五章。"章就是条目，一章就是一条。"痹热消灭，肿聚散亡，寒痹益温，小者益阳；大者必去，请道其方。"热的就清热消热，肿的、聚的、有形的，得让它散了，把寒的治到温，小的寒用温阳的法，大的寒让它散去，这是补虚泻实的方法。下面具体地说这五邪的刺法。

凡刺痈邪，无迎陇，易俗移性。不得脓，脆道更行，去其乡，不安处所乃散亡，诸阴阳过痈者，取之其输泻之。

"凡刺痈邪，无迎陇。"第一个先说刺痈邪。陇：田垄。田埂陇起来叫陇。无迎，类似前面讲的"无迎逢逢之气"。"易俗移性。不得脓，脆道更行，去其乡。"脆道，《太素》中是

"诡道"，《甲乙经》中是"越道"。说痈邪盛，而没有化脓的情况，生活习惯不正常，性情的改变，导致了痈脓可能产生。应该知道改变它的道路，改变它发作的部位，让它离开这个地方，就是"去其乡了"。后世说的移疮挪病，远道治疗，就有这个意思。所以"脆道更行，去其乡"，就是从这里来的。"不安处所乃散亡。"《太素》中是不安"其"处所，指别让它在这个地方安家、落根、聚起来，邪就消散了。"诸阴阳过痈者，取之其腧泻之。"无论阴经还是阳经，邪气从这个地方过，就从其经的腧穴上来泻。这是远道治疗，是一个顺着经治疗痈的方法。

凡刺大邪，日以小，泄夺其有余，乃益虚。剽其通，针其邪，肌肉亲，视之毋有反其真，刺诸阳分肉间。

"凡刺大邪，日以小，泄夺其有余，乃益虚。"第二，邪大用泻法。日以小：逐渐减小。把盛的邪去掉，病邪逐渐变小了。"剽其通，针其邪，肌肉亲，视之毋有反其真，刺诸阳分肉间。"剽，马莳的解释是剽窃、剽悍，是急的意思。这个字在字典上的解释是"点刺"，举例就是《灵枢》上"剽其通"这句。从本意上来解释，"急"更合适，指快速地通。肌肉之间能合在一起叫"亲"。视之勿有，是看不见邪气，反其真，是恢复本来的样子。对邪大的，或是肿起一个大块的，治疗应刺诸阳分肉间。大邪在分肉的时候用这个刺法。

凡刺小邪，日以大，补其不足，乃无害。视其所在，迎之界，远近尽至，其不得外，侵而行之乃自费，刺分肉间。

"凡刺小邪，日以大，补其不足，乃无害。"第三个，小邪指的是人虚。小邪能补到日以大。"视其所在，迎之界，远近尽至，其不得外，侵而行之乃自费，刺分肉间。"第三个。哪

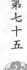

个地方塌陷了，找到它的边界，要在它的边界上刺。"侵"就是"过"的意思，刺得过分，就伤了正气。这也是刺分肉间。

凡刺热邪，越而苍，出游不归，乃无病。为开通，辟门户，使邪得出，病乃已。

"凡刺热邪，越而苍。"第四个，刺热，有的版本是"凡刺热，邪越而苍"，意思出入不大。"苍"字在《太素》中是"沧"，解释为寒。刺热得寒，邪越则寒，这是达到刺的效果了。"出游不归，乃无病。"热退了，不再回来（热退不复）。马莳的解释为："意气苍茫，若出游不归，神思外越。"指的是像梦游那样出游不归。有点牵强，但也是一种解释。我认为是热退了，不再复。"为开通，辟门户，使邪得出，病乃已。"辟就是开的意思，是指开大针孔。门户就是气之门户。开大针孔，出针，使邪得出，泻法都是这样。若用三棱针刺血放热的话，针孔还要更大。

凡刺寒邪日以温，徐往徐来，致其神。门户已闭，气不分，虚实得调，其气存也。

"凡刺寒邪日以温，徐往徐来，致其神。"刺寒的时候急不得，不能一下子好了，得慢慢的。"致其神"，"神"是什么？《小针解》说："神者，血气也。"不是精神、神怪之神，不是什么感知气化等等。一切以气血为基础，如《灵枢》本身说的"神者，血气也"。刺寒，让血气过来。在这里气就是血，血和气是在一起的，血来了，气也就来了。苍白的寒的原因常常是缺血，缺血以后能量过不去，这就是所谓的缺血少气。精气神本是合在一起的，但在讲述时是从物质上、功能上等不同方面来说的，经典本身的解释最有意义：神者，血气也。"门户已闭，气不分，虚实得调，其气存也。"刺寒是闭其门户，这是说补法。在《中医基础理论》中对精气神的解释，对气的解释，用现代逻辑的方法列举了很多，最终就归到哲学的概念上去了。虽不无道理，但那是哲学的道理，而不是医学的道理，更不是临床的道理。要在临床落实到操作上，经典本身作为一个可操作的规范，是告诉人能用的是什么，以及怎么用。原文说了：神者，血气也，血气是可把握的，如果归到哲学上去，跟治病的关系就远了。所以看现在《中医基础理论》的解释，不如看原文。从原文本身来学习，能落实到具体的临床操作，学习能助人做一个会操作的临床医生。从医学思想研究，从历史文化研究，从传统的中医药文化、哲学的高度去研究，不是不可以，但是学医要实用，要当一个针灸医生，就得给人治好了病。遇病人膝盖痛得不能走，要想解决的话，高谈理论，像念经那样，是不管用的。虚实得调，病治好了才算数。

黄帝曰：官针奈何？岐伯曰：刺痈者，用铍针；刺大者，用锋针；刺小者，用员利针；刺热者，用镵针；刺寒者，用毫针也。

"黄帝曰：官针奈何？"这是第三个部分。前面提到官针了，就是说对上面这些病用法定的针灸器具如何治疗？官针指的就应该是法定的、规则的、适合其职能的各种针。"岐伯曰：刺痈者，用铍针。"现在用手术刀就行了。"刺大者，用锋针。"即三棱针。"刺小者，用员利针。"这是针头又圆又尖的一种针。"刺热者，用镵针。"这是箭头针，现多用锋针了。"刺寒者，用毫针也。"现在毫针、三棱针、小针刀、小刃刀这些还用着，其他的针具多成了历史的陈迹了。现在又发明了好多新的器具。"工欲善其事，必先利其器"，要找好的器具。毫针本身也有号，有长的、短的、粗的、细的，根据不同的情

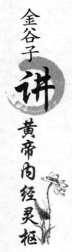

况选择恰当的针具，能达到效果就行了。比如对于一些皮肉比较坚厚的部位，太细的毫针就不太好用。对肌腱，用三棱针刺也不适合。刺囊肿的，用毫针、小针刀、三棱针也都能办到。要找一个最恰当的针具来治疗。这里提出了一个一般用针的规则。比如说腱鞘炎轻的，用金银针（排针）刺，就能治好。也有刺不好的，直接用针刀就行了。若用针刀刺，基本刺了就好了，但损伤相对大些。所以要考虑用最简单的方法来治，假如说简单方法影响到了效果，就还得用器具。所以针具的大小怎么选择合适，需要有一个法度。这里提供的就是这一个法度。没有这个法则的时候反复对比，代价就是有时候过了，有时候不及，产生一些治疗延误或者不当损伤，所以法度的必要就在这里。还要去找寻针具，恢复历史的本来面目，再结合现代临床研究的最新成就也很重要。历史只是一种探寻，真面目见不到了，只留下只言片语，提供一个思路。比如说用注射好不好？注射同样也是很好的办法，器具恰当，疗效肯定。注射针头的斜面是带刃的，用的时候稍微侧一下，让它在里面剥离，同样也好用。所以要变化、变通而不失法度。经典提供的就是一个恰当的方法，对应恰当的病，选择恰当的器具。历史上的这些东西现在找不到了，我们怎么去恢复？只能依照现有的东西。小针刀本身就是一个恢复、发明，也是一个途径。这第三段单单提了官针，提示的是一个方法问题。

　　请言解论，与天地相应，与四时相副，人参天地，故可为解。下有渐洳，上生苇蒲，此所以知形气之多少也。阴阳者，寒暑也，热则滋雨而在上，根荄少汁，人气在外，皮肤缓，腠理开，血气减，汗大泄，皮淖泽。寒则地冻水冰，人气在中，皮肤致，腠理闭，汗不出，血气强，肉坚涩。当是之时，善行

水者，不能往冰，善穿地者，不能凿冻，善用针者，亦不能取四厥，血脉凝结，坚搏不往来者，亦未可即柔。故行水者，必待天温，冰释冻解，而水可行，地可穿也。人脉犹是也。治厥者，必先熨调和其经，掌与腋，肘与脚，项与脊以调之，火气已通，血脉乃行。然后视其病，脉淖泽者，刺而平之；坚紧者，破而散之，气下乃止，此所谓以解结者也。

"请言解论，与天地相应，与四时相副。"第四个是讲解论。解论，有的人说是解结，也有道理。最后结论讲到的，就是对于治疗方法和治疗思想的讨论。仍是比照着自然的物象来说明人活在天地之间，一切的治疗思路，都不外乎天地之间的规律。"与四时相副"，"副"就是"合"的意思。符合，分而合谓之符。像寒暑往来，阴阳往来，分了又合，合了又分，冷了又热，热了又冷，人与天地之间，就像一副东西一样，又像兵符：把一个东西一掰两半，合起来，证明它是一副的。人参天地就是这么简单，人与天地是对应的。"人参天地，故可为解。"就好比知道印出来的图，就知道印章是怎么刻的一样，或者知道螺丝什么样，螺母什么样，我知道它们是一副。人和天地、四时相合就是这个样。所以说可以解。知道天、地就可以知道人。从这里我们可以再进一步思考五运六气到底是在说什么？说的就是人。以天来说人，而不是去研究天。下面举了具体例子。"下有渐洳，上生苇蒲，此所以知形气之多少也。"渐洳都从水旁，有的人解释为湿的意思。湿地上才能生芦苇、蒲草。我们看这句的格式，从说湿地长苇蒲一下子转到"所以知形气之多少"。形气是什么？是人的形气还是天地的形气？没讲。这就是一个简略提示，让你自己去悟的，是经典的写作方法，把一切废话全省了，自己能够想就行了。地上的水湿比较多，上面的苇蒲就长得多，人里面的气血津液充足，毛发长得就多。就是这么简单的比喻。形气既指地上的形，也指人的形，所以通过形来看气。看到地上的苇蒲长得那么旺盛，就知道底下的水分充足，如果地下干了，土壤比较薄或底下是石头，苇蒲就不生或生得少。所以简单地讲一个真实的物理自然现象，对形气之多少的理解就不会错了。"阴阳者，寒暑也。"这是说天之阴阳在一年之中，如同寒暑的变化。"热则滋雨而在上，根荄少汁。"天气太热的时候，把水汽蒸到上面去了。夏天（长的时候），万物都是生发的，气发到上面去了。如萝卜种下去后，上面开花、抽薹了，萝卜就枯萎了。夏天上面长叶子开花的时候，底下的根是不旺盛的。说完天，马上说地，第三句就提到人。"人气在外，皮肤缓，腠理开，血气减，汗大泄，皮淖泽。"人的气在外，皮肤很松弛。出大汗叫腠理开。外面出了很多汗，皮肤上湿乎乎的，里面的血气减了。这也就是和"根荄少汁，滋雨在上"一样。将天地人放在一起讲，这样能省好多文字，非常简练。天气大热，把水蒸到上面去，在植物就是："根荄少汁了"。树木的根叫"根"，草的根叫做"荄"。根，从木，荄，从草。根、荄详细分还是有区别的。说到人就是汗泻、血气减。如果看透这个格式，说话、写东西就可以把复杂的东西简单表述出来了。有时候说到热，就不说寒了。这里还是比较详细些的，接着说了寒。"寒则地冻水冰，人气在中，皮肤致，腠理闭，汗不出，血气强，肉坚涩。"这里把天省略了。地寒的时候，天也"闭其阳"，冬天是白日短，黑夜长，这是天闭藏，地也冻，水也结了冰，人的气也藏在里面，皮肤致密，汗不出来，所以冬天人的血气在里面很旺盛，肉也比较紧，皮肤发干涩。地都冻裂了，皮肤也干裂了，里边坚了，血气也结实了。所以冬天大冷的时候，血压升高的，冻裂"水管子"的，脑溢血的，和这些是同一个道理。天上下雪或刮北风，树叶飘摇，人容易头晕。现在就是天冷的季节，今天我的两个亲戚打电话说头晕，这就是因天寒地冻，人的血气强，汗不出，水分到耳朵里去，引发内耳性眩晕(美尼尔氏综合征)，内耳充血、水肿。这是天地人一致。该简的简，该详的详，阴和阳，寒和热对举着，全都讲了。"当是之时，善行水者，不能往冰。"冬天都结冰了，游泳水平再好，不破冰也游不了泳。"善穿地者，不能凿冻。"用锄头、凿子钻地，本事再好的，因地冻住了，也会费力。前面说了天地，后面又说到人。"善用针者，亦不能取四厥。"我们应特别重视这一句。用针水平再好，遇四肢厥逆（冰冷），想一针回阳，错！有人还用刺血的方法，当时就把人刺晕了。我们一定要冷静地旁观这些说法。用针刺厥并不好，有的时候不如用温灸或者用汤。这就是经典上对一个具体病的治疗提出的可行性意见。如果一个人硬说这个病好治，觉得没问题，大包大揽，要知道这是轻狂而没有理论根据的，从这里就可以看出他的医道修为、针灸修为、用药修为到底有多高。我们旁观时间久了就知道这是妄言了。"血脉凝结，坚搏不往来者，亦未可即柔。"动脉硬化、血管闭塞、脉管炎是真正的凝涩不往来，摸不到脉的搏动，没有什么方法能使他立即畅通，明确提出来不可能马上治愈。现在有手术方法，可以做支架或取栓，部分可行。"故行水者，必待天温，冰释冻解，而水可行，地可穿也。人脉犹是也。"要看看大环境，把全身的功能调好了，把全身健康状况改善了，那时候再行针就好办了。对人的血脉也是这样的。操作时除了注重局部的情况，一定还要注重全身的阴阳情况、寒温情况。所以这一段说的是一些天地大道理，在实际临床上都是重要的治疗根据。"治厥者，必先熨调和其经，掌与腋，肘与脚，项与脊以调之，火气已通，血脉乃行。"可以先用热水袋、热毛巾在脖子、后背、胳膊、小腿、手掌、腋窝热敷，喝杯热水，温一温也行，不急着用针。"然后视其病，脉淖泽者，刺而平之。"给他热过以后，看看他哪个地方有病，哪个脉不正常（湿润），然后通过针刺让它平。"坚紧者，破而散之，气下乃止，此所谓以解结者也。"让坚紧的不紧了，让淖泽的平下去了，这说的就是解结的方法。所以返回来看"解论"，也可以理解为解结之论，不算错。经典通过对针刺的论述，对阴阳的论述，对诊断的看法，最后落实到如何能看到病脉，合于天气、自然、阴阳、寒暑的变化，把道理说清楚了。要是单纯的提出一句一段，光从字面上来看，似乎很杂乱，不知所云，实际上这是一个系统，是联系在一起的。说天说地，都是为了最终落实在说人。这里用了一个非常直观的比喻，格式上有些简练。通过这段，我们就可以更加真实地看五运六气和子午流注，不至于当那是过于高妙的、不可琢磨的诊法程式。《内经》在各篇章中反复强调的，就是要把理论落实在人（医学临床）上，并没有那么虚玄。后来那些虚玄的产生，是因为不懂，因为迷惑，找不到方向，用一个机械的方法把自己限制住了。那是一些方向性的偏差，甚至是错误。

用针之类，在于调气，气积于胃，以通营卫，各行其道。宗气留于海，其下者，注于气街，其上者，走于息道。故厥在于足，宗气不下，脉中之血，凝而留止，弗之火调，弗能取之。

"用针之类，在于调气。"类就是法的意思，是法则，指用针的大法则、目的、方法是在于调气。气是什么？气是怎么调的呢？"气积于胃，以通营卫，各行其道。"在这儿讲到气积于胃，是什么气能够通营卫，各行其道？胃是个空腔的脏器，为水谷之海。这里提到的气，当然就是水谷之气。人吃的饭、喝的水变成的东西，能充斥营卫，然后再通过血管、淋巴管等管道各行其道。这里提到气从胃中通营卫，各行其道，和经络分类是一个道理。这是一个大概的方法，是一种理论归纳，而不是说细致到具体的胃肠的黏膜、皱褶上，具体地讲血管怎么吸收。经文没有在这方面深究，反而提示了一个越说越粗略的方法，从大的方面把握，是分块、分段、分两头说明的方法。"宗气留于海。"《甲乙经》中是"留积于海"，无论是流动还是留积，提示宗气是运行的。笼统地说在胸腹腔之内运行的气，称为宗气，这是一个归纳的方法。"其下者，注于气街。"讲气街的时候讲到过这点，运行气的这个部位叫气街。"其上者，走于息道。"上面这一块（胸中）的积满，通过呼吸道出去了。这也是一个对气血分中间、分上下的方法。大的分类之后，下面就落实到了一个具体的病证和治疗上。"故厥在于足，宗气不下。"脚凉的，是因为宗气、胸中的气下不去，也可以说体循环的血液下不去。"脉中之血，凝而留止。"这是说血栓。"弗之火调，弗能取之。"意思就是弗以火调，"之"和"以"是一个意思。血在脉中凝滞后，不能从末梢上单纯保温或者扩张，只要是堵处输通过不去，用火调是不管用的。局部的热敷可以对改善血液循环有一定的作用，但要注意到，对严重的堵塞缺血，越用火调，烂得越快。因为高温下腐烂得更快。急性血栓堵塞，割开血管取栓，理论上可行，还有的治疗方法是安支架，但有的是不行的，来不及。真正严重的厥在于足，得先用像前面提到的解结的方法，用火在周围通一通，总体能缓解了，然后再调才行。真正的脉中血凝留止，是不好治的。无论中医西医，手术都是可选的方法。中医手术中也是两个方法：一个是蚕食法，另一个是鲸吞法。鲸吞法：大块砍去。蚕食法：一点点消去。可以用保守治疗（非手术疗法），也有用保守治疗不行，最后选择手术的。下面具体谈调气。

用针者，必先察其经络之实虚，切而循之，按而弹之，视其应动者，乃后取之而下之。六经调者，谓之不病，虽病，谓之自已也。一经上实下虚而不通者，此必有横络盛加于大经，令之不通，视而泻之，此所谓解结也。

"用针者，必先察其经络之实虚，切而循之，按而弹之。"这是在《经脉》篇也提到的，盛者泻之，虚者补之。所以必察其实虚，怎么察呢？摸一摸脉。"视其应动者，乃后取之而下之。"《太素》中是"视其变动者"。这是一个方法，说明了临床的技巧，提供了能够用手摸的方法。那么不会摸脉怎么办？《经脉》篇还有辨证的方法，见到证就知是实或虚。这两方面的结合才能更好、更准确些。让实的虚了，让虚的实了，这叫"下之"。"六经调者，谓之不病，虽病，谓之自已也。"看着一个人病了，很不好受，但是六经脉调（阴阳、手足六经都是调和的），就知道这个问题不大，虽然病了，但自己能够好。"一经上实下虚而不通者，此必有横络盛加于大经，令之不通，视而泻之，此所谓解结也。"看单独的一经，上面是实的，下面是虚的，不通，人迎脉大，寸口脉小，这就是上实下虚。小的血管横着压在大血管上了，令它不通。"视而泻之"，在经走行的部位上，看到红色的、浅表的、扩张的小血管、络脉，用针把它刺了、泻了，这就叫解结，就这么简单。假如说不知道经络是血管，那这个问题就解决不了。所以如果对经络是什么、是不是血管的争论落实到具体上，通过看经典就很明白了。要知道看到一个小的络脉在扩张、横着压在那里的时候，在这一个部位之中还有看不到的堵塞，里面都是充血的。血管充血，相对这个组织就肿大了一块，从其中穿过的大的动静脉必然受到挤压。挤压后，它紧张、有反应，局部的神经都会受到影响，疼痛、麻木，各种不良感觉全出现了。所以泻一个小络脉，实际上解决的是这一大片的问题。这就叫解结。

上寒下热，先刺其项太阳，久留之，已刺则熨项与肩胛，令热下合乃止，此所谓推而上之者也。上热下寒，视其虚脉而陷之于经络者，取之，气下乃止，此所谓引而下之者也。

"上寒下热，先刺其项太阳，久留之，已刺则熨项与肩胛，令热下合乃止，此所谓推而上之者也。"前面提到推而上之，引而下之，这里讲具体方法。把下面的热气推到上面来，用热敷的方法。项部就是太阳经所过之处，在太阳经上刺哪个穴位？是夹脊穴、百劳穴，还是风池、风府？没说穴位，在这个部位刺就行了。这就是按部位刺，刺了后热敷就好了。这是对"推而上之"的具体解释。"上热下寒，视其虚脉而陷之于经络者，取之，气下乃止，此所谓引而下之者也。"看到这个地方塌陷，取之。按照前面提到的"陷下者灸之"，即用灸法，用代灸的膏药也可以。邪气留在这个地方占据着，导致正气空虚了，治疗就用补法。

大热遍身，狂而妄见妄闻妄言，视足阳明及大络取之，虚者补之，血而实者泻之。因其偃卧，居其头前，以两手四指夹按颈动脉，久持之，卷而切推，下至缺盆中，而复止如前，热去乃止，此所谓推而散之者也。

"大热遍身，狂而妄见妄闻妄言。"浑身发热，胡说八道，有幻视。"视足阳明及大络取之，虚者补之，血而实者泻之。"阳明实热证的典型症状是发狂，所以见到狂，就想到治阳明，实证，用泻法（汤药用泻法，针刺用泻血的方法）。"因其偃卧，居其头前，以两手四指夹按颈动脉，久持之，卷而切推，下至缺盆中，而复止如前，热去乃止，此所谓推而散之者也。"让病人仰卧着，医生在他的头前面，用两手四指夹住他的脖子，做持久的按压，按着向下，一遍遍地将脖子。因火热攻到头上去了，而这个颈动脉就是阳明脉，往下将能退烧。在民间，将额头的方法叫开天门，从印堂到上面，连着推三次，是开始推拿的方法，保健的推拿也是从推天门开始，还包括将脖子，推项部，按而散开。但成人感冒，用按摩的不多，精神病院按摩火热证的可能也少，但我们要知道这是正规的方法，民间还在用这办法。这一段说的是用针之类在于调气。

黄帝曰：有一脉生数十病者，或痛，或痈，或热，或寒，或痒，或痹，或不仁，变化无穷，其故何也？岐伯曰：此皆邪气之所生也。黄帝曰：余闻气者，有真气，有正气，有邪气。何谓真气？岐伯曰：真气者，所受于天，与谷气并而充身也。正气者，正风也，从一方来，非实风也，又非虚风也。邪气者，虚风之贼伤人也，其中人也深，不能自去。正风者，其中人也浅，合而自去，其气来柔弱，不能胜真气，故自去。

"黄帝曰：有一脉生数十病者，或痛，或痈，或热，或寒，或痒，或痹，或不仁，变化无穷，其故何也？"一条经脉上能够生数十种病，寒热温凉、疼痛痒痹、麻木不仁，各种变化都可以生，这什么原因？"岐伯曰：此皆邪气之所生也。"在这里提到各种变化皆因为邪气而生。那么现在有人说中医不是治邪气，是注重正气，调整人体，人体好了，邪气就好了。这仅仅是一个方面。中医治未病，不是说没病乱调，而是早期治疗。从这里看，治邪气同样重要。下面论述到邪气。"黄帝曰：余闻气者，有真气，有正气，有邪气。何谓真气？"这是些中医学的基本概念，现代基础理论也给予了一些解释，但究竟本来的意思是什么？在这里的就是最经典的回答。"岐伯曰：真气者，所受于天，与谷气并而充身也。"所受于天，就是指老天给的，实际上就是自然界中的呼吸之气和谷气。吸进去的清气和吃进去的饭，合并而充身，才能营养全身，生成各组织所需的能量。这和现代生理认识并无二致，非常实际。要是把天解释成天然的或什么神神怪怪的，那就远离了事实，背离了经典，成了什么都不是的一种虚幻化的认识。"正气者，正风也，从一方来，非实风，又非虚风也。"真气是人吸入的自然之气，正气也叫正风，是正常的气候，正常的寒温变化、季节变化。"邪气者，虚风之贼伤人也，其中人也深，不能自去。"虚风是什么？后面的篇章中会提到，是指伤人的贼风，非时之气而有的风，从后来的风，也叫虚风。由不正常的气候变化，对人造成的损伤叫虚风所伤。"正风者，其中人也浅，合而自去，其气来柔弱，不能胜真气，故自去。"正风就是正常的季节所产生的正常气候，它来得正，按时而来，伤人是很浅的。它所产生的不适会自己消退，程度也会很轻微，不会对人的健康产生影响。比如春天气候偏温，人有点发懒、不太舒服，过了这季节，自己就好了。夏天太热，出汗多了，人有点口干，凉快凉快，多喝点水，也好了。这些造不成正气的损坏。秋天偏凉，人冻得身上不大舒服，多穿点衣服也好了。冬天再冷，即使冻得皮痛，也仅仅是在皮上，伤害非常浅、非常

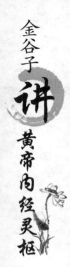

弱，过了季节也就好了。但假如说冬天突然气温升高，那就不是这样了，那是非时之气（不是正常的节气）了。暖冬，一下子传染病发作、高烧不退等都会出现，这就叫非时之气。所以正常季节的正常气候对人体的损伤是非常轻微的，而轻微的不适，是完全可以自愈的。这段说的是个明确的道理，是对正气、真气、邪气的论述。

虚邪之中人也，洒晰动形，起毫毛而发腠理。其入深，内搏于骨，则为骨痹；搏于筋，则为筋挛；搏于脉中，则为血闭，不通则为痈。搏于肉，与卫气相搏，阳胜者，则为热，阴胜者，则为寒。寒则真气去，去则虚，虚则寒。搏于皮肤之间。其气外发，腠理开，毫毛摇，气往来行，则为痒。留而不去，则痹。卫气不行，则为不仁。

"虚邪之中人也，洒晰动形，起毫毛而发腠理。"这讲的是虚邪，前面提到了什么是虚邪、虚风。它伤人的时候，"洒晰动形"，最早是从皮肤上、毫毛上开始改变，从毫毛逐渐深入到腠理（从在表皮层、皮肤层到皮下层）。"其入深，内搏于骨，则为骨痹。"最深的一直到骨，为骨痹。这讲的是骨痹的产生。由于虚邪从毫毛到腠理，逐步深入到骨，而产生了骨痹。像骨质增生病人，受寒受湿以后发病的多。"搏于筋，则为筋挛。"出现筋的抽搐痉挛。"搏于脉中，则为血闭，不通则为痈。"感受邪气以后身上生痈（如化脓性疾病，出现大的感染灶，血脉不通）。"搏于肉，与卫气相搏，阳胜者，则为热，阴胜者，则为寒。寒则真气去，去则虚，虚则寒。"邪气和卫气相搏，阳盛（正气盛），卫气属阳。阴盛是阴邪盛，出现怕冷症状。这里将怕冷发热的情况，简单用阴阳来表述。寒邪过多了以后，卫气（正气）就去了，就导致虚，虚了以后就更寒。因为邪气在这占据着，正气没有了，产生虚位，邪气更盛，就寒了。这就相当于一个越来越重的过程。老年病久的痹证，都是喜欢热，如喜欢热敷一下，因为寒邪盛。"搏于皮肤之间。其气外发，腠理开，毫毛摇，气往来行，则为痒。"皮是指表皮，肤的层次稍往里一点，是真皮以下那一层。邪在皮和肤之间或者汗毛孔那个层次，能开毫毛，在皮之间拱着、窜着，产生痒的症状。如果邪不是走窜的，而是在一个地方不动了，就叫痹。像过敏性荨麻疹、湿疹、皮炎，这些都是在皮肤之间、伴随瘙痒的病。"留而不去，则痹。卫气不行，则为不仁。"像股外皮神经炎，在大腿外侧巴掌大一块的地方有麻木感，这个叫不仁。去年夏天的时候一个十九岁的高中男生，开着窗户，睡了一晚上，早上起来，大腿外侧不仁了——摸着没有感觉，发木，连掐着都不痛了，这是一天之内突然发作的股外皮神经炎。我在他对侧风市穴刺了一针，一摸就有感觉了，马上出汗，不到一分钟就解决了。邪入浅，时间短，卫气虽然不行，但没有邪气留滞，一针就通开了，那为什么针对侧？前面提到了交经刺。邪气客在这里，从对侧一刺，正气过去了就好了。这一段讲虚邪中人，从皮肤讲到骨，从痒、寒热讲到筋挛、骨痹、痈热、不仁等这几个病。下面讲偏枯。

虚邪偏客于身半，其入深，内居荣卫，荣卫稍衰，则真气去，邪气独留，发为偏枯。其邪气浅者，脉偏痛。

"虚邪偏客于身半，其入深，内居荣卫。"刚才说的是邪客遍身，那是从深浅层次来看的。而这里是从左右偏身来看的。邪气可以遍身地或者局部地入于浅表，而这是"其入深"，深入到里面去了。营在脉中，所以内居血管内，卫在脉外，类似组织间的毛细血管循环或组织液，影响到血管神经系统。所以在经络研究中，有人说经络实质就是神经，就是血管，就是淋巴管，就是体液等，说是什么都有它相对正确的一方面。在这里就偏身来看的话，说到"内居营卫"，就是明确提到了血管和神经功能都受到影响。"荣卫稍衰。"血管功能不行了，血液循环出现障碍了。"则真气去。""真气去"是什么？是神经的支配不行了，正常的血液循环不行了。"邪气独留，发为偏枯。"邪是相对于正来说的。正气去了当然就只有邪气。邪是什么？瘀血、血管痉挛、出血都算是邪气。邪气深到脑髓里去了。按照由浅入深，则是从皮到肉、到脉、到筋、到骨，下一步才是髓。邪至髓才产生偏枯，这个说法结合了对营卫的认识。现代对偏枯、脑血管疾病的认识和《内经》说的深居营卫没有矛盾。《内经》虽然没有具体到形态、神经元、脑细胞上，但对血液的分析，对卫气的运行，对病的产生，认识得非常真切。"其邪气浅者，脉偏痛。"这是什么情况？邪气入到脉，脉偏痛，相当于邪气入到外周的营卫。浅静脉炎就是这个情况。脉就是血管。动脉炎，红斑肢痛症，都是邪气在浅表的脉偏痛。

虚邪之入于身也深，寒与热相搏，久留而内着，寒胜其热，则骨痛肉枯；热胜其寒，则烂肉腐肌为脓，内伤骨，内伤骨为骨蚀。有所疾前筋，筋屈不得伸，邪气居其间而不反，发为筋溜。有所结，气归之，卫气留之，不得反，津液久留，合而为肠溜。久者，数岁乃成，以手按之柔，已有所结，气归之，津液留之，邪气中之，凝结日以易甚，连以聚居，为昔瘤。以手按之坚，有所结，深中骨，气因于骨，骨与气并，日以益大，则为骨疽。有所结，中于肉，宗气归之，邪留而不去，有热则化而为脓，无热则为肉疽。凡此数气者，其发无常

处，而有常名也。

　　"虚邪之入于身也深。"虚邪深入到身体里面去了。"寒与热相搏，久留而内着，寒胜其热，则骨痛肉枯。"邪入深了以后产生了骨痛和肌肉萎缩，如脊柱相关疾病、颈椎病引起的胳膊枯、萎缩，腰腿痛、椎间盘突出压迫神经导致下肢萎缩，就像骨痛肉枯。"热胜其寒，则烂肉腐肌为脓，内伤骨，内伤骨为骨蚀。"这是骨髓炎的感染、糖尿病不疽和脉管闭塞导致供血不足产生的坏疽。这都是烂肉腐肌，为脓伤骨。"有所疾前筋，筋屈不得伸。"在前面的筋能屈起来，不能伸——前面的筋无力了。"邪气居其间而不反，发为筋溜。"这里讲到一个病叫做筋溜。筋能屈不能伸，不可恢复的病就叫做筋溜。这是伸肌功能障碍。"有所结，气归之，卫气留之，不得反，津液久留，合而为肠溜。"这里提出另一个病，叫做肠溜。气结在肠胃之间，卫气不能循环开了，然后和津液裹合在一起，叫做肠溜。"久者，数岁乃成，以手按之柔。"这是腹部的、质地柔软的包块性疾病。"已有所结，气归之，津液留之，邪气中之，凝结日以易甚，连以聚居，为昔瘤。以手按之坚。"这就是以坚软对腹部包块进行的鉴别。坚的，原因不光是外邪，它本来就结住，时间长了。昔瘤是按之坚的，肠溜是按之软的。"易甚"同"益甚"良性肿块和恶性肿块的鉴别，柔软度不同是很重要的。"有所结，深中骨，气因于骨，骨与气并，日以益大，则为骨疽。"这是说在骨上的病变。从筋到骨到肠，对各种病变进行分析，论述邪气和卫气是怎么结的。骨疽一般指骨头坏死，像骨髓炎叫骨疽，也包括骨肿瘤的表现。"有所结，中于肉，宗气归之，邪留而不去，有热则化而为脓，无热则为肉疽。"化为脓的是痈，无热的是肉疽。疽是寒性的包块，

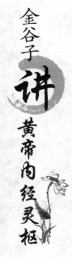

痈是热性的包块。这一篇论述的更像是恶性肿瘤，因为含有一些恶性病变的情况。"凡此数气者，其发无常处，而有常名也。"后面这一句要仔细琢磨。"无常处"就是说这类的疾病可以发在不同的部位（没有固定的部位）。"而有常名"，就是说一种病是根据所在的部位而命名的。就像现在的癌症，一般都叫"癌症"，中医内科国家标准分类中有一个病，叫内科癌病，这就是没有常名。直接叫肝癌、肺癌又何妨呢？过去不是没有这个名词。在外科叫外科癌病，命这么个中医病名，为了便于病例统计，保持中医特色，不跟着西医跑，编一个名字。实际上叫肝癌、叫肺癌，是很明确的，没有违背中医的本意，因为这样是有常名的，根据部位命名，符合《灵枢》的精神。如果用内科癌病、妇科癌病来命名，反而是违背了中医本来的意思，把中医虚化、泛化了。所以读了经典以后，有助于我们认识现实中医中的有些不足。现代中医不是高深了，而是脱离了经典以后，找不着头绪，多创造了一些乱的东西。所以我们看了这篇以后，就知道"肝癌""肾癌""乳腺癌"，同样可以作为中医的名称来用。

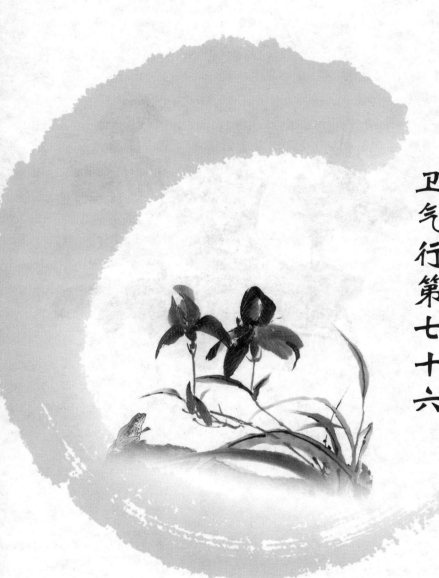

卫气行第七十六

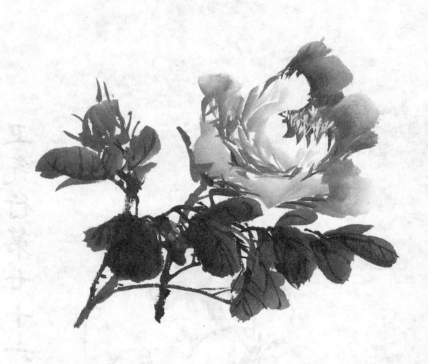

在前面的篇章中提到，营行脉中，卫行脉外，经脉者，所以行血气，经脉是行血的，卫气在脉外是怎么个运行法？这一篇就谈卫气的运行。

黄帝问于岐伯曰：愿闻卫气之行，出入之合，何如？岐伯曰：岁有十二月，日有十二辰，子午为经，卯酉为纬。天周二十八宿，而一面七星，四七二十八星。房昴为纬，虚张为经。是故房至毕为阳，昴至心为阴。阳主昼，阴主夜。故卫气之行，一日一夜五十周于身，昼日行于阳二十五周，夜行于阴二十五周，周于五脏。

"黄帝问于岐伯曰：愿闻卫气之行，出入之合，何如？"卫气是行在脉外的，它本身的运行：从哪里出？入到哪里？是怎么合在一起的？具体是怎么回事？"岐伯曰：岁有十二月，日有十二辰，子午为经，卯酉为纬。"岐伯并没有直接回答卫气运行问题。问的是人，说的是天。说天的目的是什么？最终还是落实在人上。这说明什么？说人是比照着天的分野分度来说的，取的是天文学的研究方法。一年分十二个月，不是人为分的，是按自然分的。地球绕着太阳转一圈，这是一周年，同时月亮围着地球转十二圈，但不是那么正好，余那么几天，积攒在一起就是闰月。所以这个十二是指天地之间（日、地、月之间）的自然之数，不是人为规定的。日有十二辰，是比照一年的周期来说一天。从南到北的子午线是经线。从东到西的卯酉线叫纬线。"天周二十八宿，而一面七星，四七二十八星。"前面说的是日月，这里说的是星宿。在黄道和赤道附近的北半球，往南天上一看，把周天见到的视野之内的星分成了二十八个区域。大概分成东、西、南、北四面，然后分二十八个宿，每个星宿都有它的刻度及其运行的区域，这个用浑天仪就能分出来了。从这个星到那个星运行的时间，用个刻度来表示，将时间和空间结合在一起。看古天文仪器用水漏计时。"房昴为纬，虚张为经。"房、昴、虚、张，这都是二十八宿中星宿的名字。东方苍龙七宿：角、亢、氐、房、心、尾、箕。房是东方中间的一个。西方白虎七宿：奎、娄、胃、昴、毕、觜、参。昴是西方中间那个，房昴，是指从东到西的线，和前面说的卯酉为纬是一个意思。虚是指北方玄武七宿中间的一个，北方七宿：斗、牛（牵牛）、女（织女）、虚、危、室（营室）、壁（东壁）。南方朱雀七宿：井（东井）、鬼（舆鬼）、柳、星（七星）、张、翼、轸。张是南方朱雀七宿中的一个。虚张是指从正北到正南。但张不是在正中间，多少有点偏。把天野按区域来分开，需要实际观察。在过去没有电的黑夜，晴天时看得非常清楚，这些属于常识性的东西，一看都认识。夏天外边乘凉的人都认识这些星，民间都有叫法，和标准的学术叫法不一样，如牛郎、织女、勺子（北斗星）、八八六六井等名称。南方朱雀的七星像个鸟形，人们都能认识。彗星来了，像扫帚。人造卫星在天上走，其运动都能看得很清楚。夏天到河边去看，能见度不高，在沟洼里看不太清楚。这里用星宿这种好认识的常识来比照人体内部不太好见到的卫气。"是故房至毕为阳，昴至心为阴。"房至毕是从东到西这一块，房后是心，昴后是毕。"阳主昼，阴主夜。故卫气之行，一日一夜五十周于身，昼日行于阳二十五周，夜行于阴二十五周，周于五脏。"晚上天野上能看到星到的这一面是阴。晚上看从东边出现的星和从西边先出现的星，它们中间这一块就是属于阴的。天明时，等于走了一周，西面的隐下去，东边的就到西边了。刚黑天到天明的那一块，就是一周天的星象。所以周天星象是能看见的。

是故平旦阴尽，阳气出于目，目张则气上行于头，循项下足太阳，循背下至小趾之端。其散者，别于目锐眦，下手太阳，下至手小指之间外侧。其散者，别于目锐眦，下足少阳，注小趾次趾之间。以上循手少阳之分侧，下至小指之间。别者以上至耳前，合于颔脉，注足阳明以下，行至跗上，入五趾之间。其散者，从耳下下手阳明，入大指之间，入掌中。其至于足也，入足心，出内踝，下行阴分，复合于目，故为一周。

"是故平旦阴尽，阳气出于目，目张则气上行于头。"前面说天，这里就结合天时来说人了。人与天地相应，天明为平旦，阴气尽了，阳气出来了。阳气出于目，眼睛一睁，气就到头上去了。"循项下足太阳，循背下至小趾之端。"小趾之端是小脚趾，不是手指。"其散者，别于目锐眦，下手太阳，下至手小指之间外侧。其散者，别于目锐眦，下足少阳，注小趾次趾之间。"眼睁的时候，从正上面、从后背下去了。从目锐眦的外侧下来一个分支到胳膊上。卫气的运行，从眼睛一开一动开始，从头上下去，走外侧。这个运行方法就明显不像营行脉中、按血管的运行了。所以有的人说营气就是血液，经脉就是血管，卫气就是神经。这个说法非常机械，虽不完全可靠对应，但说卫气有部分神经的功能，是有一定道理的。看这里说卫气，从头上一散出来，直接下去。并且是在脉外的、还能循行的、剽悍滑利的、快疾的。是什么东西传导得这么快？说这是神经传导的功能有道理，但不要拘泥于神经这个形质上。三阳经都是从上往下走的，眼睛一睁卫气就下去了。足太阳、手太阳经都是从这里散开下去的。"以上循手少阳之分侧，下至小指之间。""以上"这两个字，多怀疑是衍文。知道少阳有这么一个循行就行了。"别者以上至耳前，合于颔脉。"分出一个分支从耳前过。颔，有的版本作"颌"，字形类似。"注足阳明以下，行至跗上，入五趾之间。"《经脉》篇中是"入中趾之间"。不细追究的话知道是入足阳明脉就行了。"其散者，从耳下下手阳明，入大指之间，入掌中。"讲的是手阳明脉的运行。"其至于足也，入足心，出内踝，下行阴分，复合于目，故为一周。"到了脚上后，入到脚心里去，从内踝的下面出来，入到阴分。这个阴分就没说是太阴、少阴、厥阴还是手或者足的。晚上闭上眼睛不看了，卫气就入到里面去了。说到外面的运行，都是从上到下的，所以有人说这是神经的功能，不是全无依据的，不是随便猜想的。所以对任何一个说法，不要按照固有的想象，轻易就说它是不对的，不要轻易下这个结论。要看看提出这个论点的论据是什么，论据是否可靠。如果有可靠的论据，那么观点值得参考。就像说经络是血管一样，那么说卫气是神经，从这一段对功能的论述上、对循行的论述上来看，有一定的道理。但不一定非得对应解剖的实质来分析，可以从部分功能上来看待，也不必做是非的对应判断。

是故日行一舍，人气行一周与十分身之八；日行二舍，人气行三周于身与十分身之六；日行三舍，人气行于身五周与十分身之四；日行四舍，人气行于身七周与十分身之二；日行五舍，人气行于身九周；日行六舍，人气行于身十周与十分身之八；日行七舍，人气行于身十二周在身与十分身之六；日行十四舍，人气二十五周于身有奇分与十分身之二，阳尽于阴，阴受气矣。其始入于阴，常从足少阴注于肾，肾注于心，心注于肺，肺注于肝，肝注于脾，脾复注于肾为周。是故夜行一舍，人气行于阴脏一周与十分脏之八，亦如阳行之二十五周，而复合于目。阴阳一日一夜，合有奇分十分身之四，与十分脏之

二，是故人之所以卧起之时，有早晏者，奇分不尽故也。

"是故日行一舍，人气行一周与十分身之八。"一舍是指多少？这是一个计算的方法。一昼夜行五十周，天周是二十八宿。五十除以二十八，等于1.7857142。这里说是一周与十分身之八，1.78约等于1.8。一舍就是指二十八星宿中的一宿，是相当于行一个星的分度的时候。"日行二舍，人气行三周于身与十分身之六；日行三舍，人气行于身五周与十分身之四；日行四舍，人气行于身七周与十分身之二；日行五舍，人气行于身九周；日行六舍，人气行于身十周与十分身之八；日行七舍，人气行于身十二周在身与十分身之六；日行十四舍，人气二十五周于身有奇分与十分身之二。"一直到十四舍，1.8×14=25.2，是二十五周又十分之二，是行野分度一个数量的计算。"阳尽于阴，阴受气矣。"按照二十五周算完了，到了阴，阴就开始受气了。"其始入于阴，常从足少阴注于肾。"从足心到内踝，下注到肾去了。"肾注于心，心注于肺，肺注于肝，肝注于脾，脾复注于肾为周。"从肾入到心，从心入到肺，从肺注到肝，从肝注到脾，从脾复注于肾，是一周。注意，在内脏卫气的运行流注次序，是按五行相克的次序运行的，不是按五行相生的顺序。白天的时候它只在外边行，到晚上的时候它在里面行，如果说卫气就是神经的功能，这个具体的流注就不好解释了。但要从功能的角度来解释也好解释：白天胳臂、腿老是动着，故卫气在外面，晚上一躺着睡觉，不动了，但卫气在里面动，这种说法也有它的道理。人闭上眼睛，看着像不动了，里面心脏跳着，肾还在排尿，内脏还在动，呼吸还在动。说卫气晚上行于阴是神经功能也有道理，是从功能角度来说的，或者是从生命活动的一个方面来说的。"是故夜行一舍，人气行于阴脏一周与十分脏之八，亦如阳行之二十五周，而复合于目。"这里简化了，前面的一到十四不说了。到晚上行尽了，白天太阳出来了，卫气在里面转了二十五圈后，又到眼上来了。所以这个（卫气）不像营气一样内外循环、阴阳往复。就是说血在晚上的时候，同样还是在血管中行的。卫气不是，晚上都在里面，白天都在外面。"阴阳一日一夜，合有奇分十分身之四，与十分脏之二，是故人之所以卧起之时，有早晏者，奇分不尽故也。"前面说的是1.78约合为1.8，是一个大概的数，没那么正好，所以余着一点零头。这个误差怎么解释？就是人的夜卧早起，有早晚不同。这个和现在统计学中误差的方法、分析的方法、取平均数的方法，在思想上是完全一致的。在数学的应用上，中国古代的智慧取得了很高的成就，中国在元朝的时候，数学成就中有天元术，能解多元高次方程，能用不同的方法解。中国好多数学成就领先世界几百年。在《黄帝内经》时代，数学的方法、数学的理论、取平均数、取误差、取大约，这些都是先进的理念。在现在不只是医学的科研中，一直都在运用着。对一个不好把握的事情怎么样取一个可把握的方法？从这个地方能看出研究的方法来。

黄帝曰：卫气之在于身也，上下往来不以期，候气而刺之，奈何？伯高曰：分有多少，日有长短，春秋冬夏，各有分理，然后常以平旦为纪，以夜尽为始。是故一日一夜，水下百刻，二十五刻者，半日之度也，常如是毋已，日入而止，随日之长短，各以为纪而刺之。谨候其时，病可与期，失时反候者，百病不治。故曰：刺实者，刺其来也，刺虚者，刺其去也。此言气存亡之时，以候虚实而刺之，是故谨候气之所在而刺之，是谓逢时。在于三阳，必候其气在于阳而刺之，病在于

三阴，必候其气在阴分而刺之。

"黄帝曰：卫气之在于身也，上下往来不以期，候气而刺之，奈何？"卫气在身上运行时"不以期"，是指没有固定的日期。但从后面看，是有期的。所以照《甲乙经》"上下往来无以"，上上下下流蹿不断是可能的。"期候气而刺之奈何？"根据卫气运行，怎么样能候气（等待气的到来）而刺之，这样理解更通一些。这里一个是句读的问题，另个一是音同而字讹的问题。"候气而刺之"是等着气来而刺，如果气不来怎么刺？等着时机来也是有可能的。"伯高曰：分有多少，日有长短，春秋冬夏，各有分理，然后常以平旦为纪，以夜尽为始。"春夏秋冬，白天和夜晚的长度是不一样的。"分"是日之所分，春分、秋分的时候昼夜是等分的。夏至、冬至的时候昼夜是到极端的，到夏至以后，太阳逐渐向南移，白日越来越短。也可以说是刻分，实际上是太阳在天上显示出来的位置。早上出太阳的时候向东方一看，春分、秋分时太阳是在正东升，正西落。春分后逐渐北移，一天变一个位置，一直变到北回归线的地方，然后再往南移。移到秋分在正中，然后再逐渐的往南移，移到冬至，然后再往北移。在一个地方固定向一个方向看太阳的时候，一次从这个山头出来，另一次从另一个山头出来了，早上太阳出来到晚上落下去的时候就可视见。太阳出来是白日，落下去是黑夜。"是故一日一夜，水下百刻，二十五刻者，半日之度也。"这是计时的一个方法，把一日一夜分成一百份。半日二十五刻，日是指白天，半日是半个白天。"常如是毋已，日入而止。"这里就有个问题，日有长短，将一日夜平均分成一百份，一日就是五十份，半日就是二十五份。分的时候，是不是白天长的时候也分成五十份。就是好比现在说一天二十四小时，白天十二小时，晚上十二小时，那白天长的时候怎么办？是否把白天均匀分开？这就牵扯到具体的时间分度和实际的日夜长短的关系问题。对这个问题，解决的方法是固定按一百刻、二十五刻算，不是按照实际的天来算。这是以地来说的。地是什么？就是水漏计时器，这和现在的计时方法完全一样，现在也是一天均匀分二十四小时的。我们曾经施行的夏时制，提前一小时，实际也没有把时间拉长或缩短，后来搞得乱七八糟，火车、飞机改点，交通运行混乱，说是省电，实际浪费的成本更大。实行了没几年取消了。这些问题考虑的是如何方便计算，而在《黄帝内经》时代都已经被考虑到。包括夏时制改变方法等类似的问题。这里讲的是一个常数。为什么是个常数呢？因为人并不是太阳一出马上就睁眼的。"随日之长短，各以为纪而刺之。"随着日有长有短，医者都是以这个为纪来进行针刺治疗的。用水漏计时是这么计的，具体刺的时候还有一个变通方法。这是说方法的规定性和临床实际间的关系。"谨候其时，病可与期，失时反候者，百病不治。"候其时，是候哪个时？失时是失了哪个时？等着时机来刺，病就好了，失去这个时机，病就治不了。怎么候？"故曰：刺实者，刺其来也，刺虚者，刺其去也。"来而迎之——泻；虚而追之——补。"刺之微在速迟"。什么是迎随？第一篇提到，迎随就是速迟，就是进针的快慢。这样认识以后，针法就是可以操作的了。到明清以后，这个含义变成顺经的左向为补，为"刺其去"；逆经的走向为迎，为泻，叫"刺其来"。这个说法最早出现在哪里，我没有进一步考证。但是在明朝的《针灸大成》中就已经很明确地这么说了。现在教材中叫"迎随补泻"，也沿用了这个方法。而《内经》中说的是直刺，并没有提到这个说法。有人把《内经》上这句理论作为迎随补泻的根据，从《灵枢》本身前后篇的对比来看，这一句说的不是后来的迎随。我看到有人讲针灸，把这些掺合在一起讲，看似是对历史的综合，实际上是混乱了源流，没有深入追究一个学术观点产生的依据。这样造成了混乱，迷失了一些来龙去脉，那么就见不到真实情况，也就不可能正确地操作出来。而按照《灵枢》的方法是可以操作出来的。按照迎随补泻、捻转补泻，大拇指朝前、朝后，指头怎么伸，白虎摇头，青龙摆尾等各种手法，就像武术上的花架子一样，是花拳绣腿，玩手法。武术的真正力量，是靠实实在在的基本功，一拳下去打死人，一腿飞出去踢倒树，而不是摆个什么姿势。现在的武术教学，套路比赛，是略带点武术的舞蹈。同样在中医教学中，综合历代的东西搞些花架子，和这个有相似处，走的是同一个路子，徒有其形。为什么不下功夫搞真的？过去的时候学武，老师可以让你练一年、两年、三年，就教一个动作，练基本功，非常扎实，得特别有毅力的人才能练下来。学针灸，一年、两年、三年，踏实地背过经典，把理论搞通，能做到吗？现在的七年制（本硕连读），还要读外语，还要写论文，还要读一些政治理论，还要读好多西医知识，还要很多实习的时间，功夫不够，才会见有的研究生都快毕业了，还对一些杂说跟着跑。就是因为没有踏下心来读经典。比如武术，我学少林拳、太极拳、形意拳、八卦掌，我学武当、南少林、北少林，综合各家特点进行分析，每个都能打出一个花架子。可以当体育老师，从事教学，但是打不了人，失去了武术的精神实质。同样针灸也是这样，综合各家学说，杂乱无章地摘一部分，对每个都能说一说，但是操作不出来，无效或效果不好，就好比练武术却打不了人，你说我套路练得不好，我使劲练，多练几套，但谁按照你的套路来和你打？谁按照理医学理论来生病？"此言气存亡之时，以候虚实而刺之。"气存亡，有的人说这个就是针下感觉，看得不得气。沉紧如鱼吞钩，就是得气。这个说法的根据也是不充分。照前面《经脉》篇说的候气存亡方法，就是看人迎和寸口的脉。寸口和人迎的对比，三倍、二倍、一倍，在阳明、在太阳、在少阳，在阴还是在阳。"是故谨候气之所在而刺之，是谓逢时。在于三阳，必候其气在于阳而刺之，病在于三阴，必候其气在阴分而刺之。"在阴还是在阳？后面就明确地说了。说了候气，候在哪里？就是在三阴和三阳。这里笼统地说了阴和阳，还没有说具体是哪部的三阴三阳。下面谈的就是这个问题。候经脉之气血，其中候营气是候脉，候卫气是怎么候的？下面有个理论化的方法。

水下一刻，人气在太阳；水下二刻，人气在少阳；水下三刻，人气在阳明；水下四刻，人气在阴分。水下五刻，人气在太阳；水下六刻，人气在少阳；水下七刻，人气在阳明；水下八刻，人气在阴分。水下九刻，人气在太阳；水下十刻，人气在少阳；水下十一刻，人气在阳明；水下十二刻，人气在阴分。水下十三刻，人气在太阳；水下十四刻，人气在少阳；水下十五刻，人气在阳明；水下十六刻，人气在阴分。水下十七刻，人气在太阳；水下十八刻，人气在少阳；水下十九刻，人气在阳明；水下二十刻，人气在阴分。水下二十一刻，人气在太阳；水下二十二刻，人气在少阳；水下二十三刻，人气在阳明；水下二十四刻，人气在阴分。水下二十五刻，人气在太阳，此半日之度也。从房至毕一十四舍水下五十刻，日行半度，回行一舍，水下三刻与七分刻之四。《大要》曰：常以日

916

之加于宿上也，人气在太阳，是故日行一舍，人气行三阳行与阴分，常如是无已，天与地同纪，纷纷盼盼，终而复始，一日一夜水下百刻而尽矣。

"水下一刻，人气在太阳；水下二刻，人气在少阳；水下三刻，人气在阳明；水下四刻，人气在阴分。"这个地方就得注意。是否按照时间准确地来刺呢？水漏的百刻是固定的数，日出有早晚，那么一上午是否分成二十五度？这里的数字是个约数。约数是什么意思？比如按照正常情况下，早上六点出太阳，晚上六点落太阳。但是夏天四五点太阳就出来了，那是从四五点开始算，还是从六点开始算？现在有的人上班很晚，八点才起床，是按八点算吗？这里提示的就是一个方法问题，是怎么认识的问题。"水下五刻，人气在太阳；水下六刻，人气在少阳；水下七刻，人气在阳明；水下八刻，人气在阴分。水下九刻，人气在太阳；水下十刻，人气在少阳；水下十一刻，人气在阳明；水下十二刻，人气在阴分。水下十三刻，人气在太阳；水下十四刻，人气在少阳；水下十五刻，人气在阳明；水下十六刻，人气在阴分。水下十七刻，人气在太阳；水下十八刻，人气在少阳；水下十九刻，人气在阳明；水下二十刻，人气在阴分。水下二十一刻，人气在太阳；水下二十二刻，人气在少阳；水下二十三刻，人气在阳明；水下二十四刻，人气在阴分。水下二十五刻，人气在太阳，此半日之度也。"现在有些人行针时的留针，留二十八分四十八秒，是死板的按照标准时间刻度的方法。这里还有一个计时的问题，照这里讲的"半日之度也"，这个刻就应该是拉长了相对的刻。虽然计时的时候不那么计，但一天可以那么分，具体操作时可以灵活掌握。比如说夏至时早上四点多出太阳，这在纬度不一样的地方还有差别，晚上八点太阳才落，从四点多到十二点这一段是一上午，半日。将半日分成二十五度（均匀分成二十五份），每四份轮转一下，这样就可以计算经气在太阳、少阳、阳明了。那么从这个计算的方法还可以看出一个问题，子午流注，所谓严格按照时辰来刺，那就更和天地相失了。就像前面说的水下一刻，二十五度，是均匀分，而这里是半日为度，是另一个方法。就是说要取天度（按天时来刺）的时候，这个"天"也是取当时的实实在在的天，也不是按一年三百六十五天来取，不是不论昼夜的长短，均匀地按照十二时辰来分的。我们应该看出这个问题来。"从房至毕一十四舍水下五十刻，日行半度，回行一舍，水下三刻与七分刻之四。""回行一舍"，《甲乙经》中是"日行一舍"。这还是在讲精确的计时。一舍就是二十八星宿一个星宿中的位置，《甲乙经》中是"十分刻之四"。我计算了一下，七分刻之四是对的，"十分"是错的，《甲乙经》中的是误字。一昼夜是一百刻，二十八舍，一百除以二十八等于三又七分之四。就是三刻又七分刻之四，就是3.57刻。这是二十八星宿中每行一宿水漏的刻数。"《大要》曰：常以日之加于宿上也，人气在太阳，是故日行一舍，人气行三阳行与阴分。"这是引用当时的文献《大要》的说法。天上每行一个星宿的时候，人气行了三阳又加上阴分。为什么？行三阳行与阴分，3.57刻是日行一个星宿的时候，大概是日行一个星宿。"常如是无已，天与地同纪，纷纷纷纷，终而复始，一日一夜水下百刻而尽矣。"前面说"昼行于阳，夜行于阴"，这里又提到从太阳平旦至日落开始，水下一刻到太阳，到四刻时就到阴分去了。那么这个卫气是怎么循环的？只在阳还是只在阴？是像前面说的"昼行于阳，夜行于阴"吗？晚上闭了眼，卫气都在里面吗？"阳尽于阴，阴受气"，卫气是在里面循环吗？这个问题在《邪客》篇提到过，卫气，其气慓悍，"昼行于阳，夜行于阴，常从足少阴之分间行于五脏六腑。卫气者，出其悍气之慓急而先行于四末皮肤分肉之间而不休者也"。所以卫气的循行应该是白天行于阳多，晚上行于阴多。卫气到晚上大部分入到里面去，另一部分还是卫主外的。虽然主外，就像兵一样，在里面循环、外面循环，白天布在外面的多，晚上布在里面的多。晚上的时候，外面还有站岗的，到白天，除了边疆以外，里面还有驻守的。像快马通讯一样，白天边疆的信号多一些，士兵准备打仗，晚上指挥部里面的信号多一些，部队在里面密谋。类比成这样更好理解一些。所以卫气的循行实际上一昼夜按照一百刻来循行，运行还是有度的。虽然还是按照三阳和阴分区分运行，但卫气行气多少不一样。分刻是以具体的日来分的，是以一个固定的数来确定的。这就是时间的标准化在临床具体操作时如何和自然相应的问题。这里讨论了一些现实的研究和操作方法，这个方法在西医学和其他学科研究中一直都是要受关注的。没有方法，没有标准，就不可能操作。比如现在有些人，凭手下的感觉，看天时，掐指推算，不按实际，按照死板的教条来弄，那是不符合实际的，也是不合《内经》理论的。《内经》始终关注的是标准化和现实对应的问题。

　　这一篇说的是卫气的运行，从中我们看到除了针灸临床上需要实在掌握的方法，无论用汤药也好，还是其他的诊断治疗也好，一定要和实际符合起来，要照顾到现实的各种情况。这是这一篇提倡的精神。

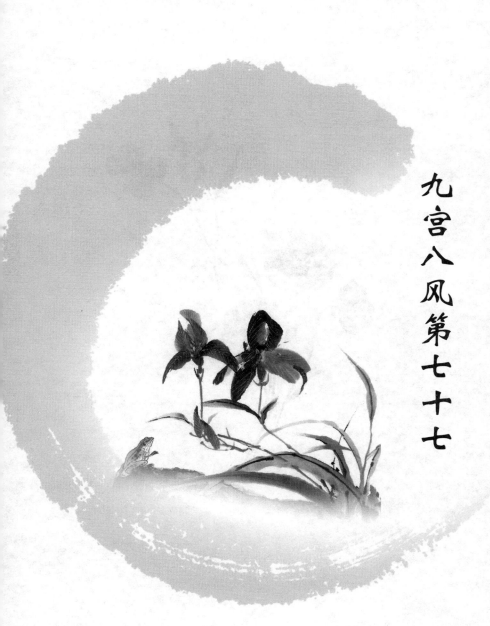

九宮八風第七十七

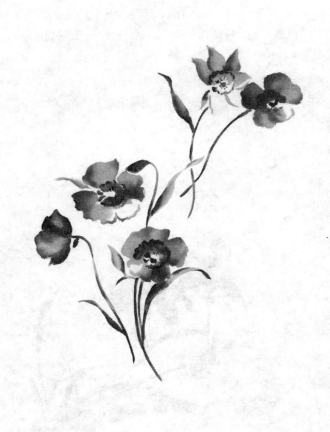

这篇讲的是占验的方法。将占天合到地上的人事、气候和对人体的影响变化。这个说法，肯定是有道理的。无论天文也好、地理也好、人事也好，本来都是基于具体观察的，到后来成反了一种程式，光做理论的推算就容易出问题。沈括的《梦溪笔谈》讲到，当时宋朝世袭的天文学是家供职于政府的钦天监，相当于部长级别。他们是世袭的，老子退休了，儿子接着干。他们传的就是一套公式推算方法。宋朝时出了一个事故，按照推算方法推算日食，差了两天，皇帝非常不满意，错误严重的话甚至可判死刑。为什么不准？沈括说这就是严格按照本子抄来计算，不去进行实地调查、不掌握第一手资料了。沈括开始具体观察，他建立起的方法就准了。要实际地观察天上星象移动的刻度。同样我们学这些东西，包括五运六气和经脉循行，都是些理论化的说法。按照这个推算，观天观错了，皇帝可以杀头。看病看错了，医生就失去病家的信任。同样，看病也是以具体观察为准，学医一定要落在实际的观察基础上，这和前面提到的卫气行是一个道理。看看世界的科技发展史和中国的科技发展史，能定出标准来让人人都能操作的时代，就是大发展的时代。像现在的信息技术用谁的标准？汽车技术用谁的标准？谁能提出标准来，谁就主导这个时代的潮流。只知道"医者意也"，只

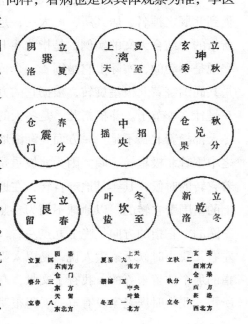

在依稀、仿佛和想象，这就是衰败的开始。如果这个成为主流，那全行业都衰败。就像现在典型的中医内科教材上，讲理论、讲方子，不讲药量，甚至可以随意加减、变化，说虚的太多。如果只有很好的理论意义，但是不具备临床的可操作性，那中医内科学应该叫理论内科学比较合适。我们今天看《九宫八风》，就要知道这是从具体的天文现象进行推测的。

太一常以冬至之日，居叶蛰之宫四十六日，明日居天留四十六日，明日居仓门四十六日，明日居阴洛四十五日，明日居天宫四十六日，明日居玄委四十六日，明日居仓果四十六日，明日居新洛四十五日，明日复居叶蛰之宫，曰冬至矣。

"太一常以冬至之日，居叶蛰之宫四十六日。"太一到底是什么？从文献记载来看，"太一"一直有各种各样的意义、叫法。有的人说太一就是天道。还有人说是天地未分的混沌之气，这是字典、词典上综述历代文献中的解释。在历代文献中提到北辰之神名，居其所，曰太一，是指北辰星。那么在这里所指的，结合天文的实例，是指北斗七星的位置。北极星相对来说是不动的，实际上它是围着一个范围活动的。而北斗七星是共同围绕着北极星旋转，根据它的方向变化，我们就知道现在是什么季节了。斗柄指北，是冬天的开始。斗柄是不是整个冬天都指着北？不是。一方面是渐渐地移动，再一方面是一天之中围着北极星转一圈。因为北极星是天的极，日月星辰都围着它转的时候，其实是地球自转，在地球上看的时候，看着天上的星围着它转的。以地球不动为参照物的时候，它是一天转一圈的。它指的方向是晚上九点左右，有的人说是晚上十一点左右，我小时候听家大人说，是以太阳一落黄昏时看到斗柄所指的那个位置来算的。我查了文献，有这个说法：初昏时斗柄所指。我小时候老家没有电，看得很明确，初昏这个时候比较准一些。夏天乘凉晚了，就看到斗柄转过去了。这是春夏秋冬，东南西北四个位置的斗柄所指。冬至日后斗柄并不是指正北持续四十六日，而是逐渐地向东移。"明日居天留四十六日。"这个"明日"是指居满了四十六日以后，从第四十七日开始。天留，是指立春的宫。到了春天开始的时候了。春天斗柄是指向东北方向的，后天八卦表示为艮方。"明日居仓门四十六日。"再过四十七天到了仓门，正东方，震方，春分日。"明日居阴洛四十五日。"到了东南方，立夏开始。"明日居天宫四十六日。""天宫"应是"上天宫"，同一个意思，指最上面的夏至离宫。"明日居玄委四十六日，明日居仓果四十六日，明日居新洛四十五日。"居阴洛时是四十五日，居新洛时也是四十五日。立夏和立冬的时候是四十五日，其他都是四十六日。这样算起来，正好是一年三百六十五日的轮转。按照二至二分和四立八节的分段方法，实际上这是太一北斗星的斗柄所指的八个方向。二至二分和四立是怎么确定呢？很简单，在地上立个杆子看日影的长短就行。过去的时候，每逢重大节日，国家举行隆重的仪式，然后昭告天下，然后有人传到基层去。国家颁布日历，目的是按照日历实行农事，管理全国的农作物生产情况、水利情况，并靠这个来管理国家。对此有严格的社会制度和逐级传达，以此预测一年的旱涝情况。这是通过简单的观察都能达到的事。"明日复居叶蛰之宫，曰冬至矣。"这讲的都是一年中太一所居的位置。

太一日游，以冬至之日，居叶蛰之宫，数所在日，从一处至九日，复返于一。常如是无已，终而复始。

"太一日游。"在一年之中的逐渐移动是这样的，在一天之中的同一个时间看到的也是这样的。就像看太阳一样，要在固定的日出时间看，才会发现它的位置是在移动的。"以冬至之

日，居叶蛰之宫，数所在日，从一处至九日，复返于一。常如
是无已，终而复始。"冬至的第一天是在叶蛰之宫，第二、三、
四、五、六、七、八、九天，一直往下数，每天移一宫，复返
于一。本篇中附有一张图，就是《洛书》，有个口诀，"戴九
履一"，顶上是九，下面是一。"左三右七"，左边是三，右边
是七。"二四为肩"，是从右向左数的。"六八为足"。九宫的
数，上、下、斜加起来都是十五，五居中央。这是一个数学的
模型。就是说第一天从叶蛰之宫开始算，第二天就到立秋那一
宫。就是说冬至时它在叶蛰之宫的时候，每天还在轮转着，轮
转的数字规律就是从一至九，轮到第九天以后再开始从叶蛰之
宫算。一年有这八个大方向，每一天从这个数开始算。数到五
九四十五天，到了第九了，就到了上天宫。第四十六天又回到
冬至了。第四十七天，"明日"，到哪去了？那就不是顺着二
往下走了，而是前面说的"明日居天留"，到了立春就到艮宫
去了。再数就从艮开始数，这是起数的那一宫。太一在哪一
宫，就按照所在，顺着往下推算。

太一移日，天必应之以风雨，以其日风雨则吉，岁美民安
少病矣。先之则多雨，后之则多汗。太一在冬至之日有变，占
在君；太一在春分之日有变，占在相；太一在中宫之日有变，
占在吏；太一在秋分之日有变，占在将；太一在夏至之日有
变，占在百姓。所谓有变者，太一居五宫之日，病风折树木，
扬沙石，各以其所主，占贵贱。因视风所从来而占之，风从其
所居之乡来为实风，主生长，养万物；从其冲后来为虚风，伤
人者也，主杀，主害者。谨候虚风而避之，故圣人日避虚邪之
道，如避矢石然，邪弗能害，此之谓也。

"太一移日，天必应之以风雨。"交接的时候，太一移日不
是日游，而是移宫的时候。"以其日风雨则吉，岁美民安少病

矣。"有的版本中"岁"做"矣"，就是"以其日风雨则吉矣，美民安少病矣"。"岁"和"矣"字形相似而误。要知道在这一天产生气候变化，按时的风雨一般是吉相，老百姓不会得病。"先之则多雨，后之则多汗。""汗"，从《太素》来看，当干旱的"旱"讲合适。这里讲移宫那一天的变化，比如说冬至前一两天下雨了，但还没到移宫的时候，可能说明这一年或这一个季节就多雨，因为原本是过了移宫之日以后才开始下雨、下雪的，可能在这个季节就比较干旱。大家可以仔细观察一年，观察大地、人体和病情的关系，历年久了就发现规律了，可以记一本物候日记。但在城市中观察的太有限了，到田野中，看看多种物候，有搞生物研究的就那样常年记录，积累资料，进行对比，现在有电脑，统计资料也简单。过去用卡片记，观察几种物候，对每年的四个季节进行详细的观察。有搞这个研究的人，非常辛苦，但是能对比出东西来。这说的是太一移日的时候。"太一在冬至之日有变，占在君。"这是指日游的情况。正北的位置，相当于北极星的位置。正北不动的为君。"太一在春分之日有变，占在相。"春分，太一在东方是吉方、生方，主相的位置。"太一在中宫之日有变，占在吏。"中央宫，招摇之宫，主吏。在君的前面执行事务的叫吏。国家的统治是靠吏来具体执行的。"太一在秋分之日有变，占在将。"左相右将。秋主杀伐之气，是主将的。"太一在夏至之日有变，占在百姓。"百姓是在最远端的，在君和吏之前，吏就在君民之间。"所谓有变者，太一居五宫之日。"就是指前后左右中间。"病风折树木，扬沙石，各以其所主，占贵贱。"依照《太素》，"病风折树木"是"疾风折树木"，更通顺，"病"应该从"疾"。各以其所主占贵贱。出现大的气候变化时，大风折了树木或扬了沙石，伤在贵还是伤在贱，伤在君还是伤在将、相？在这一天要特别小心观察有没有异常气候。"因视风所从来而占之，风从其所居之乡来为实风，主生长，养万物。"看看风来的方向是哪里。比如说春分之日的东风就是实风，秋天从西方来的，很暴烈的风，这也是实风。说明主时之气非常旺。夏季时来南风，说明百姓比较和顺一些，这是好现象。"从其冲后来为虚风，伤人者也，主杀，主害者。"冲后来、虚邪贼风，到底是什么东西？要避的就是这个东西。比如说：冬至风从南来，春分风从西来，这都应该叫虚风。冲后，比如说冬至风从南来是冲，从西来叫后（按照五行相生，从生它的一行那里来的）。冬天一般是刮西北风，如果刮南风，突然变暖，就是相冲的风，是不吉利的，是虚风。"谨候虚风而避之，故圣人日避虚邪之道，如避矢石然，邪弗能害，此之谓也。""日"应是"曰"。这个"虚"，张介宾的解释就是"对冲"，如子对午、卯对西。后来《难经》中叫：虚、实、贼、微、正，和这个不完全一样。避虚风如避矢石，在这个季节有和这个季节相反的风，人们就要小心了，要特别谨慎，注重调养。冬至的时候突然刮南风，气温突然回升，我们就要注意了，好好避着，不要出去，不要到公共场合去，容易有传染病发作。春天突然"倒春寒"，人容易感冒，要时刻小心。这段讲的一个是太一的常驻位置；另一个是太一的日游；还有一个是太一移日的吉凶占验；还有一个是讲要避虚风。

是故太一入徙立于中宫，乃朝八风，以占吉凶也。风从南方来，名曰大弱风，其伤人也，内舍于心，外在于脉，气主热。风从西南方来，名曰谋风，其伤人也，内舍于脾，外在于肌，其气主为弱。风从西方来，名曰刚风，其伤人也，内舍于肺，外在于皮肤，其气主为燥。风从西北方来，名曰折风，其伤人也，内舍于小肠，外在于手太阳脉，脉绝则溢，脉闭则结不通，善暴死。风从北方来，名曰大刚风，其伤人也，内舍于

肾，外在于骨与肩背之膂筋，其气主为寒也。风从东北方来，名曰凶风，其伤人也，内舍于大肠，外在于两胁腋骨下及肢节。风从东方来，名曰婴儿风，其伤人也，内舍于肝，外在于筋纽，其气主为身湿。风从东南方来，名曰弱风，其伤人也，内舍于胃，外在肌肉，其气主体重。此八风皆从其虚之乡来，乃能病人。三虚相搏，则为暴病卒死。两实一虚，病则为淋露寒热。犯其雨湿之地，则为痿。故圣人避风，如避矢石焉。其有三虚而偏中于邪风，则为仆偏枯矣。

继续讲八风的占验。这个方法在过去是一个常识性的东西。老百姓可以将候风用来看农时，兵家可以通过候风来占吉凶，帝王可以通过候风来占天象。前面讲的占君、相、吏、将，是帝王之占，兵家也可以通过这个来占，这里讲的是医家的占。医家用候风来看病，方法是一样的，候风还有好多具体的技术性问题，如立多高的标杆，用多长的线，拴多重的鸡毛。候风是一种方法。还有一种候气方法，就是立春之日，在地上立上一个管，有一定的长度，里面用芦苇里的那层用来做笛膜的膜烧成灰，填到里面，地下的气一冲上来，就能看到灰冒，这管有多长就知道气有多少。这是一种精确的、数量化的候气方法。那么老百姓大概候气的方法（我小的时候见村里的老人还会这个方法），是在立春之日到耕地里去挖一个坑，深度有一定的要求，把最轻的鸡毛往下一放，不等放到下面去，它自己就飘上来了。根据飘多远看今年的旱涝情况、热的情况、春气发动的情况，看来的气冲不冲。这些都有具体的实际技术和方法，还有数字化的定量。这里讲风象和风的强度，但是没有具体讲强度，只是医家候病的大概的方法。

"是故太一入徙立于中宫，乃朝八风，以占吉凶也。"前面说到太一移宫还有太一日游，每个季节在不同的宫，那是初昏的时候的占验。这里说的是徙立于中宫，就是说太一既然在各个宫里转，那么风象怎么候呢？是不是以自己所在的宫为中心呢？不是，以中宫，也就是北极星为中心。太一星就是北极辰星，以它为中心来看东南西北四个方向。那么就人来说，是以所立的地方为中心来看八个方向。"风从南方来，名曰大弱风，其伤人也，内舍于心，外在于脉，气主热。"南方离宫在五行中属火，和心相应。"风从西南方来，名曰谋风，其伤人也，内舍于脾，外在于肌，其气主为弱。"《甲乙经》中是"外在于肌肉"，西南方是坤宫，脾应西南方，应谋风。西南风伤人，肌肉软弱。谋风，在兵家里主有谋逆之事。"风从西方来，名曰刚风，其伤人也，内舍于肺，外在于皮肤，其气主为燥。"西方兑卦，属金，和肺相应，应将的位置、杀的位置，为白虎之位。肺合皮肤，性质是燥的。南方、西南方、西方，这三个方位对应的卦象直接和内脏相应。"风从西北方来，名曰折风，其伤人也，内舍于小肠，外在于手太阳脉，脉绝则溢，脉闭则结不通，善暴死。"《甲乙经》中是"脉绝则泻"。西北方是乾卦的位置，属刚，它怎么应在小肠了呢？按照十二支的定位，应亥位，乾亥的虚风，冲在巳位，是小肠的位置。伤到小肠是指小肠之位是折风之位的冲虚之位，小肠属火。西北方也是阴寒、惨烈的风。天气要闭在西方的时候，其风也是阴寒的惨烈的。"伤人暴急"，可以导致暴死。"风从北方来，名曰大刚风，其伤人也，内舍于肾，外在于骨与肩背之膂筋，其气主为寒也。"北方、西北方、西方，大刚风、折风、刚风，都是刚暴的、惨烈的、硬的，是主毁伤的、阴寒的风。伤脏的相应之方应肾，所以北方坎宫应应肾，"风从东北方来，名曰凶风，其伤人也，内舍于大肠，外在于两胁腋骨下及肢节。"东北方艮位应干支的寅位，其对冲在申，申是阳经，是主大肠的，大肠、小肠这个位置是对冲之位。"风从东方来，名曰婴儿风，其伤人也，内舍于肝，外在于筋纽，其气主为身湿。"东方是与肝木、震卦相应的位置。东方的风是阳位，比较弱一些，伤人也不是很重，叫婴儿风。《太素》中"筋纽"为"筋韧"，为筋、韧带之类的含义。我们知道是筋就行了。"风从东南方来，名曰弱风，其伤人也，内舍于胃，外在肌肉，其气主体重。"东南方的巽风，也是比较柔弱的，所以伤人也不是很重。八风伤人，从东风、东南风、南风一直到西南风，都是柔弱的。从偏阳的方向来的风多是弱的，偏阴的风伤人多是重的。西北风、东北风，伤人都是比较凶的。这也是从阴阳的角度来看的。如果从兵家角度来说的话，以中国所处的地理位置而论，最大的危害来自北方。从中原来看，北方是大陆、内陆，东南是沿海，除了有自然灾害以外，边民犯内地并不是大问题。而西北、东北的游牧民族政权，历来是中原政权的危害。有研究地理历史的人提出，朝代的变化、历史的前进总是从中央向四边扩散——把内陆的人都赶到边上去，中国东南方向基本没有什么侵害问题，到了海的边上就没问题了。所以流放一个人，通常都流放到岭南去，流放到天涯海角去，不流放到西北去。如果流放到西北去，和外来的少数民族政权结合起来就会反过来对中央政权形成威胁。所以从地理环境来说是这样，从气候来说也是这样。从北方来的是寒气，从南方海洋来的是热气。这个学说在中原这个地方产生，是受地理环境、人文环境影响的。"此八风皆从其虚之乡来，乃能病人。"正常情况下，八风在其对冲的、不是其主政的季节来，都能病人。比如春天，正月建寅，风应从正东方或东偏北方来的时候，却从西南来，那就是对冲。二月建卯，春天的二月，凉风、刚风从西方来，这就是风从虚之乡来。婴儿风从东方来，是最弱的风，要是秋天刮东风，也会伤人，这是从其虚之乡来。在春天从东方来则是正风，就没问题了。"三虚相搏，则为暴病卒死。"这个"三虚"一般解释是年、月、日三虚，"则为暴病"。"两实一虚，病则为淋露寒热。"《甲乙经》中为"两虚一实"。淋露，有人考证说是"癃疲"，就是赶上人疲劳的时候，此句就为"疲劳寒热"。知道恶寒发热的病或者是因为冒了雨露，或者是因为过于疲劳就行了。结合前面的篇章说的"风雨寒暑，不得虚，邪不能独伤人"，那么这个虚指人身体的虚也是有很可能的。"犯其雨湿之地，则为痿。"病有天、地、人的因素，这也可以被认为三虚。所谓的年、月、日之虚在后来的术数家中有这样推论的，但在这一篇中，没有明确看出来。有的篇章中有类似的意思，可以结合参考。但从"犯其雨湿之地，则为痿"来看，有地的因素。痿就是肌肉萎缩乏力。三虚则是人本身虚，加上天有虚风，又加上所处的地方环境不利。"故圣人避风，如避矢石焉。"避风如避箭、石头。一支箭射过来了，你知道快躲，遇风也要像看到箭射来了一样，赶快避起来。天冷了别出去，在屋里好好待着。"其有三虚而偏中于邪风，则为仆偏枯矣。"人本身虚，所住的地方再潮湿，再加上不正常的风气，三者相合就容易中风。在气候剧烈变化时，人本身饮食不节、喜怒无常、情绪暴躁，发生血压升高和脑中风的人很多。要是说逢在哪一天、哪一月、哪一日，或是月廓空虚，或是哪一个日子犯冲，这样的因素没有更多的事实根据。马莳根据《素问》的《刺法论》和《本病论》两篇，解释说人有思虑伤心及汗出于心，进而夺精，为人的两虚，再加上天之虚，是为三虚。这是从《内经》本身的意思来解释的，是比较好理解的。先有了内在的伤于心，再加上外面产生的病理变化，出汗、失津，再加上外边的风。后面《岁露论》写了月廓虚，说的是年、月、日三虚，这是后来有些人解释的根据。我们要明白以天说人的道理，这些都可以参考，不做定论。具体情况以事实为依据。

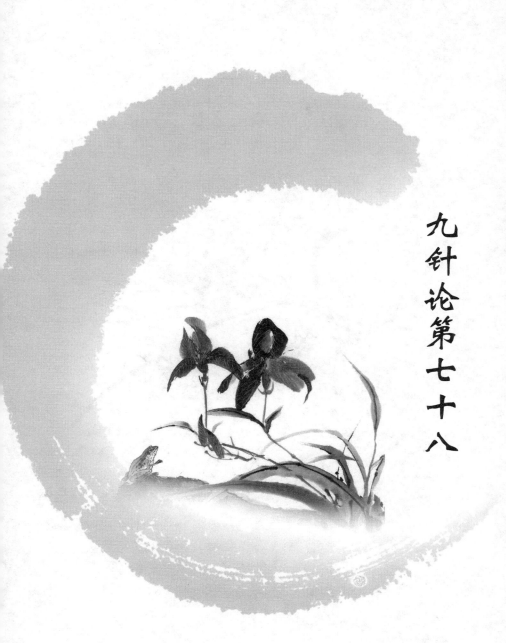

九针论第七十八

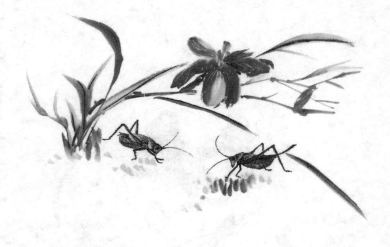

这篇详细论述了九针，所以篇名叫做"九针"。后面又论述了一些做针灸应该知道的知识。这篇基本是文献综述，内容在其他篇章中也都出现过。

黄帝曰：余闻九针于夫子，众多博大矣，余犹不能寤，敢问九针焉生，何因而有名？岐伯曰：九针者，天地之大数也，始于一而终于九。故曰：一以法天，二以法地，三以法人，四以法时，五以法音，六以法律，七以法星，八以法风，九以法野。

"黄帝曰：余闻九针于夫子，众多博大矣，余犹不能寤，敢问九针焉生，何因而有名？"意思是我在反复的论述中，已经听说九针了，范围很广，还不能完全明白，于是问了两个很基础的问题：九针是如何创制的？命名的原则是什么？"岐伯曰：九针者，天地之大数也，始于一而终于九。"这个九针并不是随便命名的，它的产生、制式是依据天地自然规律的。"故曰：一以法天，二以法地，三以法人，四以法时，五以法音，六以法律，七以法星，八以法风，九以法野。"法天、地、人，然后是按照自然之象。下面具体论述是怎么依照这个法则和自然规律来定的。

黄帝曰：以针应九之数，奈何？岐伯曰：夫圣人之起天地之数也，一而九之，故以立九野。九而九之，九九八十一，以起黄钟数焉，以针应数也。

"黄帝曰：以针应九之数，奈何？"前面的九个法是怎么对应的？"岐伯曰：夫圣人之起天地之数也，一而九之，故以立九野。九而九之，九九八十一，以起黄钟数焉，以针应数也。"用九分法，一而九之。两分法按照数学的原理是寻找没有终极的绝对零点。非要按照两分法找绝对零点的话（数学上有个无穷数，无限小，可找绝对零点），可用理论推算方法。这就是二分法、分析法、追求细微的研究方法，是西医学、现代科学所用的一个方法。而黄帝对这部分是怎么办的？追究不出来没关系，不追究了——除了两极，中间都是。甚至可以把中间扩大，用三分法，就是在不好辨、不能细辨，不能深入辨的时候把这一块单独分出来。像虚则补之，实则泻之，不虚不实以针调之，这个"不虚不实"就在虚实之间，不是很明确，是不好辨的那一部分，这是三分法。比如手诊中怎么看手掌？可以按照分野看。用精确定位，定出一个坐标点来，不好定时，就可以用九分法。上中下分三等份、左中右分三等份，九宫就出来了。那么在九宫之中再细分，就是九九八十一宫，相对来说定位定得比较准确。看似是模糊，但在模糊中有精确的方法。假如说用精确度量的方法，角度一偏，整个这一宫的位置就差得更多。绝对的准确，在理论上说都是不可能的，只能是接近准确。所以这里九而九之，九九八十一就是用了模糊中的精确分法。像对音律的分法，黄钟制式上是将一寸分九等，共八十一分。这提示的是一个方法。所以中国的礼器，除了规定形制、对应政治制度之外，还包括了社会生活的各个方面，包括了科研的方法、认识自然的方法，都是为了通过各种形式来提示标准。所以以针应数也是一个道理。

一者，天也。天者，阳也。五脏之应天者肺，肺者，五脏六腑之盖也，皮者，肺之合也，人之阳也。故为之治针，必以大其头而锐其末，令无得深入而阳气出。

"一者，天也。天者，阳也。"天是阳，天阳为一。一分为二就是阴阳了。天是纯阳，不漏的叫阳。"五脏之应天者肺，肺者，五脏六腑之盖也，皮者，肺之合也，人之阳也。"天就是一个盖子，像肺就是五脏的盖一样，在最上面。皮肤是人的盖，把人蒙在里面。皮和肺就是人之阳的外表所在。"故为之治针，必以大其头而锐其末，令无得深入而阳气出。"这个针是头大末锐的。刺皮别刺深了。现在没有这个制式了，浅刺就行。现在的刺血笔刺不深，用现在的技术来模仿这个也可以。我们知道刺的深浅就行了。

二者，地也。人之所以应土者，肉也。故为之治针，必篦其身而员其末，令无得伤肉分，伤则气得竭。

"二者，地也。人之所以应土者，肉也。"肉应土，厚则能够长养东西。"故为之治针，必篦其身而员其末，令无得伤肉分，伤则气得竭。"这个篦比喻竹筒，是直的意思。说一个人说话像直筒子一样，就是说话直接的意思。不能拐弯刺进去把肌肉缠绕，使肉分受伤，伤了以后人没力气，气都竭了。

三者，人也。人之所以成生者，血脉也。故为之治针，必大其身而员其末，令可以按脉勿陷，以致其气，令邪气独出。

人是应血脉的，针是按脉用的，在外面点压按摩的，不是扎进去的。

四者，时也。时者，四时八风之客于经络之中，为瘤病者也。故为之治针，必篦其身而锋其末，令可以泻热出血，而瘤病竭。

有不同的版本将"瘤病"写成了"瘤病"。从下面这个"而瘤病竭"来看，更像是"瘤"字。锋针刺瘤病。瘤病是由四时八风不正之邪客在经络之中导致的。络脉就是小的血管。放血的方法用来"泄热出血"，邪在络中就从络中刺。

五者，音也。音者，冬夏之分，分于子午，阴与阳别，寒与热争，两气相搏，合为痈脓者也。故为之治针，必令其末如

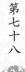

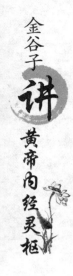

剑锋，可以取大脓。

这里讲应五音、冬夏子午和阴阳寒热相争，这个就可以和音乐的高低、音律比较。这里提到一种用来取脓的，像剑刃一样的针。现在仿古的九针有制成这种针式的，各种各样新的针具一般不模仿。刺外面的脓，用手术刀就可以了，要是刺深部脓的话，用两边有刃如剑锋的针。像小针刀，一个方向有刃，在另一个方向上没有损伤，这个类似手术刀一样的针，从安全考虑，刺浅表的脓可以，若刺深部，这个针是不用的。

六者，律也。律者，调阴阳四时而合十二经脉，虚邪客于经络而为暴痹者也。故为之治针，必令尖如氂，且员其锐，中身微大，以取暴气。

律是音律的六律，前面讲二十五音的时候提到过这个问题，六律是应阴阳四时十二经脉的。氂（牦）是毫毛的意思。是逐渐锐下去的，不像三棱针突然地锐下去，而是比照松树针的形状。

七者，星也。星者，人之七窍，邪之所客于经，而为痛痹，合于经络者也。故为之治针，令尖如蚊虻喙，静以徐往，微以久留，正气因之，真邪俱往，出针而养者也。

以七星应头面的七窍。针像蚊子或牛虻的嘴。刺的时候慢慢地刺进去，可以留针。刺下去，正气和邪气都会集中在那儿，然后出针，再进行静养。这里将针具和治疗方法都讲到了。

八者，风也。风者，人之股肱八节也。八正之虚风，八风伤人，内舍于骨解腰脊节腠理之间为深痹也。故为之治针，必长其身，锋其末，可以取深邪远痹。

"八者，风也。风者，人之股肱八节也。"风在外飘摇，人走路摇摇摆摆，晃胳膊晃腿的，所以比喻为风。肘臂股胫，上面两大节，下面两大节，二四八节。"八正之虚风，八风伤人，内舍于骨解腰脊节腠理之间为深痹也。"八风在前面讲到了，从冲后来者为虚风，伤人重。在骨关节里面，腰背，或腠理之间的疼痛为深痹。现在常见的周身疼痛的病，都属此类。"故为之治针，必长其身，锋其末，可以取深邪远痹。"像治疗坐骨神经痛、腰椎间盘突出症，刺环跳穴时一般就用长些的针，四寸针。但有时候不用到四寸的针就有效了，也不一定非用到那么深。

九者，野也。野者，人之节解皮肤之间也。淫邪流溢于身，如风水之状，而留不能过于机关大节者也。故为之治针，令尖如挺，其锋微员，以取大气之不能过于关节者也。

"九者，野也。野者，人之节解皮肤之间也。"九野是哪里？人身上的关节皮肤全部都算，是广布的区域。"淫邪流溢于身。"淫邪是一些不正常的邪气，比如水湿过度，周身流窜。"如风水之状。"有如水肿在上的风水。"而留不能过于机关大节者也。"在一个节段上肿，过不去大关节。"故为之治针，令尖如挺，其锋微员，以取大气之不能过于关节者也。"挺是一个武器，是个像圆头一样的器具，用于放水的方法和取一些积液的方法。这是对各种针具的比象、制成的原理和不同的适应证的详细论述。

黄帝曰：针之长短有数乎？岐伯曰：一曰镵针者，取法于巾针，去末寸半，卒锐之，长一寸六分，主热在头身也。二曰员针，取法于絮针，筩其身而卵其锋，长一寸六分，主治分间气。三曰鍉针，取法于黍粟之锐，长三寸半，主按脉取气，令邪出。四曰锋针，取法于絮针，其身，锋其末，长一寸六分，主痈热出血。五曰铍针，取法于剑锋，广二分半，长四寸，主

大痛脓，两热争者也。六曰员利针，取法于氂针，微大其末，反小其身，令可深内也，长一寸六分。主取痈痹者也。七曰毫针，取注于毫毛，长一寸六分，主寒热痛痹在络者也。八曰长针，取法于綦针，长七寸，主取深邪远痹者也。九曰大针，取法于锋针，其锋微员，长四寸，主取大气不出关节者也。针形毕矣，此九针大小长短法也。

　　"黄帝曰：针之长短有数乎？"下面这段在《素问·针解》中和《灵枢·九针十二原》中都论述到了，是一样的。"岐伯曰：一曰镵针者，取法于巾针，去末寸半，卒锐之，长一寸六分，主热在头身也。"巾针是过去的针，有的人说就是缝衣针，这都是古针名，现在不好考证了。形式上是头大末锐的。"二曰员针，取法于絮针，筩其身而卵其锋，长一寸六分，主治分间气。"员针是日常用的一种针，锋卵圆，看各种动物的蛋的形状就知道了，是按摩器械。"三曰锓针，取法于黍粟之锐，长三寸半，主按脉取气，令邪出。"像大黄米不去壳的粒，去了粟壳后就看不出形状了，也是渐渐地圆，有个尖的。这都是日常能见到的东西，取法于自然之象。"四曰锋针，取法于絮针，筩其身，锋其末，长一寸六分，主痈热出血。"这就是现在的三棱针，到现在没什么变化。"五曰铍针，取法于剑锋，广二分半，长四寸，主大痈脓，两热争者也。"铍针后来相当于足刀那样的针了，是像剑那样的，现代不用了，临床上都用手术刀代替了。"六曰员利针，取法于氂针，微大其末，反小其身，令可深内也，长一寸六分。主取痈痹者也。"这个针现在也不见了，我们要知道有这个形制，这是头大身小的一种手术器械。"七曰毫针，取法于毫毛，长一寸六分，主寒热痛痹在络者也。"这是现代临床最常用的一种针，现在有粗细长短不同的型号。"八曰长针，取法于綦针，长七寸，主取深邪远痹者也。"这些都是古针的名字。这里用长针就是了。"九曰大针，取法于锋针，其锋微员，长四寸，主取大气不出关节者也。针形毕矣，此九针大小长短法也。"大针像在关节之内刺的针。这是理论上的一种取法的形式，而在现实之中九针已经不全了。这里论述的是针形，反复论述已讲过的内容。

黄帝曰：愿闻身形，应九野，奈何？岐伯曰：请言身形之应九野也，左足应立春，其日戊寅己丑。左胁应春分，其日乙卯。左手应立夏，其日戊辰己巳。膺喉首头应夏至，其日丙午。右手应立秋，其中戊申己未。右胁应秋分，其日辛酉。右足应立冬，其日戊戌己亥。腰尻下窍应冬至，其日壬子。六腑、膈下三脏应中州，其大禁，大禁太一所在之日，及诸戊己。凡此九者，善候八正所在之处。所主左右上下身体有痈肿者，欲治之，无以其所直之日溃治之，是谓天忌日也。

"黄帝曰：愿闻身形，应九野，奈何？"这是说把身体分成九部对应九野的方法。"岐伯曰：请言身形之应九野也，左足应立春，其日戊寅己丑。"从左足开始，用干支计日的方法应在戊寅己丑。用干支计月的时候，寅、丑月是正月、二月。这里配合天干戊己，对应的是立春。"左胁应春分，其日乙卯。"这就是部位和时间、空间联合对应的方法。对应人体部位的阴阳多少也是个对应的方法。卯应木，在人体位置为左胁。"左手应立夏，其日戊辰己巳。"戊己在天干都是土日。辰巳日阳气上升。"膺喉首头应夏至，其日丙午。右手应立秋，其中戊申己未。"胸喉头这部分位置最高，应夏至，是最阳的部分。丙为阳干，属火，午为地支中阳气最盛的一支，也是属火。右手应秋。"右胁应秋分，其日辛酉。右足应立冬，其日戊戌己亥。"戌亥应北方。亥月是十月，开始进入冬季。"腰尻下窍应冬至，其日壬子。"会阴部、腰部、尾骶部应冬至。二分二至对应躯体，四立对应四肢。这里通过左右、上下、中间来说明阴阳的多少。最下是冬至，对应干支纪日中的壬子。"六腑、膈下三脏应中州。"六腑不用说了，都在腹腔里。膈上是心肺两脏，膈下就是脾肝肾，应中州。后世说脾为中州，肝肾在下，如果比照全身的划分的话，这个更实在一些。腹部的内脏都叫做中州。"其大禁，大禁太一所在之日，及诸戊己。"太一所在之日指太一日游应二分、二至和四立的时候在哪一天。针灸时要知道，太一所在之日就是大禁。及诸戊己，是指干支纪日的时候六戊和六己。按照奇门遁甲，六戊是天门，六己是地户，天门开，地户闭，这是遁甲的一些方法，对戊己来说是禁忌。"凡此九者，善候八正所在之处。"在讲九宫八风时提到了八宫和中州。中州应在六腑和膈下三脏。结合前面太一日游，对照来看就能明确了。"所主左右上下身体有痈肿者，欲治之，无以其所直之日溃治之，是谓天忌日也。"假如在这些部位上有痈肿的话，要手术（溃治）的时候应避开这些日子。这是讲治疗在时间上的选择，在西医学临床上是不用这些的。这是否有意义？意义在哪里？其实这和前面提到的阴阳干支的针灸禁忌一样，说的都是阴阳的多少，只是用这个方式来提示。这说明在针灸的时候要考虑到人的阴阳，言天以说人（用说天的方式说人），提醒我们时时注意用这个方法来看人，在感受阴阳消长的同时，要知道有个阴阳的多少，对治病上有所禁忌。下面提到形和志的关系。

形乐志苦，病生于脉，治之于灸刺。形苦志乐，病生于筋，治之以熨引。形乐志乐，病生于肉，治之以针石。形苦志

苦，病生于咽喝，治之以甘药。形数惊恐，筋脉不通，病生于不仁，治之以按摩醪药。是谓五形治。

"形乐志苦，病生于脉，治之于灸刺。"苦在精神，病生在脉。治疗可以用针，也可以用灸。"形苦志乐，病生于筋，治之以熨引。"单纯体力劳动的人，在精神上没有多少劳累，病生在外面，多是运动系统（筋）的损伤，用导引、理疗、康复、热敷的方法治疗。形乐志苦（不用干体力活，琢磨人、琢磨事太多，精神紧张）的人，病生于脉，容易得心脑血管疾病，那得深刺。"形乐志乐，病生于肉，治之以针石。"既不干重活又不动脑子，长一身赘肉的人，用针石来治疗。"形苦志苦，病生于咽喝，治之以甘药。"《素问》中是"咽嗌，治之以百药"。我认为"甘药"比较合适，如《伤寒论》中的甘草汤。这种人既劳力又劳心（干着体力活，还考虑太多事情），病在咽喉，如慢性咽炎。比如说教师，站着讲课，工作时间特别长，要批改作业，还要考虑教育管理学生。这类人常常有慢性咽炎。泡甘草水喝比较好。"形数惊恐，筋脉不通，病生于不仁，治之以按摩醪药。是谓五形治。"反复受到剧烈事件刺激，筋和脉都不通，感觉麻木，典型的病如腰椎间盘突出症。那是否都是受惊吓得的呢？不一定。过度用力劳作和意外损伤都能导致这个情况。椎间盘突出后压着神经根，出现下肢功能障碍，治疗用按摩的方法、药酒的方法。这些是形志的五种情况。

这篇先讲了天忌，再讲了五形志。对一个病的产生，从形和志两方面来对照着看，很有意义。做重大治疗的时候，一定要全面考虑到天忌的问题。而天忌不只是具体的日历，还要考虑到人的阴阳。比如说一个老人，类似于冬，下焦不通，前列腺肥大，给他做手术治疗可以不可以？当然可以，但是要避开天忌。什么是天忌？这里说的是壬子日，在临床中就是过度阴寒的情况。比如说一个人全身衰竭昏迷（阴气太重），卧床，大小便不利，给他插管维持生命体征就行了，不需要做手术治疗，也许不等手术治疗的时候生命就结束了。这种治疗禁忌就相当于天忌。

五脏气，心主噫，肺主咳，肝主语，脾主吞，肾主欠。

这是五个症状和五脏的归类，《素问》的《宣明五气》中明确记载了这些。所以这篇更像是对一些中医共用的、基本内容的总结。心为什么主噫？可结合经脉的走向看。肺主咳，好理解。有些说法在各篇中有出入。我们知道有这么一种说法就行了。

六腑气，胆为怒，胃为气逆哕，大肠小肠为泄，膀胱不约为遗溺，下焦溢为水。

"六腑气，胆为怒。"不是肝主怒吗？为什么是"胆为怒"了？这是从六腑角度来说的。"胃为气逆哕。"这个也好理解。呕吐，考虑是胃的病。"大肠小肠为泄。"一看到腹泻，常归因于脾虚，归于五脏，但只用五脏来辨证是不全面的。大、小肠为泄是很实际的，因排泄物最终是从肠子里泄出来的，如果只归到五脏，那就差得远了，前面也提到了肠寒为泄。"膀胱不约为遗溺，下焦溢为水。"膀胱就是排尿的器官，不约就是遗尿。不要说古人不重视解剖，把这些解剖学的认识含糊过去了。

五味：酸入肝，辛入肺，苦入心，甘入脾，咸入肾，淡入胃，是谓五味。

五味都不明显的叫淡，归中州，归胃。这篇比《宣明五气》篇中多了一个"淡归胃"。五行与五味的对应，从《素问》

到《灵枢》再到《金匮要略》中第一篇讲到的都是这样的。二十世纪七十年代出世的敦煌卷子《辅行诀脏腑用药法要》中讲到酸为金之主，辛为木之主，苦为水之主，咸为火之主。从对冲治疗的角度来说，这个有道理。有的人说按照这篇中五行与五味对应的解释，对经方解释不通，按照《辅行诀脏腑用药法要》能解释通。所以有的人说《汤液经》是另外的一套方法，和《灵枢》《素问》完全不搭界。也有人说《辅行诀脏腑用药法要》根本就是伪造的，传出这书的人，家传的学问很大，藏书很多，有条件造假。这两种说法都有它的道理，但是绝对不能根据一种说法来否定另一种说法，只是可以并存参考，能通、能用就行了，我们不去做真假对错的追究。

五并：精气并肝则忧，并心则喜，并肺则悲，并肾则恐，并脾则畏，是谓五精之气，并于脏也。

这相当于是讲五情发生与五脏相关的物质基础，先是精气的并入，而后才有情志的发生。

五恶：肝恶风，心恶热，肺恶寒，肾恶燥，脾恶湿，此五脏气所恶也。

肝和风一类，风大了就过盛了。心恶热也是一样的道理。肺主秋，属燥。肾主冬，属寒。但这里倒过来了。实际上肺怕凉的症状更明显一些。所以有人说肺恶寒是言其甚，肾恶燥是言其初、其微。所以说肺主甚，是说严重的情况，肾主微，说的初期的情况。"此五脏气所恶也"，这个也是比较实际些的。

五液：心主汗，肝主泣，肺主涕，肾主唾，脾主涎，此五液所出也。

这个比较有意义，是仔细的辨证。《伤寒论》中对"汗出"的原因论述为亡阳。大汗后常常是用桂枝治疗的，出汗的

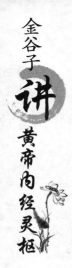

病常常用桂枝汤系列来调。

五劳：久视伤血，久卧伤气，久坐伤肉，久立伤骨，久行伤筋，此五久劳所病也。

这个是讲从生活习惯上可以知道所伤的部位。问诊的时候，问生活习惯、职业、工作经历、个人生活史，非常有必要，从这里可以看出五劳。有的人说这个病只是血压高，只是血糖、血脂高，无证可辨。我认为没这个道理，那是因为看得不够仔细。看面色、看经脉、看腧穴、看毫毛、看生活习惯，仔细全面地对其生活实际进行调查，肯定会发现异常的。怎么叫无证可辨呢？一个病的生成总是有原因的。

五走：酸走筋，辛走气，苦走血，咸走骨，甘走肉，是谓五走也。

这个和上面那个"酸入肝"的性质是一样的。前面的《五禁》篇比这个讲得还要详细些，可一起参考着看。

五裁：病在筋，无食酸；病在气，无食辛；病在骨，无食咸；病在血，无食苦；病在肉，无食甘。口嗜而欲食之，不可多也，必自裁也，命曰五裁。

如果一个人特别喜欢一种口味的时候，一定要注意，不能多吃，多吃就有伤中和了。有胃病的人可能会特别能吃，越吃越饿，肥胖的人越能吃越要节制，因为越多吃就越胖。糖尿病人喜欢吃糖，吃多了血糖就高，就会成问题。其他的几味也是一样的道理。

五发：阴病发于骨，阳病发于血，阴病发于肉，阳病发于冬，阴病发于夏。

这是从阴阳看病的发生。相对而言，阳病（阳虚怕冷的病），冬天厉害，阴病（阴分本来不足，夏天出汗过多）发于夏。所以看病的阴阳，看五脏的阴阳，是按照季节和部位内外来看的。

五邪：邪入于阳，则为狂；邪入于阴，则为血痹；邪入于阳，转则为癫疾；邪入于阴，转则为瘖；阳入于阴，病静；阴出之于阳，病喜怒。

"五邪：邪入于阳，则为狂；邪入于阴，则为血痹。"这里的阴阳更像是说精神和实质的内容。邪入到心阳，心志紊乱狂躁，入到阳明也是见狂，入到阴就是血痹，是实质性的痹证。"邪入于阳，转则为癫疾。"这里的阴阳还是指头部的上下。阳气到了头顶上，成了癫疾。"邪入于阴，转则为瘖。"如少阴病咽痛，音不出，在里面闭住了。"阳入于阴，病静；阴出之于阳，病喜怒。"根据发病时病人是安静还是情绪异常，断定邪在阴还是在阳。比如抑郁症就是阳入于阴。又如躁狂症，喜怒无常，打人骂人，晚上不睡觉，那就是阴出于阳了。这是简单从阴阳来论述的。

五藏：心藏神，肺藏魄，肝藏魂，脾藏意，肾藏精志也。

这是将情志活动的五种表现归到五脏的一种说法。这些被列在针论之中，作为针灸必须了解的东西，也可以说是针灸学的基础知识。

五主：心主脉，肺主皮，肝主筋，脾主肌，肾主骨。

这是五体和五脏的对应关系。

以上从十三个方面论述了比于五行五脏的各种关系。结合《素问·宣明五气》中论述的基本知识来看就全面了。

下面论述的是各经的气血多少。这个在前面《五音五味》中提到了，略微有点儿不同。

阳明多血多气，太阳多血少气，少阳多气少血，太阴多血

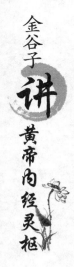

少气，厥阴多血少气，少阴多气少血。故曰刺阳明出血气，刺太阳出血恶气，刺少阳出气恶血，刺太阴出血恶气，刺厥阴出血恶气，刺少阴出气恶血也。

这个是有些区别，可以对照着《五音五味》看看。太阴多气少血，少阴多血少气，是另外两篇中的说法。说《内经》不是出自同一个时代、同一个人之手的证据，就包括这个方面。这是治疗时出血、出气的参考。

足阳明太阴为里表，少阳厥阴为表里，太阳少阴为表里，是谓足之阴阳也。手阳明太阴为表里，少阳心主为表里，太阳少阴为表里，是谓手之阴阳也。

这里说的是手足的阴阳表里。心主就是心包经。这是一些基础知识，列一个表就很清楚了。我们在实际运用中，要详细地运用起来，对诊察疾病的多方面有所了解，就会避免出现所谓的"无证可辨"的情况。我们还要知道，病位和治疗的相应关系。不要认为统统归于一个五脏、五行系统就全解决了，那样失之笼统。有些说法有这个趋势，包括开方子，有法无方，有方无量，都是一种笼统的、浮泛的说法。一门学科要发展、要深入，应该是细致、准确、有规范、有把握的。所以不要说中医就是笼统的整体的方法，西医就是分析的方法。中医、西医都有笼统的方法，那些是理论；也都有细致的方法，那些是技术。一切的技术，无论中国的、外国的、传统的、现代的都是一样。如果不落实到具体的操作上，终归不能提高技艺，不能够实用。

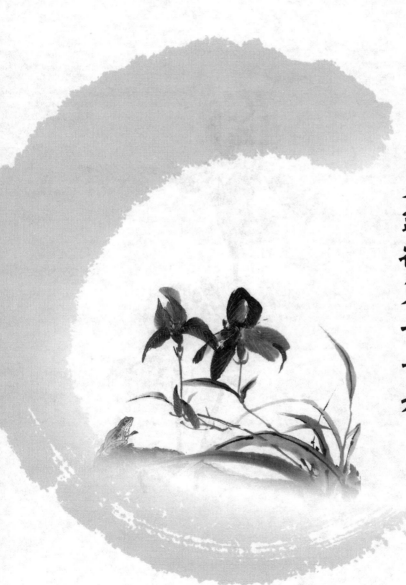

岁露论第七十九

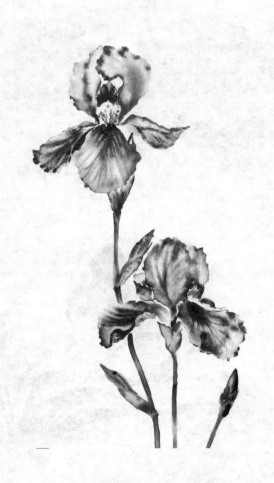

这一篇前面讲发病的过程，后面提到了岁露，所以篇名叫《岁露论》。后面还提到了占验。这篇对个体发病规律及流行病学进行了讨论，内容为个体发病的独特规律和群体发病的共同规律。通过对这篇的学习，我们可以进一步了解人与天地相应在具体上是怎么对应的。也就是我反复说的，五运六气、子午流注，在具体用的时候处在什么地位的问题。这篇的讨论内容就与这些问题相关。

黄帝问于岐伯曰：经言夏日伤暑，秋病疟，疟之发以时，其故何也？岐伯对曰：邪客于风府，病循膂而下，卫气一日一夜，常大会于风府，其明日日下一节，故其日作晏，此其先客于脊背也。故每至于风府则腠理开，腠理开则邪气入，邪气入则病作，此所以日作尚晏也。卫气之行风府，日下一节，二十一日下至尾骶，二十二日入脊内，注于伏冲之脉，其行九日，出于缺盆之中，其气上行，故其病稍益至。其内搏于五脏，横连募原，其道远，其气深，其行迟，不能日作，故次日乃蓄积而作焉。

"黄帝问于岐伯曰：经言夏日伤暑，秋病疟，疟之发以时，其故何也？"当时的经典就提到夏天伤于暑，秋天病疟。疟就是疟疾，这是个很古老的病，我小时候在山东还见过，最近这地方几乎没有了。现在在非洲疟疾还是常见的流行病。广州中医药大学的青蒿素主要销往国外。在山东，对于疟疾的名称，用俗话叫"发疲汗"。疟疾见症忽冷忽热，反复发作，是由疟原虫感染引起来的。在"文化大革命"时，中国的公共卫生比较普及，村里的卫生员管灭水沟里、溏里的蚊子（因为这个病通过蚊虫传播），这样就控制了。在清朝的时候，康熙皇帝把抗疟药"金鸡纳霜"当做贵重的东西赐给大臣。中国多少年来的青蒿抗疟法在历史的演变过程中几乎成了无效的方法，到现在还有些人用青蒿治少阳病，就是根据了疟的往来寒热症状的。但在实际上这些用法失去了历史的真实性。广州中医药大学在研究青蒿素的过程中，据说恢复了历史的本原，他们从唐以前的书中找到了一句话，从鲜的青蒿汁中提取青蒿素，晒干了当成草来用，三克，五克，及至二百克，毫无作用。原因：首先，往来寒热本来不一定是疟，再一个是用干草失去了原本的真实性。这两方面的变化都失去了历史的真实性。从疟看时下的中医，经过文人、儒医的解释和历史的演变，有很多说法远离了临床实际。"岐伯对曰：邪客于风府，病循膂而下，卫气一日一夜，常大会于风府。"这说的是卫气的运行，汇集点在风府，脑后受风是常见的（风府在脑后部位）。"其明日日下一节，故其日作晏，此其先客于脊背也。""其日作晏"在《素问》和《甲乙经》上是"其作也晏"。邪气客于脊背的时候，一天往下降一节，降得很慢。"故每至于风府则腠理开，腠理开则邪气入，邪气入则病作，此所以日作尚晏也。""尚晏"在《素问》《太素》上都是"稍益晏"。晏就是晚的意思。邪气到了风府的时候，引起腠理开张，邪气才能侵入进去。"卫气之行风府，日下一节，二十一日下至尾底，二十二日入脊内，注于伏冲之脉。"二十二天后卫气从外边入到里面去，到了伏冲之脉。"其行九日，出于缺盆之中，其气上行，故其病稍益至。"运行了九天，到了缺盆之中。气从里面向上出来了，病得就重了。前面说卫气之行慓疾滑利，一天就行好几周，这里说一日一夜大会于风府。这说明卫气的汇聚点是不固定的。下面会提到汇聚点每天都在改变。"其内搏于五脏，横连募原，其道远，其气深，其行迟，不能日作，故次日乃蓄积而作焉。"这里说病邪到内搏五脏的时候，五脏连着好多的内脏组织。卫气从外面到里面以后，路程比较远，层次比较深，所以发作起来比较慢一些，隔一天才发。现在说这是因为疟原虫侵犯到人的血液中，导致血细胞的破坏，破坏后有繁殖的周期，所以有一日疟、间日疟、三日疟不同的发作周期。传染病学中会讲到过这个。在南方的偏远水乡还有这个病发作，北方已经不太能见到了。水比较多的地方蚊虫多，北方就是夏季的时候做灭蚊预防。现在公共卫生条件好了，我上学以来在本地没见过。

黄帝曰：卫气每至于风府，腠理乃发，发则邪入焉。其卫气日下一节，则不当风府，奈何？岐伯曰：风府无常，卫气之所应，必开其腠理，气之所舍节，则其府也。

"黄帝曰：卫气每至于风府，腠理乃发，发则邪入焉。"前面说了卫气到风府的时候，腠理才开，邪气才进去。"其卫气日下一节，则不当风府，奈何？"卫气又每天从风府那里下一节，不在风府是不是不发病？这个问题就非常重要。后面这个回答就更加重要。"岐伯曰：风府无常。"风府不仅仅指脑后发际上一寸的那个风府穴，它还可以是没有固定所在的部位。"卫气之所应，必开其腠理，气之所舍节，则其府也。"对卫气所在的地方，就开其腠理。腠理开了，气就舍在那个地方，那就是风府。所以，说风府穴只是从第一节开始示例，这个节是风容易侵进去的地方，卫气是汇在这里的。从这里顺着上面走，又到里面去，这是脊髓和神经的循行方向。神经都是从大脑出来，从脊髓下来的。内脏的分支都是从脊髓分出来的。每一节上开腠理的时候，都可以引起风邪的侵入。风邪走窜滑利，和神经的功能相像，卫气虚和风邪为病，相当于神经功能

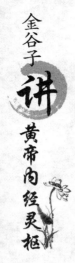

障碍，如麻、木、痒这样的症状。所以有人说卫气是指神经或神经的功能，从某个角度来看，也不是全无道理的，还是有经典的依据的。尤其这个"日下一节"，应和了神经从脊髓上分出来（感觉、传导或是从内向外的支配都是这样）。这个"风府无常"是以实际状况来论述的。神经可以在不同的节段上产生病变，相应的节段上都会出现症状。说神经的功能就是卫气，还是有很真实的对应关系的。所以对一个学说，我们一定要看看它的证据是什么，有没有文献可征，有没有实验可据，不要一看就轻易地肯定或否定。

黄帝曰：善。夫风之与疟也，相与同类，而风常在，而疟特以时休，何也？岐伯曰：风气留其处，疟气随经络，沉以内搏，故卫气应，乃作也。帝曰：善。

"黄帝曰：善。夫风之与疟也，相与同类，而风常在。""风常在"在《素问》和《甲乙经》上都是"风独常在"。"而疟特以时休，何也？"《素问》中是"疟得有时而休"。从《素问》比较通。这里说风是任何时候都可以产生的，而疟疾是间断发作，发作起来很严重。"岐伯曰：风气留其处，疟气随经络，沉以内搏，故卫气应，乃作也。帝曰：善。"风气可以在一个地方固定，像中风，相当于大脑里一个局部的病灶损伤了，而疟气是随着经络沉到里面去，是流行的、随着走的。而现在说疟原虫感染以后随着血行扩散，随着血分破坏细胞。这就好比说风气是在神经上的，而疟气就在血液里，这个对应关系是不会错的。所以经络就是血管，疟气随着血管渗到里面去。病原随着血管扩散以后，它的毒素和代谢的产物引起热源反应，影响神经系统。这是用不同的方式对疾病的表述。不一定非得对应在神经或者血管或者血液的功能上，但是现在对风气病、疟气病进行的阐释和传统的解释都是基于事实的，既然解释都是圆满的，那在对应上当然也是可能的，因为根据的事实是完全一样的，当然这二者走的是不同的路线。

黄帝问于少师曰：余闻四时八风之中人也，故有寒暑，寒则皮肤急而腠理闭；暑则皮肤缓而腠理开。贼风邪气，因得以入乎？将必须八正虚邪，乃能伤人乎？少师答曰：不然。贼风邪气之中人也，不得以时，然必因其开也，其入深，其内极病，其病人也，卒暴。因其闭也，其入浅以留，其病也，徐以迟。

这一段对于理解整部《内经》的思想有明确的指导作用。"黄帝问于少师曰：余闻四时八风之中人也，故有寒暑。"一年之中有四时、八风在伤人，有寒有暑。"寒则皮肤急而腠理闭；暑则皮肤缓而腠理开。贼风邪气，因得以入乎？将必须八正虚邪，乃能伤人乎？"是因为夏天皮肤开了邪气才入进去的？还是冬天皮肤紧了，邪气不能入进去？还是因为在这个季节，相应的虚风而来伤人？也就是说邪气的伤人，是出于随着自然界的变化、人体的原因，还是正常的生理原因（开泄）？还是在相应的季节感受不正之气才被伤？这讲到三方面的因素：人体的正气虚、外来的邪气，还有皮肤随正常季节的开、闭算，这些不算人的虚。这简单的一句话，举了这么一个例子，就提示了三方面的因素。后面的回答就有意义了。"少师答曰：不然。"不是正常的寒暑开闭，也不是八正虚邪伤到人。"贼风邪气之中人也，不得以时，然必因其开也。"明确提出来"不得以时"。那么根据五运六气的干支流年来推算人流行什么病，天下一起推算。如果对照经典的明确论断，就知道那都是笑谈。甚至有人按照出生年月干支，用五运六气的理论来推算方

岁露论第七十九

子——全是乱说一气。"不得以时",指发作时没有固定日期,也没有固定的方位。但是"必因其开也",必须是有内在的虚,腠里开了,邪气才能进去。"其入深,其内极病,其病人也,卒暴。""其内极病",《甲乙经》中是"其内急也疾"。极病,指突然的病,和卒暴是一样的意思。"因其闭也,其入浅以留,其病也,徐以迟。"如果是腠理紧闭的人,即便有虚风,也是在浅表的,即便是留在那里,病的侵入也是很缓慢的,不会急性发作。就像是突然发生气温变化,有的人脑溢血发作猝死,有的人心肌梗死发作猝死,有的人得个小感冒,有的人皮肤上过敏,有的人产生肩周炎,有的人骨关节发炎,有的人拉肚子。这就是从毫毛到腠理、到筋经、到骨、到腑、到脏、到卒暴的不同。各人虚的程度不一样。如果本来心脏就不好,本来血压就高的,遇到突然变化,血管收缩,一下子就脑溢血了。本来就喝酒、吃肉、吃辣,容易皮肤开张,风就侵在皮毛上了。所以说"必因其开也",哪个地方孔窍开了风就填到哪个地方去了,这里要看到"不得以时,然必因其开也。"

黄帝曰:有寒温和适,腠理不开,然有卒病者,其故何也?少师答曰:帝弗知邪入乎。虽平居其腠理开闭缓急,其故常有时也。黄帝曰:可得闻乎?少师曰:人与天地相参也,与日月相应也。故月满则海水西盛,人血气积,肌肉充,皮肤致,毛发坚,腠理郄,烟垢着,当是之时,虽遇贼风,其入浅不深。至其月郭空,则海水东盛,人气血虚,其卫气去,形独居,肌肉减,皮肤纵,腠理开,毛发残,膲理薄,烟垢落,当是之时,遇贼风则其入深,其病人也,卒暴。

"黄帝曰:有寒温和适,腠理不开,然有卒病者,其故何也?"有的人不寒不温,腠理也不开,总在空调屋子里、舒适的恒温条件下，怎么也会发生突然的病呢？这是什么原因？
"少师答曰：帝弗知邪入乎。虽平居其腠理开闭缓急，其故常
有时也。"这还是因为不了解疾病侵入的原因，虽然在正常生
活环境下，腠理的开闭缓急也不是一成不变的。"黄帝曰：可
得闻乎？少师曰：人与天地相参也，与日月相应也。"人和天
地一样，和日月运行具备同一个道理，这是相应，并不是说人
就是天，就是日月。"故月满则海水西盛，人血气积，肌肉
充，皮肤致，毛发坚，腠理郁，烟垢着，当是之时，虽遇贼
风，其入浅不深。"满月的时候，海水上潮、海水西盛，是否
在满月的时候人的血气、肌肉、皮肤也同时处在实的状态？说
人与天地相应，天和地是相应的，月满了，海水是这样的，那
人呢？现代有好多研究说，人的兴奋状态、精神状态、生理状
态随着月相有周期性的改变，这个可以参考。但是在这里是说
实际的人的身体盛衰，也是有这么一个周期规律的。这个周期
怎么来看？是否按照月亮来看？现在有教针灸学的教授在讲学
的时候公开提到，月满、月空的时候按照月相该怎么刺。我个
人是不以为然的。人血气是否盛，号脉就知道了。肌肉是否
充，摸一摸就知道了。皮肤是否致密，烟垢是否着于脸上（脸
上油乎乎的），一望也是可以知道的。都是以实际情况来看的，
而不是以天文来看的。不可能在某一天，所有人都这样。人在
盛候的时候，邪入程度是浅的，人是有个周期变化的。妇女将
来月经前或者排卵期的时候，血气比较盛。那么妇女的月经周
期是否完全按照月廓盈亏的规律呢？二十八天的周期，对于健
康女性是可以实现的，而实际来潮的日期，依据基本的生理常
识，显然不是固定统一的。"至其月郭空，则海水东盛，人气
血虚，其卫气去，形独居，肌肉减，皮肤纵，腠理开，毛发

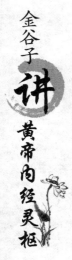

残，腠理薄，烟垢落，当是之时，遇贼风则其入深，其病人也，卒暴。"这是说人体逢虚的时候，不是只看天上的月亮，而是还要看实际的形、气、脉，看形体、面色、皮肤、腠理、毛发，综合观察。这里的意思还是上面说的那句话，"不得以时，必因其开"。必，就是必因其事实的盛侯或虚侯。这才是《内经》中贯彻的天人合一的精神，在这里是用不同的方式表述出来的。有的是明确提出来了，像前面说的"不得以时"。注家多有说天文的，包括前面的天门地户，天忌之日，都是从天文角度来说的。我个人始终认为这是一个表述的方式，并且《内经》中也是反复提示过的。像《素问》中说的"不以数推，以象之谓"也是这个意思。贯彻以象谓，不得以时的观点到人的具体操作上，才是真正的操作。这里提示的，只是人与天地相应的道理。

黄帝曰：其有卒然暴死暴病者，何也？少师答曰：三虚者，其死暴疾也；得三实者邪不能伤人也。黄帝曰：愿闻三虚。少师曰：乘年之衰，逢月之空，失时之和，因为贼风所伤，是谓三虚。故论不知三虚，工反为粗。帝曰：愿闻三实。少师曰：逢年之盛，遇月之满，得时之和，虽有贼风邪气，不能危之也。命曰三实。黄帝曰：善乎哉论！明乎哉道！请藏之金匮。然此一夫之论也。

"黄帝曰：其有卒然暴死暴病者，何也？"人有突然地得暴病死的，是什么原因？"少师答曰：三虚者，其死暴疾也；得三实者邪不能伤人也。黄帝曰：愿闻三虚。"这就是说突然得疾病死的是因为有三方面的虚，而三实的不病。什么叫三虚？"少师曰：乘年之衰，逢月之空，失时之和，因为贼风所伤，是谓三虚。"前篇提到三虚时，有各种解释。在这篇中明确说年、月、时之虚叫三虚。年之衰，就是司天失守，年干为阴干，为岁气虚。从天文理论的解释来看，是这样的。月空，占卜上还有"旬空"之说，就是这一旬中，干支相配，顺着排，十干只能配十支，当旬中空着的那两个支叫"旬空"。月之空是指朔日。月满的时候，海水西盛，人的气血饱满，月空的时候，人的气血衰。"失时之和"，这个范围就大了。一天之中气候的变化和当时的时间，与早晚的相应叫和，或者四时之间，春天该暖，反"倒春寒"，或者过早的热使花在不该开的时候开了，刚开的时候又寒，把花冻了，然后一年不结果——歉年。这就是大虚，也叫岁虚。年景不好，会饿死人，是因为贼风所伤。这里说了年月时的不正常的三虚。对于具体的一个病人该怎么看？还是像讲五运六气时说的一样，"善言天者必验于人"，一个人在这一辈子之中，虚衰的时候应该就相当于年虚。月之空是阶段性的。失时之和是临时的情绪变化。各种情况导致身体虚损后，再感受不正之气，人就会猝然发病。比如三十岁左右过度劳累，这应该相当于"年虚"，如遇上气候不当，或醉酒，就可能发生心脏过劳猝死。三十到五十岁之间的人常有这个情况，这就是猝病。假如说人是因为实际的天文年月时而发病，那么就应该在一个阶段时间之内发生猝死的特别多，而这和事实是不相符合的。"故论不知三虚，工反为粗。"谈论疾病的时候，有人将天文、地理、时辰都扯上，但不知道三虚，只能是粗略的医生了。人家问这个病怎么得的？为什么有人突然猝死了？如果天干、地支地说一套，什么天文地理，什么哈雷彗星，什么月廓怎么空，和人有关系了等，在理论上好像是这样，但实际却不同。"帝曰：愿闻三实。少师曰：逢年之盛，遇月之满，得时之和，虽有贼风邪气，不能危之也。命曰三实。"正好在年干有余、盛，月又是满月，风调雨顺的时候，那怎么还叫"虽有贼风邪气，不能危之也"？既然时之和，哪里来的邪风贼气？"善言天者，必验于人。"说的还是人。壮年的时候，如二三十岁，三四十岁；月之满，相当于精神状态饱满，心情好；得时之和。天地之间多少有点邪气，如淋点雨，受点风，但是病不了，这叫三实。当然还是要综合分析各方面的有利条件，人才不容易得病。如果吃得饱，冻不着，住的房子不潮湿，这就不容易得病。这是天地人的因素。如果七老八十——年之衰了，住的房子透风漏气，地上有污水横流（潮湿），再来个"倒春寒"，人就容易得病，比如一下子感冒了。所以说验于实，是指实际的东西。有关于天的说法，就比照天来说人。"黄帝曰：善乎哉论！明乎哉道！请藏之金匮，然此一夫之论也。"这个道理太明白了，好好保存起来。一夫之论：这只不过是就个体的发病情况而言的。但是说天、地、时就是从群体来说的，都在同一片天空下，怎么还有"一夫之论呢"？因为这里说的三实、三虚具体是指个人的三实、三虚，于是特别提出这是"一夫之论"。

黄帝曰：愿闻岁之所以皆同病者，何因而然？少师曰：此八正之候也。黄帝曰：候之奈何？少师曰：候此者，常以冬至之日，太一立于叶蛰之宫，其至也，天必应之以风雨者矣。风雨从南方来者，为虚风，贼伤人者也。其以夜半至也，万民皆卧而弗犯也，故其岁民少病。其以昼至者，万民懈惰而皆中于虚风，故万民多病。虚邪入客于骨而不发于外，至其立春，阳气大发，腠理开，因立春之日，风从西方来，万民又皆中于虚风，此两邪相搏，经气结代者矣。故诸逢其风而遇其雨者，命曰遇岁露焉，因岁之和，而少贼风者，民少病而少死。岁多贼

风邪气，寒温不和，则民多病而死矣。

"黄帝曰：愿闻岁之所以皆同病者，何因而然？"比如说今年都发生"甲流"了，相当于"岁之所以皆同病者"。这一年都得一样的病，是什么原因？"少师曰：此八正之候也。黄帝曰：候之奈何？"四立加上二分、二至是八正。怎么看它的风呢？"少师曰：候此者，常以冬至之日，太一立于叶蛰之宫，其至也，天必应之以风雨者矣。"这一句是简略地说，冬至时，北斗斗柄指向正北方叶蛰之宫（前面提到了）。但不只是指冬，还包括太乙的游宫。以冬至作为开始，其他的就不说了。每一次节气变化时，那一天都会应风雨。前面的篇章还提到它在这一宫的时候，以太一居于中宫而言论东南西北各方之风。"风雨从南方来者，为虚风，贼伤人者也。"这以立于中宫的时候相对而言的，在中间才有东南西北之分。太一在叶蛰之宫的时候是在正北方，从南方来的就是虚风，就会伤人，因为是从其冲后来的，而南北对冲。"其以夜半至也，万民皆卧而弗犯也，故其岁民少病。"夜半正是得时，正好应在北方的宫，与时、季节相应。冬至时，在北方虽然来了贼风，但人都在屋子里藏着、卧着，伤不着。这是以冬至这天来占验的。假如这天刮南风是在夜半时，就没事。这是举个例子。"其以昼至者，万民懈惰而皆中于虚风，故万民多病。"假如说白天来南风的话，对冲，就是这个季节的虚风。"虚邪入客于骨而不发于外。"虚邪冬天的时候，入到骨头去了。"至其立春，阳气大发，腠理开，因立春之日，风从西方来。"立春应在东方，虽然八风中东北应立春，正东是春分，但这里说立春的风是从西方来的对冲的风。从春夏秋冬四季来风看，春就是应东的。"万民又皆中于虚风，此两邪相搏，经气结代者矣。"两次感受

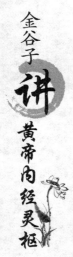

虚风，会出现脉的结代（心律不齐）。这也是举个例子，从叶蛰之宫开始算，算到立春，那么从立春到立夏之间会不会也这样？会的。"故诸逢其风而遇其雨者，命曰遇岁露焉，因岁之和，而少贼风者，民少病而少死。"逢遇风雨得其时（来得正是时候），这就是岁露，点到了题目：《岁露论》。冬天就是刮北风，春天就是刮东风，这就是岁之和，这个季节很少有异常的风气。老百姓病得就少，死得也少。"岁多贼风邪气，寒温不和，则民多病而死矣。"后面这两句话就是据实而论的。并没有说甲己化土，甲岁土盛，套五运六气那一说，只说是对冲的风是多还是少，是否是正风，是和风还是贼风。这里是用实际的天文来占验。《素问》中的"七篇大论"用五运六气来论，是在说理论。所以说流行病的发生多少与气候和节气是否相应有很大的关系。在正常的气候条件下，流行病少发，死亡率低下，在非正常的气候变化情况下，死亡率高，流行病多发。这是根据实际所候和所见来论的。

黄帝曰：虚邪之风，其所伤贵贱何如，候之奈何？少师答曰：正月朔日，太一居天留之宫，其日西北风，不雨，人多死矣。正月朔日，平旦北风，春，民多死。正月朔日，平旦北风行，民病多者，十有三也。正月朔日，日中北风，夏，民多死。正月朔日，夕时北风，秋，民多死。终日北风，大病死者十有六。正月朔日，风从南方来，命曰旱乡；从西方来，命曰白骨，将国有殃，人多死亡。正月朔日，风从东方来，发屋，扬沙石，国有大灾。正月朔日，风从东南方行，春有死亡。正月朔日，天和温不风，籴贱，民不病；天寒而风，籴贵，民多病。此所谓候岁之风，残伤人者也。二月丑不风，民多心腹病；三月戌不温，民多寒热；四月巳不暑，民多瘅病；十月申

962

不寒，民多暴死。诸所谓风者，皆发屋，折树木，扬沙石起毫毛，发腠理者也。

"黄帝曰：虚邪之风，其所伤贵贱何如，候之奈何？"一个季节有虚邪之风了，那么它伤人的时候，轻重程度怎么样？会伤及哪一批人？是否有职业分类特点？是否和劳动收入、社会地位有关？这个在现代的流行病学调查中，也是一项重要的内容。基本的病历格式，包括姓名、性别、年龄、职业、婚姻、民族、籍贯、生活史、社会经历等，通通要问到，这些都有意义。这里说贵贱，就是讨论类似问题。"少师答曰：正月朔日，太一居天留之宫，其日西北风，不雨，人多死矣。"正月的朔日——春开始的第一天，就是大年初一，占很多事情，比如来了西北风（从其冲后来的）。马莳的注解说冲后的含义一个是对冲，一个是其后。春天在东方，冲后是北、西，西北方都算。正月初一不下雨，并且来了西北风，人生病得多，不正常。"正月朔日，平旦北风，春，民多死。"平旦：早上春气生发的时候。在平旦刮北风（从其后来）也不吉，民多死。"正月朔日，平旦北风行，民病多者，十有三也。"有的版本无"朔日平旦北风行"七个字，更通顺。发病率百分之三十，不低。"正月朔日，日中北风，夏，民多死。"日中起风应在夏天。这是从一天看四季。"正月朔日，夕时北风，秋，民多死。"太阳落山的时候，相当于一年的秋天。"终日北风，大病死者十有六。"一天到晚都刮北风，这一年生病的很多，有百分之六十的死亡率。"正月朔日，风从南方来，命曰旱乡。"南方风来则热，是旱乡。"从西方来，命曰白骨，将国有殃，人多死亡。"西方主金，主凶杀。"正月朔日，风从东方来，发屋，扬沙石，国有大灾也。"风从正方来，沙石飞扬，严重时把屋盖都揭了，这是有大灾之象。"正月朔日，风从东南方行，春有死亡。"风从东南方来，只是有死亡，比较温和，不是很严重。"正月朔日，天和温不风，籴贱，民不病。"籴米就是买米，买入叫籴。山东口语中"买粮食"还是叫"籴粮食"。天气温和无风，这一年肯定是好年景、好收成，人不生病，可以多干活，粮食收入增加，物价就平下来了。老百姓吃得饱就不生病了。"天寒而风，籴贵，民多病。"庄稼也病、人也病，收成少，粮食就贵。"此所谓候岁之风，残伤人者也。"通过正月初一这一天的风向来仔细看人生病的情况。过节要体察天意，各处都好好看看。按山东本地的民俗习惯，初一到十五基本不干活。十五打灯到处照照，据说能看着耗子娶媳妇就说明这一年有好事。正月初一，生的东西都不吃，不能喂猪，猪是被吃的。过寒食节的时候，给狗带上圈，不喂狗。"猪没年，狗没寒。"这都是民俗中蕴含着的传统的、天文的占验。"二月丑不风，民多心腹病；三月戌不温，民多寒热；四月巳不暑，民多瘅病；十月申不寒，民多暴死。"这是每个月的特殊的日，丑、戌、巳、申是指的干支纪日中的日。这一月中的这个日是用来占病的。丑、戌、巳日分别在二、三、四月，都得占病，小半年都快过去了，十月再占。这都是在特殊的一天看和这个季节相应的气候。"诸所谓风者，皆发屋，折树木，扬沙石起毫毛，发腠理者也。"这个风是特别的风，是能把房屋都揭了，把树木都劈断，把地上沙子、石头吹得啪啦响，刮得人毛骨悚然、出大汗的。严重则人被开腠理，轻的感到刮得肌肉痛。这个风不是每年初一都发，也不是这一天中哪个时辰都发，所以相对来说好年景还多一些。从一年之中的一天，从一天中的一个时辰来看一年的情况，比照着这个怎么看病？可以从一个寸口脉的异常搏动看全身的疾病，还可以从面相、耳诊看全身，也可以从一个穴位或反应点、一个色素斑、一个色痣断定病程，病程有三年，有五年，也有八年。将对岁后候风的占验比照到人身上，可以对人的一个局部，一个关键部位（包括明堂诊，如诊鼻子）来断一生的疾病。这可旁及诸家，如相法，通过面相能断一生的命运。那么我们通过外部的表象断定一人周身内外、脏腑、气血、经脉的虚实盛衰，就有根据了。察天文地理是这样，医生看寿夭穷通是这样，一身的脏腑、经络气、血和与不和又何尝不是这样呢？“必验于人”，《内经》是讲医学的，理论最终都要验证到医学的诊断和治疗上来。

　　这是我们从由这一篇引申到的或者联想到的，是切于实用的意义的。《内经》看上去讲的是天文气象，但一定要联系到医学实际上来。它本身讲的只是外在的东西，我们可以作为一种常识来了解。好多注家，甚至兵家、相家都是用这个格式（通过天地）来论述的，但具体应用时都要结合到自己的专业上来。

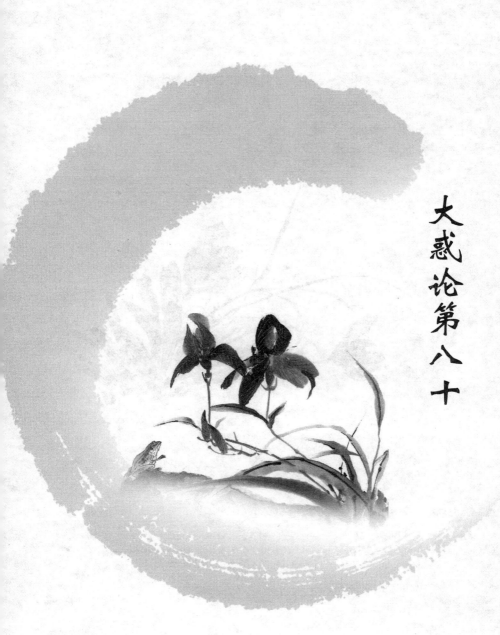

大惑论第八十

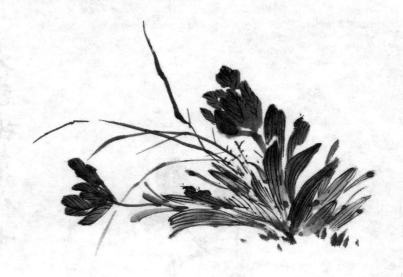

这篇首先讲到惑，所以用《大惑论》作为篇名。后面还讲到了其他的病。对一些临床常见的症状，包括惑，进行了细致的分析。

黄帝问于岐伯曰：余尝上于清冷之台，中阶而顾，匍匐而前，则惑。余私异之，窃内怪之，独瞑独视，安心定气，久而不解。独转独眩，披发长跪，俯而视之，后久之不已也。卒然自上，何气使然？岐伯对曰：五脏六腑之精气，皆上注于目而为之精。精之窠为眼，骨之精为瞳子，筋之精为黑眼，血之精为络，其窠气之精为白眼，肌肉之精为约束，裹撷筋骨血气之精，而与脉并为系。上属于脑，后出于项中。故邪中于项，因逢其身之虚，其入深，则随眼系以入于脑。入于脑则脑转，脑转则引目系急。目系急则目眩以转矣。邪其精，其精所中不相比也，则精散。精散则视歧，视歧见两物。目者，五脏六腑之精也，营卫魂魄之所常营也，神气之所生也。故神劳则魂魄散，志意乱。是故瞳子黑眼法于阴，白眼赤脉法于阳也。故阴阳合传而精明也。目者，心使也。心者，神之舍也，故神精乱而不转。卒然见非常处，精神魂魄，散不相得，故曰惑也。

"黄帝问于岐伯曰：余尝上于清冷之台，中阶而顾，匍匐而前，则惑。"清冷之台就是一个高台，上去是为了乘凉的，天热，上高处凉快些。上到一半的时候回头一看就趴着往前走了，开始头晕转向。"余私异之，窃内怪之，独瞑独视，安心定气，久而不解。"怪、异就是感到奇怪的意思。闭上眼安心调整，好长时间缓不过来。"独转独眩，披发长跪，俯而视之，后久之不已也。"觉得天旋地转，眼前发黑。头发披散着趴在那里好半天，还是止不住。"卒然自上，何气使然？"上，有版本是"止"。突然一下子好了。就是在爬高的时候人突然晕起来了，好长时间缓不过来，而有的时候一下子就止住了。问这是什么原因？"岐伯对曰：五脏六腑之精气，皆上注于目而为之精。"有的注解说"精"应是睛，从上面看的话更像是"眼睛"的"睛"。解释为眼睛的精气也行。这里说的是五脏六腑之精气。"精之窠为眼。"精所聚集的地方是眼。"骨之精为瞳子，筋之精为黑眼，血之精为络，其窠气之精为白眼。"在《针灸甲乙经》上是"血之精为其络窠，气之精为其白眼"。知道血精就是络，气精就是白眼。血形成血络，气白睛，这样也比较通。"肌肉之精为约束，裹撷筋骨血气之精，而与脉并为系。上属于脑，后出于项中。""肌肉"指动眼肌，这是一个很真实的论述。这里说肌肉把它约束起来，把血肉之筋和脉弄在一起成一个系，像神经和血管直接连到大脑一样。这个论述太精妙了，视神经的反射区就在后面。这里说"后出于项中"，从后面出来，是指眼睛后面视网膜、脉络膜那一套，通过视网膜成的像直接入到大脑去了。颅骨前面的缝隙是视神经传导入里的地方，然后视神经交叉到后脑里去。这是现代解剖学能认识到的。而这里是从精气和脉络的角度论述的，讲得很细致。"故邪中于项，因逢其身之虚。"这里注意，只说因逢其身之虚，就没说那"三虚"（"年月时"的虚）。所以这个虚还是指自身的虚。"其入深，则随眼系以入于脑。"邪中后项入到脑子的时候，是随眼系而入，眼系是哪个地方？现在有用头皮针扎视区的治法，眼系就在后脑那里。按里面的实际对应，眼睛的反射区也是在那个地方。足太阳膀胱经入络脑的时候，也是从项后而入。"入于脑则脑转，脑转则引目系急。目系急则目眩以转矣。"说风从这儿进去，吹得脑子像球一样转开，但不是像发动机高速旋转的那个转法。动一下，眼睛就发急了（目系紧，像拽着眼珠子转一样），人就感到眼前发黑，天旋地转了。这个形象的说法有没有道理？是否就真是脑子里面咣当了一下？在临床上，眩晕的病人自己说病时就有包括了这种感觉。病人晕的时候眼珠是定不了的，快速动眼。还有人晕的时候本体感觉障碍，觉得找不到平衡了，天在旋地在转。实际上天不旋、地不转，那怎么觉得转呢？只能说是意识上感觉自己在转，相对地天在旋、地在转。这就是眩晕。所以这里说脑转也不算错，是对临床症状的一种表达方式。结合现代的病理学、生理学认识，也是多有相通的。"邪其精，其精所中不相比也，则精散。"对这一句用多个版本对照，文字互有出入，文句不通顺，看下面的意思就可以了。"精散则视歧，视歧见两物。"可认为是邪气害精致使精气散，如果认为是眼睛的散大，也是通的。视歧就是将一个物像看成两个物像，重影。邪气中到眼上，眼睛上的精气散开了，散开后，就看到两个物像，就好比一个镜子打破了，一下子现出好多影一样。所以这个解释也是实际的说法。如人眼受了外伤，可能会满眼冒金星、视觉模糊。能看见重影也可以是由眼的其他损伤导致的。"目者，五脏六腑之精也，营卫魂魄之所常营也。"眼睛受五脏六腑的精气，是营气、卫气、人的魂魄所常在的地方。"神气之所生也。"人有没有神，就是通过看两个眼睛判断的，因为它们可以离脑系最近。"脑为元神之府"。通过眼右以看人的元神的情况，神气的情况。"故神劳则魂魄散，志意乱。"人累了，如思虑过度，迷迷糊糊，两个眼睛就不精神了，思虑也就不正常了，颠三倒四的。"是故瞳子黑眼法于阴，白眼赤脉法于阳也。"中间黑的虹膜和瞳孔是阴，外面的白睛和内眦就是阳。"故阴阳合传而精明也。"应该是"合抟"，阴阳抟在一起，眼睛才能够看清楚东西。"目者，心使也。心者，神之舍也。"眼睛是心的外在的表达方式，心是神的家，神住在心里。"故神精乱而不转。卒然见非常处，精神魂魄，散不相得，故曰惑也。"这个"转"也是"抟"，神精乱了，不团结在一起，突然到了一个陌生的、不正常的地方，眼睛看不过来，精神魂魄都顾不过来了，东西南北辨别不清，就开始迷惑了。这是对惑的解释。

黄帝曰：余疑其然。余每之东苑，未曾不惑，去之则复，余唯独为东苑劳神乎？何其异也？岐伯曰：不然也。心有所喜，神有所恶，卒然相感，则精气乱，视误，故惑，神移乃复。是故间者为迷，甚者为惑。

"黄帝曰：余疑其然。余每之东苑，未曾不惑，去之则复，余唯独为东苑劳神乎？何其异也？"这是举例来说，黄帝对这种说法表示怀疑。我去东边的花园，每次都迷失方向（迷惑），离开了就正常了。要说是由于神劳的话，是单独对某一地方才神劳吗？这就是一个具体问题。假如说到另外一个地方不迷乱，这就不能不归到外因。否则为什么换个地方就不发病？这是对外因产生惑的分析。"岐伯曰：不然也。心有所喜，神有所恶，卒然相感，则精气乱，视误，故惑，神移乃复。"就是说对一个地方产生反应，人的心神是不同的。人喜欢某些地方，对某些地方产生厌恶，有的人喜欢到东北去看雪景，有的人喜欢到海南去看椰树林。有的人喜欢上山，有的喜欢下海，有人一见海就晕。心神的喜恶，不是自己有意决定的。人心本来也有个喜恶。突然碰到喜恶杂合在一起，搞不太明白的，就迷乱了，视觉也误了，就觉得看东西不是那个样子了，回到正常地方来就恢复了。神所不喜相当于说人的心神对特定的地方产生一种特定的反应。"是故间者为迷，甚者为惑。"轻的时候只是迷，多少有些怀疑，但还知道哪里是东南西北，知道自已判断错了，可是身体的感觉不是这样。重的时候就全然昏惑了，分不清了。上面是对迷、惑的病理解释。

黄帝曰：人之善忘者，何气使然？岐伯曰：上气不足，下气有余，肠胃实而心肺虚。虚则营卫留于下，久之不以时上，故善忘也。

有些人好忘事，是什么原因？上气是心肺之气、上充脑髓之气。忘事还是在脑、在心的问题，都是上面说的那一套。气都到肠胃里了，心肺胸里面就虚。气虚，营卫就流到下面去了，这是正常的上下循环。但是在下面留时间长了，上面的功能就不行了，于是善忘。如人饱食以后，血脂高、血糖高、血压高、脑动脉硬化的、都有这个糊涂善忘的问题。再说吃饭多了以后，血都在胃肠中，里面充血、消化、吸收，大脑和心脏就容易发生缺血。饱食是下气有余，不是真正的病因，而是指正常情况下分布不均匀。

黄帝曰：人之善饥而不嗜食者，何气使然？岐伯曰：精气并于脾，热气留于胃，胃热则消谷，谷消故善饥。胃气逆上，则胃脘寒，故不嗜食也。

"黄帝曰：人之善饥而不嗜食者，何气使然？"饥不欲食，是什么原因？"岐伯曰：精气并于脾，热气留于胃，胃热则消谷，谷消故善饥。"有人解释，精气就是寒气，寒气到脾去了，热气就留在胃了。这个解释有些牵强。精气是五脏六腑的精华之气。精气并于脾，相对来说胃中的精气不足，正气不足。热是邪气（产生胃热的邪气），所以消谷善饥。"胃气逆上，则胃脘寒，故不嗜食也。"《甲乙经》中是胃脘塞。胃塞和胃寒都可能产生不欲食。我参考了几个版本，都能说得通。从实际临床状况来看，饥不欲食多是胃热和脾虚，脾虚典型的如《伤寒论》里太阴病的"腹满，时腹痛，不欲食"，用方是桂枝加芍药汤。

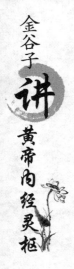

黄帝曰：病而不得卧者，何气使然？岐伯曰：卫气不得入于阴，常留于阳。留于阳则阳气满，阳气满则阳跷盛，不得入于阴则阴气虚，故目不瞑矣。

在《伤寒论》《金匮要略》中讲到的"咳逆倚息不得卧"，什么叫"不得卧"？这里就给解释了。张仲景说的《九卷》也是历史上《灵枢》曾经有的叫法。照《灵枢》来看，就是这个意思。卫气入于阴，人才能睡。卫气常留于阳，则阳气满，阳跷脉盛。这里说的阴虚，是指卫气不能进去。《内经》中说的阴虚、阳虚不同于现在的中医理论说的阴虚火旺，阴虚不眠不是阴气亏虚导致相对的虚火旺盛的不眠。这里说的是阳气盛在外面，不能入到阴分里面去，内里的、阴分的、阴经的卫气不足，才叫阴气虚。这是对不瞑的解释。所以这里看到的并不是一个虚证，而是相对而言的虚，是指卫气循行的时候内外的滞留时间不同。这是和后世解释的不同点，我们要注意这个问题。

黄帝曰：病目而不得视者，何气使然？岐伯曰：卫气留于阴，不得行于阳，留于阴则阴气盛，阴气盛则阴跷满，不得入于阳则阳气虚，故目闭也。

"黄帝曰：病目而不得视者，何气使然？"眼不能视见的病，其病因病理是什么。"岐伯曰：卫气留于阴，不得行于阳。"和上面讲的不瞑正好反着。"留于阴则阴气盛，阴气盛则阴跷满，不得入于阳则阳气虚，故目闭也。"阳虚目闭是因卫气留在阴跷，就眼睛闭了，不能视物了。

黄帝曰：人之多卧者，何气使然？岐伯曰：此人肠胃大而皮肤湿，而分肉不解焉。肠胃大则卫气留久；皮肤湿则分肉不解，其行迟。夫卫气者，昼日常行于阳，夜行于阴，故阳气尽则卧，阴气尽则寤。故肠胃大，则卫气行留久；皮肤湿，分肉不解，则行迟。留于阴也久，其气不清，则欲瞑，故多卧矣。其肠胃小，皮肤滑以缓，分肉解利，卫气之留于阳也久，故少瞑焉。

"黄帝曰：人之多卧者，何气使然？"前面提到了善饥、不欲食、善忘、不得卧，这里说多卧。"岐伯曰：此人肠胃大而皮肤湿，而分肉不解焉。肠胃大则卫气留久；皮肤湿则分肉不解，其行迟。"一种是睡不着的，一种是好睡着的。好睡多卧的，是肠胃太大了，皮肤是湿润的。对此有两种说法，有的说是湿，有的说是涩，照"涩"讲更通一些。解就是分开的意思，解剖就是分开、剖开。皮肉不解就是皮和肉粘在一起了，太湿了，黏糊住了，可以讲得通。太涩了，摩擦力大，粘在一起，也可以讲得通。肠胃里面空间太大了，卫气在里面待的时间长了，故而湿邪黏滞，也是说得通的。"夫卫气者，昼日常行于阳，夜行于阴，故阳气尽则卧，阴气尽则寤。"前面讲卫气时讲过这点，卫气在阳行完后，到阳里面去，人就睡觉了。卫气在阴分待久出来了，人就醒了。"故肠胃大，则卫气行留久；皮肤湿，分肉不解，则行迟。留于阴也久，其气不清，则欲瞑，故多卧矣。"肠胃大的人，卫气在里面待的时间长，出来的时候又不太痛快，留于阴也久，在阳分上的阳气不够，所以人老想睡觉。《伤寒论》辨三阴三阳病的时候，少阴病，但欲寐。病在阴分上，不到阳分来，是阳气不足的现象，人就欲寐了。"其肠胃小，皮肤滑以缓，分肉解利，卫气之留于阳也久，故少瞑焉。"肠胃小的人，皮肤很滑利，比较松弛，肠胃里面的空隙比较大，皮是皮、肉是肉，皮肉中间的空也比较大。行气是比较滑利，在外边的卫气多，这样的人睡觉少。这里是皮肤滑，对照前面，"皮肤湿"应是"皮肤涩"就有道理了。和滑相对的应该是涩。

黄帝曰：其非常经也，卒然多卧者，何气使然？岐伯曰：邪气留于上焦，上焦闭而不通，已食若饮汤，卫气留久于阴而不行，故卒然多卧焉。

"黄帝曰：其非常经也，卒然多卧者，何气使然？"猝然多卧，如现代精神病中有一种多睡症，走着路突然就要躺下睡觉，上着课，一低头也睡着了，这就算是"猝然多卧"了。当然这是严重的特殊情况，下面讲的是一般情况的多卧欲睡，问这是什么原因？"岐伯曰：邪气留于上焦，上焦闭而不通，已食若饮汤，卫气留久于阴而不行，故卒然多卧焉。"邪气在上焦，闭而不通，如吃完饭以后或者是喝完汤以后。有时候吃完饱饭突然打瞌睡也是这种情况。就如前面讲的，卫气入阴，在肠胃就多卧。

黄帝曰：善。治此诸邪，奈何？岐伯曰：先其脏腑，诛其小过，后调其气，盛者泻之，虚者补之，必先明知其形志之苦乐，定乃取之。

"黄帝曰：善。治此诸邪，奈何？"遇到这种情况怎么治疗？"岐伯曰：先其脏腑，诛其小过，后调其气，盛者泻之，虚者补之。"对这些小毛病，要辨清楚是在脏还是在腑，是有余还是不足，先调好小的过失，后调其气。能通过饮食、生活习惯改变的就算了，如果不行，再用针来调其气，或者用药来调。"盛者泻之，虚者补之"。肠胃宽大的，用泻药也行。特别瘦，吃饭不好，睡不着觉的人，给他吃点补药也行，用针灸补也行。"必先明知其形志之苦乐，定乃取之。"形苦、志苦，在前面提到过。一般形苦是因过度体力劳动，是外在的；志苦是心理活动伤人伤得比较严重些，是内在的。体力劳动和脑力劳动的人不一样。所以先得知道人的职业特点，生活习惯、思维习惯，把这个弄明白了，再看邪是在气分还是在血分，是在内还是在外，然后再治疗。一个是早期治疗，再一个是生活习惯的调整，第三个是虚实的补泻，最后看看形志。这是讲对一个病要综合治疗。不要对一个小的症状就大概地阴阳气血辨一通，中药、西药一大堆用上去了。一定要仔细问明情况，有针对地进行调整。

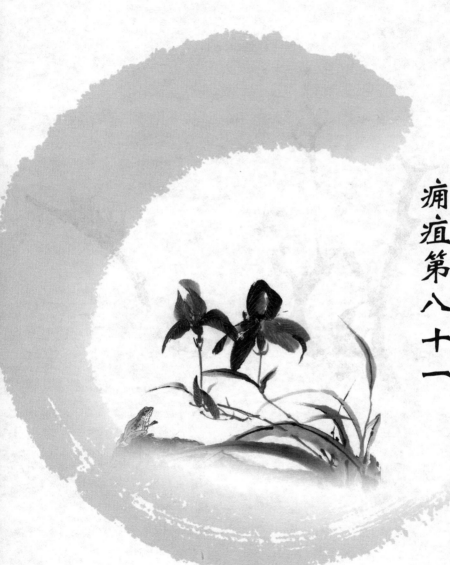

痈疽第八十一

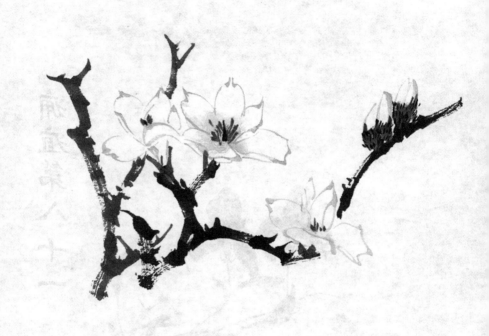

痈疽是外科病。本篇讲了痈疽不同情况的鉴别以及长在不同部位的表现。我们从这里可以看到外科诊断对病位的重视。

黄帝曰：余闻肠胃受谷，上焦出气，以温分肉，而养骨节，通腠理。中焦出气如露，上注溪谷，而渗孙脉，津液和调，变化而赤为血。血和则孙脉先满溢，乃注于络脉，皆盈，乃注于经脉，阴阳已张，因息乃行。行有经纪，周有道理，与天合同，不得休止。切而调之，从虚去实，泻则不足，疾则气减，留则先后。从实去虚，补则有余，血气已调，形气乃持。余已知血气之平与不平，未知痈疽之所从生，成败之时，死生之期，有远近，何以度之，可得闻乎？

"黄帝曰：余闻肠胃受谷，上焦出气，以温分肉，而养骨节，通腠理。"这讲的是饮食营养的正常生理。"中焦出气如露，上注溪谷，而渗孙脉，津液和调，变化而赤为血。"这是讲血的生成。"血和则孙脉先满溢，乃注于络脉，皆盈，乃注于经脉。"《甲乙经》中是"孙络先满溢"，有的版本是"经脉先满溢"。要知道血的生成，流传过程，先从最小的络脉逐渐到孙脉，然后到经脉上去。到上焦后，经过心肺的敷布，从大的经脉逐渐到孙络、络脉，一层一层地再到毛细血管。回流的时候又是从小到大。不同的版本的说法有些出入，我们能理解意思就行。"阴阳已张，因息乃行。行有经纪，周有道理，与天合同，不得休止。"通过阴脉和阳脉反复循环，随着呼吸而进行鼓动，就和一天之中太阳升、起落下一样，是不断循环的。"切而调之。"根据脉来调虚实。"从虚去实，泻则不足。"对于实证的治疗，是使之虚，叫"从虚去实"。把有余的泻泻过了就导致不足。"疾则气减，留则先后。"疾泻的时候会导致气虚。对"留则先后"，大部分的解释是留针的时候先

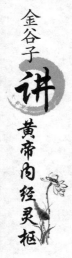

后如一。我理解这句说的是疾徐在留的先后。在留针前用疾刺法，在留针后用疾出法，分别对应泻和补。"从实去虚，补则有余。"对虚证的治疗，用使之实的办法，即用补法。补过了就产生有余，或者说把不足的地方补成有余。"血气已调，形气乃持。"把血气调好了，形或气的病才能消失，才能保持形气的正常。"余已知血气之平与不平，未知痈疽之所从生。"通过切脉可以知道血气有余不足，平与不平，再调整就行了。接下来对痈疽的生成再提出疑问。"成败之时，死生之期，有远近，何以度之，可得闻乎？"痈疽什么是顺证，什么是逆证？什么是死证？死期的远近，病程的估计，如何来度量？

岐伯曰：经脉留行不止，与天同度，与地合纪。故天宿失度，日月薄蚀；地经失纪，水道流溢，草萱不成，五谷不殖；径路不通，民不往来，巷聚邑居，则别离异处。血气犹然，请言其故。夫血脉营卫，周流不休，上应星宿，下应经数。寒邪客于经络之中，则血泣，血泣则不通，不通则卫气归之，不得复反，故痈肿。寒气化为热，热胜则腐肉，肉腐则为脓。脓不泻则烂筋，筋烂则伤骨，骨伤则髓消，不当骨空，不得泄泻，血枯空虚，则筋骨肌肉不相荣，经脉败漏，熏于五脏，脏伤故死矣。

"岐伯曰：经脉留行不止，与天同度，与地合纪。"这是比照天地来说经脉。"故天宿失度，日月薄蚀。"天上的星星不按照正常规律运行的时候，出现了日食和月食，实际上这也是在正常运行中的一种巧合。但看似正常，里面还是有偏差的，运行轨道不是固定的。"地经失纪，水道流溢，草萱不成，五谷不殖。"大地上的水流失常，发生洪涝灾害的时候，水不顺着河道流，地上的收成受到影响。"径路不通，民不往来，巷聚邑居，则别离异处。血气犹然，请言其故。"大水把交通都破坏了，人结聚在一个一个的村落里。血气不正常流行的时候，人身上也会产生一些聚集的东西。城市聚集了高密度的人口，就像人身上的毒瘤痈疖一样。"夫血脉营卫，周流不休，上应星宿，下应经数。"人身上的血管流行，就像天上的星有纪，地上的水有道一样。"寒邪客于经络之中，则血泣，血泣则不通，不通则卫气归之，不得复反，故痈肿。"寒邪到了经络里面，血就流不痛快了，就像河道堵塞了一样。卫气在里面积聚住了，不能正常循环，就产生痈肿。这和交通堵塞是同一个道理。"寒气化为热，热胜则腐肉，肉腐则为脓。脓不泻则烂筋，筋烂则伤骨，骨伤则髓消。"寒气积聚久了以后化热，热严重了就使肉腐烂，然后就化成脓了。再进一步会烂到筋，筋烂了则伤骨，再进一步会烂到骨髓。"不当骨空，不得泄泻，血枯空虚，则筋骨肌肉不相荣，经脉败漏，熏于五脏，脏伤故死矣。"如果不是在关节的地方和骨上有孔穴的地方，骨髓受到损伤后不能排泄出来，血就受损干枯了。筋、骨、肉都烂了，出现流脓、流水、流血等症状，随着热气到五脏里面。内脏一受感染，人会发热，就会导致死亡。这说的是痈肿的成因和一个由寒化热、邪气深入的过程。下面具体论述痈疽。

黄帝曰：愿尽闻痈疽之形，与忌日名。岐伯曰：痈发于嗌中，名曰猛疽。猛疽不治，化为脓，脓不泻，塞咽，半日死。其化为脓者，泻则合豕膏，冷食，三日而已。

"黄帝曰：愿尽闻痈疽之形，与忌日名。"具体论述痈疽不同部位的名称。忌日，后面会提到忌多少日。"岐伯曰：痈发于嗌中，名曰猛疽。"这是发在咽喉之中的，叫猛疽。"猛疽不治，化为脓，脓不泻，塞咽，半日死。"在喉部的化脓性的

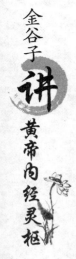

痛，半天就可以使人死亡。"其化为脓者，泻则合豕膏，冷食，三日而已。"化成脓的，吐出来以后，含着猪油。有的版本是"毋冷食"，别吃凉的食物，三天就好了。从现实来看，食更合实际。急性化脓性扁桃腺炎没有这么严重，白喉能这么严重，生成假膜以后，一下子导致喉头阻塞，能死人的。白喉现在是在计划免疫中，通过打防疫针（"白百破"针）可以预防。这个病，我到现在没见过，因为通过免疫疫苗基本能控制了。以前治疗白喉，有用火针刺开的，有用巴豆的烟往里熏的。南京中医药大学干祖望教授——当代中医耳鼻喉科的创立者，他的著作中说到他年轻时学过一个擒拿法，用于治疗白喉。现在对于危急的可以做气管切开术。

发于颈，名曰夭疽。其痈大以赤黑，不急治，则热气下入渊腋，前伤任脉，内熏肝肺。熏肝肺，十余日而死矣。

"发于颈，名曰夭疽。其痈大以赤黑，不急治，则热气下入渊腋。"渊腋在侧胸部，举臂，当腋中线上，腋下三寸，第四肋间隙中。说明一个穴位的部位。"前伤任脉，内熏肝肺。熏肝肺，十余日而死矣。"这说的就是那个忌日（要死的日子）。发于颈的，如果往下走，到了腋部，严重的会伤任脉和里面的脏腑，有生命危险。

阳留大发，消脑留项，名曰脑烁。其色不乐，项痛而如刺以针。烦心者，死不可治。

这是讲项部的脑烁。在项部发的脑烁都是比较严重的病，现在叫项部的蜂窝组织炎，民间说的砍头疮就是这个，它能引起高烧、项强直来。治疗可以用手术的方法切开引流，也可以用中药的方法消。我治过一例，用了大量的清热解毒药，病人吃了五付药，痈疽就消下去了。病人原来整个脖子都很粗，转不动。第二次来模样都变了，认不出来了。我问他上次是来看什么病的？开的什么药？他开玩笑说开的"牲口药"，用了大锅才煎开的。金银花、蒲公英、野菊花用的都是二三百克，一般的锅煎不开。急性的病就得用大量的药，后来只剩了一点肿，我就用了一点拔毒膏、紫金锭，拔出毒来就好了。说"死不可治"，是说"烦心"。这个地方如果一深入到里面就是脑后的延髓，是人呼吸的中枢、生命的中枢，这里受感染以后引起大脑或脊髓感染，很容易死人。

发于肩及臑，名曰疵痈。其状赤黑，急治之，此令人汗出至足，不害五脏。痈发四五日，逞焫之。

这是说发在肩臑部，发红、黑，可以引起全身出汗来，一般伤不到内脏去。"焫"是艾灸的方法，"逞"是"快"的意思，指赶快地用艾灸的方法治疗。

发于腋下赤坚者，名曰米疽。治之以砭石，欲细而长，疏砭之，涂以豕膏，六日已，勿裹之。其痈坚而不溃者，为马刀侠瘿，急治之。

发在腋下，红色的、很硬的，用砭石治疗，细长的，能伸进病灶中去的，涂上药膏治疗。这叫米疽。赤坚到什么程度？没具体说大小，从易治来看，不是坚硬如石的癌肿，不是很严重，六日能已，涂以猪膏就行了。腋下常常见很硬的（毛囊炎）有可能是这种情况。如果这个痈红肿得比较硬，破不了，可以成马刀侠瘿，这要快治。南京中医药大学的干祖望说这个马刀侠瘿是胸锁乳突肌的炎症或者红肿。后来注释《灵枢》的人，也有解释这是发于颈旁到耳后的肌肉的病，那就是在胸锁乳突肌。马刀，指头歪向一侧的时候，颈旁耳后肌肉瘦长成一条，像马刀的形状。侠瘿，在瘿喉的两侧。这个是颈

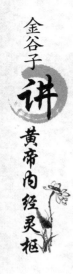

部红肿的疾病，而腋下和颈部的淋巴结有病变可相互转移，比如肺、胃的肿瘤都能引发锁骨上窝的淋巴结转移，就很像马刀侠瘿。

发于胸，名曰井疽。其状如大豆，三四日起，不早治，下入腹，不治，七日死矣。

井疽有不同的叫法。有的版本上不是这个"井"。这种疽是个很严重的病，要在胸部发现像豆那么大的，如果不赶紧治疗，入到腹，七天就死了。这很可能是内脏恶性肿瘤在胸部出现淋巴结的转移，然后在一周之内内脏的病就显出来了，很快导致死亡。这个值得考虑。

发于膺，名曰甘疽。色青，其状如穀实瓜蒌，常苦寒热，急治之，去其寒热，十岁死，死后出脓。

膺也是指的胸部上面。甘疽颜色青灰。穀实瓜蒌，有的人说木名叫谷。丹波元简考证，本草的楮实，亦名为谷实。楮实与法国泡桐（悬铃木）的果差不多大，上面红的东西可以吃。瓜蒌，个如拳大。甘疽常常有恶寒发热的现象。十岁死。别的都是论日，这个论岁。病程久长。

发于胁，名曰败疵。败疵者，女子之病也，灸之，其病大痈脓，治之，其中乃有生肉，大如赤小豆，锉䔖翘草根各一升，以水一斗六升煮之，竭为取三升，则强饮厚衣，坐于釜上，令汗出至足已

"发于胁，名曰败疵。败疵者，女子之病也。"发在两胁，女子的病。"灸之，其病大痈脓，治之，其中乃有生肉，大如赤小豆。"是否指妇女乳腺部位的病变？有些像。"锉䔖翘草根各一升，以水一斗六升煮之，竭为取三升，则强饮厚衣，坐于釜上，令汗出至足已。"这是一个草药方，加上外用发汗的办法。菱藟是什么东西？有人说就是连翘，也有人说是赤松子根。赤松子，我没查到，现在临床用连翘清热解毒，其他的就不好考证了，可以存疑，从现代用法。用汤药来治这个痈，乳痈也好，胸部的痈也好，现在常用的是五味消毒饮和仙方活命饮。这个历史上的方可作为参考。

发于股胫，名曰股胫疽。其状不甚变，而痈脓搏骨，不急治，三十日死矣。

发在大腿和小腿上的疽，外在形状无明显变化，比较深，可以到骨。治疗不及时的话，一个月左右可以导致死亡。这是危急的重病。

发于尻，名曰锐疽。其状赤坚大，急治之，不治，三十日死矣。

发在尾骨部位的叫锐疽，红、硬、大，也是很凶险的。病程同股胫疽，也是三十日可致人死亡。

发于股阴，名曰赤施。不急治，六十日死。在两股之内，不治，十日而当死。

发于大腿内侧的六十日死。这里没说两股，那么可能是一股，还可能是股和外阴的部位。如果说两股之内，部位就明确了，这就急了，十天就死。

发于膝，名曰疵痈。其状大痈，色不变，寒热，如坚石，勿石，石之者死，须其柔，乃石之者，生。

在膝部的、关节肿大的病，颜色不变的，有发热恶寒，非常硬，如坚石。不要用砭石来治疗。这像是膝关节的积液，或者是风湿性关节炎。但风湿性关节炎常常是有红肿的，少数也有不太红肿的，风湿反应不是化脓的。等它自己消（急性反应期过去），然后可用砭石治疗。这个说得比较简洁，现在临床

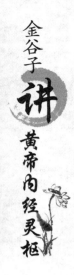

用汤药治疗是有效的。

诸痈疽之发于节而相应者，不可治也。发于阳者，百日死；发于阴者，三十日死。

"诸痈疽之发于节而相应者，不可治也。"发在关节。相应，有解释说是上下相应，左右相应，比如说发在肘膝相应或者左右膝相应，或者左右肘相应。这个说法有道理。发得比较严重的不好治。"发于阳者，百日死；发于阴者，三十日死。"都是外侧或者都是内侧。在外侧好治，在内侧严重。内侧皮薄，靠近血管，动、静脉都在内侧循行。

发于胫，名曰兔啮，其状赤至骨，急治之，不治害人也。

发在小腿的，色红的，可以到骨头，严重，危急，要及时处置。

发于内踝，名曰走缓。其状痈也，色不变，数石其输，而止其寒热，不死。

发在内踝部位的痈，除了一般的化脓感染以外，很像是静脉曲张的溃疡、静脉淤滞性皮炎，这是真的脉不通、壅堵了。在踝和胫是常见的，可以参考。

发于足上下，名曰四淫。其状大痈，急治之，百日死。

发在足的上下的，叫四淫，范围大，红肿，三个月左右可危及生命，像血管闭塞性坏疽或糖尿病坏疽。

发于足傍，名曰厉痈。其状不大，初如小指发，急治之，去其黑者；不消辄益，不治，百日死。

这是说部位发病。发于小指就是小指红肿，如果不快治疗，病变范围逐渐加大，一百天后人就死了。这是在没有抗生素的时候，对感染性疾病的一般病程的估计。西医学发明了抗生素以后，这一大类的病基本就不是问题了。当然后来的用大量清热解毒药的疗法，有些也能治好这个病。

发于足趾，名脱痈。其状赤黑，死不治；不赤黑，不死。不衰，急斩之，不则死矣。

在趾上红黑的叫脱痈，不好治。还没有紫红发黑的还能治。这很像是脉管炎或者动脉硬化血管闭塞的坏疽。如果病势不衰，赶快砍了去，这是手术疗法。不要说中医就是用保守治疗法，就是不用手术，只用一锅汤药。手术是有指征的，该斩时就斩，还要快斩。

黄帝曰：夫子言痈疽，何以别之？岐伯曰：营卫稽留于经脉之中，则血涩而不行，不行则卫气从之而不通，壅遏而不得行，故热。大热不止，热胜，则肉腐，肉腐则为脓。然不能陷骨，髓不为焦枯，五脏不为伤，故命曰痈。

问痈和疽的鉴别。这里先说的痈的成因。是营卫壅遏在经脉之中，可以导致发热，严重了就可能烂肉为脓。后面说了三个阴性症状：不能陷骨，髓不为焦枯，五脏不为伤。这就是鉴别诊断。阴性证的鉴别诊断，在描述病历时，无寒热、无口苦、无腹满、无但欲寐的，就可以知道不是太阳病、少阳病、太阴病、少阴病等。西医学鉴别诊断对有意义的阴性症状同样也是重点描述的。一个典型描述可以除去某些诊断。比如说对一个肺癌的描述、胃癌的描述，无锁骨上窝淋巴结肿大，全身各处无肿大淋巴结，就知道没有淋巴转移。这里是对痈的阴性特征症状的说明，可和疽相鉴别。

黄帝曰：何谓疽？岐伯曰：热气淳盛，下陷肌肤，筋髓枯，内连五脏，血气竭，当其痈下，筋骨良肉皆无余，故命曰疽。疽者，上之皮夭以坚，上如牛领之皮。痈者，其皮上薄以泽。此其候也。

　　继续讨论疽。热更加盛，并且往下面走了，到了肌肤以后进一步到了筋、髓，一直伤到五脏。疽一直到下面，一直到骨头都没有好肉，筋骨也全都被破坏了，这就叫疽。牛领的皮是很硬的。夭是指不光滑、不鲜艳、不光泽，发灰暗、很硬。这个疽（包括附骨疽）常常是一些恶性病的表现，皮肤很薄、很光亮，能够化脓出来的，则是痈。疽，好多是非感染性疾病。也有感染性的，如骨髓炎。还有就是血脉堵塞，如脉管炎那一类的也叫疽，还有好多恶性的肿瘤。

　　这篇讲的是外科病，讲各种不同部位的痈疽，最后重点讲了痈和疽的鉴别。讲到了对脱痈的手术疗法要"急斩之"，讲到了各种病的病程。我们从这里可以看到，许多外科病是可以危及生命的，手术疗法有时是必要的。所以见一个病，在没经验的时候，轻易不要以为用将阴阳气血辨析一番弄一个方子就管用了。外科有专门的方子。现代外科也有发展，无论中药、西药（抗生素），该用就用。如果单用中药有把握，完全可以单用中药。如果没有肯定的方法，没有保守治疗的把握，可以用包括手术在内的一切方法。